GUIDE AS

Guide

Aide-soignant

Modules de formation 1 à 8

J. GASSIER
Professeur de sciences et techniques médico-sociales

É. PERUZZA
Cadre de Santé
Formatrice en IFSI

K. LE NEURÈS
Cadre de Santé
Formatrice en IFSI

Avec la collaboration de

J. BENLOLO
Cadre de Santé
Service CLIN

B. BOYANOV
Médecin
Formateur en ergonomie

C. BEYSSERE
Directrice école AS

MASSON

Chez le même éditeur

VAE aide-soignant, module de formation obligatoire, par le Géracfas, M.-O. Rioufol, C. Cordon, C. Ponte, E. Sauvage, 2005, 128 pages.
Modules AS/AP. Module 2, L'état clinique d'une personne, par le Géracfas, M.-O. Rioufol, C. Cordon, 2006, 128 pages.
Modules AS/AP. Module 4, Ergonomie, par le Géracfas, M. Bary, J. Courteaux, 2006, 128 pages.
Modules AS/AP. Module 6, Hygiène, par le Géracfas, F. Bordet, A. Joly, C. Larue, G. Loriette, 2006, 128 pages.
Modules AS. Module 1, L'accompagnement d'une personne dans les actes de la vie quotidienne, par le Géracfas, F. Bordet, E. Sauvage, M.H. Abeille, M.-O. Rioufol, C. Cordon, E. Creuter, à paraître 2007, 128 pages.
Modules AS. Module 3, Soins, par le Géracfas, F. Bordet, E. Sauvage, M.H. Abeille, M.-O. Rioufol, C. Cordon, E. Creuter, F. Girard, L. Thézenas, à paraître 2007, 192 pages.
Modules AS/AP, Module 5, Relation-communication, par le Géracfas, G. Hue, S. Floch, A. Niffoi, à paraître 2007, 96 pages.
Modules AS/AP, Modules 7/8, Transmission des informations et Organisation du travail, par le Géracfas, M. Dol, G. Loriette, M.-F. Néau-Cottin, à paraître 2007, 96 pages.

• ***Dans la collection « Formation et pratique de l'aide-soignant »***

Fiches de soins, la règle d'ORR de l'aide-soignant, par M.-O. Rioufol, 2003, 3e édition, 160 pages.
La Personne âgée, rôle de l'aide-soignant en institution et à domicile, par M.-B. Beaulieu, 2001, 2e édition, 160 pages.
L'Observation aide-soignante, par M.-O. Rioufol, 2004, 2e édition, 160 pages.
L'Animation des personnes âgées en institution, par P. Crône, 2004, 128 pages.

• ***Hors-collection***

Guide d'anatomie-physiologie aides-soignants et auxiliaires de puériculture, par le GÉRACFAS et M.-T. Gourdon, B. Oller, M.-F. Bouilland, E. Sauvage, 2004, 144 pages.
Guide la puéricultrice, par J. Gassier et C. de Saint-Sauveur, 2004, 1 152 pages.

Illustrations : Marie Schmitt, Colette Delfau, Eva David.
Maquette : Favre & Lhaïk

ISBN : 2-294-07258-8
EAN : 2-294-07258-8

ELSEVIER MASSON SAS – 62, rue Camille Desmoulins – 92442 Issy-les-Moulineaux Cedex

Sommaire

Introduction XXIII

MODULE 1

L'accompagnement d'une personne dans les actes de la vie quotidienne

• CHAPITRE 1 • LA PERSONNE

1 ▶ Les cycles de la vie 3
1. La grossesse (ou l'expérience de la « vie en soi ») • 2. La naissance (ou l'expérience de « donner la vie ») • 3. La mort (ou l'expérience de la « fin de vie ») •

2 ▶ Le développement psychosocial de l'homme 8
1. Développement affectif et social du nourrisson • 2. Développement affectif et social du jeune enfant avant l'apparition du langage • 3. Développement affectif et social au cours de la moyenne enfance • 4. L'adolescence • 5. L'âge adulte • 6. La vieillesse •

3 ▶ Les besoins fondamentaux et les actes essentiels de la vie quotidienne 15
1. Les notions de besoins • 2. L'évolution et la composante des besoins • 3. L'expression des besoins dans les actes de la vie quotidienne • 4. Classification des besoins fondamentaux (V. Henderson) •

4 ▶ Les phénomènes sociaux et culturels 23
1. La famille • 2. Le groupe social (groupes de référence et d'appartenance) • 3. L'individu social (la socialisation) • 4. La culture (ou acculturation) • 5. Les échecs de la socialisation et de l'acculturation •

5 ▶ Les religions, les croyances et les valeurs 29
1. L'approche de la maladie et de la mort dans les religions • 2. Les valeurs liées aux religions et aux croyances •

• CHAPITRE 2 • L'AUTONOMIE

1 ▶ Les différentes formes d'autonomie 33
1. L'autonomie physique • 2. L'autonomie psychique • 3. L'autonomie sociale • 4. L'autonomie juridique •

2 ▶ Autonomie et droits des patients 34
1. Le respect de l'autonomie et des droits du patient • 2. Le respect des droits de la personne âgée dépendante • 3. Le respect des droits du patient en fin de vie •

3 ▶ Dépendance, déficience et handicap 36
1. La dépendance et l'indépendance • 2. Déficience et handicap •

4 ► Causes de la perte d'autonomie 37

5 ► Objectifs de l'aide 37
1. Maintenir l'autonomie résiduelle • 2. Restaurer l'autonomie perdue •

6 ► L'évaluation du degré d'autonomie et du besoin d'aide 37

7 ► Prévention de la perte d'autonomie 40

• CHAPITRE 3 • LA SANTÉ

1 ► Définition, objectifs et moyens de la santé publique 41
1. Définition de l'OMS (Organisation mondiale de la santé) • 2. Objectifs de la santé publique • 3. Moyens de la santé publique •

2 ► La politique de santé 42
1. La démarche de santé publique (DSP) • 2. La prévention et la promotion de la santé •

3 ► Les programmes d'actions prioritaires (PAP) 44
1. Lutte contre l'alcoolisme • 2. Lutte contre le tabagisme • 3. Lutte contre l'usage de drogues • 4. Lutte contre les accidents •

4 ► Le système de santé français (SSF) 47
1. Organisation administrative du système de santé • 2. Organisation sanitaire et sociale du système de santé • 3. Organisation de la protection sociale •

• CHAPITRE 4 • LE SOIN

1 ► Les conceptions du soin 53
1. Définitions du soin • 2. Prendre soin, soigner • 3. Les multiples aspects du soin •

• CHAPITRE 5 • LA NOTION D'ACCOMPAGNEMENT

1 ► Caractéristiques de l'accompagnement 56
1. La liberté • 2. L'éthique •

2 ► Rôle de l'accompagnant auprès du patient 56
1. Rechercher la bonne attitude • 2. Rechercher la bonne distance • 3. Faire prévaloir l'écoute et le silence • 4. Comprendre les « attitudes de défense » du patient • 5. Analyser les difficultés de l'accompagnement • 6. Réfléchir sur les « mots de la fin » •

3 ► Rôle de l'accompagnant auprès de la famille du patient 59
1. Savoir vivre une relation triangulaire • 2. Éviter les confusions de rôle • 3. Protéger le patient des « excès » familiaux. • 4. Valoriser la fonction familiale •

• CHAPITRE 6 • L'ANALYSE DE LA SITUATION D'UNE PERSONNE

1 ► Définition 61

2 ► Différentes étapes méthodologiques 61
1. Une phase descriptive • 2. Une phase explicative • 3. Une phase analytique • 4. Une phase de synthèse •

• Chapitre 7 • Les règles d'hygiène, de sécurité, de confort et de respect du patient

1 ▶ Les règles d'hygiène élémentaires 63
1. La première mesure d'hygiène, sécurité, confort (HSC) : le lavage des mains • 2. Compétences attendues • 3. Démarche d'observation • 4. Notions d'hygiène et de sécurité du patient • 5. Techniques de soin •

2 ▶ Les règles d'hygiène, sécurité, confort (HSC) lors du soin 66

3 ▶ Les règles de respect (R) du patient 67

• Chapitre 8 • L'hygiène corporelle

1 ▶ La toilette du corps (toilette au lit) 69
1. Compétences attendues • 2. Démarche d'observation • 3. Indications de ce soin • 4. Objectifs du soin • 5. Technique du soin : toilette au lit •

2 ▶ Les soins annexés à la toilette corporelle 71

3 ▶ Toilette génitale non stérile 73

4 ▶ Hygiène dentaire 74
1. Soins des dents et des appareils dentaires • 2. Soin de la bouche non médicamenteux, non stérile •

5 ▶ Le lavage des cheveux et le coiffage 77

• Chapitre 9 • L'habillage et le déshabillage

1 ▶ Assistance à l'habillage 79

2 ▶ Assistance au déshabillage 80

• Chapitre 10 • La mobilisation et l'installation de la personne

1 ▶ L'aide au lever 81
1. Indications • 2. L'aide à la marche • 3. L'installation au lit • 4. La prévention des complications de décubitus • 5. L'organisation de l'environnement du patient (plan 2007) •

• Chapitre 11 • L'hygiène et l'équilibre alimentaire

1 ▶ Préparation et conservation des repas 88
1. Règles d'hygiène et de sécurité pour la préparation des repas • 2. Règles d'hygiène et de sécurité pour la conservation des repas •

2 ▶ Préparation et administration des biberons et mise au sein 90
1. Règles d'hygiène en biberonnerie • 2. Choix des tétines • 3. Prise des repas • 4. Conseils d'hygiène alimentaire • 5. Choix des aliments adaptés aux goûts et à la culture • 6. Prévention des fausses routes • 7. Prévention de la déshydratation •

• Chapitre 12 • Le sommeil

1 ▶ Installation de la personne pour le repos ou le sommeil 102
1. Matériel • 2. Action •

2 ▶ Conditions favorables à l'endormissement 104
1. Les critères d'hygiène et de confort • 2. Les objets de première nécessité •

• Chapitre 13 • L'élimination

1 ▶ Installation de la personne pour l'élimination 105
1. La pose du bassin • 2. La pose de l'urinal •

2 ▶ Pose de protections anatomiques 106
1. Les principaux types de protections anatomiques • 2. Mode d'utilisation des protections anatomiques •

• Chapitre 14 • Les activités de stimulation, de maintien du lien social

1 ▶ Aide aux repères dans le temps et dans l'espace 109
1. Préparation des activités • 2. Exemples d'activités et aide à apporter •

2 ▶ Stimulation de la personne au travers d'activité physiques et/ou relationnelles 110
1. Les activités physiques et/ou relationnelles et le rôle AS •

M O D U L E 2

L'état clinique d'une personne

• Chapitre 1 • Anatomie physiologie

1 ▶ Le système osseux 115
1. Le squelette du tronc • 2. Le squelette des membres • 3. Le squelette de la tête • 4. Étude de l'os long • 5. Les articulations •

2 ▶ Le système neuromusculaire 119
1. Le système nerveux • 2. Le système musculaire •

3 ▶ Le système cardio-circulatoire 122
1. Le cœur • 2. La circulation sanguine • 3. Le sang •

4 ▶ le système respiratoire 124
1. Les voies respiratoires • 2. Les poumons • 3. Mécanisme de la respiration • 4. Les échanges gazeux •

5 ▶ Le système uro-génital 125
1. Le système urinaire • 2. Le système génital •

6 ▶ Le système digestif 129
1. Anatomie de l'appareil digestif • 2. Physiologie de l'appareil digestif •

7 ▶ Le système endocrinien 131
1. Les trois sortes de glandes endocrines • 2. La glande thyroïde • 3. Les glandes surrénales • 4. L'hypophyse • 5. Le pancréas • 6. La peau et les muqueuses •

• CHAPITRE 2 • SÉMIOLOGIE ET VOCABULAIRE MÉDICAL

1 ▶ Les signes 135

2 ▶ Les symptômes 135

3 ▶ Le syndrome 135

4 ▶ Le prodrome 135

5 ▶ Le diagnostic 136

6 ▶ La maladie 136

• CHAPITRE 3 • NOTION DE MALADIE

1 ▶ Lien entre santé et maladie 137
1. La notion de santé • 2. La notion de maladie • 3. La classification des différents types de maladies • 4. Le processus pathologique •

2 ▶ Maladie somatique et psychique 140
1. Définitions • 2. Répercussion du psychisme sur le corps • 3. Quelques maladies psychosomatiques • 4. Description clinique de la maladie psychosomatique •

3 ▶ Les situations de soins 142
1. Les traitements • 2. Les soins •

• CHAPITRE 4 • PARAMÈTRES VITAUX

1 ▶ Surveillance staturo-pondérale 143
1. Soins et surveillance des mensurations • 2. Démarche d'observation • 3. Indications de la pesée et de la mensuration • 4. Technique de la mensuration et de la pesée •

2 ▶ Soins et surveillance de l'aspect de la peau et des téguments 146
1. Critères d'observation • 2. Modifications observables •

3 ▶ Soins et surveillance de la fonction respiratoire 147
1. Démarche d'observation • 2. Indications de la surveillance de ces paramètres • 3. Technique de mesure de la fréquence respiratoire •

4 ▶ Soins et surveillance de la fonction cardiovasculaire 150
1. Démarche d'observation • 2. Indications de la surveillance de ces paramètres • 3. Techniques •

5 ▶ Soins et surveillance de la fonction neurologique 154
1. Démarche d'observation • 2. Indications de la surveillance de ces paramètres • 3. Techniques •

6 ▶ Soins et surveillance de l'élimination urinaire 157
1. Démarche d'observation • 2. Indications pour la surveillance des urines • 3. Techniques •

7 ▶ Soins et surveillance de l'élimination intestinale 163
1. Démarche d'observation • 2. Indications des examens des selles • 3. Techniques • 4. Soins auprès d'un patient vomissant •

8 ▶ Transcription des paramètres vitaux 167
1. La feuille de température • 2. Récapitulatif des paramètres à consigner •

• CHAPITRE 5 • OBSERVATION DE LA DOULEUR ET DU COMPORTEMENT DOULOUREUX

1 ▶ Comprendre la douleur 169
1. Définition • 2. Physiopathologie • 3. Caractéristiques de la douleur •

2 ▶ Évaluation de la douleur 170
1. Observation du comportement et écoute de la personne • 2. Méthodes d'évaluation de la douleur •

3 ▶ Observation des modifications physiologiques liées à la douleur 171

4 ▶ Réactions du grand enfant à la douleur 172
1. Observer les réactions psychologiques de l'enfant • 2. Observer le comportement de l'enfant • 3. Caractériser et localiser la douleur de l'enfant • 4. Quantifier la douleur • 5. Observer le vécu personnel de l'enfant •

5 ▶ Observation et évaluation de la douleur du nourrisson 173
1. Observer les signes de la douleur • 2. Quantifier la douleur •

• CHAPITRE 6 • SITUATIONS PATHOLOGIQUES ET CONSÉQUENCES SUR L'ÉTAT CLINIQUE DE LA PERSONNE

1 ▶ La théorie de A. Maslow 177
1. Les 5 classes de besoin • 2. Les ruptures de l'équilibre •

2 ▶ Les conséquences physiologiques et affectives 177
1. Le stress • 2. L'anxiété •

3 ▶ Les conséquences psychiques : les mécanismes de défense 178

• CHAPITRE 7 • LES SITUATIONS DE FIN DE VIE

1 ▶ Les sept peurs fondamentales de la personne mourante 179
1. La peur de la mort et de la douleur • 2. La peur de perdre le contrôle de la situation • 3. La peur de ce qui va arriver aux siens • 4. La peur de la peur des autres • 5. La peur de l'isolement et de la solitude • 6. La peur de l'inconnu • 7. La peur que sa vie n'ait eu aucune signification •

2 ▶ Les cinq grandes classes de besoins de la personne mourante (Maslow) 180
1. Les besoins physiques et physiologiques : manger, boire, dormir... • 2. Le besoin de sécurité • 3. Le besoin d'appartenance • 4. Le besoin de considération • 5. Le besoin de dépassement de soi et les besoins spirituels •

• CHAPITRE 8 • LE DEUIL

1 ► La notion de « perte » 183
1. Chez les vivants • 2. Chez les mourants •

2 ► L'annonce du décès à la famille 184
1. Le travail de deuil de la famille • 2. Le processus du deuil •

MODULE 3

Les soins

• CHAPITRE 1 • NOTIONS ÉLÉMENTAIRES SUR LES PRINCIPALES PATHOLOGIES

1 ► Pathologies médicales 191
1. Généralités • 2. Les sciences fondamentales et les spécialités médicales • 3. Vocabulaire professionnel •

2 ► Les pathologies chroniques 192
1. L'asthme • 2. Le diabète • 3. La maladie d'Alzheimer • 4. Le SIDA • 5. Le cancer •

3 ► Les pathologies aiguës 203
1. L'infarctus du myocarde • 2. L'accident vasculaire cérébral (AVC) • 3. Les principales situations d'urgence dans les pathologies aiguës •

4 ► Les pathologies infectieuses 210
1. Les méningites • 2. La tuberculose • 3. Savoirs procéduraux •

5 ► Pathologies chirurgicales 214
1. Généralités • 2. Orthopédie et traumatologie • 3. Chirurgie viscérale • 4. Pathologies psychiatriques •

• CHAPITRE 2 • LA GÉRIATRIE

1 ► Généralités sur la spécificité de la gériatrie 228
1. Définitions • 2. Objectifs de ces disciplines •

2 ► Démographie et place de la personne âgée dans la société 229
1. La situation démographique • 2. Le mode de vie de la personne âgée • 3. Les mécanismes et les pathologies du vieillissement • 4. La personne âgée dépendante •

• CHAPITRE 3 • FIN DE VIE ET MORT

1 ► La notion de mort dans notre société 242
1. L'évolution de la notion de mort • 2. Le processus de mort •

2 ► La psychologie de la personne en fin de vie 243
1. Le travail de deuil de la personne en fin de vie • 2. Les peurs fondamentales du mourant • 3. Les différentes formes de communication du mourant • 4. Les notions législatives et réglementaires • 5. Savoirs procéduraux •

• CHAPITRE 4 • NOTIONS DE PHARMACOLOGIE

1 ▶ Réglementation et modalité de dispensation du médicament 251
1. Dans une structure hospitalière • 2. Hors établissement hospitalier •

2 ▶ Notions de pharmacologie 252
1. Définitions • 2. Les cinq catégories de médicaments • 3. La forme galénique du médicament • 4. La pharmacocinétique •

• CHAPITRE 5 • LES PROTOCOLES DE SOIN

1 ▶ Définition et intérêt 256

2 ▶ Caractéristiques et procédure d'élaboration 256
1. Caractéristiques d'un protocole • 2. Procédure d'élaboration d'un protocole •

3 ▶ Structure 257

4 ▶ Accessibilité, présentation 257

5 ▶ Types de protocoles et compétences pour l'application 257

6 ▶ La surveillance du patient porteur d'une sonde vésicale et vidange du sac collecteur 258
1. Indications et objectifs • 2. Technique •

7 ▶ Observation du patient sous dialyse 259
1. Indications et objectif • 2. Technique •

8 ▶ Pose d'un collecteur externe chez l'homme 260
1. Indications et objectifs • 2. Technique •

9 ▶ Soins d'hygiène aux patients porteurs d'entérostomies cicatrisées 261
1. Indications et objectifs • 2. Technique •

10 ▶ Alimentation entérale par sonde 262
1. Indications et objectifs • 2. Technique •

11 ▶ Aide aux soins réalisés par l'infirmier(ère) 264
1. Le chariot de soin • 2. Le matériel stérile •

12 ▶ Aide à la réalisation des pansements 265
1. Indications et objectifs • 2. Technique •

13 ▶ Aide à la réalisation de bandages 266
1. Indications et objectifs • 2. Technique • 3. Technique du bandage selon la localisation •

14 ▶ Aide à la prise de médicaments non injectables 269
1. Indications et objectifs • 2. Technique •

15 ▶ Soins aux personnes malades ou dépendantes 271
1. Réfection du lit • 2. Soins au patient sous perfusion •

16 ▶ Soins au patient diarrhéique 273
1. Indications et objectif • 2. Technique •

17 ▶ Observation et transmission des signes de douleur 274
1. Indications et objectif • 2. Technique •

18 ▶ Aide au premier lever 276
1. Objectif • 2. Technique •

19 ▶ Soins préventifs des escarres 278
1. Indications et objectifs • 2. Technique •

• CHAPITRE 6 • SOINS POST-MORTEM

• CHAPITRE 7 • PRISE EN CHARGE D'UN OPÉRÉ

1 ▶ L'accueil du patient 281
1. Les présentations individuelles • 2. La présentation de la chambre • 3. La présentation du service • 4. La présentation du planning •

2 ▶ La préparation du patient en préopératoire 282
1. Objectif • 2. Les deux formes de préparation •

3 ▶ La préparation de la chambre pour le retour du patient 283

4 ▶ Les soins et la surveillance postopératoire 285
1. Actions de l'AS à J 0 (le jour de l'intervention) • 2. Actions de l'AS à J 1 (premier jour après l'intervention) • 3. Actions de l'AS les jours suivants •

• CHAPITRE 8 • PRISE EN CHARGE D'UNE PERSONNE INCONSCIENTE

1 ▶ Soins à une personne dans un état de coma 288

2 ▶ Soins à une personne dans un état de perte de connaissance de courte durée 290

• CHAPITRE 9 • SOINS LIÉS AUX DISPOSITIFS (MÉDICAUX OU D'APPAREILLAGE)

1 ▶ Méthodes de refroidissement 291
1. Indications • 2. Objectif • 3. Procédure •

2 ▶ Méthodes de réchauffement 292
1. Indications • 2. Objectif • 3. Procédure •

3 ▶ Pose de bas de contention 293
1. Indications • 2. Objectifs et compétences du soin •

4 ▶ Les immobilisations 294
1. Observation et surveillance d'un patient portant un plâtre, une attelle ou des tractions • 2. Eléments de la surveillance •

5 ▸ Observation du patient en asssitance respiratoire 296
1. Indications • 2. Principe • 3. Technique •

6 ▸ Oxygénothérapie 296
1. Indications • 2. Compétence du soin • 3. Technique •

7 ▸ L'aspiration endothrachéale 299
1. Principe • 2. Compétence du soin • 3. Technique •

8 ▸ L'aérosol non médicamenteux 301
1. Principe • 2. Indications • 3. Technique et compétence du soin •

MODULE 4

Ergonomie

• CHAPITRE 1 • GÉNÉRALITÉS SUR L'ERGONOMIE

1 ▸ Origine 305
1. Définition • 2. Approches •

2 ▸ Le système locomoteur 305

• CHAPITRE 2 • LA PHYSIOLOGIE DU MOUVEMENT

1 ▸ La structure de la colonne vertébrale 308

2 ▸ Les mouvements du corps 311

• CHAPITRE 3 • LES ACCIDENTS DORSOLOMBAIRES

1 ▸ La lombalgie (ou lumbago) 313

2 ▸ Le tassement de disques 313

3 ▸ La hernie discale 314

4 ▸ La sciatique 314

• CHAPITRE 4 • LES FACTEURS DE RISQUES ET LA PRÉVENTION

1 ▸ Les facteurs de risques 315
1. Le port de charges • 2. Les vibrations répétitives • 3. Les mauvaises postures (ou anomalies posturales) • 4. Les faux mouvements •

2 ▸ La prévention 317
1. La position universelle de sécurité (PUS) • 2. La préparation à l'effort • 3. L'équilibre des charges •

• CHAPITRE 5 • LA LÉGISLATION ET LA DÉONTOLOGIE

1 ► Les directives du Code du travail (R 231) 320

2 ► Les règles de contention du patient 320
1. Définition • 2. La limitation des mouvements •

• CHAPITRE 6 • PRINCIPES ET RÈGLES DE L'ERGONOMIE

1 ► Les principes de l'ergonomie 322
1. Premier principe : la sécurité • 2. Deuxième principe : la satisfaction du besoin de confort de la personne, l'état de non-douleur • 3. Troisième principe : le respect de la personne, de son autonomie •

2 ► Les dix règles de l'ergonomie 322
1. Réfléchir avant d'agir • 2. Trouver la position d'équilibre • 3. Garder le dos droit • 4. Se rapprocher de la charge à déplacer • 5. Utiliser les membres inférieurs • 6. Se faire aider (aide humaine ou technique) • 7. Ménager ses efforts • 8. Travailler en souplesse • 9. Entraîner son corps à l'effort • 10. Veiller à bien se reposer après l'effort •

• CHAPITRE 7 • L'APPLICATION DES RÈGLES D'ERGONOMIE

1 ► Les deux principaux mode d'installation de la personne 326
1. La position assise • 2. La position allongée •

2 ► L'installation de la personne selon sa pathologie ou handicap 328
1. Les différentes positions et leur correction •

3 ► Les différentes prises manuelles 331
1. Les techniques à adopter •

• CHAPITRE 8 • L'AIDE AUX DÉPLACEMENTS ET AUX TRANSFERTS

1 ► Aide manuelle à la marche et à la prévention des chutes 334
1. Les règles à respecter • 2. Les techniques à adopter •

2 ► Les autres aides au déplacement 336
1. Les cannes • 2. Les déambulateurs • 3. Les appareillages • 4. Le fauteuil roulant •

3 ► Les aides aux transferts 338

• CHAPITRE 9 • LES RÈGLES DE L'ORGANISATION AU TRAVAIL

1 ► Organisation du poste de travail 340
1. Inconvénients du maintien de la posture debout • 2. Inconvénients de la position assise •

2 ► Organisation des zones de travail 341

• Chapitre 10 • La mobilisation des patients

1 ▶ Les formes de la mobilisation 342
1. La mobilisation passive • 2. La mobilisation active • 3. La mobilisation mixte •

2 ▶ Les principes et les règles de la mobilisation 343
1. Les principes •

• Chapitre 11 • La manutention des patients

1 ▶ La démarche de manutention (DDM) 344
1. L'information, l'observation et la réflexion • 2. La préparation à l'action • 3. L'action ou manutention • 4. La confirmation ou la correction de la position •

2 ▶ Les différentes démarches et techniques de manutention 345
1. Rehaussement au lit • 2. Aide au lever • 3. Mise au fauteuil • 4. Rehaussement sur un fauteuil • 5. Transfert du fauteuil au lit • 6. Installation au lit • 7. Aide au patient porteur d'appareillages médicaux •

3 ▶ Auto-évaluation 353
1. Questions • 2. Réponses •

Module 5

Relation – Communication

• Chapitre 1 • Les modes relationnels et le développement psychosocial

1 ▶ Les modes relationnels dans la petite enfance (vers 2 à 3 ans) 359
1. La communication non verbale dans le groupe • 2. L'influence de la mère sur le comportement psychosocial de l'enfant •

2 ▶ Les modes relationnels et les jeux dans la moyenne enfance (3-6 ans) 360
1. Caractéristiques du développement psychosocial des 3-6 ans • 2. Les jeux de rôle •

3 ▶ Les modes relationnels et les jeux dans la grande enfance (6-12 ans) 361
1. Caractéristiques du développement psychosocial vers 6-12 ans • 2. Jeux chez l'enfant de 6 à 12 ans •

4 ▶ Les systèmes relationnels parents-enfants 362
1. Le système relationnel SAPE • 2. Le système MOTIVE •

5 ▶ L'insertion dans la société 364
1. Les premiers apprentissages sociaux • 2. Les groupes sociaux de référence et d'appartenance •

• Chapitre 2 • Les relations sociales et professionnelles

1 ▶ Le lien social 365
1. Le quotient relationnel (QR) • 2. Les niveaux relationnels (NR) • 3. La méthodologie pour créer des liens • 4. Les principes à adopter, les obstacles à éliminer •

2 ▶ Les différents types de relations de soins 367
1. La relation de dépendance et/ou de maternage • 2. La relation éducative • 3. La relation coopérative • 4. La relation thérapeutique •

3 ▶ L'agressivité et les conflits en milieu de soins 368
1. Les causes des conflits • 2. L'expression des conflits •

4 ▶ La gestion de l'agressivité dans les conflits 369
1. Comprendre les mécanismes de défense de l'agresseur • 2. Observer les signes précurseurs de l'agressivité • 3. Gérer l'agressivité •

5 ▶ La gestion de l'animation et des jeux 371
1. Caractéristiques de chaque mode d'animation • 2. Contenu du projet d'animation •

• CHAPITRE 3 • LA COMMUNICATION EN MILIEU PROFESSIONNEL

1 ▶ Les domaines de la communication 373

2 ▶ La communication interpersonnelle 373
1. La situation • 2. Critères de qualité de la communication •

3 ▶ L'entretien 374
1. Objectif de chaque entretien • 2. Intérêts de l'entretien • 3. Préparation de l'entretien •

4 ▶ Les méthodes facilitant la communication interpersonnelle 376
1. La « redondance » • 2. Le « feed-back » •

5 ▶ Les obstacles à la communication interpersonnelle 376
1. Le message est inadapté • 2. Le message est trop long (non accompagné d'une redondance et d'un feed-back) •

6 ▶ La communication professionnelle en groupe (la réunion) 377
1. Différents types de réunions • 2. Intérêts de la communication en groupe • 3. Critères de qualité de la communication en groupe • 4. Méthodologie de l'orateur • 5. Les différents groupes •

7 ▶ Les supports de la communication professionnelle 379
1. Les trois formes de supports • 2. Exemple d'une communication professionnelle écrite •

• CHAPITRE 4 • LES DROITS DU PATIENT

1 ▶ La loi du 4 mars 2002 relative aux droits du patient 380
1. Le droit du patient à l'information • 2. L'accès au dossier médical • 3. Le consentement aux soins • 4. L'indemnisation réparatrice en cas d'accident •

2 ▶ La représentation des patients et le recours au médiateur 381

3 ▶ Le livret d'accueil 381

4 ▶ La charte du patient hospitalisé 381
1. Respect des droits des patients hospitalisés (loi du 4 mars 2002) • 2. Respect des droits du mineur hospitalisé (loi du 4 mars 2002) • 3. La protection de la vie privée du patient (le secret professionnel) •

• Chapitre 5 • La prévention de la maltraitance

1 ▶ Prévention de la maltraitance chez la personne âgée ou handicapée 385
1. Définitions • 2. Les manifestations de la maltraitance envers la personne âgée • 3. Les causes de la maltraitance • 4. Les mesures de protection de la personne âgée •

2 ▶ Prévention de la maltraitance chez l'enfant ou l'adolescent 387
1. Les textes législatifs • 2. Les manifestations de la maltraitance • 3. Quelques définitions • 4. Les causes possibles de la maltraitance • 5. Le signalement •

3 ▶ Prévention de la fatigue du soignant 390

• Chapitre 6 • La démarche éducative

1 ▶ Définitions 391

2 ▶ Textes législatifs 391

3 ▶ Objectifs 392

4 ▶ Méthodologie de la démarche 392
1. Le « Pourquoi » ? • 2. Le « Qui » ? • 3. Le « Quoi » et le « Quand » ? • 4. Le « Où » et le « Comment » ? •

5. Étapes de la démarche éducative 393

6. Facteurs favorisant l'apprentissage 394

• Chapitre 7 • Accueil et information du patient et de son entourage

1 ▶ La règle d'ORR de l'accueil 395
1. L'accueil du patient adulte • 2. L'accueil du patient enfant •

2 ▶ Les principes de la relation d'accueil 396
1. Écouter • 2. Être positif • 3. Être disponible • 4. Être vrai dans son comportement • 5. Comprendre (avec empathie) • 6. Respecter • 7. Accompagner •

3 ▶ La nature de l'information 397

4 ▶ Les outils de la communication à l'hôpital 398
1. Le câble pour informer • 2. Les outils audio-visuels pour sécuriser les patients •

• Chapitre 8 • Écoute et reformulation

1 ▶ L'écoute 399
1. Les sept attitudes d'écoute • 2. L'écoute active du soignant•

2 ▶ La reformulation 401
1. Intérêt et objectifs • 2. Types de reformulation •

• CHAPITRE 9 • COMMUNICATION VERBALE ET NON VERBALE

1 ▶ La communication verbale 402
1. L'expression de la voix • 2. Les registres de langage • 3. L'intégrité des paroles • 4. « L'auxiliaire » de la parole : le regard • 5. La distance entre personnes (proxémie) •

2 ▶ La communication non verbale 404
1. Les signes caractéristiques de la communication non verbale • 2. Grille d'analyse d'une situation de communication interpersonnelle professionnelle •

• CHAPITRE 10 • ÉDUCATION À L'AUTONOMIE

1 ▶ Éduquer le patient à l'autonomie 407
1. Les principes à respecter • 2. Les différents projets d'aide à l'autonomie •

2 ▶ Favoriser ou maintenir l'autonomie 408

• CHAPITRE 11 • COMMUNICATION AVEC UNE PERSONNE EN FIN DE VIE

1 ▶ Psychologie et mode d'expression d'une personne en fin de vie 409
1. Le langage verbal • 2. Le langage non verbal • 3. Le langage symbolique • 4. Le silence •

2 ▶ L'accompagnement d'une personne en fin de vie 411
1. La recherche de la « bonne attitude » • 2. La recherche de la « bonne distance » •

3 ▶ Accompagnement de l'entourage d'un patient en fin de vie 411
1. Connaître la famille • 2. Accepter les relations triangulaires • 3. Éviter les confusions de rôle • 4. Partager la souffrance avec la famille • 5. Comprendre l'auto-défense de la famille • 6. Approche culturelle et religieuse d'une personne en fin de vie et de son entourage •

MODULE 6

Hygiène hospitalière

• CHAPITRE 1 • LES MÉCANISMES DE L'INFECTION

1 ▶ Causes de l'infection : les micro-organismes 418
1. Classification des micro-organismes • 2. Différentes bactéries pathogènes •

2 ▶ Modes de transmission des micro-organismes 418
1. Voies de pénétration microbienne • 2. Moyens de défense de l'organisme • 3. Immunité conférée par les vaccins et les sérums •

• CHAPITRE 2 • L'INFECTION NOSOCOMIALE

1 ▶ Définition de l'IN 424

2 ▶ Agent causal : les micro-organismes 424

3 ▶ Transmission des germes infectieux ... 424
1. Transmission endogène ou auto-infection • 2. La transmission exogène •

4 ▶ Voies de pénétration des germes ... 425

5 ▶ Facteurs favorisant l'apparition d'une IN ... 426
1. L'état du malade • 2. Les thérapies • 3. Les techniques de soins invasives • 4. Le personnel de soins • 5. L'infrastructure hospitalière • 6. Les mouvements de personnes dans les services •

6 ▶ La chaîne infectante ... 426

7 ▶ Conséquences des IN ... 428
1. La prévention des IN •

• CHAPITRE 3 • LA PRÉVENTION DES RISQUES EN MILIEU HOSPITALIER

1 ▶ Les normes d'hygiène, de sécurité et de respect de l'environnement ... 429
1. Normes pour les techniques d'hygiène •

2 ▶ Les instances de lutte contre les IN ... 431
1. Échelon national : le CTINILS • 2. Échelon régional : le CCLIN • 3. Échelon local : le CLIN, l'EOH et le réseau des référents •

3 ▶ Les formalités administratives lors d'un accident du travail ... 433
1. Les différents types d'accidents professionnels • 2. Les formalités administratives • 3. Les indemnités prévues • 4. Les formalités à accomplir lors de la reprise du travail •

4 ▶ La prévention des risques d'accidents d'exposition au sang (AES) ... 438
1. Procédure à suivre en cas d'AES • 2. Mesures préventives des AES •

• CHAPITRE 4 • L'HYGIÈNE HOSPITALIÈRE ET LES MÉTHODES D'ASEPSIE ET D'ANTISEPSIE

1 ▶ Les visées de l'hygiène hospitalière ... 440
1. Quelques définitions • 2. Préserver les « acteurs » • 3. Préserver le « milieu » •

2 ▶ Les techniques d'asepsie et d'antisepsie ... 441
1. L'asepsie • 2. L'antisepsie • 3. Les produits antiseptiques •

• CHAPITRE 5 • TECHNIQUES ET MOYENS DE NETTOYAGE ET DE BIONETTOYAGE DES LOCAUX

1 ▶ Définitions ... 448
1. Le nettoyage • 2. Le lavage • 3. Le bionettoyage •

2 ▶ Le dépoussiérage humide du mobilier ... 449
1. Objectif • 2. Matériel • 3. Technique du dépoussiérage humide manuel • 4. Le balayage humide du sol •

3 ▶ Produits de nettoyage et de bionettoyage ... 454
1. Les produits de nettoyage • 2. Bionettoyage des locaux et des équipements •

• Chapitre 6 • Techniques et moyens de prédésinfection, de désinfection et de stérilisation

1 ► La prédésinfection et la désinfection du matériel médico-chirurgical 460
1. Principes et objectifs • 2. Techniques • 3. Produits de prédésinfection (P) et de désinfection (D) •

2 ► La stérilisation 468
1. Technique de stérilisation à la vapeur • 2. Matériels de la stérilisation •

• Chapitre 7 • Règles d'emballage et de stockage des produits

1 ► L'emballage et l'étiquetage des produits 474
1. Les mentions obligatoires • 2. Le stockage des produits •

• Chapitre 8 • Règles de l'isolement des patients

1 ► Type d'isolement 476
1. L'isolement septique • 2. L'isolement protecteur •

2 ► Détermination des mesures d'isolement 477
1. Précautions d'isolement (mesures d'hygiène et de sécurité) • 2. Procédures d'isolement •

• Chapitre 9 • Règles des circuits en milieu hospitalier

1 ► Les différents circuits 481
1. Le circuit des personnes • 2. Le circuit des matériels et objets • 3. Le circuit du linge • 4. Le circuit des déchets • 5. Le circuit de l'alimentation •

M o d u l e 7

Transmission des informations

• Chapitre 1 • Le soignant face à l'écrit

1 ► Textes de loi concernant la communication des données de santé 493

2 ► L'écrit en service de soins 493
1. Intérêts de l'écrit • 2. Freins à l'écrit •

• Chapitre 2 • Le dossier de soins

1 ► Aspect législatif 496

2 ► La composition du dossier de soins 496
1. La fiche « d'accueil et d'identification » • 2. La fiche de recueil de données • 3. La fiche de prescriptions médicales • 4. La fiche d'examens complémentaires • 5. La fiche « projet de soins » • 6. La fiche « diagramme de soins et de surveillance » • 7. La fiche « transmissions » • 8. La fiche « synthèse et liaison » •

3 ▶ Intérêts du dossier de soins 498

4 ▶ Gestion du dossier de soins 498

5 ▶ Responsabilité de l'AS dans la tenue du dossier de soins 498

1. Rappel législatif • 2. Responsabilité de l'AS dans la réalisation des soins et leur transcription • 3. Les transmissions ciblées • 4. Le diagramme d'activité de soin • 5. La cible • 6. Analyse critique des transmissions ciblées • 7. Comparaison des transmissions narratives et ciblées •

6 ▶ Annexe : les documents du dossier de soins 506

• Chapitre 3 • Le soignant face à l'informatique

1 ▶ Notions générales d'informatique 518

2 ▶ Application de l'informatique au monde de la santé 518

1. Activités de soins informatisées • 2. Intérêt de l'informatique en milieu de soins • 3. Activités de soins non informatisées •

3 ▶ Règles en matière d'informatique et libertés 519

1. La protection des informations (données) • 2. Le droit d'accès aux informations •

4 ▶ Les réseaux (notions) 521

• Chapitre 4 • Le soignant face à l'oral

1 ▶ Comparaison entre l'écrit et l'oral 522

1. Avantages de l'oral sur l'écrit • 2. Inconvénients de l'oral sur l'écrit •

2 ▶ Intérêts des transmissions orales (TO) 522

1. Intérêts des TO au niveau des soins • 2. Intérêts des TO au niveau de l'équipe • 3. Objet des réunions en milieu de soins •

• Chapitre 5 • Savoir utiliser l'information

1 ▶ Utilisation du dossier de soins par l'aide-soignant 526

2 ▶ Rédiger les éléments de transmission (courbes, signes, descriptions et observations) 527

• Chapitre 6 • Savoir transmettre l'information

1 ▶ Méthodologie d'un exposé 531

1. Rôle de l'animateur • 2. Objectifs • 3. Caractéristiques de l'exposé • 4. La préparation de l'exposé • 5. La réalisation de l'exposé • 6. Les critères de réussite d'un exposé •

2 ▶ Savoir se comporter en réunion 533

1. Attitudes observées en réunion • 2. Interventions positives en réunion •

MODULE 8

Organisation du travail

• Chapitre 1 • Les professionnels de santé : limites des compétences

1 ► Les fonctions des professionnels auxiliaires médicaux 539
1. Le corps des aides-soignants et des auxiliaires de puériculture • 2. La profession infirmière •

2 ► Les professions de la rééducation et médico-techniques 540
1. Diététicienne • 2. Orthophoniste • 3. Orthoptiste • 4. Ergothérapeute • 5. Psychomotricien • 6. Masseur-kinésithérapeute • 7. Pédicure et podologue •

3 ► Les professions d'appareillage 541
1. Technicien de laboratoire • 2. Manipulateur en électroradiologie • 3. Orthoprothésiste • 4. Podo-orthésiste • 5. Prothésiste dentaire • 6. Audioprothésiste • 7. Opticien-lunetier •

4 ► Les partenaires sociaux 541
1. Aide médico-psychologique (AMP) • 2. Animateur • 3. Assistant de service social • 4. Auxiliaire de vie sociale • 5. Conseiller en économie sociale et familiale • 6. Éducateur de jeune enfant • 7. Éducateur spécialisé • 8. Éducateur technique spécialisé • 9. Médiateur familial • 10. Moniteur-éducateur • 11. Technicien de l'intervention sociale et familiale •

• Chapitre 2 • L'équipe de soins : responsabilités des acteurs

1 ► Généralités 545
1. La notion d'équipe • 2. Le fonctionnement de l'équipe •

2 ► Les normes de qualité pour la pratique des soins 547

• Chapitre 3 • L'organisation hospitalière

1 ► L'organisation fonctionnelle des services de soins infirmiers 548

2 ► L'organisation des soins 549

3 ► La planification des soins 550
1. Définition de la planification • 2. L'intérêt de la planification • 3. Le contenu • 4. La forme •

• Chapitre 4 • La formation des pairs : apprentissage, tutorat, encadrement, évaluation

1 ► La formation AS 552

2 ► L'élève AS 553
1. Le concept d'apprentissage • 2. La fonction pédagogique du stage • 3. Le rôle du tuteur •

3 ► L'évaluation 554
1. Modalités d'évaluation clinique • 2. Modalités d'évaluation générales définies par le référentiel •

• Chapitre 5 • Législation du travail et règles professionnelles

1 ▶ Le contrat de travail 558

2 ▶ La durée du travail 558
1. Définition • 2. L'aménagement du temps de travail • 3. La durée de travail dans la fonction publique hospitalière •

3 ▶ Organisation du temps de travail 559

4 ▶ Les institutions représentatives du personnel 560
1. Le comité d'entreprise (CE) • 2. Le comité d'hygiène et de sécurité et des conditions du travail (CHSCT) • 3. Les syndicats professionnels •

5 ▶ Les règles professionnelles 561

• Chapitre 6 • Les savoirs procéduraux : la planification

Introduction

Ce guide s'inscrit dans le nouveau référentiel de formation des aides-soignants[1] ; il présente les savoirs théoriques, procéduraux et pratiques que l'aide-soignant met en œuvre au quotidien dans ses pratiques de soins.

Soucieux d'apporter un outil de travail pratique et actualisé aux élèves aides-soignants et à leurs formateurs, les auteurs l'ont structuré sur le même plan que les modules de formation. Ces modules se déclinent en fonction de 8 compétences que doit maîtriser l'aide-soignant.

– **Module 1 : accompagner** une personne dans les actes essentiels de la vie quotidienne en tenant compte de ses besoins et de son degré d'autonomie.
– **Module 2 : apprécier** l'état clinique d'une personne.
– **Module 3 : réaliser** des soins adaptés à l'état clinique de la personne.
– **Module 4 : utiliser** les techniques préventives de manutention et les règles de sécurité pour l'installation et la mobilisation des personnes.
– **Module 5 : établir** une communication adaptée à la personne et à son entourage.
– **Module 6 : utiliser** les techniques d'entretien des locaux et du matériel spécifiques aux établissements sanitaires, sociaux et médico-sociaux.
– **Module 7 : rechercher**, **traiter** et **transmettre** les informations pour assurer la continuité de soins.
– **Module 8 : organiser** son travail dans une équipe pluridisciplinaire.

L'acquisition de toutes ces compétences permet à l'aide-soignant de réaliser pleinement son rôle de collaborateur actif dans les soins, avec et sous la responsabilité de l'infirmier[2].

Ce nouveau référentiel vise à développer chez l'aide-soignant une plus grande capacité d'analyse d'une situation. Celle-ci sera évaluée de trois façons :

– en stage, lors de mise en situation professionnelle présentant l'étude des besoins fondamentaux des patients ;
– sous forme d'argumentation d'un cas clinique, lors d'une situation relationnelle ;
– par la production d'un document écrit, réalisé pendant le stage sur une situation illustrant les droits du patient.

1. Lire partout aide-soignant / aide-soignante.
2. Lire partout infirmier / infirmière.

L'un des objectifs de la formation étant aussi de favoriser la prise en charge individualisée du patient, les auteurs ont élaboré des **fiches techniques** qui offrent une vision synoptique du **soin**. Celui-ci est appréhendé, non seulement dans la chronologie, mais selon des critères essentiels qui sont signalés par les sigles **HSC** et **R** (à savoir : hygiène, sécurité, confort et respect du patient). Les auteurs ont ainsi souligné les règles de base du soin et son aspect humain car, au quotidien, l'AS doit faire preuve de cette attention à l'autre qui lui permet de trouver le geste adéquat et la parole adaptée au besoin.

Par ailleurs, les nombreux encadrés « **rôle AS** » et les **études de cas** qui émaillent le texte devraient permettre de mieux comprendre et intégrer le **rôle** et les **missions** de l'aide-soignant. Comme on le sait, dans les années à venir, l'instauration des pôles d'activité clinique assurera une meilleure fluidité de la prise en charge des malades, tout en préservant la qualité et la sécurité des soins, et l'aide-soignant, comme les autres professionnels de santé, s'inscrira dans ce nouveau paysage hospitalier. Il était donc primordial de définir ses compétences au sein de l'équipe de soins.

Clair et synthétique, ce guide respecte donc l'esprit du nouveau référentiel. Il vise à développer autant le **savoir-faire** et le **savoir-être** que le **savoir** en s'appuyant sur le vécu et en faisant constamment appel à l'observation, à l'analyse et à la réflexion des élèves.

Excellent outil de travail, il reste donc le guide de référence qu'il a été lors de ses cinq précédentes éditions.

Les auteurs remercient de leur précieuse collaboration :
- Catherine Beyssere, directrice d'école AS
- Josiane Cognard, directrice d'école AS, ex-présidente du Géracfas
- Pascale Dalle, responsable de formation du laboratoire ANIOS
- Abdelaziz Echarni, aide-soignant à l'hôpital d'Aubervilliers
- Hubert Ecolivet, responsable de formation à la CRAMIF
- Monique Horwitz, médecin généraliste à Paris
- Marie Larger, diététicienne, enseignante en écoles AS et AP en Île-de-France
- René Montier, chef de service de la CNAF de Paris
- Martine Soudoni, gérontologue, responsable du service d'Action sociale de la ville de Paris

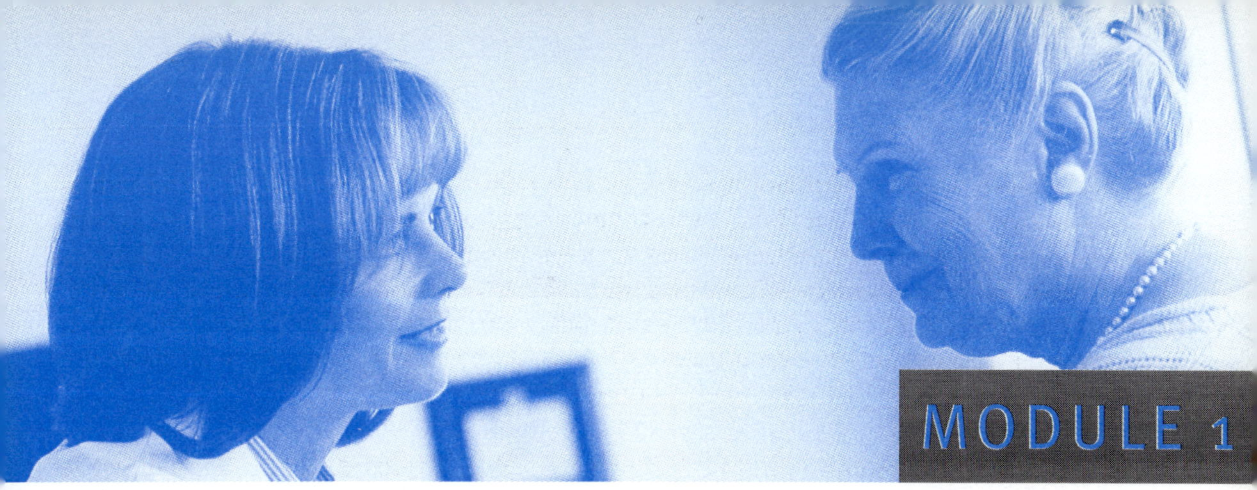

L'accompagnement d'une personne dans les actes de la vie quotidienne

1 La personne

1 ▸ Les cycles de la vie

Trois grands cycles de la vie sont à considérer. Ce sont des étapes essentielles pendant lesquelles l'individu traverse diverses situations qui ponctuent sa vie personnelle, familiale et sociale.

1. La grossesse (ou l'expérience de la « vie en soi »)

La grossesse est une période particulière de l'existence d'une femme où elle fait l'expérience d'une nouvelle vie qui se prépare en elle. C'est cette expérience unique qui entraîne de nombreux bouleversements, à la fois physiques, physiologiques, et psychologiques.
Nous nous attarderons davantage ici sur l'aspect psychologique de la grossesse, (les deux autres aspects sont traités dans le Module 3 de cet ouvrage).

a. *La maternité (fait « social » ?)*

▸ Actualité sur la natalité en France en quelques chiffres

Le nombre de naissances en 2005 était de 797 400.
Malgré un nombre de femmes d'âge fécond qui tend à décroître, ***la France*** se place en ***2e position derrière l'Irlande***, pays le plus fécond en Europe.
L'âge moyen de la maternité est de ***29,9 ans***, et la moitié des mères sont âgées de 30 ans et plus.
Les statistiques montrent que la fécondité des femmes de 30 ans et plus augmente, alors que celle des moins de 30 ans diminue et que le « meilleur âge » du point de vue médical est celui situé entre 20 et 25 ans. Sur le plan biologique, une femme peut être enceinte de 13 à 49 ans.
Vers 40 ans, l'éventualité de devenir enceinte chute au dessous de 10 % avec un délai pour concevoir d'environ un an (seulement deux mois à 20 ans).
Ces maternités tardives, même si elles sont plus fréquentes aujourd'hui, ne représentent que 2,4 % du total des naissances, soit un peu plus de 27 000 bébés par an[1].

▸ L'évolution de la place de la femme dans la société

Elle tient compte notamment de :
- l'évolution du contexte économique, social et culturel de la famille ;
- la définition du couple, de la famille (couple marié, concubin, pacsé, en union libre ou monoparentale, famille recomposée) ;
- l'évolution de l'éducation scolaire des filles rendant possible des études supérieures ;
- l'évolution de la femme au travail ;
- les progrès de la médecine dans les moyens de contraception et de procréation assistée ;
- l'évolution générale de l'individu sur son propre épanouissement personnel.

Ces éléments ont une importance dans l'histoire de la maternité. Grâce aux moyens de contraception,

1. *Désir d'enfant*, M. Rufo, R. Frydman, C. Schilte, Éd. Hachette, Paris, 2005.

la femme peut décider si elle veut un bébé, choisir le père ainsi que planifier quand elle veut se bébé. C'est une maîtrise quasi-totale de la fécondité.

Même si, dans la majorité des cas, ***la venue d'un enfant n'a pas eu d'impact sur l'emploi de la mère*** (protection assurée par les textes de législation du droit au travail), 38 % des femmes considèrent que leur état a nui à leur vie professionnelle. Bien que réussir sa vie professionnelle soit important pour la femme active, réussir son rôle de mère reste une dominante pour celle qui en fait le choix.

La maternité n'est pas seulement une expérience individuelle, c'est un ***fait social***. Une branche de l'arbre généalogique va se dessiner dans neuf mois et chacun des membres de la famille va avoir un nouveau rôle : grand-père, grand-mère, oncle, tante, frère, sœur, cousin, cousine et parents.

Quelquefois, quand un couple semble stable depuis quelques années mais n'a pas d'enfant, l'entourage les sollicite sur leur désir d'enfant. C'est ressenti parfois par le couple comme une pression pour être conforme au modèle social d'une famille.

b. Le désir d'enfant (souhait inconscient ?)

Concevoir un enfant renvoie chacun à sa propre enfance et nous remet en question sur notre potentiel à être parent à son tour. Du ***désir***, on parle de ***projet*** puis d'une ***réalité*** qui nous engage pour toute une vie.

Le couple a la possibilité de choisir de concevoir ou non un enfant. En fait, ce choix relève souvent de motivations inconscientes. Le désir d'enfant ne concerne pas l'enfant lui-même, celui-ci peut être souhaité pour :

- combler un manque affectif, une solitude, un vide ;
- attirer l'attention, l'intérêt de ses proches ;
- donner un sens à la vie, se prolonger ;
- correspondre à la « norme » sociale ;
- élargir la relation du couple et construire une vie à trois avec un bébé ;
- avoir quelqu'un à aimer et qui vous aime en retour.

Sur le plan de la psychanalyse

Le désir d'enfant trouverait son origine dans le développement psychoaffectif de la petite fille. Selon la théorie de ***S. Freud***, la fillette a d'abord souhaité avoir un enfant de sa mère puis de son père. À l'âge adulte, la femme rejoue ces désirs infantiles qui sont dits « *inconscients* ».

Selon la psychiatre ***M. Bydlowski***, enfanter, c'est alors reconnaître sa propre mère à l'intérieur de soi. Bien souvent, d'une manière inconsciente, le premier enfant est dédié à la mère. On le fait pour devenir comme elle, pour lui offrir cette vie.

Il faut distinguer le ***désir d'être enceinte***, pour se rassurer sur le plan physiologique, ***du désir d'enfant***. Celui-ci, dans la majorité des cas, naît quand la femme rencontre l'homme avec lequel elle souhaite partager sa vie. C'est comme un gage de fidélité, d'amour.

Rappelons que concevoir un bébé oblige une vraie prise de décision des deux parents. Chacun, selon son rythme, doutera de sa compétence à être parent, sera inquiet de perdre sa liberté, d'avoir un enfant anormal, peur de ne pas savoir s'en occuper. Ces peurs sont des sentiments normaux et courants dans le couple.

Un désir parfois plus médicalisé que prévu

Pour la plupart des parents, la conception d'un enfant est simple mais, pour d'autres, le chemin peut-être plus médicalisé : chirurgie, fécondation in vitro, don de sperme, don d'ovules. Ces parcours remettent en doute chaque fois la possibilité d'avoir cet enfant tant désiré, fragilisant ou renforçant les liens du couple quand l'un des deux conjoints est peu fertile. La réussite est incertaine et peut s'échelonner sur plusieurs années.

L'histoire donnée de ce couple précis, ici en difficulté, qui arrivera néanmoins à terme à concevoir cet enfant, est à considérer dans le cadre de la prise en charge de la maternité de cette femme et la paternité de cet homme.

c. L'attente du bébé (période ambivalente ?)

À l'annonce de la grossesse, certaines femmes ont des réactions « ambivalentes », c'est-à-dire qu'elles ont envie d'avoir un enfant et, en même temps, appréhendent cet événement.

Au fil des jours, un lien se tisse entre la mère et son bébé. Très vite, la femme ne dit plus « je suis enceinte » mais « j'attends un bébé ». Cet attachement n'est pas constant, ni d'emblée acquis. Pendant cette période, la femme se recentre sur elle-même, s'observe, écoute son bébé, elle pense à lui.

Elle se souvient de son enfance, de ses liens avec sa mère.

La maternité n'est pas toujours sans difficulté : elle peut s'interrompre à tout moment ou, en raison d'une naissance prématurée, peut perturber la relation mère-enfant.

Certaines femmes, même si elles ont désiré cet enfant, appréhendent ce moment. Elles se demandent si elles vont être à la hauteur : pourront-elles être femme et mère après ? Comment leur couple va-t-il s'adapter ? La fatigue, les changements du corps aidant, certaines font une légère dépression. Les neuf mois d'attente sont une période où la femme est plus fragile psychiquement, surtout chez la primipare.

La femme peut avoir des réactions psychologiques différentes au cours des mois.

- *Les premiers mois* : la femme ne se sent pas « porteuse d'enfant ». La prise de conscience de porter un enfant se fera progressivement, notamment lorsqu'on lui fera entendre les battements de son cœur et qu'elle le verra sur l'échographie. C'est une période marquée par des angoisses diffuses, un repli sur soi.
- *Vers le 5e mois* : la maman « sent » bouger son bébé. Ce moment, très riche en émotions, constitue la preuve « ressentie » de l'existence d'un enfant vivant qui favorise la diminution de l'angoisse.

Lors de la préparation à l'accouchement, la maman peut apprendre à communiquer avec son bébé par le toucher. Par l'intermédiaire de caresses appuyées sur son ventre, elle envoie des stimuli tactiles à son bébé et souvent il y répond. Le père est très intéressé par cette pratique car cela lui donne un lien avec son bébé.

- *Vers le 7e mois* : les modifications du corps deviennent apparentes. Elles sont vécues très différemment suivant les femmes.
  - Certaines le trouvent déformé, enlaidi, difficile à porter.
  - D'autres se trouvent très bien dans ce nouveau corps.

> N.B. : **Les étapes de la grossesse**
> L'étude physiologique de la grossesse et le rôle de l'AS[a] en maternité sont détaillés dans le Module 3.
>
> a. AS désigne l'aide-soignant(e) dans l'ensemble de l'ouvrage.

2. La naissance (ou l'expérience de « donner la vie »)

De nos jours, l'accouchement n'est plus aussi redouté, car les progrès de la médecine concernant la prise en charge de la douleur ont progressé : la péridurale est demandée une fois sur deux.

La préparation à l'accouchement (réalisée par les sages-femmes) est majoritairement suivie par la future maman et cela va lui permettre de se familiariser avec les lieux de son accouchement. Les futurs pères participent de plus en plus à ces préparations. La salle d'accouchement est visitée par les futurs parents et les différentes phases de l'accouchement sont expliquées.

À l'accouchement, une étape est franchie : c'est la rencontre entre le bébé imaginé et le bébé réel. La relation affective entre la mère et son bébé s'installe. Grâce aux performances des échographies, la maman semble déjà connaître le visage de son bébé. Le fait de mettre le bébé dès que possible sur le ventre et la poitrine de sa maman permet aux deux de se toucher pour la première fois, de se sentir, de se voir, de se découvrir en direct, étape importante dans le lien mère-enfant. Spontanément, la mère lui parle doucement, le caresse. Le bébé réagit : il vagit, sourit. Il ***la*** reconnaîtra parmi tous les visages, les timbres de voix, les parfums de chaque personne qui vont être auprès de lui.

La naissance d'un enfant est un événement au sein d'un groupe familial. Chacun réagit à sa façon.

a. Les réactions de la mère à la naissance

Donner la vie est vécu généralement comme un moment de joie mais les réactions sont très diverses selon les individualités :

- la plupart des « nouvelles » mamans se sentent très heureuses à la naissance de leur enfant et le manifestent largement.
- quelques-unes peuvent éprouver d'autres sentiments plus troublants, qui les préoccupent et inquiètent leur entourage. Elles entrent dans la catégorie des femmes qui font une mini dépression, appelée *baby blues*.

Exemple : La dépression de Sophie

Sophie, 28 ans, deux enfants, vient d'accoucher d'une jolie petite fille de 3,250 Kg. Elle semble mélancolique et la chaleur de ce mois d'août rend plus pesant encore le poids de ses soucis. Elle ne parle pas, pleure souvent et semble en grand désarroi. Aujourd'hui, elle a refusé des deux repas… Le médecin a été prévenu. Il dit qu'il s'agit principalement du manque de confiance en elle : que Sophie doute de ses capacités à être une « bonne mère ».

Explications : la *dépression du post-partum*, appelée aussi *baby blues*, correspond à un état psychique particulier de la nouvelle mère. (voir fiche technique ci-après)

La dépression (ou baby blues) « d'après » l'accouchement

Après l'accouchement certaines femmes peuvent vivre un état dépressif (appelé *dépression du post-partum*[a] ou *baby blues*). Il se manifeste dans les 48 heures et n'a aucun rapport avec la façon dont l'accouchement s'est déroulé ni avec la santé du bébé.

À l'origine de ce phénomène, certains spécialistes évoquent des bouleversements hormonaux, d'autres y voient le signe d'un travail psychique de remise en route et de « *réajustement au bébé réel* » (voir ci-après).

Il y a plusieurs degrés de gravité dans la dépression.

- Le plus souvent, il s'agit de formes atténuées et transitoires, qui ne perturbent pas la qualité de la relation mère-enfant et guérissent spontanément.
- Dans certains cas (rares), cette dépression peut aboutir à une « *psychose puerpérale* » qui doit faire l'objet d'une prise en charge psychologique. Il faut savoir qu'après l'accouchement la femme doit faire un « *travail de réadaptation psychique* » important.

Elle doit accepter :

- la séparation physique de son bébé elle ne le sent plus « vivre en elle » ;
- *se réajuster au bébé réel* : c'est-à-dire à un petit être vivant (qui n'est plus le bébé rêvé) qui est différent d'elle, qui va grandir, évoluer et dont elle est responsable.

Rôle de l'AS

L'AS saura observer cette mère, la rassurer, la valoriser, la sécuriser, l'aider et transmettre tous les éléments d'observation qu'il aura pu recueillir au cours de ses interventions auprès de la mère et du bébé.

a. D. Winnicot (psychologue)

N.B. : **Les soins du nouveau-né**

L'étude des soins du nouveau-né et le rôle de l'AS en maternité sont détaillées dans le Module 3.

b. Les réactions du père : le sentiment de paternité

Apprendre qu'il va devenir père peut provoquer chez l'homme des sentiments variés, parfois contradictoires. Il peut :

- *appréhender* les nouvelles responsabilités et leurs conséquences (changement de mode de vie et charge économique) ;
- *se sentir frustré* de ne pas pouvoir « porter » l'enfant, de ne pouvoir entrer en contact direct avec lui ;
- *se sentir « abandonné »* par sa femme toute préoccupée par sa grossesse.

Le rôle du père est capital. C'est par l'épanouissement qu'il procure à la mère, c'est par le dialogue affectif qu'il fait régner à la maison que se crée un climat d'heureuse sécurité nécessaire à l'enfant.

Certains ont le sentiment d'être pères réellement le jour de la naissance de leur enfant. Cet enfant qu'ils ont rêvé est là devant leurs yeux et ils peuvent enfin le toucher. Le timbre de sa voix sera reconnu par le bébé car déjà perçu pendant la grossesse.

c. Les réactions du couple

Généralement, la présence de l'enfant apporte au couple une nouvelle raison d'être et resserre leurs liens. Cependant, l'arrivée de l'enfant peut aussi poser des problèmes. En effet, elle est source de contraintes (présence et soins à l'enfant, préparation des biberons, choix du mobilier pour le bébé...) et de soucis financiers (dépenses pour l'enfant, nécessité de se reloger ou de réaliser des aménagements, voir l'achat d'un nouveau véhicule). Il faudra un temps d'adaptation au couple pour intégrer ce bébé dans la vie de tous les jours.

d. Les réactions des frères et sœurs (la fratrie)

Certains enfants sont heureux à la perspective d'avoir un futur compagnon de jeu, d'autres sont *indifférents*, d'autres se sentent *menacés*, sont *jaloux* et manifestent des sentiments *agressifs* envers leurs parents ou des comportements *régressifs* (ils refont pipi au lit), ce qui exprime leur malêtre, leur besoin d'être rassurés.

Le rôle des parents

Afin d'aider l'enfant, il est important pour les parents de :

- lui parler de la grossesse ;
- lui permettre de comprendre le processus de la grossesse et de la naissance, en lisant avec lui des ouvrages illustrés traitant de ces thèmes ;
- l'assurer du maintien de leur amour ;
- ne pas le changer de chambre ou de lit juste avant la naissance ;
- lui faire partager la joie de l'accueil du bébé, l'associer aux différents préparatifs ;
- lui accorder de l'attention lors de l'arrivée du bébé à la maison.

3. La mort (ou l'expérience de la « fin de vie »)

Autre étape de la vie : le moment de la mort, ou « fin de vie », qui sépare ceux qui s'aiment. C'est un moment de détachement et de souffrance, à la fois pour celui qui part et pour ceux qui voient partir leur proche. Mais la souffrance de la mort, liée à la séparation, a déjà été entrevue au cours de la vie.

a. Le mourant est à la « frontière de sa vie »[2]

Le mourant est à la frontière de sa vie. C'est l'ultime moment d'en mesurer les limites et la profondeur : la maladie mortelle n'est pas, comme certains le disent, un moment de détachement pur et simple des choses de la vie. Au contraire, c'est un moment de grande *activité psychique* et de grande *demande relationnelle*. C'est le moment des dernières paroles et des derniers échanges, le moment des dernières pensées sur soi et sur la vie. Tout prend d'autant plus d'importance que l'univers se rétrécit. Quand tout va bien, boire une gorgée d'eau fraîche présentée par quelqu'un qu'on aime apaise la soif. Mais quel est l'impact d'un tel geste à l'approche de la mort ? Les mots qui restent possibles, les regards, la sensation d'une peau sur la peau : tout devient la vie, le sentiment d'appartenir à la communauté des hommes. C'est le moment de dire ce qu'on n'a jamais pu dire jusqu'alors, c'est le moment *d'intenses relations humaines.*

Le mourant vit « sa dernière expérience ».

Le mourant s'apprête à se séparer de ses proches c'est une source de souffrance.

Pour essayer de comprendre la souffrance de celui qui meurt, il est possible d'analyser la souffrance liée aux expériences de la séparation vécue au cours de l'existence. Ces épreuves, si elles ne l'ont pas brisé, ont « éclairé » la croissance de tout individu. Elles peuvent aussi éclairer la psychologie du patient en phase terminale (voir le mémo ci-après sur le rôle de l'AS en ces circonstances).

b. Les dernières étapes de la vie[3]

É. Kübler-Ross a défini plusieurs étapes traversées par le mourant (elles sont étudiées plus longuement dans le Module 3). Malgré un manque de netteté dans l'expression de ces étapes, il semble qu'elles soient des passages obligés vers la mort. Aussi les soignants auront-ils le souci, non pas de chercher à éviter ces épreuves aux malades, mais de les aider à passer au stade suivant, à leur propre rythme. Ces dernières étapes de la vie peuvent être incomplètes ou s'intriquer mais leur connaissance permet de suivre l'évolution du patient, de mieux comprendre et de mieux répondre à ses besoins.

Rôle de l'AS

Face à une personne en fin de vie, c'est toute une équipe qui met en place un projet d'accompagnement. Chaque membre de l'équipe, dont l'AS, est en mesure d'exprimer ses difficultés dans cette prise en charge.

– ***L'AS doit être à l'écoute de la personne en fin de vie***

Que peut-on répondre à quelqu'un qui nous dit « Je vais mourir » ? Il s'agit bien d'une affirmation mais elle est ressentie comme une question qui attend une réponse. Certains se demandent si ces mots n'expriment pas une question indirecte : la personne en fin de vie ne demande t-elle pas surtout une parole de réconfort ?

La difficulté consiste à entendre ces « *affirmations* » et à ne pas pouvoir lui répondre.

Répondre n'est pas forcément une action : cela peut être de l'écoute, une présence.

En fait, que peut-on répondre à quelqu'un *qui sait* ! Que dire à quelqu'un *qui annonce sa mort* ? Cette première indication est fondamentale pour un bon accompagnement de la personne.

– ***L'AS doit pouvoir analyser la situation***

Le soignant doit apprendre à distinguer les dires de la personne en fin de vie de la plainte d'autres malades qui parlent de la mort, voire même la réclament, mais sont encore loin de cette échéance. Exemple : les personnes âgées qui rentrent en maison de retraite savent qu'elles ne sortiront qu'à leur mort. Elles connaissent cette éventualité et elles en parlent. Par ailleurs, chez certains malades, la douleur ou la peine leur fait espérer la mort et ils le disent au soignant. Mais une fois que les antalgiques agissent, le patient est soulagé et sa demande « d'en finir » n'est plus exprimée. De même, le patient déprimé, qui a pu recevoir l'écoute qu'il demandait et qui a reconnu chez le soignant de la compréhension de son mal-être, n'est plus en demande de mourir.

N.B. : **La fin de la vie**

L'étude de la fin de la vie et le rôle de l'AS en soins palliatifs sont développés dans le Module 3.

2. Extrait du discours du Dr Goldenberg à l'AESP (Paris).

3. *Les Derniers Instants de la vie*, E.K. Ross, Éd. du Rocher, Paris, 1997.

La « souffrance-croissance » chez les vivants

Les crises qui jalonnent la croissance des vivants sont, au sens étymologique du terme, de véritables *métamorphoses*. Il faut que la chenille meure à son état pour devenir papillon : tout en restant le même, l'être se transforme. Prenons l'exemple ici de la femme abandonnée par son mari. Il s'agit de quitter un état de sécurité pour affronter un monde nouveau et inconnu. Ce conflit n'est pas seulement extérieur (conflit conjugal) mais intérieur (conflit avec soi-même) : on veut et on ne veut pas.
Ces évolutions sont malgré tout au service d'une nouvelle croissance psychologique.
Au terme de ce processus, l'individu pourra envisager une relation d'un type nouveau.
Élisabeth Kubler-Ross[a] ne craint pas d'affirmer que la « *croissance est le versant positif de la souffrance* ». La mort est même à ses yeux « *la dernière étape de la croissance* ».

La « souffrance-expérience » chez les personnes en fin de vie

Il apparaît que l'apprentissage de la souffrance, acquise pendant la vie, permet de mieux affronter la souffrance de la dernière étape : celle de la mort. À la peur de l'inconnu se substitue une expérience (un semblant de « *déjà vu, déjà senti* ! »)[a]. L'angoisse provient toujours de l'absence d'expérience. Ceci peut expliquer la *tranquille sérénité*[a] dont font preuve certaines personnes en fin de vie, ce qui étonne toujours leur entourage.

a. *Les Derniers Instants de la vie*, E.K. Ross, Éd. du Rocher, Paris, 1997.

2 ▸ Le développement psychosocial de l'homme

Le développement de l'être humain se fait par étapes. L'enfant ne naît pas avec une personnalité déjà prête. Celle-ci se construit progressivement par le jeu des relations et des interactions avec son entourage.

1. Développement affectif et social du nourrisson

Dès la naissance le nourrisson possède différents outils de communication. Il les utilise progressivement dans ses échanges avec autrui. Très rapidement, il est partenaire interactif. Il est d'emblée social et hautement compétent.

Avant l'apparition du langage, l'enfant entre en contact avec son environnement par différentes expressions relationnelles.

a. L'expression du regard

Dans les premiers mois, c'est essentiellement par le regard que l'enfant entre en communication avec son entourage. Il est particulièrement intéressé par le visage humain.

- Pour qu'il y ait échange, le partenaire doit apporter *une réponse*, notamment en regardant l'enfant avec un visage expressif. En l'absence de réponse, l'enfant cesse de regarder, de sourire, et se referme en lui-même.
- La *non-réponse* peut donc avoir des conséquences importantes sur le développement des relations sociales de l'enfant.

b. L'expression du sourire

- Au début, le nouveau-né a des petits « *sourires réflexes* » qui ne s'adressent à personne. Il s'agit de décharges réflexes spontanées au cours des moments de somnolence.
- À partir du 3e mois, apparaît « *le sourire social* » : l'enfant sourit en réponse aux sourires de ses proches. Progressivement, l'enfant est capable de prendre l'initiative du sourire social et en fait un instrument de pouvoir sur son entourage.

c. Les expressions vocales

Elles précèdent l'apparition du langage.

- À la naissance, les seules manifestations vocales sont les cris, accompagnant ou non les pleurs.
- À partir du 2e mois apparaissent les *vocalisations* (ou babillages) : sons variés et riches en voyelles. Le désir de communication n'est pas encore nettement défini puisque l'enfant se livre de préférence à ces jeux vocaux lorsqu'il est seul ou avant l'endormissement.
- Lors d'une *« interaction »* avec la mère, on s'aperçoit que c'est la mère qui imite l'enfant, reproduisant les sons émis par son enfant (*cf.* Rôle de l'AS ci-après).
- Tous les bébés du monde gazouillent de la même manière (exemple : le « mama » du bébé est quasi universel, c'est une sorte de prolongement de l'acte de succion).

• Les expressions vocales viennent en deuxième position après le regard dans les échanges avec l'adulte (au début, l'enfant crie surtout pour appeler, ensuite pour répondre aux sollicitations des adultes).

d. Les pleurs

Au début, les pleurs sont indifférenciés, ils transmettent une information assez frustre concernant un état de mal-être (exemple : un état d'inconfort dû a une couche souillée ou à la faim, la douleur, la chaleur, le froid). L'adulte doit y être attentif car le fait de répondre adéquatement aux pleurs de l'enfant lui permet d'évoluer vers des signaux plus précis et plus variés.

Rôle de l'AS : les interactions mère – bébé

Qu'est-ce que les « *interactions* » mère-bébé ?

On appelle « *interactions* » des échanges particuliers entre deux partenaires. Ici entre la mère et son bébé. Les spécialistes[a] disent que chacun des deux partenaires « *induit des compétences sur l'autre* » (d'où le terme interactions). Il y en a plusieurs sortes que l'AS doit connaître et observer :

Les interactions comportementales

L'AS observera comment le bébé :

- est touché ou porté par sa mère et comment il réagit à ces contacts, à ces manipulations maternelles ;
- réagit à la voix de sa mère et quelles sont ses réactions (exemple : ses réactions motrices : il bouge ses bras, ses jambes…).

Les interactions affectives

L'AS observera comment la mère :

- apaise les pleurs du bébé et comment le bébé réagit à cette action ;
- regarde le bébé et comment celui-ci capte le regard de sa mère (les échanges de regards sont très évocateurs de la nature des rapports) ;
- répond à sas « babillages » (on remarque que lors des interactions c'est la mère qui *imite* le bébé, *reproduisant* les sons émis par son enfant) ;
- sourit au bébé et comment le bébé « *sourit en retour* ». On remarquera qu'une mère dépressive et restant de marbre devant le sourire du bébé, crée autour de lui un « *monde sensoriel froid* »[b]. La mère et l'enfant ont établi un système de relation d'insatisfaction réciproque et on en connaît les conséquences (risque de rejet, de maltraitance, etc.)

L'AS devra transmettre tous les *signaux* qu'il aura pu capter dans les interactions afin de prévenir « *la spirale interactionnelle négative* » à l'origine de graves problèmes relationnels[a].

a. *La Dynamique du nourrisson*, B. Brazelton, Éd. ESF, Paris, 1982.
b. *Sous le signe du lien*, B. Cyrulnik, Éd. Hachette, Paris, 1989.

2. Développement affectif et social du jeune enfant avant l'apparition du langage

Avant l'apparition du langage, les enfants utilisent certaines expressions corporelles pour nous signifier leurs désirs et leurs états d'âme.

► Pour signifier un refus, l'enfant :

• détourne la tête ;
• ferme la bouche, repousse ce qu'on lui tend avec la main ;
• fait « non » de la tête.

► Pour signifier son acceptation, l'enfant :

• tend les bras, sourit ;
• ouvre une large bouche (par exemple : au moment du repas, quand on lui présente le biberon ou la cuillère) ;
• fait « oui » de la tête.

► Pour signifier son chagrin, l'enfant :

• pleure ;
• se prosterne sur le sol ;
• détourne son regard ;
• a un regard triste, sans expression, perdu dans le vague.

► Pour manifester sa désapprobation, l'enfant :

• pleure ;
• tape du pied ;
• se roule par terre.

Études de situation : l'enfant

L'étude de situation présente des « moments de vie » de l'enfant au cours desquels on peut observer divers aspects de son développement psychoaffectif et social.

Elsa, 7-8 mois. Elle pleure à cause du départ de sa mère. L'assistante maternelle qui la garde « Manou », après plusieurs tentatives malheureuses, réussit à attirer l'intérêt de l'enfant en lui proposant un « ours ». Elle le regarde un moment, le serre contre elle et puis se calme.

Explications : L'enfant de cet âge *ne comprend pas* encore que la mère va revenir. Il a le sentiment qu'elle l'abandonne. C'est dans les prochains *mois* qu'il pourra anticiper son retour, et, ainsi, acceptera mieux les *séparations*. L'ours est le type de « jouet symbolique », ou objet transitionnel, qui va combler le manque affectif : il est doux, il est chaud, il a pris l'odeur de l'enfant, il est rassurant, et, dans les mois à venir, l'enfant va lui parler et l'emmener partout avec lui.

Barthélemy, 18 mois. Barthélemy veut parcourir le jardin dans tous les sens… Il court, il saute sur place. Il voudrait faire durer ce plaisir mais l'heure du goûter arrive… Maman lui demande de s'installer. Barthélemy n'obéit pas tout de suite… Maman gronde… Il y a quelques larmes… Il détourne la tête, puis l'enfant se résigne à s'installer et à manger sa tartine. Le goûter fini, Barthélemy prend l'initiative de ranger dans le placard la tasse etla cuillère (souillées). À la suite de quoi il va chercher un livre d'images et le tend à sa mère

Explications : Barthélemy *ne comprend pas* encore les *« règles »* imposées par le groupe familial (ici, quitter le jeu pour aller manger à un moment précis). Les larmes sont une forme de langage pré-verbal qui signifient son mal être, sa désapprobation… En revanche, à partir de cet âge là, l'enfant cherche à s'intégrer au groupe par l'*imitation* des adultes : ici il veut ranger les couverts dans le placard. De plus, l'enfant *sollicite souvent l'adulte* (ici il lui tend un livre d'images).

Rôle de l'AS : Observation du « *langage non verbal* » de l'enfant.

L'AS doit observer le langage *non verbal* de l'enfant, c'est un système de communication précoce qui joue un rôle important dans le développement des relations sociales. Ce système comprend les gestes, les mimiques, les postures (que nous avons décrits précédemment). Par exemple, l'AS :

- saura mettre des mots sur les *attitudes de refus* de l'enfant : l'AS dira : « tu détournes la tête parce que tu ne veux pas venir », « tu fermes la bouche parce que tu ne veux pas manger », « tu pleures parce que maman a grondé… », etc. ;
- saura par ailleurs répondre aux comportements de sollicitation de l'enfant qui *tend les bras*, qui fait *oui de la tête, qui sourit.* Cela dynamise son développement affectif et social.
- *transmettra* tous les éléments de son observation de l'enfant à l'équipe avec laquelle il travaille.

3. Développement affectif et social au cours de la moyenne enfance

S'il est une tranche d'âge où le vécu affectif et social prend racine, c'est bien au cours de la moyenne enfance, qui s'étend de l'âge de 6 ans à 12-13 ans. Il se développe au sein de deux groupes différents mais complémentaires :

a. Le groupe familial (d'abord)

La famille sécurise l'enfant et joue un rôle fondamental dans son évolution. Elle l'aide à épanouir sa personnalité, à prendre confiance en lui. La famille favorise l'équilibre de l'enfant et l'aide à mieux affronter la vie dans le groupe social.

L'enfant va faire des expériences de sociabilité différentes : les relations avec l'adulte ne sont pas de même nature que les relations entre enfants.

b. Le groupe social (ensuite)

L'enfant va faire l'apprentissage de la vie sociale, faite de règles, de compétitions, de rivalités et aussi de conflits, d'agressivité.

D'après Piaget, deux grandes catégories de rapports sociaux se distinguent :

• ***les rapports de contrainte*** qui découlent des liens d'autorité unilatérale. Ce sont les rapports de l'enfant avec les adultes où la parole de l'adulte prend force de loi, aussi bien sur le plan cognitif (domaine des opinions) que sur le plan moral (règles). L'enfant intériorise les interdits, les règles, les idées, les attitudes inculquées par l'adulte. Ces rapports de contraintes aboutissent à un conformisme ; ils ne peuvent suffire à l'enfant pour se socialiser et pour le conduire à l'autonomie.

• ***Les rapports de coopération*** qui sont fondés sur l'égalité et le respect mutuel des partenaires. Ces rapports sont issus des interactions de l'enfant avec ses pairs. Ils impliquent une élaboration personnelle de la règle, ils engendrent de l'autonomie. Avec ses pairs, l'enfant fait l'expérience de relations bien différentes de celles de l'adulte. Celui-ci le comprend facilement, il se met à la portée de l'enfant et devient un partenaire. Mais avec un autre enfant, il est en présence d'un être tout aussi incapable que lui à se décentrer, à se mettre à la place d'autrui, d'où heurts et conflits. C'est cette expérience qui poussera l'enfant à sortir de son égocentrisme, pour faire place à une expérience vécue de l'égalité. On peut l'observer lorsque des enfants veulent jouer ensemble. Ils se rendent vite compte que, pour jouer ensemble, il est nécessaire d'établir des règles de jeu. Qu'ils doivent composer avec les autres, c'est-à-dire accepter le point de vue de chacun, faire des concessions, des compromis, en un mot coopérer. La compréhension intérieure de la règle permet à l'enfant d'y adhérer de façon librement consentie.

▶ L'école

L'enfant éprouve au sein de l'école des sentiments collectifs.

• Un esprit de « corps social » se développe : on fait corps contre un professeur, contre un nouveau venu. On fait preuve d'intolérance contre les défavorisés, les timides…

• On observe des groupes de jeunes, entraînés par un « meneur ». Il a ses vassaux et ses rivaux ; des sympathies et des antipathies voient le jour, des disputes éclatent ! Mais la vie de groupe est indispensable à l'enfant, car elle lui permet d'évoluer dans sa perception de l'autre, de trouver sa place au sein d'un groupe.

• Chez les filles, le groupe se divise en petits clans sélectifs, les filles préfèrent les amitiés féminines et l'intimité.

▶ Les clubs sportifs

L'enfant forme son caractère au contact de groupes sportifs (ou autres). Les exercices sportifs codifiés fortifient le corps et l'esprit, développent l'émulation et la coopération (qui sont la loi de cet âge).

4. L'adolescence

L'adolescence se caractérise par des transformations importantes, à la fois physiques, psychologiques, intellectuelles et sociales. Elle débute vers l'âge de 12 ans environ chez la fille et 14 ans chez le garçon. Elle s'achève aux alentours de 18-20 ans

a. Transformations physiques

Le processus pubertaire constitue l'événement fondamental de cette période : la puberté se caractérise par une mise en route de l'activité ovarienne, chez la fille, et testiculaire, chez le garçon. Celle-ci est sous la dépendance de la glande hypophyse. Au sens littéral, l'enfant pubère est « celui qui a des poils » (apparition de poils sur le pubis, sous les bras et sur les joues pour les garçons), une forte poussée de croissance staturo-pondérale, à peu près vers 11-12 ans chez les filles et 2 ans après pour les garçons. L'apparition des règles chez les filles et les premières éjaculations chez les garçons.

b. Transformations intellectuelles

L'adolescent prend goût aux discussions interminables, aux raisonnements dans l'absolu. Ce bouillonnement intellectuel s'accompagne de périodes de « rêverie ». C'est l'âge des « conduites imaginaires » qui servent d'échappatoire au réel.

c. Transformations psychologiques

Les changements du corps s'accompagnent chez l'adolescent de changements psychologiques importants.

▶ L'image du corps

L'adolescent doit s'habituer à cette nouvelle « image » de lui-même dont il n'est pas toujours satisfait. Il doit apprendre à s'aimer dans ce « nouveau corps » d'où l'intérêt qu'il se porte à lui-même et les heures qu'il passe devant la glace.

▶ Les pulsions sexuelles

À cette période, le développement psychosexuel reprend, en relation avec le développement physiologique. La puberté est l'accession à la maturité sexuelle physique.

Le jeune homme ou la jeune femme va se concentrer sur des sentiments, des idées et des préoccupations génitales, du fait qu'il n'est pas admis socialement d'avoir des relations sexuelles pendant l'adolescence. C'est le temps des premiers flirts, du premier baiser.

▶ Le détachement des parents

L'adolescent doit apprendre à devenir autonome. La séparation des parents s'accompagne souvent de comportements contradictoires où le besoin de revendiquer son indépendance alterne avec une quête d'amour et de protection qui déconcerte les parents.

À cette période, l'adolescent se marginalise, s'isole par rapport à sa famille. C'est la révolte pubertaire contre les parents, l'autorité ou ses substituts symboliques.

▶ La recherche d'identité

L'adolescence est une période où s'édifie la personnalité. La grande question de l'adolescent est « qui suis-je ? ».

Les jeunes rejettent les « images parentales » et recherchent leur propre identité. Pour cela, il leur faut trouver de nouveaux modèles auxquels ils pourront s'identifier. Pour affirmer leur personnalité, ils s'opposeront à l'entourage familial (attitudes de défi, de provocation, goût du risque, attirance pour les interdits, fugue, prise de drogue, d'alcool…).

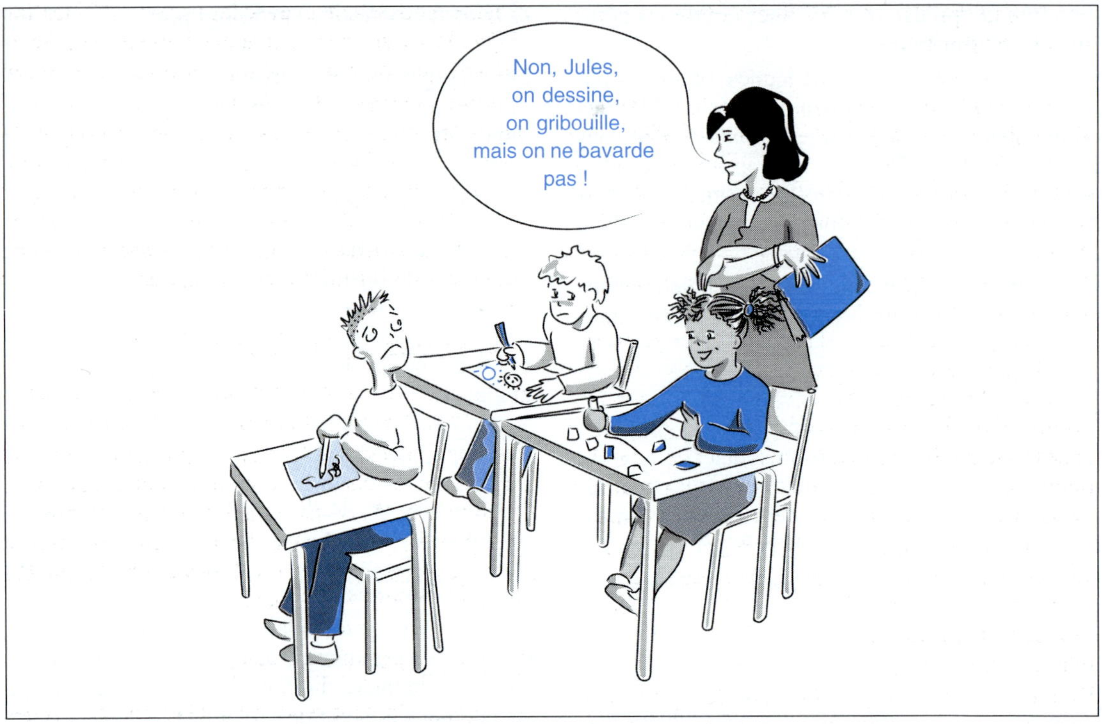
Non, Jules,
on dessine,
on gribouille,
mais on ne bavarde
pas !

FIG. 1.1 – **À l'école, les premiers apprentissages de la socialisation.**

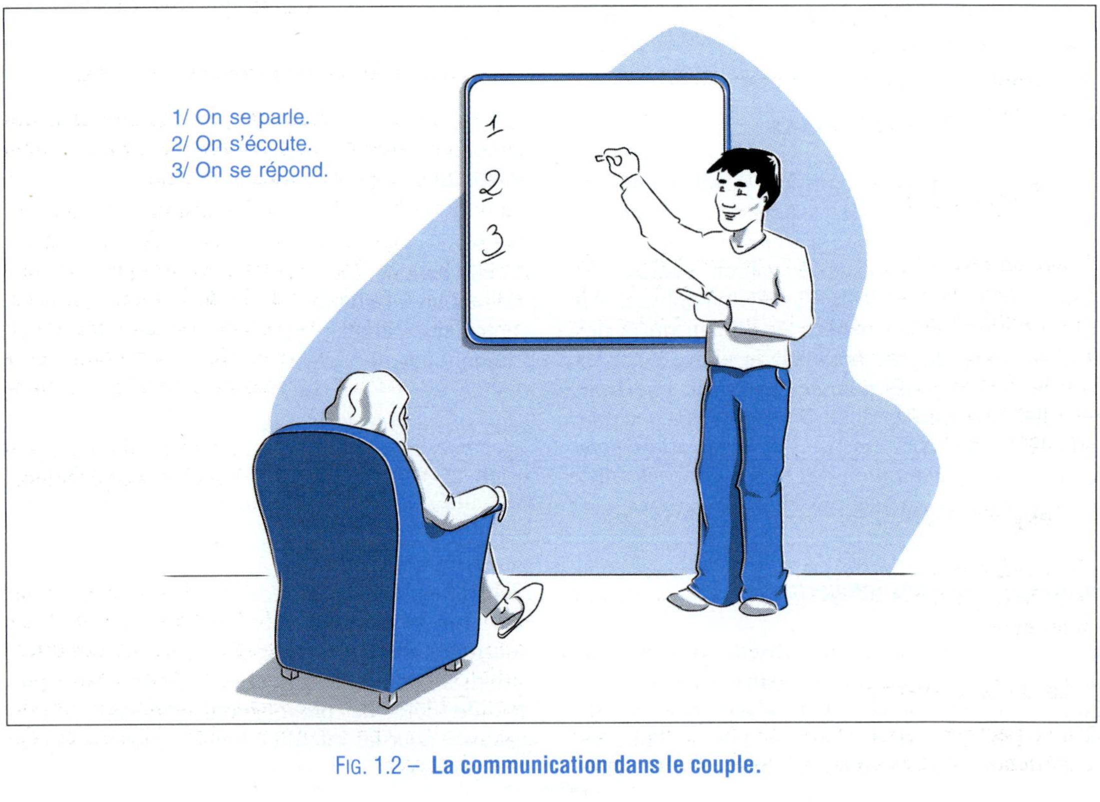
1/ On se parle.
2/ On s'écoute.
3/ On se répond.
1
2
3

FIG. 1.2 – **La communication dans le couple.**

d. *Conséquences des transformations sur le comportement*

L'adolescent doit donc en même temps maîtriser les pulsions qui se réveillent en lui, s'adapter à son corps, trouver sa place au sein de la famille et du groupe social. Ce travail d'adaptation exige de lui un investissement psychologique très important.

Au moment de l'adolescence, il peut se mettre en place des *mécanismes d'échec*. C'est ce que l'on appelle des névroses d'échec.

Par exemple, au moment du bac, l'adolescent comprend que c'est bientôt la fin du cursus scolaire, qu'il va être responsable de ses choix pour son avenir. S'il redouble, il pense qu'il a encore une année. Mais s'il a redoublé, c'est qu'il est en difficulté scolaire et donc il va douter de ses capacités, ce qui va renforcer sa problématique d'échec.

En ce qui concerne la sexualité : il peut y avoir un *déni du danger* vis-à-vis du SIDA, des infections sexuellement transmissibles (c'est pour les autres, cela ne peut pas m'arriver) et sur le fait d'avoir des relations non protégées.

De même pour les jeunes adolescentes qui méconnaissent leur cycle menstruel et qui ne prennent pas de contraception lors du premier rapport sexuel et qui se découvrent une grossesse tardive (les manifestations de grossesse sont méconnues).

Sortir de l'adolescence, c'est accepter de se responsabiliser dans la vie, d'être autonome dans ses choix de vie.

5. L'âge adulte

L'âge adulte, défini physiologiquement par la fin de la croissance, est un état apparent de maturité et de stabilité physique, intellectuelle et affective.

Par ailleurs, on peut dire que l'adulte est celui qui a trouvé sa place dans les divers *groupes sociaux* auxquels ils appartient et qui est capable de vivre de façon autonome.

a. *Les événements affectifs de l'âge adulte*

Tout événement est vécu subjectivement, en fonction de la personnalité du sujet et de son histoire antérieure.

▸ Le choix du conjoint

On ne peut pas parler véritablement de choix. Les expériences vécues dans la famille, les relations, (même inconscientes) avec les parents, l'éducation reçue, le groupe social auquel on appartient, déterminent plus ou moins nettement les critères selon lesquels le partenaire sera élu.

Dans les premiers temps de la vie de couple, le partenaire est idéalisé. Les éléments gênants sont projetés sur des personnes extérieures. La phase suivante, où l'autre cesse d'être idéalisé et où les conflits apparaissent, signe une évolution et donc une certaine maturité des partenaires.

▸ La séparation et le divorce

La séparation, légale ou non, peut être provoquée par un rythme d'évolution, de maturations différentes.

L'issue d'un conflit dans un couple est fonction de la capacité de chacun à communiquer, à opérer un changement dans ses manières de fonctionner, à accepter une désillusion sans se sentir anéanti, à reconnaître que l'autre n'est insupportable que par ce qu'il réveille » en nous.

▸ La maternité, la paternité

Le projet d'enfant répond au désir de chacun des partenaires d'avoir un enfant. Ce désir n'est pas indépendant de la façon dont chaque partenaire a été désiré, accueilli par ses propres parents.

▸ Le couple, les responsabilités familiales

La maternité et la paternité provoquent une maturation de l'homme et de la femme en les mettant en face de responsabilités nouvelles.

La venue d'un enfant est l'occasion d'une modification des rapports dans le couple. Certaines mères négligent leur rôle d'épouse, certains pères ressentent de la jalousie vis-à-vis de l'enfant qui accapare leur femme. Les parents doivent donc savoir s'adapter à leur nouveau rôle pour continuer à exister en même temps comme couple et comme parents.

Devenir parent, c'est aussi s'inscrire dans un processus généalogique : c'est franchir une génération.

▸ Une crise identitaire

Le passage des 30 ans, des 40 ans, des 50 ans remet l'homme comme la femme devant un bilan de sa vie passée, une remise en question des orientations de son avenir, l'ébauche de nouveaux projets. Certains peuvent changer totalement de vie, de travail, comme si ces tranches d'âge étaient des caps à passer.

b. Les événements sociaux de l'âge adulte

▸ L'emploi

L'entrée dans la vie active se fait de plus en plus tard pour des raisons économiques (chômage) ou sociales (allongement des études). Le fait d'accéder à un emploi ou d'obtenir une promotion, avec les contraintes et les responsabilités afférentes, peut être source d'angoisse et déstabiliser un sujet, jusque là équilibré, mais incapable de s'adapter à cette modification de son environnement.

▸ Le chômage

Le chômage, surtout de longue durée, est une période de grande fragilité. L'individu se sent inutile, dévalorisé. Dans une société qui vante le travail et la réussite sociale, il a le sentiment de ne plus être capable d'assumer ses responsabilités familiales.

L'organisation psychique du sujet, ses expériences antérieures détermineront les moyens qu'il utilisera pour faire face à cette situation. S'il ne trouve pas, en lui et autour de lui, des appuis suffisamment solides, il peut se sentir rejeté et incapable de réagir.

▸ La retraite

C'est la cessation de l'activité professionnelle. Sa survenue est abordée avec une sérénité variable selon l'investissement du sujet dans son image sociale. La modification des rythmes de vie, la diminution des apports relationnels peuvent révéler une grande dépendance aux apports extérieurs et, parallèlement, aux pauvretés de la vie intérieure.

Il y a un deuil à faire de l'entreprise, des relations de travail, des années de jeunesse. Il sera facilité si le sujet a d'autres investissements affectifs et sociaux.

Il faut « préparer » sa retraite.

6. La vieillesse

Au cours d'une vie, le temps de la vieillesse tient une place importante si l'on tient compte de l'augmentation de l'espérance de vie dans nos pays industriels.

Trop souvent encore, la représentation que la collectivité se fait du vieillissement et de la vieillesse est une détérioration de l'organisme, un déclin des facultés On les identifie à la maladie, à la mort. Mais ce serait très réducteur : de nombreuses personnes âgées vieillissent en toute sérénité.

L'effet du *papy boom* démographique a obligé la collectivité à prendre en considération les besoins des âgés, leurs conditions de vie, la mise en place de programmes de prise en charge de leurs problèmes de santé. Tout ceci contribue à changer l'opinion des âgés, de leurs proches, des soignants, de la collectivité sur la santé, la maladie, le vieillissement et la vieillesse.

a. Les aspects physiologiques du vieillissement

Les effets importants du vieillissement se font sentir au 4e âge et s'accélèrent brusquement après 75 ans. Toutefois, il dépend beaucoup du niveau culturel, intellectuel et de l'état de santé de la personne.

On remarque chez les personnes âgées :

- des difficultés d'adaptation aux changements ;
- une difficulté d'apprentissage (par exemple, utiliser Internet ou cartes bancaires) ;
- une diminution de l'imagination, de l'intuition ;
- un ralentissement dans la capacité de réflexion ;
- une atteinte de la mémoire immédiate.

b. Les aspects psychologiques du vieillissement

Plus l'individu vieillit, plus la santé prend de l'importance dans sa qualité de vie. Le sentiment d'être inséré dans le milieu socioculturel lui permet de garder une place en tant que personne. Le réseau de parenté proche permet une prise en charge efficace des problèmes d'isolement. La personne âgée a besoin aussi d'un réseau social de loisirs et d'entraide.

Dans le même temps, la personne âgée doit faire face à des étapes importantes : retraite, perte du conjoint, éloignement des enfants, entrée en maison de retraite. Ces changements doivent être accompagnés car source de douleur morale.

▸ L'image corporelle

L'image corporelle est souvent dévalorisée chez la personne âgée qui voit son corps se dégrader sur le plan morphologique et esthétique. La vision qu'elle a d'elle-même et le regard des autres ont une importance fondamentale dans sa façon de se vivre.

La personne âgée s'adapte aux modifications de son organisme. : rides, cheveux blancs, plis sur les bras, tassement de la colonne vertébrale… C'est plus le regard d'autrui qui va influencer son jugement d'elle-même et, donc, son estime de soi.

Un environnement chaleureux joue un rôle fondamental par le sentiment de sécurité affective et de reconnaissance d'elle-même qu'il lui procure. Depuis quelques années, les publicités nous proposent des personnes âgées, à la télévision, à des heures de grandes écoutes. L'image de la personne âgée est revalorisée.

▶ Les événements ayant un impact psychologique

L'âge entraîne des remaniements de la personnalité, en raison des changements dans les rapports entre la personne et son image sociale.

• La retraite

L'arrêt de l'activité professionnelle est un cap difficile pour certaines personnes retraitées. Les statistiques montrent que cette période est un pic de morbidité donc de mortalité. La retraite provoque un stress majeur, qui crée une obligation d'adaptation considérable à cause des modifications du mode de vie.

Certains investissent dans des loisirs, des activités culturelles, associatives ou dans la garde des petits enfants. D'autres, en revanche, sont incapables d'assumer ce vide de leurs journées, s'ennuient, ne s'intéressent à rien et finissent par ne plus sortir.

• La vie de couple

La retraite et le départ des enfants entraînent un face à face du couple âgé parfois difficile à vivre : on constate un nombre élevé de divorces à cette période de la vie.

Tous les comportements agressifs, anxieux qui étaient masqués, épongés par la vie professionnelle, vont réapparaître. Ils risquent de se fixer sur des points mineurs : la place des objets, les petites « misères » physiques, le territoire de chacun, … Et d'entraîner un égocentrisme qui empoisonne la vie commune. Le couple devra réaménager sa distance, son espace, son temps, de façon à vivre ensemble des choses positives.

La bonne santé psychologique du couple s'exprime dans des projets à partager.

• Le cadre de vie de la personne âgée

La personne se crée, se forge et surtout se maintient, par et dans une relation avec un environnement. Le cadre de vie d'une personne âgée constitue des repères temporaux et affectifs importants. Il est le « réservoir » des souvenirs d'une vie, le lieu où elle s'est déroulée, avec ses bons et mauvais moments. Il est le témoin matériel de cette vie.

Modifier totalement ou brutalement le cadre de vie d'une personne âgée, c'est la jeter « hors de sa vie », la couper de son histoire, bouleverser ses repères et la mettre peut-être dans une situation d'insécurité ou de menace parfois insoutenables. Si la personne âgée ne dispose pas alors de défenses psychologiques adaptées et solides, le stress est tel qu'il risque d'entraîner une décompensation sous forme de somatisation ou de démence.

Étude de cas : Une mamie heureuse

Gina, 80 ans, vit à Paris avec ses enfants. Elle s'occupe avec joie, le week-end, de ses arrière-petits-enfants, à qui elle sait raconter des histoires. Elle fait des gâteaux et participe encore activement à la vie de famille. Parfois, Gina a quelques « trous de mémoire »… Mais elle a de bons yeux et peut lire ou regarder la télévision, ce qui occupe agréablement son temps. Gina a perdu son mari il y a 10 ans, ce qui l'a longtemps perturbée, mais, avec le soutien de ses proches, elle a pu surmonter cette épreuve…

3 ▶ Les besoins fondamentaux et les actes essentiels de la vie quotidienne

1. Les notions de besoins

D'après le modèle conceptuel de Virginia Henderson[4], l'individu malade ou en santé est un tout complet présentant quatorze besoins fondamentaux et le rôle de l'aide soignant et de l'infirmière consiste à l'aider à reconquérir son indépendance le plus rapidement possible.

a. Définitions de la notion de besoin

Le dictionnaire[5] donne la définition suivante.

• ***Le besoin*** : « envie, désir (naturel ou pas), état d'insatisfaction dû à un sentiment du manque, ce qui est nécessaire, indispensable. »

4. *Soins IDE, un modèle centré sur les besoins de la personne*, Riopelle, Grondin-Phaneuf, McGraw-Hill Éditeurs.
5. Dictionnaire Larousse.

• ***Le besoin fondamental :*** selon le concept de V. Henderson, correspond à une *nécessité vitale* pour la personne, c'est-à-dire ce qui est essentiel à l'être humain pour se maintenir en vie et assurer son bien-être.

b. *Autres manifestations du besoin*

Le terme besoin renvoie à deux notions : *désir* et *demande* ; il arrive que le terme *besoin* signale un *désir* ou que le terme *demande* signale un *besoin*. Prenons un exemple.

Étude de cas

Monsieur D., **hospitalisé,** sonne avec l'appel-malade plusieurs fois dans la nuit pour demander le bassin. Lorsque Maud (AS) le questionne et le met en confiance, Monsieur D. lui avoue qu'il n'a pas vraiment besoin du bassin mais d'une présence, qu'il a peur de la nuit. Il lui confie que la décision de l'opérer l'inquiète beaucoup.

2. L'évolution et la composante des besoins

Les besoins sont susceptibles de grandes variations, quantitatives et qualitatives, au cours de la vie et présentent des composantes différentes.

a. *Les besoins sont en perpétuelle évolution.*

Ils varient selon :

• ***l'âge.*** Les besoins évoluent au cours de cinq grandes étapes du développement (naissance, adolescence, adulte, 3e et 4e âges) ;
• ***les circonstances.*** Les besoins varient à :
  – certaines périodes-clés de la vie (croissance, grossesse, allaitement) ;
  – certains moments éprouvants (émotion, deuil, fatigue, maladie, …).

Étude de cas

Madame E. consulte son médecin car depuis le décès de son mari elle s'endort difficilement, se réveille au cours de la nuit et n'a plus d'appétit. Son état de santé se dégrade et elle n'arrive plus à mener à bien ses activités professionnelles.

b. *Les besoins ont des composantes différentes :*

Les composantes peuvent être :
• physiques et physiologiques ;
• psychologiques (et émotionnelles) ;
• sociales et culturelles.

Rôle de l'AS

L'AS doit être capable de discerner le réel besoin du patient, car le besoin révèle l'histoire personnelle de la personne, ce qu'elle est au plus profond d'elle-même.
Ainsi, l'AS doit :
– ***distinguer le besoin du patient*** qui peut consciemment ou inconsciemment ne pas être clairement exprimé par le patient ;
– ***comprendre*** qu'un désir ou une demande révèle souvent un besoin profond du patient qu'il doit pouvoir discerner et transmettre à l'infirmier (*cf.* exemple de Monsieur D.).

Lors des transmissions :
L'AS se gardera de formuler un ***jugement de valeur*** ou ***un diagnostic infirmier***.
– Il évitera de dire « ce besoin de tisane est un caprice » (jugement de valeur) mais, à l'inverse, il prendra en compte les effets de ce manque ou les effets de la satisfaction de ce besoin sur le patient.
– L'AS évitera d'écrire « perturbation des habitudes du sommeil » (diagnostic infirmier) ou, encore moins « angoisse ». Ce qui ne relève pas de ses compétences et correspondrait à une faute professionnelle.

3. L'expression des besoins dans les actes de la vie quotidienne

V. Henderson[6] a privilégié l'observation des besoins dans les actes de la vie courante. Elle demandait à ses étudiants infirmiers d'imaginer une « journée comme les autres » pour en déduire le bien-fondé de sa théorie sur les besoins fondamentaux de la personne. Nous allons la suivre dans cette démarche.

Étude de cas : les besoins de Céline…

Le réveil sonne… **Céline, AS, 30 ans**, prend son petit déjeuner, se lave, s'habille, conduit ses enfants à l'école, court pour attraper le bus qui la conduit à son hôpital quarante minutes de trajet durant lequel elle lit des documents professionnels. Elle fait une pause à midi pour le repas avec ses collègues, puis elle lit un magazine à l'heure du café et remonte rapidement dans son service. Céline est heureuse : elle apprécie son métier qui corres-

6. *Typologie des actes de soins infirmiers relatifs au rôle propre de l'infirmière*, V. Henderson, Éd. Ministère des Affaires sociales et de l'Emploi, Paris, 1987.

pond à son tempérament et à ses goûts. Le soir, elle est fatiguée mais prend le temps de faire quelques courses pour le repas, qu'elle partage avec son mari et ses enfants ; un « moment privilégié », dit-elle. Après le repas, c'est l'heure de la lecture, souvent à caractère religieux (Céline est très croyante), puis elle se couche tôt.

Explications

Ainsi, au cours de cette journée type, Céline a satisfait de nombreux besoins : elle a respiré, mangé, éliminé, dormi, ... Elle s'est aussi divertie, cultivée.

Si nous reprenons une à une les actions de la journée de Céline, nous constatons que ses besoins s'expriment dans des dimensions à la fois psychologique, biologique, sociologique, spirituelle et culturelle (*cf.* Fig. 1.1).

Ces dimensions la représentent : elles sont « elle », essayant d'atteindre sa plénitude.

La satisfaction de ces besoins ne représente pas seulement une *nécessité* vitale mais une *énergie* vitale, octroyant capacités et compétences à la personne pour accomplir certaines tâches quotidiennes.

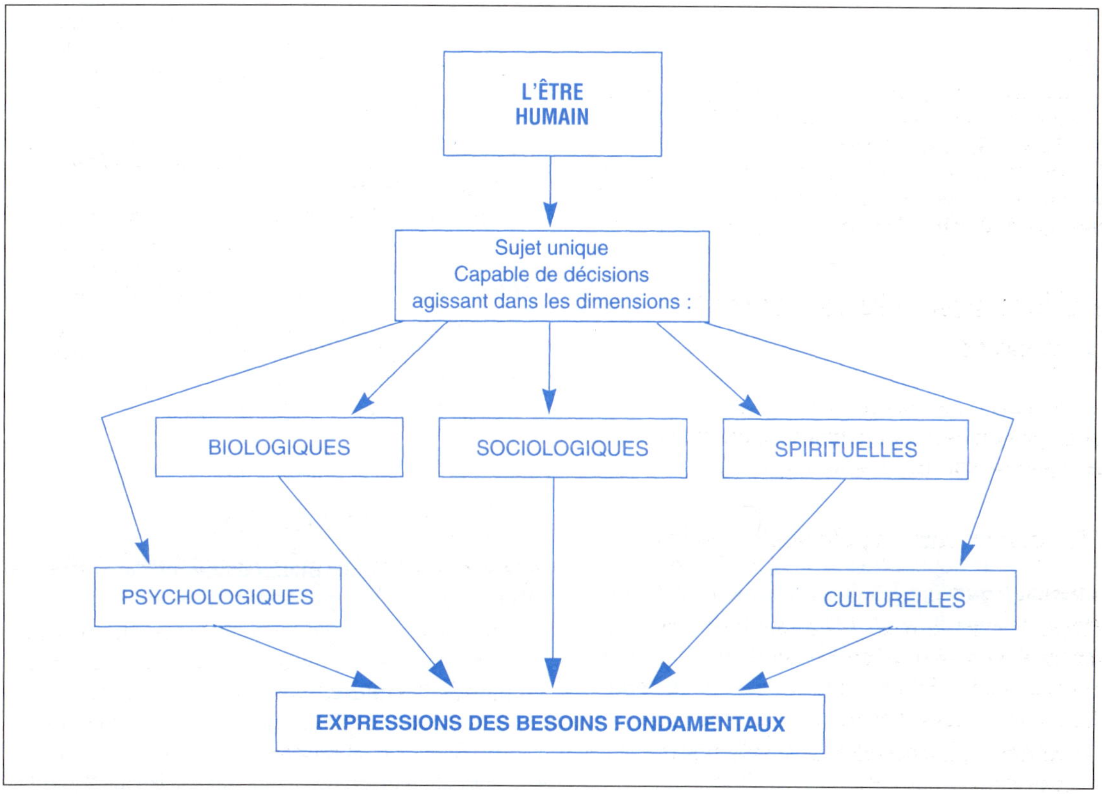

FIG. 1.3 – **L'expression des besoins fondamentaux dans cinq dimensions (selon V. Henderson).**

4. Classification des besoins fondamentaux (V. Henderson)

Les quatorze besoins, décrits par V. Henderson, n'ont aucune hiérarchie entre eux : ils sont tous importants et interactifs. Si une catégorie de besoin n'est pas satisfaite, ceci entraîne des perturbations dans la satisfaction d'autres besoins. dépendances dans un autre.

▶ Quelques définitions d'après la théorie de V. Henderson [7]

• ***Indépendance :*** satisfaction d'un ou des besoins de l'être humain par les actions appropriées qu'il accomplit lui-même ou que d'autres font pour lui, selon sa phase de croissance et de

7. *Soins IDE, un modèle centré sur les besoins de la personne*, Riopelle, Grondin-Phaneuf, McGraw-Hill Éditeurs, Québec, 1984.

développement et selon les normes et critères de santé établis.

• ***Dépendance :*** non-satisfaction d'un ou de plusieurs besoins de l'être humain par les actions inadéquates qu'il accomplit ou qu'il est dans l'impossibilité d'accomplir en vertu d'une incapacité ou d'un manque de suppléance.

Pour chacun des 14 besoins fondamentaux de l'être humain suit une explication illustrée d'un exemple concret, faisant référence à des expériences professionnelles ou personnelles.

a. Respirer

C'est une nécessité de l'être vivant qui consiste à capter l'oxygène (O_2), indispensable à la vie cellulaire, et à rejeter le gaz carbonique (CO_2), produit de la combustion cellulaire. Pour satisfaire ce besoin, l'être humain possède un système respiratoire qui permet l'inspiration et l'expiration d'air par les voies respiratoires perméables et une physiologie adéquate.

Les facteurs qui influencent ce besoin sont :

• ***biologiques*** **:** la posture, l'activité physique, l'alimentation (l'hydratation influe sur l'humidité des muqueuses respiratoires et, lors de la digestion, l'estomac repousse le diaphragme et diminue un peu l'amplitude respiratoire), la stature, le sommeil (au repos, l'organisme a moins besoin d'O_2) ;

• ***psychologiques*** **:** les émotions modifient la respiration, ainsi la peur, l'anxiété et la colère augmentent la fréquence et l'amplitude respiratoires sans qu'il n'y ait de changement au niveau de l'oxygénation cellulaire ;

• ***sociologiques*** **:** l'air ambiant, le climat, l'habitation (taux d'humidité, ventilation, espace vital), lieu de travail (aération).

Étude de cas : l'embolie de Jean

Jean, 80 ans, hospitalisé en urgence pour embolie pulmonaire (petit caillot de sang venant obstruer l'artère pulmonaire ou l'une de ses branches), souffre d'une gêne respiratoire importante. Le moindre petit geste engendre une toux pénible qui le limite dans ses mouvements. Il est en repos strict au lit pour éviter la migration d'autres emboles. Après traitement anticoagulant, Jean a retrouvé une respiration normale et, de ce fait, son indépendance. Il peut se promener, faire ses courses, et même… Partir en voyage.

Explications : nous voyons ici les interactions entre l'appareil circulatoire, l'appareil respiratoire et l'appareil locomoteur. Le *besoin respirer* était perturbé et cela influençait le *besoin se mouvoir*. On peut penser que, pour le *besoin communiquer*, le patient devait être essoufflé, que *boire* et *manger* devait être difficile, ainsi que réaliser les soins d'hygiène répondant aux *besoins être propre, soigné et protéger ses téguments.*

b. Boire et manger

Boire et manger, c'est apporter de l'eau et des aliments en quantité et en qualité nécessaires à notre organisme. C'est satisfaire un besoin vital.

L'être humain a *besoin* chaque jour d'une ration calorique pour assurer sa croissance, l'entretien des tissus, conserver son énergie et maintenir son état de santé. La nutrition est aussi le résultat d'un mécanisme complexe dont le but est de maintenir l'équilibre physiologique et psychologique de l'individu. La nutrition est aussi liée au plaisir.

Les facteurs qui influencent le besoin sont :

• ***biologiques :*** l'âge et la croissance (l'enfant et l'adolescent n'ont pas les mêmes besoins que l'adulte, la personne âgée), les activités physiques, l'horaire régulier des repas ;

• ***psychologiques :*** les émotions telles que joie, anxiété, peine peuvent augmenter ou diminuer la consommation de nourriture (en lien avec un besoin de sécurité, d'amour et de bien-être) ;

• ***sociologiques :*** le climat (par temps froid, on consomme plus de plats chauds et nutritifs et, à l'inverse, par temps chaud, l'organisme a plus besoin de repas légers avec une quantité hydrique plus importante) ; le statut socio-économique ; la religion ; la culture.

Étude de cas : l'anorexie de Claire

À la suite d'une-dépression, **Claire, 50 ans**, ne s'alimentait plus et perdait du poids. Elle appréhendait l'heure du repas. Même l'odeur des mets lui donnait la nausée. Elle fut hospitalisée.

Après un long traitement et une psychothérapie, Claire a recouvré la santé. Elle a repris goût à la nourriture, retrouvé le plaisir de boire, de manger, de cuisiner, d'inviter ses amis pour partager le plaisir des repas, (car reprendre goût à manger, c'est reprendre goût à vivre)

Explications : nous voyons ici les rapports étroits entre le psychisme et la nutrition. Nous voyons aussi les différents aspects de l'alimentation : sa nécessité physiologique, ses plaisirs et sa convivialité. À l'hôpital, l'AS doit favoriser, stimuler la prise alimentaire des patients.

c. Éliminer

C'est le phénomène qui permet d'évacuer les déchets de l'organisme par voie urinaire, intestinale, respiratoire, cutanée (la transpiration) et les menstruations. C'est une fonction vitale. L'élimination a une origine à la fois physiologique, hormonale et nerveuse.

Les facteurs qui influencent le besoin sont :

- ***biologiques*** : l'alimentation, l'activité physique (améliore le rendement musculaire, fortifie la sangle abdominale et les muscles pelviens), l'âge (vers 4 ans, l'enfant acquiert la maîtrise des sphincters ; chez l'homme de plus 50 ans, l'hypertrophie de la prostate peut l'obliger à uriner fréquemment) ;
- ***psychologiques :*** le stress, l'anxiété peuvent modifier la fréquence, la quantité et la qualité de l'élimination urinaire et intestinale.
- ***sociologiques :*** les normes sociales en terme de mesures d'hygiène selon les coutumes d'une société (lavage de mains avant et après, ablutions, lieu des toilettes mixte ou séparation entre les hommes et les femmes, dans des lieux aménagés ou en pleine nature).

Étude de cas : Marcel face à la maladie

Marcel, 70 ans, hospitalisé, est atteint d'une tumeur intestinale provoquant des troubles pénibles du transit. Après l'intervention chirurgicale, un appareillage discret de sa stomie digestive a permis à Marcel de contrôler ses éliminations et de ne plus salir ses vêtements. Il a pu reprendre une vie normale et se sentir plus à l'aise avec lui-même et avec autrui.

Explications : nous voyons ici le rôle de la suppléance pour améliorer le besoin d'éliminer de Marcel. Nous voyons comment il retrouve son indépendance et également sa dignité.

d. Se mouvoir et maintenir une bonne posture

L'individu doit pouvoir se mouvoir, c'est-à-dire accomplir les activités de sa vie quotidienne. Une bonne posture favorise les mouvements harmonieux et le bon fonctionnement de nos organes (en particulier le système circulatoire).

Les facteurs qui influencent le besoin sont :

- ***biologiques*** : l'âge et la croissance (l'enfant acquiert la coordination de ses mouvements et la précision de ses gestes en fonction de son développement et de sa croissance ; la personne âgée a une activité plus modérée du fait d'une diminution de son agilité et de son tonus musculaire), la constitution et les capacités physiques ;
- ***psychologiques :*** les émotions (expressions de joie, de stress, d'anxiété) ;
- ***sociologiques*** : la culture – l'organisation sociale (ergonomie au travail, incitation à la pratique de sport).

Étude de cas : L'accident d'Agnès

Agnès, 8 ans, par un jour de mauvais temps, une piste verglacée et c'est l'accident (fracture du tibia). Après une hospitalisation en chirurgie, Agnès a dû garder sa jambe dans le plâtre plusieurs semaines ; sans appui ; elle ne pouvait se déplacer qu'avec des béquilles. De ce fait, elle a pris conscience que tous les actes de la vie devenaient plus difficiles, voire impossibles à effectuer sans l'usage normal d'un membre.

Explications : Agnès a besoin d'aide pour prendre sa douche, pour s'habiller et se déshabiller, pour s'asseoir et se lever d'une chaise, pour monter et descendre les escaliers de son école, pour se rendre à l'école en voiture, pour jouer. Sans oublier de ne pas s'appuyer sur sa jambe.

e. Dormir et se reposer

Le fait de dormir et de se reposer, permet à l'organisme d'éliminer la fatigue physique et psychique accumulée durant la journée ou momentanément. Ainsi, l'organisme se régénère pour assurer au mieux ses fonctions.

Les facteurs qui influencent le besoin sont :

- ***biologiques :*** l'âge (les besoins du nouveau-né et de l'enfant sont plus importants que ceux de l'adulte ; la personne âgée a un sommeil plus léger, fragile), l'exercice physique, les habitudes du sommeil (rituels, horaire régulier du coucher) ;
- ***psychologiques*** : l'anxiété modifie la qualité du sommeil et les capacités d'endormissement ;
- ***sociologiques*** : les horaires de travail (variables, fixe de nuit, en alternance jour/nuit).

Étude de cas : la nuit sans sommeil de Romain

Romain, 20 ans, a été hospitalisé pour appendicectomie. Ce matin, J+1, il a les yeux cernés, il ne semble pas en forme. Il vous confie qu'il n'a pas bien dormi, que la cicatrice l'a « tiraillé » toute la nuit, que la perfusion à son bras l'a empêché de se tourner comme il le voulait. Il a eu mal et a hésité à appeler les soignants cette nuit de peur de les embêter.

Explications : à l'hôpital l'AS doit surveiller la qualité du sommeil des patients, facteur d'équilibre essentiel participant à leur rétablissement. Il sera important de transmettre à l'infirmière les signes de fatigue observés et les dires du patient, la notion de douleur liée à l'intervention récente, l'inconfort lié à la perfusion, l'appréhension d'appeler, en cas de problème, l'équipe de nuit.

f. Se vêtir et se dévêtir

D'une façon quotidienne, nous disons que :

- Se vêtir, c'est s'habiller ;
- Se dévêtir, c'est se déshabiller.

Ce sont des gestes de la vie quotidienne que l'on peut faire mécaniquement, d'une façon routinière, ou plus agréablement puisque les vêtements ont un rôle important à jouer dans notre vie sociale. Car se vêtir, c'est choisir des vêtements en fonction de notre environnement, du temps du jour, de l'activité, de notre groupe social d'appartenance afin de donner une image de soi, de jouer un rôle social (*cf.* chapitre 2).

Les facteurs qui influencent le besoin :

- ***biologiques :*** l'âge (le prématuré, l'enfant, la personne âgée sont plus sujets au variation de température), la taille et la stature, les activités réalisées ;
- ***psychologiques :*** les croyances liées à une religion ou une idéologie (port d'un uniforme, d'une couleur de vêtements pour un mariage, un deuil, une cérémonie…), les émotions ;
- ***sociologiques :*** le sexe ; le statut social ; le poste de travail ; la culture ; le climat.

Étude de cas : Madame Denise

Madame Denise, 70 ans, hospitalisée, retrouve le sourire après plusieurs jours au lit. Pascale (AS) lui enfile sa robe rouge à fleurs, qu'elle a choisi parmi ses préférées, puis l'aide à s'asseoir dans un fauteuil. Elle va recevoir des deux petits-enfants qu'elle n'a pas revus depuis un an.

Explications : l'habillement a des répercussions sur le bien-être psychologique de l'individu et contribue à la confiance en soi ; de ce fait, les rapports sociaux en sont améliorés. La personne est valorisée. L'AS a un rôle important à jouer auprès du patient pour lui permettre de faire des choix., en fonction de ses goûts.

g. Maintenir la température du corps dans les limites de la normale

Maintenir le corps à bonne température est une nécessité pour conserver santé et bien-être. La thermorégulation (réglée par le cerveau) est le phénomène qui maintient l'équilibre ente la production de chaleur et l'évaporation de l'eau de notre corps (sudation). Si les ***pertes en calories*** sont importantes, on constatera une ***baisse*** de la température du corps qui, à l'excès, peut entraîner la mort par ***hypothermie***. À l'inverse, un excès de chaleur peut également nuire à la santé, c'est l'***hyperthermie***.

Les facteurs qui influencent le besoin sont :

- ***biologiques :*** le sexe (la température de la femme varie en fonction de son cycle ovarien), l'âge (l'immaturité de la thermorégulation du jeune enfant est sujette aux variations extérieures, la personne âgée a une température plus basse), l'exercice physique, l'alimentation, la variation diurne (le sommeil diminue le métabolisme) ;
- ***psychologiques*** : les émotions, comme pleurs, cris, ou anxiété, peuvent augmenter la température.
- ***sociologiques*** : le lieu de travail, le climat, l'habitation (pièce surchauffée ou trop froide).

Étude de cas : La température, élément de confort

Sonia, AS, veille à fermer la fenêtre avant un soin pour éviter que Madame X ne prenne froid.

Myriam, AP, veille à ce que la chambre de **Zoé, 15 mois**, en pédiatrie, ne soit pas surchauffée, en raison des risques de déshydratation grave que présente un excès de chaleur.

Explications : pour satisfaire les besoins de confort et de bien être des patients, les soignants surveillent attentivement la température et le degré d'hygrométrie des locaux.

h. Être propre et soigné, protéger ses téguments

Être propre, c'est assurer une hygiène corporelle et donc de maintenir une peau saine afin qu'elle joue son rôle de protection, de même que les phanères (cheveux, poils, ongles, dents).

Être soigné, c'est valoriser son image sociale. L'ensemble de ces soins est destiné à apporter un bien être physique et psychologique.

Les facteurs qui influencent le besoin :

- ***biologiques*** : l'âge (la peau des enfants et des personnes âgées est fragile) – la température (en cas d'hyperthermie, il y a transpiration, et un risque de déshydratation : la peau joue un rôle dans la thermorégulation) – l'activité physique – l'alimentation (l'hydratation en fonction des besoins permet d'avoir une peau souple) ;

• ***psychologiques*** : les émotions (augmentation de la sudation) – l'éducation reçue en matière d'hygiène
• ***sociologiques*** : la culture (l'importance de la propreté diffère sur la fréquence et les modalités) – le courant social (produits de beauté et institut pour les hommes) – l'organisation sociale (l'existence de salle de bain, la possibilité d'avoir de l'eau).

Étude de cas : Yvette lors de sa toilette

Marc, AS en gériatrie, nous raconte avec quel plaisir **Yvette, 80 ans**, attend sa visite chaque jour pour la toilette matinale. Elle ne manque pas de lui réclamer un shampooing de temps en temps, une coupe de cheveux. Elle apprécie les crèmes de beauté, les eaux de toilette, se met du rouge à lèvres et, parfois du vernis à ongles.

Yvette dit que ça lui donne « bon moral » pour la journée. Marc aussi est satisfait, il a accompli une mission qui a répondu à un besoin très attendu de sa patiente

i. Éviter les dangers

Éviter les dangers, tant physiques que psychologiques, n'est pas une tâche facile, mais il faut essayer de prendre les mesures nécessaires pour :

• protéger au maximum l'intégrité de notre corps et préserver notre état de santé ;
• prévenir les complications d'une maladie ;
• éviter les effets indésirables d'un traitement ;
• prévenir les répercussions des problèmes sentimentaux, du stress.

Les facteurs qui influencent le besoin :

• ***biologiques*** : l'âge et la croissance (habileté, maturité, connaissance de soi, conscience du danger), les mécanismes de défense (la thermorégulation, les anticorps) ;
• ***psychologiques*** : les émotions, le stress peuvent stimuler les mécanismes de défense ;
• ***sociologiques*** : l'environnement, le statut socio-économique, les rôles sociaux (si le poste est à responsabilités importantes, des temps de pause sont aménagés pour éviter stress et surmenage, par exemple), l'organisation sociale (lois de protection des individus), le climat (habillement, isolation des maisons), la religion (sécurité psychologique maintenue), la culture.

Étude de cas : Monique et Julien

Monique est maman de **Julien, 16 mois**. Julien est un petit garçon rieur, qui marche et court dans tous les coins de la maison. L'environnement domestique est pour lui, chaque jour, source de découvertes : ouvrir les placards, essayer de descendre l'escalier, font partie de ses plus grandes sources de joie et d'intérêt.

Toutefois, la maison recèle de nombreux ***dangers***. Monique a donc décidé de mettre des cache-prises, de fermer les portes de placards, l'armoire à pharmacie et de mettre des barrières aux escaliers.

Explications : nous rencontrons ici deux dimensions du *besoin éviter les dangers* :

– *Une dimension physique* : lorsque Monique évite à son enfant de se blesser, elle le met à l'abri des dangers domestiques.
– *Une dimension psychique* : lorsque Monique met en place les mesures de protection destinées à son enfant, elle s'assure à elle-même une certaine tranquillité morale (un confort psychologique).

j. Communiquer avec ses semblables

La communication est *un processus d'actions relationnelles* qui est vital pour l'être humain. En milieu hospitalier, le soignant développera les deux aspects de la relation : verbale et non verbale.

Les facteurs qui influencent le besoin sont :

• ***biologiques*** : l'intégrité des organes des sens, chez l'enfant la communication est en lien avec son développement psychomoteur, le toucher est variable selon les cultures et l'éducation reçue ;
• ***psychologiques*** : les facultés intellectuelles, la perception (ou subjectivité), la personnalité (motivation, habileté à communiquer), les émotions (expression introvertie ou extravertie) ;
• ***sociologiques*** : l'entourage (favorisant les échanges), la culture, le statut social.

k. Agir selon ses croyances et ses valeurs

• Agir selon ses ***croyances***, c'est agir selon les préceptes d'une religion ou d'une foi[8].
• Agir selon ses ***valeurs***, c'est pouvoir se comporter d'une manière cohérente avec ce que l'on estime de bien, beau et vrai, se sentir en accord avec soi-même.

Cette façon de vivre donne un sens et une harmonie à la vie, qu'il s'agisse de convictions religieuses ou de valeurs individuelles.

Les facteurs qui influencent le besoin sont :

8. Croyance : action de croire à l'existence d'un être (la croyance en Dieu) ou d'une chose (le progrès) (définition tirée du *Larousse*).

• ***biologiques*** : les gestes et attitudes corporelles (pour accomplir des rituels de prière par exemple) ;

• ***psychologiques*** : la recherche d'un sens à sa vie et à sa mort, le désir de communiquer avec « Dieu » ou une entité suprême, les émotions (engagement dans des missions humanitaires, religieuses par exemple) ;

• ***sociologiques*** : la culture, l'appartenance à une communauté religieuse.

Étude de cas : Mado et Simone en gériatrie

Mado est « croyante », selon le terme employé par les membres de sa famille. Elle est catholique et dit suivre les préceptes de sa religion aussi bien dans ses actions quotidiennes que dans ses traditions. Mado a demandé à l'AS dès son arrivée où se trouvait la chapelle.

Simone se dit « croyante » mais n'est pas pratiquante. Elle dit n'avoir pas le temps de suivre les offices avec Mado mais informe l'AS qu'elle a enseigné à ses enfants le sens des valeurs humaines (la gentillesse, le pardon, la bonté, le respect d'autrui, la tolérance…).

Explications : L'AS aura le devoir de respecter les croyances des patients et de prendre en compte les effets de l'observance religieuse à différents niveaux (repas, offices…).

l. S'occuper en vue de se réaliser

S'occuper pour se réaliser : c'est se trouver des « moyens » pour se sentir utile, c'est assurer le développement de son potentiel personnel et intellectuel, c'est assumer avec compétence ses différents rôles sociaux et familiaux.

Les facteurs qui influencent le besoin sont :

• ***biologiques :*** l'âge et la croissance (valorisation de l'enfant par le jeu au sein d'un groupe, rôle social pour l'adulte ainsi que la personne âgée), les capacités physiques ;

• ***psychologiques*** : les émotions (joie, bonheur, bien-être), les actions en fonction de ses goûts ;

• ***sociologiques*** : la culture, la liberté de choix dans les études, le travail, les projets d'avenir.

Études de cas : Manoue, grand-mère occupée, et Toinette, en maison de retraite

Manoue, 70 ans, aime s'occuper de ses petits-enfants. Tous les mercredis, elle les accueille pour un goûter qu'elle prépare la veille et auquel elle accorde le plus grand soin. Manoue aime aussi rencontrer ses amis. Elle est membre d'un « club du 3e âge » qui lui permet de parler, rire et jouer aux cartes. Manoue dit qu'il lui reste du temps pour lire et que, pour éviter de vieillir… elle va faire de la peinture de chevalet !

Toinette, 78 ans, en maison de retraite, s'occupe tous les jours de **Germaine, 90 ans**, qui a perdu la tête… Elle lui donne à boire dans la journée, la coiffe, parfois lui lave le visage… et la gronde quand elle mange avec ses doigts : « Je te l'ai déjà dit, tu te salis ! ». En agissant ainsi, Toinette s'épanouit et fait passer ses valeurs (on ne mange pas avec les doigts). Elle occupe un rôle social auprès de Toinette, elle est celle qui veille sur elle, rôle qui lui est reconnu également par les soignants.

m. Se recréer, se divertir

Se recréer, c'est avoir des activités procurant du plaisir (d'où le mot « récréation » à l'école). De nos jours, les services de soins offrent aux patients des occasions de se divertir pour mieux vivre leur maladie, leur hospitalisation.

Outre la télévision (présente dans quasiment toutes les chambres), les cassettes vidéo et les DVD sont très demandés. De plus, des animations sont proposées aux patients par des animateurs spécialisés. Pour les jeunes enfants, le passage des clowns (de l'association le RIRE médecin) est un évènement très attendu.

Les facteurs qui influencent le besoin sont :

• ***biologiques :*** l'âge, les capacités physiques ;

• ***psychologiques*** : le développement de la personnalité, les émotions (tensions libérées, expression de ses émotions) ;

• ***sociologiques :*** la culture, les rôles sociaux (retraite, emploi), l'organisation sociale (RTT et loisirs, par exemple), le statut économique.

Étude de cas : « Le rire médecin », en pédiatrie

Le « rire médecin » est une association d'artistes visant à soulager la souffrance infantile en service de soins par le biais du divertissement. Les clowns arrivent avec leur musique, leurs habits colorés, leurs visages fardés ; ils se dandinent, disent des mots amusants, chantent, dansent, font des mimiques, des pirouettes et une synergie subtile se met en place. Ces drôles de personnages viennent faire « rire (ou sourire) » pour un après-midi, les enfants malades et, longtemps après leur départ, le visage des bambins reste illuminé de leur facéties.

n. Apprendre

Apprendre, c'est aussi la faculté de maintenir en éveil son activité intellectuelle, sa curiosité naturelle. C'est prolonger son état de croissance au sens large du terme.

L'individu saisit toutes les occasions de la vie pour développer son « aptitude à connaître » d'autres choses. Par exemple : une joie, une peine sont des événements heureux et malheureux de la vie qui seront source d'émotion et de réflexion et vont permettre à l'individu d'apprendre par expérience.

Les facteurs qui influencent le besoin sont :

- ***biologiques*** : l'âge, les capacités physiques ;
- ***psychologiques*** : la motivation, les émotions (une anxiété légère permet d'être plus attentif dans l'apprentissage), la relation et le climat pédagogique ;
- ***sociologiques*** : l'environnement (éclairage, support, calme, silence).

Étude de cas : les « hostonautes » continuent à apprendre

Céline, 14 ans, lutte depuis un mois contre une leucémie, confinée dans sa chambre d'hôpital. Mais elle n'est pas coupée du lycée grâce au nouveau projet Hostonaute[9] : une animatrice en informatique lui apprend comment utiliser Internet. Le système est gratuit et les applications infinies ; il y a bien sur le classique envoi de courriers (messages électroniques) mais surtout le dialogue par webcam ou visioconférence avec les professeurs ou les camarades de classe. Ceux qui sont au lycée peuvent avoir leurs cours et les exercices en quelques minutes pour continuer à apprendre.

4 ▸ Les phénomènes sociaux et culturels

1. La famille

La famille est constituée d'un ensemble de personnes, unies par des liens biologiques, légaux et affectifs. La diversité de ses rôles, sa durée, son universalité, sa nécessité, font de la famille un groupe très spécifique au sein de la société.

a. La structure familiale

Dans le langage courant, la famille est un ensemble de personnes liées par le sang, vivant ou non sous le même toit.

9. Créé en 2004 dans les CHU de Marseille, Toulouse, Garches, Nancy et Montpellier.

La famille se structure à partir de deux mécanismes :

- *l'alliance* qui désigne l'union d'un homme et d'une femme en fonction de rites, coutumes, valeurs propres à chaque société ;
- *la filiation* qui regroupe les éléments biologiques (conception, naissance) et les règles qui organisent les rapports entre parents et enfants.

b. Les modèles familiaux

▸ La famille nucléaire

On appelle famille nucléaire, une famille composée de deux parents (père et mère) et des enfants non mariés (ou dépendants économiquement des parents).

▸ La famille monoparentale

L'augmentation des divorces engendre un accroissement du nombre de familles monoparentales. Celle-ci est formée d'un adulte avec un ou plusieurs enfants de moins de 25 ans. L'adulte est très souvent la femme.

▸ Le concubinage

La vie maritale est de plus en plus répandue car elle soulève moins de réprobation sociale qu'autrefois.

▸ La famille recomposée

La famille recomposée regroupe l'un des parents, son nouveau conjoint et les enfants nés d'un premier mariage, qui vivent alors avec un beau-parent, voire ses enfants issus eux-mêmes d'une première union. De nouveaux enfants issus de cette famille recomposée peuvent venir agrandir le cercle familial. L'augmentation du nombre de séparations et de divorces est à l'origine de ce type de famille.

▸ Le PACS

Le PACS, ou PActe Civil de Solidarité, permet à deux personnes majeures, quel que soit leur sexe, de créer un lien juridique d'aide mutuelle et matérielle (solidarité à l'égard du logement, de la propriété des biens, situation d'ayant droit pour l'assurance maladie…).

c. Les fonctions de la famille

La famille assume les fonctions suivantes.

- ***Reproduction*** : fonction essentielle, elle permet d'assurer sa descendance et de renouveler la population ;

• ***socialisation*** : elle reste le lieu privilégié de la diffusion du langage et de la culture ;

• ***protection*** (loger, nourrir les enfants) : la famille reste un lieu de solidarité privilégié (aide matérielle, soutien psychologique…) ;

• ***transmission du patrimoine*** : c'est au sein de la famille que se développe l'accès aux biens de consommation (habitation, automobile, meubles). Les biens acquis par la famille vont constituer son patrimoine. Celle-ci va se transmettre d'une génération à l'autre à travers un héritage ou une donation.

d. L'évolution des relations familiales

▸ Les relations entre les conjoints

Les relations au sein du couple ont changé car le statut social de la femme s'est modifié. En effet :

• la femme fait des études et a le choix d'une activité professionnelle ;

• la libération de la contraception et de l'interruption de grossesse lui a donné la maîtrise de sa fécondité et la capacité de choisir ses maternités ;

• l'égalité des conjoints a été légalisée et la femme est aussi chef de famille ;

• l'autorité parentale partagée a remplacé l'autorité paternelle.

▸ Les relations des parents avec les enfants

Actuellement, l'enfant est au centre de la famille et toute l'énergie des parents est consacrée à lui fournir une vie confortable, un épanouissement personnel, une scolarité satisfaisante, une profession. L'enfant est apprécié pour lui-même, comme une personne.

▸ Les relations des parents avec les adolescents

Avec l'apparition du chômage, de l'insécurité financière, de l'allongement de la scolarité, les jeunes adultes restent plus longtemps au sein de la famille ; il n'est pas rare de rencontrer des jeunes de 25 ans, étudiants, toujours installés chez leurs parents.

▸ Les relations avec les grands-parents

Les familles ont souvent des grands-parents encore jeunes, encore en activité professionnelle. Une femme sur deux est grand-mère à 50 ans, l'homme quelques années plus tard. Ces grands-parents gardent un rôle important. Ils fournissent souvent une aide non négligeable. Les relations sont bien différentes lorsque la personne âgée est seule et/ou sans ressources. Le grand-parent survivant peut être une charge pour la famille, d'autant plus s'il y a cohabitation.

e. L'influence du milieu familial sur l'individu

On sait que la formation du caractère d'un être humain, et par là ses capacités futures d'adaptation à la vie sociale, sont très liées à la personnalité de ceux qui l'ont entouré dans son jeune âge et des liens qu'il a noués avec eux.

Le développement du caractère, c'est-à-dire de la personnalité et de l'équilibre d'un être humain, se fait-il en fonction de données héréditaires, donc, innées ou au contraire dépend-t-il du milieu familial, relevant ainsi de l'acquis ? Les avis sont partagés : certains spécialistes disent que l'influence de l'hérédité est primordiale, d'autres pensent que l'influence du milieu familial l'emporte sur l'hérédité. Par exemple, des parents musiciens ou mathématiciens feront baigner l'enfant dans une atmosphère correspondant à leurs goûts. Est-ce l'influence ***éducatrice*** qui aura des répercussions sur la descendance et/ou plutôt une éventuelle prédisposition naturelle, ***héréditaire*** ?

▸ Influence de la famille sur l'équilibre humain

L'enfant se construit en imitant, ou en s'opposant à ses proches. C'est dire l'importance pour l'enfant de vivre dans un milieu où il trouvera : l'amour, la fraternité, la tolérance, la compréhension, l'écoute, l'échange, la sécurité et la sérénité. On sait que les enfants qui ont souffert de « carence affective » peuvent présenter des troubles psychologiques graves à l'âge adulte.

Par ailleurs, on a constaté que les pouponnières ou les internats les plus évolués n'ont pu donner à l'enfant l'équilibre souhaité.

> **Étude de cas : Sophie, abandonnée de l'âge de 2 ans**
>
> **Sophie, 20 ans,** a été placée très jeune dans des foyers de la DDASS. Allant d'une famille à l'autre, elle n'a jamais pu établir de liens avec ses familles d'accueil et se retrouve aujourd'hui devant la psychologue de la maternité où elle vient d'accoucher : elle envisage un abandon de l'enfant qu'elle ne se sent pas apte à élever et à aimer.

▸ Influence de la famille sur le développement affectif et social

La psychologie moderne nous apprend que c'est par la « nourriture affective » que l'individu peut sortir de lui-même et s'affirmer dans sa plénitude adulte. Sinon l'individu reste « égocentrique ». Or le sens normal du développement humain est le recul progressif de l'égocentrisme.

L'individu doit d'abord apprendre à se détacher de sa famille (qui est, en soi, une cellule égocentrique, où l'énergie affective est centrée sur elle-même…) pour aller vers les autres. Pour faire « don de soi ». C'est au gré du développement du sens social que se mesure l'évolution psychologique d'un individu qui pourra, à son tour, recréer une famille.

Les psychologues disent que le choix de l'égoïsme est un appauvrissement de la sensibilité. Celle-ci fragilise ou inquiète l'individu qui, de ce fait, ne peut ou ne veut s'engager pleinement (*cf.* Chapitre 1 Psychosociologie dans le Module 5 de cet ouvrage).

2. Le groupe social (groupes de référence et d'appartenance)

L'individu adopte, en principe, les valeurs en usage dans son groupe d'*appartenance* mais il peut parfois utiliser les valeurs d'un groupe socialement différent, celles du groupe de *référence*, dans le but de s'élever jusqu'à ce groupe et de faciliter son intégration.

a. Les deux types de groupes sociaux

On peut définir un groupe comme un ensemble d'individus ayant deux objectifs communs :

- accomplir la tâche pour laquelle le groupe s'est constitué ;
- maintenir le groupe en état de stabilité, en respectant des « normes » communes.

La vie dans les groupes sociaux fait partie de notre expérience sociale. Notre vie se déroule au sein d'ensemble aussi divers que le groupe *familial, l'école, l'équipe de travail.*

▶ Le groupe de référence

C'est celui auquel l'individu souhaite appartenir. Prenons un exemple : l'enfant se « réfère » à sa famille. Il va adopter son mode de vie, sa langue, sa culture (culture alimentaire, vestimentaire…). Pour l'enfant, on parle *d'adulte référent*, il joue un rôle primordial dans le devenir social (voir chapitre relations humaines).

▶ Le groupe d'appartenance

C'est celui dont il est membre (exemple : un catholique adopte les valeurs défendues par l'église catholique, etc.). L'individu adopte, en principe, les valeurs en usage dans son propre groupe social mais il peut parfois utiliser les valeurs d'un groupe socialement différent dans le but de faciliter son intégration au groupe auquel il souhaiterait appartenir.

b. Le fonctionnement du groupe social

Le groupe se constitue dans le but d'atteindre un objectif. Il s'organise de façon à être le plus efficace possible. Cette organisation se structure de différentes façons.

▶ L'organisation sociale : le respect des règles

- La ***hiérarchie*** dans le groupe semble inévitable. Tout groupe recherche un chef qui organise et structure le groupe. Au sein d'un groupe, chaque chef dirige un sous-groupe, d'où la naissance d'une organisation sociale. Par exemple : L'organisation dans une entreprise.
- On retrouve cette organisation au niveau de l'état, des groupes religieux, de fédérations sportives, d'un hôpital (dans un service, par ordre hiérarchique), on retrouve un cadre infirmier supérieur, des cadres infirmiers, des infirmières, des aides-soignants.
- L'organisation sociale se traduit par un ensemble de ***droits*** et de ***devoirs***, de ***permis*** et d'***interdits***. Elle garantit les libertés de chacun, définit et protège les fonctions, organise la sélection et la compétition, aussi bien que l'aide et l'assistance. Or, dans certaines circonstances, la cohésion est rompue car les *règles sociales* ne sont plus respectées.
- Le groupe social vit des ***perturbations*** qui peuvent être d'ordre collectif (guerres, émeutes, révolutions…) ou d'ordre individuel (agressions, vols, crimes, prises d'otages…).

▶ Le sentiment collectif

Le groupe social est souvent secoué par des courants d'opinion ; il a ses émotions et ses réactions partagées. Il vit souvent au diapason.

▶ Le rythme social

Le groupe social en tant qu'organisme vivant à son propre « rythme de vie ». Ainsi la ville :

• s'éveille et s'endort ;
• a ses heures de grande influence et de moments creux ;
• vit ses moments de grandes migrations (par exemple : les départs et retours de congés annuels).

3. L'individu social (la socialisation)

La ***sociologie*** est la description et l'analyse des relations sociales. Cette étude prend en compte l'évolution constante de l'homme, donc des groupes qu'il constitue.
La ***socialisation*** de l'individu est indispensable pour son intégration au groupe social. Elle est faite de nombreux apprentissages. Travail, éducation, santé, économie, politique, urbanisme, religion, loisirs sont autant de domaines où s'établissent et se modifient des relations sociales, faites de règles et de contraintes, que les individus exercent entre eux. Les valeurs d'une société permettent de choisir les règles.

a. La processus de socialisation

La socialisation est le fait pour un individu d'apprendre le mode de vie de sa société, tout en gardant sa personnalité. Dans notre société, la socialisation est difficile du fait de la disparition d'un grand nombre de rites (familiaux et religieux) et, de la plus grande permissivité. Cependant, les comportements déviants sont toujours soumis à la réprobation sociale.

▶ Les apprentissages sociaux

La socialisation d'un individu exige de lui qu'il acquière un certain nombre de règles qui lui permettront de vivre dans sa société. Certains apprentissages sont indispensables.

• ***L'apprentissage d'automatismes gestuels*** : par exemple, l'utilisation de couverts pour l'alimentation, l'acquisition de l'écriture ont une signification sociale.
• ***L'acquisition de connaissances*** : elle permettent à l'individu de savoir être dans la société ou dans un groupe. Par exemple, la connaissance des lois d'un pays ou celles propres à un métier sont nécessaires à l'intégration.
• ***La maîtrise de la communication*** : chaque groupe social utilise un langage permettant les relations internes du groupe. La maîtrise du vocabulaire et des modes de communication est indispensable pour trouver sa place au sein de ce groupe.

Étude de cas : Jules à l'école

Jules, 2 ans et demi, vient d'être scolarisé. Il doit apprendre les « règles » de la vie scolaire (s'asseoir, se lever, être propre, ne pas parler…) tout en développant ses aptitudes. Il doit en même temps s'intégrer à un groupe d'enfants tout en gardant sa propre personnalité (il y a Bob le petit leader qui le pousse, Max qui lui pique des crayons…).

Jules comprend aussi très vite que le meilleur moyen d'obtenir satisfaction est de nommer l'objet qu'il désire et de dire merci lorsqu'on le lui a donné.

▶ Le rôle social

L'***apprentissage*** du rôle social est capital dans le processus de socialisation. Chaque individu, en fonction du groupe ou des groupes sociaux dans lesquels il est intégré, doit avoir des comportements, des gestes adaptés. Il doit « jouer son rôle ». Un même individu peut avoir plusieurs rôles qui deviennent tour à tour prépondérants, selon le moment.

Étude de cas : les différents « rôles sociaux » de Maria

Maria, 25 ans, célibataire, mère de famille, est aussi infirmière, membre d'un club de sport et d'un syndicat. Elle joue quatre rôles sociaux aux comportements bien spécifiques (voir ci-dessous).

Rôles sociaux	Comportements attendus
– Mère de famille	→ maternage, protection, éducation…
– Infirmière	→ sens du relationnel, technicité sens de la hiérarchie…
– Sportive	→ convivialité, participation, esprit d'équipe…
– Syndicaliste	→ contestation, négociation

Exister socialement, c'est avoir des repères sociaux, c'est avoir une fonction sociale et en accepter les règles. La situation sociale détermine à chaque instant nos attitudes et l'attitude d'autrui à notre égard.

Étude de cas (suite) : « Le rôle de soignante » de Maria

Les voisins de palier de Maria lui parlent souvent des problèmes de santé du grand-père de 80 ans qu'ils gardent chez eux. Ils ont fait appel à elle la nuit dernière pour le soigner car, pour les voisins, Maria a le « rôle » de soignante et ils attendent qu'elle se comporte en personnel de santé, qu'elle joue son « rôle social », même en dehors de « sa » structure administrative !….

Explications : l'être ***social*** doit se développer en nous, de telle façon que nous puissions l'intégrer et le mettre au service d'autrui dans la société. Il a donc des racines aussi profondes et vivantes en nous que l'être ***individuel***.

4. La culture (ou acculturation)

a. Définition

La socialisation d'un individu n'est pas autre chose qu'une ***acculturation***, c'est-à-dire l'adaptation à un milieu culturel et à ses habitudes.

La ***culture*** recouvre l'ensemble des habitudes sociales partagées par une collectivité humaine (des modes de pensées, des façons d'agir, des valeurs, une religion, des croyances, etc.). Celles-ci sont ***acquises*** ; elles sont ***transmises*** par la tradition. Chaque peuple ayant sa propre culture, il y a autant de ***normes*** qui organisent les comportements des individus.

b. Les interactions entre l'inné et l'acquis

- ***L'inné*** est ce qui est transmis à l'homme par l'hérédité biologique.
- ***L'acquis*** est ce qui lui est transmis par la culture.

D'où la question : la nature d'un être est-elle davantage liée à sa naissance qu'à sa culture ? Cette question soulève généralement des polémiques. Toutefois, les dernières découvertes en génétique ont plus ou moins clos ce débat, en favorisant l'idée d'une ***interaction*** entre le matériel génétique et les facteurs environnementaux. L'inné et l'acquis sont ***complémentaires*** et ***rétroagissent*** l'un sur l'autre.

Exemple[10] : Inné et acquis dans le langage

Tous les enfants du monde, quelle que soit leur culture, passent par les ***mêmes processus d'acquisition*** de leur langue maternelle. On sait que, vers 12 à 15 mois, l'enfant prononce ses premiers mots (par exemple : « papa ») puis, vers 18 à 21 mois, il les assemble pour faire une courte phrase et, vers 3 à 4 ans, il parle. On peut en déduire que les êtres humains possèdent une période sensible (***génétiquement programmée***) qui leur permet de parler à un moment précis de leur développement. Mais le ***milieu*** va, soit stimuler cette faculté, soit l'entraver, au point que, à capacité égale, les performances de langage deviendront très différentes selon les enfants.

c. L'influence du « milieu social »

Le ***milieu*** social joue un rôle capital dans le développement de l'enfant. Les spécialistes[11] disent que la maturation biologique est une fonction nécessaire au développement, mais que c'est « le milieu qui le façonne ». Ainsi, l'interaction entre le sujet et le milieu doit être prise en compte. Et plus le milieu sera riche en incitations à agir, plus le sujet pourra développer ses connaissances, tandis que, à l'inverse, moins le milieu incitera le sujet à agir, moins le sujet développera son potentiel. Le contexte culturel de l'individu joue donc un rôle capital dans son évolution.

Exemple : les bambins du Brésil[12]

Des spécialistes ont étudié les troubles du développement psychomoteur chez les enfants des favelas (bidonvilles du Brésil). Ils ont été empêchés de jouer, de rencontrer d'autres enfants, enfermés dans des pièces étroites et sombres jusqu'à l'âge de 4 ans. La plupart ne parlent pas : la seule préoccupation de leurs parents, c'est la survie.

Ces enfants sont dits ***carencés culturels*** mais ils se sont « adaptés à leur milieu social ».

Explications : Nous pouvons en conclure que l'individu détient un « capital » : des possibilités, des aptitudes, qui s'actualiseront, ou non, en fonction des sollicitations du milieu environnant. Le contexte culturel de l'individu est donc important, mais la réflexion pousse à se demander : l'essentiel n'est-il pas que chacun soit bien adapté au milieu qui est le sien ? En définitive, aborder une culture différente, c'est aussi observer la façon dont l'individu investit (dans tous les sens du terme) son milieu physique ou naturel.

10. Exemple emprunté à B. Cyrulnik (psychologue) dans *Sous le signe du lien*, Éd. Hachette, Paris, 1989

11. « L'Épistémologie constructive », *La Théorie constructiviste*, J.Piaget, Éd. PUF, Paris, 1977.

12. *De la Théorie de Piaget à ses applications*, Z.Raùpzzo-Chiarottino, Éd. du Centurion, Paris, 1990.

Variations et influences culturelles[a]

Lorsqu'un enfant naît, il est intégré dans un contexte culturel. Ainsi, dès sa naissance, il s'imprègne d'une manière d'être (gestes, mimiques) propre à chaque culture.

A. Le sentiment d'appartenance

L'influence de la culture se retrouve dans le sentiment d'appartenance et on sait l'importance de ce sentiment pour la construction de l'identité. Mais le vocabulaire désignant les liens de parenté varie d'une culture à l'autre. En effet :

- *pour telle culture*, la personne désignée comme père ne sera pas forcément le géniteur ;
- *pour telle culture* (ou l'enfant appartient à toute la famille), plusieurs personnes seront appelées père tout en ayant un statut différent et reconnu par l'enfant ;
- *pour telle autre culture : la mère* n'est considérée que comme porteuse et l'enfant appartient au père et à la famille du père.

B. Le champ sensoriel

Le bain culturel où évolue l'enfant va donc façonner son comportement en créant un *champ sensoriel* autour de lui. Ce champ sensoriel est constitué de stimulations, de rythmes de vie (heure de la toilette, du repos, de l'alimentation). Il caractérise les échanges entre la mère et l'enfant. Par exemple, le climat sensoriel créé au moment du bain ne sera pas le même si la toilette est faite par une *mère occidentale* qui vise avant tout l'hygiène corporelle que si elle est prodiguée par une *mère indienne*, qui en fera un moment empreint de « religion », ou une *mère africaine* qui va y associer le massage et la relaxation.

C. L'apprentissage de la langue

Il en est de même pour l'apprentissage de la langue. L'enfant en naissant est capable de produire une infinité de sons (de phonèmes), mais il ne va retenir que ceux utilisés par ses parents puisqu'il les entend parler. L'apprentissage de la langue maternelle est encore un moyen pour l'enfant de s'imprégner de sa culture.

D. Le comportement sexuel

« Le comportement sexuel de l'enfant est aussi façonné par la représentation culturelle du sexe auquel il appartient génétiquement ». Par exemple : La famille va sans cesse renforcer certains gestes de l'enfant dits masculins ou féminins et en effacer d'autres (là aussi, avec des différences en fonction de la culture).

Conclusion : le *contexte culturel* va aider l'enfant à constituer un sentiment d'appartenance à un groupe et lui permettre de « *construire son identité sociale* ».

Rôle de l'AS : « Le soin culturel »

L'AS est amené à soigner des patients de cultures différentes. Il veillera donc à appréhender ces différences culturelles et à ne pas juger à travers son propre contexte culturel.
Si un AS veut offrir des soins culturellement adaptés, il doit, non seulement respecter les convictions personnelles du patient, mais aussi se demander comment il peut utiliser ces convictions pour que ses soins aient une efficacité maximum et ainsi promouvoir une santé optimale.

a. *Les Nourritures affectives*, B. Cyrulnik, Éd. Odile Jacob, Paris, 1993

5. Les échecs de la socialisation et de l'acculturation

Après avoir étudié la formation de l'individu humain, nous comprendrons mieux certains êtres qui sont des exemples de dyssocialité.

a. La délinquance[13]

Prenons l'exemple du délinquant. Il refuse toutes les habitudes sociales, toute normalisation, sa « dyssocialité » est une désadaptation culturelle. Il opère souvent dans le milieu culturel radicalement différent du sien.

- L'***origine*** de la délinquance peut être due à différents facteurs :
  - immaturité de la personnalité ;
  - difficultés à s'identifier à un groupe ;
  - absence de relations sociales ou affectives satisfaisantes ;
  - incapacité à se situer dans un rôle social ;
  - pas d'apprentissage des valeurs et normes sociales.
- Un individu qui s'éloigne par ses valeurs, ou ses comportements, des normes de son groupe, entre dans la ***déviance***.

13. « Comment ils deviennent délinquants », *Genèse et développement de la socialisation*, R. Mucchielli, (neuropsychiatre), Éd. ESF.

• Les ***valeurs*** et ***règles*** sociales sont des ***instruments de l'ordre social***. Certaines valeurs, comme le respect de la vie humaines, sont devenues des règles impératives : ce sont des normes qui stabilisent une société. La ***norme*** indique ce qu'un individu doit ou ne doit pas faire dans une société. Par exemple : la norme c'est l'interdiction de tuer ou l'obligation de respecter la vie d'autrui.

• La ***transgression*** d'une norme entraîne toujours une ***sanction***. Par exemple : les sociétés occidentales interdisent la polygamie. La transgression de cette interdiction entraîne une sanction pénale.

• Les normes ***changent*** à mesure que la société évolue. Par exemple : l'interruption volontaire de grossesse, autrefois interdite en France, est devenue un acte légal.

Étude de cas : Roland B., délinquant[14]

Roland, 28 ans, écrit : « Je suis un voyou… Bourgeois, si tu lis ces lignes, sache que nous sommes ennemi (…). Je ne suis d'aucun parti, mais s'il me fallait choisir : je me ferais anarchiste (…). J'ai fréquenté une bande où l'on apprenait à truquer et à piller sans se faire prendre. J'ai été emprisonné pendant dix ans. Après ma sortie de prison, j'ai dit au juge que je ne regrettais rien et que j'étais prêt à recommencer… »

Explications : le délinquant se sent incompris de la société. C'est un inadapté au groupe social. Il se sent persécuté par les règlements de la société. Il y voit une invitation plus ou moins arbitraire d'adultes cherchant à lui rendre la vie plus difficile ! Jamais le moindre sentiment de « responsabilité sociale » ne semble l'effleurer.

b. La marginalisation

Suivre le rythme du groupe social devient une règle sociale pour ses membres car le fait de pouvoir participer à la « vie du groupe » est un moyen de s'y sentir intégré. C'est facile pour certains et plus difficile pour d'autres qui « décrochent » du groupe et se marginalisent. Les ***facteurs*** de marginalisation sont nombreux. Citons en quelques-uns :

- la maladie, l'infirmité, la vieillesse ;
- les déficits mentaux et moteurs, le handicap ;
- l'absence de racines (géographiques, familiales, culturelles…) ;
- l'ostracisme social ;
- l'emprisonnement, etc.

14. « Comment ils deviennent délinquants », *Genèse et développement de la socialisation*, R. Mucchielli, (neuropsychiatre), Éd. ESF.

c. L'exclusion

Le groupe social impose pas mal de mises à l'épreuve à ses membres sur la « route sociale »… La société récompense d'un côté les bons éléments, les valorise, les dynamise et, par ailleurs, blâme et rejette ceux qui réussissent moins bien que les autres. C'est pourquoi certains membres des groupes sociaux ont des difficultés pour s'intégrer (ou se réintégrer) dans le groupe social : ils sont ou se sentent exclus du groupe. Citons pour exemple :

- les immigrés dans les villes ;
- les apprentis dans les milieux professionnels ;
- les chômeurs, etc.

5 ▸ Les religions, les croyances et les valeurs

Toute personne a une approche de la vie, de la maladie et de la mort fondée sur la religion, les croyances et les valeurs, le plus souvent d'origine socioculturelle.

1. L'approche de la maladie et de la mort dans les religions

L'AS doit connaître l'approche de la maladie et de la mort fondée sur les religions des patients et la respecter.

a. Les chrétiens

Pour les chrétiens, la souffrance et la maladie sont des étapes conduisant au salut, c'est-à-dire au Christ qui a pris, par sa mort sur la croix, toute la souffrance du monde.

Pour les chrétiens, la mort n'est pas une fin mais un commencement : le début d'une autre vie, promise par le Christ, qui a dit « Celui qui croit en moi ne mourra jamais, je suis la résurrection et la vie ».

En effet, la foi chrétienne se fonde sur la résurrection du Christ lui-même, qui a ouvert aux hommes le chemin de l'éternité. Citons le passage du Nouveau Testament, dans l'Épître aux romains de Saint Paul : « *Nous avons été plongés dans la mort du Christ, nous avons été mis au tombeau avec lui, nous sommes devenus un même être avec le Christ, par une mort semblable à la sienne* ». La vie ici-bas est un « don de Dieu » pour obtenir la vie éternelle. C'est le fondement de la foi et de l'espérance chrétiennes. C'est pour ce motif-là que la chrétienté refuse l'acte d'euthanasie ou l'interruption de grossesse (IVG). D'autres religions partagent ce point de vue (l'Islam en particulier).

b. Les juifs

Pour les juifs, la maladie est une épreuve à traverser (Livre de Job) mais Dieu, qui l'a imposée, peut les en délivrer par la guérison.

Pour les juifs, le fait de mourir engendre le pardon des fautes. L'âme remonte à Dieu après cette épreuve purificatrice et elle jouit de la vie éternelle, en attendant la résurrection qui doit se produire à la fin des temps, lorsque le Messie sera venu sur Terre.

La mort est le prix à payer pour une nouvelle naissance, pour la continuité des générations. Dans le Talmud (4.16), il est dit que « *ce monde est comme un vestibule à côté du monde à venir* ». À la fin des temps, l'âme sera de nouveau rendue au corps (le jour de la résurrection des morts) pour jouir d'un monde meilleur. Il n'y aura plus de souffrances, plus de maux, plus de guerres. La fraternité et la paix régneront sur Terre. Dans beaucoup de prières, les juifs rappellent à Dieu son pouvoir : « *Toi qui fais revivre les morts* ! »

Il n'y a pas d'enjeu chez les juifs. La vie sur terre ne prépare pas au statut éternel. La souffrance terrestre n'est pas rédemptrice, comme dans beaucoup d'autres religions, mais elle peut être offerte à Dieu. De ce fait, être heureux sur terre n'est pas incompatible avec la vie éternelle.

c. Les musulmans

Pour les musulmans, la maladie est une épreuve envoyée par Dieu. C'est pour cela qu'il faut garder patience et endurer la maladie car, à la fin de l'épreuve, il y a la réponse. Le malade souscrit à un rituel contraignant concernant la pudeur. Par exemple, l'homme s'abstiendra de se dénuder du nombril aux genoux. Quant à la femme, seuls le visage et la paume de la main peuvent être montrés à un étranger.

Pour les musulmans face à la mort, c'est la croyance en Allah qui détermine tout. Les croyants sont assurés d'un avenir dans l'au-delà s'ils ont honoré Dieu ici-bas.

« Au terme de leur vie, les croyants âgés s'honoreront de la marque sur le front, gravée par les prosternations des cinq prières quotidiennes. » (verset XXVII, 30 du Coran).

« *Les non croyants méritent d'aller en enfer et d'y demeurer, car ils ont vu des signes, mais ils n'en ont pas tiré profit* » (verset VI, 28 du Coran). Le mort doit être lavé de toutes ses souillures (telles que : urines, sperme, excréments, vomissements), d'où l'importance des derniers soins corporels, considérés « purificateurs » pour le croyant. Le décès est un événement social. La communauté se soumet à un ensemble de « rites de passage », très codifiés, qui permettent de mieux évacuer l'angoisse du groupe.

d. Les Africains (Afrique noire)

En Afrique noire, les traditions populaires pèsent de tout leur poids. Pour l'Africain, il faut :

- avoir vécu en accord avec la loi des ancêtres ;
- avoir préparé sa mort (en particulier ses funérailles) ;
- avoir beaucoup d'enfants et mourir devant les siens, dans sa maison.

Le deuil est collectif ; il est porté par toute la communauté villageoise. Les pratiques funéraires protègent les survivants des vengeances éventuelles du défunt.

Selon L.V. Thomas[15], « ce défunt sublimé entretiendra avec le groupe des rapports privilégiés assurant la reproduction de la collectivité : observance et pérennité de la loi, fécondation des femmes, des troupeaux et des champs ».

Les cérémonies funéraires prennent l'allure de fêtes populaires destinées à divertir le mort et à se libérer de son angoisse, de sa peine.

e. Les bouddhistes, les hindous

Les bouddhistes se réfèrent à *Bouddha* (moine mendiant de l'Inde). Ils considèrent la vie, et donc toutes les épreuves de la vie (la maladie en fait partie), comme une souffrance entre plusieurs existences (existences passées et futures). La réincarnation des âmes fait accepter cette souffrance qui est sans cesse renaissante et par laquelle l'âme tend à sa spiritualité. Lorsque la vie est épuisée

15. *Anthropologie de la mort*, L.V. Thomas, Éd. Payot, 1975.

l'âme entre dans le Nirvana (mort dans la vie) qui est une forme de bonheur absolu.

Les valeurs des bouddhistes sont basées sur des règles de vie que l'on retrouve dans les autres religions, à savoir : ne pas tuer, ne pas voler, ne pas mentir, ne pas s'enivrer, respecter autrui, être généreux... Toutefois, les trois valeurs les plus prisées sont : *la charité, la patience et la chasteté.*

f. Comparaison de trois religions et rites associés

Le tableau 1-1 résume les points essentiels des grandes religions : chrétienne, juive et musulmane. Les rites qui entourent la mort sont propres à chaque religion. Toutefois on observe beaucoup de points communs entre ces religions.

Tableau 1.1 – Comparaison de trois religions (résumé).

	Chrétiens	Juifs	Musulmans
Objet de la foi	Dieu (la Sainte Trinité)	Yahvé	Allah
Supports de la foi	Ancien et Nouveau Testament (Évangiles)	Ancien Testament (Torah, Talmud)	Coran
Symbolique de la maladie	Épreuve envoyée par Dieu, conduisant au salut	Épreuve envoyée par Dieu, à traverser dignement	Épreuve envoyée par Dieu, à traverser dignement.
Symbolique de la mort	Passage vers la vie éternelle (enfer ou paradis)	Passage vers l'autre vie	Passage vers des vies éternelles (enfer ou paradis)
Derniers rites	Avoir reçu le « sacrement des malades »	– Confession des fautes. – Glorification de Dieu. – Avoir reçu « la toilette rituelle »	– Lecture des Versets du Coran – « toilette purificatrice »
Rites funéraires	Obsèques religieuses sobres	Obsèques religieuses sobres	Rite de passage (avec pleureuses)
Expression du deuil	Individuel	Individuel	Collectif
Nature de l'au-delà	Vie éternelle auprès du Dieu ressuscité	Attente de la résurrection des morts, de la vie éternelle	Vie éternelle aux multiples plaisirs

Rôle de l'AS

Pour expliquer le comportement d'un malade, il faut le relier à son système de croyance, c'est-à-dire à la représentation qu'il a de la maladie. Le dialogue, s'il est possible avec le patient et/ou sa famille, permettra de répondre à son souhait.

L'AS peut faire appel aux différentes aumôneries dans les hôpitaux ou contacter les responsables locaux des cultes ou leur représentant. Au moment du décès d'un patient, il arrive que le comportement des familles puisse surprendre. Il convient de faire preuve de respect, de compréhension et de tolérance.

L'AS doit respecter la foi de chaque patient et de sa famille et les rites qui s'y attachent.

2. Les valeurs liées aux religions et aux croyances

a. Définition

Les valeurs constituent un ensemble de règles de conduites, de systèmes de pensées conformes à un idéal[16].

Dans les faits, le sujet juge les actes du point de vue moral et social.

16. Dictionnaire *Larousse*.

b. Les valeurs des trois grandes religions

Si nous prenons par exemple les chrétiens, les juifs et les musulmans (très représentatifs en France) nous constatons qu'ils partagent de nombreuses valeurs. Nous en donnons quelques exemples dans le tableau 1.2 (ci-après)

Tableau 1.2 – Les valeurs des croyants (chrétiens, juifs, musulmans).

Valeurs	Exemples
Idéaux partagés	Ils partagent des idéaux de : – fraternité humaine, tolérance, compassion – charité (appelée SADAGA par les musulmans) – respect d'autrui (ne pas tuer, ne pas voler, ne pas mentir, etc.)
Pratiques condamnées[a]	Ils refusent certaines pratiques en contradiction avec leur morale, par exemple : – l'euthanasie – la fécondation in vitro (FIV) – la procréation médicalement assistée (PMA) – le clonage, le génome – et d'autres actes touchant la vie humaine, parmi lesquelles l'IVG

a. Liste non exhaustive. Exemple pris dans le domaine médical ; il en existe bien d'autres (que chaque croyant nuance en fonction du degré de sa foi).

Rôle de l'AS : le respect du patient, l'amour du prochain[a]

Les soignants sont des dispensateurs du *respect.* Le respect c'est l'*amour* du patient, le don de soi, la considération.
Les différentes religions relancent entre elles le dialogue autour d'un même *humanisme* et d'une commune *foi en l'Homme.*
L'humanisme du soignant doit se fonder sur la *fraternité humaine* et la *compassion*, donc l'*amour du prochain.*

a. Extrait d'un discours du Dr D. Boubakeur, recteur de l'Institut musulman de la mosquée de Paris (médecin de formation et ancien praticien à l'hôpital de la Pitié-Salpétrière, Paris), *Quotidien du médecin*, 05.05.2004

2 L'autonomie

1 ▸ Les différentes formes d'autonomie

« Le concept d'autonomie se définit en donnant priorité aux indicateurs différents, selon les étapes de la vie.
À l'adolescence, l'autonomie est en relation avec le processus de socialisation de l'individu ; dans la mesure où le jeune apprend à gérer les liens de dépendances sociales et institutionnelles.
Lors de la vieillesse, l'autonomie est en relation avec le processus de deuil, dans les domaines physique, psychologique ou social.
La personne âgée apprend à gérer les liens de dépendance physique.
L'autonomie n'est pas synonyme d'indépendance mais représente la capacité à gérer des dépendances. »[17]
Prenons l'exemple d'une personne paraplégique, qui peut être dépendante pour des activités de la vie quotidienne, mais qui est autonome dans la prise de ses décisions concernant sa santé, son travail…
Il existe différentes formes d'autonomie.

1. L'autonomie physique

La personne a des capacités lui permettant d'effectuer seule des actes physiques de la vie courante. Par exemple :

- marcher, se déplacer ;
- faire sa toilette, s'habiller, manger ;
- éliminer, se reposer ;
- faire le ménage.

2. L'autonomie psychique

La personne a des capacités cérébrales lui permettant de maîtriser des actes de la vie, d'être capable de décider par soi-même ou de prendre de la distance avec les événements. Cela s'acquiert progressivement. Elle commence dès que l'enfant dit « je ».

3. L'autonomie sociale

La personne a des capacités lui permettant de maîtriser les actes de la vie sociale. Par exemple :

- entretenir des relations (amicales, conjugales, professionnelles) ;
- communiquer avec autrui (oralement ou par écrit) ;
- avoir des loisirs ;
- être capable de vivre en société.

4. L'autonomie juridique

La personne a des facultés mentales lui permettant d'être responsable de ses actes. Par exemple :

- faire valoir ses droits (*cf.* Droits du patient page suivante) ;
- assumer ses devoirs citoyens (par exemple, voter) ; signer un acte de vente ou d'achat.

17. *Aide-mémoire n°21 soins IDE démarche relationnelle et éducative*, V.Cabaret, Éd. Vernazobre-Grego.

2 ▸ Autonomie et droits des patients

Les droits du patient sont réglementés. Ils s'inscrivent dans la Constitution universelle des droits de l'Homme. La dernière ***loi*** relative aux droits des malades et à la qualité du système de santé date du ***4 mars 2002.***

Celle-ci se décompose en cinq titres, dont le ***titre II*** qui est particulièrement en lien avec l'autonomie des patients. Ce titre II reprend et complète les dispositions existantes.

• Droits fondamentaux (respect de la dignité, de la vie privée, du secret de l'information concernant le patient, du principe de non discrimination dans la prévention ou dans les soins).

• Droit à l'information médicale à laquelle chaque patient a droit : le malade a maintenant la possibilité d'***accéder directement à son dossier médical*** (avant il devait passer par l'intermédiaire d'un médecin de son choix).

• La loi met l'accent sur l'expression de la volonté du patient : « le médecin doit respecter la volonté de la personne après l'avoir informée des conséquences de son choix... aucun acte médical, ni aucun traitement ne peut être pratiqué sans le ***consentement libre et éclairé de la personne*** et ce consentement peut être retiré à tout moment ».

• présence des représentants d'usagers dans différentes instances :
  – conseils d'administration des hôpitaux, de l'ANAES, des conseils généraux de santé ;
  – la commission nationale des indemnisations des accidents médicaux.

Ces nouvelles dispositions vont amener des transformations concernant la ***« charte du patient hospitalisé ».*** Cette charte est insérée dans le petit fascicule d'accueil du malade à son arrivée à l'hôpital. Résumons ci-dessous l'essentiel de ce que les AS doivent retenir en matière de droits des patients.

1. Le respect de l'autonomie et des droits du patient

Le soignant veillera à :

• ***respecter la vie privée du patient***. Ainsi le patient a droit à :
  – la confidentialité de ses déclarations (aucune transmission écrite ne doit être faite sans l'accord de celui-ci[18]);
  – la confidentialité de son courrier ;

• ***respecter les goûts du patient***. Ainsi le patient a le droit de :
  – refuser certains aliments (par exemple, par conviction religieuse) ou certaines visites ;
  – protéger ses objets personnels (bijoux, argents...), le malade peut les confier à l'administration ;

• ***respecter la dignité du patient*** ;

• ***respecter sa responsabilité***. Ainsi le patient a le droit de :
  – être informé de tout ce qui concerne son état de santé (diagnostic, examens, traitement) ;
  – participer aux décisions médicales ou de refuser sa prestation pour la recherche clinique ou l'enseignement ;
  – refuser certains soins médicaux le concernant, exception faite pour des actes médicaux réalisés en urgence quand la vie est en danger et que le malade est incapable d'exprimer sa volonté ;
  – désigner par écrit une personne de confiance (loi du 4 mars 2002), qui sera consultée dans le cas où il serait hors d'état de s'exprimer ou de recevoir les informations le concernant.

Ainsi le patient est en droit de refuser tout soin ordinaire au soignant. Celui-ci ne peut rien imposer. En revanche, l'usage d'alcool ou la consommation de produits jugés toxiques lui est refusé.

Une circulaire du 2 mars 2006 met à jour « la charte du patient hospitalisé » actuelle. Les nouvelles dispositions sont :

• le droit d'accès direct aux informations de santé ;

• le droit de refuser les traitements ou d'en demander l'interruption ;

• les conditions dans lesquelles le médecin est autorisé à interrompre ou à limiter les actes de prévention, d'investigation ou de soins lorsqu'une personne est hors d'état d'exprimer sa volonté et que ces actes n'ont d'autres effets que le seul maintien artificiel de la vie ;

• le droit de désigner une personne de confiance ;

• le droit de rédiger des directives anticipées pour faire connaître ses souhaits quant à sa fin de vie.

18. Loi du 6 janvier 1978 « informatique et libertés ».

2. Le respect des droits de la personne âgée dépendante

L'aide apportée aux personnes âgées en perte d'autonomie doit répondre aux critères définis par la ***charte des personnes âgées dépendantes***. Quatorze articles y sont développés (*cf.* ci-après).

Charte des droits de la personne âgée dépendante

1) ***Liberté de choix***: la personne âgée en perte d'autonomie garde la liberté de choisir son mode de vie.
2) ***Domicile et environnement***: le lieu de vie de la personne âgée dépendante, domicile personnel ou établissement, doit être adapté à ses besoins.
3) ***Famille et entourage***: le maintien des relations familiales et des réseaux amicaux est indispensable aux personnes âgées dépendantes.
4) ***Ressources***: la personne âgée dépendante doit pouvoir garder la maîtrise de l'ensemble de ses ressources restant disponibles et de son patrimoine.
5) ***Communication, déplacement et vie sociale***: la personne âgée dépendante doit conserver la liberté de communiquer, de se déplacer et de participer à la vie de la société.
6) ***Activités***: la personne âgée dépendante doit être encouragée à conserver des activités.
7) ***Religion***: toute personne âgée dépendante doit pouvoir pratiquer la religion de son choix.
8) ***Prévention***: la prévention de la dépendance est une nécessité pour l'individu qui vieillit.
9) ***Droits aux soins***: toute personne âgée dépendante doit avoir accès aux soins qui lui sont nécessaires.
10) ***Qualification des intervenants***: les soins que requiert la personne âgée dépendante doivent être dispensés par des intervenants formés et en nombre suffisant.
11) ***Mort***: soins et assistance doivent être assurés au mourant.
12) ***Recherche***: la recherche multidisciplinaire sur le vieillissement et la dépendance est une priorité.
13) ***Protection légale*** : toute personne en situation de dépendance conserve l'intégralité de ses droits conformément à la loi.
14) ***Société et personnes âgées dépendantes***: l'ensemble de la population doit être informé des difficultés qu'éprouvent les personnes âgées dépendantes.

▸ L'APA

La loi du 20 juillet 2001 crée l'Allocation personnalisée d'autonomie (APA).

• ***Buts***

Elle vise à améliorer la prise en charge des personnes âgées. En France, en 2002, près de 800 000 personnes âgées étaient confrontées à des situations de perte d'autonomie.

• ***Bénéficiaires***

- Toute personne âgée de 60 ans et plus, à domicile ou en institution, avec une adresse stable en France.
- Sans condition de revenu.
- Personnalisée, car modulée en fonction du degré de perte d'autonomie (utilisation de la grille d'évaluation nationale ***AGGIR*** : Autonomie Gérontologie Groupes Iso Ressources) et des ressources de l'intéressé.

• ***Attribution de l'APA***

- Dossier auprès du centre communal d'action sociale du domicile de la personne âgée.
- Décision par le président du conseil général dans un délai de 2 mois.
- Versement mensuel, avec révision périodique.

3. Le respect des droits du patient en fin de vie

Le patient en fin de vie a des droits que l'AS doit respecter[19].

• Respect de la dignité du mourant et d'une qualité de fin de vie en dispensant des soins sans obstination déraisonnable.

• Respect de la volonté de la personne après que le médecin l'ait informée des conséquences de son choix.

Toute personne majeure peut rédiger des **directives anticipées relative à sa fin de vie**, pour le cas où elle serait un jour hors d'état d'exprimer sa volonté. Elles sont révocables à tout moment.

• Lorsque la personne, en phase avancée ou terminale d'une affection grave et incurable, ne peut exprimer sa volonté :

- c'est l'avis de la *personne de confiance* désignée par le patient qui prévaut sur tout autre avis non médical dans les décisions prises par les médecins ;
- le médecin peut décider de limiter ou d'arrêter un traitement inutile après avoir respecté **la procédure collégiale** définie par le code de déontologie médicale et consulté la personne de confiance, la famille ou à défaut l'un de ses proches.

19. Lois du 9 juin 1999 et du 22 avril 2005.

Rôle de l'AS : l'accompagnement et les actions d'aide à l'autonomie du patient

L'AS a des rapports privilégiés avec les personnes non autonomes (âgées, handicapées, malades), car ils ont des contacts fréquents et prolongés avec elles. Lorsqu'un projet d'aide à l'autonomie est déterminé par une équipe, ils ont donc un rôle primordial dans les domaines relevant de leur champ professionnel : (*cf.* savoirs pratiques)

Des principes généraux sont à respecter par l'AS dans la mise en œuvre des actions quotidiennes auprès des patients.

Par exemple :

- aider à faire, et non faire à la place de la personne, pour « gagner du temps » ;
- stimuler l'autonomie restante avant de pallier la dépendance ;
- laisser aux personnes le temps d'agir elles-mêmes ;
- en faire ni trop, ni trop peu : « trop » c'est aller vers l'installation dans la dépendance, « trop peu » c'est la mettre en situation d'échec, donc de danger physique ou psychique ;
- avoir une attitude éducatrice, encourageante, rassurante ;
- garder à l'esprit l'objectif primordial de ses actions : « Maintenir l'autonomie de la personne âgée ».

3 ▸ Dépendance, déficience et handicap

Le vieillissement ou le handicap entraînent une diminution de certaines capacités mais ne sont pas obligatoirement responsables d'un état de dépendance dans les actes de la vie courante.

1. La dépendance et l'indépendance

a. Définitions de la dépendance et de l'indépendance

La ***dépendance*** apparaît lorsque la personne est dans l'incapacité partielle ou totale de subvenir seule à la satisfaction de ses besoins fondamentaux, selon son âge et son état de santé, ou qu'elle l'accomplit de façon inadaptée (en fonction d'une incapacité ou d'un manque de suppléance).

Selon V. Henderson[20], l'***indépendance*** est la capacité d'une personne à satisfaire ses besoins fondamentaux :

- soit par des actions qu'elle réalise elle-même ;
- soit par l'adoption d'un « mode de suppléance » (qui va lui octroyer son indépendance).

b. Situations d'indépendance et modes de suppléance

Étude de cas

- **L'homme avec une canne.** Il ne peut marcher sans sa canne. La canne aide l'homme à satisfaire son besoin de mouvoir. C'est une suppléance matérielle.
- **L'homme portant des lunettes.** Il ne peut voir sans « correction ». Les lunettes constituent un mode de suppléance matérielle qui permet à cet homme de satisfaire son besoin de voir, donc de se diriger et de communiquer.

Les modes de suppléance procurent l'***indépendance*** à la personne. Ils peuvent être physiques, matériels ou humains.

Pour déterminer l'indépendance d'un individu, il faut prendre en compte son âge, son stade de développement et utiliser des normes (physiques ou psychomotrices) adaptées à la situation.

c. Situations de dépendance

La dépendance est, par opposition à l'indépendance, l'incapacité temporaire ou définitive d'une personne à satisfaire un ou plusieurs besoins fondamentaux. La dépendance partielle ou totale s'explique :

- soit par l'*impossibilité d'accomplir* des actions par soi-même ;
- soit par l'*accomplissement d'actions inadéquates* en regard d'un problème de santé ;
- soit par défaillance du mode de suppléance.

2. Déficience et handicap

L'OMS (Organisation mondiale de la santé) définit une classification internationale du handicap en trois points :

- ***la déficience*** : concerne les organes d'un individu (anomalie, malformation, perte d'un organe ou d'une fonction). C'est une altération du corps ou de l'apparence physique ou encore, une anomalie organique ou fonctionnelle quelle qu'en soit la cause.
- ***l'incapacité*** : résulte de la déficience, c'est « la réduction partielle ou totale de la capacité d'accomplir une activité d'une façon ou dans les limites considérées comme normales pour un être humain ».
- ***Le handicap ou le désavantage*** : « dans le domaine de la santé, le handicap est un désavantage

20. D'après *Le Concept-clef* de V. Henderson.

social pour un individu ». C'est le résultat d'une situation mettant en relation difficile l'individu et la société.

Les handicaps sont classés selon les déficits :

- handicap physique (handicaps moteurs et sensoriels) ;
- handicaps mentaux (troubles du comportement, psychoses et débilités). (*cf.* Module 3 Chapitre III)

4 ▸ Causes de la perte d'autonomie

Les causes de la perte d'autonomie sont très diverses selon l'âge de la personne et les situations vécues par chacun.

a. L'enfance

L'enfance est une période d'acquisition de l'autonomie où le besoin d'aide est *éducatif* pour permettre l'acquisition complète de l'autonomie. Dans la majorité des cas, cette aide est apportée par les parents et la famille.

L'accident, la maladie peut freiner, voire arrêter, cette acquisition et entraîner une perte d'autonomie de courte durée ou durable

b. L'adolescence et l'âge adulte

Le besoin d'aide peut survenir à l'occasion d'une maladie ou d'un accident qui occasionne une *perte d'autonomie partielle ou totale*. L'aide est alors *ponctuelle ou définitive*, de courte durée ou durable et a pour objectif la restauration de l'autonomie. Elle doit permettre à l'individu de s'adapter à son nouveau état de santé.

c. La vieillesse

La vieillesse est souvent marquée par la *diminution de l'autonomie* : soit de façon brutale, à la suite d'une maladie, soit progressivement avec l'avancée en âge et la dégradation des fonctions organiques. *Le besoin d'aide* est alors *croissant.*

5 ▸ Objectifs de l'aide

Les objectifs de l'aide apportée par l'équipe de soins peuvent être très différents selon les personnes. Il s'agira soit de maintenir l'autonomie résiduelle, soit de restaurer l'autonomie perdue.

1. Maintenir l'autonomie résiduelle

L'objectif de l'aide est d'aider les personnes à retrouver une partie de leur autonomie pour leur faciliter la vie au quotidien (étude de cas ci-dessous).

Exemple : Madame Z et l'autonomie résiduelle

Madame Z, 85 ans, est hospitalisée pour une fracture du col fémoral. La rééducation lui permet la marche avec un déambulateur mais elle ne peut obtenir une autonomie totale du déplacement, car Madame Z. a très peur de retomber. Son état osseux et musculaire n'est pas bon et elle souffre de pertes d'équilibre

Explications : l'objectif de l'équipe pourra être de solliciter la motricité chez cette patiente pour éviter qu'elle ne devienne impotente et grabataire. Il serait sans doute irréaliste d'envisager une restauration totale de l'autonomie de déplacement.

2. Restaurer l'autonomie perdue

La personne qui a été hospitalisée pour une longue maladie ou qui a subi un handicap a perdu son autonomie. L'objectif des soignants est de l'aider à retrouver cette autonomie.

Exemple : Monsieur M et l'autonomie perdue

Monsieur M., 70 ans, préalablement autonome et vivant seul à son domicile, est traité à l'hôpital pour un épisode d'infection pulmonaire. Au cours de son séjour, il présente un état dépressif avec perte d'appétit et refuse de se lever. L'équipe envisage de l'aider à retrouver son autonomie perdue car son état de santé lui permettrait un retour au domicile. L'aide portera sur la résolution de son état dépressif et le rétablissement de relations sociales qui ont été altérées par l'hospitalisation.

Explications : le choix d'un objectif et d'une stratégie dépend de l'état du patient, de son âge, du diagnostic médical et de l'évaluation de la perte d'autonomie.

6 ▸ L'évaluation du degré d'autonomie et du besoin d'aide

Pour permettre le respect des objectifs de l'aide, il est nécessaire de savoir comment, quand et pourquoi l'aide est nécessaire. Il faut donc évaluer le degré d'autonomie de la personne, fixer l'objectif que l'on veut atteindre par l'aide apportée et mesurer les progrès réalisés.

La ***grille AGGIR*** est la grille d'évaluation officielle pour l'attribution de la PSD (*cf.* Tableau 1.3). Des évaluations successives du degré d'autonomie peuvent être faites au moyen de graphiques, tableaux divers qui visualisent l'état d'autonomie et son évolution dans chaque activité de la vie quotidienne. Nous en donnons un exemple sous forme de cible (Fig. 1.4).

Tableau 1.3 – La grille d'évaluation des actions (grille AGGIR).

Variables discriminantes		ABC	Variables illustratives		ABC
1	**Cohérence** : conserver et/ou se comporter de façon sensée		*10*	**Communication à distance** : utiliser les moyens de communication, téléphone, sonnette, alarme…	
2	**Orientation** : se repérer dans le temps, les moments de la journée et dans les lieux		*11*	**Gestion** : gérer ses propres affaires, son budget, ses biens (PA au domicile)	
3	**Toilette** : concerne l'hygiène corporelle		*12*	**Cuisine** : préparer ses repas et les conditionner pour être servis (PA au domicile)	
4	**Habillage** : s'habiller, se déshabiller, se présenter		*13*	**Ménage** : effectuer l'ensemble des travaux ménagers (PA au domicile)	
5	**Alimentation** : manger les aliments préparés		*14*	**Transport** : prendre et/ou commander un moyen de transport (PA au domicile)	
6	**Élimination** : assumer l'hygiène de l'élimination urinaire et fécale		*15*	**Achats** : acquisition directe ou par correspondance, ou par les services spécifiques dans une institution	
7	**Transfert** : se lever, se coucher, s'asseoir		*16*	**Suivi du traitement** : se conformer à l'ordonnance du médecin	
8	**Déplacements à l'intérieur** avec ou sans canne, déambulateur, fauteuil roulant		*17*	**Activités de temps libre** : activités sportives, culturelles, sociales, de loisirs ou de passe-temps	
9	**Déplacements à l'extérieur** à partir de la porte d'entrée sans moyen de transport		Légende : A = fait seul totalement, habituellement correctement B = fait partiellement C = ne fait pas Source : (Source : Cahier des charges de la prestation expérimentale dépendance)		

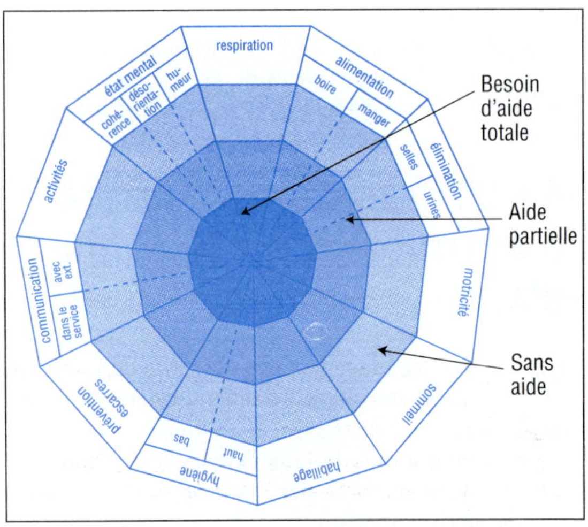

Fig. 1.4 – **Évaluation du degré d'autonomie et son évolution.**

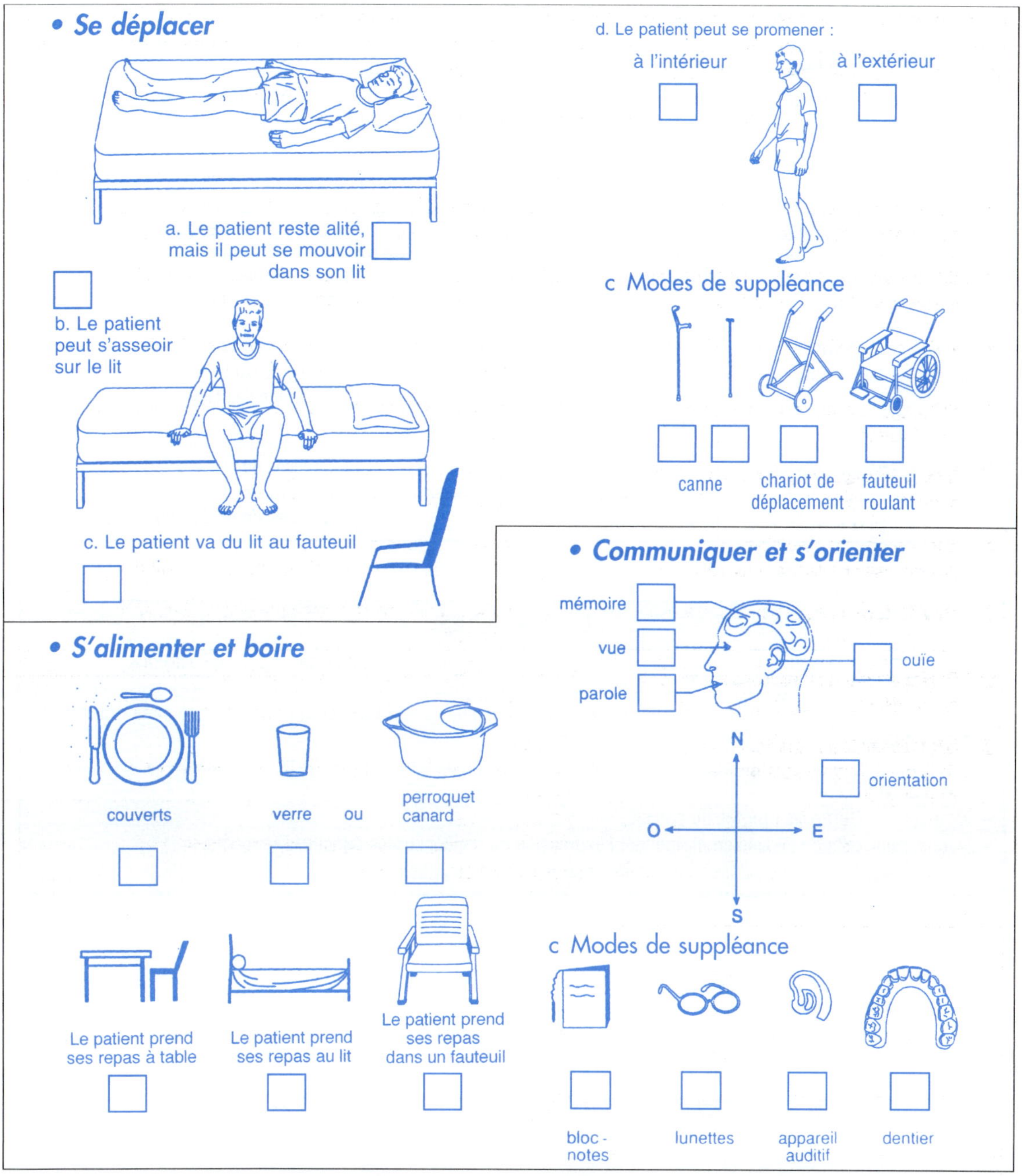

Pictogramme	Situation du patient
0 **Sans aide**	**Le patient est capable de faire seul** ◂ *Ne pas l'aider* pour favoriser son autonomie
A+ **Aide minime**	**Le patient a besoin d'être guidé ou surveillé lors de ses agissements** ◂ Lui apporter l'*aide minime* dont il a besoin : Aide +

Pictogramme	Situation du patient
A+++ **Aide totale**	**Le patient a besoin d'une aide physique et morale** ◂ Lui apporter l'*aide totale* dont il a besoin : Aide +++
×	**Modes de suppléance ou matériels utilisés** ◂ Cochez la case à l'aide d'une croix

FIG. 1.5 – **La grille d'autonomie pour trois besoins.**

7 ▸ Prévention de la perte d'autonomie

La prévention a obligatoirement un aspect individuel car les personnes sont responsables de leur propre santé, et un aspect collectif par la mise à leur disposition de mesures d'aide sur le plan sanitaire et social.

L'OMS a défini **trois niveaux de prévention** : primaire, secondaire, tertiaire.

Tableau 1.4 – Les niveaux de prévention de la perte d'autonomie.

Niveaux de prévention	Objectifs	Moyens
Prévention primaire : *promotion de la santé*	– Éliminer les facteurs de risque	– Vaccinations – Modification des habitudes de vie, etc.
Prévention secondaire : dépistage et traitement précoces	– Dépister précocement les pathologies spécifiques – Limiter les déficiences et éviter la dépendance	– Dépistage précoce et ciblé – Bilans de santé – Repérage des facteurs de risques, etc.
Prévention tertiaire : limitation des séquelles et des rechutes	– Traiter les pathologies – Rééduquer et réadapter à la vie sociale	– Services de soins – Services de moyen séjour – Services de rééducation, etc.

Le rôle de l'AS

Pour restaurer ou maintenir l'autonomie des personnes l'équipe soignante a un rôle déterminant. L'AS veillera à :

- favoriser le maintien des liens familiaux et amicaux de la personne ;
- susciter la participation active du patient pour les activités socioculturelles, ce qui maintient le patient dans une dynamique sociale ;
- évaluer au quotidien le degré d'autonomie pour adapter les soins et, en fonction du projet de soins, inciter le patient à réaliser des actions ;
- valoriser les efforts, les progrès du patient ;
- favoriser une relation de soutien permettant l'expression du patient sur les difficultés rencontrées ;
- transmettre à l'équipe les observations et les progrès ou non du patient.

3 La santé

1 ▸ Définition, objectifs et moyens de la santé publique

La santé publique est à la collectivité ce que la médecine est à l'individu : elle a pour but la santé des populations. Elle s'efforce donc de valoriser le capital santé d'une société.

La conférence internationale sur les ***soins de santé primaires*** soulignait la nécessité d'une action urgente de tous les gouvernements, de tous les personnels des secteurs de santé et du développement, ainsi que de la communauté mondiale pour protéger et promouvoir la santé de tous les peuples du monde.

Les soins de santé primaires sont des soins de santé rendus accessibles à tous les individus et à toutes les familles de la communauté dans un esprit d'auto responsabilité et d'autodétermination.

1. Définition de l'OMS (Organisation mondiale de la santé)

L'OMS définit la ***santé*** comme « un état de complet bien-être physique, mental et social et pas seulement l'absence de maladie ou handicap ».

Le terme de ***santé publique*** est utilisé pour évoquer aussi bien les problèmes de santé d'une population que l'état sanitaire d'une collectivité, les services d'hygiène du milieu ou les services sanitaires généraux, l'administration des services de santé. Par exemple :

- la mortalité liée aux accidents de la route ;
- les mesures sanitaires et vétérinaires prises pour la lutte contre la dissémination de la grippe aviaire (**principe de précaution**).

▸ La santé et le progrès techno-scientifique

Le progrès techno-scientifique représente une condition essentielle de l'amélioration de la santé. C'est grâce à la recherche scientifique, permettant d'améliorer la connaissance du fonctionnement du normal et du pathologique des organismes vivants et humains, qu'a été créé l'essentiel des techniques responsables de la révolution sanitaire.

Mais ce progrès, qui tend à vouloir connaître l'être humain, soulève des questions éthiques comme la prolongation artificielle de la vie, le risque d'eugénisme dans le diagnostic anténatal, la transplantation d'organes et la pénurie de greffons.

L'interrogation éthique des professionnels de santé et de la société est incontournable. La liberté du praticien est limité par des lois (celle de la recherche biomédicale du 20.12.1988, la loi bioéthique du 29.07.1994 sur le don et l'utilisation des éléments et produits du corps humain, l'assistance médicale à la procréation…).[21]

2. Objectifs de la santé publique

La santé publique a pour objectif :

- d'assurer la *sécurité* des individus ou de la collectivité (prévention en milieu de travail) ;

21. *Aide-mémoire n°24 santé publique*, D. Bertrand, C.Segouin, Éd. Vernazobres-Grego.

- d'assurer le respect des principes *d'égalité* et de *justice* (en réduisant les disparités sanitaires entre pays et catégories socioprofessionnelles).
- de protéger la *liberté individuelle* (habitudes de vie, publicités, médicaments, cigarettes…).

> L'OMS définit les objectifs de santé publique par les propositions suivantes.
> – *Ajouter de la vie aux années*, en donnant aux individus les moyens d'un bien être physique et psychique.
> – *Ajouter de la santé à la vie*, en diminuant la morbidité et l'incapacité.
> – *Ajouter des années à la vie*, en luttant contre la mort prématurée, donc en allongeant l'espérance de vie.

3. Moyens de la santé publique

Pour atteindre ces objectifs, la santé publique s'appuie sur divers moyens.

a. Les indicateurs de santé directs

▶ Les indicateurs démographiques

La description des structures et évolutions des populations humaines intéresse les professionnels de santé, car les problèmes de santé changent au cours de la vie. Les programmes de santé s'appuient sur la description de la population ciblée (pyramide des âges, espérance de vie, fécondité, natalité).

▶ L'épidémiologie

C'est l'étude des risques (probabilité qu'un événement se produise) d'avoir un problème de santé (maladie aiguë ou chronique, accident, intoxication, suicide) dans un groupe de personne, et les facteurs déterminants (de risques).

Ces indicateurs utilisent l'outil statistique pour :

- la mortalité ;
- la morbidité.

Par exemple : le nombre de séropositifs au VIH, un jour donné, dans les prisons.

b. Les indicateurs indirects

Les indicateurs indirects sont :

- les conditions de vie ;
- les moyens financiers, l'équipement des populations ;
- l'utilisation des ressources sanitaires.

2 ▶ La politique de santé

La mise en place d'une politique de santé va permettre de donner les orientations des actions de santé publique. Les orientations sont proposées par le Gouvernement et soumises au vote des Parlementaires. C'est le système de santé français qui organise l'ensemble de la politique de santé.

Depuis la ***loi du 4 mars 2002*** relative aux droits des malades et à la qualité du système de santé, la définition des programmes de santé doit tenir compte de :

- l'existence d'une ***évaluation annuelle*** de l'application de la politique de santé (Faite par les Conseils régionaux de santé) ;
- l'existence d'un ***débat parlementaire annuel*** sur les perspectives de la politique de santé proposé par le Gouvernement.

1. La démarche de santé publique (DSP)

La démarche de santé publique est une « démarche d'action » qui compte trois grandes étapes.

- ***L'analyse de la situation*** : elle se fait à partir de données épidémiologiques et permet de déterminer le besoin ou le problème de santé. Cette analyse porte aussi sur les moyens disponibles dans le pays.
- ***La mise en œuvre de l'action*** : elle répartit les tâches, fixe les étapes sur le terrain.
- ***L'évaluation de l'action*** : elle a pour but de mesurer les résultats obtenus, d'évaluer le coût et l'efficacité de l'action (atteinte des objectifs) et de permettre le réajustement de l'action pour faire mieux la fois suivante. La vaccination antivariolique est un exemple de DSP (*cf.* ci-dessous).

> **Historique de la vaccination antivariolique**
>
> **1950** : la vaccination antivariolique est obligatoire pour tous les enfants car la variole est encore très répandue dans le monde (c'est une maladie mortelle).
> **1953-1954** : grâce à des données épidémiologiques, on constate la multiplication des cas de variole sur le territoire français. Une action de santé publique est mise en place : revaccination de tous les adultes et abattage systématique des animaux potentiellement contaminés.
> **1970/1980** : les dernières évaluations montrent une complète extinction de la maladie en France. Le ministère de la Santé décide de lever l'obligation de vaccination antivariolique sur le territoire.

2. La prévention et la promotion de la santé

La prévention et la promotion de la santé sont les axes principaux de la politique de santé.

a. Définition et formes de la prévention

« La prévention a pour but d'éviter ou de réduire le nombre et la gravité des maladies ou accidents ». La promotion de la santé élargit la notion de prévention et d'éducation. On détermine classiquement trois échelons de prévention :

▸ La prévention primaire

Elle s'exerce avant l'apparition de la maladie en agissant sur les facteurs de risque. Elle fait appel à des mesures de :

- prévention ***individuelle*** (hygiène corporelle, activités physiques et sportives, etc.)
- prévention ***collective*** (distribution d'eau potable, élimination des déchets, hygiène de l'habitat, campagnes de prévention routière avec le slogan « Un verre ça va, deux verres, bonjour les dégâts ! », spots publicitaires concernant la prévention du SIDA.)

Elle est efficace si elle diminue l'***incidence*** de cette maladie (nouveau cas dans une période donnée).

▸ La prévention secondaire

Elle tente de limiter le développement de la maladie ou d'en réduire la durée. Grâce au dépistage précoce. Par exemple, les femmes doivent subir un frottis du col utérin pour dépister un cancer.
Elle est efficace si elle diminue la prévalence de cette maladie dans la population concernée (nombre total de cas sur une période donnée).

▸ La prévention tertiaire

Elle vise à limiter ou à diminuer les incapacités et à éviter les récidives. Des mesures favorisent la rééducation, la réinsertion professionnelle et sociale après la maladie.
C'est grâce au calcul de prévalence et au taux de prévalence que peuvent être mis en évidence les priorités en Santé Publique (alcool, tabac, déséquilibre alimentaire des jeunes et obésité, contraception, sida, vaccinations, cancer, diabète, HTA).

Exemple : Les mesures de dépistage

Une action de prévention nécessite la mise en place de mesures collectives et individuelles.

Le **dépistage** permet de diagnostiquer une maladie pour la traiter le plus rapidement possible et le plus efficacement possible. Il peut s'adresser à une population spécifique, connue pour être particulièrement à risque. Par exemple :

- le dépistage systématique du *cancer du sein* chez toutes les femmes de 50 à 74 ans, tous les deux ans.
- le dépistage systématique de la *phénylcétonurie* chez le nouveau-né,
- le dépistage *d'anomalies fœtales* par échographie au cours de toute grossesse.
- les vaccinations obligatoires ;
- la déclaration obligatoire de certaines maladies contagieuses ;
- les mesures de sécurité routière (exemple : vitesse limitée, port de casque, etc.).

Exemple : Les examens de santé

Les **examens**, organisés par le ministère de la Santé et de la Solidarité, ont, la plupart du temps, un caractère obligatoire. Ils visent :

- soit le dépistage dans une population sélectionnée, comme, par exemple, les examens de médecine du travail ;
- soit la prévention systématique, comme, par exemple, les examens prénataux et l'examen postnatal.

b. Objectifs de l'éducation pour la santé

▸ Définition

L'éducation de la santé est une action planifiée (ou plusieurs actions), destinée à :

- favoriser l'adoption ou la modification de comportements par les personnes concernées, de façon volontaire ;
- améliorer, à court, moyen et long terme, leur état de santé.

▸ Conception d'un programme d'éducation pour la santé

Plusieurs étapes sont mises en œuvre :

- l'identification des besoins sanitaires des populations ciblées ;
- la sélection de priorités ;
- la définition des objectifs de l'action ;
- le choix des moyens à mettre en œuvre (messages éducatifs, techniques pédagogiques) ;
- la réalisation de l'action ;
- l'évaluation de l'action.

Des partenaires vont aider ces programmes d'éducation pour la santé, comme :

• les ***comités*** d'éducation pour la santé, répartis en comités départementaux et régionaux ;

• les organismes de protection sociale (CNAM, CRAM[22]) ;

• les ***organismes privés***, tels que la Croix-Rouge, APF[23].

▶ Moyens d'éducation pour la santé

Les moyens utilisés pour éduquer les populations sont nombreux, citons :

• les ***actions médiatiques*** (par exemple : TV, vidéo, radios, etc.) ;

• les ***messages écrits*** tels que les articles de journaux, documents, tracts, affiches, timbres-poste... (par exemple, la campagne de dépistage du cancer du sein sur les timbres de collection à 0,53 € de la poste en 2005) ;

• les ***enseignants*** (en sciences de la vie et de la terre). Nombre d'informations sur la santé font partie des programmes scolaires, car on constate qu'en matière de santé, plus l'éducation est précoce, plus elle est efficace.

3 ▸ Les programmes d'actions prioritaires (PAP)

Afin de trouver des solutions aux problèmes de santé publique liés à certaines maladies et addictions, en raison de leur coût humain et social, le gouvernement est amené à prendre des mesures spécifiques de prophylaxie. Ce sont les programmes d'actions prioritaires (PAP).

Prenons quatre exemples de problèmes qui relèvent de la Santé publique et voyons comment ils sont pris en charge :

• lutte contre l'***alcoolisme*** ;

• lutte contre le ***tabagisme*** ;

• lutte contre la ***drogue*** ;

• lutte contre les ***accidents*** :
  – de la route ;
  – domestiques ;
  – du travail.

22. CNAM : Caisse nationale d'assurance maladie ; CRAM : Caisse régionale d'assurance maladie.

23. APF : Association des paralysés de France ; ARC : Association de recherche contre le cancer ; AFM : Association française contre la myopathie ; AIDES : Association de lutter contre le sida.

1. Lutte contre l'alcoolisme

a. Caractéristiques de l'alcoolisme

On distingue deux types d'alcoolisme :

• *l'alcoolisme aigu* est une consommation excessive mais occasionnelle d'alcool. Elle entraîne un état d'ivresse, mais sans risque à plus long terme ;

• *l'alcoolisme chronique* est caractérisé par une consommation importante et régulière d'alcool. Cette alcoolisation crée peu à peu un état de dépendance vis-à-vis du produit. À ce stade de dépendance et d'accoutumance, tout arrêt brusque du toxique entraîne une « crise de manque ». L'individu est alors considéré comme toxicomane.

b. Symptômes

Citons :

• une diminution du sens des responsabilités familiales, professionnelles ;

• la perturbation du caractère, l'agressivité, la perte du contrôle de soi ;

• la perte d'attention (maladresse occasionnant des accidents de la route ou professionnels), etc.

c. Conséquences

• *Sur le plan individuel*, l'alcoolisme est une maladie grave, qui accélère les autres processus pathologiques (cancer, MCV, maladies psychiatriques).

• *Sur le plan social*, les conséquences de l'alcoolisme en France sont innombrables puisqu'il est directement mis en cause dans l'absentéisme professionnel, les hospitalisations, les crimes et délits, les drames familiaux.

d. Facteurs favorisant l'alcoolisme

Pourquoi un individu passe-t-il un jour de l'état de buveur modéré à celui de buveur excessif, voire dépendant ?

▶ Les facteurs socioculturels

En France, le vin est une boisson peu coûteuse et fréquemment associée aux événements de la vie : mariage, naissance et occasions diverses. Cette cohabitation avec l'alcool fait oublier son caractère dangereux.

▶ Les facteurs économiques

La France est le premier producteur mondial de vin. L'exploitation des vignobles, la commercialisation de l'alcool sont des sources de revenus importantes dans l'économie du pays.

▶ Les facteurs psychologiques

L'alcool peut avoir des effets euphorisants. Le risque d'alcoolisation est donc particulièrement important chez les adolescents « mal dans leur peau » et chez les sujets anxieux.

e. Prévention

▶ Prévention primaire

Elle a pour objectif de :

- informer, éduquer les populations ;
- limiter la consommation d'alcool.

Par exemple :

- interdire les boissons alcoolisées dans les entreprises ;
- dépister de l'alcoolémie des conducteurs, (confiscation immédiate du permis de conduire si le taux d'alcool est supérieur au taux légal : 0,5 g/L) ;
- interdire la vente d'alcool entre 22 h et 6 h du matin dans les stations-service ;
- interdire la publicité pour des produits alcoolisés à la télévision, dans les stades, etc.
- informer le consommateur avec la mention « l'abus d'alcool est dangereux pour la santé, à consommer avec modération » sur toutes les bouteilles d'alcool et l'annoncer obligatoirement sur toute publicité ;
- protéger les mineurs :
  - aucun mineur ne peut être accepté seul dans un débit de boissons ;
  - aucune boisson alcoolisée ne peut lui être distribuée ;
  - interdiction d'installer un débit de boisson à proximité d'un établissement accueillant des mineurs ;
  - interdiction d'introduire des boissons alcoolisées dans les établissements scolaires.

▶ La prévention secondaire

La lutte contre l'alcoolisme et ses conséquences nécessite de :

- *dépister les alcooliques* (le dépistage peut se faire au moyen de tests cliniques et biologiques à l'occasion de consultations) ;
- *traiter les malades*. Le traitement des buveurs dépendants comporte deux étapes :
  - la cure (dite de désintoxication) en ambulatoire ou en hospitalisation selon le choix du patient ;
  - la post-cure s'effectue dans les foyers spécialisés.

▶ La prévention tertiaire

Elle concerne la lutte contre les rechutes, toujours possibles, la reconstruction d'une image positive de soi, la réinsertion professionnelle. Ce sont des étapes difficiles pour l'alcoolique abstinent. Dans ce parcours, les associations d'anciens buveurs jouent un rôle essentiel par le soutien qu'elles procurent à l'individu et à sa famille.

2. Lutte contre le tabagisme

a. Causes

Comment devient-on fumeur ?

- *Chez les jeunes*, le désir de transgresser un interdit, le besoin d'intégration au groupe, l'affirmation de son indépendance, l'imitation du modèle parental, semblent être les principaux facteurs favorisants.
- *Chez les adultes*, beaucoup utilisent le tabac pour lutter contre l'anxiété, oublier la fatigue et le stress, stimuler l'activité intellectuelle.

b. Conséquences sur la santé

Le tabagisme peut être incriminé dans un nombre non négligeable de pathologies touchant divers appareils.

- L'appareil circulatoire
  - Le CO_2 entraîne une hypoxie[24] et une ischémie[25] en particulier des coronaires.
  - La nicotine entraîne une tachycardie.
- L'appareil digestif
  - La nicotine favorise les ulcères gastriques.
  - Les goudrons favorisent les cancers.
- L'appareil respiratoire
  - Les goudrons sont responsables de 95 % des cancers bronchiques.

24. Hypoxie : baisse d'oxygène.
25. Ischémie : arrêt ou insuffisance de l'apport de sang dans un tissu ou dans un organe.

– Les substances irritantes favorisent les infections chroniques et aggravent l'asthme.

- L'appareil urinaire
  – Les goudrons favorisent les cancers de la vessie.

c. Prévention

La lutte contre le tabagisme met en place des mesures préventives réglementaires[26]. Il s'agit de :

- *lutter contre la publicité en faveur du tabac* : tous les paquets de tabac doivent porter la composition, la teneur en nicotine et des mentions en grosses lettres (par exemple : « FUMER TUE ») ;
- *interdire l'usage du tabac dans les lieux publics* : gares, aéroports, restaurants, bars, établissements scolaires et sanitaires ainsi que dans tous les moyens de transport ;
- *augmenter le prix du tabac* : les augmentations successives du prix du tabac ont pour but de décourager l'achat de cigarettes, en particulier chez les jeunes ;
- *créer des centres anti-tabac* qui fournissent une aide médicamenteuse et psychologique permettant de surmonter les difficultés du sevrage ;
- *informer* à l'école, au travail, lors d'une consultation, une hospitalisation sur les méfaits du tabac et les moyens d'arrêter ;
- *éduquer* le patient voulant s'arrêter, les parents vis-à-vis de l'incidence du tabac sur la survenue de maladies telles que les rhinopharyngites chez l'enfant lorsqu'il y a un environnement fumeur.

3. Lutte contre l'usage de drogues

Le terme de drogue est réservé aux toxiques illicites qu'ils soient naturels ou synthétiques. L'utilisation thérapeutique de certains (morphine) ne peut se faire que sur prescription médicale. Les produits utilisés le plus souvent sont les barbituriques, les amphétamines, la cocaïne, les opiacés, les hallucinogènes, le cannabis. Tabac et alcool sont des drogues « licites ».

a. Facteurs de risques

On retrouve des points communs chez les toxicomanes. Il s'agit de personnalités fragiles, confronté à un milieu familial problématique, ou à des traumatismes affectifs ou sociaux.

26. La loi Évin, 1991, renforcée en 2005.

b. Conséquences

Les conséquences des toxicomanies peuvent être diverses. Exemples :

- troubles psychiatriques conduisant au suicide ;
- accidents, agressions, etc ;
- infections virales (HIV, Hépatite B).

c. Prévention

La prévention des toxicomanies nécessite *des mesures internationales* pour contrôler et limiter la production de stupéfiants ainsi que leur circulation. En France, une distinction est faite entre utilisateur et trafiquant.

- Pour inciter les toxicomanes à se faire traiter, ils bénéficient de l'anonymat et de la gratuité des soins s'ils se présentent spontanément aux autorités sanitaires. En cas de refus de traitement, le toxicomane est soumis à l'autorité judiciaire pour usage illicite de stupéfiants.
- La répression s'attaque à ceux qui incitent à consommer de la drogue et aux individus qui « blanchissent » l'argent issu du trafic de drogue.

L'information du public est assurée par la MILDT[27] et de nombreuses associations nationales ou locales.

Rôle de l'AS face à la toxicomanie

Comme collaborateur(trice) de l'infirmier(ère), aussi bien à l'hôpital que dans une structure dispensant des soins ambulatoires, l'AS sera confronté(e) soit directement à un patient alcoolique ou toxicomane qui souhaite interrompre sa dépendance, soit à son entourage désorienté. Dans tous les cas, des capacités d'écoute seront nécessaires pour accueillir la demande d'aide. L'AS devra :

- éviter de culpabiliser ou de juger le patient et l'amener à dialoguer ;
- rappeler les risques encourus ;
- souligner les effets positifs d'un sevrage (drogue, alcool ou tabac) ;
- proposer des compensations attrayantes (pratiquer un sport, favoriser une passion, un hobby, par exemple) ;
- orienter vers une assistante sociale ou une structure spécialisée pour une cure de sevrage, par exemple, ou régler un problème administratif (fin de droits, SDF ...) ;
- organiser, avec l'aide d'autres professionnels, une action éducative adaptée en utilisant les ressources déjà existantes de l'INPES.

27. MILDT : Mission interministérielle de lutte contre la drogue et les toxicomanies.

4. Lutte contre les accidents

Quel que soit le type d'accident, accidents de la route, domestiques ou du travail, le facteur humain est primordial. La prévention comprend donc des mesures réglementaires destinées à protéger les individus, parfois contre eux-mêmes, et des mesures éducatives pour apprendre à se protéger soi-même et à protéger les autres.

a. Prévention des accidents de la route

C'est dans ce domaine que la réglementation est la plus stricte (le non-respect de celle-ci entraîne systématiquement des sanctions). Les mesures de prévention exigent :

- le port obligatoire de casque pour les cyclomotoristes ;
- le port obligatoire de la ceinture de sécurité à l'avant et à l'arrière des véhicules, y compris pour les enfants ;
- la limitation des vitesses :
  - 50 km/h en ville,
  - 90 km/h sur route,
  - 130 km/h sur autoroute ;
- la limitation de l'alcoolémie tolérée à 0,5 g/L ;
- le contrôle médical de certaines catégories de conducteurs (chauffeurs poids lourds, taxis, ambulanciers, moniteurs auto-école) ;
- l'instauration du permis à points : toute infraction au code de la route entraîne le retrait de points proportionnellement à la gravité de l'infraction ; les jeunes conducteurs n'ont que six points au permis de conduire, ils n'obtiennent la totalité des points (douze) qu'après trois ans sans accident ;
- le contrôle obligatoire des véhicules de plus de 3 ans ;

Un autre aspect de la prévention est la rapidité et la qualité des soins d'urgence en cas d'accident. Cette mission est assurée par le SAMU et les SMUR reliés à un numéro spécial d'appel, le 15.

b. Prévention des accidents domestiques

Ces accidents touchent essentiellement les enfants. S'il est pratiquement impossible de modifier le comportement des enfants, il est en revanche possible de sensibiliser les parents sur l'intérêt de la surveillance et sur les précautions élémentaires. À savoir :

- ranger allumettes et briquets en lieu sûr ;
- protéger les installations électriques (prises, rallonges) ;
- ranger médicaments, produits ménagers et toxiques hors de la portée des enfants ;
- interdire l'accès aux fenêtres et escaliers à l'aide de barrières ;
- sécuriser l'accès aux piscines, bassins et baignoires ;
- supprimer les sacs en plastique, cacahuètes, petits objets, sources fréquentes d'accidents chez l'enfant ;
- vérifier les normes de fabrication pour les jouets et la mention : « déconseillé aux enfants de moins de 3 ans » ;
- acheter des jouets en fonction de son développement psychomoteur ;
- surveiller l'enfant dans les aires de jeux publiques.

c. Prévention des accidents du travail

La prévention porte essentiellement sur l'information des travailleurs et des employeurs au moyen de :

- l'éducation gestuelle et l'ergonomie ;
- la prévention de l'alcoolisme ;
- la formation du personnel aux techniques professionnelles ;
- l'amélioration des systèmes de sécurité ;
- l'obligation de porter des protections à certains postes de travail : lunettes, chaussures renforcées, casques, gants, masques… ;
- l'utilisation de containers pour le matériel dangereux (ex. seringues, aiguilles…) ;
- le respect des procédures de sécurité liées à un poste de travail ;
- l'affichage des consignes de sécurité ;
- l'équipement de signaux d'alarme en cas de non respect d'une mesure de sécurité ou lors de la survenue d'un accident ;
- la programmation des réunions de travail avec le personnel pour réévaluer les risques liés au travail.

4 ▸ Le système de santé français (SSF)

Un système de santé regroupe tous les moyens humains, financiers, et les équipements qui permettent de réaliser une politique de santé dont les objectifs sont de distribuer les soins, d'organiser le dépistage et la prévention, de promouvoir la santé et éduquer la population.

1. Organisation administrative du système de santé

En France, les compétences en matière de santé sont partagées entre l'État et les collectivités territoriales (régions, départements, communes).

Les ***lois de décentralisation de 1982*** et ***1983***, ont permis une décentralisation de l'administration française depuis l'État vers les communes, les départements et les régions. La décentralisation confère à ces collectivités territoriales une autonomie juridique et de gestion et leur attribue des compétences propres.

On oppose à cette décentralisation, la ***déconcentration***. Les structures déconcentrées de l'État agissent comme représentant de l'État, sans autonomie décisionnelle, juridique ou gestionnaire. Les représentants des structures déconcentrées sont placés sous la hiérarchie du pouvoir central. Il s'agit du préfet, du recteur d'académie ou du trésorier payeur général.

Dans le domaine sanitaire et social, les responsabilités administratives sont partagées entre le pouvoir déconcentré de l'État (***DRASS*** et ***DDASS***, placées sous l'autorité du ministère chargé de la santé et des affaires sociales) et le pouvoir décentralisé (les ***départements*** et les ***communes***).

a. Les principales directions du ministère de la Santé et des Affaires sociales

- la direction générale de la santé (***DGS***). Elle a deux services principaux :
  - le service des politiques de santé et de la qualité du système de santé ;
  - le service de prévention, les programmes de santé et la gestion des risques ;
- la direction de l'hospitalisation et de l'organisation des soins (***DHOS***) ;
- la direction de la sécurité sociale (***DSS***) ;
- la direction de la recherche, des études, de l'évaluation et des statistiques (***DREES***) ;
- la direction générale de l'action sociale (***DGAS***).

b. Les services déconcentrés du Ministère de la santé et des affaires sociales

Il s'agit de :

- l'agence régionale de l'hospitalisation (***ARH***) ;
- le comité technique régional et interdépartemental (***CTRI***), il a pour but de coordonner les actions dans chaque département et la région, il réunit les directeurs des DDASS et DRASS ;
- la DDASS.

▶ Hiérarchie des pouvoirs

- ***Au niveau de l'État*** : le ministère de la santé. L'État a pour principale fonction de définir la politique de santé du pays. Il assure aussi des fonctions particulières dans le domaine sanitaire et social.
- ***Au niveau de la région*** : la DRASS (direction régionale des affaires sanitaires et sociales). La France métropolitaine compte 22 DRASS placées sous l'autorité des préfets de région.
- ***Au niveau de département*** : la DDASS et la DVS. La direction départementale des affaires sanitaires et sociales (DDASS) et les services du conseil général DVS (direction de la vie sociale) (*cf.* tableau ci-dessous). Il n'existe pas de relation hiérarchique entre la région et le département. Les DDASS sont autonomes.

Tableau 1.5 – Répartition des compétences au niveau du département[a].

	DDASS	DVS
Prestations sociales	– Aide aux SDF – RMI – Hébergements sociaux	– CMU – Aides ménagères aux personnes âgées, aux handicapés…
Services et actions	– Santé scolaire – Hygiène publique – Contrôle des établissements médico-sociaux	– Aide sociale aux familles et à l'enfance – PMI, vaccinations – Dépistage précoce des cancers

a. Liste non exhaustive.

• ***Au niveau de la commune*** : la municipalité. Le maire est responsable de la santé publique de sa commune. À ce titre, il est chargé d'assurer l'application des règles d'hygiène publique (exemple la lutte contre l'épidémie, la surveillance des eaux potables et des piscines, la salubrité publique, etc.) Le centre communal d'action sociale (***CCAS***) assure la majeure partie des actions sociales de la commune. Par exemple :

- action sociale pour les personnes âgées (service de repas, soins à domicile...), pour les enfants (crèches, haltes-garderies...) ;
- aide sociale telle que l'instruction des dossiers (d'aide médicale, de RMI, d'aide sociale à l'enfance).

2. Organisation sanitaire et sociale du système de santé

a. Les établissements sanitaires et sociaux

Ils sont classés en fonction de leur statut public ou privé.

• Les établissements de santé ***publics***

- Les CHR, les CHU. Ils sont importants dans les grandes villes.
- Les hôpitaux locaux (CHG) ils sont implantés à distance des grands centres.

• Les établissements de santé ***privés***

L'ensemble des établissements publics et privés est coordonné par la carte sanitaire. Elle a pour but de quantifier les équipements sanitaires pour un territoire donné.

b. La sectorisation et les structures d'accueil psychiatrique

Chaque secteur dispose d'un centre médico-psychologique (***CMP***) et d'une équipe médico-sociale qui assure la prévention, le dépistage et le diagnostic précoce des maladies, ainsi que le traitement intra et extrahospitalier, la postcure et la réadaptation des patients.

Les patients atteints de troubles mentaux peuvent être dirigés vers plusieurs types de structures en fonction de leur état et des capacités d'accueil. Ces structures sont avec ou sans hébergement. Par exemple :

• l'***hôpital de jour*** ou hospitalisation de jour (HDJ) assure des soins individuels dans la journée (le patient réintègre son domicile le soir) ;

• les ***centres médico-psychologiques*** (CMP) : proposent des consultations psychologiques aux patients avant ou après une hospitalisation, et parfois pendant, pour envisager la prise en charge ambulatoire ;

• les ***ateliers thérapeutiques*** utilisent des soins d'ergothérapie pour réhabituer les patients à une activité professionnelle ou sociale ;

• les ***centres d'aide par le travail*** (CAT) et les ateliers protégés offrent des activités professionnelles à des personnes qui ne peuvent pas intégrer le monde du travail dit normal en raison de troubles mentaux.

▶ À savoir

Les lois de sectorisation psychiatrique ont pour but de combattre le rejet et la ségrégation envers les malades mentaux en instituant une prise en charge adaptée et en renforçant leur protection.

c. Les services de secours et soins d'urgence

Les principaux services d'urgence sont :

• Les services d'aide médicale d'urgence (***SAMU***) ;

• Les services mobiles d'urgence et de réanimation (***SMUR***). Ils interviennent sur les lieux mêmes de l'accident ;

• Le ***plan ORSEC*** qui comporte le plan blanc et le plan rouge.

3. Organisation de la protection sociale

La protection sociale représente l'ensemble des aides permettant d'assurer une vie décente à chaque individu et à sa famille face à un risque social.

a. Quatre niveaux d'intervention de la protection sociale

Il existe quatre niveaux d'intervention

• la ***famille*** ;

• les ***institutions charitables***. L'aide sociale est née d'une succession d'aides légales (aux aliénés, aux malades) mise en place dès le XIXe siècle et regroupées sous l'appellation d'***Assistance publique***. L'action sociale recouvre le même type de prestations mais n'est pas obligatoire comme l'aide sociale. Les prestations d'aide sociale sont versées par les collectivités locales (communes), les caisses de sécurité sociale et les associations caritatives. Cela comprend l'aide sociale à l'enfance, aux

personnes handicapées, aux personnes âgées, aux familles, aux personnes à faible revenu (RMI) ;
- les ***assurances personnelles*** (mutuelles, privées à but lucratif) ;
- la sécurité sociale.

Actuellement, ce sont ces deux derniers niveaux qui assurent la protection sociale de la population.

b. Notions de risques sociaux et de protection sociale

Les risques sociaux sont liés aux événements de la vie d'un individu. Par exemple :
- accident et maladie ;
- maternité ;
- vieillesse et invalidité ;
- décès ;

c. L'organisation de la Sécurité sociale

La loi[28] rend obligatoire l'affiliation à la Sécurité Sociale de tout travailleur résidant sur le territoire.

▸ La sécurité sociale et ses missions

- Couverture sociale de la totalité de la population avec trois régimes principaux :
  - ***le régime général*** (salariés du commerce et de l'industrie, soit environ 83 % de la population) ;
  - ***le régime agricole*** (salariés et exploitants agricoles) ;
  - ***le régime des professions indépendantes***. (Plus d'autres : SNCF, RATP, militaires de carrière…).

→ Obligation de cotisations de tous impliquant l'hétérogénéité des individus devant les risques donc une redistribution financière ;

→ Absence de bénéfice ou de profit de l'organisation ;

→ La variabilité des cotisations en fonction des ressources ou des revenus pour des prestations identiques dans le domaine de la santé uniquement (et non en fonction du risque représenté).

- Une prise en charge selon les risques sociaux d'après trois branches :
  - la branche maladie, maternité, invalidité, décès ;
  - la branche vieillesse ;
  - la branche famille (prestations familiales dont les allocations familiales).

▸ Les bénéficiaires de la sécurité sociale

Sont dits bénéficiaires, les personnes qui peuvent percevoir les prestations de la sécurité sociale, à savoir :
- l'assuré ;
- ses ayants droits :
  - le conjoint non salarié,
  - les enfants de moins de 16 ans ou entre 16 et 20 ans, étudiants et handicapés ;
- Autres bénéficiaires, dont les cotisations sont payées par l'État : les personnes inscrites à l'ANPE ou les personnes percevant le RMI.

L'ouverture de droits de sécurité sociale est conditionnée par les cotisations préalablement versées.

Tableau 1.6 - Les quinze chiffres de l'identification de l'assuré social.

1 ou 2	53	08	40	113	057	11
Sexe : 1 pour les hommes 2 pour les femmes	Année de naissance	Mois de naissance	Département de naissance	Commune de naissance	N° d'INSEE	Chiffre clé

d. Le financement de la sécurité sociale

▸ Les cotisations

- Prises sur les salaires pour les salariés du régime général ;
- complétées par la cotisation sociale payée par l'employeur.

▸ Le financement public

La ***Contribution Sociale Généralisée*** (CSG)[29]. Le produit de la CSG est affecté à :
- la branche famille ;
- la branche vieillesse ;
- la branche maladie.

28. Instauration de la Sécurité sociale par l'***ordonnance du 4 octobre 1945***.

29. Elle a été introduite le 1er février.1991, avec un taux de 7,5 % depuis le 1er janvier 1998.

Certaines taxes fiscales transférées à l'assurance maladie

• Taxes sur l'alcool et le tabac ;
• taxes sur la vente directe des médicaments aux pharmacies par les laboratoires ;
• taxes sur la promotion des médicaments ;
• taxes sur les assurances automobiles ;
• taxes sur les boissons non alcoolisées.

Les contributions publiques

• Subvention aux régimes en déséquilibre ;
• prise en charge de l'État de certaines prestations (exemple : allocation adulte handicapé).

La contribution au remboursement de la dette sociale (CRDS)

Introduite en 1996, pour combler le déséquilibre financier de la sécurité sociale. Son taux est de 0,5 % et porte sur tous les revenus, à l'exception des minima sociaux, des rentes d'accident de travail et des prestations militaires d'invalidité. Sa durée de prélèvement est prévue jusqu'en 2014.

e. *Les prestations sociales*

Le bénéficiaire peut obtenir deux catégories de prestations :

Les prestations en nature

• Définition

Elles correspondent au remboursement des frais occasionnés par les soins de santé des assurés et leurs ayants-droit en cas de maladie ou d'accident (avec la ***carte vitale***, l'assuré ne paie plus que la part non remboursée par la sécurité sociale).

• Le montant du ***remboursement***

Une partie des frais est pris en charge par l'assurance maladie : c'est le *tarif de responsabilité*.
La part laissée à la charge de l'assuré : c'est le *ticket modérateur*, dont le taux varie selon la nature des soins.

Exemples

Lors d'une hospitalisation, en plus du ticket modérateur, l'assuré participera aux frais hôteliers : c'est le *forfait journalier*, fixé à 14 euros par jour en 2005.

Lors d'une consultation chez le généraliste dont le coût est de 20 euros :

– la caisse primaire de maladie rembourse 70 % des 20 euros soit 14 euros ;
– le reste est à la charge de l'assuré, soit 30 % de ticket modérateur (pris en charge par les mutuelles).

• L'exonération du ***ticket modérateur***

– Elle peut être *automatique*, d'« ordre administratif » (aucune démarche à effectuer ni de la part du médecin, ni de la part du patient) :
→ en fonction de l'acte (actes de diagnostic ou thérapeutiques) comme l'appendicectomie, acte thérapeutique (KC50) ;
→ en fonction du traitement, de sa durée (par exemple : hospitalisation du nouveau-né prise en charge si c'est dans les trente premiers jours de vie).
– Elle doit *être demandée* par l'assuré ou le malade ou le médecin traitant, et elle sera alors sous le contrôle *du Médecin Conseil*. Exemples : stérilité et insémination artificielle, soins de plus de 6 mois, trente affections de longue durée (ALD.30), si un coût est élevé pour l'assuré et sur une longue période.

• La couverture maladie universelle (CMU)

La CMU[30] garantit dès le dépôt de la demande l'affiliation à un régime de base de la sécurité sociale, sur le seul critère de résidence stable et régulière en France (depuis au moins 3 mois). Elle ouvre droit :

– aux prestations en nature de l'assurance maladie et de maternité du régime général ;
– à une protection complémentaire gratuite en nature (prise en charge du ticket modérateur) ;
– à une dispense de l'avance des frais selon le système du tiers payant (remboursement direct de la sécurité sociale aux structures et professionnels de soins).

Les prestations en espèces : les indemnités

Elles sont journalières, en relation avec un arrêt de travail. Elles sont destinées à compenser une perte de salaire ou de gain occasionné par la maladie. Plusieurs conditions sont à remplir pour en bénéficier. L'assuré social doit :

• fournir une prescription médicale du repos ;
• envoyer l'avis d'arrêt de travail dans les 48 heures suivant l'interruption ;
• respecter les heures de sortie.

30. Introduite par la loi du 27 juillet 1999.

f. Les prestations d'assurance vieillesse

C'est un système par répartition, c'est-à-dire qu'il reverse aux retraités sous forme de pensions, les cotisations prélevées sur les salaires des travailleurs en activité. Quand ces actifs seront à leur tour à la retraite, ils recevront leur pension retraite.

– Les deux types de prestations

L'assurance vieillesse a pour but de fournir un revenu de remplacement lorsque les individus partent à la retraite. Elle recouvre des prestations de deux sortes :

• ***la pension de vieillesse*** : elle est versée à l'assuré, sur sa demande, lorsqu'il prend sa retraite ;

• ***le revenu minimum*** **:** il est garanti aux personnes âgées dont les ressources sont insuffisantes. Exemple l'allocation du Fonds national de Solidarité.

– Les deux catégories de régimes

• l'obligatoire (représentant la retraite de base) ;

• le facultatif (représentant retraite complémentaire).

Compte tenu du vieillissement de la population française et du taux d'actifs diminuant, le système de financement est actuellement fortement remis en question.

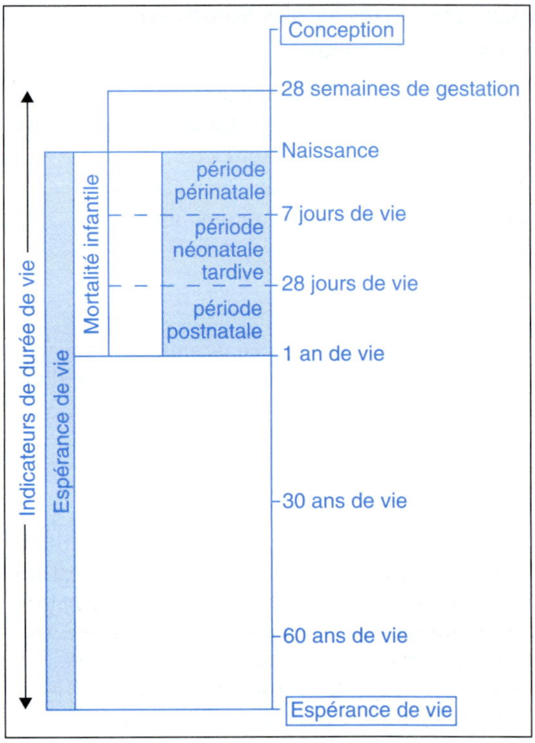

FIG. 1.6 – **Les indicateurs démographiques.**

Ils recensent la population selon l'âge, le sexe, la localité. Ils calculent la densité démographique (nombre d'habitants par km²), les flux migratoires (entrées et sorties d'individus sur un territoire), l'espérance de vie et le taux de naissance dans la population.

4 Le soin

1 ▸ Les conceptions du soin

Le personnel de santé essaie de clarifier la nature de sa pratique et de sa contribution à l'amélioration de la santé, en précisant la base théorique des soins ou « concept[31] du soin ». Celui-ci permet de mieux connaître la personne soignée, son rôle auprès de cette personne et le but de son action.

« Les soignants se retrouvent autour d'un certain nombre de valeurs qui sous-tendent l'exercice de leur profession : le respect de la vie, le respect de la personne humaine et de sa dignité. Les valeurs humanistes donnent un sens au soin et orientent le comportement professionnel, dès lors qu'elles sont intégrées au niveau individuel et partagées au niveau de l'équipe.

Différents concepts : le concept de l'homme, le concept santé, le concept de soin, la conception de la profession sont à réfléchir par chaque soignant (AS, IDE), mais aussi en équipe, afin de parvenir à un consensus sur les conceptions se rapportant directement au soin.[32] »

1. Définitions du soin

« Le terme de soin signifie porter attention à, manifester de l'intérêt pour, prendre en compte, nourrir, laver, donner ce qu'il y a de meilleur, veiller, contribuer au bien-être, assurer un traitement ou une réparation, être présent, faciliter, accueillir, écouter, laisser faire »…[33]

Les définitions du soin sont nombreuses et variées, toutefois elles se regroupent (nous avons mis en italique les aspects importants de chaque définition).

a. Définitions du dictionnaire

- Les soins sont des *moyens* par lesquels on s'efforce de rendre la *santé* à un malade (Larousse).
- Les soins sont des *actes* par lesquels on *soigne* quelqu'un ou quelque chose (Petit Robert).
- Les soins sont des *actions* par lesquelles on conserve ou on rétablit *la santé* (dictionnaire de poche).

b. Définition du soin de V. Henderson[34]

Le soin consiste à *aider* l'individu au maintien ou au recouvrement de la *santé.* Le soignant doit le faire de manière à l'aider à ne plus avoir besoin de son aide, à atteindre un niveau de vie indépendant le plus tôt possible, ou bien à assumer le mieux possible un handicap.

c. Définition du soin de W. Hesbeen[35]

Le soin, c'est l'*attention* particulière portée par le soignant à une personne ou à ses proches en vue

31. Le concept est une « représentation générale et abstraite » que l'on se fait de quelque chose (définition du Petit Robert).
32. *Aide-mémoire n°2O Soins infirmiers I, concepts et théories, démarche de soins et soins généraux*, E.Winock, J. Cavignaux, Éd. Vernozobres-Grego.
33. *La Nature des soins infirmiers*, V. Henderson, Éd. Masson.
34. Ibid.
35. *Prendre soin à l'hôpital. Inscrire le soin infirmier dans une perspective soignante*, W. Hesbeen, Éd. Masson, 2006.

de leur venir *en aide* dans la situation qui est la leur. Il comprend tout ce que les soignants font, dans les limites de leurs compétences, pour prendre soin des personnes afin de contribuer à son bien-être quel que soit son état.

d. L'aspect législatif des soins infirmiers

Le décret relatif aux actes professionnels de la profession d'infirmier[36] stipule l'aspect législatif des soins.

Article R.4311-2 : « Les soins infirmiers, *préventifs, curatifs* ou *palliatifs*, intègrent la qualité technique des soins et la qualité des relations avec les malades. Ils sont réalisés en tenant compte de l'évolution des sciences et des techniques dans le respect des droits de la personne, dans le souci de son éducation à la santé et en tenant compte de la personnalité de celle-ci dans ses composantes physiologique, psychologique, économique, sociale et culturelle ».

e. Les six dimensions des soins infirmiers

Les différentes dimensions des soins infirmiers sont :

• La dimension ***préventive***

Il s'agit d'éviter les risques connus pour la santé (par exemple ; l'alcoolisme, vaccination), éviter les complications : massage, changement de position, stimulation relationnelle, prévention des infections nosocomiales (hygiène, isolement, circuits, linge…).

• La dimension ***de maintenance***

C'est tout ce qui permet le maintien de la vie et de la santé (aide pour l'alimentation, pour la toilette par exemple).

• La dimension ***curative***

Les traitements visent à éliminer le problème de santé, limiter les complications et les rechutes. Les soins sont à personnaliser ainsi qu'une surveillance des effets attendus.

• La dimension ***éducative***

L'éducation pour la santé est une dimension transversale : il faut être éduqué pour entretenir et promouvoir sa santé, pour gérer une maladie quand elle survient et le cas échéant pour savoir se réinsérer. Elle vise à l'autonomie individuelle de la personne.

• La dimension de ***réhabilitation*** ou de ***réinsertion***

La maladie ou les effets secondaires des traitements peuvent entraîner des séquelles d'ordre physique, psychologique ou social. En équipe pluridisciplinaire (kinésithérapeute, ergothérapeute, psychologue, infirmière, AS, médecin…), les soignants vont intervenir auprès du patient dans le but de le soutenir, de l'aider à intégrer de nouveaux apprentissages, à s'investir dans sa nouvelle vie.

• La dimension ***palliative***

Le but des soins est le confort de la personne. Il s'agit de soulager la douleur, limiter les symptômes de la maladie, être à l'écoute de ses demandes.

2. Prendre soin, soigner

Il faut bien différencier le sens de ces deux expressions.

a. Prendre soin

Prendre soin, c'est veiller sur la personne soignée dans sa globalité, l'aider à restaurer sa santé. Prendre soin c'est « **prendre en compte** » ce que la personne vit, porter sur sa souffrance un regard bienveillant. C'est aussi aider la personne à identifier ce qui est bon ou néfaste pour sa santé et comment y remédier ; l'aider à s'adapter à un traitement ou à une prothèse ; l'aider à vivre les différentes étapes de sa vie, jusqu'au bout, jusqu'à la mort. Prendre soin a donc deux aspects

• ***un aspect technique*** : par exemple, le soignant fait une toilette, aide au repas ;

• ***un aspect relationnel*** : par exemple, le soignant va informer, expliquer, conseiller, éduquer, mais aussi pour écouter, réconforter, obtenir des informations indispensables, soutenir et mettre en confiance car quel sens peuvent avoir des gestes techniquement parfaits, aussi bien pour le soignant que pour la personne soignée en absence de relation ?

b. Soigner

Soigner, c'est, pour les soignants, accomplir des ***actes professionnels*** dans la limite des compétences de chaque membre de l'équipe. Soigner

36. 29 juillet 2004.

ne s'improvise pas, les soins s'inscrivent dans une démarche de soins réfléchit en équipe, ce n'est pas une simple exécution de tâches. L'AS doit posséder aussi bien des connaissances sur la personne soignée, sa pathologie, la surveillance clinique, qu'une maîtrise de la technique gestuelle et de la relation. « On ne soigne pas une maladie mais un malade. »

3. Les multiples aspects du soin

Les définitions des soins sont extrêmement imbriquées.

Faire un pansement non médicamenteux à une personne implique, pour l'AS, une ***technique*** et des gestes professionnels, certes ; mais l'évaluation de l'état de la plaie implique des ***connaissances*** et le rapport avec le patient implique une qualité de *communication* et un ***comportement*** adapté à la situation. De plus, le patient doit veiller lui-même sur sa plaie et son pansement. Les dimensions ***éducative*** et ***relationnelle*** prennent toute leur importance.

Rôle de l'AS

L'aide soignant doit avoir le désir de s'intéresser à l'humain dans *sa globalité*. Le soin est un moyen de traiter à la fois une maladie et une personne. Cependant, chaque situation de soin est nouvelle, chaque personne est unique et l'aide soignant doit savoir gérer tous ces éléments ainsi que ces affects.

5 La notion d'accompagnement

Les enjeux de l'accompagnement sont multiples et concernent tout particulièrement les soignants. Qui accompagner ? Quand ? Et pourquoi ? Quel comportement adopter envers le patient accompagné et également envers sa famille et son entourage ? Quels écueils éviter ?

1 ▸ Caractéristiques de l'accompagnement

Deux notions essentielles s'imposent : la liberté et l'éthique.

1. La liberté

Il n'y a pas d'accompagnement bienveillant d'un patient (malade, handicapé ou en fin de vie) sans respecter un espace de ***liberté***. Il s'agit pour le soignant de ne jamais précéder le patient, ni lui indiquer la route à suivre, mais de ***marcher à ses côtés*** en le laissant libre de choisir son chemin et le rythme de ses pas.

Cela suppose de ne pas se retrancher derrière une fonction ou une technique, mais de s'ouvrir à la personne que l'on accompagne ; de se rendre disponible pour assurer des visites régulières et lui permettre l'expression de ses émotions.

Le soignant (AS, IDE) acceptera le patient sans jugement de valeurs, avec respect, afin de maintenir le sentiment de dignité de la personne.

2. L'éthique

Le terme « accompagner » impose (dans le milieu médical et paramédical) une exigence qui est celle de prendre en compte l'homme en tant que sujet de pensées, de désirs, d'interrogations philosophiques et spirituelles.

C'est un ***thème éthique*** qui soulève une question d'ordre moral : comment respecter l'être humain que l'on accompagne dans sa globalité ? Comment maintenir jusqu'au bout sa dignité ?

2 ▸ Rôle de l'accompagnant auprès du patient

1. Rechercher la bonne attitude

Le soignant doit rechercher quelle est l'attitude qui convient le mieux auprès du patient, celle qui lui paraît la plus appropriée[37]. L'attitude d'écoute du soignant se manifeste par une capacité de ***réceptivité et de partage*** ; c'est ce qui s'appelle, en relation d'aide, ***l'écoute active***. L'écoute est à la fois non-verbale et verbale, prouvant au patient que l'on est bien attentif à lui.

- Les manifestations ***non verbales*** de l'écoute sont :
  - ***le contact visuel***, regarder l'autre, lui témoigner par la présence du regard toute l'importance que

37. Le psychologue Porter distingue six attitudes de relation au patient. Les connaître permet d'analyser sa conduite d'accompagnement.

l'on attache à ce qu'il énonce. C'est lui manifester de l'attention, en quelque sorte confirmer son existence aux yeux du soignant. Le regard est utilisé pour maintenir et enrichir la qualité des échanges. Attention, il faut veiller à ne pas fixer la personne, ce qui peut la gêner ;

- ***le langage corporel, le toucher***, les positions physiques communiquent de façon non verbale ce que nous vivons de l'intérieur. Le non-verbal est un mode fondamental de la communication. Il permet au soignant de manifester sa présence et son intérêt envers le patient. En pratique, le soignant (AS, IDE) veillera à s'installer face au patient pour mieux porter son regard, être assis si le patient est allongé, les bras non croisés, le corps détendu, demander au préalable au patient s'il accepte votre main sur la sienne ;
- ***la voix***, l'intonation sera chaleureuse témoignant de votre disponibilité vis-à-vis du patient. Vos émotions (colère, joie, tristesse) sont véhiculées aussi par la voix et l'élocution, et elles seront perçues par le patient.

• Les manifestations ***verbales*** de l'écoute sont :

- ***la reformulation***, c'est la façon dont le soignant va redire en d'autres termes et d'une manière plus concise ou explicite ce que le patient vient d'exprimer et cela de telle sorte que le patient en soit d'accord. De cette façon, le soignant est sûr de ne rien ajouter de différent, d'interprétatif dans la communication qu'il vient d'écouter (par exemple : « en d'autres termes, si je vous ai bien compris… ») ;
- les ***questions*** d'***exploration*** et de ***clarification*** des propos du patient.

2. Rechercher la bonne distance

La bonne distance dans la relation de l'accompagnant réside dans l'***empathie***. En relation d'aide, le soignant (AS, IDE) se centre sur le patient, comprend le message qui lui est transmis, mais perçoit aussi les émotions qui animent le patient. À tout moment, le soignant reste conscient que les sentiments appartiennent à l'autre. Par exemple : « Je comprends votre colère quand vous me dites que votre vie est fichue maintenant, que vous regrettez de ne plus avoir le temps de réaliser tous vos projets ».

Le soignant témoigne, par la reformulation, qu'il a bien compris le contenu et l'émotion qui anime le patient. « La relation avec une personne en fin de vie demande de ne pas se mettre à la place de l'autre. »[38]

3. Faire prévaloir l'écoute et le silence

Sachons garder le silence auprès du patient et écoutons le : aidons-le à rester dans « l'ici et le maintenant », à ne pas anticiper sur « ce qui va se passer… ». Respectons son cheminement individuel. Le silence peut signifier :

• l'intégration de ce qui vient d'être dit ;

• l'intensité dans la recherche de la réponse la plus pertinente et tenant compte de tout ce qui précède ;

• la peur ou la souffrance qui étouffent les mots dans la gorge ;

• la joie peut être si profonde, que les mots en diminueraient la qualité.

L'écoute du silence demande la présence la plus intense et la plus vraie de la part du soignant (AS, IDE). Le silence est riche de mouvements internes tumultueux ou calmes, ils sont à respecter. Dans la pratique, le silence de l'autre peut mettre mal à l'aise le soignant dans un premier temps : « Qu'est-ce que je dois dire, faire ? ».

Le soignant a peur d'être jugé incompétent s'il ne répond pas immédiatement. Le silence n'est pas synonyme de vide, ni d'absence dans la relation. Bien au contraire, c'est dans le silence que se prolonge la réflexion. Le soignant, au lieu de vouloir répondre, accueille le silence, lui fait place.

4. Comprendre les « attitudes de défense » du patient

Dans la relation « *accompagnant-accompagné* » chacun met en jeu ses propres mécanismes de défense ; le soignant sera attentif à les reconnaître afin de pouvoir mieux comprendre le patient. Il faut préciser que lorsqu'on parle de « défense », il ne s'agit pas de se défendre contre le monde extérieur. Il s'agit d'une partie du *moi* qui demande l'oubli et se défend contre l'activité d'une autre partie du *moi* qui pourrait l'amener à souffrir. Citons trois exemples.

38. *Collège soins infirmiers, l'infirmière et les soins palliatifs*, SFAP, Masson, Paris, 2002.

- La ***régression.*** C'est le retour à des comportements du passé. Les patients s'abandonnent sans réaction, demandent le maternage.
- L'***agressivité*** envers le soignant. Le refus, la colère et l'agressivité qui se manifestent à l'égard du soignant sont les signes d'une réaction violente devant la souffrance ou devant la maladie ou la mort, ressentie comme une agression insupportable. Chez la famille du patient gravement malade, on constate souvent aussi un comportement agressif à l'égard du personnel de soins qu'il faut savoir interpréter comme une défense (même s'il est pénible à supporter).
- La ***colère retournée contre soi.*** Le patient ne veut pas reconnaître son agressivité, ni l'assumer. Il la retourne contre lui.

5. Analyser les difficultés de l'accompagnement

Tout comme l'entourage familial du patient, le soignant peut subir ce qu'il est convenu d'appeler la ***souffrance du soignant***.

La relation avec une personne malade (et ou en fin de vie) est d'autant plus difficile et pénible à assumer qu'elle requiert beaucoup d'énergie. Certains « accompagnants » ont l'impression d'être « vidés » par ce travail. C'est cet investissement qui explique la peur d'être happé et parfois la réticence à franchir le seuil de la chambre. Certaines capacités semblent être attendues chez le soignant.

Reconnaître ses limites

La limite est propre à chaque individu ; elle sert de protection, de limitation à l'investissement personnel : c'est une *mise à distance des sentiments*. Pour établir des limites, il faut accepter au départ que l'autre est différent de nous, qu'on ne peut tout lui donner. Le fait d'être conscient de ses limites permet de faire de la place à l'autre, de pouvoir se tenir ni trop près, ni trop loin, mais à la bonne distance.

« Les soins à la personne en fin de vie sont multidimensionnels, et sous-tendent chez le soignant (AS, IDE) une remise en question personnelle, car bouleversé par la confrontation à ses limites humaines et à la question du sens de la vie. La mort de l'autre renvoie le soignant à un face à face avec lui-même. Elle bouleverse le quotidien du soignant : ses valeurs, ses repères, ses croyances sont questionnés. Des émotions intenses peuvent l'envahir telles que la tristesse, la peur, la colère générant souvent des passages à vide, des envies de tout abandonner. »[39] Ce contexte peut générer un stress intense, qui dépasse les limites de l'individu et occasionner parfois un excès de fatigue tant physique que psychologique. Quelques signes annonciateurs d'un excès de fatigue sont :

- de fréquentes et involontaires pensées envers le patient malade ;
- des pleurs et accablement en fin de journée ;
- le sentiment pénible d'impuissance ;
- la difficulté de concentration ;
- la colère, l'anxiété, l'irritabilité, etc.

Assumer son impuissance

« Dans le quotidien, la répétition de soins difficiles met à rude épreuve les ressources personnelles du soignant (AS, IDE) et risque de rompre l'équilibre psychique qui lui permet de continuer à soigner sans fuir. Tous les soignants peuvent se sentir démunis face aux problèmes de la maladie grave et de la mort. Les ***réunions d'équipe*** pluridisciplinaire offrent aux soignants l'occasion de parler de leurs difficultés et de comprendre leurs différents points de vue. Les ***transmissions*** sont un moment de concertation et de partage des informations, mais aussi un moment d'échanges au sein de l'équipe. Les ***groupes de parole*** sont mis en place à la demande des équipes pour atténuer les tensions émotionnelles et améliorer la relation soignant soigné. »[40]

6. Réfléchir sur les « mots de la fin »

Si le patient est en phase terminale il sait qu'il va mourir mais il reste cependant jusqu'au bout un « vivant ». Quel que soit son niveau de conscience, la personne en fin de vie doit être informée ***avant*** et ***pendant*** les soins qui lui sont prodigués. Le soignant veillera à la prévenir par exemple que ses proches sont informés, qu'ils viennent ou vont arriver.[41]

Le soignant (AS, IDE) se doit de veiller en premier lieu au confort de la personne et à son bien-être.

39. *Soins palliatifs en équipe : le rôle infirmier*, V. Deymier, Institut UPSA de la douleur, 2000.
40. *Soins palliatifs en équipe : le rôle infirmier*, V. Deymier, Institut UPSA de la douleur, 2000.
41. Rappel du décret n° 74-27 du 14.01.1974-Art 68 qui précise que : « la famille ou les proches doivent être prévenus dès que possible et par tous les moyens appropriés de l'aggravation de l'état du malade et du décès de celui-ci ».

Selon les familles, toutes ne souhaitent pas être présentes ou participer aux derniers instants du patient. Il est nécessaire de se ***renseigner au préalable*** pour recueillir leur désir. Le soignant (AS, IDE) doit pouvoir offrir son soutien et déculpabiliser les proches qui ne se sentent pas capables d'être présents auprès de la personne en fin de vie.

3 ▸ RÔLE DE L'ACCOMPAGNANT AUPRÈS DE LA FAMILLE DU PATIENT

La règle d'or pour le soignant demeure la parole et l'écoute. Cette parole fait le lien du trio : ***soignant-patient-famille*** (*cf.* Fig. 1.4).

Pour aider l'accompagnement des familles, le soignant devra demander aux membres de la famille qui le désirent (et en accord avec le patient) de participer à des soins (soins de bouche, essuyer le visage). Pour que l'accompagnement se déroule au mieux, le soignant doit réfléchir à tous les aspects de la situation. Accepter le patient comme une personne signifie d'abord l'accepter avec, et dans, son entourage. Trouver une relation équilibrée entre famille, patient et soignant est alors une nécessité.

1. Savoir vivre une relation triangulaire

Le médecin est celui qui informe au quotidien le patient sur son état et répond aux questions de la famille.

Le cadre infirmier, l'infirmière et l'AS sont les autres interlocuteurs du patient et de la famille. Chacun pourra informer sur l'évolution de la maladie, des soins et des traitements selon un consensus d'équipe et en fonction des compétences de chacun. L'utilisation d'un vocabulaire adapté et compréhensible est indispensable.

Ce lien relationnel est important car la famille a besoin d'informations régulières et d'explication. Il est important, dès le début de la prise en charge du patient, que les soignants connaissent l'histoire de la maladie mais aussi du vécu de la personne malade, pour mieux comprendre les difficultés et les réactions des proches.

Le but des interventions des soignants (AS, IDE) est d'aider les familles à gérer leurs sentiments, à prendre leurs propres décisions et à les réajuster, car leur rôle est essentiel et demeure un soutien primordial pour la personne en fin de vie. Toute l'équipe va accompagner la famille dans le processus de deuil car ces derniers moments resteront gravés dans la mémoire des proches.

La participation aux soins peut aider la famille à mieux aider et communiquer avec leur parent malade. Certains n'osent pas spontanément : c'est au soignant de proposer, par exemple, d'aider à l'installer dans le lit ou aider dans la prise du repas[42].

Une relation triangulaire : patient-soignant-famille qui peut se schématiser de la façon suivante.

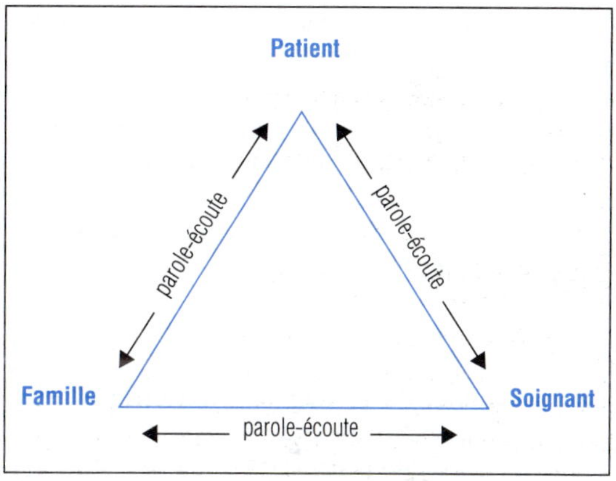

Fig. 1.7 – **Trio soignant-patient-famille.**

2. Éviter les confusions de rôle

Il est vrai que le patient a d'autres besoins que le soin, en particulier un intense besoin affectif, que le soignant doit privilégier. Par exemple, au moment du repas, le patient a davantage besoin de rencontrer douceur et chaleur humaine plutôt que nourriture biologique.

Mais les confusions de rôle sont des écueils à éviter dans les relations avec la famille.

- Le soignant « accompagnant » reste le soignant : il ne peut devenir le « parent » du patient, même si les rapports sont très chaleureux.
- La famille reste la famille : il ne faut pas lui demander de jouer le rôle du soignant.

42. *Soins palliatifs en équipe : le rôle infirmier*, V. Deymier, Institut UPSA de la douleur, 2000.

3 Protéger le patient des « excès » familiaux

▸ Au niveau des projets

À mesure que la maladie évolue, les difficultés naissent des différences de projets du patient et de sa famille. Parfois les projets sont si incompatibles que le soignant accompagnant cherche à protéger le patient de sa famille.

Étude de cas : Madame B, cancer phase terminale

Madame B, 48 ans, a un cancer évolutif. Elle commence à rentrer en phase terminale ; son fils insiste pour l'emmener en week-end dans sa maison de campagne : elle y serait plus confortable, et entourée… Elle-même n'y tient pas du tout et en fait part à Léa, AS accompagnante, pour qu'elle transmette ses souhaits à la famille.

Le soignant accompagnant doit savoir jouer le rôle « tampon » et faire comprendre à l'entourage que les intérêts du malade peuvent se modifier quand il est gravement malade.

▸ Au niveau de la souffrance

La souffrance est supportée différemment par chacun de nous. Parfois, la perception que la famille a de la douleur du patient est bien différente de celle qu'il ressent lui-même. Or, très souvent, c'est la famille qui prend la décision d'interpeller le soignant à ce propos.

Étude de cas : Madame Y, la souffrance d'une mère

Madame Y dit à l'AS : « mon fils souffre trop ! Vous ne pouvez pas le laisser dans cet état, c'est intolérable, c'est inhumain ». L'AS transmet sa demande très rapidement. Le médecin et l'IDE viendront parler à Madame Y pour lui expliquer comment la douleur de son fils est prise en charge et lui accorderont une écoute afin que Madame Y exprime sa souffrance.

Explications : souvent la famille souffre plus que le patient et le soignant doit s'occuper d'elle en priorité. Le travail d'accompagnement consiste donc à permettre l'expression de cette souffrance pour l'aider à supporter celle de leur proche.

4. Valoriser la fonction familiale

Souvent la famille est très angoissée levant les symptômes de la maladie de leur proche.

Étude de cas : La souffrance d'une épouse

Monsieur A, 70 ans, souffrant d'une récidive de cancer, présente une surinfection pulmonaire : il est très essoufflé. Il ne s'alimente plus. Sa femme est désemparée. Elle sort souvent dans le couloir pour pleurer. Elle active souvent la sonnette pour alerter le personnel de soin. L'angoisse de la femme est trop grande et rejaillit sur le malade. Monsieur A en est très affecté.

Explications : la dyspnée est un symptôme difficile à supporter pour les proches. Par ailleurs, la femme du patient est souvent angoissée quand celui-ci perd l'appétit. Elle a tendance à croire qu'elle n'est plus capable de le nourrir et qu'il va mourir. Elle se culpabilise.

Un des rôles du soignant (AS, IDE) est d'apaiser les tensions, d'expliquer certaines situations, d'aider la famille à accompagner leur parent. Ainsi le soignant joue un rôle important. Il va aider à maintenir la famille autour du patient ; ce qui aidera moralement le patient.

Rôle de l'AS, accompagnant du patient en fin de vie

Les devoirs de l'AS sont les suivants.

- Assurer le confort, le bien-être du patient. (Les soins quotidiens sont réajustés chaque jour en fonction du projet de soins de l'équipe pluridisciplinaire).
- Être à l'écoute, disponible aux besoins et aux demandes du patient.
- Assurer un espace sécurisant, une ambiance apaisante.
- Permettre l'expression des émotions, des tensions du patient.
- Repérer les situations stressantes pour le patient (nuit, change…).
- Réaliser une écoute active auprès du patient.
- Transmettre les observations, les soins réalisés et les dires du patient.

Rôle de l'AS, accompagnant de la famille d'un patient en fin de vie

- Être disponible pour accueillir les proches du patient, répondre à leurs besoins immédiats.
- Être à l'écoute de leur souffrance, de leur demande d'aide pour traverser ce moment de deuil.
- Préserver l'intimité de leur rencontre avec le patient.
- Être capable de les diriger vers les autres membres de l'équipe en fonction de leur attente.
- Les guider vers des lieux où les membres de la famille peuvent se rencontrer sans le patient pour un temps de discussion avec les soignants.

6 L'analyse de la situation d'une personne

Dans notre vie quotidienne, nous devons gérer un nombre important de problèmes. Certains d'entre eux sont plus complexes que les autres et nécessitent un temps de réflexion et d'analyse. Il en est de même dans le domaine de la santé.

1 ▸ Définition

L'analyse de la situation d'une personne vise à évaluer objectivement un ensemble d'informations sur la personne afin de déterminer la cause de son ou de ses problème et d'y apporter une solution.

Prenons l'exemple de la démarche de soins (*cf.* Module 3, Chapitre 7). Elle requiert de la part des soignants des capacités à évaluer l'état de santé du patient, à identifier des perturbations et à y apporter des solutions adaptées.

Notons que l'analyse s'adapte à la situation. Par exemple, le soignant ne procèdera pas de la même manière lorsqu'il s'agit d'une situation d'urgence et d'une situation de la vie ordinaire.

2 ▸ Différentes étapes méthodologiques

La méthodologie d'analyse de situation comporte quatre phases.

1. Une phase descriptive

Elle a pour but d'exposer un énoncé clair, précis et concis de la situation.

▸ La méthode du **QQQOCP**

Le soignant se questionne en utilisant la formule (mnémotechnique) qui lui permet d'analyser la situation sous tous ses aspects[43] :

- ***Pourquoi*** cette intervention ? De ***quoi*** s'agit il ?
- ***Qui*** sont les personnes concernées par la situation ?
- ***Quand*** dois-je intervenir ? Et ***Où*** ?
- ***Comment*** procéder ? (Quels moyens dois je mettre en œuvre ?)

C'est une méthode couramment utilisée dans la démarche de soins (*cf.* Module 3, Chapitre 7).

Étude de cas : Les troubles du sommeil de Madame D.

José (l'AS) aide **Marco** (l'IDE) à étudier l'origine des troubles du sommeil de Madame D, 80 ans, hospitalisée au service de médecine interne. Tous les paramètres de la situation vont être analysés : l'endormissement de Madame D, la durée et la qualité de son sommeil, la température de la chambre, les réveils nocturnes (heure, durée...), les remarques sur le sommeil formulées par Madame D et par les collègues de l'équipe de soin, la prise de sédatifs, l'heure du réveil matinal, la durée de la sieste et les mises en cause de certaines nuisances (bruits d'appareils, de portes, de pas...) au cours de la nuit.

Marco explique à José comment classer ces informations par ordre d'importance, comment rester objectif dans la présentation des données.

Explications : pour la situation précédente, les collègues avaient dit que Madame D se réveillait trois fois au cours de la nuit. Madame D a dit qu'elle se réveillait

43. La formule est plus facile à mémoriser sous la forme « QQQOCP », toutefois logiquement il faut veiller à placer le « P » au début de la réflexion.

vingt fois car il y avait trop de bruit dans le service de soins.

Il s'agit là de paramètres *subjectifs* : « Ils ont dit... ; Elle a dit... ».

2. Une phase explicative

Cette phase a pour but d'apporter des éléments d'information complémentaires à la situation que l'on s'apprête à analyser. Elle permet de se poser des questions pour mieux la comprendre.

Étude de cas : les troubles du sommeil de Madame D (suite)

Le soignant va analyser la nature et les causes des réveils nocturnes de Madame D. (la patiente). Il fait appel à ses *connaissances théoriques* sur le sommeil (Quel est le rythme habituel du sommeil ? Quels sont les normes de la durée de sommeil, etc.). Il notera les heures des réveils nocturnes de la patiente et il envisagera une concordance avec :

- les mouvements du personnel dans le service (bruits de pas, de porte...) ;
- le comportement d'autres patients (TV, radio, discussions, bruits de chasses d'eau...) ;
- la qualité de l'environnement (température, luminosité).

3. Une phase analytique

Pour mieux analyser une situation on peut avoir à décomposer plusieurs parties élémentaires. Par exemple, énumérer l'ensemble des paramètres mis en jeu dans la situation. Cette phase doit permettre d'apporter une solution à une situation problématique.

Par exemple dans la situation de la patiente (Madame D), le soignant doit :

- ***confirmer (ou infirmer) une hypothèse*** (exemple de confirmation : Madame D dort mal, l'environnement est bruyant) ;
- ***mettre en évidence les conséquences de la situation*** (Madame D est somnolente, fatiguée au cours de la journée) ;
- rechercher ***une solution à son problème*** (il faudra améliorer l'environnement de Madame D : diminuer les sources sonores la nuit dans le service de soins).

4. Une phase de synthèse

Cette phase consiste à exposer la situation après l'analyse et en présenter les conclusions. Elle permet de déterminer le ***degré d'urgence*** du problème, à le résoudre et à amener à la prise de décision. Elle fait l'objet d'un rapport (exposé clair, précis de la situation) lors de la transmission écrite et orale.

Étude de cas : les troubles du sommeil de Madame D (suite et fin)

Dans l'analyse de la situation de troubles du sommeil de Madame D (vue précédemment), toutes les informations ont été recueillies auprès du personnel de nuit. Le comportement de certaines personnes (personnel de nuit et patients) a été mis en cause. Une éducation du personnel sur l'importance du sommeil et le respect des personnes, a été mise en place par le service.

7 Les règles d'hygiène, de sécurité, de confort et de respect du patient

1 ▸ Les règles d'hygiène élémentaires

1. La première mesure d'hygiène, sécurité, confort (HSC) : le lavage des mains

Le lavage des mains est la première mesure d'hygiène, il se pratique au minimum 3 fois :

– au début du soin (contact avec le patient) ;

– après avoir préparé le matériel pour le soin ;

– à la fin du soin (après avoir rangé le matériel).

C'est un élément essentiel de la prévention de l'infection nosocomiale. Il peut être simple ou aseptique, dans ce dernier cas, on utilise des produits spécifiques.

Le lavage des mains se déroule en plusieurs phases, voir figure ci-après.

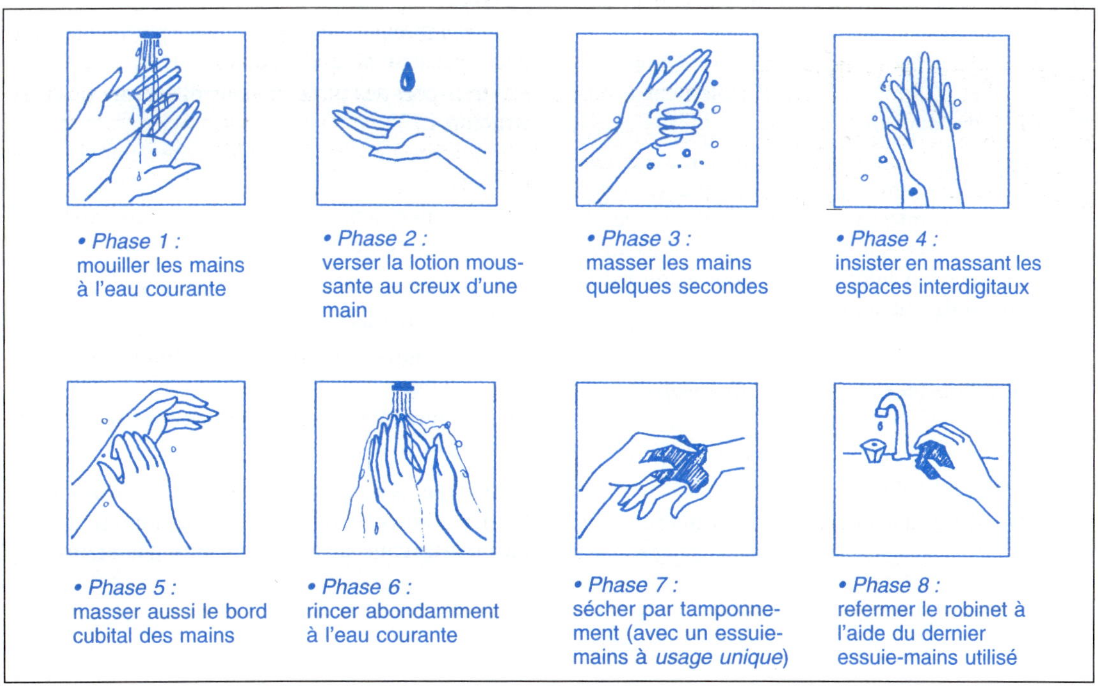

FIG. 1.8 – **Lavage des mains.**

2. Compétences attendues

L'AS doit savoir :

- ***expliquer*** et ***appliquer*** les mesures concernant…
  - l'hygiène corporelle du patient,
  - la prévention du risque infectieux (voir Module 6),
  - l'hygiène hospitalière (voir Module 6) ;
- ***adapter*** les mesures d'HSC au cours d'un soin ;
- s'approprier un ***vocabulaire*** spécifique ;
- ***éduquer*** le patient, ses proches en matière d'hygiène et concernant les procédures d'isolement ;
- ***respecter*** la dignité et la sécurité du patient.

3. Démarche d'observation

a. Observation de la situation du patient avant le soin

La planification des soins d'hygiène dans l'organisation de l'ensemble des soins du patient, est sous la responsabilité de l'infirmière.

Par exemple, le patient doit avoir réalisé sa toilette corporelle avant la réfection d'un pansement stérile par l'infirmière.

Si le patient est immunodéprimé, ou contagieux : il fait l'objet d'une procédure d'isolement à respecter lors des soins à effectuer.

- Les soins de bouche non médicamenteux se réalisent à distance (environ 1 heure) après un repas pour éviter le vomissement ou font suite à l'administration d'un aérosol médicamenteux ; les soins d'hygiène peuvent faire l'objet d'une administration d'un antalgique au préalable.

b. Observation des ressources du service

Pour assurer l'hygiène, l'AS veillera à la présence des éléments suivantts.

- Un point d'eau dans la chambre à l'intention du soignant
- Un savon doux pour le soignant avec distributeur
- Des essuie-mains à usage unique
- Une poubelle
- Une solution hydro-alcoolique (SHA) de petite contenance
- Un circuit du matériel et linge propres et sales ou contaminants
- Les codes de signalisation de procédure d'isolement dans le dossier de soins, pour la chambre.

4. Notions d'hygiène et de sécurité du patient

La transmission des micro-organismes peut se faire par différents ***mécanismes*** :

- de patient à patient ;
- du patient au soignant, puis au patient.

La main est le principal vecteur de transmission des micro-organismes responsable des ***infections nosocomiales*** chez le patient en milieu de soins.

Différents ***facteurs*** interviennent :

- l'absence ou le non respect des règles d'hygiène ;
- la diminution des défenses immunitaires des patients ;
- les nombreuses investigations (perfusion, sondage, pansement, endoscopie, …) ;
- le transport des patients dans différents services, structures ;
- le nombre de soignants, de visites entourant les patients ;
- l'environnement hospitalier où co-existe un grand nombre de germes multirésistants.

Les ***règles*** à respecter pour une efficacité optimale du lavage de mains :

- ongles courts, sans vernis, sans bijou, sans montre aux poignets ni bracelet ;
- port d'une blouse à manches courtes facilitant le lavage des avant-bras.

Le lavage simple des mains ou ***l'utilisation de SHA*** a pour objectif de réduire le nombre de germes constituant la flore transitoire des mains.

Tableau 1.7 – Principales indications.

Situations	Lavage simple des mains	Désinfection des mains par friction
Prise de service et fin de service	Oui	**Non**
Gestes de la vie courante (s'être mouché, s'être coiffé, être allé aux toilettes, avant et après les repas)	Oui	**Non**
Mains souillées après avoir manipulé du matériel souillé (drap, crachoir, ridelle...)	Oui	**Non**
Entre deux soins chez le même patient	Oui [a]	Oui
Entre deux patients	Oui [a]	Oui
Absence de point d'eau à proximité	**Non**	Oui
Avant chaque geste propre (installer d'un patient, servir le repas...)	Oui [a]	Oui [a]

a. Dans ces situations, les deux techniques peuvent être utilisées.

5. Techniques de soin

Tableau 1.8 – Lavage simple des mains.

Matériel	Critères à respecter	Procédure
Point d'eau dans la chambre ou lieu du soin	***Hygiène***	Le port de gants n'exclut pas le lavage de mains
Distributeur de savon doux	***Sécurité***	Respect de la chronologie du lavage de mains pour être efficace.
Essuie-mains à usage unique	***Sécurité***	Procédure en images : *cf.* Fig. 1.8
	Confort	Si utilisation d'un ***savon doux*** et ***essuyage complet***, l'intégrité de la peau des mains du soignant est préservée.

Tableau 1.9 – Friction avec une solution hydro-alcoolique (SHA).

Matériel	Critères à respecter	Procédure
Flacon de SHA (petite contenance)	***Hygiène***	L'application de SHA se fait sur des ***mains PROPRES***
Flacon par soignant pour une journée d'utilisation	***Sécurité***	Respect de : – de la ***dose*** et de la ***chronologie de l'application*** de la SHA ; – ***de la durée d'application de SHA : 30 secondes*** ; – des mains ***sèches*** après une application complète ; – ***au bout de cinq applications*** pour un même patient, il faut réaliser un lavage de mains simple, puis on peut réutiliser la SHA ; – si les mains sont exposées à des liquides biologiques ou autres salissures : faire un lavage de mains.

2 ▸ Les règles d'hygiène, sécurité, confort (HSC) lors du soin

L'AS doit adopter des gestes professionnels de base qui visent à assurer l'hygiène, la sécurité et le confort du patient au cours du soin.

Tableau 1.10 – HSC lors du soin.

Matériel	Critères à respecter	Procédure
Avant le soin : – surblouse ou tablier – SHA – gants à usage unique, etc.	***Hygiène*** ***Sécurité*** ***Confort***	– se laver les mains ou SHA – revêtir une tenue adaptée au soin – prévoir du matériel à usage unique – observer l'état du patient, - – évaluer le degré d'autonomie – évaluer le besoin de l'aide d'une tierce personne pour réaliser le soin – prévenir l'équipe du début de soin (planification du soin, présence mise dans la chambre) – repérer le matériel présent dans la chambre (si besoin remise en ordre) – proposer le bassin, l'urinal ou la toilette avant le soin – installer confortablement le patient
Au cours du soin : – matériel spécifique au soin du patient	***Confort*** ***Sécurité*** ***Hygiène***	– fermer porte et fenêtre – disposer le matériel à portée du patient en fonction du soin (brosse à dents, serviette) – respect de la pudeur du patient – monter le lit à la bonne hauteur (ergonomie) – réaliser le soin dans les délais requis, avec efficacité – adapter les lavages de mains ou l'utilisation de SHA à bon escient lors du soin
Après le soin : – produits pour nettoyer et désinfecter le matériel de soin – dossier de soins infirmiers pour transmission.	***Confort*** ***Hygiène*** ***Sécurité***	– réinstaller confortablement le patient (éviter les plis au drap, taper les oreillers…) – vérifier la température de la pièce (questionner le patient à ce sujet…) – nettoyer, désinfecter, ranger le matériel – respecter les circuits propre/sale – se relaver les mains ou SHA – faire les transmissions, orales et écrites. Pour cela, noter dans le dossier de soins infirmiers les informations suivantes : • date, heure du soin ; • nature du soin ; • nom, qualité, signature du soignant (qui a effectué le soin) ; • résultats obtenus, anomalies ou modifications de l'état physique et moral du patient ; • coopération du patient lors du soin.

3 ▸ Les règles de respect (R) du patient

Toute situation de soins est relationnelle et engendre des marques de respect. Ceci nécessite un comportement adapté, un savoir-être chez le soignant qui n'est pas inné. Quel comportement adopter avec la personne qui chemine dans le processus de sa maladie, de son handicap ? Comment être avec des parents qui accompagnent leur fils malade ?

Personne ne pourra élaborer un fichier de comportements adéquats dans ces situations et dans une multitude d'autres. Chaque personne est unique, chaque situation est nouvelle.

Toutefois, au fil des pages des **Savoirs pratiques**, nous vous donnons quelques exemples de « Savoir-faire » au cours des soins que nous regrouperons sous la rubrique **Respect du patient**.

Ces pratiques sont élémentaires et doivent devenir une habitude de comportement.

Tableau 1.11 – Respect du patient : procédures élémentaires.

Respect du patient	Procédures
Information du patient	– Informer le patient du soin qui va être pratiqué. – Lui expliquer l'intérêt et le déroulement du soin. – Le rassurer lors du soin. – Tenir compte de son avis, de son degré d'autonomie. – Répondre à ses questions. – Lui parler pendant le soin. – Lui offrir une écoute active, – Agir avec tact et délicatesse. – Faire attention aux propos mettant en danger la sécurité psychique du patient (propos provoquant anxiété, agitation, voire refus du soin par le patient).
Pudeur du patient	– Utiliser des paravents lors des soins si chambre à plusieurs lits. – Prévoir linge pour revêtir au fur et à mesure du soin.
Dignité du patient	– Éviter toutes familiarités (ne pas tutoyer, ni utiliser des termes qui pourraient infantiliser la personne ou la dépersonnaliser). – Respecter ses convictions religieuses, ses valeurs, ses goûts. – Stimuler l'autonomie du patient.

<table>
<tr><th colspan="2">Études de situations</th></tr>
<tr><th>Situations de communication à l'hôpital</th><th>Commentaires</th></tr>
<tr><td>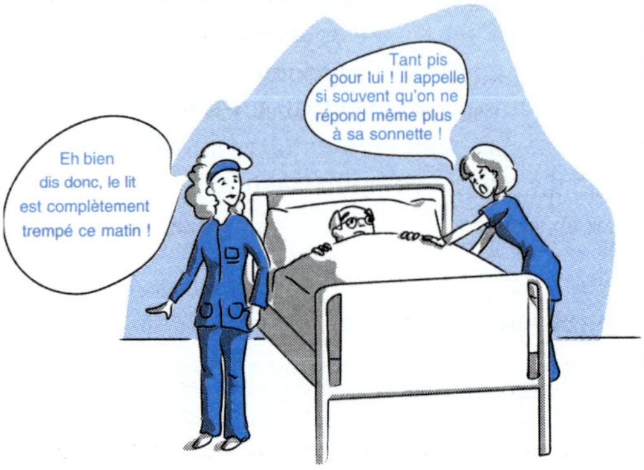
</td><td>Situation de manque de respect

Les réflexions désobligeantes de la part des soignants envers le patient, le fait d'insister sur une déficience, le refus de tenir compte de ses besoins engendrent le plus souvent la crainte, l'angoisse, la honte et la régression de celui-ci et freinent totalement la progression vers l'autonomie.</td></tr>
<tr><td>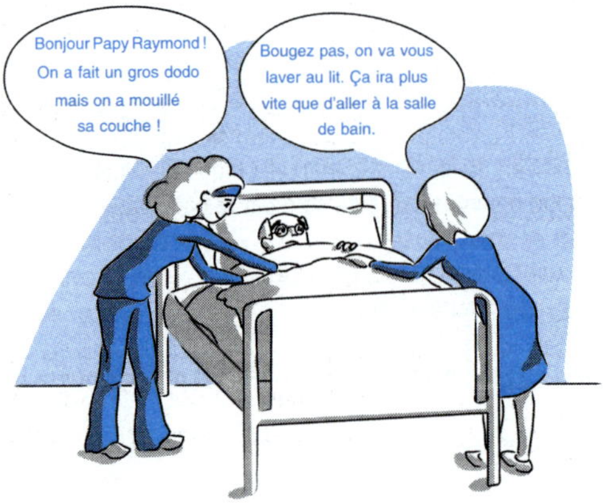
</td><td>Situation de manque de respect

La familiarité, l'infantilisation du patient par le soignant ne sont pas des signes de respect et vouloir tout faire à sa place l'empêche de retrouver son autonomie.</td></tr>
<tr><td>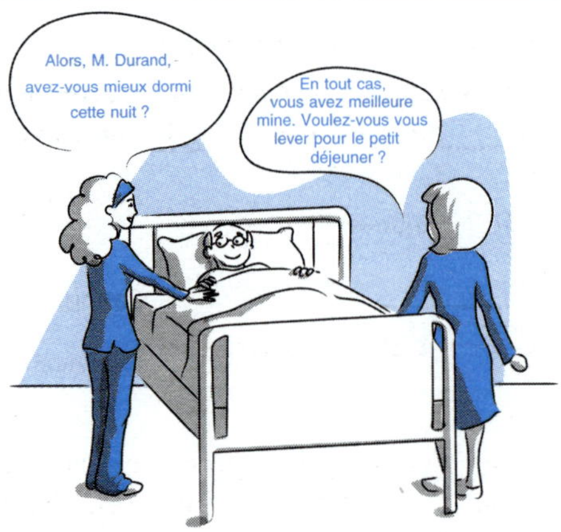
</td><td>Situation de respect

– La politesse manifestée par le soignant à l'égard du patient et le fait de prendre de ses nouvelles le stimulent, l'aident à exprimer ses besoins et le conduisent plus facilement vers l'autonomie souhaitée.
– Le personnel de soins doit Regarder le patient en s'adressant à lui.</td></tr>
</table>

FIG. 1.9 – **La relation de soin doit être fondée sur le Respect (R) du patient.**

8 L'hygiène corporelle

1 ▸ La toilette du corps (toilette au lit)

1. Compétences attendues

L'AS veille à :

- respecter les règles d'H.S.C. ;
- respecter la chronologie d'une toilette au lit d'un patient ;
- évÌaluer le degré d'autonomie de la personne pendant ce soin ;
- respecter les principes d'ergonomie, de sécurité lors des mobilisations ;
- observer l'état clinique du patient : psychologique, état cutanée, notion de douleur, plaintes du patient, degré de fatigue lors de la toilette ;
- créer un climat chaleureux afin de procurer un moment de détente, de bien-être pour le patient.

2. Démarche d'observation

L'AS doit s'informer sur :

- l'état de propreté de la peau, des cheveux, des ongles, de la bouche et de la région génitale et anale du patient ;
- l'état de la literie, du protocole du service pour la fréquence de la réfection complète du lit, voire d'une réfection avec deux, trois alèses en drap de dessous (en fonction des services) ;
- l'existence du nécessaire de toilette appartenant au patient, de son linge personnel ;
- le matériel du service à disposition ;
- les précautions à prendre lors de la mobilisation du patient s'il présente une hémiplégie, s'il a une prothèse orthopédique, un plâtre, une perfusion, des redons, une sonde urinaire et autres particularités ;
- évaluer si le soin peut être fait sans l'aide d'un autre collègue ;
- évaluer le temps de la réalisation du soin et l'intégrer dans la planification des soins.
- Évaluer l'entonomie du patient.

La toilette au lit peut être :

- ***totale*** et le soignant réalise l'ensemble de la toilette ;
- ***partielle*** et le patient peut être autonome pour laver le haut ou une partie du haut du corps (mains, bras, épaule, thorax, visage, rasage, soins de bouche).

3. Indications de ce soin

Ce soin s'adresse au patient qui :

- ne peut se lever car il présente une grande fatigue ;
- a une immobilisation ou interdiction de se lever (repos strict au lit prescrit) ;
- présente un handicap l'empêchant de se lever, ou le patient est dans le coma.

4. Objectifs du soin

Le but est de :

- un état de propreté de la peau et des phanères ;
- prévenir l'apparition de lésions cutanées (rougeurs, escarres) ;
- Ce soin s'inscrit dans le besoin fondamental (selon V. Henderson : « Être propre et protéger ses téguments »).

5. Technique du soin : toilette au lit

Tableau 1.12 – Toilette au lit.

Matériel	Critères à respecter	Procédure
Matériel d'hygiène : – cuvette ; – eau tiède ; – deux gants de toilette : un pour le haut du corps et un gant pour le bas (les jambes, pieds et toilette intime) ; – savon (celui du patient de préférence ou du savon liquide) ; – deux serviettes de toilette – crème, lotion de toilette du patient. ***Matériel en cas de souillure du siège :*** – papier WC. ***Matériel pour le change (si besoin) :*** – protection à la taille du patient. ***Matériel pour l'habillage après la toilette :*** – chemise ou pyjama ; – ou vêtements choisis par le patient.		***Au préalable***
	Hygiène	– se laver les mains avant de commencer le soin et, au cours du soin, si manipulation de linge sale ;
	Respect	– informer et expliquer le soin au patient.
		– pendant tout le soin, entretenir une relation avec le patient.
		Préparation du matériel
	Confort	– installer une chaise au pied du lit (pour recevoir la literie supérieure) ;
		– prévoir une table roulante ou l'adaptable pour poser le matériel ;
	Sécurité	– préparer le matériel d'hygiène ;
		– faire apprécier, si possible, la température de l'eau par le patient en lui faisant tremper le bout de ses doigts dans la cuvette ;
	Confort/sécurité	– enlever les lunettes, les prothèses dentaires et auditives, la montre du patient : à mettre en sécurité sur la table de nuit.
		Déroulement du soin
		– poser les couvertures et le drap du dessus sur une chaise au pied du lit
	Respect	– déshabiller le patient et le recouvrir d'une serviette pour éviter le refroidissement ;
	Hygiène confort	– glisser une serviette de toilette sous la partie qui va être lavée.
		1er temps : le haut du corps
	Efficacité	– laver le corps (avec le gant du haut du corps en ne découvrant que la partie concernée, dans l'ordre suivant : • les mains et les bras ; • le cou, la poitrine ; • l'abdomen.
	Respect	– stimuler l'autonomie du patient selon ses capacités ;
	Efficacité	– rincer et sécher soigneusement pour éviter les irritations, les macérations, les mauvaises odeurs ;
	Confort	– essorer correctement le gant pour qu'il ne coule pas au-dessus du patient, du lit ;
		– porter un soin particulier au niveau du nombril, des aisselles, sous les seins, pli de l'aine : séchage par tamponnement ;
	Hygiène	– changer l'eau.
		2e temps : le dos et le bas du corps
		– tourner la personne sur le côté ;
	Sécurité	– mettre la ridelle pour que le patient puisse s'y appuyer ou demander de l'aide d'un collègue ;
	Efficacité	– placer la serviette de toilette contre le dos, laver dans l'ordre : le dos, les jambes, les pieds ;
	Confort	– soutenir la jambe au niveau de la cheville avec la paume de la main ;

Tableau 1.12 – Toilette au lit. *(Suite)*

Matériel	Critères à respecter	Procédure
Matériel pour réfection du lit : – drap ; – alèse ; – taie d'oreiller ; – protection imperméable. ***Matériel pour évacuer le linge sale :*** – chariot à linge à la sortie de la chambre ou sac plastique sur chariot dans la chambre. ***Matériel pour nettoyage de l'environnement après le soin :*** – type Surfanios® pour nettoyer adaptable, ridelle.	***Sécurité*** ***Confort*** ***Hygiène*** ***Respect*** ***Efficacité*** ***Confort*** ***Efficacité*** ***Hygiène/Sécurité*** ***Hygiène*** ***Sécurité***	– bien sécher entre les orteils car l'humidité favorise les mycoses ; – proposer, après avoir lavé le dos, une friction avec l'eau de toilette du patient ; – ***changer l'eau ;*** ***3e temps : la toilette intime*** – faire la toilette intime : pour respecter la pudeur de la personne, il faut toujours lui proposer de faire elle-même sa toilette intime. Utiliser le gant du bas. Si elle en est incapable, l'AS y pourvoit (*cf.* 3. Toilette génitale non stérile ci-après) ; – habiller la personne avec le vêtement adapté. ***4e temps : les soins annexes*** – procéder aux soins annexes (*cf.* 2. Toilette du visage : oreilles, rasage, maquillage, ...) ; ***5e temps : la réfection du lit*** – refaire le lit. Deux cas se présentent : – si la personne est valide : l'asseoir dans un fauteuil, faire le lit ; – si la personne est invalide : faire le lit avec l'aide d'un collègue et réinstaller le patient confortablement ; – gérer le linge sale dans le chariot spécifique en fonction du tri du linge ; ***6e temps : après le soin*** – nettoyer et ranger le matériel ; – aérer la pièce ; – se laver les mains ; – faire les transmissions orale et écrite à l'équipe : – vos observations de la peau et toute anomalie : rougeur, irritation ; coupure ; – l'autonomie du patient : ce qu'il a fait seul, ses progrès par rapport à hier ; – le comportement du patient : paroles et attitudes ; – les incidents éventuels et les informations apprises pendant la relation.
NB : Si la personne est souillée de selles, commencer par la toilette du siège (utiliser du papier WC et un gant réservé à cet usage).		

2 ▸ Les soins annexés à la toilette corporelle

Tableau 1.13 – Soins annexés à la toilette du corps.

Matériel	Critères à respecter	Procédure
– Serviette – Compresse – Lait de toilette ou savon	 ***Confort*** ***Hygiène/Sécurité***	***Toilette du visage*** – Placer une serviette sous la tête du patient ; – nettoyer à l'eau claire les yeux, souvent avec une compresse humide (dans le sens « propre-sale ») – nettoyer les ailes du nez, les coins de la bouche ;

Tableau 1.13 – Soins annexés à la toilette du corps. *(Suite)*

Matériel	Critères à respecter	Procédure
	Respect	– Selon le choix du patient, laver ensuite le visage à l'eau claire ou avec du lait de toilette, ou du savon.
– Eau tiède 36 à 37 °C dans une cuvette – Savon neutre (type savon de Marseille) – Gant de toilette et serviette de toilette (très doux) – Lime en carton (pour les ongles)	 ***Hygiène*** ***Sécurité*** ***Efficacité*** ***Confort/Respect***	***Toilette des pieds*** Les pieds sont particulièrement exposés aux irritations et aux infections. Il est donc conseillé d'effectuer *chaque jour un lavage simple et soigneux.* ***Déroulement du soin*** – Savonner les pieds avec le gant de toilette en insistant particulièrement entre les orteils ; – rincer et sécher soigneusement les pieds, car l'humidité favorise la macération et donc l'infection ; – vérifier que la peau ne présente aucune fissure, gerçure (observer plus particulièrement la plante des pieds) ; – utiliser une lime en carton et limer les ongles au carré pour éviter qu'ils ne s'incarnent ; – s'informer du bien être du patient.
– Rasoir électrique – Ou rasoir mécanique – Produit après-rasage – Blaireau – Récipient d'eau chaude – Serviette de protection – Gant de toilette	 ***Confort*** ***Efficacité*** ***Sécurité*** ***Confort*** ***Hygiène/Sécurité***	***Rasage de la barbe*** Pour la personne trop fatiguée, une aide est nécessaire pour cette pratique. L'aide choisira de préférence le rasoir électrique. Le rasage favorise le confort et la sensation de bien-être. Il lui donne meilleure mine, ce qui a une influence positive sur le patient et ses proches. ***Déroulement du soin*** – Bien éclairer le visage ; – placer la serviette autour du cou ; – mouiller le blaireau et l'imprégner de crème à raser ; – étendre la crème à raser sur la barbe (joues, menton, moustache) ; – tendre la peau et demander si possible la participation de la personne ; – raser avec la précaution en allant à « rebrousse-poil » ; – rincer le rasoir autant de fois que nécessaire ; – être particulièrement prudent pour les régions sensibles péribuccales ; – rincer et sécher le visage ; – appliquer le produit après-rasage pour prévenir l'infection et donner une sensation de fraîcheur ; – à la fin du soin entretenir et ranger le matériel
– Trousse de toilette – Miroir	 ***Confort/Respect***	***Maquillage pour la femme*** Pour la personne malade, le maquillage est important. Il lui permet de garder bonne mine, il la rend plus attrayante pour sa famille et son entourage, ce qui renforce son moral. ***Déroulement du soin*** – Installer la personne et sa trousse de toilette – la stimuler pour qu'elle fasse elle-même ses soins esthétiques si elle le désire.

Tableau 1.13 – Soins annexés à la toilette du corps. *(Suite)*

Matériel	Critères à respecter	Procédure
– Ciseaux ou coupe-ongles, limes – Brosse et savon – Serviettes ou torchon – Cuvette d'eau chaude		***Entretien des ongles***
	Hygiène	– Couper les ongles des doigts en amande et ceux des orteils au carré ;
	Sécurité	– faire tremper les ongles 15 minutes dans l'eau chaude s'ils sont très durs ; – brosser les ongles à l'eau savonneuse ; – limer les ongles si nécessaires ;
	Respect/Sécurité	– éduquer le patient aux soins d'hygiène ; lui en expliquer l'intérêt ; – laver et ranger le matériel si nécessaire.
	Sécurité	– transmission à l'équipe : signaler tout problème éventuel (ongles incarnés ou trop durs), à l'infirmier(ère) qui éventuellement demandera l'intervention d'un(e) pédicure.

3 ▸ Toilette génitale non stérile

Tableau 1.14 - La toilette génitale non stérile.

Matériel	Critères à respecter	Procédure
– Protection pour le lit – Gants à usage unique – Cuvette + eau tiède + savon liquide doux – Bock si besoin – Serviette + gant de toilette – Alèse propre (si besoin) – Sac poubelle et sac à linge sale – Papier WC (si selles) – Protection anatomique si besoin pour le change		***Au préalable***
	Respect	– fermer porte et fenêtre ; – mettre la présence ;
	Hygiène	– se laver les mains ; Appelée « toilette intime », la toilette génitale vise à : – assurer l'hygiène et le confort quotidien ; – éviter les macérations chez les patients incontinents ;
	Respect	– lutter contre les mauvaises odeurs ; ***Déroulement du soin*** – agir avec tact, découvrir la personne avec son accord ; – proposer à la personne de faire elle-même sa toilette.
	Confort	– installer le patient pour le soin : – retirer son oreiller ;
	Respect	– laisser le patient couvert jusqu'aux genoux ; – respecter la pudeur (recouvrir le patient entre chaque geste) ; – installer confortablement le patient pour le soin ;
	Hygiène/Sécurité	– si le patient est très souillé, commencer par la toilette anale ; – mettre une protection sous le siège ; – se laver les mains ; – mettre les gants à usage unique.

Tableau 1.14 - La toilette génitale non stérile. *(Suite)*

Matériel	Critères à respecter	Procédure
– Protection pour le lit – Gants à usage unique – Cuvette + eau tiède + savon liquide doux – Bock si besoin – Serviette + gant de toilette – Alèse propre (si besoin) – Sac poubelle et sac à linge sale – Papier WC (si selles) – Protection anatomique si besoin pour le change	 ***Confort*** ***Hygiène/Sécurité***	***Pour la toilette génitale*** • **Chez la femme :** – la toilette génitale peut être proposée sur le bassin, facilitant le rinçage au bock ; – laver de la vulve vers l'anus pour éviter la remontée des germes, rincer et sécher les grandes lèvres, les petites lèvres et le méat urinaire. • **Chez l'homme :** – toilette du gland, décalotter pour dégager les replis du prépuce ; – rincer, sécher et recalotter.
	Efficacité/Confort	***Pour la toilette du siège*** – faire tourner l'homme, ou la femme sur le côté (ridelle mise pour appui) – laver, rincer et sécher, en particulier le pli inter fessier pour éviter la macération.
	Sécurité	**En présence de selles :** – retirer le maximum de souillure avec le papier hygiénique, en ayant soin d'installer le papier sur le côté ; – procéder au lavage de la zone pubienne comme ci-dessus ; – refaire le lit et réinstaller le patient ;
	Hygiène	– retirer les gants, se laver les mains ;
	Sécurité	– faire les transmissions : sur la présence ou non d'urines, de selles ; sur l'état cutané : rougeur, irritation, coupure ; sur vos observations.

4 ▸ Hygiène dentaire

1. Soins des dents et des appareils dentaires

Tableau 1.15 - L'hygiène dentaire.

Matériel	Critères à respecter	Procédure
– Serviette de protection, – Mouchoirs en papier – Brosse à dents, du dentifrice – Gobelet d'eau tiède – Récipient pour cracher		L'hygiène dentaire se pratique le matin et le soir. Elle peut se faire au lit avec ou sans assistance. Elle est indispensable à la santé et au bien-être, ainsi qu'à la prévention des infections.
	Confort	***Le lavage des dents*** – Installer la personne en position assise ; – mettre la serviette autour du cou ; – mettre le matériel à la disposition de la personne et l'assister si nécessaire ;

Tableau 1.15 - L'hygiène dentaire. *(Suite)*

Matériel	Critères à respecter	Procédure
	Efficacité	– ou réaliser le soin de la façon suivante : – pour les dents de devant : brosser de la gencive vers la dent ; – pour les dents sur le côté : effectuer des mouvements circulaires ; – faire rincer la bouche à l'eau claire ;
	Confort	– maintenir le récipient sous le menton pour qu'elle puisse cracher ; – essuyer le pourtour de la bouche ; – réinstaller confortablement le patient ; – laver et ranger le matériel ; – se laver les mains ;
	Sécurité	– faire les transmissions : sur l'état buccodentaire du patient ; sur l'état des gencives (douloureuses, avec saignement ou pas, inflammation...).
– Brosse à dents – Produit nettoyant pour appareil dentaire + bol – Serviette de toilette, mouchoirs en papier – Solution dentifrice, crachoir	***Sécurité***	***L'entretien des appareils dentaires*** Les appareils dentaires doivent être entretenus bi-quotidiennement, comme les dents, car ils peuvent être un support bactérien. Attention, ils sont très fragiles : ne pas les faire tomber, les mettre dans un récipient propre, identifié.
	Hygiène	– demander à la personne de retirer son appareil. Si elle ne le peut pas, le lui enlever avec un mouchoir en papier en commençant par la plaque supérieure ; – rincer l'appareil sous l'eau courante pour enlever les gros débris alimentaires ;
	Hygiène/Efficacité	– faire tremper l'appareil dans le produit ; – brosser l'appareil soigneusement ; – le rincer à l'eau courante ; – demander à la personne de se rincer la bouche avec la solution dentifrice ; – laver et ranger le matériel ; – se laver les mains.

2. Soin de la bouche non médicamenteux, non stérile

L'hygiène de la bouche a pour but de prévenir le développement des microbes et de maintenir un certain degré d'humidité. Elle se pratique plusieurs fois par jour selon les besoins de la personne, en particulier en cas de bouche sèche. Les soins de bouche sont indispensables pour le confort des personnes déshydratées, cet état donnant lieu à une langue « chargée », à un mauvais goût dans la bouche et à une mauvaise haleine.

Ce soin d'hygiène concerne : le palais, les gencives, la langue et les lèvres.

Il est proposé aux personnes en fin de vie, aux personnes en hyperthermie, lors de l'ingestion de certains médicaments entraînant le développement d'un enduit jaunâtre malodorant, pour les patients ne s'alimentant pas par voie buccale, pour des personnes dans le coma.

Tableau 1.16 – Soin de la bouche non médicamenteux, non stérile.

Matériel	Critères à respecter	Procédure
Un plateau avec : – Compresses – Abaisse langue ou pince Kocher (il existe des systèmes de tige en plastique avec embout en éponge, tout prêt et à usage unique) – Verre d'eau ***Pour le confort :*** – Protection ou serviette – Verre si prothèse dentaire – Haricot	***Respect*** ***Sécurité*** ***Confort/Sécurité*** ***Hygiène*** ***Efficacité*** ***Hygiène*** ***Sécurité*** ***Confort*** ***Hygiène*** ***Sécurité***	– Informer et expliquer le soin au patient ; – effectuer ce soin à distance des repas pour éviter nausées, ou vomissements. ***Déroulement*** – installer le patient en demi assis et confortablement ; – mettre la protection ; – faire enlever si besoin la prothèse dentaire ; – faire un tampon avec la compresse autour de l'abaisse langue ou de la pince Kocher, l'imbiber d'eau ; – éliminer le surplus d'eau ; – nettoyer avec douceur, lentement la cavité buccale, insister sur les faces internes des joues ; – ne pas aller trop loin dans la bouche : risque de vomissement ; – essuyer la bouche ; – laver et ranger le matériel ; – faire les transmissions : sur la cavité buccales, la langue et l'odeur de l'haleine.

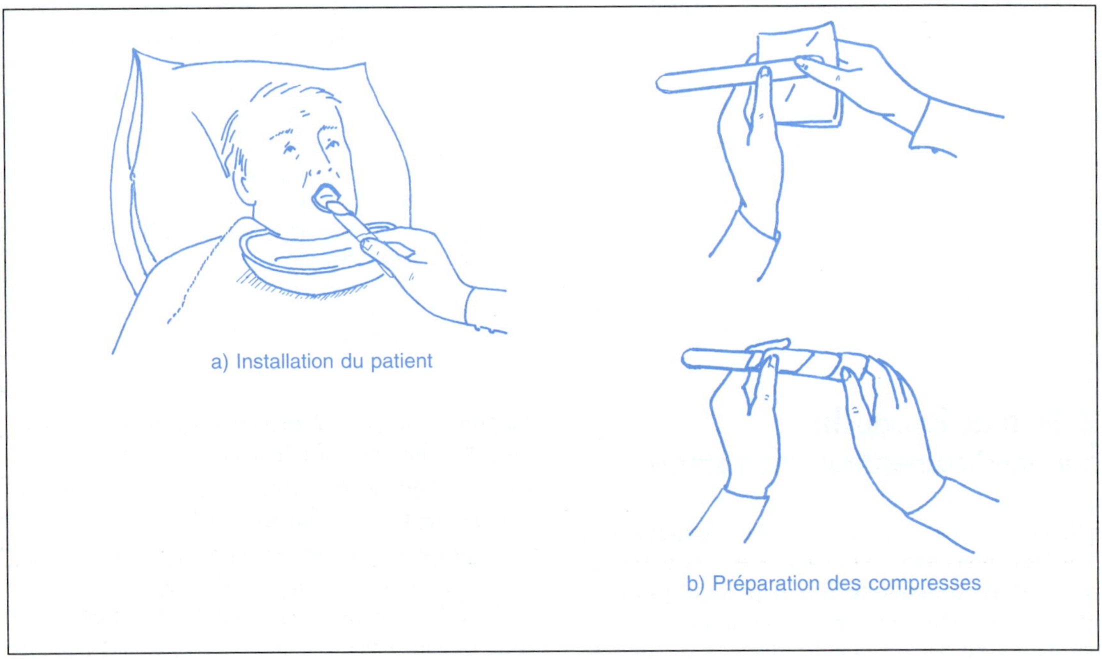

Fig. 1.10 – **Soins de bouche pour personnes dépendantes.**

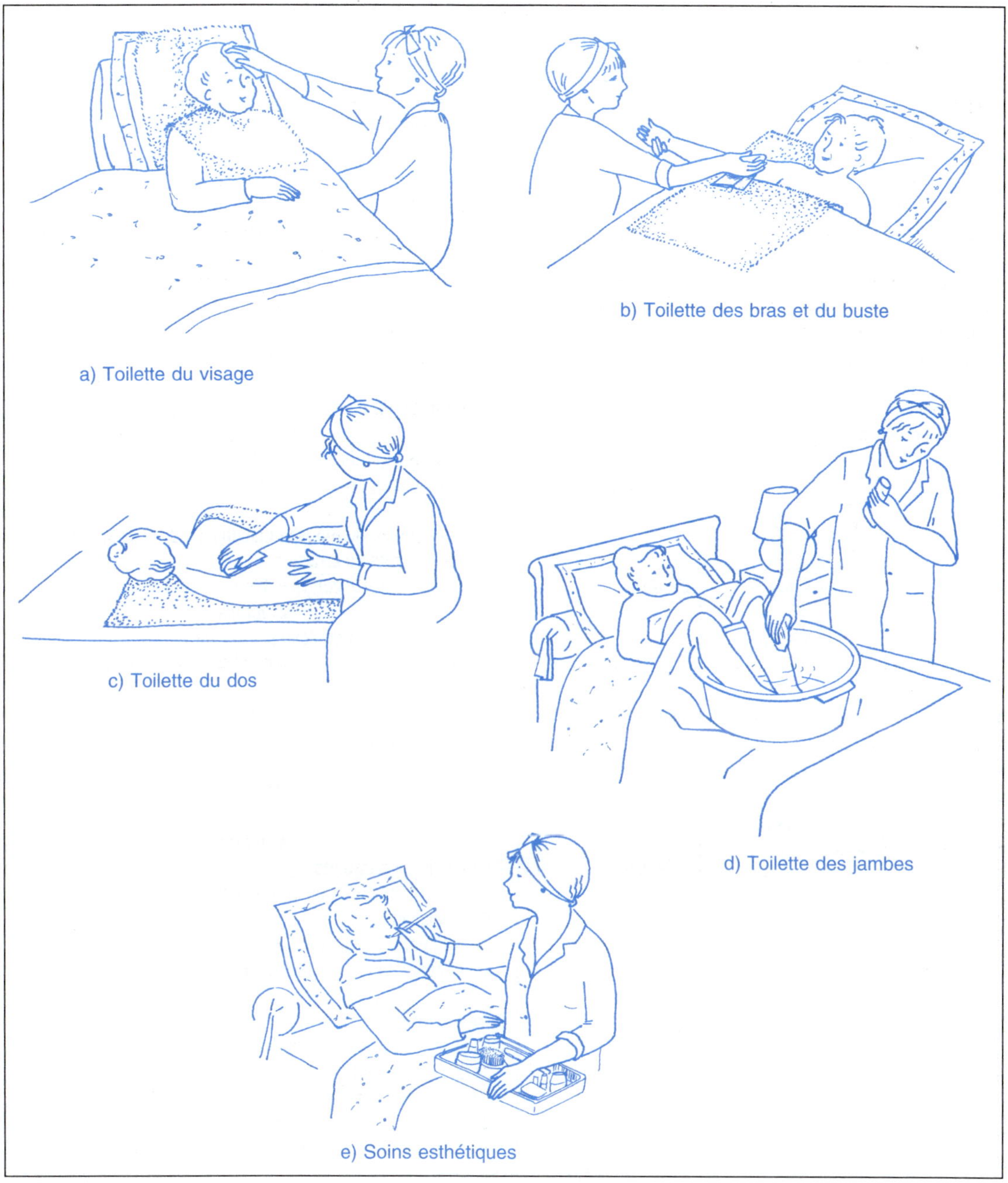

FIG. 1.11 – **Toilette complète au lit.**

5 ▸ LE LAVAGE DES CHEVEUX ET LE COIFFAGE

L'entretien des cheveux fait partie de la toilette et procure bien-être et confort au patient. Le shampooing de la personne valide se fera au cours de la douche. Le shampooing à la personne alitée est souvent réalisé par une personne spécialisée. Toutefois, l'AS peut être amené à le réaliser selon le protocole ci-après.

Tableau 1.17 – Protocole pour lavage et coiffage de cheveux.

Matériel	Critères à respecter	Procédure
Il faut : – un bloc de mousse compact plastifié (ou appareil gonflable qui se place autour du cou) ; – un grand broc d'eau tiède ; – une alèse en caoutchouc ; – une grande serviette éponge ; – une cuvette basse pour recueillir l'eau ; – un shampooing spécial ne nécessitant qu'une seule application – un peigne et une brosse ; – un sèche-cheveux	***Hygiène*** ***Confort*** ***Sécurité*** ***Respect***	– Se laver les mains avant et après le soin ; – installer confortablement le patient (le soin étant assez long) ; – s'informer du protocole pratiqué dans le service et le respecter, ainsi que des habitudes d'hygiène du patient ; – préparer le patient au soin, l'informer de : • la durée (approximative) du soin ; • l'installation nécessaire à la réalisation du soin ; – Voir avec le patient le type de shampoing utilisé ; – rassurer le patient au cours du soin en lui expliquant les différentes phases du soin ; – créer une ambiance chaleureuse.
	Hygiène ***Confort***	***Déroulement du soin*** ***1er temps*** – protéger le haut du lit avec l'alèse en caoutchouc ; – protéger le cou de la personne avec une serviette de toilette ; – installer le bloc de mousse plastifié sous les épaules et placer la tête en arrière ;
	Confort	– installer la cuvette contre le bloc de mousse. ***2e temps*** – verser doucement de l'eau sur les cheveux ; – mettre un peu de shampooing et frictionner le cuir chevelu ; – rincer soigneusement.
	Confort	***3e temps*** – envelopper la tête dans la serviette et sécher soigneusement ; – enlever la cuvette, le bloc de mousse et les alèses de protection. ***4e temps***
	Respect	– réinstaller la personne ; – faire éventuellement un petit massage du cuir chevelu (très relaxant) ; – aider la personne à se recoiffer devant un miroir : attacher les cheveux longs, éviter les barrettes ;
	Hygiène	***Après le soin*** – laver et ranger le matériel à la fin du soin ; – se laver les mains ;
	Sécurité	– faire les transmissions : sur l'état du cuir chevelu, des cheveux ; sur la satisfaction du patient ou non, sur son état de bien-être.

Rôle de l'AS : règles d'HSC et respect du patient

L'AS doit :
– s'informer du protocole pratiqué dans le service et le respecter ;
– s'informer des habitudes du patient et les respecter ;
– agir avec tact, douceur et efficacité ;
– communiquer avec le patient au cours du soin et prendre en compte ses observations.

9 L'habillage et le déshabillage

1 ▸ Assistance à l'habillage

Pouvoir « choisir ses vêtements » est un acte d'affirmation de soi, à encourager pour tous les patients, principalement lors d'un séjour de longue durée.

Tableau 1.18 – Assistance à l'habillage.

Matériel	Critères à respecter	Procédure
– Vêtements propres, adaptés à la température ambiante, et aux activités du patient	***Respect***	– Solliciter le patient pour le choix des vêtements ; – convenir avec lui de l'heure ou du moment de l'habillage (après la toilette généralement) ; – respecter sa pudeur et son confort : découvrir le patient le moins possible ;
– Peigne ou brosse	***Efficacité***	– agir avec douceur et rapidité ; – utiliser des casaques pour les patients inconscients ou difficiles à mobiliser (et seulement si on ne peut faire autrement) ;
	Confort	– contrôler la température de la chambre et se laver les mains ; – faire asseoir le patient ; – faire passer la tête puis les bras l'un après l'autre ; – réinstaller le patient (retendre draps et alèse) ; – recoiffer le patient.
		En cas de handicap particuliers
	Sécurité	– *si perfusion ou bras handicapé*, commencer par déshabiller le bras valide, laver, rincer puis essuyer, masser le dos, le torse, puis rhabiller le bras handicapé en premier ;
	Sécurité	– *si le patient est inconscient* (ou ne peut pas s'asseoir), tourner le patient sur le côté, dégager le dos, laver, rincer puis essuyer et masser, changer taie ou alèse (si nécessaire), reposer le patient sur le dos, finir de changer le linge, rhabiller le patient (soit avec le casaque, soit avec une chemise) en évitant de laisser des plis dans le dos.
	Confort	– Utiliser les aides techniques à l'habillage (*cf.* Fig. 1.9) ; – mettre de l'ordre dans la chambre et dans le placard à vêtements ;
	Hygiène	– se laver les mains ;
	Sécurité	– faire les transmissions : sur l'autonomie de mouvements du patient ; sur sa capacité de faire le choix de ses vêtements ; sur l'état des vêtements afin de réajuster avec la famille si besoin.

2 ▸ Assistance au déshabillage

Les personnes âgées ou handicapées ont des difficultés à se déshabiller seule. Il faut cependant les encourager à le faire le plus possible afin de stimuler l'autonomie, même si l'habillage est lent.

Tableau 1.19 – Assistance au déshabillage.

Critères à respecter	Procédure
Hygiène ***Confort***	– Se laver les mains ; – Remonter la chemise dans le dos du patient ; – Remonter la chemise sur son torse ; – Puis faire passer les bras puis la tête.

▸ Règles générales

- Conseiller des vêtements pouvant faciliter les gestes (amples, souples…) ;
- remplacer les boutons et fermetures à glissière par du Velcro ;
- préférer les vêtements ouverts, vestes, gilets, plus faciles à enlever que les pull-overs ;
- éviter les vêtements qui se ferment dans le dos (difficiles à ôter lorsque le patient est assis et peu confortables) ;
- proposer des vêtements qui ne serrent pas la taille ou les articulations (par exemple, une robe plutôt qu'une jupe) ;
- veiller à ce qu'un membre handicapé, douloureux, porteur d'une perfusion soit habillé en premier, et déshabillé en dernier.

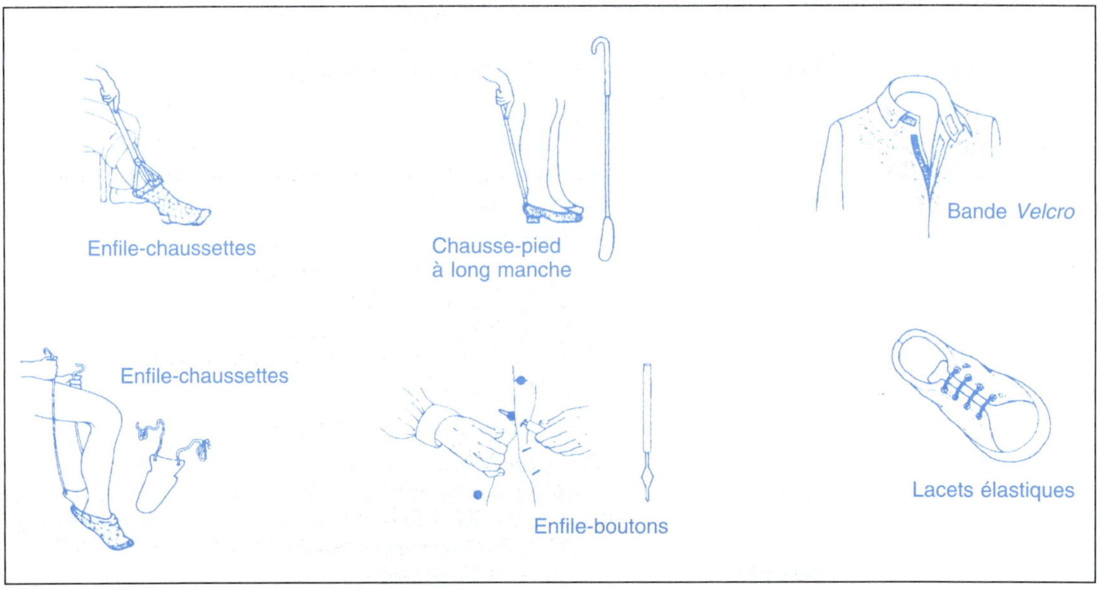

Fig. 1.12 – **Aides techniques à l'habillage et au déshabillage.**

10 La mobilisation et l'installation de la personne

1 ▸ L'AIDE AU LEVER

1. Indications

Le lever de la personne alitée permet d'éviter les complications du décubitus, il est indiqué :

- après une intervention chirurgicale ;
- après un alitement prolongé ;
- après un accouchement ;
- chez les personnes âgées.

Tableau 1.20 – Mobilisation et installation du patient.

Matériel	Critères à respecter	Procédure
– Robe de chambre et chaussons du patient ; – fauteuil (près du lit).		Demander de l'aide (si nécessaire). On peut décomposer l'action en quatre temps.
		1er temps
	Respect	– Informer le patient du moment du lever ; – préparer le fauteuil près du lit ; – faire asseoir le patient au bord du lit ; – mettre la robe de chambre et les chaussons au patient ;
	Confort	– attendre quelques instants.
		2e temps
	Sécurité	– Lever le patient ; – respecter les règles d'ergonomie ; – lever le patient très lentement ; – surveiller en permanence le visage du patient (pâleur, transpiration) ; – le recoucher s'il y a malaise ; – l'interroger sur ses perceptions : le recoucher s'il y a malaise et appeler l'infirmier(ère) ; – lui faire faire quelques pas.
		3e temps
	Sécurité	– Le faire asseoir au fond du fauteuil.
		4e temps
	Confort	– Le recoucher ; – couvrir le patient ; – ranger la chambre ; – faire ses transmissions : noter la durée du lever du patient et ses réactions les capacités du patient à se mobiliser.

Compétence du soin

– Le premier lever (J1) après une intervention chirurgicale doit être fait par l'infirmier.
– Par la suite, c'est l'AS qui fait lever le patient.
– Une surveillance stricte s'impose car il y a risque de malaise.

Rôle de l'AS : règles d'HSC et respect du patient

L'AS doit prendre en compte les habitudes du patient et stimuler son autonomie.
Il doit :
– encourager le patient mais ne pas présumer de ses forces ;
– surveiller le faciès du patient et ses réactions ;
– prévoir des pauses.

2. L'aide à la marche

a. Buts

La marche permet au patient de :

- conserver ou atteindre l'autonomie ;
- lutter contre l'ankylose ;
- favoriser la circulation sanguine ;
- favoriser la régularité du transit intestinal.

b. Indications

- Personnes âgées ou fatiguées ou malvoyantes
- Patient porteur d'un plâtre « de marche » ou d'un appareillage
- Patient hémiplégique en cours de rééducation
- Patient convalescent
- Après une intervention chirurgicale

Tableau 1.21 – Aide à la marche.

Matériel	Critères à respecter	Procédure
– Des chaussons – ou chaussures fermées, à semelles antidérapantes – Si nécessaire, un accessoire d'aide à la marche : cannes ou déambulateur – Un siège à la fin du parcours	***Respect*** ***Confort*** ***Sécurité***	– Convenir avec le patient de la distance à parcourir ; – vérifier l'état des chaussons et la tenue aux pieds ; – écarter les obstacles ; – donner au patient l'accessoire d'aide (si nécessaire) ; – lui faire porter son regard au loin en avant ; – soutenir le patient en se plaçant soit : – derrière lui, les mains sur ses côtes si le patient marche seul ou s'il utilise un déambulateur, – Du côté opposé à la canne, en le soutenant au niveau du bras libre.
	Confort	***Les aides techniques*** – Des aides techniques (ou mécaniques) peuvent être proposées aux personnes à mobilité réduite. Exemples : canne, déambulateur, fauteuil roulant ;
	Sécurité	– encourager le patient mais ne pas présumer de ses forces ; – surveiller le visage du patient ;
	Sécurité	– prévoir des pauses, tenir compte des perfusions, sondes vésicales, drainages qui ne doivent pas être un obstacle à la marche.

3. L'installation au lit

Une personne alitée, incapable de bouger, a besoin d'être bien installée. Il y a quatre positions de repos, qui peuvent être proposées pour le patient en fonction de la pathologie ou du handicap (*cf.* schémas).

Les quatre positions du patient au lit sont les suivantes.

- Deux sont pratiquées surtout pour le sommeil :
  – Le décubitus dorsal (Fig. 1.13 c)
  – Le décubitus latéral (Fig. 1.13 d)

• Deux sont pratiquées surtout pour le repos diurne au lit :

– La position demi-assise (Fig. 1.13 a)

– La position assise (Fig. 1.13 b)

N.B. : Pour certains patients la position au lit fait l'objet d'une prescription médicale qui doit être scrupuleusement respectée.

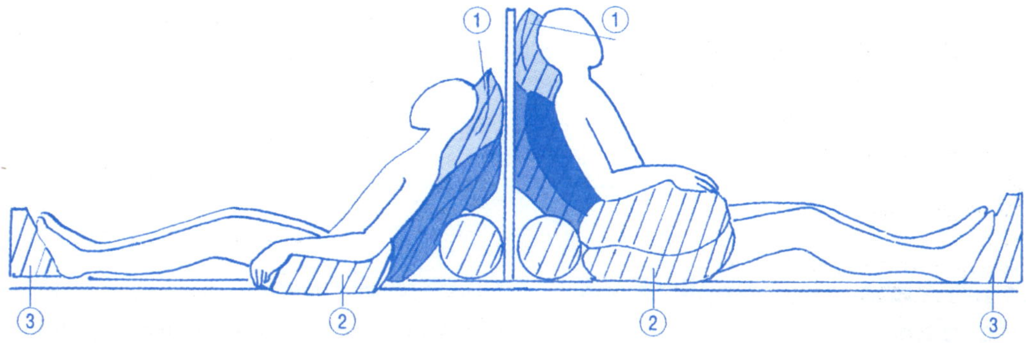

***a.* Position demi-assise**
1. Deux oreillers : un pour la région lombaire et le dos, un sous les épaules et la tête.
2. Éventuellement un coussin sous chaque bras.
3. Un oreiller dur roulé ou un cale-pieds pour empêcher le malade de glisser au fond du lit.

***b.* Position assise**
1. Trois oreillers superposés pour la région lombaire, le dos, les épaules et la tête.
2. Un oreiller plié en deux ou un gros coussin sous chaque bras.
3. Un oreiller dur roulé ou un cale-pieds.

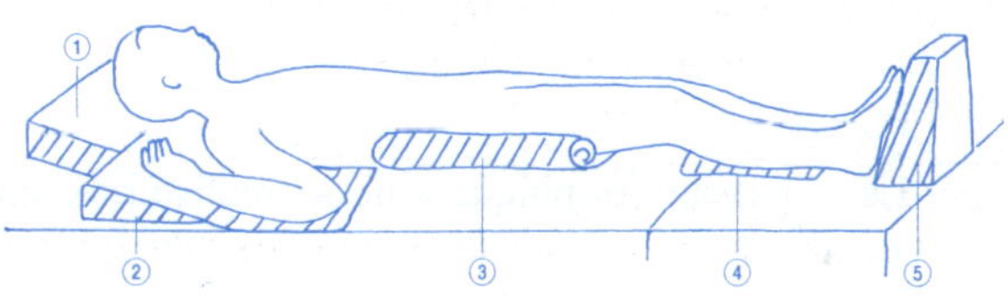

***c.* Décubitus dorsal**
1. Petit coussin sous la nuque.
2. Petit coussin sous le bras.
3. Serviette enroulée pour caler hanches et cuisses une de chaque côté (maintien rectiligne de la colonne vertébrale du corps.
4. Petit coussin sous les mollets (détente des genoux).
5. Cale-pieds (évite chute des pieds).

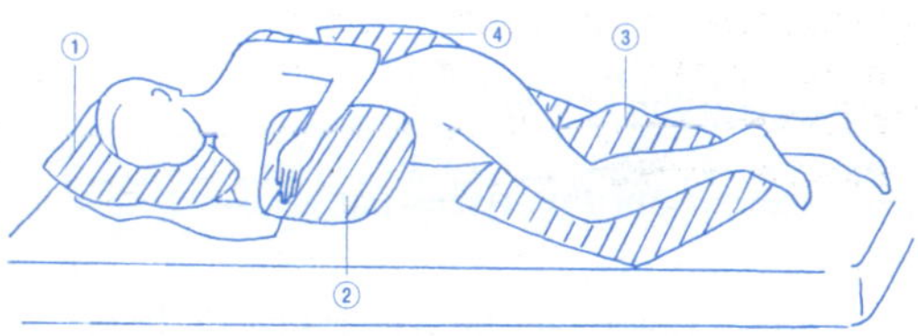

***d.* Décubitus latéral**
1. Petit coussin sous la tête (niveau de la courbure cervicale), sauf si le patient est inconscient : la tête est alors maintenue basse et en légère hyperextension pour éviter la chute de la langue en arrière et l'inondation des voies aériennes par la salive ou les vomissements.
2. Coussin replié maintenant le bras plié à l'angle droit et la main au même niveau que le coude. Ce coussin vise également à éviter que le poids du bras tire sur les ligaments de l'omoplate et comprime le thorax, entraînant ainsi une gêne respiratoire.
3. La jambe du dessus est fléchie. Un coussin l'empêche de se placer en abduction et maintient la hanche et le genou sur un même plan pour un meilleur relâchement musculaire.
4. Coussin roulé pour caler le dos.

FIG. 1.13 – **L'installation au lit (les 4 positions du patient).**

Tableau 1.22 – Aide au coucher.

Matériel	Critères à respecter	Procédure
Le matériel utilisé pour favoriser le sommeil ou le repos du patient, est indiqué sous chaque figure (*cf.* figure 1.14 a, b, c, d ci-dessus)	***Sécurité/confort***	– La position en décubitus ventral est déconseillée car elle gêne la respiration. – La position en décubitus latéral peut entraîner une gêne respiratoire, d'où l'intérêt de prendre des précautions. – Les positions en décubitus dorsal et semi-assise favorisent la respiration et la circulation sanguine.
	Sécurité	– L'AS doit toujours s'informer de la position conseillée ou recommandée pour le patient qui lui est confié. – Faire des transmissions sur : la réalisation de l'installation ; l'autonomie du patient ; les observations sur le comportement et les paroles du patient et sur l'état cutané (prévention des escarres, *cf* ci-après).

4. La prévention des complications de décubitus

L'escarre est une plaie due à la mort des tissus. Elle est causée essentiellement par la compression prolongée des tissus entre deux plans durs : d'une part le lit ou le fauteuil, d'autre part l'os. Cette pression ralentit la circulation du sang et donc la nutrition des tissus qui meurent.

a. *Causes favorisantes*

Les escarres sont favorisées par :

- l'immobilité ;
- l'humidité favorisant la macération de la peau ;
- l'irritation de la peau par frottement contre le drap ;
- la maigreur ou l'obésité ;
- le mauvais état en général ;
- certains problèmes de santé (diabète, toxicomanie).

b. *Localisations*

Les zones exposées sont, pour le patient :

- couché sur le dos : talons, sacrum, coude, omoplate, crâne (*cf.* Fig. 1.11) ;
- couché latéralement : cheville, genou, hanche, épaule, oreille (*cf.* Fig. 1.11) ;
- assis : fesses, talons.

Le premier signe d'alarme est une rougeur localisée au point d'appui.

c. *Technique (massage ou effleurement)*

C'est l'infirmier qui précisera à l'AS la technique du massage ou de l'effleurement de la peau. Le massage a pour but de prévenir les escarres. Il se fera particulièrement au niveau des *points d'appui* pour favoriser la circulation (*cf.* Fig. 1.11).

- Le « massage trophique » ne se réalise que sur une *peau propre* (il faut donc toujours faire un soin d'hygiène corporelle avant le massage).
- Il faut masser le produit anti-escarre (prescrit) jusqu'à *l'absorption* totale par la peau.

Le soin se fait sur une personne allongée sur une alèse propre. Il faut :

- installer la personne sur le côté ou sur le ventre (selon la zone à traiter) ;
- effleurer le dos et le siège (durée selon les consignes reçues) en insistant au niveau des protubérances osseuses ;
- masser ensuite les talons, les genoux et les coudes ;
- réinstaller la personne ;
- ranger le matériel et se laver les mains.

	Rôle de l'AS : règles d'HSC et respect du patient
HS	L'AS doit : – assurer une hygiène rigoureuse et régulière de la peau ; – tenir la personne au sec ; – éviter les plis des draps ; – surveiller attentivement les points d'appui ; – hydrater le patient ;
H C	– changer la position du patient toutes les trois heures (*cf.* Fig. 1.10) ; – le faire asseoir dans le fauteuil, l'aider à se soulever, le faire marcher…
R	– s'assurer de son bien être : écouter ses remarques, respecter sa pudeur ;
SC	– utiliser des moyens pour supprimer la pression (selon consigne) : • matelas alternating ou matelas anti-escarre (sur prescription médicale) ; • coussinets au niveau des coudes et des talons ; • arceaux ou cerceau au niveau des pieds évitant la pression des draps ; • coussin sous les chevilles et les bras pour surélever les talons et le coude.
HSC	L'AS signalera au patient les moyens pour lutter contre les escarres, à savoir : – l'hygiène alimentaire (alimentation suffisante riche en protéines et boire beaucoup d'eau) ; – l'hygiène corporelle stricte (douche quotidienne et bien se sécher) ; – les changements fréquents de position ; – l'utilisation de matelas anti-escarre (*cf.* ci-après).
S	– L'AS fera les transmissions.

d. *Aides techniques*

Il existe de nombreux types de matelas et de lits anti-escarres, dont l'objectif est de réduire la pression cutanée. Ce sont des apports utiles mais, en aucun cas, ils ne remplacent les massages et les changements de position du patient. Par exemple, *les matelas à plots mousse* (*cf.* Fig. 1.14 ci-après). Il s'agit de carrés de mousse juxtaposés qui remplacent le matelas classique.

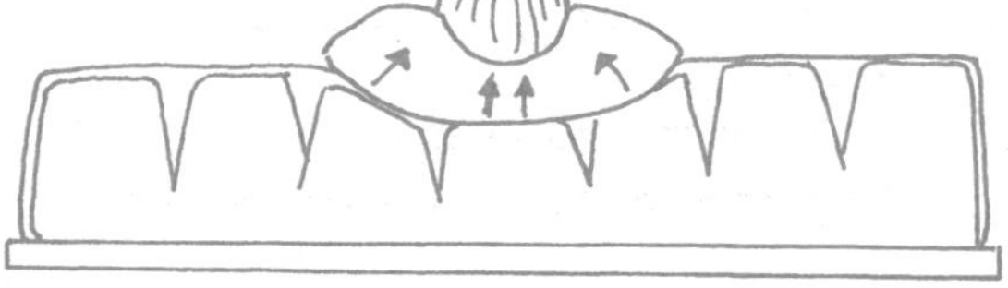

Matelas à plots mousse (type *Clinipot*). Il permet une meilleure répartition des pressions exercées sur les points d'appui.

Fig. 1.14 – **Matelas à plots mousse (type *Clinipot*).**

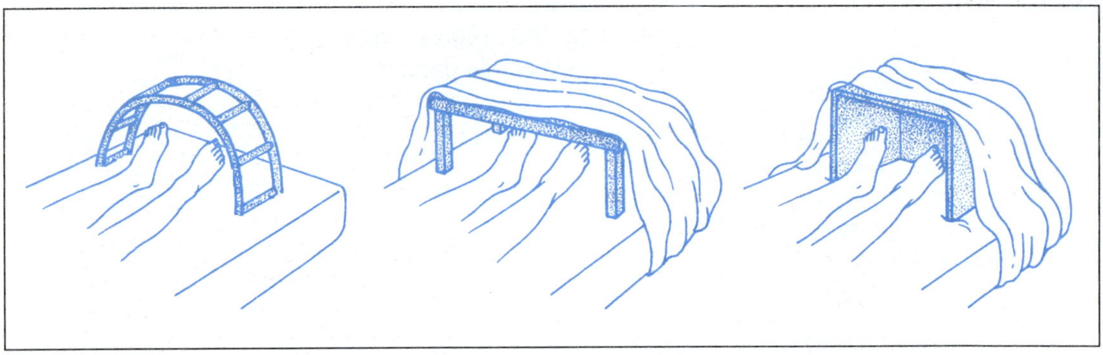

FIG. 1.15 – **Arceaux évitant la pression sur les pieds.**

L'arceau est un support destiné à supporter le poids des draps et des couvertures.
Technique :
– Poser l'arceau au fond du lit (pieds), ou au milieu du lit (hanches, genoux). Pour un meilleur maintien de l'arceau, il est parfois nécessaire de glisser une partie de celui.ci sous le matelas.
– Veiller à ce que le métal de l'arceau ne blesse pas la peau du malade.
– Choisir une couverture assez large pour border sur les côtés et pour que le malade soit couvert assez haut.

L'utilisation d'arceaux ou de cerceaux (*cf.* Fig. 1.15) : ils se mettent au bas du lit sous les draps et couvertures dont ils évitent les pressions.

5. L'organisation de l'environnement du patient (plan 2007)

Le ministère de la santé prépare le plan Hôpital 2007 destiné à améliorer l'environnement du patient et du personnel de soin[44].
Des établissements doivent satisfaire à de nouvelles normes d'isolation, pour limiter le niveau sonore, les traitements bactériostiques et fongistatiques des matériaux se multiplient, pour garantir l'hygiène. Les sanitaires doivent être ergonomiques pour les handicapés et les personnes à mobilité réduite (*cf.* figures ci-après).

44. *Quotidien du Médecin*, 03/10/2005.

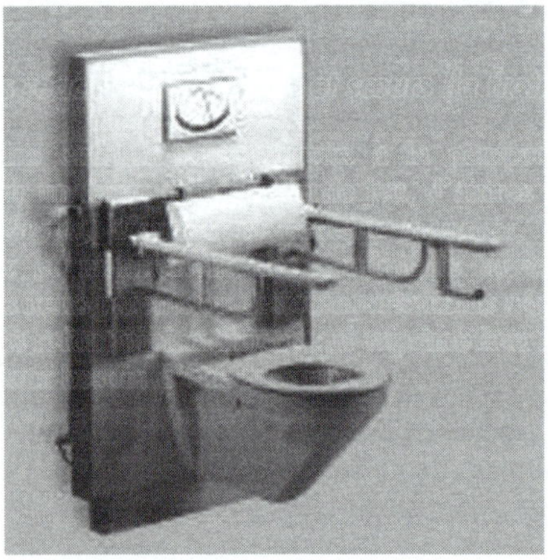

FIG.1.16 – **Ensemble WC à hauteur réglable sur bti-support. (Source : Société Altor industrie)**

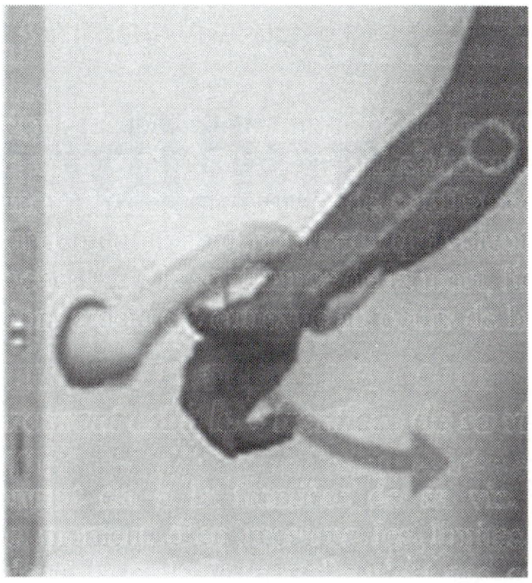

FIG.1.17 – **Béquille ergonomique Antibactérienne Le soignant doit « changer de geste pour maîtriser le risque nosocomial ». (Source : Société Altor industrie)**

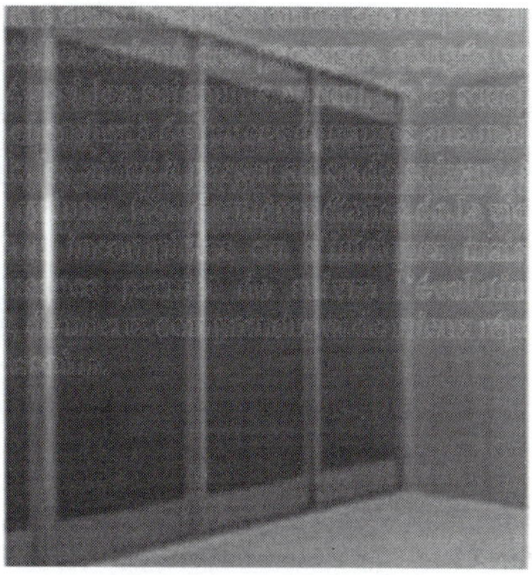

FIG.1.18 –**Plaque de parement acoustique pour hôpitaux. Une « acoustique haute performance ». (Source : Société Altor industrie)**

11 L'hygiène et l'équilibre alimentaire

1 ▸ Préparation et conservation des repas

Afin de conserver aux aliments leurs qualités, il faut avant tout respecter deux règles de base : l'***hygiène*** du service et la bonne ***organisation*** du travail.

1. Règles d'hygiène et de sécurité pour la préparation des repas

a. Règles pour le personnel

Il est recommandé de :

- avoir tous ses vaccins en règle ;
- porter des vêtements propres et les cheveux attachés ;
- porter des gants à usage unique ;
- se laver régulièrement les mains ;
- ne pas fumer dans le service.

b. Règles pour les locaux

Il est recommandé de :

- laver et désinfecter le sol quotidiennement ;
- respecter le balayage humide ;
- nettoyer et désinfecter très régulièrement les sanitaires ;
- traiter le service par dératisation et désinsectisation.

c. Règles pour les équipements

Il est recommandé de :

- maintenir les équipements en parfait état de propreté ;
- ranger la vaisselle après le nettoyage ;
- désinfecter le matériel si nécessaire ;
- laver, désinfecter les chariots et les plateaux avant leur rangement ;
- évacuer les déchets dans des conteneurs hermétiques.

d. Règles des secteurs et des circuits

Pour la préparation et le service des repas, il faut respecter impérativement deux règles qui garantissent l'hygiène et la sécurité des consommateurs :

- ***La règle des secteurs***. Il faut bien différencier et séparer :
  - le secteur souillé (légumes non épluchés, les déchets) ;
  - le secteur sain (légumes épluchés).
- ***La règle des circuits***. Il est conseillé de :
  - ne jamais croiser le circuit d'évacuation des déchets et le circuit de préparation des repas ;
  - regrouper tous les déchets vers un seul point de stockage et d'évacuation ;
  - économiser ses gestes et adopter des règles d'ergonomie pour travailler efficacement sans endommager sa santé, d'où l'intérêt d'aménager correctement son poste de travail (*cf.* Module 4).

2. Règles d'hygiène et de sécurité pour la conservation des repas

Les aliments laissés à l'air ambiant s'altèrent rapidement à cause de l'activité microbienne. Le froid permet de conserver les aliments dans de bonnes conditions de salubrité. Actuellement, trois types d'appareil permettent cette conservation. Ce sont : les réfrigérateurs, les conservateurs ou les congélateurs. On ne doit ranger dans ces appareils que les aliments parfaitement propres.

a. Rangement des aliments au réfrigérateur

Il faut respecter le groupement des aliments par zone de froid (*cf.* Fig. 1.19). Il faut placer :

- les viandes et les poissons vers le haut du réfrigérateur (zone généralement la plus froide) ;
- les végétaux vers le bas (zone humide) ;
- les produits laitiers et les boissons sur le côté (à 3 niveaux différents).

Il faut prendre quelques précautions, les ennemis dans réfrigérateur sont l'air, les odeurs et les microbes. Lutter contre :

- l'***air*** et les ***odeurs***. Pour éviter le rancissement des aliments (contact avec l'air), il faut :
  - transvaser les aliments dans un récipient fermé en matière plastique, en verre ou dans du papier d'aluminium ou utiliser un film plastique ;
  - ne jamais laisser une boite de conserve stérilisée entamée (la transvaser) ;
  - emballer les aliments à forte odeur (melon, choux-fleurs, plat aillés) ;
- les ***microbes.*** Pour prévenir les toxi-infections, il faut :
  - laver préalablement les aliments qui se mangent crus à la sortie du réfrigérateur (crudités...) ;
  - transvaser les aliments préemballés dans un autre récipient, ou les emballer dans un film aluminium ou plastique (conserver les dates limites d'utilisation) ;

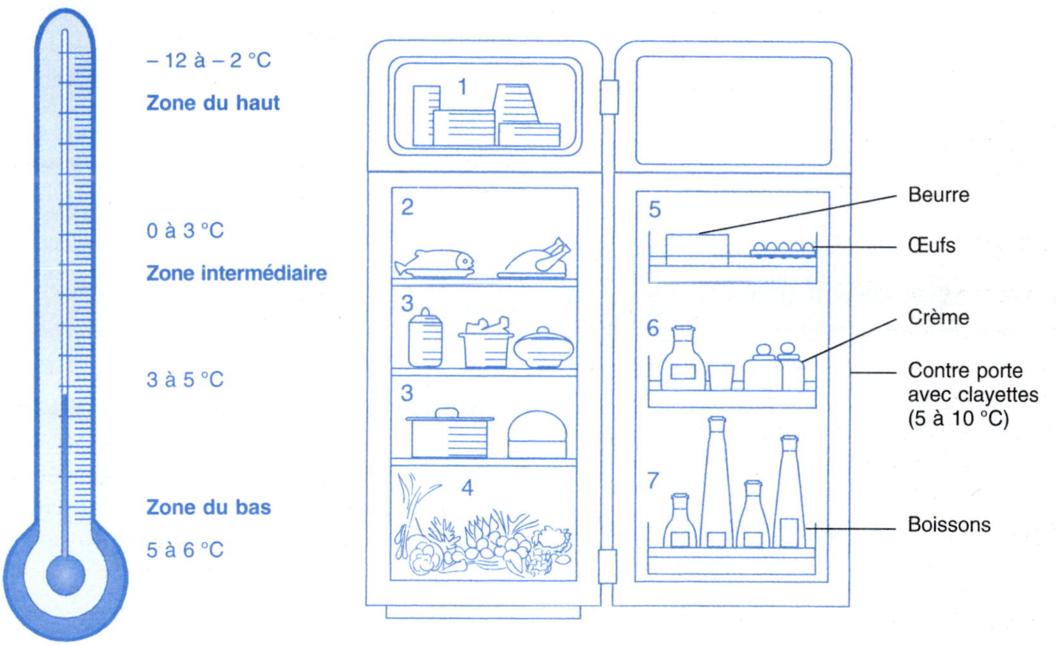

Dans le réfrigérateur :
1. aliments surgelés * desserts glacés
2. viandes * poissons frais * volailles * plats cuisinés sous vide * salade en sachet
3. aliments cuits et restes de nourriture (protégés)
4. végétaux (fruits, légumes, fromage)

Dans la contre-porte :
5. beurre, œufs
6. crème, fromages frais
7. boissons

FIG. 1.19 – **Rangement des aliments dans le réfrigérateur par zone de froid.**

- éliminer les suremballages de certains produits vendus par lots ;
- redoubler de vigilance avec le poulet et les charcuteries ;
- emballer chaque fromage et/ou les mettre dans une boite hermétique.

b. Respecter les temps de conservation des aliments

Pour conserver les aliments dans de bonnes conditions, il faudra prendre certaines précautions, *cf.* ci-dessous.

Tableau 1.23 – Temps et lieu de conservation des aliments.

Produits	Temps et lieu de conservation des aliments	
	Emballage fermé	***Emballage ouvert***
Produit stérilisés	***Dans un placard***	
Conserves appertisées	3 ans (date de péremption)	24 h réfrigérateur* (zone 4 °C)
Lait ou crèmes (UHT)	3 mois (date de péremption)	1 à 2 jours réfrigérateur* (zone 4 °C)
Produits pasteurisés	***Au réfrigérateur***	
Lait ***Plats préparés***	1 à 5 jours (date limite de consommation)	1 à 2 jours (zone 4 °C)
Beurre	15 jours	10 jours (zone 4 °C)
Produits surgelés	– Au conservateur à -18 °C – dans un freezer** à -12 °C, 3 jours maximum – Dans un réfrigérateur 24 h	24 h

Rôle de l'AS : respect des règles d'hygiène et de sécurité (H et S)

L'AS doit impérativement respecter les règles d'hygiène et de sécurité vues précédemment et il veillera au respect des règles élémentaires, à savoir :

- ne jamais recongeler un produit décongelé ;
- utiliser tout de suite un produit décongelé ;
- toujours lire les dates limites de conservation sur les produits ;
- bien connaître les zones de froid du réfrigérateur (voir Fig. 1.18)[a] et ranger les denrées selon ces zones.

a. Il faut bien lire la notice de l'appareil (ou s'informer) car les zones de froid peuvent quelque peu varier selon les fabricants.

2 ► Préparation et administration des biberons et mise au sein

La préparation des biberons pour les nourrissons exige la maîtrise de techniques professionnelles qui doivent avant tout respecter l'hygiène et certaines méthodes spécifiques d'organisation du travail.

1. Règles d'hygiène en biberonnerie

Pour la préparation des biberons, il faut éviter tout apport de microbes par le milieu environnant, par le matériel, par la tenue ou par défaut d'asepsie.

a. Hygiène des techniques professionnelles en organisation du travail

Le tableau suivant regroupe les principales méthodes d'hygiène et d'organisation du travail en biberonnerie. Pour préparer un biberon, quelques techniques professionnelles de base doivent être maîtrisées, afin de garantir l'hygiène de la préparation et l'efficacité de l'action (*cf.* les Fig. 1.19).

Tableau 1.24 – Règles d'hygiène en biberonnerie et techniques professionnelles.

Règles d'hygiène élémentaires préalables		
Avant de commencer un travail en biberonnerie, le personnel doit s'assurer du respect des trois règles élémentaires.		
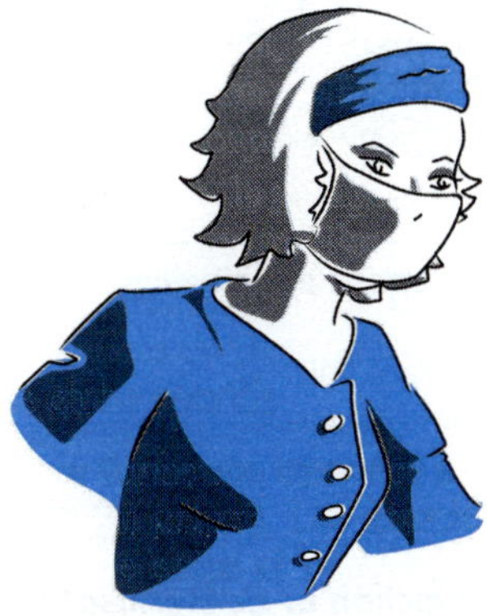	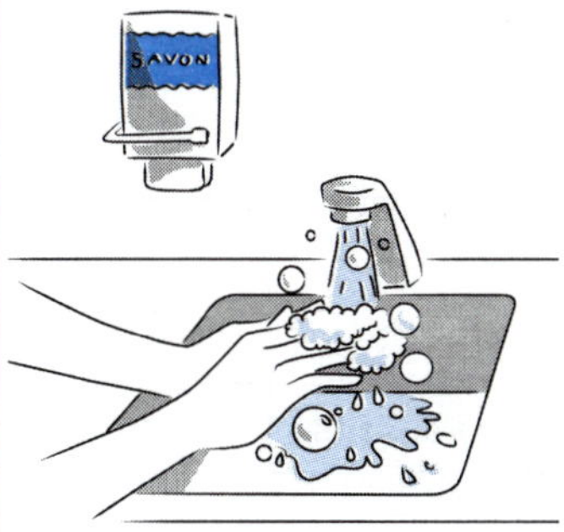	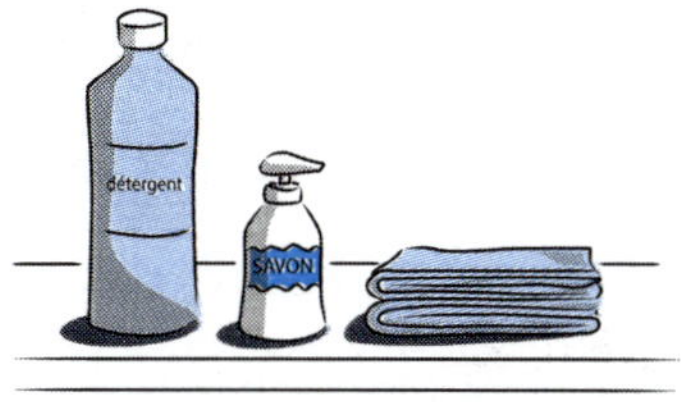
FIG. 1.20a – **Hygiène de la tenue.** – Cheveux retenus par un bandeau ; – blouse + masque + bonnet (en biberonnerie hospitalière).	FIG. 1.20b – **Hygiène des mains.** – Se laver les mains ; – avoir les ongles courts et entretenus ; – pas de vernis ; – pas de bijoux ni de montre.	FIG. 1.20c – **Hygiène du plan de travail.** – Nettoyer à l'eau et au savon (ou détergent désinfectant) ; – veiller à l'hygiène du petit matériel (assiette, couteau, …) ; – à la maison : matériel propre ; – à l'hôpital : matériel stérile.
Techniques professionnelles : hygiène et sécurité des manipulations		
Au cours des diverses étapes de la manipulation, l'AS doit respecter des règles d'hygiène et de sécurité indispensables		
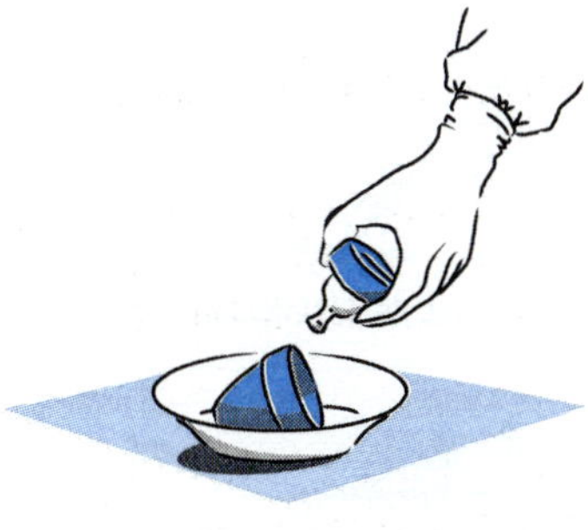	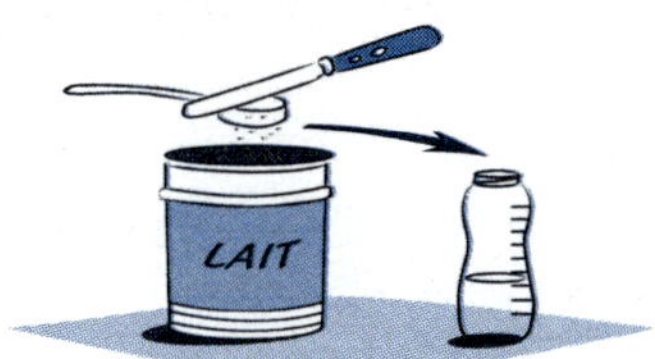	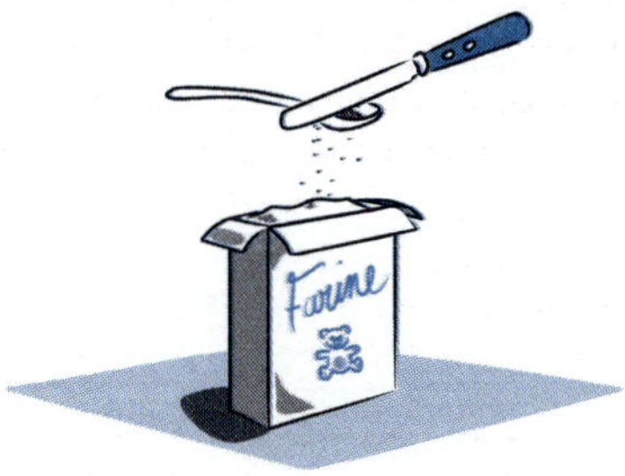
FIG. 1.20d – **1er temps.** – Bien se laver les mains au préalable ; – tenir la tétine par le support plastique ; – la recouvrir de son capuchon Protecteur ; – la poser latéralement sur l'assiette.	FIG. 1.20e – **2e temps.** – Vérifier les dates de péremption et d'ouverture des produits (lait, farine, eau…) – Araser les mesurettes de lait avec le couteau au-dessus de la boite	FIG. 1.20f – **3e temps.** – Araser les cuillères de farine avec le dos du couteau (ou secouer la cuillère si la farine est en paillettes) au-dessus de la boite

Tableau 1.24 – Règles d'hygiène en biberonnerie et techniques professionnelles. *(Suite)*

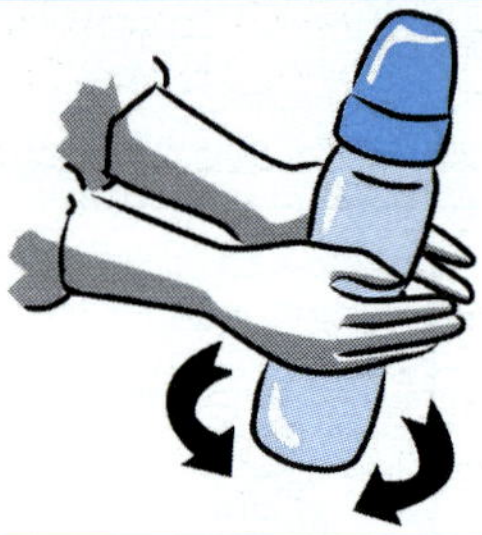	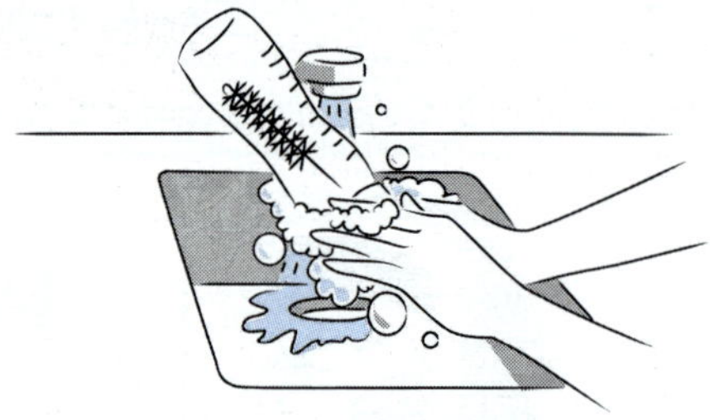
FIG. 1.20g – **4 e temps.**	FIG. 1.20h – **Nettoyage des biberons.**
– Mélanger la préparation en roulant le biberon entre les mains – Vérifier l'écoulement et la tétine et la température du liquide	– rincer immédiatement à l'eau froide – savonner et brosser dans l'eau chaude – rinçer à l'eau courante chaude et sécher

▸ Réchauffement des liquides

Précaution à prendre pour le micro-onde : le contenu est souvent d'une température élevée alors que le contenant reste froid ou tiède. Donc vérifier toujours la température du liquide avant de le proposer à l'enfant.

b. Moyens de désinfection et de stérilisation du matériel

On sait que le lait est propice au développement bactérien ; en biberonnerie, il faut donc garantir la propreté du matériel et veiller à stériliser les biberons. Il y a deux méthodes : la ***désinfection à froid*** et la ***stérilisation à chaud*** (*cf.* Tableau 1.25).

Tableau 1.25 – Moyens de désinfection et de stérilisation du matériel.

Les méthodes	Le matériel	Fig. 1.21 et 1.22
Désinfection à froid Les biberons trempent 30 minutes dans une eau dans laquelle on dissout un comprimé ou un liquide désinfectant[a].	– Bac plastique (avec couvercle) ; ou un stérilisateur en inox ; – Comprimés ou un liquide désinfectant.	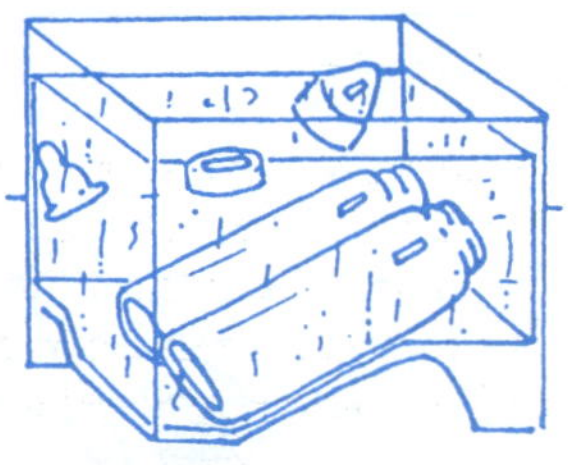 Un bac de désinfectation à froid
Stérilisation à chaud (vapeur ou ébullition) – Les germes sont détruits sous l'action de la chaleur ; – il faut compter 15 minutes pour les appareils qui vont sur la plaque de cuisson et quelques minutes seulement pour les stérilisateurs à vapeur.	– Stérilisateur (type Soxhlet) en aluminium : muni d'un panier, destiné à recevoir les biberons, et d'un plateau, destiné à recevoir les tétines ; – méthode à la vapeur : le modèle est le même mais il est muni d'un fil électrique.	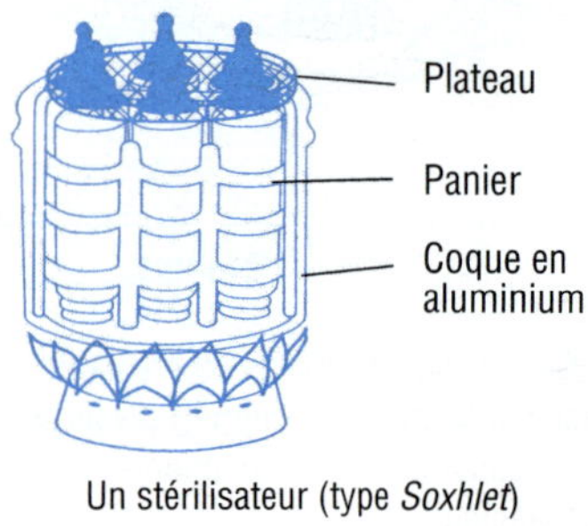 Un stérilisateur (type *Soxhlet*)

a. C'est une méthode pratique mais qui nécessite des précautions d'hygiène au niveau des manipulations.

2. Choix des tétines

La tétine joue un rôle important. Sa fabrication respecte les règles d'hygiène et de sécurité pour l'enfant.

a. La forme

Les tétines ont une forme ogivale qui facilite la respiration lors de la tétée. La bague (en plastique) indique les différentes vitesses (I à III) à adapter à l'âge et aux besoins du bébé.

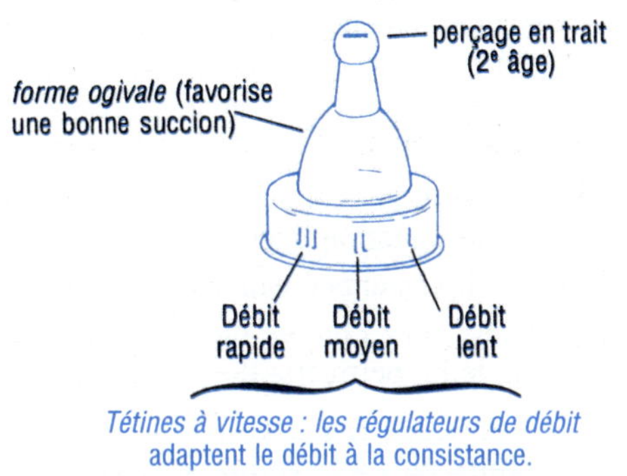

FIG. 1.21 – **La forme de la tétine et les indicateurs de vitesse.**

b. Le perçage

Avant de donner le biberon, il est vivement conseillé de vérifier le débit (qui dépend du perçage de la tétine). Pour savoir si le débit d'une tétine est correct, il faut retourner le biberon rempli à moitié : le liquide s'écoule de lui-même au goutte à goutte.

a. Enfant 1er âge (avant 6 mois)	(· ·)	percage à trous excentrés (évite les régurgitations)
	(T)	percage en T (pour les bouillies)
b. Enfant 2e âge (après 6 mois)	(I)	percage en trait

FIG. 1.22 – **Le perçage de la tétine.**

NB : 1er âge correspond à la période précédant les 6 mois ; 2e âge, postérieur à 6 mois.

c. Préparation d'un biberon au lait en poudre

La préparation d'un biberon au lait en poudre doit respecter un ordre logique (*cf.* Fig. 1.23).

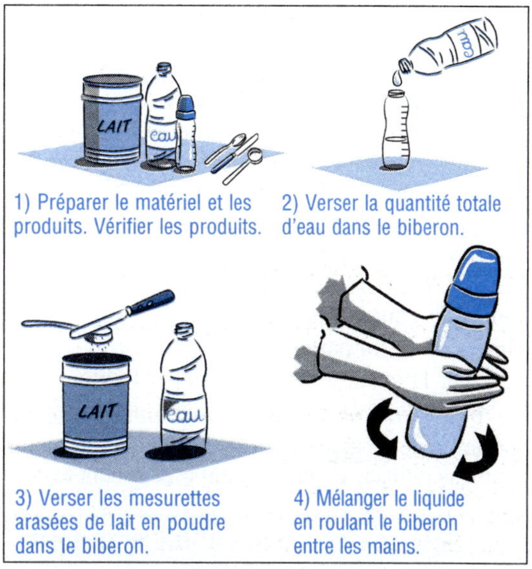

FIG. 1.23 – **Préparation d'un biberon au lait en poudre.**

	Rôle de l'AS : règles d'HSC
	L'AS doit :
H	– vérifier les dates de péremption et d'ouverture des produits ; – bien refermer les boites de lait et de farine ; – ranger les boites dans un lieu sec ;
S	– veiller à respecter le dosage du lait (*araser* les mesurettes à l'aide d'un couteau) ; – les quantités de lait sont précisées pour un âge donné : il faut les respecter ; – apprécier la température du liquide avant de proposer le biberon au bébé ; – prendre garde au micro-ondes (le liquide peut-être bouillant alors que le biberon est tiède).

d. L'administration d'un biberon (savoir « donner le biberon »)

Pour donner le biberon, il faut :

- s'installer correctement (dos et bras appuyés). Le confort et le bien-être sont essentiels[45] ;

45. Il s'agit là du respect des règles élémentaires d'ergonomie. Outre la prévention du mal de dos pour le soignant, la stabilité de la position induit un sentiment de sécurité chez le bébé.

- offrir le biberon à la température préférée par l'enfant (température ambiante ou légèrement plus chaude) ;
- vérifier la vitesse et la perforation de la tétine (le débit doit être assez lent) (*cf.* fig. 1 et 2, page précédente) ;
- bien installer l'enfant : dans les bras, en position semi-assise, la tête bien soutenue ;
- introduire la tétine sur la langue de l'enfant ;
- maintenir le biberon redressé afin d'éviter que l'enfant n'absorbe de l'air ;
- interrompre la tétée de temps en temps (surtout si le bébé tête trop vite) ;
- laisser l'enfant libre de ses mouvements (ne jamais lui coincer les bras) ;
- le regarder, lui parler ;
- évaluer la quantité de lait prise par l'enfant.

En ***fin de tétée***, il faut redresser l'enfant pour lui permettre de faire son « rot ». On peut le maintenir contre sa poitrine en lui tapotant légèrement le dos.

Rôle de l'AS : règles d'HSC et respect de l'enfant

R L'allaitement est avant tout un moment privilégié de communication. L'AS doit s'installer confortablement.
- Observer le regard de l'enfant et y répondre avec bienveillance.
- Parler tendrement à l'enfant (c'est un langage non verbal qui a toute son importance).

H
- Faire durer la tétée au moins 10 minutes afin de répondre au besoin de succion et respecter le transit digestif de l'enfant (vérifier les perforations de la tétine pour atteindre cet objectif).

S
- Faire les transmissions (quantité absorbée, problèmes éventuels…).

e. *La mise au sein*

Conseil d'hygiène et de confort

L'AS conseille à la maman de :

- se laver les mains et nettoyer ses mamelons avant de donner le sein au bébé (*cf.* Fig. 1.26) ;
- de changer le bébé avant la tétée ;
- s'installer confortablement, dos et coudes appuyés (*cf.* Fig. 1.25) ;
- installer correctement le bébé :
  - la bouche de l'enfant est à la portée du mamelon ;
  - son dos et ses fesses sont bien soutenus ;
  - le bébé est en position « ventre contre ventre » avec sa mère.

Technique de la mise au sein

L'AS conseille à la maman de :

- présenter le sein à l'enfant en le tenant entre l'index et le médius ;
- dégager le nez du bébé en s'appuyant sur le sein avec le pouce ;
- introduire dans la bouche de l'enfant non seulement le mamelon mais également l'aréole (prévention des crevasses) ;
- laisser l'enfant « chercher le sein » et éviter de lui maintenir fermement sa tête contre son sein.
- au début de l'allaitement, présenter, à chaque tétée, les deux seins en alternant à chaque fois l'ordre de présentation ;
- par la suite, si le lait est abondant, un seul sein peut suffire (présentation alternée) ;
- éviter les compléments d'eau sucrée et de lait.
- après la tétée, tenir l'enfant bien droit contre sa poitrine afin de lui permettre de faire son « rot ».

Rôle de l'AS : règles d'H et S pour la surveillance du bébé

S Pour la surveillance du bébé nourri au sein la mère devra être attentive :
- *au comportement du bébé.* Un bébé qui parait repu après la tétée est un bébé à qui l'allaitement profite. Par contre, des cris, des pleurs… doivent éveiller l'attention. Ils traduisent un mal-être, une insatisfaction dont il faut toujours chercher la cause et y répondre.
- *à la succion du bébé.* La quantité de lait ingérée s'apprécie par l'observation du nombre de déglutitions comparé au nombre de mouvements de succion. Il ne suffit pas que bébé tête vigoureusement, il doit encore déglutir régulièrement.
- *à l'aspect des selles.* 5 à 6 selles/jour, semi-liquides, fréquentes, de couleur jaune d'or, d'odeur aigrelette, sont normales.
- *à la courbe de poids.* Celle-ci se pratique surtout à la maternité et jusqu'au 10e jour (où le bébé récupère son poids de naissance). Après cette date, l'état de santé s'apprécie sur les critères vus ci-dessus.

H L'AS doit conseiller à la mère d'assurer une vidange complète des seins à chaque tétée (prévention des engorgements) et à renouveler les soins d'hygiène (prévention des crevasses et des infections).

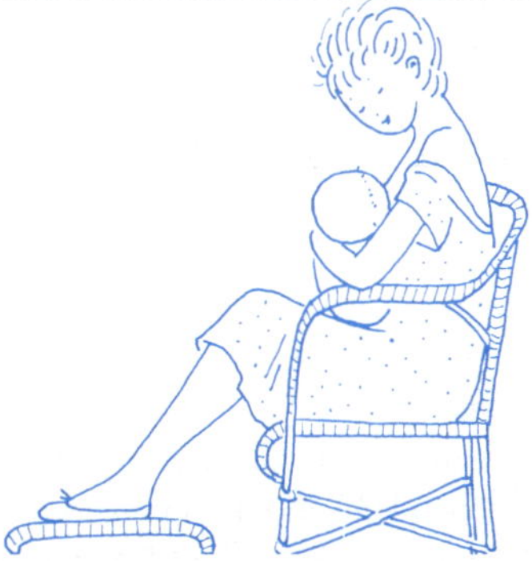

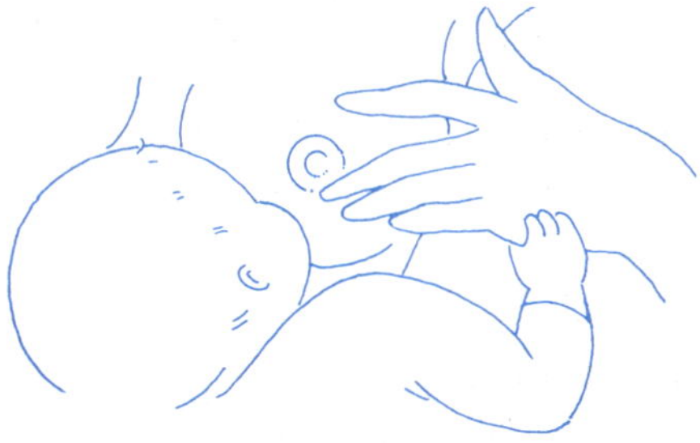

A. La liberté de l'allaitement

- *Oublier l'horloge :* l'allaitement au sein doit être un allaitement à la demande de l'enfant
- *Oublier la balance :* un enfant nourri au sein profite bien, la pesée systématique devient une contrainte inutile

B. L'installation de la maman pour la tétée :

Veiller au confort :

- Utiliser un siège bas
- Appuyer le dos et les coudes contre un support
- Surélever légèrement les pieds
- Choisir un endroit calme et frais, avec une lumière douce

C. La mise au sein :

- Pratiquer les soins d'hygiène du sein
- Laisser le bébé « chercher le sein »
- Présenter un ou deux seins (selon la quantité de lait)

D. Après la tétée

- Bien sécher les mamelons (pour éviter les crevasses) ;
- et faire faire le « rot » au bébé.

La mise au sein

Date : .... **Heure :** .... **Chambre n° :** ....

Nom de l'observatrice : ....

☐ Le corps de l'enfant est contre la mère face au sein
☐ La tête et le corps de l'enfant sont dans l'axe
☐ Le menton de l'enfant touche le sein
☐ Les fesses de l'enfant sont soutenues
☐ La bouche est grande ouverte
☐ La lèvre inférieure est éversée
☐ Les joues sont bien rondes
☐ On ne voit plus l'aréole au-dessus de la bouche de l'enfant
☐ On observe une alternance de succions vigoureuses et de déglutitions
☐ L'enfant se détache du sein
☐ Le(ou les) sein(s) sont bien vidés
☐ La tétée a duré ....

Document utilisé par le personnel de la maternité de l'hôpital de Colombes (92).

FIG. 1.25 – **Conseils à donner à une maman pour le bon déroulement d'une tétée.**

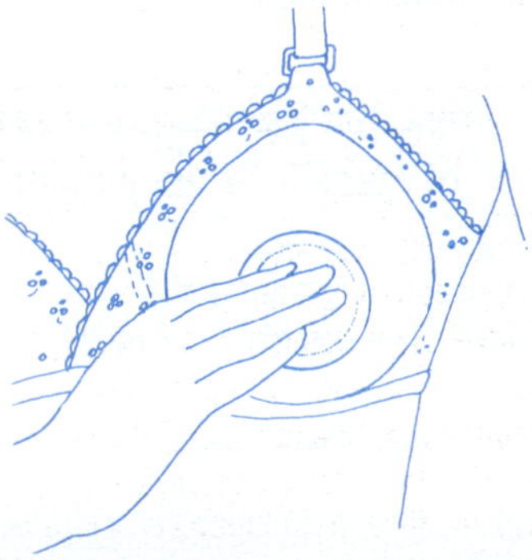

Avant chaque tétée : laver le mamelon à l'eau par la mesure d'hygiène.
Après chaque tétée : nettoyer et bien sécher le mamelon afin de prévenir les crevasses et se mettre des « coussinets protecteurs ».

FIG. 1.26 – **Hygiène des seins.**

3. Prise des repas

La prise des repas du patient prend une part essentielle dans le traitement et le recouvrement de la santé. Elle doit donc être l'objet d'une surveillance attentive, aussi bien au niveau de l'installation que de la distribution du repas au patient.

a. Installation du patient pour le repas

Il s'agit de privilégier le confort du patient afin qu'il apprécie son repas.

▶ Matériel

• Un fauteuil (avec une protection) et des oreillers de soutien ;
• une table ;

• un plateau avec des couverts, un verre et une serviette de table, une bouteille d'eau.

▶ Actions

• Annoncer le menu au patient et vérifier son état ;
• vérifier si le patient ne doit pas être à jeun pour des examens ;
• certaines aides techniques peuvent aider la prise du repas (*cf.* **6. Prévention des fausses routes**).

▶ Pour le patient valide

• Favoriser le port de vêtements de jour ou lui donner une robe de chambre ;
• lui faire laver les mains ;
• l'installer dans un fauteuil (avec un coussin) ;
• vérifier qu'il n'ait pas froid ;
• mettre son couvert ;
• lui installer la sonnette à portée de main.

▶ Pour le patient alité

• Lui proposer le bassin ;
• lui faire laver les mains ;
• s'il est souillé, le laver et le changer préalablement ;
• installer le patient le plus confortablement possible, en plaçant oreillers, puis table et couverts à bonne hauteur.

	Rôle de l'AS : règles d'HSC et respect du bébé
H	– Toujours faire laver les mains au patient avant le repas et à la fin du repas. – S'il est souillé, le laver et le changer préalablement.
C	– Installer le patient le plus confortablement possible, en plaçant oreillers, puis table et couverts à bonne hauteur.
R	– Annoncer le menu au patient.
S	– Vérifier si le patient n'est pas à jeun.

b. *Distribution, présentation et aide au repas*

▶ Le choix des menus

Le choix des menus doit être adapté à la personne (régime, enrichissement en fibres, en féculents) et doit être varié et correspondre au goût du patient. Ce choix relève du rôle de l'infirmier(ère).

▶ Actions

• Vérifier que le menu correspond au patient (étiquette) et au régime prescrit ;
• veiller à ce que les plats soient servis chauds ;
• se laver les mains et revêtir sa blouse avant de donner le repas au malade ;
• se laver les mains entre chaque distribution de plats aux patients dépendants à qui on porte assistance ;
• ne pas mettre les doigts dans les verres ou les assiettes ;
• distribuer les couverts en les prenant par le manche ;
• si le patient est hémiplégique, installer les couverts du côté valide, lui couper sa viande et éplucher ses fruits ;
• aider le patient à manger et à boire en respectant son rythme, c'est-à-dire lentement ;
• ne pas mélanger le sucré et le salé ;
• dès que le repas est achevé :
  – débarrasser le plateau du patient et lui demander s'il désire autre chose ;
  – lui proposer le bassin ;
  – lui brosser ou lui faire brosser les dents ;
  – lui laver, ou lui faire laver les mains ;
  – le réinstaller confortablement ;
  – nettoyer la table de repas avec un nettoyant désinfectant (ne pas jeter les miettes au sol !) ;
  – se laver les mains ;
  – faire les transmissions.

	Rôle de l'AS : règles d'HSC et respect (R) du patient
	L'AS doit veiller à ce que :
C	– la présentation soit attrayante ; – la température des mets soit agréable ;
S	– le régime soit respecté ;
H	– l'hygiène de la distribution soit assurée.
	Il doit :
R	– inciter le patient à manger seul (s'il on juge que cela lui est possible) ; – sinon l'aider à bon escient ; – dès que le patient a terminé le repas, écouter ses commentaires ;

▶

S	– observer ses réactions (dégoût, soif excessive, régurgitations…) ; – les signaler à l'infirmière.

4. Conseils d'hygiène alimentaire

L'AS peut être amené à donner des conseils en matière d'hygiène alimentaire. Il doit insister sur l'équilibre alimentaire de la journée. Pour avoir une alimentation équilibrée, il faut consommer chaque jour des aliments de chaque groupe alimentaire.

a. Intérêt d'un équilibre alimentaire

▶ Le repas

Un repas ne peut à lui seul, répondre à la totalité des besoins journaliers de l'organisme. Il s'inscrit dans l'ensemble d'une journée alimentaire. Pourtant, à lui seul, il doit suivre certaines règles.

• **Équilibre dans sa composition**. Pour le dîner et le déjeuner, il doit absolument comporter :

- une crudité ;
- un produit laitier ;
- un plat protidique ;
- des légumes cuits en alternance avec des féculents.

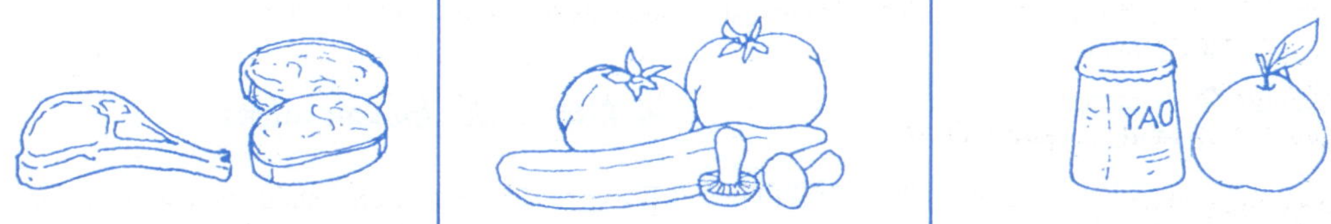

1 plat protidique + 1 garniture	1 entrée (crudités)	1 produit laitier + 1 fruit
Le plat central	*Les plats complémentaires*	

FIG. 1.27 – **L'alimentation équilibrée.**

• **Équilibre dans ses associations**. Certains aliments sont difficiles à digérer, il faut éviter de les réunir dans le même repas. Par exemple :

- les légumes secs : haricots blancs, lentilles, pois cassés ;
- les fruits amylacés : bananes, châtaignes ;
- les aliments frits, les ragoûts.

• **Présentation attrayante**. il est important de penser à l'harmonie des goûts et des couleurs : des plats colorés ouvrent l'appétit.

▶ La journée alimentaire

→ Le petit déjeuner

Il fait suite au jeûne prolongé de la nuit, c'est un repas qu'il ne faut pas négliger. Exemple de sa composition :

- du calcium (lait ou produit laitier) ;
- des céréales (pain, biscottes ou flocon d'avoine…) ;
- de la vitamine C (fruit ou jus de fruits) ;
- des vitamines A, D, E (beurre cru) ;
- du sucre(miel ou confiture…).

→ Le déjeuner

Il doit représenter 30 à 40 % de l'apport énergétique total journalier et doit apporter au minimum :

- des vitamines et minéraux par le biais de crudités (par exemple : radis, tomates, concombre…) ;
- du calcium (fromage) ;
- un plat protidique (viande, poisson, jambon ou œuf) ;
- des fibres ou sucres complexes (légumes cuits ou féculents).

→ Le dîner

Il faut le considérer comme un complément du déjeuner et du petit déjeuner. L'équilibre de base est le même, mais le plat protidique peut être remplacé par un complément protidique (sous forme de laitages ou boissons).

b. Intérêt des apports hydriques

L'eau est indispensable à l'organisme et représente environ les deux tiers du poids du corps de l'être humain. Des études ont montré qu'il faut 2,5 litres d'eau par jour (quantité totale), pour compenser les pertes normales (urines, sueur, respiration, selles) et plus quand il y a des pertes anormales (vomissements, diarrhées). L'eau prévient la déshydratation (*cf.* Chapitre 7).

5. Choix des aliments adaptés aux goûts et à la culture

a. Acceptabilité des aliments selon les goûts

Pour faire accepter une préparation culinaire, il faut s'assurer de :

- l'hygiène de la préparation (un plat protégé est meilleur pour la santé) ;
- la présentation attrayante (un plat qui est bien présenté est mangé avec appétit) ;
- la bonne température des plats (par exemple : cuisson de la viande…) ;
- la convivialité lors des repas.

Pour que l'alimentation donne du plaisir aux convives à qui elle est destinée, il faut :

- choisir un matériel de qualité (assiettes et plats coordonnés) ;
- décorer la table (fleurs…) ;
- procéder aux décorations des mets.

b. L'acceptabilité des aliments selon la culture

Dans certaines sociétés, certains aliments sont appréciés alors qu'ils sont dépréciés dans d'autres. Par exemple :

- les Français apprécient les escargots, les cuisses de grenouille… aliments méprisés par les Anglais ;
- les Japonais apprécient les poissons crus ;
- les Suédois associent les plats à la fois sucrés et salés…

Toutefois, certains plats, bien que plus traditionnels dans une population, sont devenus très prisés par d'autres (par exemple : le couscous, les plats chinois ont de nombreux amateurs). Ce qui laisse penser que les cultures en matière alimentaire s'interpénètrent.

Rôle de l'AS : respect du patient

L'AS veillera à s'informer au préalable :
- des goûts ;
- de la culture ;
- de la religion des patients.

Ces facteurs influencent les habitudes alimentaires. Par exemple, une personne juive ou de religion musulmane ne mangera pas de porc, une personne de culture chrétienne peut préférer manger du poisson plutôt que de la viande le vendredi.

6. Prévention des fausses routes

On appelle « fausse route » le passage des aliments ou des liquides ingérés dans les voies respiratoires, ce qui provoque des troubles divers.

a. Risques des fausses routes

Il existe diverses situations dans lesquelles on peut observer un risque de fausse route.

- Lors de l'anesthésie (chez un malade qui n'est pas à jeun).
- Lors d'un coma.
- Lors d'une maladie neurologique, dont l'hémiplégie ou la maladie de Parkinson, la maladie d'Alzheimer…

b. Manifestations de la fausse route

Le passage des liquides ou des aliments dans les voies respiratoires entraîne différentes réactions :

- au minimum la toux ;
- au maximum des troubles respiratoires tels que :
  - polypnée ;
  - cyanose ;
  - respiration « barbotante ».

Mais il s'agit d'abord d'un risque vital : le malade peut mourir d'asphyxie.

c. Matériel d'aide à l'alimentation

Certaines personnes en raison de leur pathologie, ou de leur handicap, ont besoin d'aides techniques pour faciliter leur prise alimentaire. Il en existe de nombreuses (*cf.* Fig. 1.28).

Rôle de l'AS : règles d'HSC et respect (R) du patient

L'AS veillera à associer HSC et respect du patient lors des deux pôles de la prévention.

a. Prévenir les fausses routes

HS En collaboration avec l'infirmier, l'AS devra :
- ne rien donner à boire ou à manger au patient sans indications ;
- choisir plutôt des aliments solides ou mixés plutôt que des liquides seuls ;
- préférer l'eau gélifiée pour assurer l'hydratation ;

RS
- éviter de trop remplir la bouche ;
- vérifier que la bouche se vide à chaque déglutition ;
- éviter les stimulations néfastes au cours du repas (par exemple : trop faire parler le patient).

b. Installer le patient en position semi assise

RHS Pour installer le patient, l'AS devra tenir compte de son état et des directives reçues.

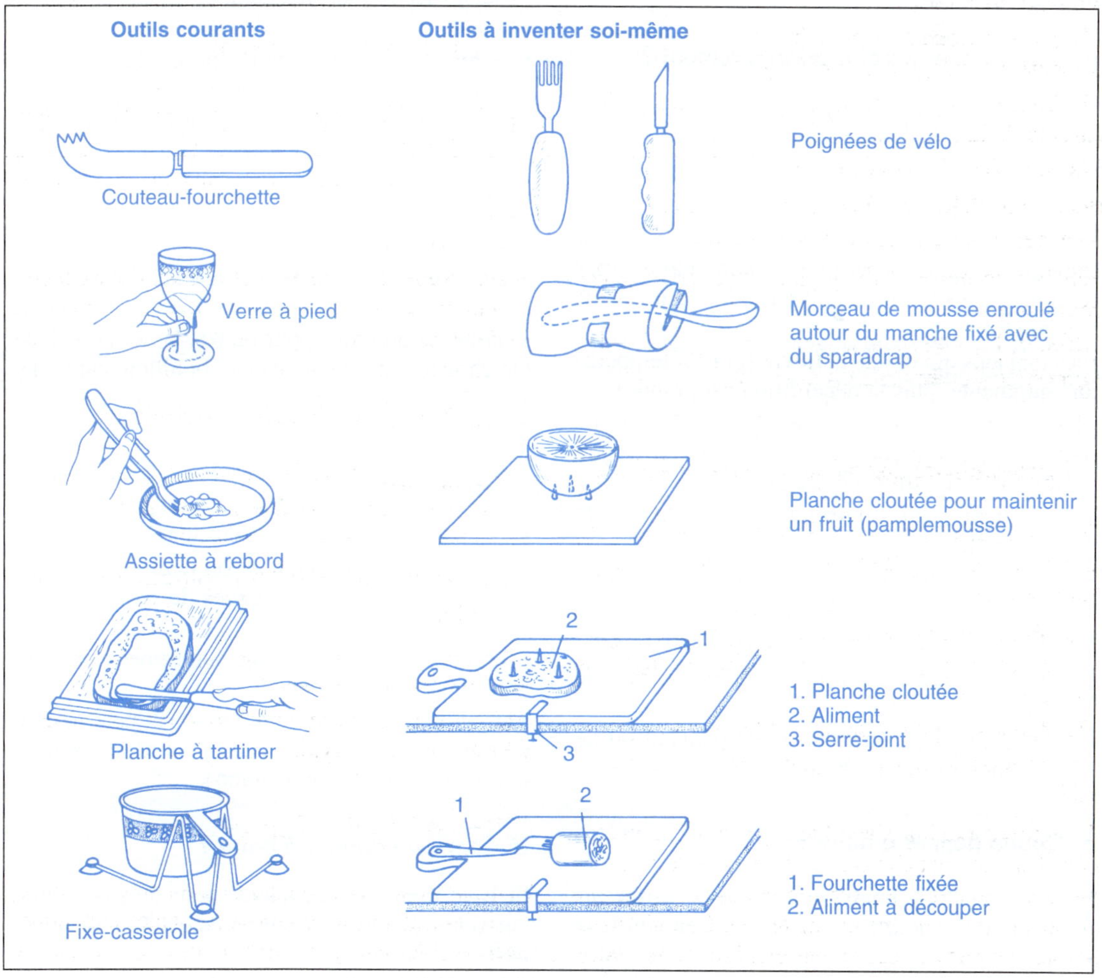

FIG. 1.28 – **Aide à l'alimentation.**

7. Prévention de la déshydratation

La déshydratation est une diminution du volume liquidien de l'organisme. Elle s'accompagne d'un déséquilibre des substances en solution (électrolytes) dans les liquides organiques. La déshydratation, négligée, peut mettre en danger la vie des patients. Le premier traitement de la déshydratation est la prévention.

▶ Méthodologie

L'AS va utiliser la méthode du Q.Q.Q.O.C.P (qui, quand, quoi, où, comment, pourquoi…).

- À qui donner à boire et pourquoi ?
- Quand donner à boire ?
- Que donner à boire ?
- Comment donner à boire ?

a. *À qui* donner à boire prioritairement ?

Tous les patients ont besoin d'eau, mais les besoins en eau peuvent être accrus et atteindre au moins 4 litres chez certaines personnes dans des situations particulières. Citons :

- les personnes qui ont une activité augmentant la sudation et la déperdition pulmonaire (par exemple : dans le cas de polypnée, lors d'un effort physique) ;
- les malades qui ont de la fièvre (plus la température augmente, plus la déperdition est grande) ;
- les opérés qui ont été privés d'eau parce qu'ils sont à jeun et qui sont parfois porteurs de sonde d'aspiration digestive, de drains, etc. ;
- les patients qui souffrent de diarrhées, de vomissements ;
- tous les sujets lorsque la température ambiante augmente (par exemple, lors des épisodes de canicule) ;
- cas particuliers qu'il faut surveiller attentivement :
  - les personnes âgées qui n'éprouvent plus le besoin de boire ;
  - les enfants qui oublient ou ne peuvent ou ne savent demander à boire.

b. *Quand* donner à boire ?

Il faut donner à boire au malade à différents moments de la journée et aussi souvent qu'il le souhaite (sauf cas particulier de restriction hydrique). Il est conseillé d'établir un « ***plan hydrique*** » pour la journée.

• *Pendant les repas*

Il faut proposer à boire (selon la demande du malade) :

- toutes les deux ou trois bouchées ;
- Ou entre chaque plat.

• *Entre les repas :*

- proposer systématiquement à boire en entrant dans une chambre, surtout si le malade n'est pas autonome ou s'il oublie ;
- vérifier le contenu de la carafe ou de la bouteille d'eau ;
- suggérer à la famille de proposer à boire au malade ;
- de l'eau hydrique

Il est recommandé de réaliser une fiche pour contrôler les différentes actions précisant :

- l'identification du malade ;
- la date ;
- les heures où la boisson est proposée ;
- le type de boisson proposée ;
- la quantité absorbée à chaque prise de liquide.

c. *Que* donner à boire ?

Il est conseillé de :

- tenir compte des régimes éventuels et des goûts du malade ;
- varier les boissons pour ne pas lasser le malade. On choisira parmi eau, tisane, bouillon, café, thé ;
- vérifier la température des boissons proposées au malade.

▶ Précautions

L'AS doit tenir compte du fait que :

- le sucre n'est pas une boisson mais un aliment et qu'il faut donc éviter les excès de sodas et de jus de fruits (en boîte) ;
- les boissons sucrées sont supprimées chez les personnes diabétiques ;
- le lait est considéré comme un aliment (il peut cependant être inclus dans un plan de boisson s'il n'y a pas de contre-indication).

d. *Comment* donner à boire ?

Si le malade est conscient, pour donner à boire correctement il faut veiller à ce que le patient soit **assis ou demi assis** (s'il est allongé : utiliser la pipette, le canard ou si cela est possible, l'aider en lui soulevant la tête).

	Rôle de l'AS : Règles d'HSC et respect (R) du patient
R H C	– Vérifier que la personne a de l'eau à portée de main. – La solliciter pour qu'elle boive. – l'installer confortablement.
S	– Indiquer à tous les membres de l'équipe quel est le *degré de dépendance* de la personne à ce sujet : • Boit-elle seule ? • Doit-elle être aidée ? • Demande-t-elle à boire ? • A-t-elle des difficultés à boire ? etc.
S	– Faire les transmissions : signaler combien de boissons ont été prises dans la journée (qualité, quantités...)

12 Le sommeil

1 ▸ Installation de la personne pour le repos ou le sommeil

L'inconfort risque d'avoir des conséquences parfois graves. Un lit mal fait, des draps mal ou trop tirés, des oreillers mal placés peuvent entraîner des mauvaises positions, des crampes, des irritations locales.

L'installation au lit doit aussi permette à la personne dépendante certaines activités : se laver, s'alimenter, se distraire.

1. Matériel

- Matelas ferme ou matelas anti-escarre
- Support suffisant pour le dos (oreillers)
- Literie soutenue par un arceau pour éviter une mauvaise position des pieds (*cf.* Fig. 1.13)
- Table adaptable avec carafe d'eau et verre
- Table de nuit à proximité avec effets personnels, téléphone, sonnette, bouton pour la lumière, télécommande, mouchoirs…
- Alèse et taie propres

2. Action

Pour favoriser un repos ou un sommeil de qualité, il peut être nécessaire de vérifier l'état des alèses et des taies d'oreillers et, si besoin, de les changer.

a. Changement des alèses

- Expliquer les gestes à faire et coordonner ses mouvements.
- Cette technique demande de tourner la personne sur le côté. Il faut économiser au maximum ses mouvements, déplacements et efforts :
  - adopter les « bonnes positions » afin de limiter ses efforts et protéger son dos ;
  - préparer des alèses propres en rouleau ;
  - enlever la literie de dessus, la poser sur la chaise ;
  - changer les alèses ;
  - remettre la literie de dessus, la border, installer confortablement la personne, ranger le matériel et la chambre, se laver les mains.

b. Changement des taies d'oreiller

- Enlever la taie sale.
- Retourner la taie propre sur l'envers.
- Glisser les mains à l'intérieur.
- Saisir deux coins de l'oreiller.
- Retourner la taie sur l'oreiller.
- Secouer l'oreiller pour répartir le garnissage.

	Rôle de l'AS : Règles d'HC et respect (R) du patient
R	– Demander la participation de la personne : lui expliquer les différentes phases de l'opération pour qu'elle se sente en sécurité et vous aide efficacement.
HC	– Si la personne a transpiré ou si les taies sont souillées, il est vivement conseiller de les changer pour améliorer le bien-être du patient puis de secouer l'oreiller.

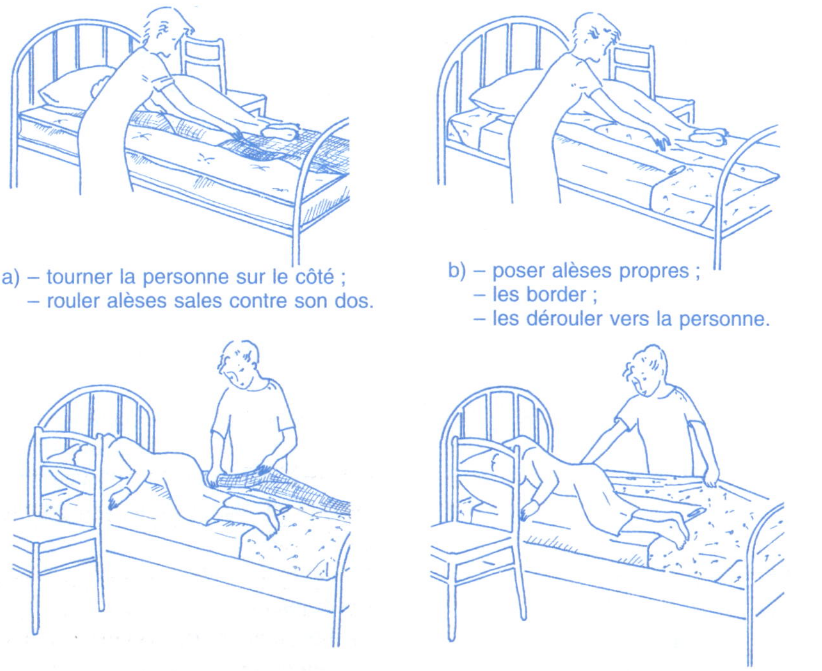

a) – tourner la personne sur le côté ;
– rouler alèses sales contre son dos.

b) – poser alèses propres ;
– les border ;
– les dérouler vers la personne.

c) – tourner la personne de l'autre côté ;
– enlever alèses sales ;
– les mettre dans le sac à linge.

d) – dérouler alèses propres ;
– les border, faire les coins en carré ;
– remettre la personne à plat.

FIG. 1.29 – **Changement des alèses.**

c. *Réfection du lit non-occupé*

Elle se fait tous les jours, afin d'assurer l'hygiène et le confort du patient pour le repos et le sommeil.

Tableau 1.26 – Réfection du lit non-occupé.

Matériel	Critères à respecter	Procédure
– Chariot de soins avec le matériel : • Drap • alèse • Taie	***Hygiène***	– Se laver les mains – Aérer la chambre
– Sac à linge sale (dans le couloir)	***Hygiène*** ***Sécurité***	– *Défaire le lit :* déposer le linge sale dans le sac prévu à cet effet
	Efficacité	– *Refaire le lit :* • Chaque pièce de linge est déposée une à une, au centre du lit puis dépliée • Border le drap de dessous puis l'alèse • Border ensemble la literie de dessus • Changer la taie d'oreiller
– Nettoyant-désinfectant + lavette	***Confort***	– Faire les « coins au carré » (*cf* Fig. 1.29) – Prévoir un « pli d'aisance » au niveau des pieds (*cf* Fig. 1.29)
	Hygiène	– Nettoyer-désinfecter le matériel et le ranger – Se laver les mains – Fermer la fenêtre

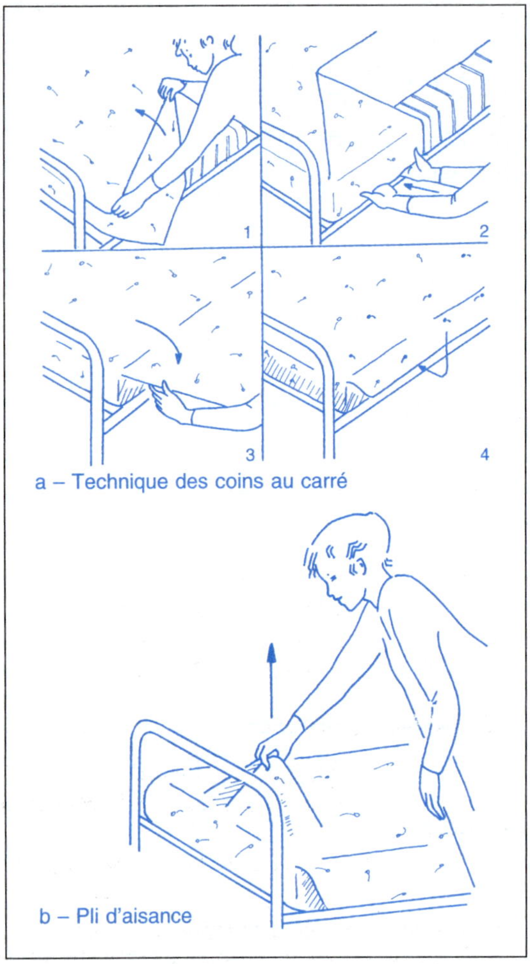

FIG. 1.30 – **Réfection du lit non occupé.**

2 ▸ CONDITIONS FAVORABLES À L'ENDORMISSEMENT

1. Les critères d'hygiène et de confort

Un sommeil de qualité est indispensable au bien-être physique et moral du malade. Tout doit être mis en œuvre pour aider le patient à bien dormir :

- obscurité ou demi-obscurité ;
- atmosphère calme ;
- chambre propre et régulièrement aérée ;
- installation correcte du lit ;
- lit fait correctement, propre et sans plis.
- alèses changées ;
- taies renouvelées.

2. Les objets de première nécessité

Il est important que le patient conserve toujours à portée de main certains objets dits de première nécessité. C'est assurer au patient le sentiment de confort et de sécurité du patient. Citons plus particulièrement :

- la table de nuit ;
- la sonnette ;
- l'interrupteur pour éclairer la nuit (si besoin) ;
- le téléphone ;
- l'eau et un verre ;
- les objets personnels (lunettes, radio, livres, télécommande, etc.).

	Rôle de l'AS : Règles de sécurité (S), de confort (C) et de respect (R)
	L'AS devra :
S	– vérifier l'état du patient c'est-à-dire le questionner avant le repos de la nuit, sur ses besoins ;
R	– prendre en compte ses demandes, apaiser ses angoisses ; – répondre aux appels très rapidement ;
CR	– rester disponible et satisfaire ses besoin (par exemple, besoin de boire, de lire, d'aller au WC…) ; – vérifier la présence des objets de première nécessité.

13 L'élimination

1 ▸ Installation de la personne pour l'élimination

1. La pose du bassin

Le bassin sert à recueillir les selles et l'urine chez la femme, uniquement les selles chez l'homme qui urinera dans l'urinal.

a. *Matériel*

- Bassin
- Journaux (pour poser le bassin et le recouvrir)
- Papier toilette
- Désodorisant pour la chambre

b. *Actions*

L'installation de la personne se fait si possible en position semi assise, sinon en position allongée.

▸ Installation de la personne

Deux cas sont à considérer :

- La personne peut se soulever.
  - Proposer à la personne de soulever le siège en s'appuyant sur les coudes et les pieds.
  - L'aider à se soulever en mettant votre avant bras sous les reins.
  - Glisser rapidement le bassin sous le siège en évitant le frottement.
  - Glisser (éventuellement) une serviette roulée dans le creux des reins.
- La personne ne peut se soulever.
  - L'installer sur le côté.
  - Mettre le bassin contre son siège.
  - La remettre sur le dos.
  - Vérifier la bonne position du bassin.
  - Veiller au confort de la personne.
  - Couvrir la personne et la laisser seule.

▸ Enlèvement du bassin

- Répondre immédiatement à l'appel.
- Retirer le bassin en le prenant sur le côté et en évitant le frottement.
- Le poser sur une chaise protégée par du papier journal.
- Recouvrir le bassin et le vider.
- Si la personne n'a pu s'essuyer seule : retirer le bassin, installer le patient sur le côté et l'essuyer.
- Vaporiser du désodorisant dans la pièce.
- Réinstaller la personne confortablement, lui proposer de se laver les mains.
- Se laver les mains.
- Nettoyer le matériel (*cf.* « Entretien du matériel »)

	Rôle de l'AS : Règles d'HSC et respect (R) du patient
	L'AS veillera à :
R	– stimuler l'autonomie de la personne ; – respecter la pudeur ;
H	– respecter l'hygiène des manipulations et de l'entretien ;
C	– assurer un confort maximum ; – répondre rapidement à la demande ;
S	– vérifier la bonne position du bassin.

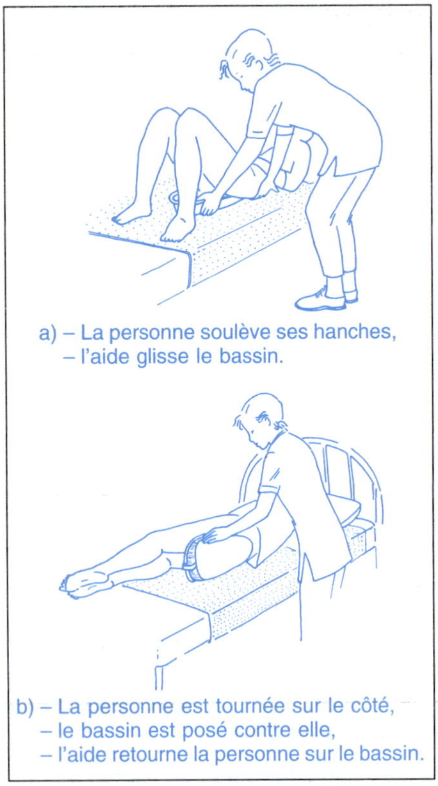

FIG. 1.31 – **Pose du bassin.**

2. La pose de l'urinal

a. *Matériel*

- L'urinal, appelé aussi pistolet, est un récipient en verre ou en plastique
- Papier toilette

b. *Action*

- Si la personne est valide : laisser l'urinal à sa disposition.
- Si la personne ne peut s'en servir seule : lui présenter l'urinal par la base ou placer l'urinal entre ses jambes.
- Si la personne est très dépendante : prendre du papier toilette pour introduire la verge dans l'urinal.
- Récupérer l'urinal et le vider.

c. *Entretien du matériel (bassin et urinal)*

- Se munir de gants réservés à cet usage.
- Utiliser une brosse à long manche.
- Nettoyer avec un détergeant désinfectant, rincer et sécher.
- Se laver les mains.
- Si les selles paraissent anormales, le signaler.

	Rôle de l'AS : Règles d'HSC et respect (R) du patient
	L'AS veillera à :
R	– stimuler l'autonomie de la personne ; – respecter la pudeur ;
H	– respecter l'hygiène (manipulations et entretien) ;
RC	– assurer un confort maximum ; – répondre rapidement à la demande ;
S	– verifier la bonne position de l'urinal.

2 ▸ Pose de protections anatomiques

Certaines personnes incontinentes utilisent momentanément (parfois définitivement) des changes à usage unique. Ces changes permettent de diminuer la quantité de linge souillé (donc de vivre mieux l'incontinence) et améliorent le confort. Cependant, il faut toujours tenter de réduire l'incontinence plutôt que de mettre un change. Dans certains cas, la personne, n'étant plus sollicitée à se contrôler, aura tendance à se laisser aller.

Rôle de l'AS : respect de la personne

Avant de proposer un change l'AS doit :
- se demander si la personne en a réellement besoin ;
- lui demander son avis ;
- solliciter régulièrement la personne à aller aux toilettes ;
- surveiller la quantité de boisson prise ;
- ne pas faire attendre une personne qui demande d'aller aux toilettes.
- retenir que l'usage du change ne règle pas le problème de l'incontinence, il le rend seulement supportable.

1. Les principaux types de protections anatomiques

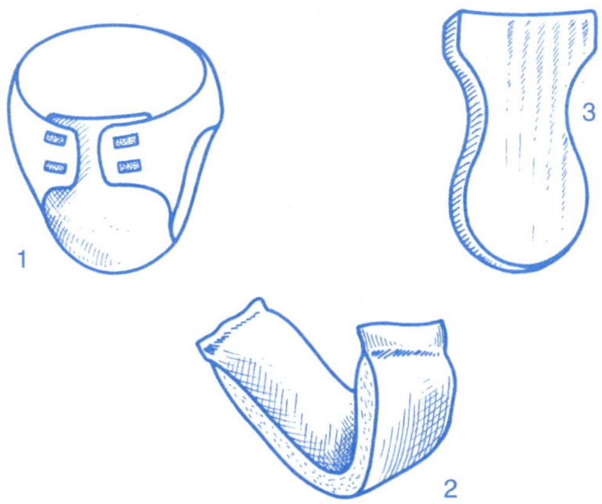

1. Change complet
   - incontinence importante,
   - mise en place assez facile,
   - ne nécessite pas le port d'un slip,
   - difficile à supporter sur le plan psychologique,
   - peu confortable lors de mouvements.
2. Protection rectangulaire
   - incontinence légère, « fuite »,
   - bien tolérée,
   - facile à utiliser avec un slip,
   - peu adaptée à l'anatomie masculine.
3. Protection anatomique
   - incontinence importante,
   - discrète sous les vêtements,
   - maintenue à l'aide d'un slip,
   - confortable lors des mouvements,
   - peu adaptée aux personnes très dépendantes et alitées.

FIG. 1.32 – **Les principaux types.**

2. Mode d'utilisation des protections anatomiques

a) **Malade couché**

Le malade est couché sur le côté.
– Mettre le change à plat le long du malade.

– Déplier le change au niveau du dos seulement.

– Faire un creux vers l'intérieur et déplier la partie de devant entre les cuisses.

– Basculer le malade sur le change. Placer la partie avant du change entre les jambes, correctement mise dans les plis inguinaux sans tiraillement.

– Déplier la partie avant du change, fixer les adhésifs.

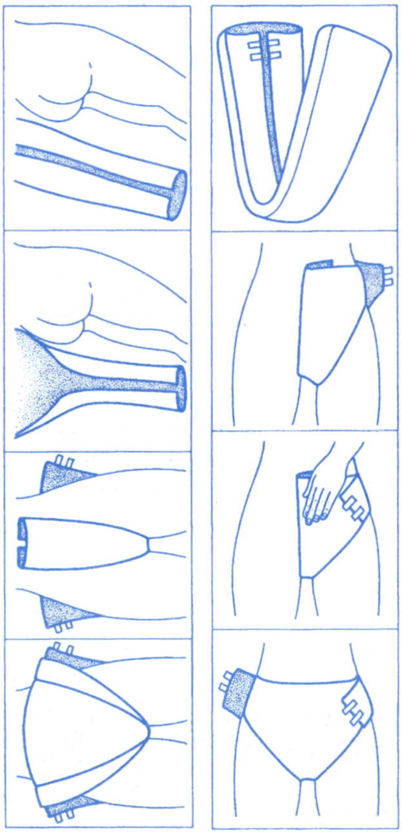

a *b*

b) **Malade debout**

– Plier le change en son milieu en maintenant le matelas absorbant à l'intérieur.
– Décoller les adhésifs.

– Déplier le change dans le dos et le maintenir.

– Déplier le change sur le devant.

– Coller le premier côté du change (ramener le côté arrière sur le devant et fixer l'adhésif au niveau de la hanche).

– Répéter la même opération sur l'autre côté.

– Ajuster le change et fixer les deuxièmes adhésifs.

FIG. 1.33 – **Mode d'utilisation des protections anatomiques.**

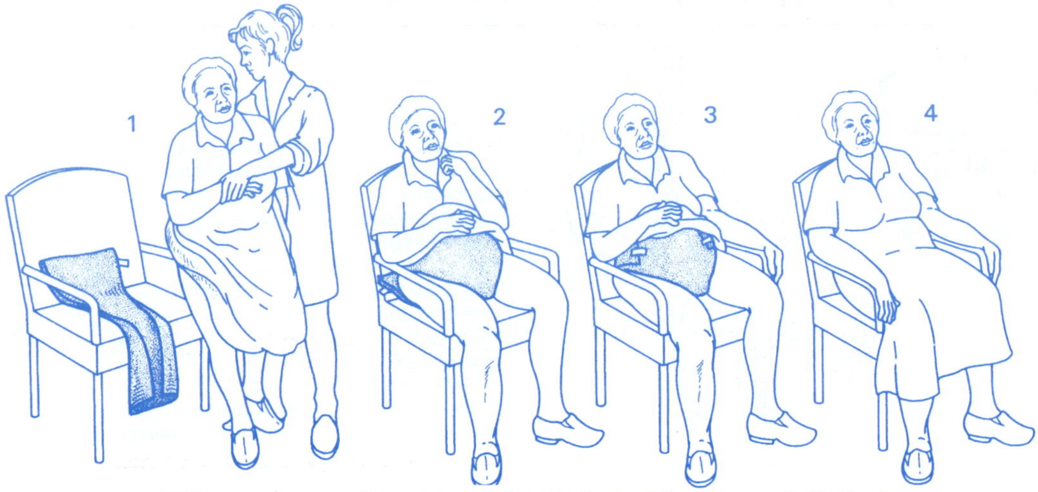

c) **Mise en place du change complet sur le fauteuil** (les 4 temps de l'action).

FIG. 1.33 – **Mode d'utilisation des protections anatomiques *(Suite)*.**

14 Les activités de stimulation, de maintien du lien social

1 ▸ Aide aux repères dans le temps et dans l'espace

L'animation répond aux besoins fondamentaux suivants : s'occuper en vue de se réaliser, apprendre, se recréer. Elle comprend deux orientations complémentaires : l'aide aux « repères » dans le temps et dans l'espace.

1. Préparation des activités

L'AS réfléchira en équipe sur :

- les choix à faire en matière d'activités et les priorités à déterminer ;
- les goûts, les désirs des personnes âgées et leurs possibilités.

2. Exemples d'activités et aide à apporter

L'AS permet à la personne âgée de participer aux actes de la vie quotidienne selon ses capacités en cherchant ce qui peut la stimuler ou lui plaire. Elle peut :

- l'aider dans l'aménagement de son environnement afin qu'elle y trouve des objets familiers à des *endroits précis* ;
- l'encourager à prendre des responsabilités à *des heures* et *des lieux* précis. Par exemple :
  - soigner ses plantes, se promener ;
  - préparer le goûter ;
  - porter le courrier à un voisin de chambre…
- lui faire *choisir* ses vêtements ;
- lui demander *l'heure* et lui rappeler la *chronologie des soins* du matin ou de l'après midi ;
- lui parler des activités *du jour*, la laisser s'exprimer, l'écouter ;
- la questionner sur son passé, sur sa famille ;
- l'aider à situer les événements importants de sa vie *dans le temps* ;
- favoriser les visites de la *famille* ou des *amis* en les accueillant ;
- si la personne ne peut se mouvoir, penser à la placer près d'une fenêtre afin qu'elle puisse observer ce qui se passe à l'extérieur et la questionner à ce sujet ;
- apprendre à la personne à :
  - se servir du téléphone ;
  - utiliser la radio ou la télévision ;
  - réaliser un nouveau parcours ou trajet lors d'une promenade.

Rôle de l'AS : respect de la personne

L'AS doit :
- laisser la personne prendre son temps, ne pas la bousculer ;
- lui permettre de poser des questions, répondre avec précision par des phrases courtes, faire des répétitions si nécessaires, lui montrer ses progrès, la valoriser ;
- lorsque les pertes de mémoire sont manifestes, les signaler à l'infirmier(ère) (transmissions).

2 ▸ Stimulation de la personne au travers d'activité physiques et/ou relationnelles

Le désir de participer aux fêtes et aux activités récréatives ne diminue pas, mais les difficultés liées au vieillissement ou à la maladie condamnent les personnes à y renoncer. Elles concentrent alors leur attention sur les besoins de manger, d'éliminer et de dormir. Elles se complaisent souvent dans une routine dont il faut les aider à sortir.

1. Les activités physiques et/ou relationnelles et le rôle AS

Activités	Rôle de l'Aide Soignant	Fig. 1.34 à 1.42
Les sorties – Courses au marché – Promenades en groupe – Restaurant	– Suggérer les lieux de sortie et prévoir le matériel nécessaire. – Établir une liste de recommandations qui servira à chaque sortie : • matériel à emporter (le goûter, les changes) ; • adresses utiles en cas d'accident… – Participer à l'accompagnement.	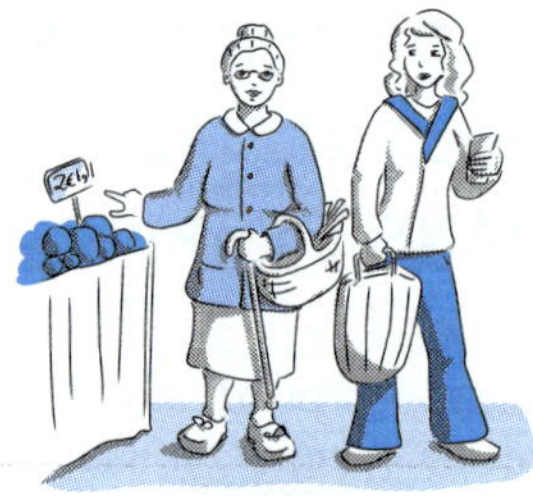
Les fêtes – Les fêtes de famille – Les fêtes populaires – Les fêtes religieuses	– Aider la personne âgée à se préparer à la fête. – Déceler ses craintes (par exemple, peur de se déplacer, souci de l'habillement). – S'informer des fêtes à venir et en parler avec elle. – L'aider à préparer la décoration. Par exemples, guirlandes ou sapin à Noël.	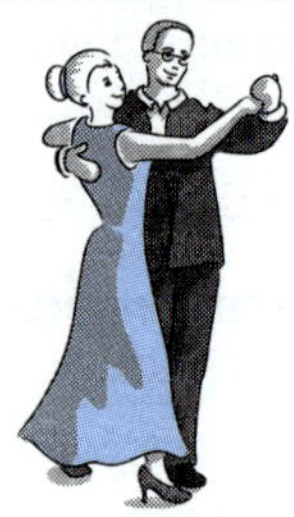
La gymnastique douce	– Prévoir un lieu et un horaire, en informer les personnes. – Les inciter à danser en leur faisant écouter des musiques de danse de leur jeunesse.	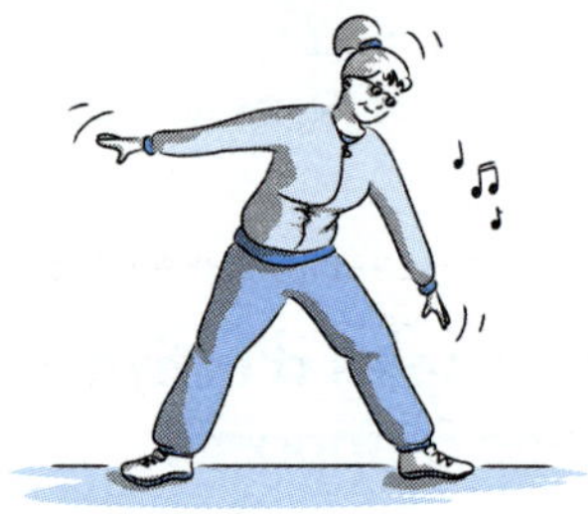
Les jeux de société	– Se procurer les jeux de société. – Rechercher des partenaires pour la personne. – Organiser un concours (c'est un stimulant). – Participer au jeu pour l'animer.	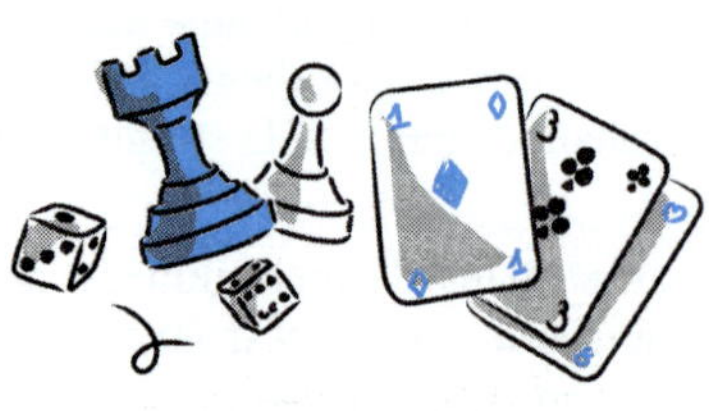

Le chant	– Prévoir l'achat de CD dans le budget. – Rappeler à la personne âgée le jour, l'heure et le lieu et l'aider à se rendre à l'activité. – Se procurer les chansons d'autrefois. – Confectionner des carnets de chant rédigés en gros caractères. – Prévoir un pupitre pour les personnes alitées.	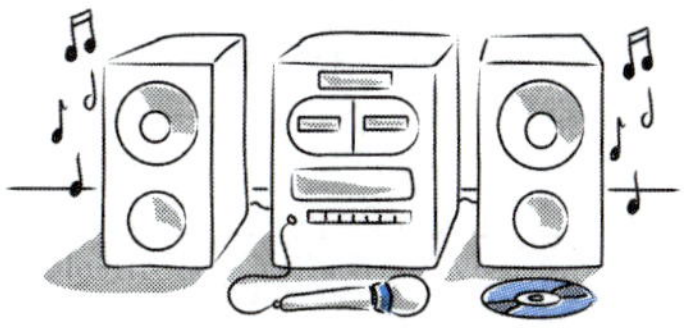
La lecture	– Se procurer des revues, des journaux, des livres (attrayants). – Donner le choix des lectures aux participants, respecter leurs goûts. – Faire la lecture à voix haute (cette activité a du succès car elle suscite des échanges).	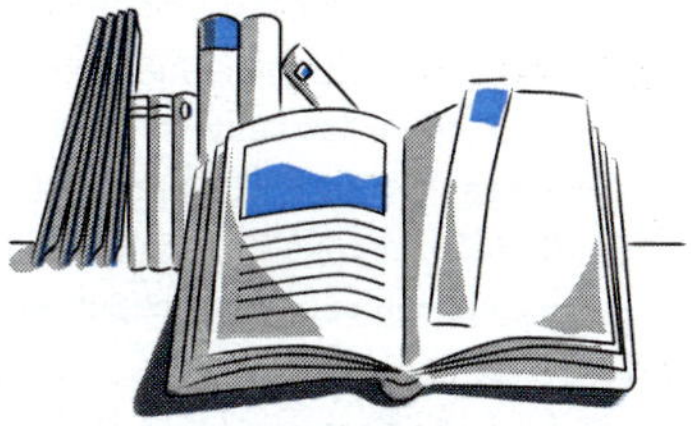
La peinture ou le dessin	– Se procurer le matériel (papiers, peintures). – Associer l'activité à la préparation d'une fête (Noël, Pâques...). – Donner un modèle simple (accessible à tous). – Fixer la feuille avec du scotch. – Leur laisser la libre disposition de leurs créations.	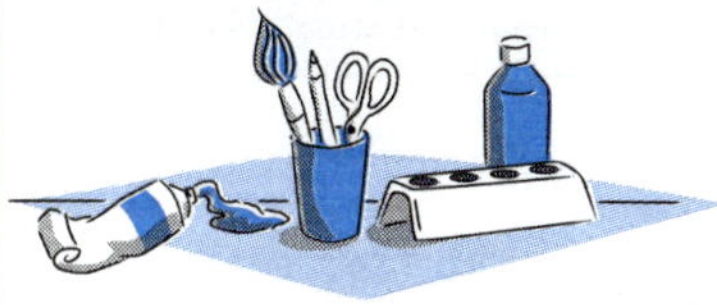
Les rencontres avec les enfants ou les jeunes	L'AS peut : – encourager la visite des petits enfants, petits neveux ; – animer des rencontres entre personnes âgées en maison de retraite et enfants des crèches (selon le règlement intérieur).	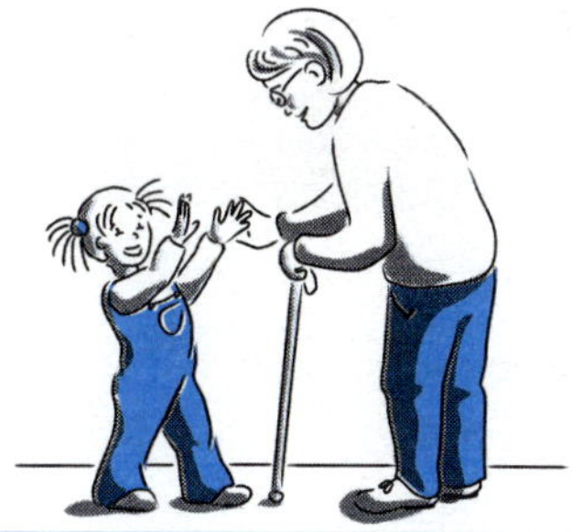
L'entretien d'un animal domestique (chient ou chat)	– Une véritable communication s'établit entre les personnes et l'animal domestique. Celle-ci est donc stimulante. – L'AS devra veiller à l'hygiène liée à la présence de l'animal et donner quelques conseils en la matière.	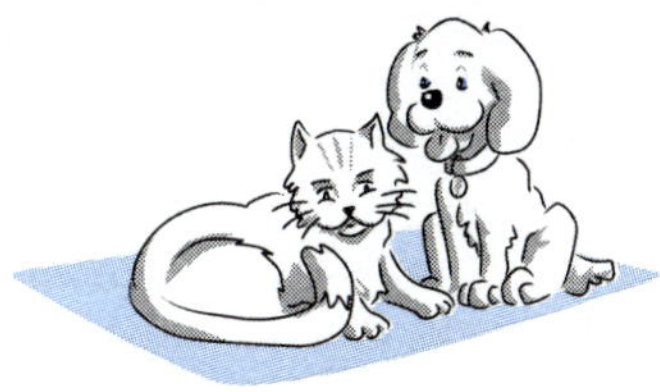

▶ Remarque

Cette liste n'est pas exhaustive : elle vise à mettre en avant les activités les plus appréciées et celles où l'AS aura un rôle particulier à tenir. D'autres occupations sont également appréciées comme la couture ou le tricot, le bricolage, le jardinage.

	Rôle de l'AS durant les activités
	Lors des activités, l'AS doit respecter plusieurs règles de confort (C) et de sécurité (S) et témoigner du respect (R) aux patients. Il doit :
C	– indiquer à la personne la place qu'elle peut prendre, l'installer confortablement ; – veiller à ce que l'environnement ne soit pas un obstacle à sa participation (son et éclairage) ; – créer une atmosphère gaie, chaleureuse (associer la musique aux activités) ; – toujours favoriser les « contacts » ente les personnes lors des activités (présenter les personnes chez qui on décèle des affinités, les placer à côté…).
R	– expliquer à la personne ce qu'elle doit faire, surtout si elle risque d'avoir des difficultés ; – toujours éviter de la mettre en situation d'échec ; – s'informer des activités antérieures pratiquées par la personne ; – si elle n'est plus capable de les accomplir ou d'y participer comme avant, lui en proposer de plus adaptées correspondant cependant à ses goûts ; – lorsqu'elle veut y participer, l'aider à les accomplir ou à se rendre sur le lieu de l'activité ;
	– être attentif à sa fatigue, l'aider à prendre du repos, ne pas l'obliger à poursuivre une activité si elle ne peut plus ou ne veut plus ;
S	– programmer cette tâche pour ne pas l'oublier ;

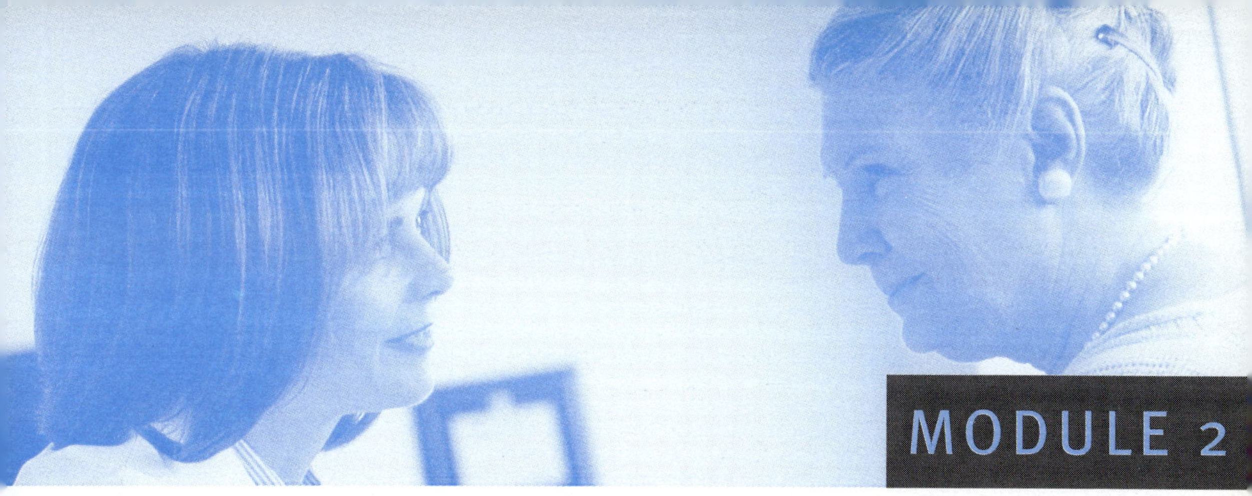

MODULE 2

L'état clinique d'une personne

1 Anatomie physiologie

1 ▸ Le système osseux

L'appareil moteur de l'homme est constitué par un squelette osseux articulé et par des muscles qui prennent appui sur les os et les mettent en mouvement. On distingue trois parties au squelette : le ***squelette du tronc***, les ***membres*** et la ***tête***.

1. Le squelette du tronc

Le squelette joue un rôle important :

- il assure la ***rigidité*** des membres et constitue la charpente du corps humain ;
- il ***soutient*** les parties molles (comme les viscères abdominaux) ;
- il ***protège*** les organes vitaux (comme le cœur, la moelle épinière ou le cerveau) ;
- il ***stocke certains sels minéraux***. Il est un réservoir de calcium et de phosphore pour l'organisme.

Nous distinguons trois parties dans le squelette : le tronc, les membres et la tête (*cf.* Fig. 2.1 ci-après).

a. Le rachis

Le rachis, appelé aussi colonne vertébrale, est constitué de trente-trois vertèbres, réunies par des ***disques*** cartilagineux, souples et élastiques (*cf.* Fig. 2.2).

La superposition des vertèbres dessine le ***canal rachidien*** où est logée la moelle épinière et d'où émergent les ***nerfs rachidiens***.

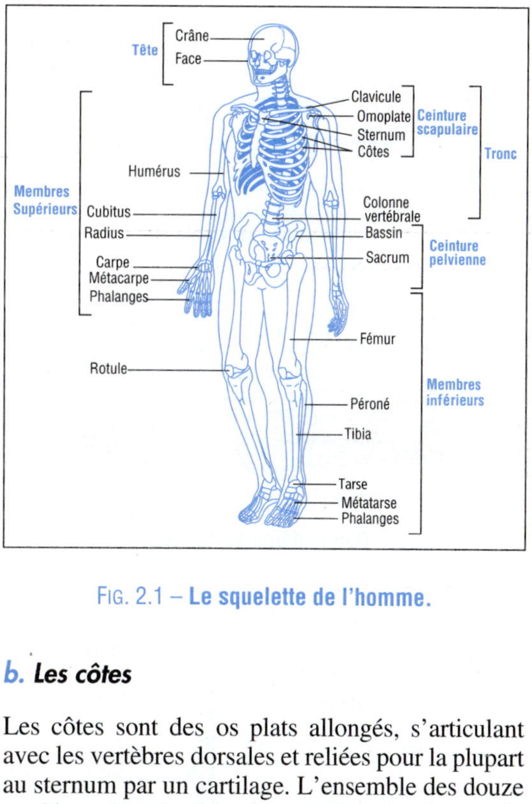

FIG. 2.1 – **Le squelette de l'homme.**

b. Les côtes

Les côtes sont des os plats allongés, s'articulant avec les vertèbres dorsales et reliées pour la plupart au sternum par un cartilage. L'ensemble des douze vertèbres dorsales, des douze paires de côtes et du sternum forme la ***cage thoracique*** (*cf.* Fig. 2.2).

2. Le squelette des membres

a. Les membres supérieurs

Les membres supérieurs comportent :

- des os ***longs*** (os des bras et avant-bras) ;

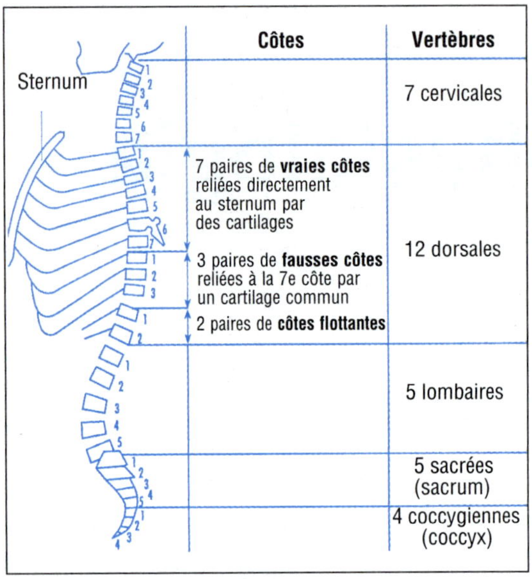

FIG. 2.2 – **Le squelette du tronc et les vertèbres.**

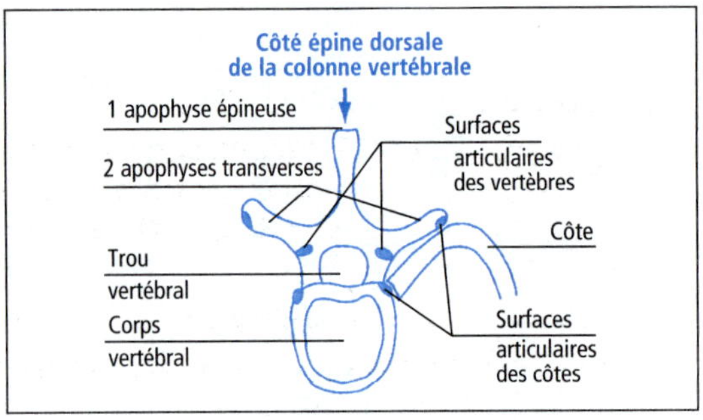

FIG 2.3 – **Coupe d'une vertèbre dorsale.**

- des os ***courts*** (os des poignets et des mains).

Les membres supérieurs se rattachent au tronc par les ***os de l'épaule*** : omoplate et clavicule (celle-ci est articulée au sternum) qui forme la ***ceinture scapulaire*** (*cf.* Fig. 2.4).

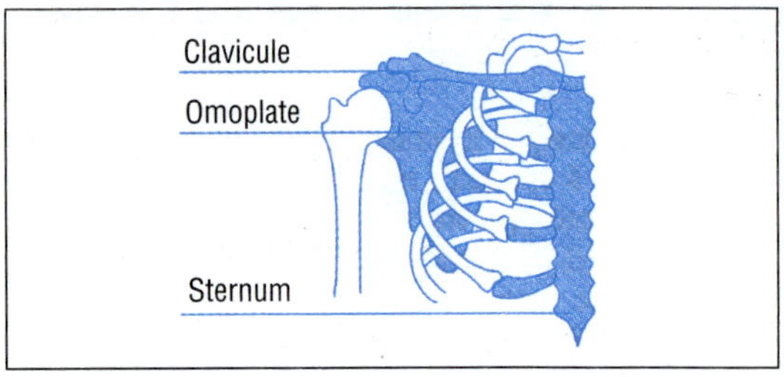

FIG. 2.4 – **La ceinture scapulaire formée de l'omoplate et de la clavicule (articulée au sternum).**

b. Les membres inférieurs

Les membres inférieurs comportent :

- des os ***longs*** (os des cuisses et jambes) ;
- des os ***courts*** (os des chevilles et des pieds).

Les membres inférieurs se rattachent au tronc par les ***os du bassin*** (ou os iliaques) articulés au sacrum qui forment la ***ceinture pelvienne***.

c. Comparaison

Les membres supérieurs et inférieurs (*cf.* Fig. 2.5) :

– sont formés de trois parties ;
– se rattachent au tronc par des ***ceintures***.

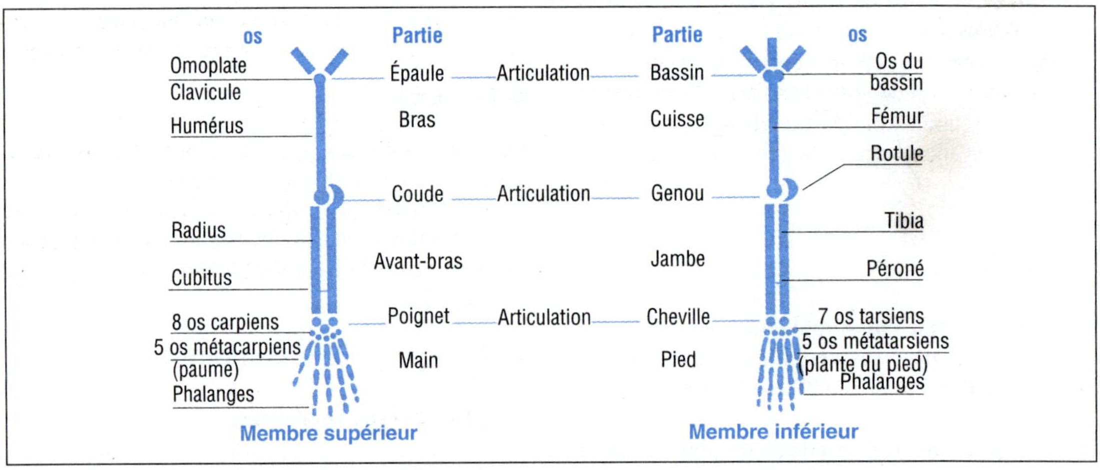

FIG. 2.5 – **Comparaison du membre supérieur et du membre inférieur.**

- Les os des membres supérieurs sont adaptés à la ***préhension*** ;
- Les os des membres inférieurs sont adaptés à la ***marche***.

3. Le squelette de la tête

Le squelette de la tête comprend les os du crâne et les os de la face.

- Les ***os du crâne*** forment la boite crânienne qui protège l'encéphale. La voûte crânienne est formée de quatre os plats : le frontal, les deux pariétaux et l'occipital.
- Les ***os de la face*** présentent des os plats dont certains sont creusés de cavités (orbites, fosses nasales…).
- Les **articulations des os** du crâne et de la face sont fixes (seul le maxillaire inférieur est mobile).
- Chez l'enfant, à la naissance, on peut observer deux espaces membraneux appelés ***fontanelles*** (en forme de losange). Ce sont les ***points de jonction*** des os qui vont s'ossifier progressivement (*cf.* Fig. 2.6) :
  - *La fontanelle postérieure* (ou petite fontanelle) s'ossifie vers 3 mois.
  - *La fontanelle antérieure* (ou grande fontanelle) s'ossifie vers 18 mois.

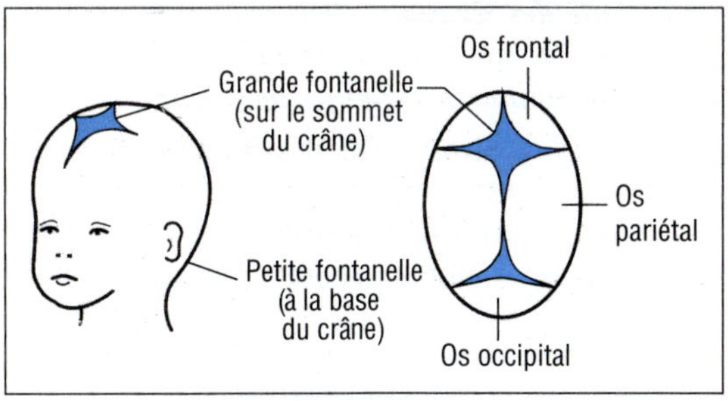

FIG. 2.6 – **Les fontanelles du nourrisson.**

4. Étude de l'os long

a. Anatomie

L'os long comporte deux parties : un corps, ou ***diaphyse***, et deux extrémités, ou ***épiphyses*** (*cf.* Fig. 2.7).

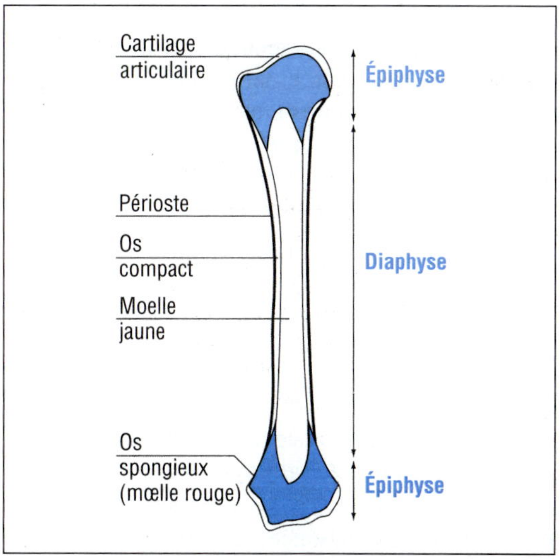

FIG. 2.7 – **Anatomie de l'os long.**

▸ La diaphyse

• Le périoste

C'est une fine membrane vascularisée qui recouvre l'os. Le périoste est constitué de deux couches qui assurent la croissance en largeur et en épaisseur de l'os :

- la couche externe qui est fibreuse ;
- la couche interne qui est ostéogénique (contenant les ostéoblastes et ostéoclastes).

• L'os compact

Il est creusé d'une cavité (canal médullaire) remplie de ***moelle jaune*** (substance graisseuse nourricière). L'os est un tissu vivant, fait de multiples cellules osseuses étoilées :

- disposées en cercles, autour de ***canaux nourriciers*** (dans lesquels circulent vaisseaux et nerfs) ;
- noyées dans une ***matrice osseuse*** (1/3 de l'os, faite d'osséine – mélange de molécules organiques et de sels minéraux – 2/3 de l'os, phosphates de calcium).

▸ L'épiphyse

• Le cartilage articulaire

C'est une couche blanchâtre, non vascularisée qui recouvre l'extrémité de l'os. C'est un mélange de cellules et de collagène (molécule élastique).

• **L'os spongieux**

L'os spongieux, très vascularisé, est formé de travées osseuses sans cesse renouvelées. Il se produit des échanges importants entre l'os et le sang. Ses cavités sont remplies de *moelle rouge* qui donne naissance aux hématies, aux plaquettes et aux leucocytes (fonction hématopoïétique).

b. Physiologie

Nous avons vu que l'os est un tissu vivant ; ainsi il peut se modifier au cours de la vie.

• En période de croissance, il s'accroît en longueur grâce au ***cartilage de conjugaison*** qui assure la jonction entre l'épiphyse et la diaphyse.

• À la fin de la croissance, ce cartilage de conjugaison disparaît.

• La croissance en épaisseur est assurée par le **périoste** qui remanie l'os en permanence assurant ainsi sa solidité. L'os est remodelé sous l'action des efforts qu'il subit (il peut parfois se déformer) (*cf.* Fig. 2.8). Ce remaniement s'effectue grâce à l'activité de certaines cellules osseuses :

• les ***ostéoclastes*** dont la fonction est la résorption de l'os afin d'assurer le maintien de sa morphologie ;

• les ***ostéoblastes***, cellules formatrices de l'os du fait de leur sécrétion des éléments constitutifs du tissu osseux (collagène, etc.).

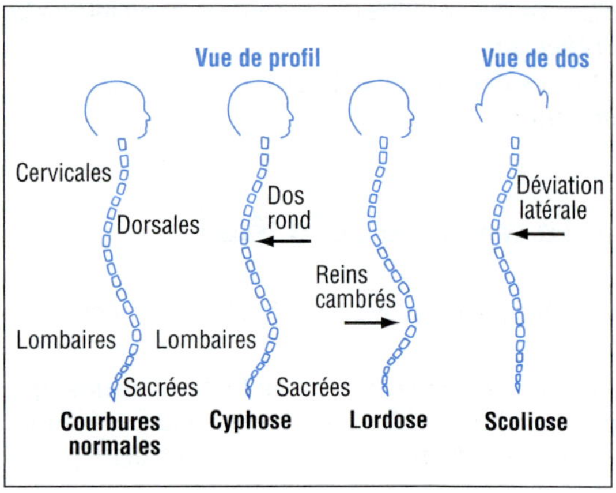

FIG. 2.8 – **Trois déformations de la colonne vertébrale.**

5. Les articulations

Les mouvements du corps sont possibles grâce aux articulations.

On distingue trois sortes d'articulations (*cf.* Fig. 2.9) :

• les ***articulations mobiles*** qui permettent les mouvements des os. Par exemple, les articulations du genou, de la hanche, du coude ;

• Les ***articulations semi-mobiles*** qui ne permettent que des mouvements limités. Par exemple, les articulations des vertèbres entre-elles ;

• Les ***articulations fixes*** (ou suture). Ce sont les articulations immobiles. Par exemple, les sutures des os du crâne.

Étudions l'articulation du coude (*cf.* « Le système musculaire »). L'articulation mobile permet des positions variées grâce :

• à l'***emboîtement profond*** des surfaces osseuses ;

• la ***solidité des fixations*** avec des ligaments souples et solides qui lient les os entre eux ;

• au ***glissement articulaire favorisé par*** :

  – le *cartilage articulaire*, d'aspect nacré, et très lisse ;

  – le *liquide synovial*, lubrifiant.

Les articulations mobiles sont les plus nombreuses dans le corps.

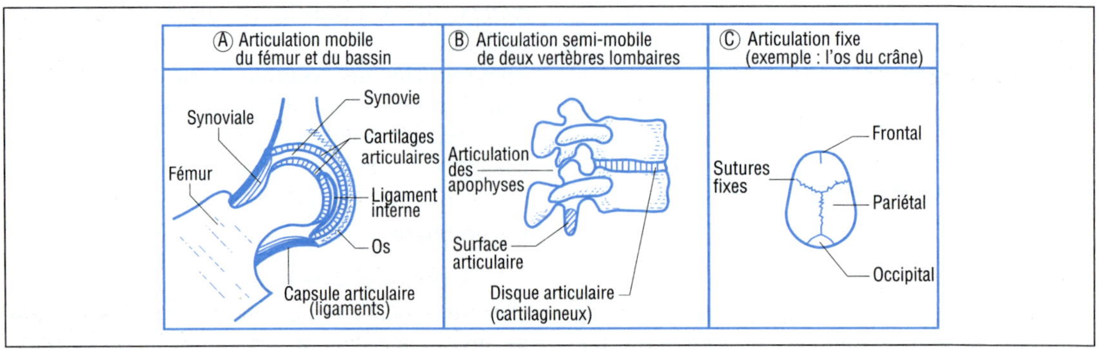

FIG. 2.9 – **Les différentes articulations.**

2 ▸ Le système neuromusculaire

Il comprend le système ***nerveux*** et le système ***musculaire***.

1. Le système nerveux

Le système nerveux comprend l'***encéphale*** (organe noble situé dans la boîte crânienne), la ***moelle épinière*** et les ***nerfs***.

a. Anatomie des organes

▸ L'encéphale (*cf.* Fig. 2.10)

Cet organe, protégé par la boîte crânienne, comprend :

- le cerveau ;
- le cervelet ;
- le bulbe rachidien.

▸ La moelle épinière (*cf.* Fig. 2.10)

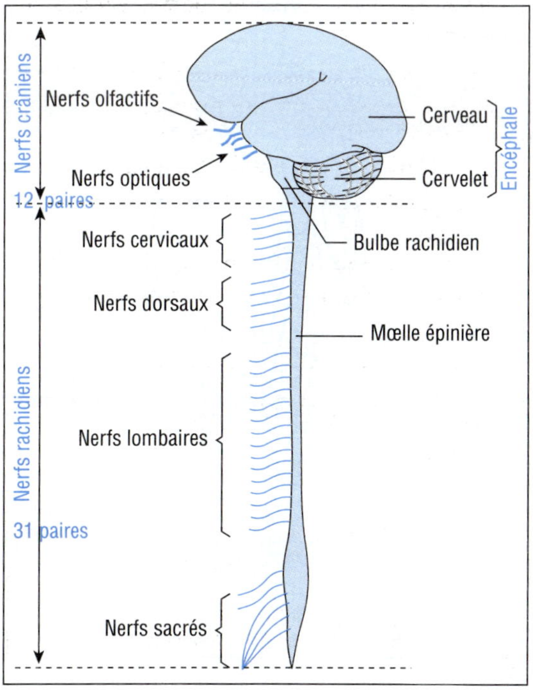

FIG 2.10 – **Le système nerveux.**

Elle est située dans la colonne vertébrale ***à l'intérieur du canal rachidien***.

▸ Le tissu nerveux (les neurones)

Il est formé d'un ensemble de cellules nerveuses appelées ***neurones*** (*cf.* Fig. 2.11) dont :

- les ***corps cellulaires*** forment la « substance grise » ;
- les ramifications (***axones***) forment la « substance blanche ».

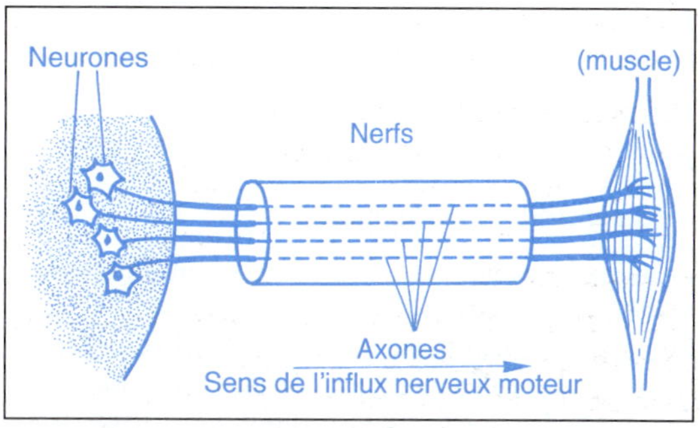

FIG. 2.11 – **Le neurone et la fibre nerveuse.**

▸ Les nerfs

Il existe deux grands types de nerfs : les nerfs ***crâniens*** et les nerfs ***rachidiens***. Ces derniers se détachent de la moelle épinière par deux racines :

- une racine ***antérieure*** qui renferme les fibres nerveuses ***motrices*** ;
- une racine ***postérieure*** qui renferme les fibres nerveuses ***sensitives*** ;

b. Physiologie

▸ Les excitants nerveux

Plusieurs excitants agissent sur les nerfs :

- les excitants ***mécaniques*** (piqûres, pincements, bruits) ;
- les excitants ***chimiques*** (acides) ;
- les excitants ***électriques*** (lumière vive) ;
- les excitants ***thermiques*** (chaleur, froid).

▸ L'influx nerveux

- Lorsqu'un excitant agit sur un nerf, il provoque un ***influx nerveux***. Par exemple : influx visuel, auditif, etc.

• L'influx nerveux peut provoquer des mouvements involontaires (dits ***réflexes***). Il va circuler dans les nerfs :

– de la peau vers la moelle (***trajet sensitif***) ;

– de la moelle vers les muscles (***trajet moteur***).

L'influx nerveux semble ainsi revenir sur lui-même, d'où le nom de « réflexe » donné au phénomène.

c. *Le rôle du cerveau*

Le cerveau (ou encéphale) est le centre de la sensibilité consciente, de la motricité volontaire et de l'intelligence.

▶ La sensibilité consciente

Prenons l'exemple de la transmission de l'influx visuel. L'excitation d'un organe des sens (l'œil) fait naître un influx nerveux (influx visuel). L'influx nerveux va cheminer dans un nerf (nerf optique). Le nerf aboutit dans une zone bien déterminée du cerveau (la zone visuelle) où l'influx fait naître la sensation (la sensation visuelle).

▶ La motricité volontaire

Lorsque nous voulons exécuter un mouvement de préhension (par exemple : boire, manger), c'est notre cerveau qui dirige le mouvement.

Des influx nerveux partent du ***centre moteur*** de l'écorce cérébrale et, par l'intermédiaire des ***nerfs moteurs***, provoquent la ***contraction musculaire*** permettant le mouvement.

▶ La fonction intellectuelle

C'est l'écorce cérébrale dans son ensemble qui est le siège de l'intelligence et de la mémoire.

2. Le système musculaire

L'appareil musculaire est formé de l'ensemble des muscles, organes actifs du mouvement. Il fait partie, avec les os, de l'appareil locomoteur, car il assure la ***motricité*** du corps (*cf.* Fig. 2.13).

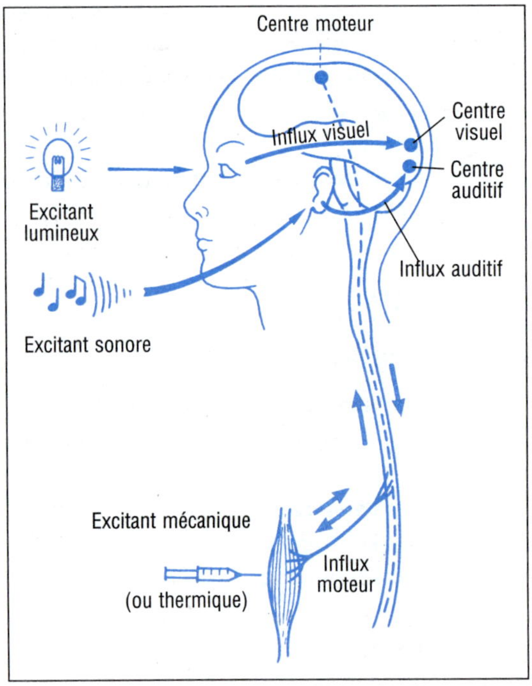

FIG. 2.12 – **Sensibilité consciente (trajet de l'influx nerveux).**

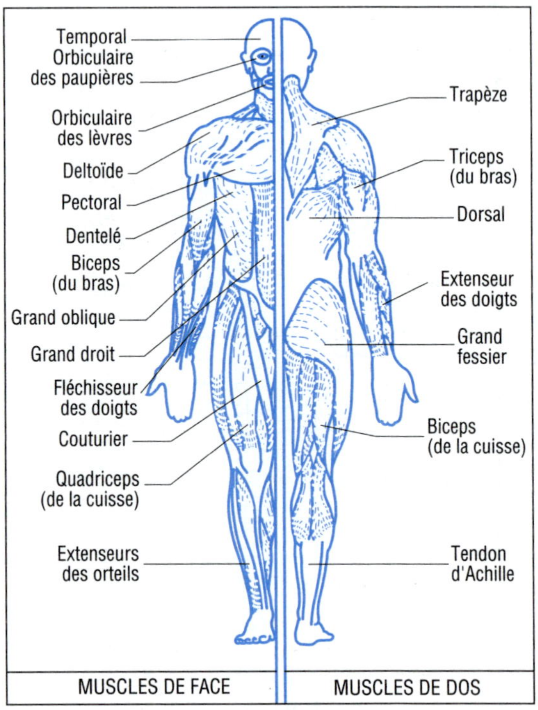

FIG. 2.13 – **Les principaux muscles squelettiques ou muscles striés.**

a. Classement des muscles

On distingue trois types de muscles.

▶ Les muscles squelettiques (ou muscles striés)

Fixés directement sur les os, ils constituent la majeure partie de l'appareil musculaire. Ils forment la chair des animaux (ou viande). Ils sont soumis au contrôle du système nerveux *cérébro-spinal*, leur contraction est volontaire. Ils permettent les mouvements du squelette.

▶ Les muscles viscéraux (ou muscles lisses)

Ils entrent dans la construction des organes profonds, ils sont présents dans les parois des organes creux, telle que la paroi de l'estomac, de l'intestin, de la vessie, etc. Ils sont soumis au contrôle du système nerveux *végétatif*, leur contraction est indépendante de la volonté, elle est lente et durable.

▶ Le muscle cardiaque

Il n'est présent que dans la paroi du cœur et n'est pas sous contrôle de la conscience. La disposition des fibres musculaires est en relation avec le mode de contraction du cœur.

▶ Anatomie du muscle

Si on observe une coupe transversale d'un muscle strié, on observe, de l'extérieur vers l'intérieur :

• une lame fibreuse appelée ***aponévrose*** permettant l'insertion ;

• des ***cloisons*** divisent le muscle en compartiments ;

• les cellules du muscle appelées ***fibres musculaires***.

Une fibre musculaire est une longue cellule cylindrique qui a un cytoplasme strié (d'où le nom de muscles striés) et plusieurs noyaux.

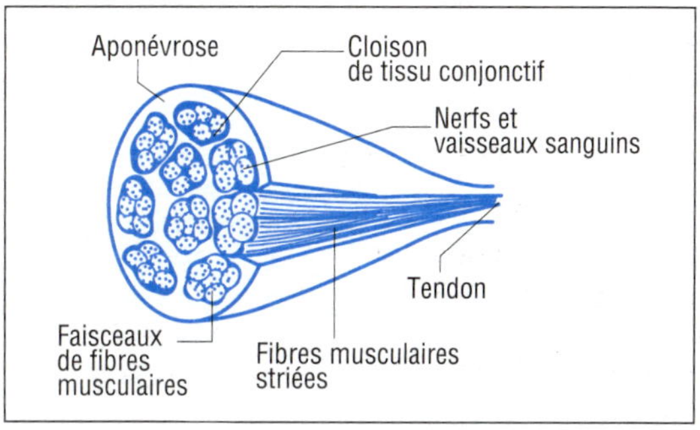

FIG. 2.14 – **Coupe d'un muscle long.**

b. Description des muscles squelettiques

Les muscles squelettiques étant les plus nombreux, observons la variété de leurs caractères.

• La *couleur* rouge des muscles est due à l'hémoglobine du sang.

• Certains sont de *forme* allongée (en fuseau). D'autres sont plats, rubanés, en éventail, ou ronds (sphincter, orbiculaire…).

• Certains sont *simples* (ils n'ont qu'un ventre). D'autres sont composés (ils ont deux, trois ou quatre ventres).

• Certains sont fixés aux os par de longs *tendons*. D'autres sont directement fixés sur la peau (muscles du visage).

▶ Rôle

Les muscles squelettiques forment des groupes aux rôles inversés (*antagonistes*) qui répondent aux différents mouvements du corps. Par exemple, pour le bras :

• le biceps est ***fléchisseur*** de l'avant-bras sur le bras ;

• le triceps est ***extenseur*** (Fig. 2.15).

▶ Propriétés du muscle

Le muscle est doué de différentes propriétés.

• L'***excitabilité***. Elle a des origines diverses :

– *thermique* : température élevée ;

– *mécanique* : choc, piqûre, pincement.

• La ***contractilité***. La stimulation du nerf a provoqué la contraction musculaire. Celle-ci est très rapide. Le muscle excité se raccourcit, s'épaissit.

• L'***élasticité***. Lorsque l'excitant a cessé d'agir, le muscle retrouve sa forme primitive, grâce à son élasticité. Cette élasticité est nécessaire pour faciliter tous les mouvements de la vie quotidienne.

• La ***tonicité***. D'une manière permanente, les muscles gardent une contraction légère, dite « tonique » (tonus musculaire), ce qui permet par exemple la station debout (immobile) : c'est ainsi qu'à chaque instant, nous évitons les chutes (malgré une immobilité apparente).

Le muscle tire son énergie des nutriments (composés essentiellement de ***glucose*** et de ***lipides***) qu'il reçoit et il a besoin de dioxygène.

▶ Étude des mouvements

Les muscles et les articulations permettent les mouvements harmonieux du corps. Au cours des mouvements, certains éléments sont actifs, d'autres sont passifs. Par exemple :

- dans le mouvement de flexion, les centres nerveux ordonnent au biceps de se contracter et au triceps de se relâcher ;
- dans le mouvement d'extension, les centres nerveux ordonnent au triceps de se contracter et au biceps de se relâcher.

Comme dit précédemment, le biceps est un muscle fléchisseur et le triceps un muscle extenseur (*cf.* Fig. 2.15).

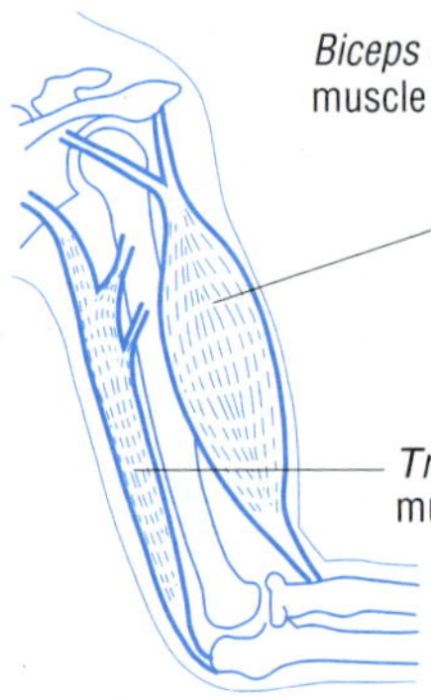

FIG. 2.15 – **Rôle des muscles, flexion de l'avant-bras.**

3 ▶ LE SYSTÈME CARDIO-CIRCULATOIRE

L'appareil cardiovasculaire comprend un organe propulseur du sang, le cœur, et un appareil conducteur du sang, les vaisseaux sanguins.

1. Le cœur

Le cœur est situé dans la cage thoracique entre les deux poumons.

a. *Anatomie* (cf. Fig. 2.16)

- C'est un muscle creux, de la grosseur d'un poing, divisé en quatre cavités.
- De gros vaisseaux sont branchés sur le cœur et assurent la distribution du sang à tout l'organisme.

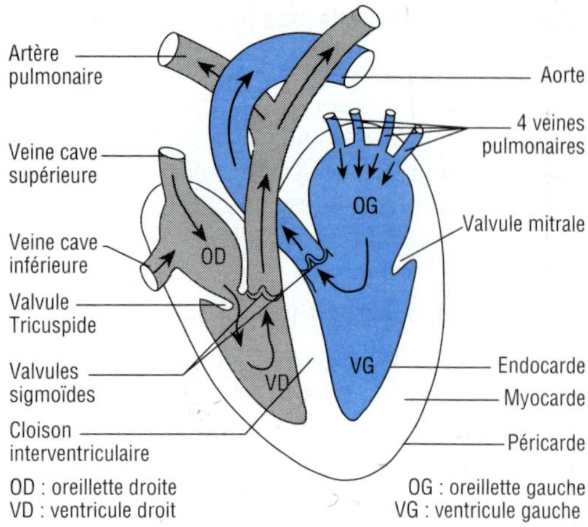

FIG. 2.16 – **Le cœur.**

b. *Physiologie* (cf. Fig. 2.17)

- La contraction cardiaque se décompose en trois phases pour un battement.
- Il y a 70 battements/min pour l'adulte et 140 pour le nourrisson.
- On perçoit les battements du cœur à l'auscultation ou en prenant le pouls.

2. La circulation sanguine

a. *La petite circulation ou circulation pulmonaire* (cf. Fig. 2.18)

La petite circulation correspond au circuit du sang :

- du cœur aux poumons ;
- des poumons au cœur.

Le sang chargé de CO_2 (***carbhémoglobine***) quitte le cœur par l'artère pulmonaire et se rend aux poumons. Il s'oxygène au contact de la membrane alvéolo-capillaire et il revient au cœur (***oxyhémoglobine***) par les veines pulmonaires[1].

1. On compare l'hémoglobine à un petit taxi qui transporterait toujours les deux mêmes passagers. Il change de couleur selon le passager qu'il transporte (rouge foncé (carbhémoglobine) ou rouge vermeil (oxyhémoglobine)).

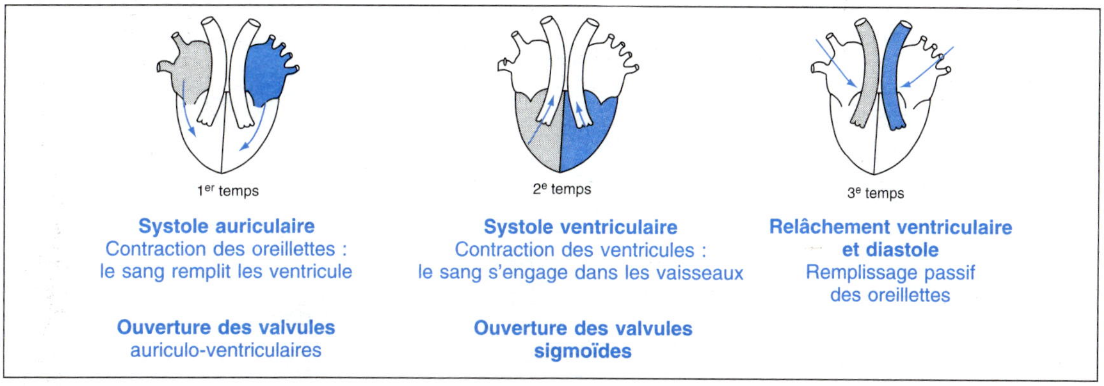

FIG. 2.17 – **La contraction cardiaque.**

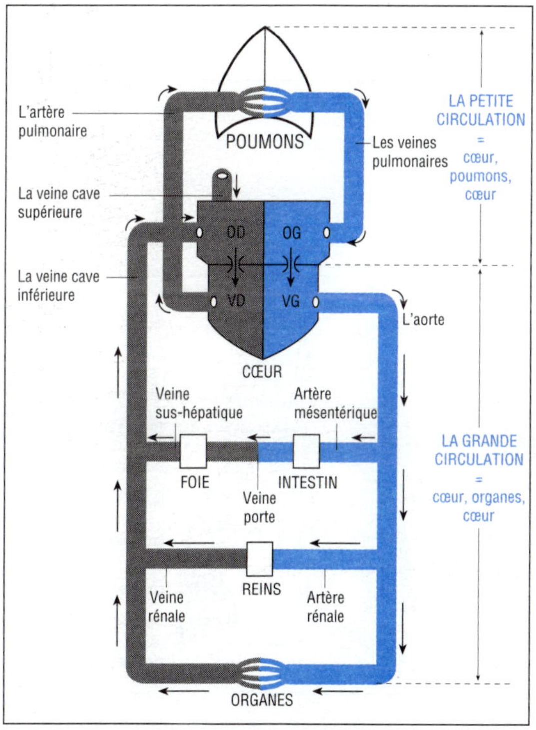

FIG. 2.18 – **La circulation sanguine.**

b. La grande circulation (*cf.* Fig. 2.18)

La grande circulation correspond au circuit du sang :

- du cœur aux organes ;
- des organes au cœur.

Le sang oxygéné (oxyhémoglobine) part du ventricule gauche par l'*aorte*. Il est distribué à tous les organes par l'intermédiaire des nombreuses ramifications des vaisseaux : artérioles, capillaires. Le sang chargé de CO_2 (carbhémoglobine) revient au cœur par les *veines caves* supérieures et inférieures.

3. Le sang

Le sang est un liquide rouge, épais, visqueux et salé qui circule dans les vaisseaux sanguins (*cf.* Fig. 2.19).

a. Les globules

Le sang contient des ***globules*** :

- les globules ***rouges*** assurent le transport de l'O_2 et du CO_2 ;
- les globules ***blancs*** interviennent dans la défense de l'organisme ;
- les ***plaquettes*** jouent un rôle dans la coagulation.

b. Le plasma

Le liquide du sang est le ***plasma***. Il véhicule :

- des substances nutritives ;
- des déchets (urée, acide urique) ;
- des substances actives (vitamines, hormones, anticorps) ;
- une substance à pouvoir coagulant : le *fibrinogène*.

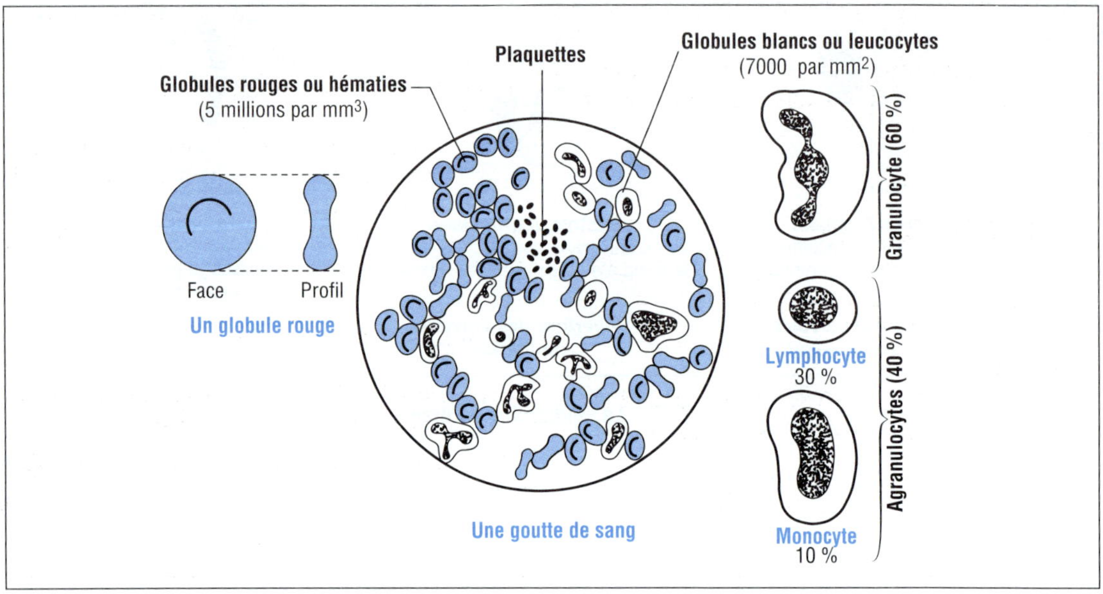

FIG. 2.19 – **Le sang.**

4 ▸ LE SYSTÈME RESPIRATOIRE

L'appareil respiratoire permet les échanges gazeux indispensables à la vie. Il est composé des voies respiratoires et des poumons.

1. Les voies respiratoires

Les voies respiratoires vont du nez jusqu'aux lobules pulmonaires (*cf.* Fig. 2.20) et présentent des caractères communs qui ont pour but d'humidifier, de réchauffer et de nettoyer l'air inspiré grâce aux cils vibratiles.

2. Les poumons

Les poumons sont deux organes spongieux enveloppés de la ***plèvre*** (membrane à deux feuillets) qui solidarise les poumons à la cage thoracique (*cf.* Fig. 2.20). Les poumons sont divisés en lobules pulmonaires. Un riche réseau sanguin se ramifie dans les poumons.

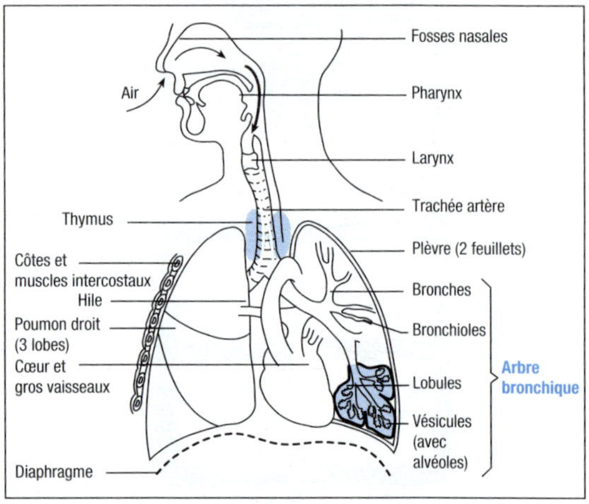

FIG. 2.20 – **L'appareil respiratoire.**

3. Mécanisme de la respiration

• Un mouvement respiratoire est l'ensemble d'une inspiration ou absorption d'air et d'une expiration ou rejet d'air.

• Les côtes, les muscles élévateurs des côtes, participent à ce mouvement, le poumon suit grâce à la plèvre.

• La respiration est réglée par le système nerveux central.

• Lors d'une inspiration et d'une expiration normales, c'est « l'air courant » qui pénètre dans les poumons.

4. Les échanges gazeux

Au cours de la respiration il y a des échanges gazeux (*cf.* Fig. 2.21) :

• absorption d'oxygène (O_2) ;

• rejet de gaz carbonique (CO_2) et de vapeur d'eau.

C'est l'hémoglobine (pigment des globules rouges du sang) qui va jouer le rôle de véhicule de l'O_2 et du CO_2 entre le cœur, les organes et les poumons.

5 ▸ Le système uro-génital

1. Le système urinaire

L'appareil urinaire a pour fonction d'épurer le sang des déchets dus aux métabolismes de l'organisme Il partage cette fonction d'épuration avec les poumons, le tube digestif et les glandes sudoripares.

a. Les reins (*cf. Fig. 2.22*)

Situés dans l'abdomen, les reins sont des petits organes ayant la forme d'un haricot.

• Les reins sont richement irrigués par l'**artère rénale** et la **veine rénale**.

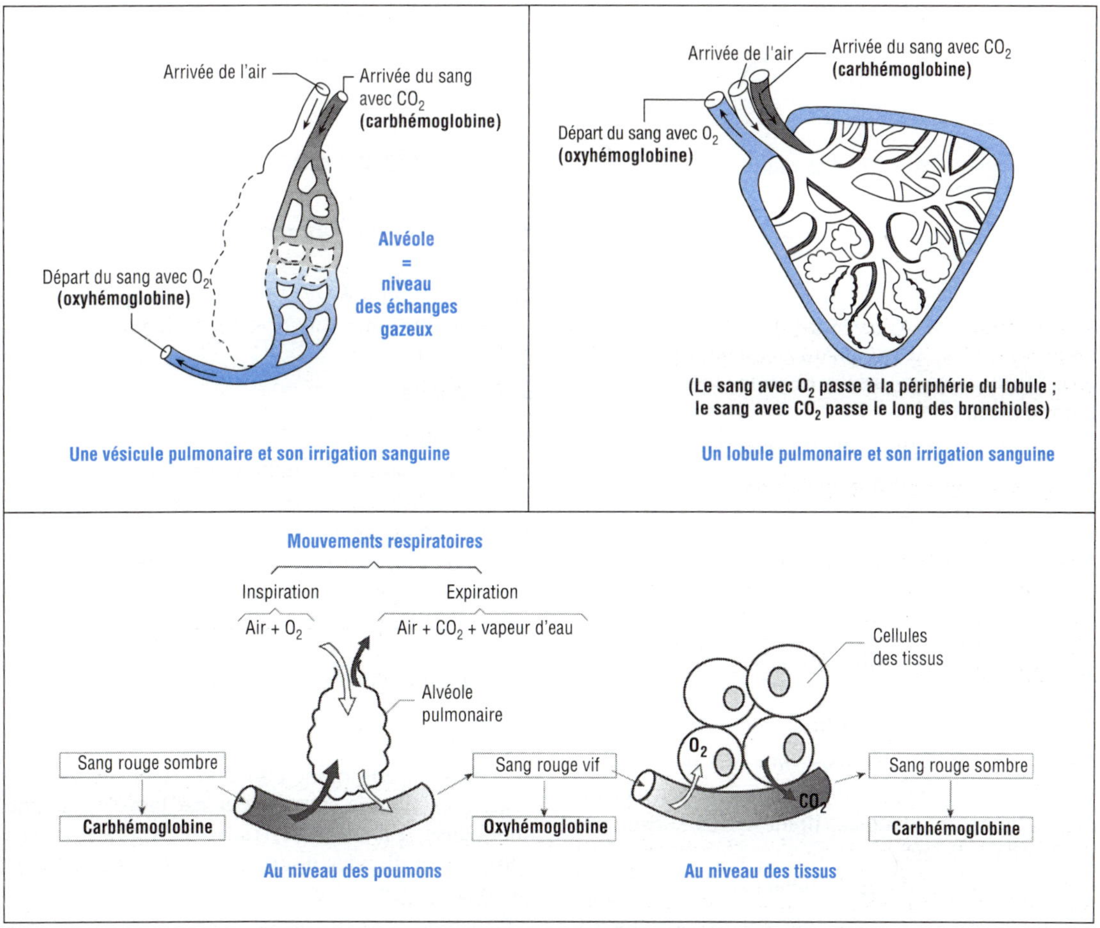

FIG. 2.21 – **Le phénomène des échanges gazeuxau niveau des poumons.**

- Deux conduits à paroi élastique, les ***uretères***, véhiculent l'urine des reins vers la vessie.
- La vessie est une poche élastique qui se laisse distendre par l'urine. Lorsqu'elle est pleine, elle évacue l'urine à l'extérieur par l'***urètre*** normalement fermé par un sphincter.

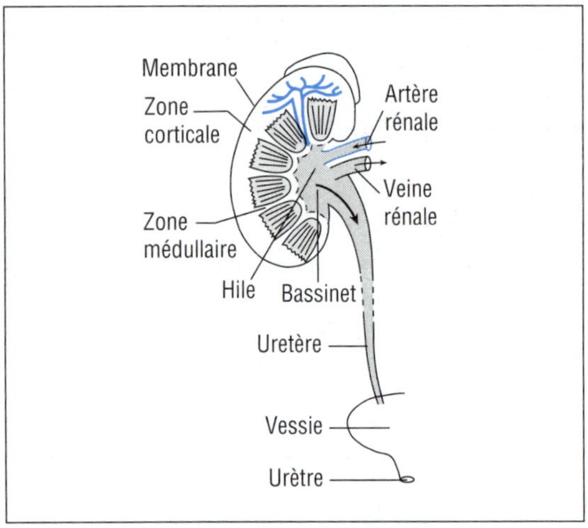

FIG. 2.22 – **Les reins.**

b. *L'urine*

Liquide jaune clair, l'urine a pour rôle d'évacuer les déchets de l'organisme. Sa définition de « solution salée d'urée » résume assez bien sa composition :

- *solution* : eau (pour 1 litre d'urine, 950 ml d'eau) ;
- *salée* : l'urine contient le chlorure de sodium en excès dans le sang ;
- *urée* : l'urée (et l'acide urique) sont des déchets provenant de la dégradation des protides.

c. *Physiologie des reins (cf. Fig. 2.23)*

Le rein joue un rôle de filtre.

- *Il arrête certains éléments*, tels que les substances nutritives indispensables à l'organisme : protides (albumine), glucides, lipides. Ces substances restent dans le sang.
- *Il laisse passer d'autres éléments* :
  - l'eau (en excès). Si nous buvons beaucoup, nous urinons beaucoup ;
  - l'urée et l'acide urique (les déchets) ;
  - le sel et d'autres minéraux en excès.

En conclusion, les reins permettent de maintenir au sang une composition constante. Tout trouble dans le fonctionnement des reins entraîne de graves perturbations de l'organisme.

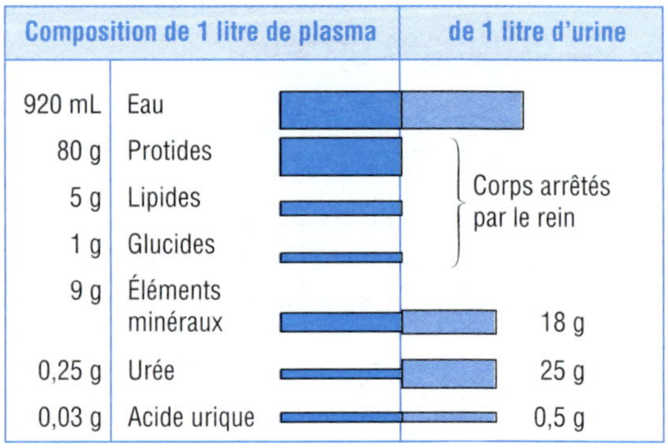

FIG. 2.23 – **Comparaison de la composition du sang et de l'urine.**

2. Le système génital

a. *L'appareil génital féminin*

L'appareil génital (*cf.* Fig. 2.25) comprend différents organes aux fonctions bien déterminées.

▶ Anatomie

- ***Les ovaires***

Les ovaires sont deux glandes sexuelles féminines, situés de part et d'autre de l'utérus.

- ***Les trompes de Fallope***

Les deux trompes de Fallope sont de petits tubes creux, très fins, mesurant environ 10 cm. Elles partent de l'utérus et se dirigent vers les ovaires. Elles facilitent le transport de l'ovule par ses contractions et le mouvement de ses cils vibratiles.

- ***L'utérus***

L'utérus est un organe constitué de plusieurs couches musculaires. L'intérieur est tapissé par une muqueuse, l'*endomètre*, riche en vaisseaux sanguins et en glandes nourricières. Il abrite le fœtus pendant la grossesse.

- ***Le vagin***

Le vagin se compose d'une mince couche de muscles lisses et d'une muqueuse. C'est un

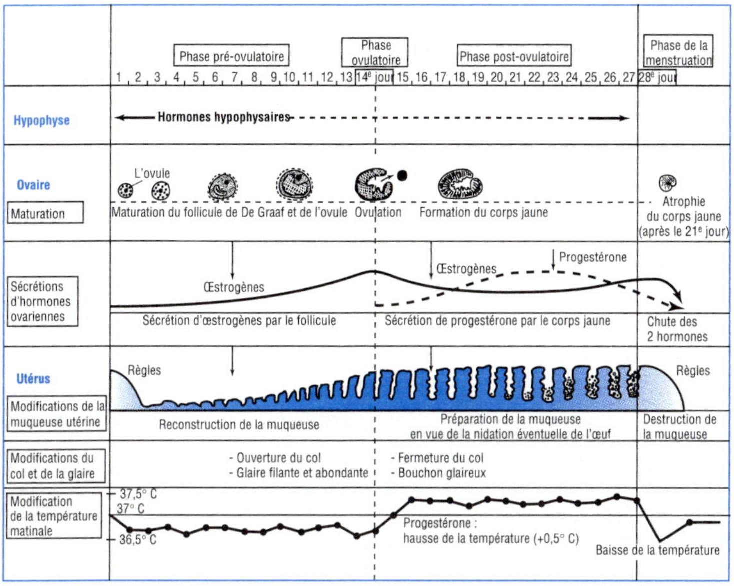

FIG. 2.24 – **Le cycle menstruel de la femme.**

organe élastique permettant les rapports sexuels, le passage du fœtus et l'écoulement sanguin des règles.

• ***La vulve***

La vulve est l'ensemble des organes génitaux externes de la femme.

▶ Physiologie : le cycle menstruel

Le cycle menstruel (*cf.* Fig. 2.24) se divise en quatre phases.

• ***La phase pré-ovulatoire***

Dès le premier jour des règles, l'hypophyse sécrète une hormone hypophysaire (la *FSH*) qui agit sur l'ovaire et provoque :

– la maturation progressive d'un *follicule de De Graaf* et de l'ovocyte ;

– la sécrétion des ***œstrogènes***[2].

• ***La phase ovulatoire***

Sous l'action des hormones hypophysaires (FSH et surtout *LH*), le follicule se rompt et libère un ovocyte. C'est l'ovulation. L'*ovocyte* est happé par le pavillon de la trompe et commence son cheminement vers l'utérus.

• ***La phase post-ovulatoire***

L'hormone hypophysaire agit sur l'ovaire et provoque :

– la formation du ***corps jaune***, dans le follicule de De Graaf rompu ;

– la sécrétion de la ***progestérone*** par le corps jaune[3].

Les œstrogènes continuent à faire proliférer la ***muqueuse utérine***. Leur taux dans le sang rend impossible une nouvelle ovulation.

• ***La phase de menstruation***

Vers la fin du cycle, s'il n'y a pas eu de fécondation, le corps jaune s'atrophie et cesse de produire des hormones. La chute brutale des œstrogènes et de la progestérone provoque la destruction de l'***endomètre***.

2. Les œstrogènes agissent sur l'utérus et provoquent la reconstruction de l'endomètre afin de le rendre apte à la nidation.

3. La progestérone agit :
– sur l'endomètre : ses glandes sécrètent des éléments nutritifs destinés à nourrir l'œuf fécondé ;
– sur le col en provoquant sa fermeture et l'épaississement de la glaire qui va devenir un véritable bouchon imperméable aux spermatozoïdes ;
– sur la température du corps en provoquant une hausse d'environ 0,5°.

b. L'appareil génital masculin (*cf. Fig. 2.25*)

▶ Anatomie

L'appareil génital masculin comprend :

- *les deux testicules*, lieu de la fabrication des spermatozoïdes ;
- *les conduits* amenant les spermatozoïdes vers l'extérieur ;
- les deux *vésicules séminales* ;
- la *prostate*.

▶ Physiologie

- La ***formation des spermatozoïdes*** commence au moment de la ***puberté*** et se poursuit d'une manière ininterrompue jusqu'à la ***vieillesse***. Elle est sous la dépendance des hormones hypophysaires qui la favorisent.
- Les spermatozoïdes fabriqués par les ***testicules***, se dirigent vers l'épididyme, puis vers le canal déférent. Ils sont ensuite stockés dans l'ampoule déférentielle avec le liquide séminal.
- Au moment de l'éjaculation, les spermatozoïdes sont dilués dans le liquide prostatique et sont expulsés vers l'extérieur. Ce liquide a pour but de les nourrir et de faciliter leur transport. 1 mL de sperme contient environ 100 millions de spermatozoïdes.

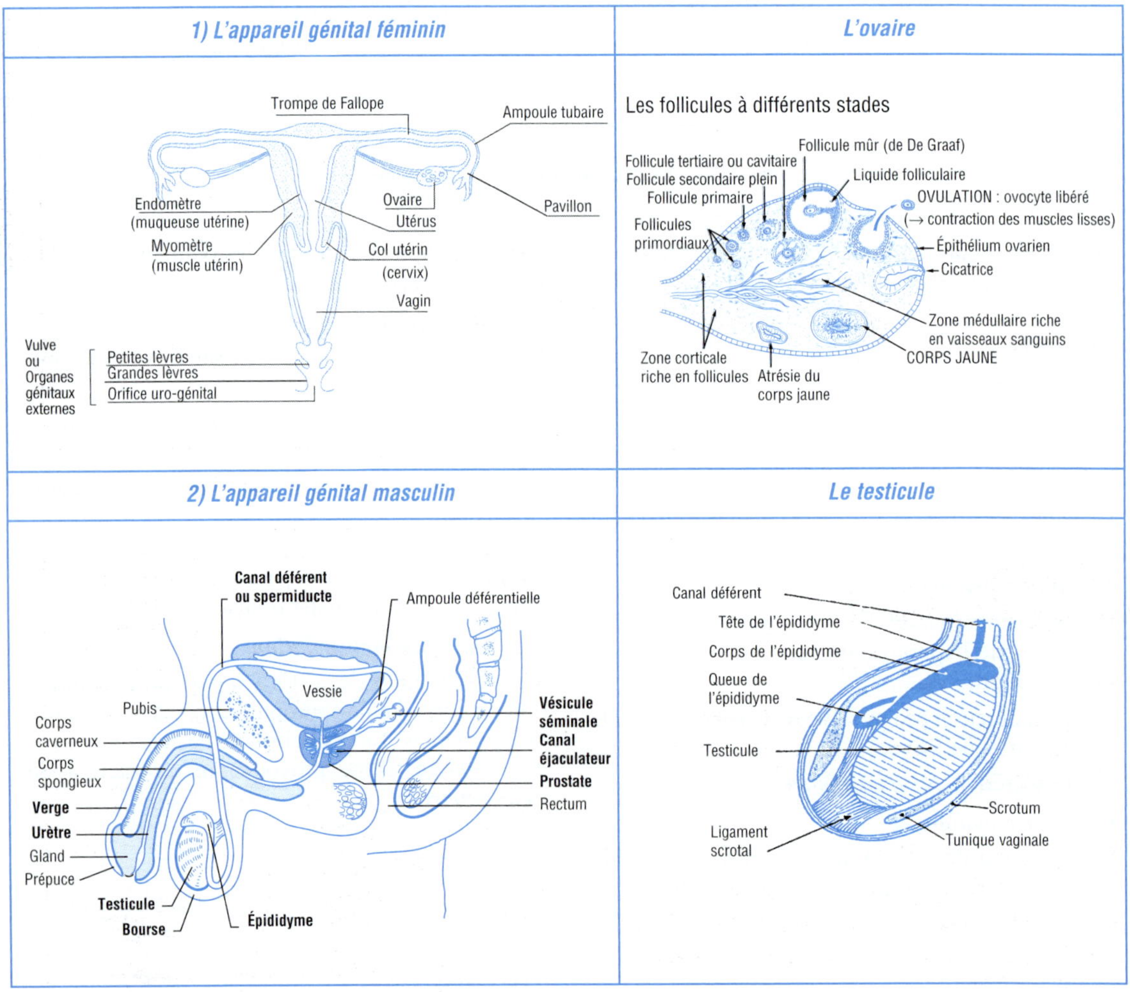

Fig. 2-25 – **Les organes génitaux féminins (face et coupe) et masculins (profil et coupe).**

6 ▸ Le système digestif

L'appareil digestif assure le transport et la transformation des aliments en nutriments assimilés par l'organisme.

1. Anatomie de l'appareil digestif

L'appareil digestif est composé de différents organes dont chacun a un rôle bien spécifique à jouer dans la digestion des aliments (*Cf.* Fig. 2.26).

Il comprend la ***bouche***, le ***pharynx***, l'***œsophage***, l'***estomac***, l'***intestin grêle,*** le ***côlon***, le ***rectum***, l'***anus***. Y sont annexés les ***glandes salivaires***, le ***foie*** et le ***pancréas*** qui déversent leur sécrétion dans le ***tube digestif***.

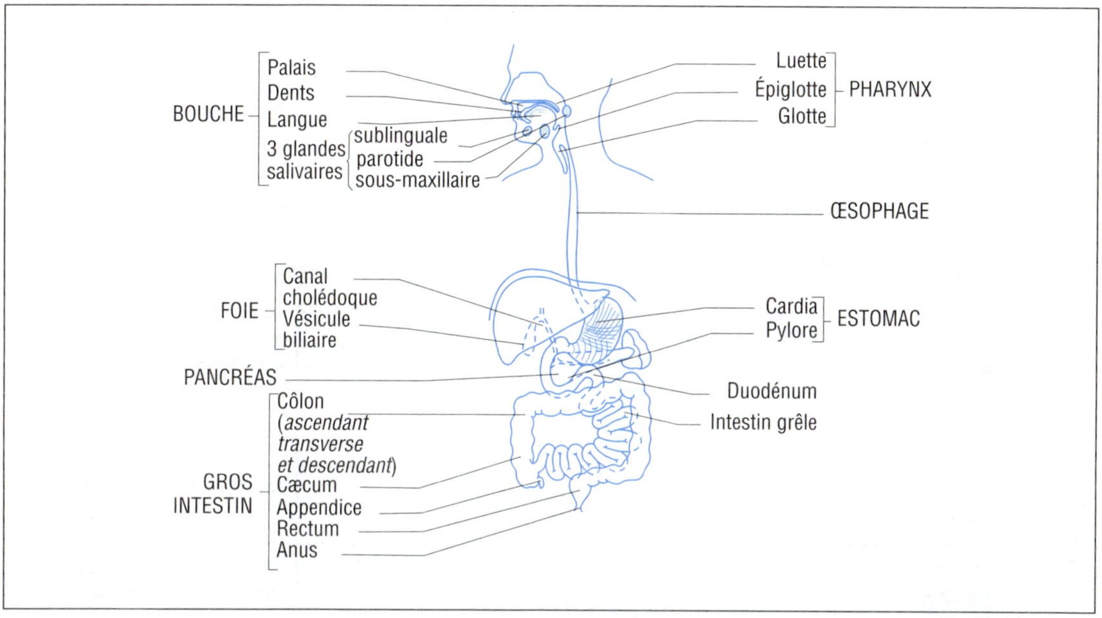

FIG. 2.26 – **Les organes de l'appareil digestif.**

2. Physiologie de l'appareil digestif

a. La digestion mécanique

Elle a pour effet de fragmenter les aliments ingérés en particules de plus en plus fines, facilitant la digestion chimique (*cf.* Fig. 2.27).

b. La digestion chimique

C'est l'imprégnation des aliments par les sucs digestifs. Ceux-ci vont transformer les aliments en ***substances assimilables*** pour l'organisme (*cf.* tableau 2.1).

Ces substances passent dans le sang au niveau des ***villosités intestinales*** (fig. 2.28).

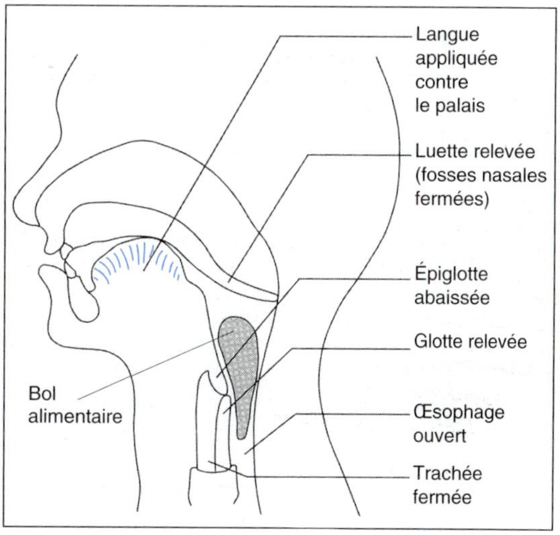

FIG. 2.27 – **Le mécanisme de la déglutition.**

Tableau 2.1 – La digestion chimique des aliments et l'absorption intestinale.

Niveaux	Origine du suc digestif	Nom de l'enzyme		Substances alimentaires			Substances assimilables (absorption intestinale[4])
				Ingérées		Transformées	
Bouche	Salive	**Amylase**	**Agit sur**	Amidon	**Le transforme en**	Maltose	–
Estomac	Suc gastrique	**Pepsine**	→	Protides	→	Polypeptides	–
Pancréas	Suc pancréatique	**Amylase**	→	Amidon	→	Maltose	–
		Lipase	→	Lipides	→	Glycérol + acides gras	Glycérol + acides gras
		Trypsine	→	Polypeptides	→	Tri- ou Tétrapeptides	–
Intestin	Suc intestinal	**Amylase**	→	Amidon	→	Maltose	–
		Maltase	→	Maltose	→	Glucose	Glucose
		Lactase	→	Lactose	→	Glucose + galactose	Glucose + galactose
		Saccharase	→	Saccharose	→	Glucose + fructose	Glucose + fructose
		Lipase	→	Lipides	→	Glycérol + acides gras	Glycérol + acides gras
		Peptidase	→	Tri - ou tétrapeptides	→	Acides aminés	Acides aminés
	Produits annexes	**Présure**	→	Caséine (du lait)	→	Coagule puis libère des acies aminés	Acides aminés
		Bile	→	Lipides	→	(graisses émulsionnées)	
	Substances non transformées			Eau Minéraux Vitamines			Eau Minéraux Vitamines

4. *Le phénomène de l'absorption* : l'absorption de l'eau, des sels minéraux et des substances organiques assimilables du « chyle » se fait par l'intermédiaire des « villosités intestinales ». Après leur traversée, elles sont acheminées par 2 voies : la voie sanguine et la voie lymphatique. Il faut savoir que :
– l'eau, les sels minéraux, les glucides, les acides aminés, le glycérol, suivent la voie sanguine ;
– les acides gras et les graisses émulsionnées suivent la voie lymphatique.
Les aliments sont ainsi distribués à tout l'organisme.

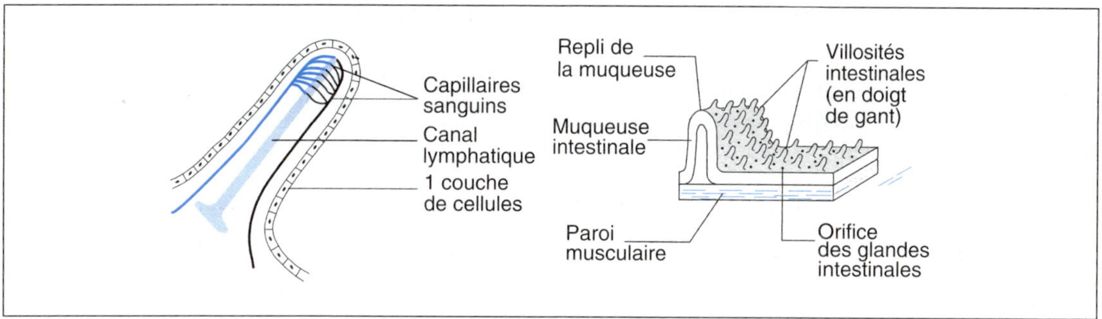

FIG. 2.28 – **Les replis de la muqueuse intestinale où se situent les villosités (détail à gauche).**

7 ▸ LE SYSTÈME ENDOCRINIEN

Le système endocrinien a pour rôle de réguler les grandes fonctions de l'organisme : métabolisme, croissance, reproduction… Il est constitué de plusieurs glandes endocrines réparties à divers endroit du corps (*cf.* Fig. 2.31). Il est sous la dépendance du système nerveux central.

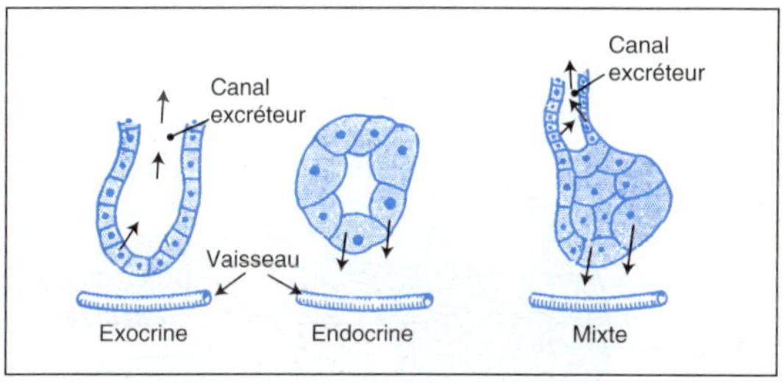

FIG. 2.29 – **Les trois grands types de glandes.**

1. Les trois sortes de glandes endocrines

Les ***épithéliums glandulaires*** élaborent des substances utilisées par l'organisme. On distingue trois sortes de glandes (*cf.* Fig. 2.30) :

- les glandes à sécrétion externe dites ***exocrines***. Elles possèdent un canal excréteur ;
- les glandes à sécrétion interne dites ***endocrines***. Elles ne possèdent pas de canal excréteur et déversent leurs substances chimiques, les hormones, directement dans le sang ;
- les glandes dites ***mixtes*** qui sont à la fois exocrines et endocrines (citons le foie et le pancréas).

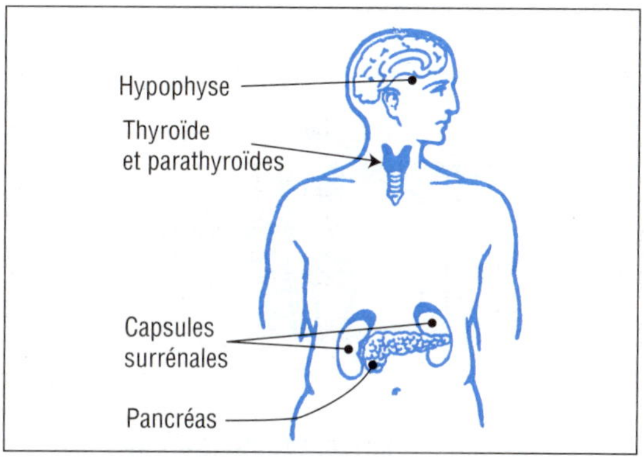

FIG. 2.30 – **Situation des principales glandes à sécrétion interne dans le corps.**

2. La glande thyroïde

Elle est située à la base du cou, devant le cartilage thyroïde du larynx, sous la pomme d'Adam. Cette glande sécrète l'***hormone thyroïdienne*** qui joue un rôle important dans la croissance et le métabolisme.

Sur la face postérieure de la thyroïde existent quatre petites glandes à sécrétion interne : les ***glandes parathyroïdes***. Elles sont indispensables à la vie et jouent un rôle important dans la minéralisation du squelette et le maintien de la composition du sang (en calcium en particulier).

3. Les glandes surrénales

Ce sont deux glandes coiffant chaque rein. Elles sont formées :

- d'une partie externe, la ***corticale*** ;

• d'une partie centrale, la ***médullaire***.

Chaque partie sécrète une hormone différente.

• ***La glande corticale*** est indispensable à la vie : elle sécrète la ***cortisone*** et l'***aldostérone*** qui contrôlent le métabolisme du sodium, la production d'hormones sexuelles, la production des fibres collagènes.

• ***L'hormone médullaire*** produit l'***adrénaline*** et la ***noradrénaline***, déversées dans le sang, et qui ont un effet sur la stimulation du système sympathique. La sécrétion d'***insuline*** est abondante pendant les émotions violentes (peur, colère, stress). Elle accélère le rythme cardiaque, augmente la valeur de la pression sanguine et des combustions respiratoires. Elle favorise la deuxième étapes de la fonction glycogénique : transformation du glycogène en glucose.

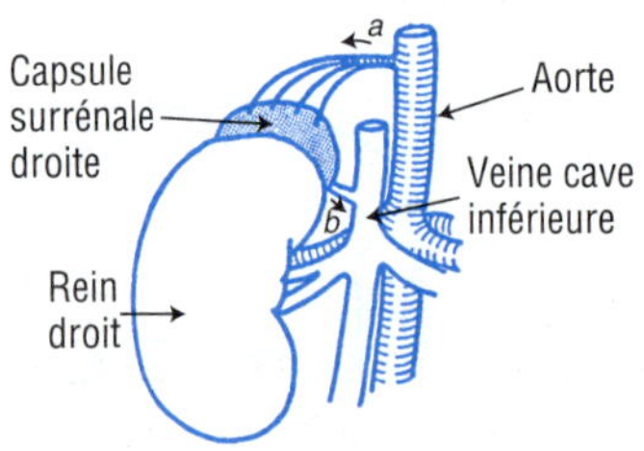

FIG. 2.31 – **Capsule surrénale droite.**

4. L'hypophyse

L'hypophyse est également appelée glande ***pituitaire***. Elle est située sous l'encéphale ; elle fait saillie à la base du cerveau et se loge dans une cavité du plancher de la boîte crânienne : la ***selle turcique***. Bien que très petite, l'hypophyse sécrète de nombreuses hormones. Elle est constituée de deux lobes :

• Le lobe antérieur, l'***adénohypophyse***, responsable de la régulation du système endocrinien.

• Le lobe postérieur, la ***neurohypophyse*** qui recueille l'activité endocrine de ce même lobe.

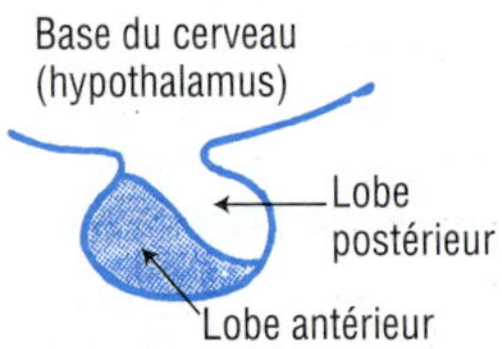

FIG. 2.32 – **L'hypophyse.**

5. Le pancréas

C'est une glande située sous l'estomac. Le pancréas est une glande mixte.

▶ L'activité exocrine du pancréas

Le pancréas déverse ses sécrétions exocrines, le ***suc pancréatique*** intervenant dans la transformation des aliments, par le ***canal de Wirsung*** directement dans le ***duodénum***.

▶ L'activité endocrine du pancréas

Les ***îlots pancréatiques de Langherrans*** assurent la fonction endocrine du pancréas. Ils libèrent dans le sang une hormone ***hypoglycémiante*** : l'***insuline***.
L'insuline est la seule hormone hypoglycémiante de l'organisme : elle est sécrétée essentiellement au moment des repas et permet, chez le sujet normal, de maintenir la glycémie aux alentours de 1 g au moment des repas. Elle commande au foie de stocker le glucose apporté par l'alimentation (sous forme de glycogène) et favorise la pénétration du glucose dans les cellules de l'organisme.
Le pancréas sécrète également le ***glucagon***, hormone ***hyperglycémiante***. (*cf.* Fig. 2.33 ci-après).

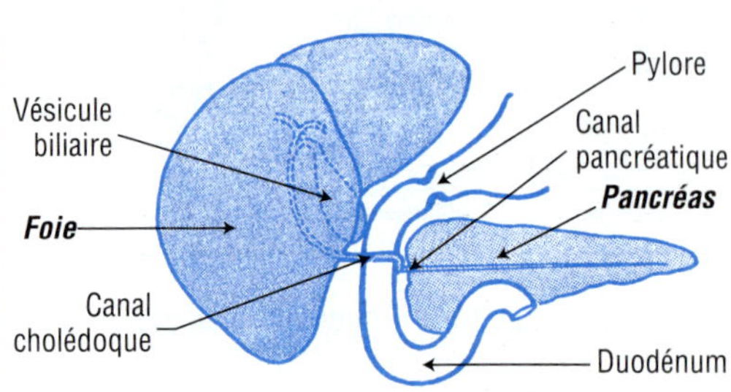

FIG. 2.33 – **Le foie et le pancréas.**

6. La peau et les muqueuses

La peau, organe du toucher, recouvre tout notre corps. Elle présente des variations d'épaisseurs selon la localisation et selon l'individu.

a. Structure et fonction de la peau

▶ Structure *(cf. Fig. 2.34)*

La peau se compose de trois parties elles-mêmes divisées en plusieurs couches :

• l'***épiderme***, tissu épithélial kératinisé ;

- le ***derme***, tissu conjonctif richement vascularisé ;
- l'***hypoderme***, couche profonde de la peau, elle est constituée de lobules graisseux.

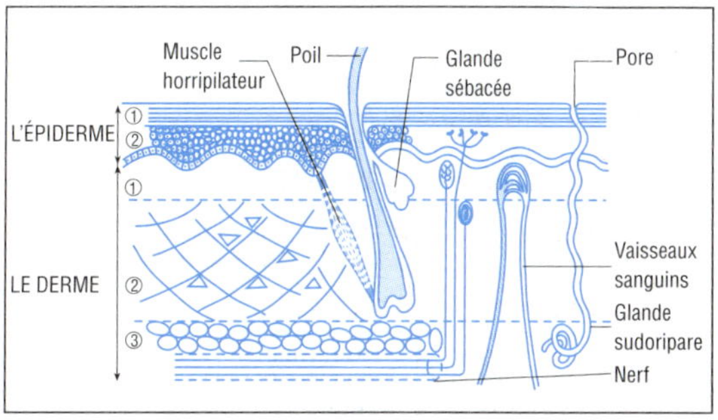

FIG. 2.34 – **La structure de la peau.**

▶ Fonctions *(cf. Tableau 2.2)*

Les fonctions de la peau sont nombreuses.

• Organe du toucher (la fonction sensitive)

Les différentes sensibilités sont dues à l'existence de corpuscules nerveux spécialisés (appelés récepteurs) situés dans le derme. La peau perçoit trois formes de sensation : tactile, thermique et douloureuse.

• Organe de protection

La peau est la première barrière immunitaire de l'organisme. Elle protège :

- des agressions ***extérieures*** physiques et chimiques[2] (chocs, frottements, substances acides et basiques) ;
- des agressions ***microbiennes*** ;
- de l'agression ***solaire*** (les rayons nocifs sont arrêtés par les cellules ***mélanoblastes***, qui provoquent la pigmentation ou hâle).

• Organe d'échanges et de régulation thermique

La peau permet plusieurs types d'échanges.

- Les échanges ***gazeux respiratoires***

La peau respire ; elle absorbe l'O_2 et rejette le CO_2. Ce phénomène est plus important chez le jeune enfant que chez l'adulte.

- Les échanges ***thermiques***

La peau intervient dans la régulation de la température corporelle grâce à l'activité des glandes sudoripares, des effets de la vasodilatation, *etc.*

• Organe excréteur

La peau a une fonction d'excrétion mineure, elle excrète certaines substances tel que le chlorure de sodium dans la sueur, l'urée quand il y a défaillance de la fonction rénale.

• Organe producteur de vitamine D

Sous l'effet des rayons solaires, les cellules de l'épiderme et du derme vont transformer une substance lipidique, la 7-déhydrocholestérol, en vitamine D, dont le rôle antirachitique est appréciable, notamment chez l'enfant.

• La fonction d'absorption

Cette fonction est limitée du fait de l'action protectrice de la peau. Cependant, certaines substances peuvent être absorbées comme :

- certains produits médicamenteux (pommades, patchs transdermiques, etc.) ;
- certains produits chimiques toxiques (le mercure).

b. *Structure et fonctions des muqueuses*

On appelle muqueuse tous les tissus qui tapissent la face interne des organes creux du corps en communication avec l'extérieur (par exemple : le nez, la bouche, le vagin, l'intestin…).

▶ Structure

Toutes les muqueuses ont une structure comparable et se composent de deux couches.

- La ***couche de revêtement***, située à l'extérieur, est plus ou moins épaisse et contient si besoin :
  - des glandes sécrétrices ;
  - des poils microscopiques que l'on nomme ***cils vibratiles***.
- La ***couche-support***, située en profondeur par rapport à la couche de revêtement, contient les vaisseaux sanguins et les nerfs. Cette couche, également appelée ***sous-muqueuse***, est constituée d'un tissu conjonctif nourricier et de soutien.

▶ Fonction

La muqueuse a trois rôles précis.

- Un rôle ***protecteur*** : elle protège l'organe dont elle fait partie.
- Un rôle ***sécrétoire*** : important au niveau des muqueuses digestives, les sécrétions de ces muqueuses assurent en effet la digestion des nutriments.
- Un rôle ***absorbant*** : il prend toute son importance au niveau de l'intestin, puisqu'à ce niveau s'effectue l'absorption des aliments dégradés par les sucs digestifs (*cf. Fig. 2.28*).

Remarque : Une **séreuse** est une membrane qui entoure un ou plusieurs organes afin de les soutenir et les protéger (exemples : péritoine, plèvre, péricarde).

MODULE 2
Savoirs de base

Tableau 2.2 – Structure et fonctions de la peau (Résumé).

Couches	Anatomie	Fonctions
Épiderme	***1re couche*** de la peau : la ***couche cornée***. Elle est constituée de cellules mortes. Cette couche est plus épaisse à certains points du corps. La ***2e couche*** est formée de ***cellules épithéliales***. A la partie la plus profonde, les cellules pigmentaires sécrètent la « mélanine » (pigment brun).	Protectrice contre : – frottement ; – microbes ; – soleil.
Derme	Constitue le ***tissu conjonctif***, très vascularisé, fait de grosses cellules, d'une substance interstitielle, de fibres élastiques et de collagène.	– Nourricière – Souplesse
Hypoderme	***Cette 3e couche*** profonde de la peau est : riche en cellules grasses qui mettent en réserve les « lipides » ; elle est plus épaisse à certaines parties du corps.	– Résistance au choc – Protectrice contre le froid
Annexes • ***Glandes***	***Glandes sudoripares*** : elles évacuent la sueur à l'extérieur du corps. ***Glandes sébacées*** : elles sécrètent le sébum, matière riche en « acides gras » (pH acide de la peau).	– Excrétrice – Épuratrice – Thermorégulatrice – Protectrice contre : • les microbes • les frottements
• ***Poils***	Ils sont enracinés dans la couche profonde de l'épiderme.	– Sensitive au : • Chaud ; • Froid ;
• ***Nerfs***	Ils sont nombreux et localisés dans toutes les couches de la peau.	• toucher • douleur

2 Sémiologie et vocabulaire médical

Voici les définitions[5] de quelques termes spécifiques.

1 ▸ Les signes

Ce sont les manifestations d'une maladie reconnues par le médecin. Les signes sont des éléments objectifs, constatables spontanément ou provoqués à des fins diagnostiques. Le médecin les apprécie et les évalue afin d'établir :

- un ***diagnostic***, acte par lequel le médecin identifie la maladie après l'étude de l'ensemble des éléments recueillis ;
- un ***pronostic***, acte par lequel le médecin prévoit l'évolution et l'issue probable de la maladie.

2 ▸ Les symptômes

Ce sont des phénomènes particuliers observés dans l'organisme du malade. Les symptômes[6] peuvent être :

- ***objectifs***, c'est-à-dire découverts par le médecin lors de la consultation médicale = ***signes*** ;
- ***subjectifs***, c'est-à-dire perçus et signalés par le malade lui-même (par exemple : une douleur, un vertige…).

Les symptômes engendrent des signes dont la reconnaissance par le médecin permet d'établir un diagnostic ou un pronostic de la maladie.

3 ▸ Le syndrome

C'est un ensemble de symptômes et de signes qui définissent cliniquement une pathologie.

- Le préfixe ***syn-*** signifie *ensemble, avec.*
- Le suffixe ***-drome*** se traduit étymologiquement par la *course.*

Un ***syndrome*** est donc un ensemble de symptômes réunis (qui concourent ensemble).

Citons quelques syndromes.

- Le syndrome d'***immunodéficience acquise***

C'est un cortège de symptômes qui accompagne l'évolution de la maladie du fait d'une défaillance immunitaire (par exemple : dans le SIDA).

- Le syndrome ***méningé***

C'est l'ensemble des signes et symptômes traduisant une inflammation des méninges. Il se traduit par des céphalées, vomissements, raideur de la nuque. Une ponction lombaire est pratiquée pour établir le diagnostic.

- Le syndrome ***prémenstruel***

C'est l'ensemble des troubles survenant chez certaines femmes avant les règles (sensibilité douloureuse de l'utérus, gonflement abdominal, tension des seins, irritabilité, céphalées…).

4 ▸ Le prodrome

- Le préfixe ***pro-*** signifie en avant (dans le temps).
- Le suffixe ***-drome*** exprime la *course.*

5. *Dictionnaire Médical*, Jacques Quevauvilliers, Éd. Masson (4e édition).
Dictionnaire des termes techniques de médecine, Garnier, Delamare, Éd. Maloine.
6. Étymologie : arriver.

Un ***prodrome*** est donc un signe avant-coureur de la maladie. Il annonce un état pathologique.

5 ► Le diagnostic[7]

C'est un acte par lequel le médecin, en regroupant tous les symptômes et les signes que présente le patient, identifie une maladie, ou des formes de la même maladie provoquées par le même agent pathogène, ou par des agents pathogènes très voisins[8].

6 ► La maladie

Maladie est le nom sous lequel on désigne « le processus pathologique depuis sa cause initiale jusqu'à ses dernières conséquences sur l'état de la personne ». La maladie est une altération de l'état de santé de la personne vécue différemment en fonction des ressources psychologiques et des représentations de la personne.

L'idée de maladie s'exprime par deux racines étymologiques : ***path(o)*** ou ***nos(o)***. C'est ainsi que l'on retrouve plusieurs définitions.

- ***Pathologie*** : science qui étudie les maladies ;
- ***nosologie*** : étude des caractéristiques des maladies permettant une classification.

Le suffixe ***-pathie*** accompagnant l'organe considéré, permet de nommer toutes les affections de cet organe.

- ***Neuropathie*** : ensemble des affections du système nerveux.
- ***Cardiopathie*** : ensemble des maladies atteignant le cœur.
- ***Hémopathie*** : ensemble des affections du sang.
- etc.

Le terme ***morbidité*** est également utilisé pour parler de maladie (état morbide, taux de morbidité). Il est souvent repris pour mesurer l'incidence ou la prévalence d'une maladie dans une population donnée.

Rôle de l'AS

L'AS doit être capable de :
- s'approprier le vocabulaire spécifique et commun aux professions paramédicales ;
- utiliser le vocabulaire spécifique pour affirmer son professionnalisme ;
- parler un langage commun, compréhensible de toute l'équipe de soins (important pour les transmissions).

7. Étymologie : connaître à travers.
8. Maladie ayant sa place dans le cadre nosologique.

3 Notion de maladie

Rôle de l'AS

L'AS sera capable de :
- comprendre les liens entre santé et maladie ;
- repérer les facteurs influençant la maladie ;
- identifier les origines des pathologies ;
- comprendre le processus d'apparition et d'évolution de la maladie ;
- percevoir et respecter les réactions individuelles face à la maladie.

1 ▸ Lien entre santé et maladie

Définir les notions de santé et de maladie est complexe car une grande part de subjectivité doit être prise en compte.

1. La notion de santé

a. Définition de l'OMS[9]

L'OMS, dans le préambule de la Constitution de 1946, a élargi le concept de santé par rapport à la notion trop réductrice d'absence de maladie, en y rajoutant l'importance de considérer la dimension psychosociale : « ***La santé est un état de complet bien être physique, mental et social, et ne consiste pas seulement en une absence de maladie ou d'infirmité*** ». La notion de santé est donc un état dynamique qui peut s'apprécier selon deux axes[10].

- La santé-« ***Résistance*** » **:** la santé est la capacité de résistance de l'individu à son environnement. Il s'agit d'un degré d'adaptabilité satisfaisante qui lui permet de subir un certain nombre de traumatismes et de pouvoir se défendre afin de retrouver son équilibre.
- La santé-« ***Bien-être*** » **:** la santé est à la fois un bien être physique et psychique. Elle se rapproche de la notion de bonheur et englobe le bien être de l'individu dans son environnement (le bien-être social). Cette définition paraît s'éloigner de la médecine et pourtant nous y ramène.

b. La santé, « équilibre instable » *(Fig. 2.35)*

La santé est un équilibre instable qui a trois versants importants.

- La satisfaction des besoins biologiques.
- La satisfaction des besoins psychologiques.
- La satisfaction des besoins sociaux, culturels, spirituels et intellectuels.

Cet équilibre exige, d'une part, la satisfaction qualitative de ces besoins fondamentaux de l'homme et, d'autre part, une capacité à dépasser ou tolérer les aléas de son environnement en perpétuelle mutation. Cela, dans le but d'être capable d'assumer les étapes de la vie, d'en surmonter les agressions et de vivre harmonieusement avec lui-même et son environnement.

L'homme doit donc sans cesse **s'adapter** à un environnement qui évolue autour de lui et toute

9. OMS : Organisation mondiale de la santé.

10. *Sciences humaines et sociales – l'homme, la société et la médecine*, G. Lazorthes, Éd. Masson, 2001 (6e édition).

influence négative fait basculer l'état de santé vers celui de maladie.

2. La notion de maladie

a. Définition

• Le Robert définit la maladie comme « une altération organique ou fonctionnelle considérée dans son évolution ».

• Le dictionnaire des soins infirmiers[11] la complète, en précisant qu'il s'agit d'une « altération de l'état de santé qui se traduit notamment par un ensemble de ruptures d'ordre physique, mental et/ou social et se manifeste par des symptômes objectifs et subjectifs ».

Il rajoute que « selon les représentations de la vie, de la santé, de la mort et les ressources de chaque individu, cette altération peut être vécue comme une agression, une diminution de l'autonomie ou une expérience constructive. ».

b. Les facteurs favorisants

Divers facteurs peuvent concourir à modifier l'état de santé de la personne. Ils sont ***endogènes*** et/ou ***exogènes*** (*cf. Fig. 2.35*).

▸ Les facteurs endogènes

• La morphologie (taille, poids, corpulence...).

• Les variables anatomiques (position d'un organe, développement de l'organe, dégénérescence cellulaire...).

• Le patrimoine génétique, l'hérédité.

• L'équilibre immunitaire.

• etc.

▸ Les facteurs exogènes

• Le rythme de vie (repos, détente, activités, loisirs...).

• Le mode de vie (hygiène alimentaire et corporelle, croyance...).

• Le milieu de vie (familial, social, professionnel...).

• Le climat (soleil, humidité), la pollution (bruit, air, eau).

• Les politiques de santé (prévention, accès aux soins, etc.).

3. La classification des différents types de maladies

Les pathologies peuvent avoir des causes, des manifestations et des évolutions très diverses. La médecine a établi une classification des pathologies. Nous en proposons quelques-unes dans le tableau ci-après :

a. Classification par étiologie

• **Les maladies infectieuses**, provoquées par l'introduction dans l'organisme d'un *agent pathogène* (virus, bactéries, parasites, champignons,...).

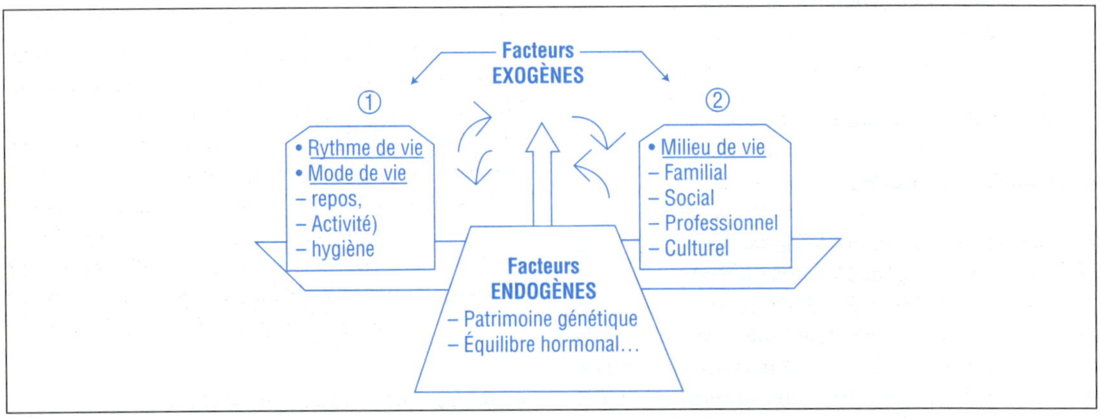

FIG. 2.35 – **L'équilibre instable de l'état de santé.**

11. *Dictionnaire des soins infirmiers, Groupe infirmier de recherche*, dir. René Magnon, AMIEC, 2000.

Par exemple : rougeole, rubéole, grippe, varicelle, scarlatine, infections sexuellement transmissibles (IST)...

- **Les maladies génétiques**, dues à l'atteinte des *gènes* portés par les chromosomes. Par exemple : hémophilie, trisomie 21, drépanocytose...
- **Les maladies héréditaires**, liées aux anomalies de la division cellulaire et transmises selon les lois de l'hérédité. Par exemple, l'hémophilie.
- **Les maladies congénitales**, visibles à la naissance mais qui se sont développées in utero. Par exemple, la fente palatine...
- **Les maladies immunodéficitaires**, caractérisées par une *déficience de l'immunité*. Par exemple, la sclérose en plaques.
- **Les maladies dégénératives**, causées par l'altération de cellules provoquant une perturbation de leur fonctionnement. Par exemple : maladie de Parkinson, tumeurs malignes...
- **Les maladies iatrogènes (médicamenteuses)**, provoquées par un *mauvais usage* des substances thérapeutiques, soit trop fortes doses, soit effets secondaires des médicaments. Par exemple, l'accoutumance pour certains tranquillisants.

b. Classification par typologie

- **Les maladies métaboliques**, en rapport avec un *trouble du métabolisme*. Par exemple, le diabète.
- **Les maladies organiques**, causées par l'atteinte d'un organe. Par exemple : cirrhose, infarctus, cataracte...
- **Les maladies mentales ou psychiques**, l'organisme ne semble pas atteint, mais l'individu présente des troubles du comportement et de la personnalité.
- **Les maladies fonctionnelles**, consécutives à l'atteinte du fonctionnement d'un appareil. Par exemple : asthme, hypertension artérielle...
- **Les maladies professionnelles**, provoquées par des *agents physiques* ou *chimiques* du milieu professionnel. Par exemple : la silicose chez les cimentiers, l'amiantose ou pneumoconiose due à l'inhalation de poussières d'amiante...
- **Les maladies aiguës**, maladies d'apparition soudaine avec une évolution rapide.
- **Les maladies chroniques**, maladies avec une évolution lente, par paliers, et persistantes parfois toute la vie.
- **Les maladies bénignes**, maladies dépourvues de gravités, dont la guérison s'obtient facilement.
- **Les maladies malignes**, maladies caractérisées par un processus morbide qui évolue vers l'aggravation voire la mort.

4. Le processus pathologique

La maladie se développe selon un « processus », ce qui signifie qu'elle a un déroulement, une progression en plusieurs phases qui durent un temps plus ou moins long (de quelques jours à plusieurs mois).

a. La phase d'incubation

Lors de l'incubation, dans la plupart des processus pathologiques, les signes sont très discrets ; ils passent parfois inaperçus (fatigue, migraine...), ils ne sont pas spécifiques et ce n'est qu'après coup qu'on comprend leur signification.

▶ La phase de début

Les premiers symptômes de la maladie apparaissent et, souvent, ils permettent le diagnostic. C'est l'entrée dans la maladie : on est donc encore dans une phase évolutive du processus pathologique.

▶ La phase d'état (ou Acmé)

Les symptômes du processus pathologique atteignent leur maximum d'intensité. À ce stade, le processus peut :

- ne plus évoluer ;
- régresser (spontanément ou sous l'effet du traitement) ;
- s'aggraver.

▶ La phase terminale (évolution)

A ce stade le processus peut évoluer vers quatre dénouements.

- **La guérison** : il y a disparition des symptômes (même si parfois quelques séquelles subsistent).
- **La stabilisation** : il n'y a pas de guérison mais la maladie n'évolue plus (le processus est contenu). Pour un accident on parle de consolidation.
- **Le stade terminal** : il y a évolution vers la mort si le processus n'est pas contenu.
- **Les rechutes :** de nouvelles évolutions de même nature peuvent survenir dans le processus pathologique à la suite d'une première affection. Par exemple : à la suite d'une grippe, apparemment stabilisée, le patient prend froid et « rechute ».

b. Les réactions face à la maladie

Si la notion de maladie semble clairement définie comme étant un état affectant le corps, il ne faut pas la réduire à une atteinte uniquement organique. En effet, nous avons vu que la notion de « santé » et de « bonne santé » s'identifient à une norme, celle de notre société.

Mais cette norme évolue puisque les maladies sont différentes, en fonction des époques, du niveau de vie et de l'accès aux soins.

De nos jours, la personne possède un ***statut social de « malade »***, qui dépasse l'aspect somatique, et fait apparaître que les réactions face à la maladie dépendent des ***attentes***, des ***exigences***, des ***valeurs*** et de la ***relation à la société*** de chaque individu.

La maladie peut donc avoir des conséquences bénéfiques et, seule, la prise en charge thérapeutique ne suffit pas à sortir la personne de l'état morbide.

En effet, la maladie peut être le moyen inconscient de se dégager de responsabilités familiales, professionnelles. Elle peut être l'occasion de réclamer une attention accrue de son entourage (maternage), d'enclencher un processus de changement dans les conditions de vie.

Au contraire, ce peut être une vision plus négative qui domine : les répercussions sont maléfiques, la personne perd prise sur sa vie, se sent fragilisée et n'entrevoit aucun moyen pour envisager son avenir. Son installation dans la maladie est centrée sur une expérience douloureuse, sombre qui met fin à tout projet de vie.

La complexité de la psychologie humaine doit donc amener le soignant à réfléchir sur ces liens intimes entre santé et maladie, et le sens que chacun attribue à la maladie, en fonction de sa culture, son expérience, sa personnalité, sa vie.

2 ▸ Maladie somatique et psychique

1. Définitions

- **Somatique** définit ce qui appartient au corps, qui se rapporte à un phénomène organique, physique.
- **Psychique** définit ce qui concerne le domaine de la pensée, de l'esprit.
- **Psychosomatique** désigne une relation entre l'esprit et le corps.
- La **maladie psychosomatique** est caractérisée par des désordres organiques en lien avec des troubles psychiques.

Bien des maladies dont on soigne les manifestations organiques sont occasionnées, favorisées ou aggravées par des facteurs psychologiques et bien des maladies somatiques ont leur origine dans des difficultés psychologiques.

Les maladies psychosomatiques révèlent des atteintes ***physiques*** avec des ***lésions*** décelables. Dans cette catégorie sont répertoriés des troubles aussi divers que l'insuffisance coronarienne, l'ulcère, l'asthme, l'hypertension ou la recto-colite. Malgré la diversité de leur présentation, ces pathologies ont certains points en commun.

2. Répercussion du psychisme sur le corps

a. *Les troubles*

Les émotions affectent physiologiquement un organe et une émotion violente (peur) peut se traduire par des troubles momentanés affectant un organe ou un système physiologique :

- manifestations cardiaques (tachycardie) ;
- manifestations respiratoire (dyspnée) ;
- manifestations cutanées (rougeur, sueurs intenses) ;
- etc.

b. *L'évolution*

Ces manifestations cessent lorsque l'individu a la capacité de maîtriser l'émotion responsable et cela, parce que l'objet de l'émotion est réel.

Cependant, lorsque les émotions ont des actions physiologiques durables et suffisamment intenses, que l'émotion n'est pas associée à un objet réel (anxiété, inquiétude, stress), cela peut engendrer des perturbations de la fonction, voire une lésion, de l'organe. Des troubles fonctionnels, lésionnels, organiques apparaissent.

c. *Le vécu du malade*

Le malade n'est pas conscient de la relation qui existe entre l'apparition des manifestations organiques de sa maladie et ses émotions. De même, un événement ou une série d'événements traumatisants sont souvent associés au ***déclenchement*** ou à l'***aggravation*** de la maladie.

3. Quelques maladies psychosomatiques

Certaines pathologies sont souvent classées comme psychosomatiques car elles apparaissent à la suite d'un état chronique émotionnel intense, mais dont les circonstances d'apparition sont variables. Nous pouvons en identifier quelques-unes :

- pathologies cardiaques (affections coronariennes, hypertension artérielle) ;
- pathologies digestives (ulcères, colites) ;
- pathologies urinaires (certaines énurésies) ;
- pathologies gynécologiques (certaines aménorrhées, certaines stérilités) ;
- pathologies cutanées (eczéma, herpès).

4. Description clinique de la maladie psychosomatique

Les troubles de la maladie psychosomatique sont très divers et dépendent de l'organe affecté ou du dysfonctionnement physiologique qu'il provoque. Cependant la constitution de la pathologie évolue en trois phases.

- **La phase initiale** durant laquelle l'organisme est soumis à l'agent agresseur entraînant une réponse du système nerveux qui libère l'adrénaline et la noradrénaline.
- **La phase de résistance** de l'organisme, du fait de la tension émotionnelle à laquelle il est soumis. Au delà d'un certain seuil, les défenses de l'organisme vont être mobilisées pour lutter contre l'agent agresseur.
- **La phase d'épuisement** durant laquelle apparaissent les manifestations somatiques et qui traduisent l'incapacité de l'organisme à lutter contre l'agent responsable.

Exemple : Le mécanisme du stress

Le stress est une réaction biologique de l'organisme qui lui permet de « s'adapter » à certaines situations mais lorsqu'il dépasse un certain seuil il entraîne des troubles physiques et psychologiques importants. Les réactions biologiques de stress dépendent de deux systèmes. L'un, nerveux, réagit immédiatement ; l'autre, hormonal, après un délai de quelques minutes. Au cours du temps, le stress évolue en trois phases :

– *La première phase, dite d'alarme, est une réponse immédiate à la situation stressante.* Le signal se déclenche au niveau de l'***hypothalamus*** (qui est une zone du cerveau très impliquée dans les émotions). La première réponse est la libération de l'hormone ***adrénaline***[12]. Résultat : le cœur s'accélère ainsi que le flux sanguin et le rythme respiratoire. On observe chez le patient des ***troubles végétatifs*** : pâleur, rougeur, sueurs, excitation, agressivité. Cette réaction va permettre à l'individu de se mobiliser psychologiquement et physiquement pour faire face à la situation stressante. Si le stress ne dépasse pas un certain seuil, l'organisme résiste et revient à son état d'équilibre initial.

– *Une deuxième phase de résistance de l'organisme se déclenche.* Si la situation stressante se prolonge, le ***thalamus*** stimule la sécrétion de ***cortisol***[11] qui favorise la résistance au stress, notamment en augmentant la synthèse des sucres dans l'organisme. Devenu chronique, ce stress risque d'épuiser les défenses immunitaires et favoriser l'apparition de certaines maladies. Des troubles du comportement apparaissent.

– *À la troisième phase (dite d'épuisement de l'organisme),* le sujet se sent dépassé physiquement et psychologiquement, et se laisse submerger : c'est la dépression.

Le stress est un facteur déclenchant de nombreuses affections cardio-vasculaires (infarctus, AVC...).

12. Hormone fabriquée par les glandes surrénales.

Tableau 2.3 – Le mécanisme du stress [a]. Les trois phases du stress, les effets physiologiques liés à chacune d'elles.

	Alarmes	Résistance	Épuisement
Phases	Situation stressante (stresseur) 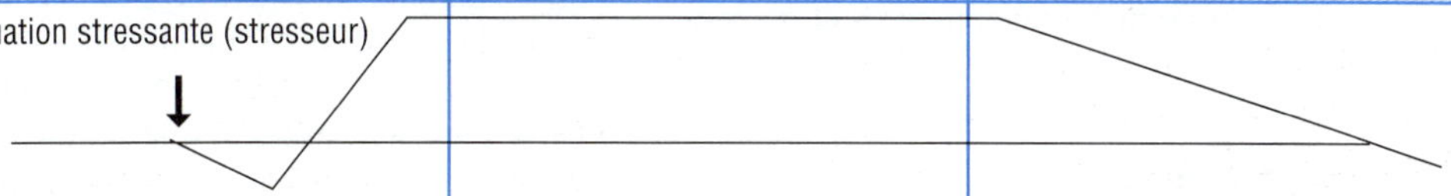		
Effets	*Libération d'adrénaline* d'où : – Tachycardie ; – respiration accélérée ; – pâleur, rougeur ; – sueurs, excitation...	*Fabrication du cortisol* Contrôle du système immunitaire	– Épuisement des défenses immunitaires (maladies chroniques) ; – trouble du comportement
Rôle	Permet à l'organisme de se mobiliser physiquement et psychologiquement	Permet à l'organisme de mobiliser ses énergies pour résister au stress.	L'organisme est débordé et n'est plus en état de se défendre.

a. *H.P.S. (Bac pro)*, J. Gassier, Éd. DELAGRAVE), *in* « Chapitre 6 – Sauvegarder sa santé mentale et psychique ».

3 ▸ Les situations de soins

Pour répondre à la maladie est mis en place tout un panel de propositions : les traitements et les soins.

1. Les traitements

« Il s'agit d'un ensemble de moyens pharmacologiques, chirurgicaux, hygiéniques ou psychiques, employés pour guérir ou atténuer une maladie.[13] »

• **Le traitement curatif** : il a pour but d'éliminer la maladie et ses manifestations. Il a pour finalité la guérison de la personne. Par exemple, le traitement curatif ***médical***, les antibiotiques ; le traitement curatif ***chirurgical***, l'appendicectomie, l'ablation de la vésicule biliaire, etc.

• **Le traitement symptomatique** : il n'a pas la volonté d'agir sur la maladie mais permet de limiter les effets des manifestations et concourt au confort et bien être de la personne. Par exemple : les traitements antalgique, antipyrétique, antimigraineux. Le traitement symptomatique peut être associé au traitement curatif

• **Le traitement palliatif** : adressé aux personnes dont la maladie est en phase d'évolution terminale, sans espoir de guérison. Il vise à assurer le confort physique de la personne, soulager la douleur. Par exemple : lors d'un cancer en phase terminale, le traitement peut prévoir de la radiothérapie à visée antalgique et un antipyrétique. Ici, la radiothérapie n'a pas de but curatif.

2. Les soins

Les soins sont un ensemble d'actions mise en œuvre pour se soigner, c'est-à-dire *« entretenir la vie, promouvoir, maintenir et restaurer la santé »*[14]. Ils sont de différentes natures et dispensés par soi même ou par autrui.

a. Les différents soins

• ***Soins coutumiers ou soins d'entretien et de continuité de la vie*** : ils ont pour but de maintenir les besoins fondamentaux et vitaux de la personne. Ils considèrent et respectent les habitudes de vie, les valeurs les croyances et les coutumes de la personne. L'ensemble de ces soins est réalisé avec la **collaboration entre l'infirmier(ère) et l'AS, dans la limite de ses compétences**.

• ***Soins curatifs ou de réparation*** : ils regroupent l'ensemble des interventions visant à lutter contre la maladie. Ils sont indissociables des soins coutumiers.

L'ensemble de ces soins nécessite la mise en œuvre d'actes faisant appel à deux éléments indissociables :

• l'aspect ***intellectuel*** qui fait appel à l'ensemble des connaissances que doit mobiliser le soignant pour les effectuer ;

• l'aspect ***gestuel*** qui fait appel à la maîtrise et au respect de critères de qualité définissant les exigences des soins.

b. Les critères de soins

Les critères de qualité, repris dans chaque tableau descriptif d'une technique de soin, sont les suivants.

• **Le respect** : concerne tout ce qui peut être mis en place pour préserver les valeurs, les habitudes de la personne. Il considère le comportement du soignant dans sa relation à l'autre et englobe la pudeur.

• **La pudeur** : considère l'ensemble des mesures appliquées pour préserver l'intimité physique et morale de la personne.

• **Le confort** : englobe toutes les actions réalisées pour installer la personne physiquement, mais également ce qui peut être fait, dit pour améliorer son bien-être moral (information, anticipation des soins, etc.).

• **L'hygiène** : regroupe l'ensemble des actes réalisées pour prévenir les risques de contamination, d'infection pour le patient et le soignant.

• **L'efficacité** : rassemble les éléments objectifs permettant d'affirmer que le soin réalisé produit l'effet souhaité. L'efficacité englobe ainsi la précision de la gestuelle, la connaissance de la technique du soin, la sagacité dédiée aux éléments à observer.

• **La sécurité** : intéresse tout ce qui doit être mis en œuvre pour ne pas mettre en danger ou faire prendre des risques à autrui et à soi même, sur un plan physique (supporter le soin) et moral (relation adaptée à la personne). Il inclut les connaissances que doit avoir le soignant pour effectuer les soins (mobilisation des savoirs).

• **L'organisation** : identifie les adaptations à apporter à l'environnement pour réaliser le soin dans de bonnes conditions tant pour le patient que pour le soignant. Elle englobe l'ergonomie.

---

13. *Dictionnaire médical*, Jacques Quevauvilliers, Masson, 2004.
14. *Dictionnaire des soins infirmiers, Groupe infirmier de recherche*, dir. René Magnon, AMIEC Éd., 2000.

4 Paramètres vitaux

L'AS contribue à la prise en charge de la personne et participe avec l'infirmier(ère) à l'identification des besoins :

• ***biologiques***, en se référant aux connaissances physiques et physiologiques du corps humain, en s'adaptant aux différentes étapes de la vie depuis la naissance jusqu'à la fin de la vie.

• ***psychologiques***, en permettant de repérer l'expression des sentiments et des émotions de la personne, mais aussi d'apprécier les dispositions psychiques de la personne et ses capacités d'adaptation à une situation nouvelle, notamment la maladie ;

• ***socioculturels*** et ***économiques***, en orientant sur les conditions de vie de la personne soignée (familiale, professionnelle, associative, etc.).

Cependant en fonction de l'évolution de l'état de sa santé, l'individu manifeste des signes traduisant une perturbation. L'aide soignant doit repérer ces signes, les interpréter afin d'alerter si besoin. Afin d'apprécier l'état clinique de la personne, il est amené à mesurer et interpréter les données suivantes.

• Les données physiques (poids, mensuration, peau) ;
• les paramètres vitaux :
  – les paramètres respiratoires ;
  – les paramètres cardiovasculaires ;
  – les paramètres neurologiques ;
  – les fonctions d'élimination urinaire et digestive.

1 ▸ Surveillance staturo-pondérale

1. Soins et surveillance des mensurations

Actes systématiques à l'arrivée du patient, la prise de poids et de la taille constituent des éléments de surveillance de l'état de santé du patient et permettent de repérer les incidences de la maladie.

Rôle de l'AS

L'AS sera capable de :
- participer à la surveillance des mensurations du patient ;
- établir une courbe de surveillance staturo-pondérale chez l'enfant ;
- permettre de calculer la surface corporelle en communiquant des mesures précises ;
- apprécier la corpulence de la personne ;
- repérer l'incidence de la pathologie et/ou de la thérapeutique et alerter ;
- transmettre les informations oralement et par écrit.

Pour faciliter l'explication nous dissocions la mesure de la taille et du poids. Mais ces deux paramètres doivent s'interpréter ensemble.

2. Démarche d'observation

a. Les normes de la taille chez l'enfant

La surveillance se fait une fois par mois en moyenne chez le jeune nourrisson, puis au rythme des consultations de PMI. La croissance de la taille est rapide. À 4 ans, l'enfant mesure 1 mètre, il a doublé sa taille de naissance.

- Nouveau-né : 50 cm
- Vers 6 mois : 66 cm
- Vers 1 an : 73 cm
- Vers 2 ans : 85 cm
- Vers 3 ans : 93 cm
- Vers 4 ans : 1 m = taille de naissance x 2

b. Les normes du poids chez l'enfant

La surveillance se fait tous les jours à la maternité, ensuite au rythme des consultations de PMI. A la naissance, l'enfant pèse en moyenne 3,250 Kg. Dans les 3 ou 4 jours après la naissance, se produit la « chute de poids physiologique ». Elle est essentiellement due à la perte du méconium et peut atteindre 1/10e du poids de naissance (environ). Par exemple : un nouveau-né pesant 3 kg à la naissance, peut perdre 300 g. Il pèsera au 4e jour 2,700 Kg.
L'enfant récupère généralement son poids de naissance vers le 10e jours de vie. Ensuite, la progression du poids est rapide : à 5 mois, l'enfant a doublé son poids de naissance. Il est important d'évaluer l'allure générale de la courbe pondérale (cassure, chute, écart… doivent rapidement être signalés).

Poids	Repères
• Poids naissance (PN) : 3 Kg 250	
• 5 mois : 6 Kg 500	(PN x 2)
• 8 mois : 8 Kg	
• 12 mois : 10 Kg	(PN x 3)
• 2 ans : 13 Kg	(PN x 4)
• 4 ans : 17 Kg	(PN x 5)[15]

3. Indications de la pesée et de la mensuration

a. Chez l'enfant

La pesée est prise lors des consultations médicales ou à l'admission lors d'une hospitalisation afin d'établir un critère de référence. Tout état pathologique aura une incidence immédiate sur la croissance staturo-pondérale de l'enfant. Elles sont indiquées également dans les cas de prise en charge pour surcharge pondérale, pour une démarche éducative hygiéno-diététique.

b. Chez l'adulte

Les mensurations se prennent plus rarement car il est rare qu'une maladie ait des effets sur la taille de l'adulte.
Le poids et la mensuration de la personne sont indispensables en oncologie car le calcul de la surface corporelle de la personne permet au médecin d'établir avec précision la prescription de certaines thérapeutiques (chimiothérapies, etc.).

4. Technique de la mensuration et de la pesée

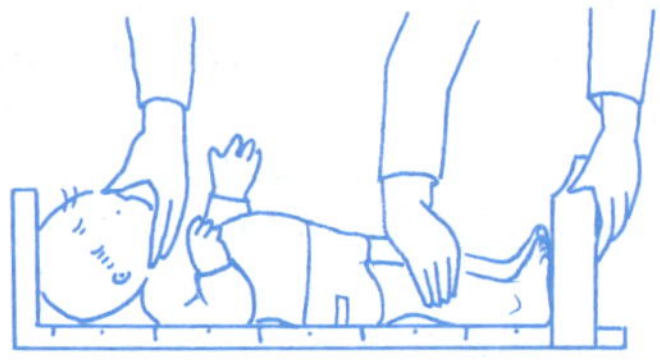

a) Mesure de la taille à l'aide d'une toise mobile horizontale : le nourrisson doit être mesuré allongé, deux adultes sont indispensables à la bonne réalisation de cette pratique.

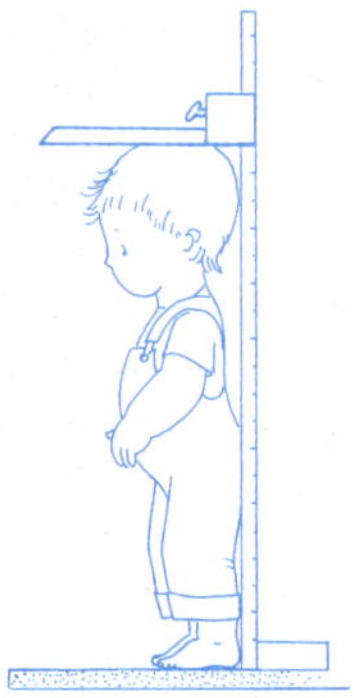

b) Mesure à l'aide d'une toise murale : l'enfant est mesuré debout, tête bien droite, talons contre la toise.

FIG. 2.36 – **La mesure de la taille du petit et du grand enfant.**

15. Chiffres arrondis pour faciliter la mémorisation des « repères ».

Tableau 2.4 – La mensuration et la pesée.

Matériel	Critères à respecter	Procédure chez l'adulte	Procédure chez l'enfant
On utilise pour la pesée : – un pèse-personne pour l'adulte ; – ou une balance pour le jeune enfant.	 ***Hygiène*** ***Respect*** ***Efficacité*** ***Confort*** ***Sécurité*** ***Hygiène*** ***Sécurité*** ***Confort***	***La mensuration*** – Se laver les mains avant et après le soin. – Expliquer à la personne l'intérêt de la surveillance. – Informer le patient et lui expliquer le déroulement de la mensuration. – Solliciter sa participation, faire enlever chaussures ou chaussons. – Installer le patient pieds joints, les talons au contact de la toise. – Veiller à ce que le patient se tienne droit, le menton légèrement relevé. – Abaisser la partie mobile de la toise au contact de la tête. – Lire la taille, la noter sur la feuille de température et le dossier de soins. – Entretenir et ranger le matériel. – Transcrire les données avec précision. – Signaler immédiatement tout écart de poids ou de taille significatif à l'infirmier(ère). – Veiller au confort du patient avant de quitter la chambre.	***La mensuration*** – Se laver les mains avant et après le soin. – Parler à l'enfant. – Lui expliquer l'examen. – Lui laisser son jouet. – Laisser le bébé habillé pour éviter qu'il ne prenne froid (veiller cependant à lui ôter ses chaussures). – Poser la toise sur une surface très plane. – La recouvrir d'un molleton (douceur, chaleur). – Veiller à ce que le sommet de la tête touche la partie supérieure de la toise, et les talons la partie inférieure. – Demander une « aide » pour cette opération : « l'aide » tient la tête du bébé contre la toise, « l'exécutante » allonge les jambes et maintient les talons en « angle droit ». – Faire les transmissions écrites et orales. – Alerter si anomalies constatées.
On utilise pour les mensurations une toise.	 ***Hygiène*** ***Respect*** ***Efficacité*** ***Confort*** ***Efficacité*** ***Sécurité*** ***Hygiène*** ***Sécurité*** ***Confort***	***La pesée*** – Informer le patient et lui expliquer le déroulement de la pesée. – Solliciter sa participation. – Vérifier l'étalonnage de la balance – Peser la personne toujours sur la même balance dans la même tenue vestimentaire. – Peser (si possible) toujours à la même heure et à jeun de préférence. – S'adapter à l'état du patient. – Utiliser si besoin des balances permettant de peser le patient en position assise ou couchée, des lits médicalisés pourvus d'une balance intégrée, etc. – Demander au patient d'être en tenue légère. – Lui demander de ne pas bouger. – Lire le poids. – Noter le résultat sur la feuille de température et le dossier de soins. – Entretenir et ranger le matériel. – Transcrire les données avec précision. – Signaler immédiatement tout écart de poids ou de taille significatif à l'infirmier(ère). – Veiller au confort du patient avant de quitter la chambre.	***La pesée*** – Se laver les mains avant et après le soin. – Parler à l'enfant. – Lui expliquer l'examen. – Lui parler, le rassurer. – Agir avec des gestes doux. – Mettre un papier sur le plateau. – Déshabiller l'enfant (le nettoyer s'il est souillé). – Être rapide (pour éviter qu'il ne prenne froid). – Mettre le bébé nu sur la balance (vérifier la toise). – Lire et mémoriser le poids. – Mettre l'enfant en sécurité. – Se laver les mains. – Entretenir le matériel. – Noter le poids de l'enfant. – Faire les transmissions. – Alerter l'IDE si écart pondéral important.

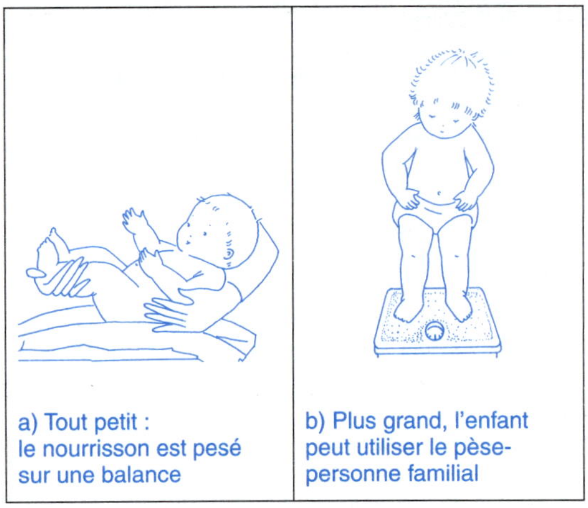

FIG. 2.37 – **La pesée du petit et du grand enfant.**

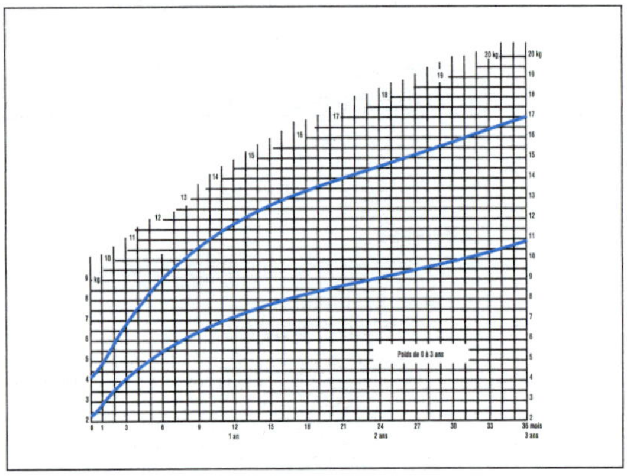

FIG. 2.38 – **La courbe de poids de 0 à 3 ans.** (M. Sempé, Carnet de santé)

▸ Méthode de calcul du poids de l'enfant

Pour calculer le poids d'un enfant de 7 mois pesant à la naissance 3 kg, on peut partir du poids de 5 mois (PN x 2) = 6 Kg et faire le calcul suivant :

- De 5 à 6 mois : 20 g x 30 jours = 600 g, donc à 6 mois = 6 Kg 600[16].
- De 6 à 7 mois : 15 g x 30 jours = 450 g, donc à 7 mois = 7 Kg 050.

16. Lorsque l'enfant pèse 3 Kg à la naissance, il est aisé de retenir qu'à 6 mois il peut peser 6,6 Kg et mesurer 66 cm.

2 ▸ Soins et surveillance de l'aspect de la peau et des téguments

1. Critères d'observation

La couleur de la peau et des muqueuses est un indicateur important de l'état général d'un patient. Toute modification brutale doit être immédiatement signalée[17].

- **La couleur** : la couleur de la peau est généralement rosée, toutefois ce critère est variable selon l'origine ethnique de la personne, cependant les muqueuses sont rosées.
- **La chaleur** : la peau est tiède, cette caractéristique de la température corporelle, peut être modifiée en fonction de l'environnement (climat), des réactions physiologiques de l'organisme (digestion, émotion, etc.).
- **L'aspect** : elle est sèche (sans sueur) et intègre, assurant la première barrière immunitaire de l'organisme. Son élasticité varie selon l'âge.

Rôle de l'AS

L'AS sera capable de :
- observer la personne ;
- comprendre et faciliter la réalisation des besoins de la personnes ;
- apprécier l'état cutané ;
- repérer les modifications permettant d'assurer des soins de prévention ;
- repérer des modifications pathologiques et alerter ;
- s'approprier le vocabulaire spécifique ;
- adopter un comportement professionnel ;
- transmettre les informations (orales et écrites).

2. Modifications observables

Citons quelques pathologies, ou troubles, qui sont associés à des modifications observables de la peau.

- Des modifications de ***couleur***
  - *Rouge* : allergie, chaleur…
  - *Bleue* : cyanose (elle traduit un manque d'oxygène et peut apparaître lors de trouble cardio-respiratoire).
  - *Jaune* : ictère…
  - *Grise* : intoxication (à l'argent, au mercure, au plomb…).

17. Se référer à la démarche d'observation des paramètres vitaux respiratoires, cardiovasculaires et neurologiques.

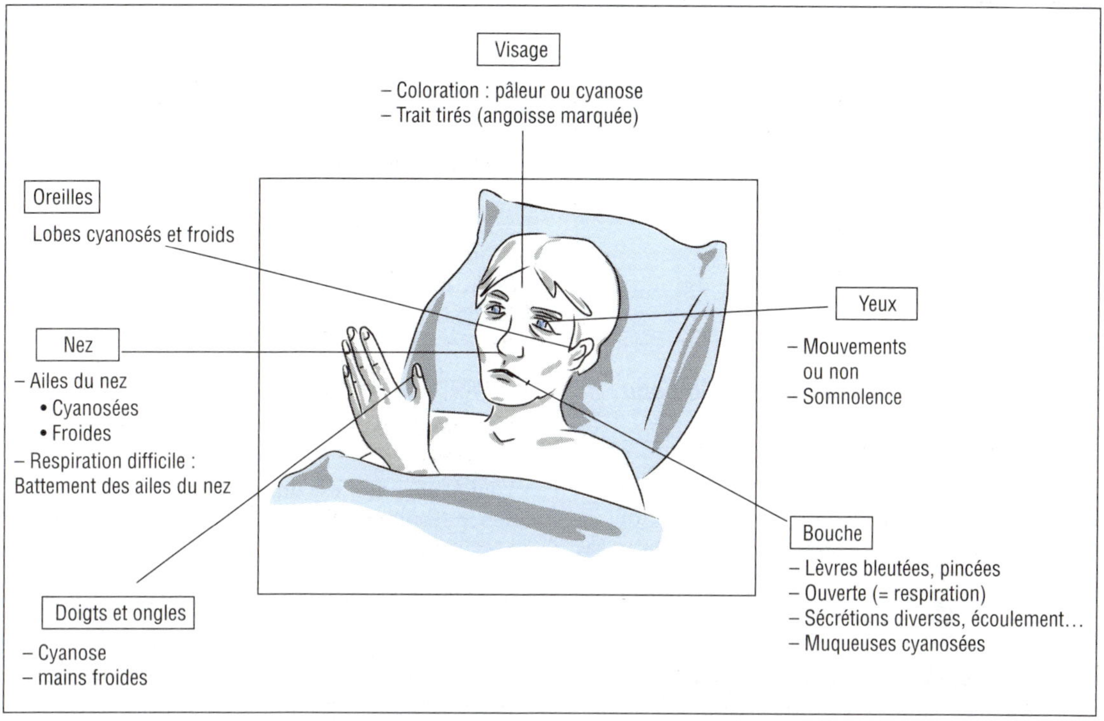

FIG. 2.39 – **Observation des signes d'une détresse cardiovasculaire sur le visage du patient.**

- Des modifications de l'***aspect***
  - *L'érythème* : rougeur localisée de la peau.
  - *La pétéchie* : piqueté rouge de la peau.
  - *La macule* : élevure rouge sans liquide.
  - *La vésicule* : élevure contenant un liquide clair.
  - *Le squame* : lamelle épidermique qui se détache de la peau.
  - *Le prurit* : démangeaison pouvant entraîner des lésions de grattage.
  - *L'hématome* : collection de sang à l'intérieur d'un tissu, donnant une coloration évoluant du bleu au violacé et jaune.
- Des modifications de l'***élasticité***
  - *Sèche et ayant perdu son élasticité* : signe de déshydratation, elle peut garder le « pli cutané » lorsqu'on la pince légèrement (signe de déshydratation sévère).
  - *Sèche avec des squames* : lamelles blanchâtres formées à la surface de la peau.
  - *Gonflée localement* : signe d'un œdème, pouvant s'accompagné de craquellement et de suintement.
- Des modifications des ***muqueuses***
  - Coloration pâle, cyanosée : signes de troubles cardio-pulmonaires.
  - Sèche, fendue : signes de déshydratation.
  - Dépôts blanchâtres : traduisant une mycose.
  - Avec écoulements : traduisant une infection.

3 ▸ SOINS ET SURVEILLANCE DE LA FONCTION RESPIRATOIRE

1. Démarche d'observation

Rôle de l'AS

L'AS sera capable de :
- observer la personne ;
- repérer et comprendre les besoins de la personne ;
- définir les éléments permettant d'apprécier la qualité de la fonction respiratoire ;

▶

- mesurer et analyser les paramètres respiratoires ;
- réaliser une courbe de surveillance ;
- identifier les signes d'anomalies au regard des paramètres habituels ;
- repérer le changement de l'état clinique et alerter ;
- discerner le caractère d'urgence d'une situation ;
- adopter un comportement professionnel face à l'urgence ;
- s'approprier le vocabulaire spécifique ;
- transmettre les informations.

a. Observation de la coloration de la peau et des téguments

La peau est normalement rosée, sans sueur, tiède. Les indicateurs à considérer s'observent surtout au niveau du visage et des extrémités, les mains et les pieds.

b. Évaluation de la fréquence respiratoire

Définition

La fréquence respiratoire est le ***nombre de mouvements respiratoires*** réalisé en une minute. Le mouvement respiratoire est composé de l'***inspiration*** et de l'***expiration***. C'est un acte involontaire dont le rythme peut présenter des variations selon l'âge, les efforts physiques, l'état émotif, la pathologie. A la mesure de la fréquence respiratoire s'associe donc l'analyse du ***rythme***, de l'***amplitude***.

La fréquence

Les normes de la fréquence respiratoire varient physiologiquement en fonction de l'âge :

- celle de l'*adulte* est d'environ *16 à 20* mouvements par minute ;
- celle de l'*enfant* est d'environ *25 à 30* mouvements par minute ;
- celle de le *nouveau-né* est d'environ *40 à 45* mouvements par minute.

Le rythme

Il se définit en fonction de sa **régularité**, sa **vitesse**, sa **perception** : régulier ou irrégulier, diminué ou accéléré, franc ou avec des pauses.

L'amplitude

Elle caractérise l'ampleur du mouvement respiratoire : *profonde ou superficielle, courte, exagérée.*

c. Identification des anomalies

Les anomalies sont perceptibles en fonction des variations des critères d'appréciation de la fonction respiratoire et de l'observation de signes associés :

Anomalies de la fréquence respiratoire

- Une ***apnée*** est une interruption temporaire de la respiration.
- Une ***bradypnée*** est un ralentissement de la fréquence respiratoire.
- Une ***dyspnée*** est une gêne ou difficulté respiratoire se traduisant par une augmentation de la fréquence ou de l'amplitude des mouvements respiratoires.
- Une ***polypnée*** est une accélération de la fréquence respiratoire caractérisée par une respiration haletante et rapide.
- Une ***tachypnée*** est une accélération du rythme respiratoire.

Signes accompagnateurs

- La ***toux*** : grasse ou productive (avec expectorations), sèche ou irritative.
- Le ***tirage*** : il correspond à la mise en jeu des muscles respiratoires accessoires (autres muscles que le diaphragme), avec battement des ailes du nez, sternum et clavicule surélevés, creux épigastrique creusé.
- La ***respiration bruyante*** : sifflement, râle, gargouillement.
- La ***douleur thoracique*** à l'expiration ou à l'inspiration.
- Les ***anomalies de la peau*** :
  - cyanose, coloration bleue de la peau et des muqueuses par insuffisance d'oxygénation du sang ;
  - pâleur ;
  - sueurs abondantes ;
  - froideurs des extrémités.
- Les ***troubles de la conscience et de la vigilance*** avec association de symptômes divers en fonction de la cause peuvent aussi être associés à des troubles respiratoires.

2. Indications de la surveillance de ces paramètres

Connaître la fréquence des mouvements respiratoires permet de :

- apprécier la fonction respiratoire de la personne ;
- relever des paramètres pour avoir une norme de référence ;
- surveiller l'évolution d'une pathologie ;
- dépister une défaillance ;
- assurer la surveillance de la fonction respiratoire d'une personne avec appareillage respiratoire (drain, ventilation assistée, etc.).

3. Technique de mesure de la fréquence respiratoire

Pour mesurer la fréquence respiratoire de l'enfant, l'AS procèdera de la même façon que pour l'adulte. Toutefois, il veillera à attendre :

- un moment où l'enfant est calme ;
- fera participer la maman (si elle est présente) ;
- observera le soulèvement du thorax durant son sommeil.

L'AS aura des gestes doux, expliquera ses intentions à l'enfant et proposera un jouet pour le calmer si nécessaire.

Tableau 2.5 – La mesure de la fréquence respiratoire chez l'adulte.

Matériel	Critères à respecter	Procédure
– Chronomètre ou montre avec trotteuse – Outils de retranscription (pancarte de surveillance, dossier de soins) – Une feuille de surveillance avec stylo bleu ou noir	***Hygiène*** ***Organisation*** ***Respect*** ***Sécurité*** ***Confort***	– Procéder à un lavage des mains. – Regrouper le matériel (chariot ou plateau). – Prévenir le patient [a]. – L'informer du déroulement du soin. – Vérifier la prescription / le protocole / la transmission. – Vérifier l'installation confortable du patient, ne pas le mobiliser si possible, car la fréquence s'évalue au repos. **Ou**
	Confort ***Efficacité*** ***Sécurité***	– Installer le patient en position demi assise et le laisser au repos 10 minutes. – Poser sa main sur le thorax du patient ou observer le soulèvement de la cage thoracique. – Compter les inspirations (soulèvement du thorax) pendant une minute. – Apprécier le rythme et l'amplitude de la respiration. – Écouter l'absence de bruit anormal (sifflement, râle, ...). – Observer le visage du patient : coloration de la peau et des muqueuses. – Apprécier par le toucher la température corporelle. – Vérifier les extrémités (pieds, doigts) à la recherche d'une éventuelle cyanose. – Vérifier l'absence de signes anormaux (tirage, fatigue respiratoire, etc.).
	Respect ***Sécurité*** ***Hygiène***	– Informer le patient des résultats. – Noter les résultats sur l'outil adapté. – Transmettre à l'infirmière les résultats / alerter si signes d'anomalie. – Nettoyer et ranger le matériel. – Se laver les mains.

a. Il est parfois préférable de relever la FR à l'insu du patient, si celui-ci à tendance à modifier sa respiration.

4 ▸ Soins et surveillance de la fonction cardiovasculaire

Rôle de l'AS

L'AS sera capable de :
- observer la personne ;
- repérer et comprendre les besoins de la personne ;
- définir les éléments permettant d'apprécier la qualité de la fonction cardiaque ;
- mesurer et analyser les paramètres cardiaques ;
- réaliser une courbe de surveillance ;
- identifier les signes d'anomalie au regard des paramètres habituels et alerter ;
- repérer le changement de l'état clinique ;
- discerner le caractère d'urgence d'une situation ;
- adopter un comportement professionnel face à l'urgence ;
- s'approprier le vocabulaire spécifique ;
- faire les transmissions orales et écrites.

1. Démarche d'observation

a. Observation de la coloration de la peau et des téguments

La peau est normalement rosée, sans sueur, tiède.

b. Évaluation de la fréquence cardiaque

▸ Définition

La fréquence cardiaque est le nombre de ***pulsations*** perçus au niveau des artères. Il y a autant de pulsations que de battements cardiaques. Compter le nombre de pulsations permet de mesurer le rythme des battements cardiaques : c'est ***prendre le pouls***. Il est perçu en comprimant une artère sur un plan osseux. La prise du pouls est un élément de diagnostic important. Le pouls peut être mesuré sur l'artère fémorale, la carotide interne, la pédieuse ou la radiale (au poignet).

▸ La fréquence

Les normes de la fréquence cardiaque varient physiologiquement en fonction de l'âge. Pour :

- l'*adulte et l'enfant*, elle est d'environ *60 à 80 pulsations* par minute ;
- la *personne âgée*, elle est d'environ *60 à 70 pulsations* par minute ;
- le *nouveau-né*, elle est d'environ *130 à 140 pulsations* par minute.

▸ Le rythme

Il se définit en fonction de sa régularité, sa vitesse, sa perception : *régulier ou irrégulier, diminué ou accéléré.* Le pouls peut varier en fonction des efforts physiques, de l'état émotif et pathologique de la personne.

▸ L'amplitude

Elle caractérise l'ampleur du battement cardiaque : bien frappé ou filant, faible ou fort, imperceptible ou bondissant.

c. Identification des anomalies

Toute anomalie du pouls doit être complétée par une prise de la température, de la pression artérielle, puis analysée au moyen d'un ElectroCardioGramme (sur prescription médicale).

Généralement le pouls et la température ont des courbes parallèles. Une hyperthermie va provoquer une augmentation du pouls. On parle de ***dissociation pouls/température*** lorsque pour une température à 37°, le nombre de battements cardiaques est nettement accéléré, aux environs de 110 battements/minutes. Ce signe permet de repérer l'apparition d'une phlébite.

• Anomalies de la fréquence

Une ***tachycardie*** est une fréquence cardiaque accélérée à plus de 100 pulsations/minute. Une ***bradycardie*** est une fréquence cardiaque ralentie à un rythme inférieur à 60 pulsations/minute.

• Signes accompagnateurs

- Symptomatologie variable selon le retentissement sur les organes.
- Douleur thoracique brutale et intense.
- Signes circulatoires : marbrures des extrémités, pâleur, sueurs.
- Signes neurologiques : confusion, somnolence, agitation, comateux.
- Signes urinaires : anurie, diminution de la diurèse.

• Modification de l'aspect et de la coloration de la peau

- Marbrure : coloration pâle avec filet bleu évocateur d'un trouble circulatoire.

• Rougeur locale avec douleur et chaleur signent une inflammation locale (un des signes de la phlébite).
• Pâleur et sueurs.
• Froideur des extrémités.
• Bleue : cyanose. Etc.

c. Mesure de la pression artérielle

Le sang circule grâce à la pression générée par les contactions cardiaques et du fait de l'effet vasoconstricteur des artères. La mesure de cette pression réalisée par la prise de tension artérielle s'effectue au niveau de l'artère humérale à l'aide d'un tensiomètre et permet d'apprécier :

• la masse sanguine ;
• la résistance des artères ;
• la force de contraction du cœur.

L'unité de mesure est le ***millimètre de mercure*** (mmHg). La prise de la pression artérielle permet de relever deux chiffres :

• La pression artérielle maximale = ***systolique***.
• La pression artérielle minimale = ***diastolique***.

▶ Les normes

La pression artérielle ou tension artérielle (TA) varie physiologiquement en fonction de l'âge.

• *Chez l'adulte jeune*, elle varie entre 120 à 140 mmHg pour la pression maximale, 70 à 80 mmHg pour la pression minimale.
L'écriture en est 120/70 mmHg ou 140/80 mmHg.
• *Chez la personne âgée*, la pression est fréquemment plus élevée et varie entre 140 à 160 mmHg pour la maximale, 80 à 90 mmHg pour la minimale.
• *Chez l'enfant*, la pression est plus basse, il faut se référer aux courbes établies en fonction de l'âge.

Une pression artérielle supérieure ou inférieure à ces paramètres standards doit être immédiatement signalée pour prise en charge.

2. Indications de la surveillance de ces paramètres

Connaître le rythme, la fréquence et l'amplitude des contractions cardiaques permet de :

• établir une norme de référence ;
• réaliser un diagnostic ;
• contrôler l'efficacité d'une thérapeutique ;
• surveiller l'évolution d'une pathologie.

3. Techniques

a. La mesure de la fréquence cardiaque

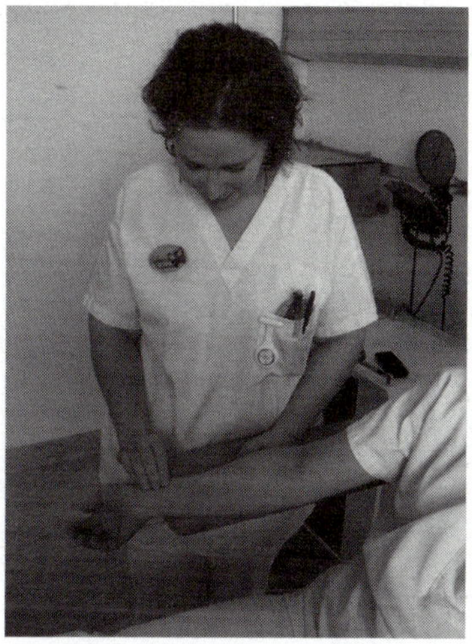

FIG. 2.40 – **La prise du pouls.**

Pour prendre le pouls de l'enfant, l'AS procèdera de la même façon que chez l'adulte. Toutefois, il veillera à :

• attendre un moment où l'enfant est calme, ou durant son sommeil ;
• faire participer la maman (si elle est présente).

L'AS aura des gestes doux, expliquera ses intentions à l'enfant et proposera un jouet pour le calmer si nécessaire.

b. La mesure de la pression artérielle

La mesure peut être réalisée manuellement avec un tensiomètre gonflable et un stéthoscope ou à l'aide d'un tensiomètre électronique. L'AS utilisera cet appareil de mesure automatique.

Lorsque le matériel est électronique, l'AS devra s'assurer du bon fonctionnement de l'appareil. Positionner le brassard en tenant compte des indications fléchées inscrites sur le brassard qui permettent de positionner le capteur sur l'artère humérale.

MODULE 2
Savoirs de base

Tableau 2.6 – La mesure de la fréquence cardiaque (la « prise de pouls »).

Matériel	Critères à respecter	Procédure
– Chronomètre ou montre avec trotteuse – Outil de retranscription (pancarte de surveillance, dossier de soins) – Feuille de surveillance – Stylo rouge	***Hygiène*** ***Organisation***	– Procéder à un lavage des mains. – Regrouper le matériel (chariot ou plateau).
	Respect	– Prévenir le patient. – L'informer du déroulement du soin.
	Sécurité	– Vérifier la prescription / le protocole / la transmission.
	Confort	– Vérifier l'installation confortable du patient, ne pas le mobiliser si possible car la fréquence s'évalue au repos.
		Ou
	Efficacité	– Installer le patient confortablement et le laisser au repos 10 minutes.
	Sécurité	– Retourner le bras du patient, paume vers le haut. – Rechercher l'artère radiale (coté pouce) avec l'index et le majeur en appuyant légèrement. – Percevoir les battements et comprimer légèrement l'artère avec l'index et le majeure contre la saillie osseuse.
	Sécurité	– Déclencher le chronomètre et compter pendant une minute. – Apprécier le rythme et l'amplitude. – Observer le visage du patient : coloration de la peau et des muqueuses. – Apprécier par le toucher la température corporelle. – Vérifier les extrémités (pieds, doigts) à la recherche de marbrure de la peau. – Vérifier l'absence de signes anormaux (pâleur, sueurs, confusion…).
	Respect	– Informer le patient des résultats.
	Sécurité	– Noter les résultats sur l'outil de retranscription adapté. – Transmettre à l'infirmière les résultats / alerter si signes d'anomalie.
	Hygiène	– Nettoyer et ranger le matériel. – Se laver les mains.

Tableau 2.7 – La mesure de la tension artérielle.

Matériel	Critères à respecter	Procédure
– Tensiomètre – Stéthoscope – Feuille de surveillance – Stylo bleu ou noir	***Organisation***	– Regrouper le matériel et vérifier le bon fonctionnement.
	Respect	– Informer le patient et lui demander de rester au repos, (pendant 10 minutes) dans une position confortable (couché ou assis).
	Hygiène	– Se laver les mains.
		– Vérifier que les vêtements ne compriment pas le bras du patient, les retrousser si besoin.
	Sécurité	– Vérifier ou demander au patient la pression artérielle habituelle.
		– Installer le bras du patient : tendu vers l'avant, soutenu par le bras du fauteuil, le lit…
		– Rechercher l'artère humérale.
	Efficacité	– Fixer le brassard autour du bras en respectant l'alignement de la flèche dessinée sur le brassard, avec l'artère perceptible.
		– Mette l'appareil en route : enclencher la touche « mesure ».
		– Attendre le gonflage et dégonflage automatique du brassard.
	Sécurité	– Relever les chiffres inscrits sur le cadran.
	Respect	– Indiquer la pression artérielle obtenue au patient.
		– Noter les chiffres sur la feuille de surveillance, élaborer une courbe de suivi.
	Hygiène	– Décontaminer le matériel.
		– Le ranger et mettre la batterie en charge.
		– Se laver les mains.
	Sécurité	– Transmettre à l'infirmier(ère).

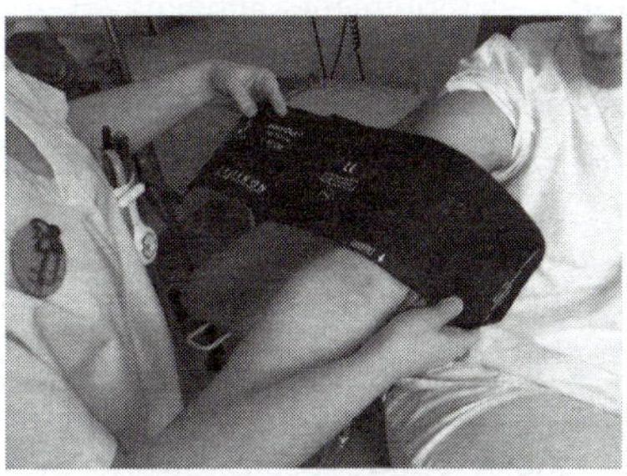

FIG. 2.41 – **Le brassard Dynamap.**

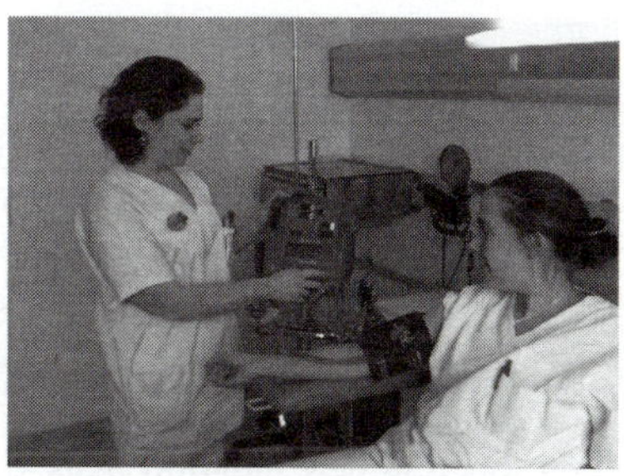

FIG. 2.42 – **La prise de la tension artérielle.**

5 ▸ Soins et surveillance de la fonction neurologique

1. Démarche d'observation

> **Rôle de l'AS**
>
> L'AS sera capable de :
> - observer la personne ;
> - définir les éléments permettant d'apprécier la fonction neurologique et la réactivité de la personne ;
> - identifier les signes d'anomalies au regard des paramètres habituels ;
> - mesurer la température corporelle ;
> - réaliser une courbe de surveillance ;
> - repérer le changement de l'état clinique et alerter ;
> - discerner le caractère d'urgence d'une situation ;
> - adopter un comportement professionnel face à l'urgence ;
> - s'approprier le vocabulaire spécifique ;
> - faire les transmissions.

a. Surveillance de la conscience et de son évolution

La conscience est la capacité que possède l'individu à comprendre et penser à l'aide de ses connaissances sur lui-même ou sur le milieu qui l'entoure. Le soignant évaluera donc la capacité qu'à l'individu à se situer dans un contexte précis. Il évaluera par diverses questions, la :

- réponse aux ordres simples ;
- cohérence de l'expression verbale de la personne ;
- justesse des repères spatio-temporels.

b. Appréciation de la température corporelle

▸ Définition

La température corporelle est le degré de *chaleur du corps*. La température varie en fonction de certains éléments physiologiques (ovulation, digestion, émotions, activités physiques, etc.). Elle est habituellement plus basse le matin et chez le sujet âgé.

▸ La valeur de référence

Elle varie en fonction de l'individu mais se situe aux alentours de 36°5 C le matin et 37°4 C le soir. La norme pour l'être humain est donc de 37 °C, à plus ou moins 5/10e. La température est relevée plusieurs fois par jour, à heure régulière et avec le même thermomètre, afin d'établir une courbe fiable. La personne est ***apyrétique*** lorsque la température est comprise entre 36°5 et 37°4 le matin avant le premier lever et à jeun.

▸ Les normes

- *Nouveau-né* : 36°1 C à 37°7 C (résultat sensible aux variations de température de l'environnement).
- *Enfant* : 37 °C à 37°2 C.
- *Adulte* : 36°5 C à 37°4 C.
- *Personnes âgées* : 35°5 C à 36°5 C (tendance à l'hypothermie).

c. Identification des anomalies et dépistage de signes déficitaires ou de convulsion

▸ Signes d'anomalie thermique

- ***Hyperthermie*** : élévation de la température du corps au dessus de la normale. Température supérieure à 38°5 C.
- ***État fébrile*** : température anormalement élevée comprise entre 37°5 C et 38°5 C. Une *Fébricule* est une petite fièvre.
- ***Hypothermie*** : diminution ou abaissement de la température du corps au dessous des limites normales. Température inférieure à 36°2 C.

Si la température est brutalement inférieure, ou supérieure, à la température habituellement relevée, il est conseillé d'effectuer une nouvelle prise, de vérifier le bon fonctionnement de l'appareil de mesure et de prévenir l'infirmier(ère) si l'anomalie persiste.

▸ Signes accompagnateurs

- ***Frissons*** : tremblements inégaux et irréguliers accompagnés d'une sensation de froid chez une personne présentant une hyperthermie ou hypothermie.
- ***Sueur*** : liquide d'odeur acre, excrété par les glandes sudoripares et déversé à la surface de la peau par les pores sudoripares. Elles accompagnent fréquemment l'hyperthermie.
- ***Convulsion*** : contraction violente et involontaire, tonique ou clonique, des muscles striés. Elles accompagnent souvent l'hyperthermie et sont à redouter chez le jeune enfant.
- Modification de la ***coloration*** et de l'***aspect de la peau*** et des téguments possible.

• ***Vomissements*** : rejets par la bouche de matières contenues dans l'estomac. En jet, ils peuvent être évocateurs d'un syndrome méningé.
• ***Troubles de la conscience*** : incohérence, modification du comportement, etc.

▸ Signes de défaillance neurologique

• ***Aphasie*** : trouble du langage consécutif à une lésion cérébrale.
• ***Hémiplégie*** : paralysie d'une moitié du corps (trouble moteur complet).
• ***Hémiparesthésie*** : paresthésie d'une moitié du corps (trouble moteur incomplet).
• ***Hémianesthésie*** : trouble sensitif d'un hémi-corps à type d'anesthésie.
• ***Hémianopsie*** : trouble sensoriel provoquant un abaissement ou une perte complète de la vision.
• ***Paresthésie*** : trouble de la sensibilité à type de fourmillements, d'engourdissements.
• ***Paralysie*** : perte passagère ou définitive de la fonction motrice d'un muscle ou groupe musculaire.

2. Indications de la surveillance de ces paramètres

La prise de température et la surveillance de l'évolution de la courbe permettent de :
• évaluer l'état de santé de la personne ;
• dépister une pathologie infectieuse, tumorale, neurologique, etc. ;
• contrôler l'efficacité d'une thérapeutique ;
• suivre l'évolution d'une pathologie infectieuse.

3. Techniques

a. La mesure de la température chez l'adulte

La température peut être prise par l'intermédiaire de différents capteurs thermiques. Les différents modèles sont :

• le thermomètre munis de ***capteurs à infrarouge*** avec prise de température au niveau du conduit auditif ;

• le thermomètre ***électronique*** avec prise de température par voie axillaire, buccale ou rectale.

Il convient à chaque soignant de s'approprier les principes de fonctionnement pour garantir la fiabilité des données et respecter la procédure de ses critères (*cf.* Tableau 2.8).

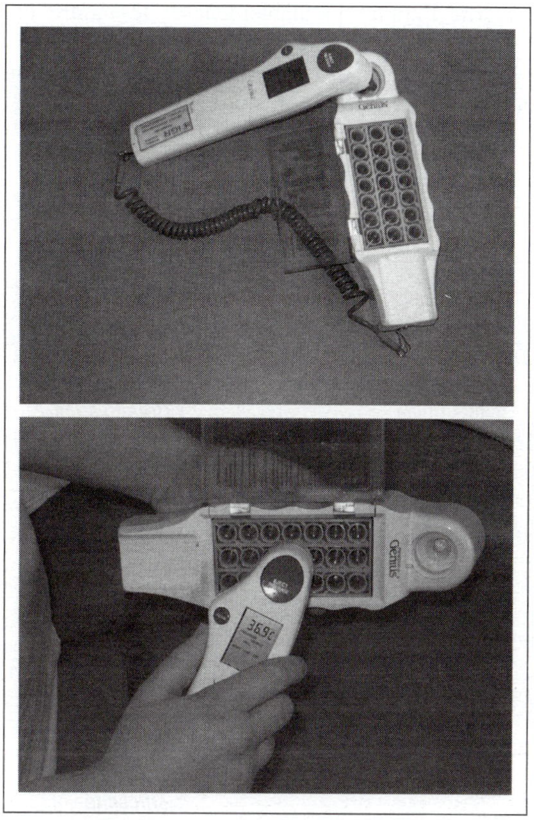

FIG. 2.43 – **La prise de température.**

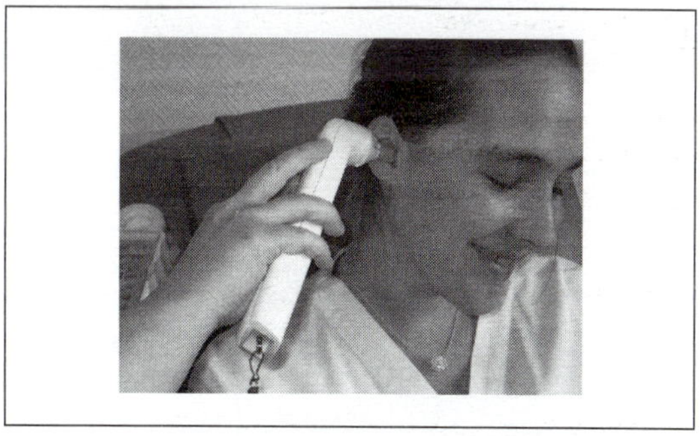

FIG. 2.44 – **La prise de température.**

b. La mesure de la température chez l'enfant

Pour procéder à la prise de la température chez l'enfant, l'AS adaptera sa gestuelle en veillant à :

• avertir l'enfant préalablement et le mettre en confiance[18] ;
• immobiliser la tête de l'enfant, dans une position confortable, adapter un maintien doux et ferme ;
• avec la main libre, tirer délicatement le pavillon de l'oreille, vers l'arrière chez l'enfant de moins de 1 an, vers le haut et l'arrière chez l'enfant de plus de 1 an ;
• agir avec des gestes doux ;
• placer l'embout dans le conduit auditif externe, en l'orientant vers l'oreille opposée (afin d'éviter de blesser l'enfant) ;
• appuyer sur le bouton, relâcher.

18. La remise d'un jouet est très recommandée si l'enfant est inquiet ou agité.

Tableau 2.8 – La mesure de la température.

Matériel	Critères à respecter	Procédure
– Thermomètre électronique à sonde à infra rouge – Protection de sonde à usage unique – Feuille de surveillance – Stylo noir ou bleu	***Hygiène*** ***Organisation***	– Procéder à un lavage des mains. – Regrouper le matériel et vérifier son bon fonctionnement.
	Respect	– Prévenir le patient. – L'informer du déroulement du soin.
	Sécurité	– Vérifier la prescription / le protocole / la transmission
	Confort	– Vérifier l'installation confortable du patient et lui demander de présenter son oreille.
	Hygiène	– Recouvrir l'embout de la sonde avec un couvre sonde (capuchon à usage unique).
	Efficacité	– Avertir le patient avant d'introduire le thermomètre dans l'oreille. Des modifications peuvent être perceptibles du fait d'un conduit auditif irrégulier, humide, de présence de poils dans le conduit auditif, d'un bouchon de cérumen.
	Sécurité	– Vérifier l'état du conduit auditif surtout si modification des normes. Préférer l'oreille qui n'a pas été en contact avec une source de chaleur (tête sur oreiller) ou source de froid (casque réfrigérant).
	Sécurité	– Si besoin, maintenir la tête pour éviter de blesser la personne.
	Efficacité	– Déclencher la sonde thermique, 2 secondes après, 3 bips sonores signalent la prise de la température. – Retirer le thermomètre. – Relever le chiffre inscrit sur l'écran numérique. – Observer l'état cutané et les réactions de la personne notamment si la température est modifiée.
	Hygiène	– Éjecter l'embout protecteur de la sonde (couvre sonde) dans la poubelle.
	Respect	– Signifier la température à la personne.
	Efficacité	– Noter le résultat sur la pancarte, effectuer la courbe.
	Sécurité	– Transmettre à l'infirmier(ère), alerter si modification de la température.

Plusieurs méthodes de prise de température sont pratiquées chez l'enfant : la température rectale, tympanique ou axillaire (sous l'aisselle).

Chez le *nouveau-né*, la température est prise exclusivement en axillaire pour éviter fissure anale et brûlure microscopique.

Chez l'*enfant*, le thermomètre électronique tympanique, d'une extrême précision et moins traumatisant, est de plus en plus utilisé.

Chez le *nouveau-né*, la température est instable, elle est surveillée toutes les quatre heures, durant le premier jour, ensuite une fois par jour. Par la suite, la température se régularise.

Chez le *nourrisson*, le centre nerveux de régulation thermique est immature. On peut donc observer de grandes variations thermiques, qu'elles soient d'origine infectieuses ou liées à la température ambiante. Toute température anormale doit être signalée immédiatement à la puéricultrice.

6 ▸ Soins et surveillance de l'élimination urinaire

1. Démarche d'observation

Rôle de l'AS

L'AS sera capable de :
- repérer et comprendre les besoins de la personne ;
- faciliter l'élimination de la personne ;
- participer au recueil des urines ;
- apprécier de façon qualitative et quantitative la fonction d'élimination de la personne ;
- identifier les signes d'anomalie au regard des paramètres habituels ;
- relever une diurèse en mesurant le volume des urines émises ;
- réaliser une courbe de surveillance ;
- pratiquer des analyses directes ;
- participer à la réalisation d'examens biochimiques ;
- discerner le caractère d'urgence d'une situation ;
- adopter un comportement professionnel ;
- s'approprier le vocabulaire spécifique ;
- faire les transmissions.

a. Observation des urines

L'urine, produit organique excrété par le rein, contient des déchets solubles éliminés par l'organisme. Elle est évacuée par les voies urinaires sans effort et sans douleur. Les critères d'observation sont :

- la ***couleur*** **:** jaune paille, claire, limpide, stérile à l'émission ;
- l'***odeur*** : Sans odeur caractéristique, lors du contact avec l'air ambiant, elle dégage une odeur d'ammoniaque ;
- la ***limpidité*** : l'urine est limpide, parfois des flocons de mucus peuvent être présent ;
- le ***volume*** : c'est la quantité d'urines émises sur une période donnée. Elle est d'environ 1,5 L/jour. Elle s'évalue par la ***diurèse*** : La quantité quotidienne des urines est variable en fonction de l'âge, des apports hydriques de la personne, de l'élimination cutanée ; de l'alimentation du patient ; du traitement médicamenteux…

▸ Les normes

- Nouveau-né : 30 à 60 mL
- Nourrisson : 100 à 500 mL
- Enfant : 500 à 1400 mL
- Adulte : 600 à 2000 mL

▸ La courbe de surveillance

Effectuer la diurèse, c'est donc procéder au recueil non stérile des urines, sur une période et une durée déterminées, afin de procéder à la mesure du volume des urines émises et d'établir une courbe de surveillance. Par exemple, diurèse des 24 h pendant une semaine.

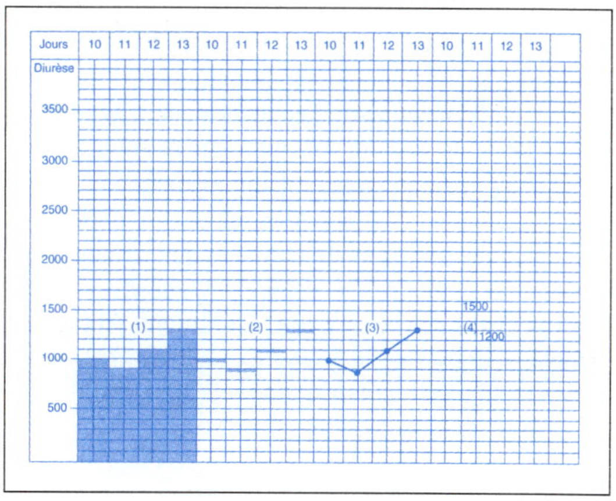

FIG. 2.46 – **L'inscription de la diurèse des 24 h sur la feuille de température.**

MODULE 2 Savoirs de base

b. Manifestations d'anomalies

▶ Signes d'anomalies des urines

- Modification de la ***couleur***
  - Couleur rouge traduisant la présence de sang = *Hématurie* (certains médicaments et aliments peuvent colorer les urines).
  - Couleur brun foncé signifiant des urines concentrées ou présence de *pigments biliaires.*
- Modification de l'***odeur***
  - Acétonique : odeur caractéristique d'une décompensation du *diabète* dite odeur de « pomme reinette ».
  - Putride : odeur manifestant une *infection urinaire.*
- Modification de la ***limpidité***
  - *Pyurie* : urines troublées par la présence de pus
- Modification du ***volume*** :
  - *Anurie* : absence d'urine dans la vessie = ***urgence*** car c'est une manifestation de souffrance rénale.
  - *Oligurie* : diminution du volume au dessous d'un litre/24 h.
  - *Polyurie* : augmentation du volume au dessus de deux litres/24 h.
- Modification de l'***excrétion*** :
  - *Pollakiurie* : mictions fréquentes avec des urines peu abondantes.
  - *Dysurie* : mictions difficiles.
  - *Rétention* : mictions impossibles malgré la présence d'urines dans la vessie.
  - *Incontinence* : mictions incontrôlées.

▶ Signes associés

- ***Douleur*** d'intensité variable en fonction de la cause.
- Gêne à l'***évacuation*** des urines : le patient est obligé de pousser pour évacuer l'urine de la vessie
- ***Troubles sphinctériens*** : l'incontinence.

L'AS doit donc assurer le recueil des urines du patient et en fonction de l'aspect des urines, pratiquer une analyse des urines en vue de rechercher la présence anormale d'éléments dans les urines.

▶ Éléments anormaux

Les éléments à considérer sont :

- **le pH** est une valeur variable selon l'alimentation mais il se situe entre 5 et 6 ;
- **le sang** : sa présence peut révéler une atteinte de l'appareil urinaire haut (rein) ;
- **les protéines** : il s'agit principalement de l'albumine, c'est un élément parfois spécifique d'une affection rénale ;
- **le glucose** : le glucose ne passe pas dans les urines, du fait du seuil rénal. Sa présence est signe d'une affection rénale mais surtout de diabète avec une hyperglycémie supérieure à 1.80 g/L ou 10 mmol/L ;
- **les corps cétoniques** signent généralement une décompensation métabolique (diabète ou jeûne sévère) ;
- **les leucocytes :** leur présence est un symptôme d'une affection inflammatoire de l'appareil urinaire.

2. Indications pour la surveillance des urines

a. La mesure du volume des urines

La mesure du ***volume*** des urines permet de :

- évaluer la quantité sécrétée par le rein sur un temps donné ;
- apprécier la fonction rénale ;
- effectuer un bilan des sorties du patient sous perfusion ;
- surveiller un traitement par diurétique ;
- effectuer des examens biologiques et biochimiques.

b. L'analyse des urines

L'analyse des urines ***sur bandelettes*** permet de :

- dépister ou surveiller certaines pathologies, notamment le diabète ;
- surveiller la tolérance rénale à la perfusion de certains traitements (chimiothérapie).

3. Techniques

a. La diurèse

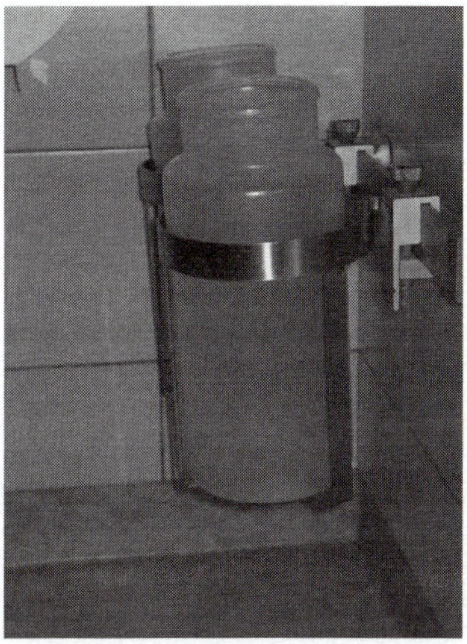

FIG. 2.47 – **Le bocal pour la diurèse.**

b. La pose de collecteur externe d'urine ou d'un étui pénien

Si le patient ne peut conserver ses urines, du fait d'une défaillance sphinctérienne, l'AS a la possibilité d'utiliser un collecteur pénien pour garantir le recueil.

L'étui pénien est un étui qui s'adapte sur la verge, il est relié à un collecteur d'urine et permet le recueil des urines de façon non invasive.

c. Pose d'une poche à urines chez l'enfant

L'aide-soignant doit surveiller les urines de l'enfant à chaque change de couche. Il observera :

- leur aspect ;
- leur couleur (claires, foncées ou virant au rouge en cas de pathologie rénale) ;
- leur odeur ;
- leur volume en pesant les couches.

Il notera le nombre de mictions. Il informera la puéricultrice en faisant les transmissions orales et écrites. S'il doit effectuer un recueil en vue de quantifier le volume ou pour effectuer une analyse, il aura recours à un ***appareillage non invasif*** : la poche à urine.

Tableau 2.9 – La diurèse.

Matériel	Critères à respecter	Procédure
– Bocal gradué avec couvercle – Verre à pied non stérile – Bassin / urinal – Étiquettes nominatives – Gants à usage unique non stériles – Feuille de surveillance – Stylo vert	***Organisation***	– Regrouper le matériel.
	Respect	– Informer la personne de la nécessité de recueillir les urines sur la période déterminée. et lui expliquer la procédure. – Vérifier sa compréhension.
	Sécurité	– Étiqueter le bocal au nom du patient. – Signaler la date et l'heure du début du recueil. – Installer le matériel et indiquer son utilisation au patient.
	Efficacité	– Demander au patient d'uriner dans les toilettes, car la mise en route du recueil se fait sur une vessie vide. Noter l'heure, c'est le départ du recueil.
	Respect ***Efficacité / Hygiène***	– Respecter l'intimité du patient. – Demander au patient de conserver toutes les urines suivantes dans le bocal fermé (transfert de l'urinal ou du bassin dans le bocal) pour éviter l'émanation des odeurs.

Tableau 2.9 – La diurèse. *(Suite)*

Matériel	Critères à respecter	Procédure
	Hygiène / efficacité	– Conseiller au patient d'uriner avant la défécation. S'il y a mélange selles et urines, estimer la quantité d'urines perdues, la noter et vider le bassin.
	Efficacité	– Le lendemain à la même heure, faire uriner le patient et rajouter ces urines à celles déjà contenues dans le bocal.
	Hygiène	– Se laver les mains. – Mettre des gants à usage unique.
	Efficacité / sécurité	– Mesurer la quantité totale et la noter. – Observer et relever les modifications éventuelles.
	Sécurité	– Jeter ces urines avant de poursuivre le recueil sur une deuxième période.
	Efficacité	– Signifier au patient qu'il doit reconduire le recueil.
	Hygiène	– Nettoyer le bocal. – Retirer les gants et se laver les mains.
	Efficacité	– L'inscription de la diurèse s'effectue sur la feuille de température du patient en prenant garde de la noter à la veille puisque le recueil mesure les urines des 24 h passées. S'adapter aux outils du service.
	Sécurité	– Signaler toutes anomalies observées ou exprimées par le patient.
	Efficacité	– Alerter si anurie et hématurie. – Noter le volume et tenir compte des pertes d'urines éventuelles sur la feuille de surveillance.
	Sécurité	– Transmettre à l'infirmier(ère).

Tableau 2.10 – Pose de collecteur externe d'urine/étui pénien.

Matériel	Critères à respecter	Procédure
– Matériel pour toilette génitale – Étui pénien – Collecteur d'urine (= poche à urine)	***Respect / pudeur***	– Prévenir le patient et, selon son état, s'assurer de sa collaboration.
	Hygiène	– Mettre des gants à usage unique.
	Hygiène / confort	– Effectuer la toilette génitale. – Vérifier que la taille de l'étui pénien soit adaptée à la verge du patient. Utiliser le calibre le mieux adapté : la verge ne doit pas être comprimée. – Sortir l'étui pénien de son emballage
	Efficacité	– Mettre l'étui sur la verge en le laissant dépasser du gland de 1 à 2 cm.
	Confort/efficacité	– Dérouler le caoutchouc jusqu'à l'origine de la verge, en évitant de prendre des poils dans le caoutchouc.
	Efficacité	– Retirer la protection de la bande adhésive avec délicatesse. (il est préférable de retirer les gants pour éviter que l'adhésif adhère aux gants et rende impossible l'adaptation de l'étui pénien à la verge).

Tableau 2.10 – Pose de collecteur externe d'urine/étui pénien. *(Suite)*

Matériel	Critères à respecter	Procédure
	Hygiène / confort ***Sécurité*** ***Hygiène*** ***Sécurité***	– Ne jamais rajouter de sparadrap. – Raccorder l'étui à une poche à urines. – Suspendre la poche aux crochets. – L'étui doit être changé chaque jour. – Surveiller l'état cutané. – Se laver les mains. – Faire les transmissions.

Tableau 2.11 – Pose d'une poche à urine chez l'enfant.

Matériel	Critères à respecter	Procédure
– Matériel pour la toilette du siège – Poche à urines (modèle fille ou modèle garçon)	***Hygiène*** ***Respect*** ***Hygiène*** ***Efficacité / Sécurité / Confort*** ***Sécurité*** ***Hygiène*** ***Sécurité***	– Se laver les mains. – Avertir l'enfant, le rassurer, lui donner un jouet. – Faire la toilette du siège et bien sécher le siège pour faciliter la pose de la poche. – Détacher la découpe centrale et écarter les deux parois de la poche (en faisant entrer l'air). – Détacher le papier protecteur. – Maintenir l'enfant. – Coller la poche sur les organes génitaux (en veillant à ne pas la plier) : • pour la fillette, l'appliquer en allant du périnée vers le haut ; • pour le garçon, introduire la verge par l'orifice et coller. – Remettre la couche à l'enfant et surveiller l'émission d'urine. – Surveiller fréquemment l'émission d'urine pour vidanger la poche. – Procéder aux examens ou à la quantification du volume selon le cas. – Se laver les mains. – Transmettre et noter les informations dans le dossier de soins.

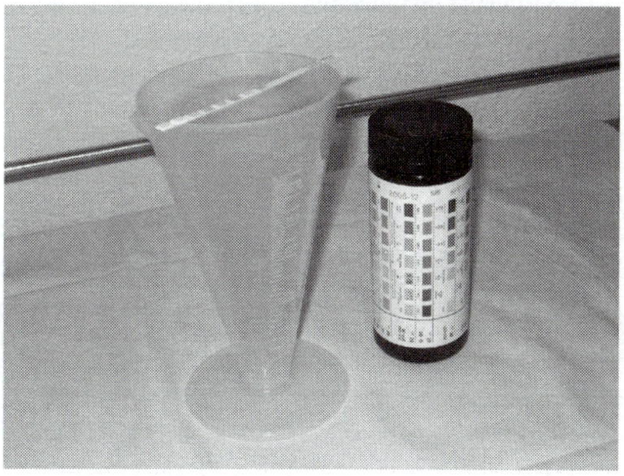

FIG. 2.48 – **L'analyse des urines par bandelette visuelle urinaire.**

Tableau 2.12 – Analyse des urines par bandelette visuelle urinaire.

Matériel	Critères à respecter	Procédure
– Un verre à pied	***Respect***	– Informer le patient de l'intérêt du test.
Ou – Cupule	***Efficacité***	– Demander au patient d'uriner dans le récipient le plus adapté (cupule à usage unique ou verre à pied).
Ou	***Hygiène***	– Mettre des gants jetables.
– Un urinoir (homme)	***Efficacité***	– Vérifier la date de péremption des bandelettes.
		– Tirer du flacon une bandelette, et le refermer.
– Un bassin (femme)		– Ne pas mettre ses doigts sur les tampons réactifs.
– Une boite à bandelettes urinaires avec conservateur à l'intérieur		– Tremper la partie réactive de la bandelette dans les urines fraîchement émises, éliminer l'excèdent d'urine par une légère secousse.
		– Enclencher le chronomètre.
– Gants jetables – Un chronomètre ou trotteuse		– Procéder à la lecture en respectant les temps de lecture signifié, en comparant les zones réactives de la bandelette à l'échelle colorimétrique sur le flacon.
		– Ne pas mettre les deux en contact.
		– Mémoriser les résultas en fonction des paramètres à étudier.
	Hygiène	– Jeter la bandelette.
		– Jeter les urines.
		– Retirer les gants et se laver les mains.
	Efficacité	– Conserver le flacon au sec et à l'abri de la chaleur après utilisation.
	Respect	– Informer le patient des résultats pour le rassurer.
	Sécurité	– Transmettre les données à l'infirmier(ère).
		– Faire les transmissions écrites.

Tableau 2.13 – Le ionogramme urinaire.

Matériel	Critères à respecter	Procédure
– Un verre à pied	***Respect***	– Informer le patient de l'intérêt de l'examen.
	Hygiène	– Se laver les mains, mettre des gants jetables.
– Un tube à ionogramme urinaire (spécifique selon le laboratoire)	***Efficacité***	– Effectuer le prélèvement sur les urines des 24 h.
Ou – Une seringue à ionogramme urinaire (système où, après le prélèvement, le piston est cassé et le corps de la seringue devient un tube)		– Prélever une quantité d'urine d'environ 10 mL dans le récipient destiné au laboratoire, en utilisant le système de prélèvement utilisé par le service (photos).
	Sécurité	– Vérifier l'aspect des urines.
	Hygiène	– Jeter les urines ou poursuivre la diurèse.
– Gants jetables		– Retirer les gants et se laver les mains.
	Efficacité	– Étiqueter le tube en précisant le volume d'urine des 24h, le poids et la taille de la personne.
		– Acheminer le tube.
	Sécurité	– Faire les transmissions écrites.

d. *L'analyse des urines par bandelette visuelle urinaire*

• Le prélèvement non stérile est réalisé par l'AS.

• Le recueil d'urines en vue d'un ECBU[19] est réalisé par l'infirmier(ère) ou la puéricultrice car il nécessite un recueil stérile des urines.

▶ L'analyse des urines par examen biochimique : l'ionogramme urinaire

Le ionogramme permet de rechercher la concentration des ions (calcium, sodium…) par litre d'urine.

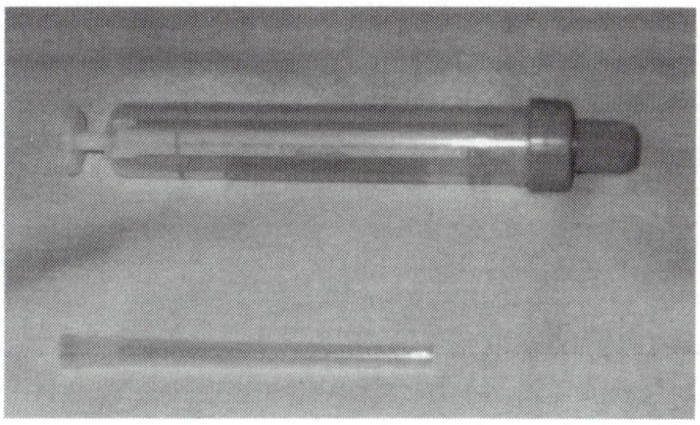

FIG. 2.49 – **Le ionogramme urinaire.**

7 ▸ Soins et surveillance de l'élimination intestinale

1. Démarche d'observation

a. *Définition et normes*

▶ Définitions

La digestion entraîne la formation de déchets organiques : les ***matières fécales*** ou les ***selles***. Une selle normale doit être spontanée, moulée et de coloration brunâtre. Sa quantité est d'environ 80 à 200 g chez l'adulte.

Le ***péristaltisme intestinal*** est variable d'un individu à l'autre, et est fonction de l'âge. Le rythme de la défécation varie donc physiologiquement et dépend des conduites hygiéno-diététiques de l'individu.

La ***défécation*** est l'action d'éliminer naturellement les matières fécales.

19. ECBU : Examen cytobactériologique des urines.

Rôle de l'AS

L'AS sera capable de :
– repérer les habitudes d'élimination de la personne ;
– considérer les besoins de la personne ;
– faciliter l'élimination de la personne ;
– apprécier la fonction d'élimination de la personne en notant la fréquence, le volume et la consistance des selles ;
– identifier les signes d'anomalie au regard des paramètres habituels ;
– participer à la réalisation d'examen bactériologique et parasitaire ;
– discerner le caractère d'urgence d'une situation et alerter ;
– adopter un comportement professionnel ;
– s'approprier le vocabulaire spécifique ;
– faire les transmissions.

▶ Normes

• *Nouveau-né et enfant* : émission du méconium dans les 24 à 48 h après la naissance.

• *Adolescent et adulte* : gestion des rythmes en fonction des conditions socioprofessionnelles, des conduites hygiéno-diététiques.

• *Personne âgée* : diminution physiologique du péristaltisme intestinal, tendance à la constipation et perte de la sensation d'envie, la diminution de la mobilité physique gênant l'accès aux toilettes.

b. *Les critères d'observation*

• ***La fréquence*** : plusieurs selles par jour à une selle tous les trois jours.

• ***L'odeur*** : malodorante.

• ***La couleur*** : brun foncé est le plus souvent l'aspect d'une selle normale mais l'alimentation influe sur la coloration des matières fécales. Par exemple, les carottes et les betteraves produisent des selles rouges alors que les épinards produisent des selles noires (ainsi que les médicaments à base de charbon ou de fer).

• ***La consistance*** : moulée, évacuée sans effort intense.

c. Identification des anomalies

▶ Les manifestations

L'observation de l'aspect des selles et la connaissance du rythme d'élimination de la personne permet à l'AS de déceler toute anomalie au niveau de :

- ***La fréquence***
  - Plusieurs selles par jour de 6 à 8 fois, voire plus, avec modification de la consistance (= diarrhée).
  - Une selle au-delà de 6 jours avec modification de la consistance (= constipation).
- ***L'odeur*** : fétide (désagréable) ou acide (traduisant une fermentation intestinale) plus intense et caractéristique d'une atteinte de la flore microbienne intestinale.
- ***La couleur***
  - *Rouge* : présence de sang (= rectorragie).
  - *Goudron ou noire* : présence de sang digéré (= méléna).
  - *Mastic ou blanche* : traduit l'absence de pigments biliaires (les graisses ne sont pas absorbées[20]).
- ***La consistance*** :
  - *Liquide* : avec ou non présence de matières fécales, aspect de bouillon sale.
  - *Glaireuse* : associée ou constituée de glaires transparentes.
  - *Sèche et dure* : due à l'accumulation d'excréments, formation d'amas arrondis distincts.
- ***Les troubles du transit***
  - ***La constipation*** : retard dans l'élimination des matières fécales pouvant aller jusqu'à dix jours avec modification de l'aspect des selles : dures et sèches, s'accompagnant d'un ballonnement et de douleurs abdominales.
  - ***Le fécalome*** : accumulation de matières fécales dans l'ampoule rectale formant un bouchon obstruant le rectum.
  - ***La diarrhée*** : évacuation trop importante de selles (supérieure à 300 g/jour) avec modification de la consistance et pouvant s'accompagner de différents signes en fonction de l'origine.
- ***La présence de gaz*** : la fermentation provoque la formation d'air dans le tube digestif (= Météorisme, flatulence).

▶ les signes associés

- Douleurs abdominales.
- Perte de la souplesse de l'abdomen : *défense abdominale*.
- Fièvre, frissons signant une infection.
- Éructations, absence de gaz, etc.
- Nausées : sensation de malaise liée à l'envie de vomir.
- Vomissements : rejet par la bouche du contenu gastrique.

2. Indications des examens des selles

Prélever les matières fécales, c'est recueillir des selles en vue d'un examen de laboratoire nommé la ***coproculture***, ayant pour but :

- la recherche de bactéries pathogènes : examen bactériologique, réalisé à partir d'un recueil de selles dans un pot stérile ;
- la recherche de parasite : examen parasitologique, réalisé à partir du recueil de la totalité des selles émises durant trois jours consécutifs, dans un pot non stérile.

La coproculture permet de :

- identifier un agent pathogène afin d'instaurer un traitement ;
- suivre l'évolution d'une thérapeutique ;
- dépister une pathologie infectieuse, tumorale.

3. Techniques

a. Technique du recueil des selles par coproculture

La coproculture est un examen réalisé en collaboration avec l'infirmier(ère). Il s'agit d'un examen auquel l'AS participe par sa présence auprès du patient et la connaissance des habitudes d'élimination de la personne. L'AS devra :

- participer à l'information du patient avec l'infirmier(ère) ;
- aider le patient au recueil des selles.

20. C'est le cas lors d'une maladie de l'intestin entraînant une mauvaise absorption des graisses ou d'une maladie du pancréas entraînant une mauvaise digestion des graisses (mucoviscidose). Il faut bien différencier des résidus de produit contrasté après un examen radiologique du tube digestif (transit de l'intestin grêle, lavement baryté, scanner).

Tableau 2.14 – Technique du recueil des selles pour une coproculture.

Matériel	Critères à respecter	Procédure
– Un pot à coproculture en plastique opaque et stérile, contenant une spatule de recueil (taille variable selon l'examen) – Un bassin – Une paire de gants à usage unique non stériles – Si nécessaire, le matériel pour la toilette génito-anale	***Organisation*** ***Sécurité*** ***Respect***	– Regrouper le matériel. – Vérifier l'étiquette et les coordonnées du patient. – Informer le patient de la nécessité de ce recueil. – Mettre à disposition du patient le matériel.
	Efficacité	– Demander au patient d'uriner avant la défécation (afin d'éviter de mêler les selles et les urines). – Indiquer au patient comment prélever un échantillon des selles avec la spatule fournie (pour examen bactériologique) et la totalité (pour examen parasitologique).
	Hygiène	– Donner des conseils d'hygiène des mains au patient.
	Pudeur / respect	– Si le patient ne peut réaliser seul le geste, lui présenter le bassin, respecter son intimité durant la défécation.
	Hygiène	– Mettre des gants jetables. – Procéder au recueil de la quantité nécessaire.
	Respect / Confort	– Aider le patient pour ses ablutions et la toilette génitale.
	Hygiène	– Nettoyer le matériel. – Retirer les gants et se laver les mains.
	Confort	– Réinstaller le patient confortablement si besoin, avant de quitter la chambre.
	Sécurité ***Efficacité***	– Étiqueter le pot avant de sortir de la chambre. – L'acheminer selon protocole de service vers le laboratoire. – Prévenir l'infirmier(ère). – Faire les transmissions écrites.
	Sécurité	– Si examen pour recherche parasitaire, le renouveler trois jours consécutifs.

Lors de prélèvements bactériologiques, l'AS devra mettre des gants à usage unique, non stériles, pour éviter le contact avec les liquides biologiques. Par ailleurs, l'AS sera vigilent au risque de contamination et prendra les mesures de précautions nécessaires pour éviter la propagation de germes, s'il y a suspicion d'une pathologie digestive infectieuse, grâce :

- au respect des mesures d'isolement ;
- au lavage des mains et au port de gants ;
- au conseils hygiéniques au patient.

b. *Surveillance et observation des selles chez l'enfant*

L'AS doit surveiller et observer les selles du nourrisson afin d'apprécier le bon fonctionnement de l'appareil digestif et l'état de santé sur les points suivants :

- l'absence de selle au-delà de la 48e heure est un indice de malformation congénitale ou de pathologie (mucoviscidose) ;

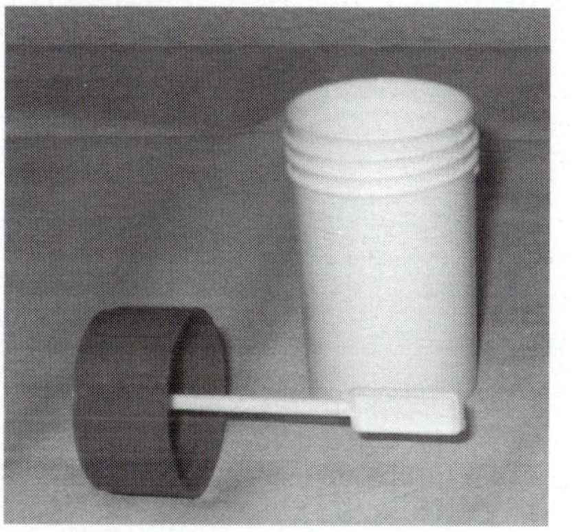

FIG. 2.50 – **L'examen des selles.**

- les premières selles du nouveau-né sont constituées par le « méconium » de couleur brun verdâtre, visqueux et collant ;
- après deux ou trois jours, le méconium est remplacé par des selles dont les caractéristiques varient en fonction du mode d'alimentation de l'enfant :
  - *l'enfant nourri au sein* a des selles semi liquides, de coloration jaune d'or, verdissant au contact de l'air. Elles sont relativement fréquentes (5 à 6 par jour) ;
  - *l'enfant nourri au lait artificiel* a des selles moulées, grumeleuses, jaunâtres, parfois vertes lorsqu'elles sont au contact de l'air. Elles sont malodorantes et moins nombreuses (3 à 4 par jour) ;

4. Soins auprès d'un patient vomissant

a. Démarche d'observation

Les critères d'observation des vomissements

La démarche d'observation de l'AS sera essentielle lorsque le patient vomit. Avant d'alerter, l'AS devra faire cinq observations.

- L'***aspect*** des vomissements
  - *Alimentaire* : présence d'aliments plus ou moins digérés.
  - *Bileux* : jaune ou verdâtre.
  - *Aqueux* : très liquide.
  - *Sanglant* : présence de sang (hématémèse de sang rouge ou noir partiellement digéré).
  - *Fécaloïde* : aspect de selles.
- Le ***caractère*** des vomissements
  - En jet ou en flaque.
  - Avec ou sans trop d'effort.
- La ***fréquence*** des vomissements
  - Proche ou non des repas.
  - Émis en une seule fois ou à répétition.
- La ***quantité*** des vomissements : Elle est quelques fois difficile à apprécier si le vomissement n'a pu être recueilli dans un récipient.

Les signes déclencheurs des vomissements

- Odeur particulière.
- Nausées.
- Maux de tête.
- Douleurs abdominales.
- Brûlures œsophagiennes.
- Traitement médicamenteux, etc.

Tableau 2.15 – Soins auprès du patient vomissant.

Matériel	Critères à respecter	Procédure
– Haricot jetable – Nécessaire à toilette et à bain de bouche – Mouchoirs en papier – Linge de rechange (selon le cas)	***Confort / Respect***	***Au cours du vomissement*** – Soutenir le front du patient. – Attacher les cheveux du patient, si besoin.
	Hygiène	– Lui donner une serviette pour s'essuyer. – Mettre à disposition des haricots jetables, des mouchoirs en papier.
	Confort / Respect	– Respecter le rythme de récupération de la personne.
	Confort / Efficacité	– Le mettre dans une position confortable, c'est-à-dire : • assis et appuyé sur le bord du lavabo ; • allongé : la tête sur le côté si le patient ne peut pas se lever.
	Respect	– Avoir des paroles rassurantes et une attitude calme.
		Après les vomissements
	Hygiène	– Mettre des gants jetables.
	Sécurité / Confort	– Éloigner rapidement le haricot et vérifier l'aspect du contenu avant de l'évacuer. – Surveiller les paramètres cardiorespiratoires à distance de l'effort de vomissement.
	Confort / Respect	– Faire moucher le patient. – L'aider à se rincer la bouche, et procéder à une toilette rafraîchissante.
	Hygiène	– Changer le linge si besoin.

Tableau 2.15 – Soins auprès du patient vomissant. *(Suite)*

Matériel	Critères à respecter	Procédure
	Sécurité	– Aérer la pièce si possible. – Laisser le matériel à proximité du patient en cas de récidive. – Noter l'aspect et la quantité des vomissements.
	Hygiène ***Sécurité***	– Se laver les mains. – Alerter l'infirmier(ère). – Faire des transmissions.

b. Rôle AS auprès de l'enfant

▶ Lors des vomissements

Pour l'enfant, l'AS doit :

- prévenir l'inhalation des vomissements pour cela, au moment où il vomit, le mettre en position latérale de sécurité (éventuellement aider l'infirmier à réaliser l'aspiration pharyngée) ;
- pendant les vomissements : rester auprès de lui, le rassurer, lui parler et lui maintenir la tête ;
- après les vomissements : le changer, lui rincer la bouche ; faire les transmissions et noter dans le dossier de soins.

▶ Lors des repas du nourrisson

- Vérifier le débit de la tétine.
- Maintenir l'enfant en position demi assise.
- Garder l'enfant le plus droit possible pour le rot.

8 ▶ Transcription des paramètres vitaux

1. La feuille de température

L'outil utilisé pour la retranscription des mesures des paramètres vitaux est une feuille faisant partie intégrante du dossier de soins. Elle est appelée : ***feuille de température*** ou ***pancarte***. Elle peut être journalière, comme dans des services de soins intensifs. Alors y sont consignés de nombreuses informations médicales et paramédicales.

a. Le découpage

Elle se décompose souvent en trois parties :

- une ***zone d'indications générales*** concernant le patient (son état civil, son numéro d'hospitalisation, etc.) et le service d'hospitalisation ;
- une ***zone*** quadrillée où sont consignées les ***pulsations cardiaques, la pression artérielle, la fréquence respiratoire et la température*** ;
- une ***zone*** pour les informations relevant des ***fonctions d'élimination*** (diurèse, selles, analyse des urines, etc.) et autres critères selon les spécificités du service.

La partie de gauche regroupe les normes des paramètres mesurés, la partie centrale est un quadrillage, dont les valeurs sont spécifiques aux paramètres :

- pour la température : chaque ligne correspond à une graduation de 2/10 ° de degré ;
- pour le pouls : chaque ligne équivaut à quatre pulsations ;
- pour la pression artérielle : chaque ligne équivaut à 1 cm/Hg.

b. Les codes de couleur ou signes

Les indications sont portées avec des ***codes de couleur*** ou des signes différents, selon qu'il s'agit de la température, du pouls, etc. Il convient de respecter les modalités du service. Les couleurs ou signes conventionnels sont :

- le point pour la température (exemple de couleur : bleu) ;
- la croix pour le pouls (exemple de couleur : rouge) ;
- le trait pour la respiration ;
- le hachuré pour la tension (exemple de couleur : noir) ;
- le hachuré pour la diurèse (exemple de couleur : vert).

c. Rôle de l'AS

L'AS pourra inscrire sur la ***feuille de température*** :

- la température (matin et soir) afin de réaliser la courbe ;
- le pouls ;
- la fréquence respiratoire ;
- le poids et la taille (si besoin) ;
- la diurèse ;
- la présence et le caractère des selles ;

- le résultat des examens d'urines ;
- le régime alimentaire ;
- les biberons proposés (pour l'enfant) et la quantité bue.

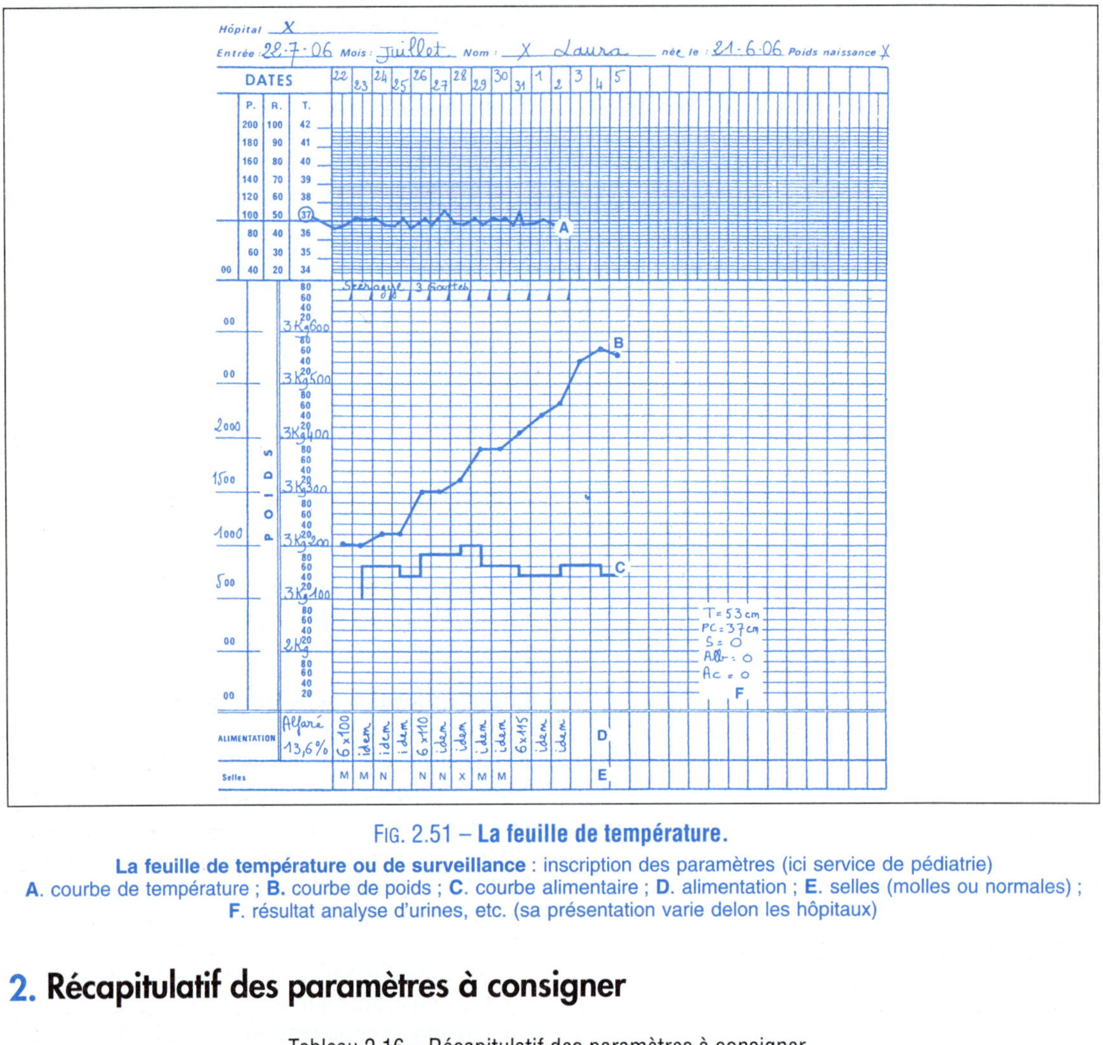

FIG. 2.51 – **La feuille de température.**

La feuille de température ou de surveillance : inscription des paramètres (ici service de pédiatrie)
A. courbe de température ; **B**. courbe de poids ; **C**. courbe alimentaire ; **D**. alimentation ; **E**. selles (molles ou normales) ; **F**. résultat analyse d'urines, etc. (sa présentation varie delon les hôpitaux)

2. Récapitulatif des paramètres à consigner

Tableau 2.16 – Récapitulatif des paramètres à consigner.

Paramètres à mesurer	Outils de mesure	Normes
Température	Thermomètre	36°4 C à 37° C
Fréquence respiratoire	Chronomètre ou montre avec trotteuse	16 à 20 mouvements/minute
Fréquence cardiaque	Chronomètre ou montre avec trotteuse	60 a 80 pulsations/minute
Pression artérielle	Tensiomètre	140/70 mmH/g
Diurèse	Bocal gradué	1000 ml à 1500 ml/24 h
Poids/mensuration	Pèse-personne/toise	Poids selon la formule de Lorentz homme : 100 – (taille en cm – 150) / 4 = ...kg femme : 100 – (taille en cm – 150) / 2 =......kg

5 Observation de la douleur et du comportement douloureux

1 ▸ Comprendre la douleur

> **Rôle de l'AS**
>
> L'AS sera capable de :
> – repérer la douleur d'un patient ;
> – observer et évaluer la douleur du patient ;
> – considérer la douleur ;
> – adopter un comportement professionnel dans la prise en charge de la douleur.

1. Définition

L'International Association for the Study of Pain (IASP 1979) propose de définir la douleur comme « une expérience sensorielle et émotionnelle désagréable associée à un dommage tissulaire présent ou potentiel, ou décrite en termes d'un tel dommage ».

L'intérêt de cette définition est la prise de conscience que la douleur constitue une expérience subjective et qu'elle est associée à un phénomène complexe teinté d'émotionnel et d'affectif. Chaque individu réagit donc différemment à la douleur.

2. Physiopathologie

a. Les composantes de la douleur

La douleur regroupe plusieurs composantes :

• **La composante sensitive** : elle concerne le décodage du message douloureux. Les récepteurs sensitifs sont à la périphérie de l'organisme au niveau de la peau, des muscles et des viscères. Le stimulus douloureux va activer des récepteurs spécifiques et informer le nerf périphérique qui va conduire le message de la douleur jusqu'au cortex où la douleur va être reconnue, intégrée et devenir

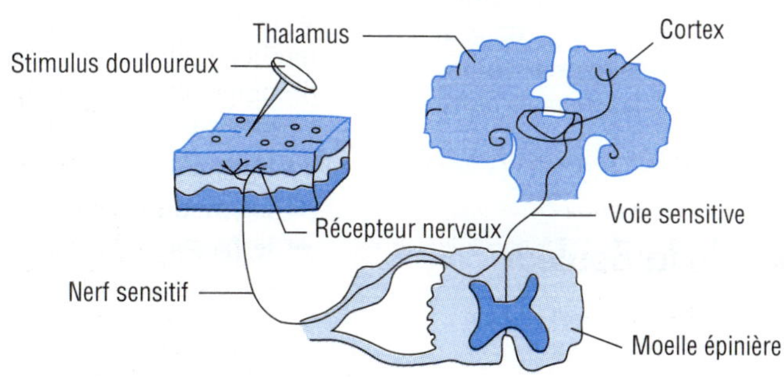

FIG. 2.52 – **Physiologie de la douleur.**

consciente. La douleur va prendre place dans l'organisme entraînant des désordres physiques.

• **La composante affective ou émotionnelle** : la douleur est une perception subjective intimement liée à l'expérience douloureuse de l'individu. C'est cette expérience qui lui confère son caractère désagréable et lui donne cette tonalité de « pénible et insupportable ». Cette composante émotionnelle peut se prolonger et s'assimiler à des états d'anxiété voire de dépression.

• **La composante cognitive** qui concerne l'ensemble des processus mentaux qui accompagne la perception de la douleur : les connaissances que peut avoir la personne sur la douleur, les valeurs attribuées à la douleur, la mémorisation d'expériences douloureuses personnelles antérieures.

• **La composante comportementale** qui regroupe les manifestations verbales et non verbales observables chez la personne qui souffre (plaintes, mimiques, postures antalgiques, etc.) et qui sont des réactions à la douleur.

b. Les types de douleur

On distingue ainsi deux sortes de douleur en fonction des données physiopathologiques :

• la douleur par **excès de nociception** qui est liée à l'excitation excessive des *nocicepteurs*, qui augmente l'intensité de l'information douloureuse transmise au cortex ou abaisse le seuil des récepteurs, ou à la stimulation des voies de conduction du message douloureux. Par exemple : les névralgies, la sciatique… ;

• la douleur **neuropathique** (douleur par défaut d'inhibition = désafférentation) qui résulte de l'altération d'une lésion de la fibre nerveuse sensitive ce qui dérègle la régulation du message qui arrive au cortex. Dans ce type de douleur, il existe toujours, du fait de l'atteinte à l'intégrité des fibres nerveuses, des troubles de la sensibilité dans la zone douloureuse. On parlera d'***hyperesthésie***, d'***anesthésie***, etc. Par exemple : le zona, brûlure, amputation.

3. Caractéristiques de la douleur

La douleur peut être aiguë ou chronique.

• ***Aiguë*** : c'est une manifestation temporaire d'un dysfonctionnement de l'organisme, elle est souvent vive et bien localisée.

• ***Chronique*** : elle est plus diffuse, s'installe souvent lentement, se prolonge dans le temps et devient une maladie à part entière. Elle n'est pas toujours exprimée par le malade, pas toujours entendue par les soignants et est plus difficile à cerner. La douleur chronique est une douleur vive qui perdure.

Par ailleurs :

• une douleur ***intermittente*** est très angoissante, car le malade l'attend : il la « connaît ». Par exemple : la douleur occasionnée par les migraines ;

• une douleur ***constante*** est extrêmement pénible et « use » le malade sur le plan physique et psychologique. Par exemple, la douleur occasionnée par les rhumatismes.

2 ▸ ÉVALUATION DE LA DOULEUR

1. Observation du comportement et écoute de la personne

L'évaluation de la douleur repose sur l'observation et l'écoute.

• Elle est ***qualitative***, elle permet à la personne de décrire sa douleur.

• Elle est ***quantitative***, elle permet à la personne de mesurer l'intensité de sa douleur.

Les moyens d'évaluation sont à adapter, selon que :

• **la communication verbale est possible** et l'évaluation repose sur l'écoute principalement ;

• **la communication verbale est impossible** et il faudra rechercher le mode de communication le plus approprié :
  – si la personne a toutes ses facultés intellectuelles, il faudra définir d'un code de communication gestuelle, par dessin, ou autre ;
  – si la personne n'a pas toutes ses capacités intellectuelles, l'évaluation devient un travail d'équipe et est principalement orientée sur l'observation des aspects suivants[21] :
    → l'attitude de la personne douloureuse ;
    → les modifications du comportement ;
    → le faciès ;

21. Ces critères d'observation sont issus des travaux d'E. Pichard-Léandri et A. Gauvain-Picard sur la prise en charge de la douleur en oncopédiatrie. Ils sont appliqués lors de l'évaluation de la douleur de la personne ayant une altération de la communication verbale.

→ les plaintes et gémissements ;

→ le retentissement sur la vie quotidienne de la personne soignée.

2. Méthodes d'évaluation de la douleur

L'observation des manifestations de la douleur demande beaucoup d'attention. Le soignant va utiliser tous les sens et particulièrement la vue, l'ouie et le toucher. Pour mieux comprendre la douleur, le soignant se questionne en utilisant ***la méthode du Q.Q.Q.O.C.P*** soit Qui / Quoi / Quand / Où / Comment / Pourquoi.

▶ Le qui ?

L'AS va rechercher des informations pour ***comprendre le patient*** :

- Quelle est sa pathologie, quelle peut être l'origine de sa douleur ?
- Quel est son âge ?
- Quel est son vécu ?
- Etc.

▶ Le quoi ?

L'AS va rechercher les ***caractéristiques*** de la douleur. Il va favoriser la description des manifestations douloureuses par le patient à l'aide des mots utilisés par le patient pour décrire la douleur qui « serre », « lance », « ronge », « déchire », « tord », « arrache », « écrase », « tape », « brûle », « en coup de poignard », est « pulsatile » (c'est-à-dire animée de battements, de pulsations ; exemple : la migraine)…

▶ Le quand ?

L'AS recherchera :

- les ***circonstances d'apparition*** de la douleur : spontanée, à la mobilisation, durant le sommeil, etc. ;
- la ***fréquence*** : intermittente, brève, prolongée, permanente, par vagues, pas accès paroxystiques.

▶ Le Où ?

L'AS fera préciser la ***localisation***, l'***irradiation*** de la douleur. Il peut se servir d'un schéma pour aider le patient à localiser le point douloureux.

▶ Le Comment ?

L'AS recherchera les ***attitudes corporelles significatives*** de l'état douloureux que la personne manifeste :

- au niveau du visage : grimaces, pâleur, tension, sueurs… ;
- au niveau de la position du corps et des mouvements :
  - *position antalgique* (adoptée ou recherchée par le patient pour soulager la zone douloureuse) ;
  - *position repliée* en chien de fusil (sur le coté une jambe allongée, une repliée) ;
  - *position fœtale*, immobile (qui économise ses mouvements) ;
  - protection spontanée de la zone douloureuse où la personne évite tout contact de la zone ;
  - rareté des mouvements : la personne évite toute mobilisation.

L'AS appréciera le retentissement de la douleur sur l'activité de la personne : La personne se désintéresse, est passive face aux actes de la vie quotidienne. La douleur « fatigue », « épuise », « harcèle », « exaspère », « déprime », « donne envie de mourir ».

L'AS quantifiera l'intensité de la douleur en utilisant une des différentes échelles proposées. Il cherchera à savoir si la douleur est supportable ou non, si la personne se plaint, gémit, etc.

▶ Le pourquoi ?

L'AS tentera de comprendre la cause de la douleur. L'AS participera activement à la prise en charge de la douleur grâce au recueil fiable et précis qu'elle effectuera.

3 ▸ Observation des modifications physiologiques liées à la douleur

Les modifications physiologiques liées à la douleur sont de trois types (*cf.* Tableau 2.16) :

- organiques ;
- musculaires ;
- émotionnelles.

MODULE 2 Savoirs de base

Tableau 2.17 – Observation des modifications physiologiques liées à la douleur [a].

Modifications organiques	Modifications musculaires	Modifications émotionnelles
– Variation du pouls – Variation du rythme respiratoire – Variation du diamètre de la pupille – Manifestations diverses : rougeur, pâleur, sueur…	– Agitation – Tremblements – Crispations – Contractions – Positions antalgiques : • En chien de fusil • Fœtale	– Anxiété – Appréhension – Irritabilité, agressivité – Fixation sur la douleur – Hyper réactivité au bruit, à la lumière – Désintérêt pour l'environnement…

a. Liste non exhaustive

Rôle de l'AS dans l'évaluation de la douleur chez l'adulte

Respect (R) du patient et des règles de sécurité (S)

R

L'AS doit :
- ***Écouter*** la personne et chercher à comprendre ce qu'elle exprime : elle dit qu'elle ne supporte plus le bruit, la lumière, son voisin, sa famille, les visites… ; elle appelle tout le temps et est agitée ; elle ne dit plus rien, ne s'intéresse plus à rien…

L'AS doit prendre en **considération** tout patient qui dit « j'ai mal ». Il ne doit jamais comparer la douleur d'un patient à celle d'un autre patient qui a la même pathologie et qui ne se plaint pas. A l'inverse il doit établir une relation sécurisante (car le patient douloureux est angoissé) et permettre l'expression de la souffrance et être *attentif au dit et au non-dit*.

S

L'AS doit :
- ***Évaluer*** la douleur, en recherchant les effets qualitatifs et quantitatifs sur la personne. La douleur « fatigue », « épuise », « harcèle », « exaspère », « déprime », « donne envie de mourir » (*cf.* plus haut) ; en faisant évaluer l'intensité de la douleur par la personne. Par exemple, par rapport :
  - À un moment précédent (avez-vous plus ou moins mal ? la douleur est-elle identique ?) ;
  - À un mouvement donné : soulage-t-il la douleur, l'augmente t-il ?
  - À un ressenti de la douleur : la personne peut-elle mettre une note à sa douleur pour en situer l'intensité ?
- ***Utiliser le toucher*** (lors des manipulations) pour apprécier « l'état de douleur » du patient le corps est crispé, tendu, il a une réaction de retrait au contact, etc.
- ***Noter*** les répercussions de la douleur sur l'état de santé de la personne (modifications organiques, musculaires, émotionnelles. Des ***réglettes d'évaluation de la douleur*** (EVA) permettent, en déplaçant le curseur, de donner une note à la douleur : la note 0 est l'absence de douleur, la note 10 est la douleur maximale.
- ***Noter sur le dossier de soin :***
  - le moment, l'intensité, la durée de la crise douloureuse ;
  - les expressions corporelles accompagnant la douleur ;
  - le comportement du patient et son ressenti.

4 ▸ Réactions du grand enfant à la douleur

1. Observer les réactions psychologiques de l'enfant

Les réactions de l'enfant à la douleur sont très variables selon son âge, sa sensibilité, la durée de l'hospitalisation, le rôle joué par les parents et le personnel de santé. L'AS doit :

- L'enfant ressent la douleur comme une ***punition***. Il se ***culpabilise*** (il pense qu'il a été méchant).
- L'enfant se sent ***différent d'autrui***, dévalorisé, diminué.
- L'enfant ne comprend pas la souffrance physique, il en a peur.

• Il est ***triste, anxieux***, parfois en ***colère*** et ***agressif*** envers l'adulte, souvent avec le personnel de soins.

• L'enfant manifeste une ***baisse d'intérêt pour l'entourage*** et un rejet des moyens de distraction proposés (TV, jeux, etc.).

2. Observer le comportement de l'enfant

L'AS doit porter son attention sur :

• l'***attitude antalgique*** (économie de mouvements...). Par exemple : position fœtale, recroquevillée ;

• les ***pleurs***, cris, gémissements (suivis d'un apaisement) ;

• des ***mimiques douloureuses*** : plissement des yeux, du front, tremblement des lèvres et du menton ;

• des ***crispations*** au niveau des extrémités (mains, pieds...) ;

• des ***troubles du sommeil***, de l'appétit ;

• une ***tachycardie***, une respiration accélérée ;

• une ***régression*** chez les grands enfants qui réadoptent des attitudes de bébé : sucer le pouce, se faire nourrir au biberon, se faire porter dans les bras. Parfois, ils font de nouveau pipi dans la culotte.

3. Caractériser et localiser la douleur de l'enfant

Nous ne pouvons connaître la douleur que par ce que nous dit le patient : par son langage et aussi son comportement. L'AS peut donc :

• demander à l'enfant de localiser la zone douloureuse, le trajet de a douleur ;

• demander à l'enfant de préciser les circonstances d'apparition et la fréquence des crises douloureuses ;

• apprécier avec lui le retentissement de la douleur sur sa vie quotidienne : activité, sommeil, repas, déplacement...

4. Quantifier la douleur

L'AS peut demander à l'enfant de plus de 10 ans d'évaluer l'intensité de sa douleur en utilisant diverses méthodes.

• *L'échelle visuelle* : On utilise une réglette mobile (comme pour l'adulte).

• *Les planches de visages* : L'enfant doit choisir, au milieu d'une série de visages exprimant joie ou tristesse, ceux qui correspondent le mieux à ce qu'il ressent.

• *Les questionnaires de vocabulaire* : l'enfant coche des « adjectifs » qui correspondent le mieux à ce qu'évoque pour lui la douleur.

5. Observer le vécu personnel de l'enfant

L'enfant réagit au comportement de ses parents ou des adultes qui l'entourent à l'hôpital[22].

• S'ils sont ***surprotecteurs***, il peut :

– vouloir profiter d'eux au maximum (ce qui favorise une *régression* et une perte d'autonomie) ;

– les rejeter et être *agressif* à leur égard.

• S'ils sont ***angoissés*** face à la maladie, il sera peiné, troublé.

• Certains enfants ne disent rien (ils ***nient la douleur***). Ainsi ils essayent d'épargner l'adulte et ils protègent leur image.

5 ▸ Observation et évaluation de la douleur du nourrisson[23]

Au cours d'une expérience douloureuse, on constate que le nourrisson est totalement « démuni », car il ne dispose pas de moyens cognitifs, tels que la « mémorisation » de l'expérience douloureuse précédente, (qui a eu une fin !). Par ailleurs, on sait à présent que les pleurs ne sont pas toujours signe de souffrance. Un enfant souffrant ne pleure pas forcément... L'AS a donc deux objectifs.

1. Observer les signes de la douleur[7]

• Les ***mimiques douloureuses*** apparaissant brièvement au cours du soin (par exemple, à l'instant même de la piqûre).

22. « La leucémie des enfants, influence émotionnelle sur les frères et sœurs », C.M. Binger, in *L'Enfant dans la famille*, E. Anthony, C. Koupernik, Éd. Masson, 1974.
23. D'après les travaux du Dr Amiel-Tison.

MODULE 2
Savoirs de base

- Le ***cri*** peut se retrouver tout au long du soin avec des modulations différentes.
- La ***motricité*** spontanée.
- L'***excitabilité*** spontanée.
- La ***crispation des doigts*** (des mains, des pieds). Par exemple, un enfant en détresse respiratoire présente une crispation des doigts et une hyperexcitabilité permanente.
- L'***apaisement*** : un enfant ayant ou ayant eu très mal est difficilement consolable. Cependant, il est important de consacrer du temps à l'enfant après un soin.
- La ***succion*** étant un plaisir pour le bébé, le fait de téter une sucette fait augmenter le seuil de tolérance à la douleur.
- La ***sociabilité*** est évaluée par le regard ou l'attention de l'enfant lors d'un soin.
- L'***évaluation du sommeil*** (qualité, quantité).

2. Quantifier la douleur

Le personnel de soins peut utiliser le score de la douleur (tableau 2.18 ci-après). Une note est donnée en fonction des éléments de l'observation.

Tableau 2.18 – Score de douleur pour nourrisson de 0 à 3 mois [a].

Nom : Date de naissance :	Prénom :	Nom de l'examinateur : Date de l'examen :	Heure :
Critères	***0 point***	***1 point***	***2 points***
1. Sommeil (pendant les 30 minutes précédentes)	Sommeil calme $\geq$ 10 min	Courtes périodes $\geq$ 5 min	Non
2. Mimiques douloureuses du visage[b]	Enfant calme, détendu	Mimiques peu marquées	Mimiques marquées, permanentes
3. Qualité du cri	Pas de cri	Normal, modulé	Répétitif, aigu, « douloureux »
4. Motricité spontanée	Motricité normale	Agitation modérée	Agitation incessante
5. Excitabilité spontanée	Calme	Réactivité excessive	Trémulations, réflexe de Moro spontané
6. Crispations des doigts, mains, pieds	Absente	Peu marquée, dissociée	Très marquée, globale
7. Succion	Forte, rythmée, pacifiante	Discontinue, interrompue par les cris	Non ou quelques mouvements anarchiques
8. Evaluation du tonus	Normal	Modérément hypertonique	Très hypertonique
9. Apaisement	Apaisé < 1 min	Apaisé > 1 min	Non après 2 min
10. Sociabilité, regard	Facile, prolongé	Difficile à obtenir	Absent
11. Visage	Détendu, couleur normale	Grimaçant, rouge clair	Crispé, figé, rouge violacé
12. Rythme cardiaque	Normal	Entre 150 et 200	200
Score : /24 0 (Absence de douleur) — 12 — 24 (Douleur extrême)			

a. Etabli d'après le score du Dr Amiel-Tison.

b. Plissement des yeux, pincement des lèvres, bouche ouverte, tremblements du menton.

Critères à respecter	Rôle de l'AS dans l'évaluation de la douleur : respect des règles d'hygiène, de confort, de sécurité et respect de l'enfant	
Hygiène Confort Sécurité	L'AS doit : **Préparer l'environnement de l'enfant**	– rendre l'environnement de l'enfant le plus sécurisant, le plus apaisant possible (il installera dans sa chambre ses jouets personnels, les photos de la famille) ; – veiller à ce que le lit soit propre et confortable ; – atténuer les bruits et la lumière lors des crises douloureuses ; – rassurer l'enfant, rester auprès de lui ;
Respect	**Écouter l'enfant**	– *nommer* la douleur pour évacuer la culpabilité (non la douleur n'est pas une punition), L'enfant doit se sentir estimé ; – le laisser *exprimer* sa détresse, sa régression ou sa colère lorsqu'il souffre en lui accordant une écoute bienveillante ;
Sécurité / Confort Respect Confort Sécurité	**Observer l'enfant**	– *lors des soins d'hygiène.* L'AS sera attentif particulièrement à la ***position*** du corps (exemple : repli sur soi) ; l'***aspect*** (contracté ou non) ; la ***crainte*** du contact physique ; les ***grimaces*** ou cris lors des changements de position ; – *dans la journée*, l'AS sera attentif à l'absence d'intérêt pour les distractions (TV…) ; l'absence de communication ou l'agressivité, etc. ; le refus du repas ; la perturbation du sommeil ; – trouver des *distractions* pour l'enfant s'il le souhaite (TV, jeux, …). Parfois l'adulte pourra se servir des jeux pour faire décrire la douleur à l'enfant (notamment le dessin) ; – *câliner et bercer* le nourrisson, lui donner une sucette dont les effets « antalgiques » sont aujourd'hui prouvés (respecter les directives de l'infirmière puéricultrice) ; – proposer des massages (aux effets antalgiques reconnus) (respecter les directives de l'infirmière puéricultrice) ; – *transmettre* à la puéricultrice ou à l'infirmier les réactions de la douleur, afin qu'ils interviennent au plus vite pour apaiser l'enfant.

▶ Les outils d'évaluation

Tableau 2.19 – Échelle verbale d'évaluation de la douleur [a].

0 – douleur absente 1 – douleur faible	2 – Douleur modérée 3 – Douleur intermittente	4 – Douleur extrême
Nom : Prénom : Service : Date :	Zone douloureuse A : B : C :	

Heure	Zones douloureuses	Auto-évaluation par le patient Échelle visuelle analogique (de 0 à 10)	Comportement douloureux observé Repos, mobilisation, soins, activités, sommeil	Antalgiques Dose en mg Heure et voie d'administration	Autres moyens à visée antalgique (nursing, massage, relaxation, etc.)
0h	----------------	--------------	----------------	----------------	--------------
4h	----------------	--------------	----------------	----------------	--------------
8h	----------------	--------------	----------------	----------------	--------------
12h	----------------	--------------	----------------	----------------	--------------

a. Échelle mise en place par le CHU de Grenoble (soins palliatifs).

Tableau 2.20 – Échelle comportementale de Bourhis (extrait).

Caractéristiques de la douleur	Observation	M	S	N	M	S	N	M	S	N[a]
	Visage crispé									
	Grimace									
	Position fœtale									
	Gémissement									
	Absence de communication									
	Agressivité									
	Refus alimentaire									
	Cris, pleurs									
	Agitation									

a. M = matin, S = soir, N = nuit.

6 Situations pathologiques et conséquences sur l'état clinique de la personne

1 ▸ La théorie de A. Maslow

1. Les 5 classes de besoin

Selon la théorie de A. Maslow, les besoins humains sont répartis en cinq grandes classes de besoins.

• **Les besoins de base** : besoins physiologiques vitaux de l'organisme.

• **Le besoin de sécurité** : besoin ressenti dès lors que les besoins vitaux sont assurés. Il s'agit de rechercher un environnement stable et protecteur.

• **Les besoins sociaux** : ils correspondent à l'intégration ou l'appartenance de l'individu au sein d'un groupe en conservant sa liberté.

• **Le besoin de considération** : il s'agit de la considération que l'individu a de lui-même et transmet à autrui (sentiment de respect, d'estime).

• **Le besoin de dépassement** : l'individu se construit, se créer sa personnalité.

2. Les ruptures de l'équilibre

Chaque être humain évolue de façon différente sur cette échelle et n'a donc pas les mêmes demandes.

• Lorsqu'une situation *menace l'équilibre* et l'harmonie de ces niveaux de besoins, l'individu réagit, ce qui provoque une rupture et génère une tension que la personne va tenter de réduire en adoptant un système de défense.

• Les *situations pathologiques* ont donc des conséquences sur l'état de santé de la personne et sont à l'origine de réactions émotionnelles plus ou moins intenses : le stress, l'anxiété, la peur… (= réactions à une menace existentielle).

2 ▸ Les conséquences physiologiques et affectives

1. Le stress

Nous l'avons vu dans la maladie psychosomatique. De par son évolution (phase d'alarme, phase de résistance, phase d'épuisement), le stress génère des troubles de différents ordres.

• ***Physiologique*** : tachycardie, hypertension, tachypnée, sueurs, froideur de la peau, troubles du sommeil etc.

• ***Cognitif*** : modification des capacités d'écoute, d'attention, d'apprentissage, etc.

• ***Social*** : isolement ou, à l'inverse, besoin d'une présence constante.

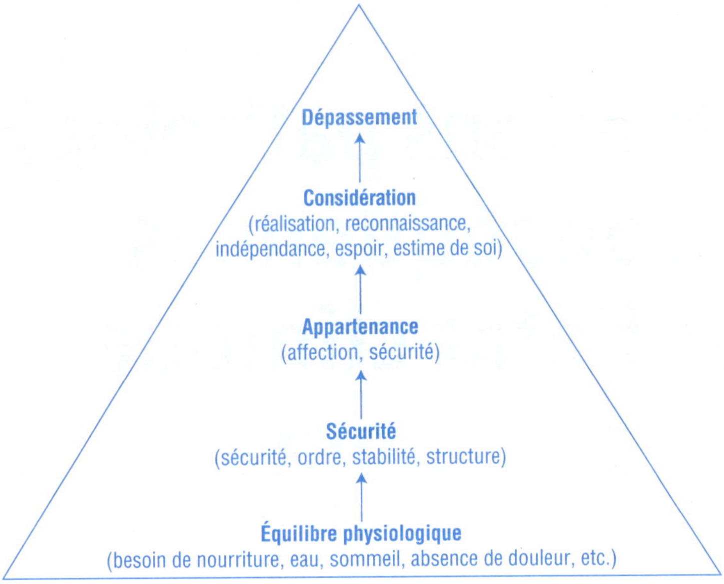

FIG. 2.53 – **La pyramide de Maslow : hiérarchisation des besoins fondamentaux en fin de vie (à lire de la base au sommet).**

2. L'anxiété

C'est une réaction au stress. Les manifestations sont semblables à celles du stress mais l'individu ressent trois sortes de sentiments :

- le sentiment d'***impuissance***, d'***incompréhension*** devant la situation ;
- le sentiment d'***isolement***, de ***rejet*** ;
- le sentiment d'***insécurité***, de doute dans le devenir et l'avenir.

3 ▸ Les conséquences psychiques : les mécanismes de défense

Il s'agit d'un ensemble d'opérations psychiques que l'individu élabore pour mettre fin à ses tensions, se protéger et tenter de retrouver un équilibre entre son organisme et son environnement. La littérature décrit :

- le ***refoulement***. Mécanisme de défense inconscient permettant à l'individu de rejeter des idées, des sentiments, des pulsions qu'il ne peut accepter ;
- la ***somatisation***. Processus de conversion des troubles cognitifs et émotionnels en troubles physiques ;
- la ***projection***. Mécanisme qui consiste à attribuer à l'autre les émotions et les pensées qui lui sont inacceptables ;
- le ***déni***. Mécanisme qui consiste à nier l'existence d'un fait. Le sujet nie totalement la réalité ;
- la ***régression***. Ensemble des conduites qu'adopte l'individu pour se retrouver à un stade de développement antérieur (infantile).

Ces différents comportements sont perceptibles lorsque est annoncée à l'individu une maladie chronique, ou qu'il est en situation de fin de vie. Il est nécessaire de laisser la personne cheminer, en restant vigilant aux différentes manifestations observables.

7 Les situations de fin de vie

La fin de vie est une période où les mots, les attitudes et les gestes de la personne mourante prennent une dimension essentielle.

1 ▸ Les sept peurs fondamentales de la personne mourante

On considère sept peurs fondamentales chez les personnes en fin de vie[24].

1. La peur de la mort et de la douleur

La personne se demande comment ce corps qu'elle ne maîtrise plus, va réagir à la mort, alors que la douleur évoque l'anéantissement de son ***unité*** physique et psychique.

2. La peur de perdre le contrôle de la situation

Le mourant perd peu à peu le contrôle de son corps, la dépendance va venir exacerber le sentiment de disparition de son ***unité***. Le sentiment d'identité de la personne s'en trouve déstabilisé.

24. D'après *La Mort restituée*, R. Poletti, Masson.

3. La peur de ce qui va arriver aux siens

Le mourant va quitter des personnes chères qui devront trouver les moyens de continuer à vivre malgré leur souffrance (sauront-ils faire face ?).

4. La peur de la peur des autres

Le mourant peut lire dans les yeux des proches ou des soignants leur peur, ce qui entraîne une sorte de « peur de retour ».

5. La peur de l'isolement et de la solitude

Le mourant a peur de ***devoir faire ce chemin seul***, sans quelqu'un qui lui tienne la main. Cette peur de la solitude est amplifiée par l'attitude parfois de retrait de la famille et des proches (qui éprouvent des difficultés à vivre cette situation).

6. La peur de l'inconnu

« L'après-mort fait peur ». Cette peur correspond à la question de l'au-delà qui reste un grand mystère pour les humains. A ce stade-là, les personnes croyantes vivent la peur moins douloureusement, leur foi est souvent un espoir.

7. La peur que sa vie n'ait eu aucune signification

C'est le moment du bilan et peut être des regrets sur sa vie, sur des situations… qu'elle aurait pu mener autrement (*Cf.* Étude de cas de Mme D. ci-après).

Étude de cas[25] : les derniers jours de Madame D

Madame D, 45 ans, mère de deux fils de 20 et 23 ans, est admise dans l'unité de soins palliatifs le 18 du mois pour une récidive de son cancer au rein droit. Madame D, divorcée, a depuis plusieurs années un compagnon. Celui-ci lui a présenté l'unité du service de cancérologie, où elle est hospitalisée, comme « une maison de convalescence ».

La malade souffre, pleure et nous questionne sur la nature de son traitement. Elle dit que « c'est son affaire de savoir la vérité ». Son compagnon lui répète qu'elle est dans un service de convalescence, qu'ils partiront dans quelques temps en vacances. Madame D tourne sa tête dans la direction opposée sans un mot.

Le 26 du mois, elle a une infection pelvienne avec fièvre et douleurs. Angoissée, elle pose des questions à propos de son état, sur le temps qu'il lui reste à vivre ; elle dit qu'elle a peur de la mort. Nous lui signifions que nous sommes là pour l'aider. Elle pleure beaucoup. Elle réclame le « calme » autour d'elle.

Madame D nous déclare préférer la compagnie de son ex-mari à celle de son ami, qui ne veut toujours pas accepter la réalité de son état. Elle répète : « c'est un échec ». Son fils aîné vient la voir chaque jour. Il lui fait écouter de la musique classique pour l'apaiser et lui caresse les mains. Son ex-mari lui apporte des fleurs. Il parle peu, il l'écoute.

Par moment, Madame D est confuse et, à d'autres moments, elle a toute sa lucidité. Le 3 du mois suivant, elle demande à son compagnon « de ne plus venir la voir ». Ce dernier devient très agressif envers le personnel de soins. Il ne comprend pas.

Le 6, Madame D décède paisiblement à 10 h du matin, ses enfants et son ex-mari à ses côtés.

Explications : Madame D n'a trouvé une certaine résignation et sérénité que dans l'acceptation de sa mort prochaine, acceptation qui a nécessité un dépassement de soi (5e besoin de la classification de Maslow) : la rupture avec son compagnon. En revanche, dans ce temps de deuil, les liens avec ses enfants se sont fortement resserrés. Dans cette situation de fin de vie, la prise en compte des sentiments de la malade a incontestablement aidé à la maîtrise de sa souffrance globale.

25. Extraits de *Pour une mort plus humaine*, M. Abiven, Masson, 2002.

Conclusion

À ces peurs vont correspondre des besoins spécifiques de la personne en fin de vie qui se sent menacée dans son intégrité bio-psycho-socio-spirituelle. Ces besoins se situent sur le plan de l'organisme, de la sécurité, de l'apparence, de la considération et de la spiritualité.

2 ▸ Les cinq grandes classes de besoins de la personne mourante (Maslow)

Selon la théorie de Maslow, la personne en fin de vie manifeste les cinq mêmes grandes classes de besoins que tout individu. Ainsi, les comportements de chacun face à des situations difficiles et de fin de vie sont motivés par la ***capacité de chaque individu à maintenir un équilibre interne***.

Cette analyse permet de mieux cerner les niveaux de demande d'aide de l'individu. L'AS et l'équipe soignante auront un rôle important à jouer auprès de la personne en fin de vie afin de suffisamment connaître la personne pour accéder à ses demandes.

1. Les besoins physiques et physiologiques : manger, boire, dormir…

Ces besoins sont fondamentaux. Si l'un deux n'est pas satisfait, il envahit tout le champ de la conscience, au point que le patient ne peut plus penser à autre chose qu'à ce manque.

Rôle de l'AS

Les besoins physiologiques sont fondamentaux chez la personne mourante. Ils se rapportent au traitement de la douleur, à l'alimentation et l'hydratation qui doivent rester le plus longtemps possible orales (pour respecter le plaisir du malade).

L'AS doit satisfaire tous les autres besoins. En particulier le besoin de ***calme*** dans l'environnement du patient (*Cf.* Étude de cas) et le besoin de ***confort*** par tous les soins d'hygiène appropriés.

2. Le besoin de sécurité

Ce besoin est fortement accentué dans des situations de danger et devant l'éventualité d'une mort prochaine. Des facteurs extérieurs peuvent diminuer son intensité. Si l'entourage est paisible, le patient se sent mieux.

Rôle de l'AS

Le besoin de sécurité peut être satisfait par :
- la ***confiance*** en la compétence du personnel soignant ;
- une ***information régulière et compréhensible*** sur son état (un parler vrai) ;
- la ***présence régulière*** d'une personne-clé (référente) ;
- la ***possibilité de verbaliser*** ses sentiments et ses peurs, de se sentir écoutée ;
- une ***assurance*** que tout soignant sera présent au moment critique (le jour de la mort...).

3. Le besoin d'appartenance

C'est le besoin d'être aimé et d'avoir le sentiment d'exister pour le groupe familial et social.

Rôle de l'AS

Ce besoin fondamental existe chez tout individu, mais il est d'autant plus exacerbé chez la personne mourante qui rencontre (*Cf.* Étude de cas) des difficultés de communication avec ses proches.
En effet, ceux-ci ont parfois du mal à parler de la maladie et du devenir de leur parent mourant ; c'est pourquoi l'intervention d'un soignant préparé à l'écoute est indispensable, que ce soit auprès du malade ou bien auprès de la famille qui souhaite faire cette démarche d'accompagnement mais qui ne sait pas toujours comment s'y prendre.

4. Le besoin de considération

C'est le besoin d'estime, de reconnaissance, le patient doit être considéré comme un ***être capable d'entendre un parler « vrai »***.

Rôle de l'AS

La personne mourante doit être traitée comme toute personne vivante jusqu'à la fin. Le soignant ne doit pas oublier qu'elle doit gérer une crise d'identité, une perte de l'estime de soi ; c'est pourquoi il est indispensable de lui donner les moyens de communiquer, de s'exprimer et de percevoir qu'elle est comprise.

5. Le besoin de dépassement de soi et les besoins spirituels

La personne en fin de vie est à la recherche du sens qu'elle a donné à sa vie. Elle cherche « à se dépasser », elle a besoin de grandir moralement (de s'élever). Elle se pose des questions autour de la naissance, de la vie, de la mort (comme tout un chacun, mais de façon exacerbée) ; elle peut vivre une remise en cause radicale.

Rôle de l'AS

Répondre à ces besoins d'origine spirituel, c'est entrer dans une relation de confiance avec la personne mourante, une relation vraie, authentique ; c'est faire preuve d'*empathie* (être capable de se mettre à la place de l'autre, de percevoir le monde de l'autre en ayant toujours la possibilité de revenir à la réalité) et de *tolérance*, et donc d'être capable de suivre la personne dans les dimensions qu'elle est en train de vivre en respectant ses choix spirituels, sa dignité.

Démarche d'observation de l'AS auprès d'une personne en fin de vie

L'AS doit observer le comportement, les réactions, l'aspect de la personne mourante afin de mieux satisfaire ses besoins.
- **Aspect général** : les positions de la personne, l'expression du visage, sont très significatives.
- **Activités physiologiques** : divers troubles peuvent se manifester. Par exemple, trouble du sommeil (insomnie ou hypersomnie), trouble de l'appétit (« je n'ai plus faim. »), etc.
- **Activité mentale :** la personne peut être consciente ou inconsciente, désorientée ou non dans le temps ou dans l'espace.

- **Activité sensorielle** : beaucoup de personnes au seuil de la mort ont des troubles visuels qui les inquiètent (« Qu'est-ce que je vois ? », « Qu'est-ce que c'est que cette ombre dans la pièce ? »), souvent des troubles auditifs (de type acouphènes) qui sont très perturbants.
- **Communication** : la communication est souvent difficile mais, si elle est possible, elle est vitale pour le moment et le soignant doit savoir y répondre. La communication revêt deux formes différentes.
  - La communication ***non verbale*** : elle a valeur de langage. Le soignant observera les expressions, les postures, le regard, les gestes, etc. La personne peut paraître indifférente : elle est passive, distraite (« ailleurs »...). Elle se détourne de la personne qui lui parle, hausse les épaules, refuse le contact.
  - La communication ***verbale***. La personne mourante peut :
    - s'interroger ou interroger le soignant sur son traitement, son devenir ;
    - se poser des questions sur des choix à faire, est angoissée devant une décision à prendre par rapport à sa famille (transmissions, etc.) ;
    - Faire des confidences au soignant sur sa « vie privée » (lui dire : « Si j'avais su... » ou « J'ai tout raté. » ou « C'est du gâchis. »...) et exprimer de la culpabilité ;
    - S'interroger sur le sens de sa vie « A quoi ai-je servi ? », « Qu'ai-je fait d'humain ? D'intelligent ? D'altruiste ? », « Que pensent mes enfants ? », « Où sont mes amis ? » ;
    - Dire que sa maladie est une punition de Dieu et prier tout le temps.

Remarque
Toutes les réactions psychologiques de la personne sont en rapport avec la période qu'elle traverse. Nous verrons dans le chapitre suivant les « étapes du deuil » chez la personne mourante (selon E. Kübler-Ross).

8 Le deuil

Le deuil (en latin *dolere,* « souffrir ») concerne ***l'épreuve de perte*** et tous les sentiments qui envahissent la personne à l'occasion de cette perte. On peut observer de nombreuses modifications de l'état de la personne. Le travail de deuil concerne aussi bien la personne qui va mourir que ceux qui subissent la disparition d'un être cher.

1 ▸ La notion de « perte »

Le deuil évoque la notion de perte :

1. Chez les vivants

Le sentiment de perte est ressenti lors du décès d'un proche, lors d'une séparation (divorce), lors de la perte d'un membre (exemple : pour les personnes handicapées), lors de l'annonce d'une maladie incurable. La perte peut aussi être associée à d'autres formes de ruptures importantes (par exemple, pour les personnes âgées : déménagement, mort d'un animal domestique).

2. Chez les mourants

La perte que subit le mourant est essentielle : c'est la « perte de sa propre vie ». Le Docteur Kübler-Ross a souligné les différentes étapes psychologiques communes à tous les mourants qu'elle a observés. Ceux-ci les traversent inconsciemment, pour passer de ce qui leur arrive (le « non, pas moi ! ») à la paix et à l'acceptation (voir ci-après). Ces étapes du deuil doivent être accomplies par la personne mourante. Elles participent à son équilibre psychologique. Le soignant doit les connaître pour mieux comprendre le mourant et mieux l'accompagner (*cf.* Tableau 2.21).

Tableau 2.21 – Les étapes du deuil chez le mourant.

1 **La négation :** **« Non, pas moi »**	2 **Révolte et colère :** **« Pourquoi moi ? »**	3 **Le marchandage :** **« Oui, moi, mais peut-être... »**	4 **La dépression :** **« Si j'avais su... »**	5 **La paix et l'acceptation** **« Oui : à mon tour »**
A l'annonce de ce qui va provoquer la perte, la personne « nie » et refuse d'admettre la situation pour se protéger du choc trop douloureux de la réalité.	La personne réagit au fait que ce soit à elle que cela arrive plutôt qu'à un autre. Elle en veut à tout le monde et aussi aux soignants : « Ils n'ont pas fait ce qu'il fallait !... ».	La personne accepte la réalité de la perte mais essaie d'échanger quelque chose pour gagner du temps. Par exemple : « Si je prends mon traitement, je guérirai. ».	La personne pleure, pense à ce qu'elle a fait ou pas fait, à ce qu'elle aurait aimé faire si ce malheur ne lui était pas arrivé. Elle pleure, elle est triste... (*cf.* Étude de cas de Mme D précédemment). A ce stade, elle a particulièrement besoin d'être soutenue et écoutée pour passer sereinement à l'étape suivante.	Son heure est arrivée, la personne est prête ; à ce stade, elle n'est ni heureuse ni malheureuse. Elle est résignée : « Tout est accompli, à mon tour... ».

Remarque : Chaque étape est propre à chaque individu dans son intensité et sa durée. Chaque étape prend du temps et permet à la personne de « faire son travail de deuil ».

La notion d'accompagnement : respecter les droits des malades en fin de vie et des mourants

La ***chartre des droits des malades et des mourants*** énonce les règles de l'accompagnement que l'AS doit respecter :
- droit à la dignité et à l'intégrité de la personnalité ;
- droit d'être informé ;
- droit aux soins appropriés
- droit de ne pas souffrir.

Accompagner
- C'est permettre au mourant de conserver un sens humain à ce qu'il vit, de trouver ses propres points de repère, de ne pas perdre son identité et de se réconcilier avec lui-même.
- C'est aussi l'aider à passer à autre chose et à faire face à beaucoup de fins et de pertes à la fois, donc à faire ses propres deuils, à faire des choix.
- En bref, c'est lui donner la possibilité de vivre sa mort, d'avoir encore des droits à faire respecter.

La relation avec le patient doit être personnalisée : ce qui implique de : s'asseoir auprès de lui, établir des contacts physiques (toucher, tenir la main), être à l'écoute, favoriser la parole mais aussi respecter les silences, donner les informations demandées, s'impliquer dans une communication à la fois verbale et non verbale.

2 ▸ L'ANNONCE DU DÉCÈS À LA FAMILLE

Le deuil concerne aussi la famille, envahie d'une profonde tristesse à la suite de la mort de leur proche. Si la famille a eu la possibilité de partager ses ressentiments avec le mourant, d'être proche de lui, le travail de deuil en sera plus aisé. Le deuil ne peut commencer qu'après la mort. Quand un mourant vit ses derniers instants, il s'agit toujours d'un vivant.

Pour ceux qui sont présents, différents sentiments peuvent se manifester qui ne sont pas toujours la peine et les larmes. Certaines personnes éprouvent une perte immédiate et totale de tout sentiment à l'égard du corps de la personne décédée. D'autres peuvent connaître différents états spirituels. Certains rencontrent une impression de paix, succédant à la révolte qui précédait la mort.

Les soignants, quelles que soient leurs convictions propres, sauront entendre la famille, parler de la cérémonie des funérailles. Les services de soins palliatifs considèrent aujourd'hui que l'aide aux familles en deuil est désormais un élément de leur travail.

Rôle de l'AS : le respect de la famille

Il est important pour le soignant :
- d'accueillir la famille avec dignité et retenu ;
- d'annoncer le décès à la famille avec tact et délicatesse ;
- de raconter comment les choses se sont passées (si la famille était absente) sans culpabiliser l'entourage absent ;
- de mettre de l'ordre (ranger, nettoyer la chambre, enlever les perfusions) ;
- de proposer à la famille de rester autour du lit du défunt car elle a besoin de temps. Chacun doit pouvoir dire « adieu » au mort. C'est une expérience familiale essentielle et il est important de respecter les convictions religieuses et les rites de chaque famille ;
- de faire les transmissions et les formalités d'usage.

1. Le travail de deuil de la famille

Le ***travail de deuil*** (mot utilisé par S. Freud) est une tache psychologique difficile. Le deuil consomme beaucoup d'énergie et beaucoup de temps à celui qui le vit. Accepter d'aller au fond de sa peine, c'est accepter d'aller au fond de soi. Réaliser un deuil, c'est pouvoir remplacer une présence extérieure par une présence intérieure.

a. Le facteur « temps »

Faire le travail de deuil prend du temps, le plus souvent, une bonne année. Pour certains, ce sera peut-être moins long, mais, de toute façon, l'avancée n'est pas linéaire (on avance à certains moments, on régresse à d'autres …). C'est souvent lors de l'évocation de moments passés, de lieux visités ensemble, que les souvenirs reviennent et que la peine se ravive.

b. Les difficultés personnelles

▶ Le travail de deuil s'accomplira plus ou moins facilement, car il est étroitement lié :

- à la personnalité de celui qui vit le deuil ;
- aux relations qu'il entretenait avec le défunt :
  - elles ne doivent pas être culpabilisantes pour lui. Par exemple : « Je ne l'ai pas assez aimé... » ;
  - elles ne doivent pas le pousser à s'identifier avec le défunt. Par exemple : « Je n'ai plus de raison de vivre, je veux le suivre !) ;
- au vécu antérieur. On a constaté que le travail de deuil est plus difficile à accomplir s'il est évacuateur d'un événement de perte dans le passé qui a été mal intégré (souvent dans l'enfance) ;
- aux circonstances de la perte de l'être cher.

▶ Le travail de deuil est accompagné d'un ensemble de sentiments ambivalents.

En effet, il associe :

- la nécessité vitale de retirer le ***désir de la personne*** que l'on a perdue ;
- Le refus, la révolte de retirer ce désir (car le désir est toujours présent !) »[26].

L'endeuillé garde toujours sur lui « l'existence de l'autre », avec son énergie psychologique. Les souvenirs affluent, ils sont douloureux à vivre. Peu à peu, l'endeuillé sera capable à nouveau de se tourner vers la vie, de se remettre à aimer autrui. Le deuil se vit au ralenti... Il traversera plusieurs étapes.

Étude de cas : Elsa

Elsa a perdu son mari il y a trois mois et sa famille dit « qu'elle ne se remet pas »...Elle ne sort plus, ne mange plus et refuse toutes les occasions de rencontre. Sa mère essaie de « ne pas parler de ce qui a causé sa peine » et Elsa, elle, ne parle que de « ça »...

2. Le processus du deuil

Nous résumerons le processus du deuil à trois grandes étapes. Cependant, celles-ci peuvent se décomposer en neuf stades selon E. Kübler-Ross (ils ne sont pas sans rappeler ceux liés à l'annonce d'une maladie incurable au patient, voire sont communs à toute perte comme nous l'avons vu précédemment ; *cf.* récapitulatif dans le tableau 2.22).

▶ La phase du déni (ou dénégation)

C'est la phase où l'endeuillé nie la réalité. Il a l'impression d'avoir en permanence le disparu à ses côtés (il se sent « ailleurs »). Il est incapable de prendre une décision.

Étude de cas : Monsieur X et sa fille

Monsieur X vient d'apprendre la mort de sa fille (16 ans) dans un accident. Il ne peut y croire malgré le constat. Depuis trois jours, il prépare le couvert pour elle et l'attend à la porte. Il a l'impression qu'elle va revenir à la maison, d'un instant à l'autre...

Explications : Ainsi, certains parents parlent des défunts sans trouble ni peine, comme s'il s'agissait d'étrangers. Très souvent, l'endeuillé se sent culpabilisé par rapport au défunt[27]. Il voudrait pouvoir revenir au temps où il était là (pour mieux vivre ensemble). C'est l'époque des pleurs, des cris, des nuits sans sommeil.

▶ La phase dépressive

C'est la prise de conscience du « *vide* » que la perte a laissé. On voit apparaître les sentiments suivants :

- tristesse, désespoir, détresse ;
- agressivité envers soi-même (avec culpabilité), parfois agressivité envers autrui (l'entourage !).

On remarque qu'il est important à ce stade de pouvoir pleurer, parler et partager sa tristesse.

▶ La phase de récupération

C'est la phase où l'endeuillé accepte la perte par :

- la prise en charge de soi ;
- la reconnaissance de soi, dans un sens positif.

La blessure se cicatrise : « le moi se retrouve libre et sans inhibition », dit S. Freud. Le défunt fait partie de l'histoire intérieure et n'empêche plus de vivre. Le deuil est accompli lorsque la personne est capable de se souvenir de façon réaliste des plaisirs et déceptions vécus avec le disparu. L'énergie sera de nouveau disponible pour d'autres attachements. La personne est même capable d'éprouver de la gratitude (que l'on appelle le ***cadeau***) envers le défunt. C'est un état de reconnaissance pour tout ce qu'il lui a procuré d'heureux et de bon dans sa vie (*cf.* le texte de R. Poletti à la fin du chapitre).

26. « Métapsychologie », in *Deuil et Mélancolie*, S. Freud, 1917.

27. Ceci est d'autant plus marqué lorsqu'il il s'agit d'une mort par accident, suicide, sida...

Tableau 2.22 – Les neufs étapes du travail de deuil selon E. Kübler-Ross (récapitulatif).

1. Le déni (ou dénégation)	C'est le refus d'une réalité douloureuse.
2. La colère	C'est le sentiment d'impuissance devant la réalité.
3. La tristesse	C'est le sentiment du vide créé par l'absence (elle engendre des pleurs).
4. La peur	C'est le sentiment de ne plus pouvoir créer de liens avec autrui.
5. Le marchandage	C'est la rationalisation.
6. L'acceptation	C'est intégrer la perte. Cela procure une paix extérieure et intérieure.
7. La création d'un nouvel attachement	Elle n'est possible que s'il y a eu acceptation de perte.
8. Le pardon	C'est le moment de détente profonde créant un état d'esprit nouveau.
9. La gratitude ou l'héritage	On découvre l'aspect positif de la perte. Ce que le disparu nous a apporté de « positif ».

Rôle de l'AS : le soutien à la famille ou à l'entourage endeuillé

L'AS devra développer certaines capacités ou attitudes humaines envers la famille du défunt.

– La capacité d'***attention***: l'AS aura un rôle essentiel d'accompagnement en montrant sa *disponibilité*, en étant *présent*.

L'AS, en fonction de sa situation, se demande souvent s'il faut « dire quelque chose » à une personne dans la peine. Parler comporte le risque de dire des paroles qui font mal ou sont maladroites. Se taire et s'abstenir peut laisser l'autre dans un isolement pénible. Il semble qu'au moment où l'on perd quelqu'un que l'on aimait, le moindre geste, la moindre parole d'affection est ressentie avec une grande reconnaissance. Oser exprimer sincèrement sa peine et sa compassion aidera la personne en deuil à se sentir moins isolée. Il faut avoir quelqu'un auprès de soi pour pouvoir pleurer.

– La capacité d'***écoute***: l'endeuillé a besoin d'écoute attentive, faite d'affection, de solitude et d'acceptation. La peine qui est la sienne a souvent besoin d'être communiquée, partagée. Le soignant qui accompagne doit avoir une très bonne capacité d'écoute. Pour cela, il faut :
  - laisser la personne endeuillée s'exprimer ;
  - aider l'encourage à parler ;
  - éviter les jugements de valeur ;
  - avoir une attitude de disponibilité qui incite à l'échange ;
  - être attentif au ressenti de l'endeuillé ;
  - avoir du respect pour sa manière de voir, de sentir, de croire ;
  - éviter les attitudes explicatives et interprétatives.

– La capacité d'***aide***: le soignant doit être capable d'offrir une aide pratique :
  - d'accompagner les familles ou de les conseiller lors des formalités ;
  - de les conduire vers une salle de repos, ou vers la chapelle de l'hôpital.

Le choix de l'aide dépend de la relation entre l'aidant et l'endeuillé, des circonstances de la mort, de l'âge des personnes, des directives reçues.

– La capacité d'***empathie***: c'est pouvoir imaginer ce que vit l'autre, pouvoir se mettre à sa place pour mieux le comprendre ***sans s'identifier à lui***. C'est être attentif à l'autre, lui laisser sa peine, ***sans vouloir la diminuer***.

– La capacité de ***patience***: les accompagnants les plus précieux sont ceux qui savent être patients. Le deuil est achevé lorsque les verbes se conjuguent de nouveau au futur, lorsque le mot « projet » reprend un sens. Ce sont également ceux qui offrent une présence paisible : ce n'est pas facile d'accompagner un endeuillé. La douleur de l'autre est difficile à supporter. La présence doit être proposée jamais imposée. Elle doit être protectrice, jamais étouffante.

Étude de texte[28] : « Trouver le cadeau »

Rosette Poletti invite les endeuillés, quand le temps est venu, à « trouver le cadeau ».

« Non pas que la mort et l'absence soient un cadeau. Mais, malgré la souffrance, reconnaître le cadeau que cette personne vous a fait durant sa vie, et même parfois l'intensité de l'affection partagée qui a pu se manifester dans les derniers moments (au moment du départ) peuvent être reconnus comme le cadeau ! Il est très délicat d'évoquer cet aspect du deuil, surtout trop tôt… Pourtant plus de monde qu'on ne pense se sent subrepticement envahi parfois par un élan de reconnaissance. D'ailleurs, les conversations familiales, les discours publics, se plaisent à souligner les qualités de la personne décédée et les services qu'elle a rendus à la communauté. On pourra rapprocher ces sentiments de *l'acceptation du mourant* ».

28. *L'Attachement, le deuil et la séparation* (extrait), Rosette Poletti (formatrice à l'École supérieure d'enseignement infirmier de Lausanne), 1999.

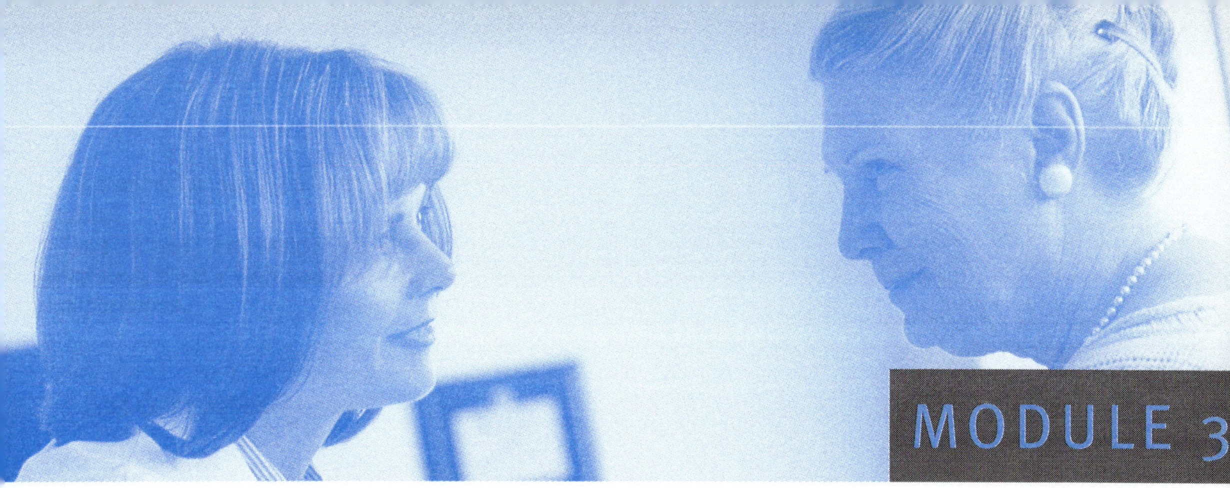

MODULE 3

Les soins

1 Notions élémentaires sur les principales pathologies

1 ▸ Pathologies médicales

1. Généralités

Le Robert définit la médecine comme étant « *une science, un ensemble de techniques et de pratiques ayant pour objet la conservation et le rétablissement de la santé. C'est également l'art de prévenir et de soigner les maladies de l'homme* ».

2. Les sciences fondamentales et les spécialités médicales

a. Les sciences fondamentales

Sont regroupées sous l'appellation ***sciences fondamentales*** l'ensemble des sciences permettant la connaissance et l'exploration du corps humain.

- ***L'anatomie*** : science descriptive du corps humain.
- ***La physiologie*** : science étudiant le fonctionnement normal des organes et des tissus.
- ***La biologie médicale*** : discipline comprenant la biochimie, l'hématologie cellulaire, la biologie moléculaire, la bactériologie, la virologie, la parasitologie.
- ***L'histologie et l'embryologie*** : études de la structure des tissus humains et du développement humain à partir d'une cellule.

b. Les spécialités médicales

Les spécialités médicales sont nombreuses et leur classification varie selon qu'est considérée :

- ***la nécessité de l'obtention d'un D.E.S.*** (Diplôme d'études spécialisées ; ou d'un Doctorat d'état, et de leur reconnaissance par l'Ordre des Médecins)
  → Allergologie, anesthésie – réanimation, cancérologie, gynécologie, etc. ;
- ***le lieu de pratique***
  → Médecine d'urgence, médecine du travail, radiologie, etc. ;
- ***le type de patient***
  → Obstétrique, pédiatrie, gériatrie, etc. ;
- ***l'organe ou l'appareil organique***
  → Cardiologie, pneumologie, rhumatologie, etc. ;
- ***l'affection***
  → Infectiologie, alcoologie, psychiatrie, toxicologie, etc. ;

3. Vocabulaire professionnel

L'utilisation d'une terminologie commune permet d'avoir un langage précis, connu de tous et facilitant la compréhension. Les principaux termes utilisés et à connaître sont :

- ***étiologie*** : étude des causes de la maladie ;
- ***physiopathologie*** : étude des troubles fonctionnels ;
- ***sémiologie*** : étude de l'ensemble des signes et symptômes traduisant la lésion d'un organe ou son dysfonctionnement. On parle également de « clinique » ;
- ***diagnostic*** : identification de la maladie après l'étude de la sémiologie décrite par le patient et des résultats paracliniques (des examens complémentaires sont réalisés pour confirmer les signes cliniques).

– Le ***diagnostic différentiel*** est la description des maladies présentant des signes proches ou similaires et qui pourraient entraîner une confusion.
– Le ***diagnostic thérapeutique*** est le traitement de la maladie.

2 ▸ Les pathologies chroniques

1. L'asthme

L'asthme fait partie des *syndromes* obstructifs expiratoires récidivants ou chroniques. Il est caractérisé par une dyspnée avec une expiration difficile et longue, associée à des râles sibilants (sifflants).

a. *Mécanisme*

On constate une ***inflammation*** des voies respiratoires (bronches, bronchioles). La contraction des muscles lisses (spasme et œdème) entraîne un trouble ventilatoire obstructif (T.V.O ; *cf.* Fig. 3.1 ci-après).

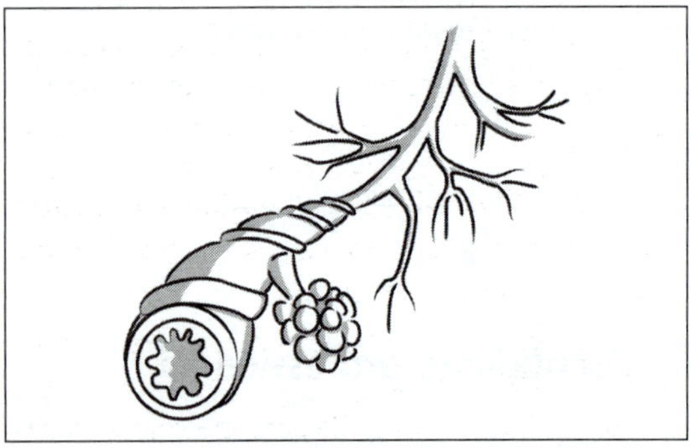

Fig. 3.1 – **Le phénomène inflammatoire de l'asthme au niveau des bronchioles.**

On constate une inflammation chronique des voies aériennes responsables de l'obstruction bronchique qui est due à l'implication de trois phénomènes.

- L'œdème de la muqueuse bronchique : œdème bronchique.
- La contraction des muscles bronchiques : bronchospasme.
- La sécrétion d'un mucus épais et abondant : hypersécrétion bronchique.

Ces trois phénomènes sont la cause de la dyspnée et de la difficulté à expirer.

b. *Symptômes*

La crise d'asthme est un tableau clinique aiguë dont la stratégie de prise en charge relève de l'urgence. Cependant, l'asthme nécessite un traitement de fond permanent et un traitement préventif des crises, ce qui explique son appartenance aux pathologies chroniques. La crise d'asthme se manifeste par :

- une dyspnée intense expiratoire, sifflante (accompagnée d'un battement des ailes du nez) ;
- la pâleur, les sueurs ;
- l'angoisse.

Puis la dyspnée se calme et apparaît :

- une toux qui évolue en deux temps :
  – d'abord sèche,
  – ensuite grasse et hypersécrétante ;
- une asthénie importante.

La crise d'asthme peut durer plusieurs heures. Elle est souvent nocturne. La personne n'a pas de fièvre.

c. *Causes*

On distingue plusieurs facteurs à l'origine de l'asthme.

▸ Des facteurs allergiques

L'asthme allergique est le plus fréquent (60 à 80 %). Sont mis en cause des allergènes inhalés par la personne : ce sont des acariens de la poussière de maison, des moisissures et, enfin, les pollens des arbres, des graminées et des herbacées. L'interrogatoire dans l'asthme allergique prend une place essentielle pour le diagnostic.

▸ Des facteurs non allergiques

- Facteurs ***génétiques***. L'origine héréditaire de l'asthme est certaine. On retrouve des prédispositions familiales à l'asthme.
- Facteurs ***environnementaux***. Il s'agit d'un environnement défavorable (ce sont surtout des facteurs favorisants) comme :
  – le tabagisme passif ;
  – l'habitat insalubre (poussières, humidité…) ;
  – l'inhalation de substances irritantes pour les voies respiratoires.

▸ Facteurs psychosomatiques

Le stress déclenché par des émotions fortes peut être responsable de l'installation de la maladie et doit donc être pris en considération. Par exemple, les : problèmes de l'enfance, le deuil, etc.

d. Traitement

▸ Le principe du traitement de la crise

Le patient est hospitalisé en cas de crise grave, soit en service de pneumologie, soit, en fonction de la gravité des troubles et des conséquences sur la fonction respiratoire, en réanimation.

La prise en charge thérapeutique est constituée :

- d'une base de béta 2 sympathomimétiques : Ventoline®, Bricanyl® en aérosol ou en injection sous cutanée ;
- d'une prise en charge antibiotique, si la cause du déclenchement de la crise est une infection ;
- d'une oxygénothérapie par sonde nasale.

▸ Le principe du traitement de fond

- Une prise en charge thérapeutique à bases de ***bronchodilatateurs*** :
  - bêta-2-stimulant (Ventoline®, Bricanyl®) ;
  - si nécessaire des antiinflammatoires (Bécotide spray®, Pulmicort®).
- Une ***désensibilisation*** si la cause est allergique (on parle de terrain atopique). Son principe repose sur l'injection répétée d'allergènes à doses croissantes qui favorisent la sécrétion d'anticorps par l'organisme du sujet. Elle permet de repérer, par une réaction immunitaire locorégionale, l'allergène responsable ce qui favorise son éviction.
- ***Des mesures d'éviction ou d'action sur l'environnement***. L'amélioration de l'environnement est à rechercher dans tous les cas. Cette action repose sur deux types de mesures d'éviction :
  - les mesures d'éviction des ***allergènes*** (par exemple, la lutte contre les acariens de la poussière de maison, etc.) ;
  - les mesures d'éviction des ***irritants bronchiques*** ;
  - lutte contre le ***tabagisme passif***, ***l'humidité*** de l'habitat, etc.
- ***La kinésithérapie et la gymnastique respiratoire***. Elles sont intéressantes car elles permettent :
  - le ***désencombrement***, qui libère les voies aériennes ;
  - le ***travail musculaire*** adapté, qui favorise une meilleure ventilation.

	Rôle de l'AS
	Après la prise en charge médicale de la crise d'asthme, L'AS doit :
R	– accueillir la personne ;
	– la mettre en confiance (car elle est stressée, angoissée) ;
C	– l'installer confortablement en position demi assise ;
S	– apprécier l'état de fatigue (faciès, mobilité, expression…) ;
	– assurer les soins de surveillance de la fonction respiratoire (*cf.* module 2) ;
	– lui proposer les objets de 1re nécessité (sonnette, téléphone.) ;
H/C	– réaliser les soins d'hygiène nécessaires ;
	– lui proposer à boire régulièrement ;
S	– faire les transmissions écrites et orales ;
	– participer à la « démarche éducative » de la personne et notamment en rappelant les informations relatives aux règles d'hygiène de vie.

▸ L'éducation du patient

L'éducation du patient s'effectue en étroite collaboration avec l'infirmier(ère). Elle a pour buts de rendre le patient autonome dans la gestion de sa pathologie et de lui faire prendre conscience des modifications éventuelles à adopter dans son hygiène de vie et ses comportements pour éviter les risques de crise. Les principaux thèmes abordés doivent permettre au patient de :

- connaître la maladie et repérer les signes cliniques de la crise d'asthme ;
- connaître l'intérêt du traitement médicamenteux et son observance ;
- savoir utiliser efficacement les appareillages dont il va avoir besoin (aérosol, peak-flow, etc.) ;
- lutter efficacement contre les facteurs déclenchant la crise en l'orientant sur les règles d'hygiène de vie :
  - sevrage tabagique si besoin,
  - hygiène domestique dans le choix des produits ménagers (sans vaporisateur), l'éviction si possible des animaux, la diminution de la présence de poussière, etc.,
  - lutte active contre les agents allergisants comme les acariens, les moisissures, les produits chimiques, certains aliments etc.

2. Le diabète

Le diabète est une maladie liée à un dysfonctionnement du pancréas provoquant des troubles dans le métabolisme du glucose, soit par déficit, soit par diminution de la sensibilité à l'insuline.

a. *Mécanisme*

Le diabète est une maladie métabolique, dont le symptôme majeur est l'***hyperglycémie***. Il s'agit d'une accumulation du glucose dans le sang qui n'a pas pu pénétrer les cellules de l'organisme du fait de la carence en insuline. Le taux de glycémie dans le sang est supérieur à 1,80 g/L (11 mmol/L).

Puis le glucose passe dans les urines, on retrouve donc une ***glycosurie*** responsable d'une élimination excessive par le rein ***(polyurie)*** et une compensation de cette perte par un besoin important d'eau ***(polydipsie)***.

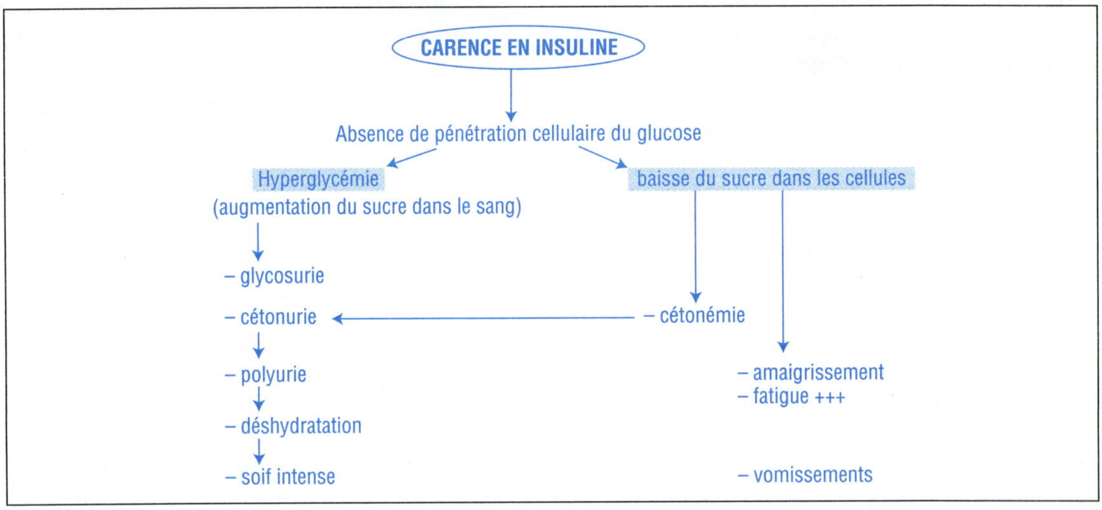

FIG. 3.2 – **Le mécanisme et les signes du diabète.**

b. *Types*

On identifie deux sortes de diabète.

• Le diabète de ***type 1***, ou diabète ***insulinodépendant (dit maigre)***

Dans ce diabète, le pancréas ne sécrète plus d'insuline du fait d'une altération des cellules béta de Langherans : on parle de diabète insulino-prive ou insulino-dépendant. Ce diabète apparaît chez le sujet jeune.

• Le diabète de ***type 2***, ou diabète ***non insulino-dépendant (dit gras)***

Dans ce diabète, l'insuline est sécrétée mais son action au niveau des cellules hépatiques, musculaires ou graisseuses est diminuée. On parle de résistance à l'action de l'insuline sur les cellules, c'est le diabète insulino-résistant. Il survient chez le sujet obèse de plus de 40 ans.

c. *Symptômes*

Tableau 3.1 – Les symptômes du diabète.

Diabète de type 1	Diabète de type 2
– Début ***brutal*** de la maladie. – ***Hyperglycémie*** du diabétique qui se manifeste par : • la soif ; • la polyurie ;	– Début plus ***lent*** et ***insidieux*** de la maladie. – ***Microangiopathie*** : atteinte des petits vaisseaux sanguins affectant les yeux, les reins, le système nerveux. – ***Macroangiopathie*** : atteinte des vaisseaux de gros calibres (athérosclérose, HTA).

Tableau 3.1 – Les symptômes du diabète. *(Suite)*

Diabète de type 1	Diabète de type 2
• la polydipsie ; • l'amaigrissement rapide ; • la fatigue ; • la faiblesse musculaire ; • les malaises ; • les nausées.	– Les symptômes typiques (soif, polyurie, amaigrissement important…), qui n'apparaissent qu'au stade avancé de ce diabète.

d. *Complications à court terme*

• L'hypoglycémie

L'hypoglycémie correspond à une **chute rapide du taux de glucose** dans le sang par **un excès d'insuline circulante**.

Elle peut être provoquée par différents facteurs (*cf. Tableau 3.2*)

Tableau 3.2 – Les causes de l'hypoglycémie dans le diabète.

Pour le diabétique du type 1	Pour le diabétique de type 2
– Erreur dans le dosage du traitement par insuline (erreur d'adaptation à l'effort ou de manipulation).	– Surdosage en antidiabétiques oraux.
– Alimentation trop faible en glucides ou oubli ou retard d'une collation…	
– Émotion, stress…	– Émotion, stress
– Interférence avec certains médicaments.	
– Consommation d'alcool.	

Les signes essentiels d'alerte de l'hypoglycémie sont :

- les tremblements ;
- les sueurs ;
- les sensations douloureuses de faim ;
- la tachycardie ;
- les troubles de la conscience.

Il est urgent d'alerter l'infirmier(ère), de contrôler la glycémie et de « ***resucrer*** » la personne par la manière adaptée à son cas :

- en cas de malaise, l'hypoglycémie se traite par le patient lui-même qui absorbe tout de suite un sucre dit rapide (ayant un goût sucré) ;
- en cas d'hypoglycémie avec perte de connaissance, il ne faut jamais donner de sucre par la bouche (risque de fausses-routes) mais perfuser en glucose ;
- si la personne est dans l'incapacité d'avaler, le médecin doit lui faire une injection de **glucagon**, une hormone qui libère le glucose contenu dans le foie sous forme de glycogène.

Rôle de l'AS lors d'un malaise hypoglycémique

Il faut conseiller « au sujet à risque » de prendre trois morceaux de sucre à conserver dans une poche, sous emballage individuel et de les absorber rapidement aux premiers « signaux d'hypoglycémie ». C'est l'un des traitements immédiats les plus efficaces. Un verre de limonade, ou de nombreux autres produits sucrés, sont également efficaces.

Les signes du malaise ne vont pas disparaître tout de suite. ***Il faut au moins attendre dix minutes.*** Toutefois, il faut signaler que prendre du sucre en plus grande quantité n'accélèrera pas le retour à la normale mais risque de faire monter la glycémie beaucoup plus haut dans l'heure ou les heures qui suivent.

Un complément de glucide d'absorption plus lente (fruit, biscuit, etc.) peut être utile si la personne est loin d'un repas.

• L'acidocétose (le coma acidocétosique)

Il s'agit d'une conséquence de la ***carence totale en insuline***. Sa cause en est un besoin accru en insuline provoqué par une infection, un traumatisme, etc. Elle survient principalement chez le diabétique de type 1 qui n'a pas équilibré son taux d'insuline.

C'est une aggravation de l'hyperglycémie avec glycosurie, soif intense et déshydratation, accompagné d'une fatigue intense. Le signe d'alerte est la perception d'une odeur acétonémique de l'haleine de la personne. L'absence de traitement peut conduire au coma.

Les patients ont appris à corriger eux-mêmes ces débuts d'acidocétose en pratiquant des *suppléments d'insuline.*

• Le coma hyperosmolaire

Ici, l'hyperglycémie massive est déclenchée par une déshydratation majeure induite par la glycosurie, responsable de pertes rénales massives en eau et électrolytes (dont la répercussion est la déshydratation). Sa cause peut en être la prise de traitement diurétique, de corticoïde, la fièvre…

e. Les complications à long terme pour les deux types de diabète

• ***Les complications microangiopathiques*** : conséquence de l'altération des petits vaisseaux par l'hyperglycémie. Les organes les plus touchés sont :
- les yeux (rétinopathie) ;
- les reins (néphropathie, insuffisance rénale) ;
- le système nerveux végétatif entraînant des troubles viscéraux (gastriques, vésicaux, génitaux, etc.).

• ***Les complications macroangiopathiques*** : conséquence de l'atteinte des gros vaisseaux par l'hyperglycémie. Il y a :
- ***athérosclérose*** responsable de l'*artérite des membres inférieurs* (c'est une cause principale d'amputation des membres inférieurs), des affections coronariennes, des accidents vasculaires cérébraux ;
- ***hypertension artérielle***.

• ***Les complications neurologiques*** : l'atteinte du système nerveux sensitif est responsable de neuropathies, notamment une altération de plusieurs nerfs, la polynévrite entraînant des troubles sensitifs et/ou moteurs dont la complication la plus redoutée est le mal perforant plantaire (pied diabétique). Les lésions atteignent alors tous les plans du pied, creusant jusqu'à l'os. La perte de sensibilité du patient rend indolore cette lésion. D'où l'intérêt systématique d'une surveillance quotidienne et d'une éducation d'hygiène de vie pour prévenir ce mal.

f. Le traitement

• Prise en charge ***thérapeutique***
- à base d'insuline : l'insulinothérapie pour le diabète de type 1 ;
- à bases d'hypoglycémiants oraux pour le diabète de type 2.

• Prise en charge ***diététique***

Il s'agit d'adapter au patient un régime dont l'apport en hydrates de carbones est contrôlé. La diététique est en fait axée sur deux objectifs majeurs :
- la ***régularité*** de l'alimentation, puisqu'elle évite la variabilité des besoins en insuline d'un jour à l'autre ;
- la ***répartition*** de l'alimentation, pour ne pas s'exposer aux « trous » glucidiques survenant en particulier vers 11 h 30 et 2 h du matin. Elle se fait habituellement en trois repas, le petit déjeuner, le déjeuner et le dîner et deux à trois collations. La répartition des ***hydrates de carbone*** peut se faire selon la répartition suivante :
  - → petit déjeuner : 20 %
  - → collation de milieu de matinée : 10 %
  - → déjeuner : 30 %
  - → goûter : 10 %
  - → dîner : 30 %
- le ***choix des glucides*** : pour vivre normalement, un diabétique doit pouvoir choisir des aliments qui lui font plaisir, y compris des glucides. *Il n'y a pas de sucres interdits dans le diabète. Il y a des sucres à surveiller.*

g. Conseils d'hygiène de vie

• Éviter le stress, se reposer.

• Arrêter le tabac.

• Pratiquer une activité physique régulière et modérée.

• Adopter des principes d'hygiène rigoureuse, du fait d'un risque élevé d'altération de l'état cutané.

• Faire une toilette corporelle quotidienne et, après des efforts intenses, veiller au séchage et inspection de l'état cutané à la recherche de rougeurs, ampoules, lésions… en insistant sur les pieds.

• Surveiller ses pieds, porter des chaussures confortables à semelles épaisses et éviter la compression du pied, vérification des ongles, des espaces interdigitaux pour dépister une mycose, une lésion, etc.

• Port de vêtements amples pour éviter les frottements et l'humidité.

Rôle de l'AS dans l'éducation du patient diabétique

Les conseils d'hygiène des pieds

Ce qu'il faut faire…

– Laver ses pieds tous les jours et bien sécher entre les orteils.
– Changer de chaussettes et chaussures chaque jour.
– Examiner quotidiennement ses pieds et ses orteils à la recherche d'une quelconque lésion.
– Choisir des chaussures à sa pointure et confortable.
– Entretenir les ongles (avec des limes douces en carton).

Ce qu'il faut éviter…

– Prendre un bain corporel prolongé ou dans une eau très chaude.
– Avoir les pieds humides.
– Porter des matières synthétiques.
– Choisir des chaussettes trop serrées.
– Marcher pieds nus.
– Négliger les lésions du pied (par exemple : mycoses, cors, crevasses, durillons…).
– Mettre de la pommade entre les orteils.

Procédure

R – Participer en collaboration avec l'infirmier(ère) à l'accueil et à l'information du patient.
C – Installer le patient et s'enquérir de ses habitudes de vie (hygiène, alimentation, etc.).
C – Installer confortablement le patient (position semi assise, draps bien tirés…) et mettre à sa portée les objets de 1re nécessité.
S – Observer le patient et relever les données appréciant :
• l'état cutané (intégrité et hydratation) ;
• la fonction d'éliminer ;
• la fonction cardiorespiratoire.
– Signaler immédiatement tout malaise ou anomalie.

Efficacité

– Participer avec l'infirmier(ère) au bilan.
– Débuter une diurèse.
– Réaliser les contrôles des urines par l'analyse à bandelettes pour recherche d'une glycosurie ou d'une acétonurie.
– Faire boire régulièrement le patient.
H – Veiller à l'hygiène de l'environnement (propreté du lit, de la literie, de la chambre.).
E – Participer à la démarche éducative du patient par :
• la surveillance et les conseils en matière d'*hygiène alimentaire* ;
• la surveillance et les conseils en matière d'*hygiène corporelle.* Elle permet à la peau de mieux assurer ses fonctions et procure un bien-être et participe aussi à la prévention de l'infection, ce qui revêt une grande importance particulière chez le diabétique. L'hygiène corporelle se réalise par la douche ou le bain à l'eau et au savon. Les pieds sont particulièrement exposés aux irritations et aux infections. L'AS doit conseiller au patient diabétique d'effectuer chaque jour un lavage simple mais soigneux.

3. La maladie d'Alzheimer

La maladie d'Alzheimer touche aujourd'hui en France environ près de 500 000 personnes de plus de 65 ans. Les symptômes de début sont si insidieux que rien de vraiment anormal n'est décelé. C'est une maladie neurologique représentant la cause la plus fréquente des ***syndromes démentiels dégénératifs*** (la démence). La démence est un syndrome caractérisé par :

- l'existence de ***troubles mnésiques*** ;
- une diminution des capacités intellectuelles pouvant mettre en jeu l'insertion sociale de la personne ;
- une dégradation des capacités cognitives.

a. Mécanisme et symptômes majeurs

On observe une dégénérescence lente et progressive des cellules nerveuses qui est irréversible. La cause est encore mal élucidée.

Les symptômes majeurs sont les ***troubles mnésiques*** associant la perte de mémoire et la désorientation spatio-temporelle.

▶ La perte de mémoire

Elle évolue dans le temps en plusieurs stades et touche de nombreux domaines.

- ***L'oubli des faits***
  - *1er stade* : la personne atteinte de cette maladie commence à oublier de plus en plus de faits récents. Par exemple : éteindre la cuisinière, fermer le robinet, fermer la porte à clé ; l'endroit où elle a laissé sa voiture…
  - *2e stade* : la personne oublie ses rendez-vous, des coups de téléphone, des visites… Elle pose plusieurs fois la même question, pour en oublier aussitôt la réponse… À ce stade, la personne a toujours son « jugement » et prend conscience que son état se dégrade, ce qui entraîne une grande souffrance.
  - *3e stade* : le trouble de mémoire est total. C'est l'amnésie qui perturbe la vie quotidienne et la vie sociale du malade et de la famille.
- ***L'oubli des personnes***
  - *1er stade* : le malade oublie l'identité des amis, des collègues de travail.
  - *2e stade* : le malade oublie l'identité des membres de la famille (les moins proches puis les proches).
  - *3e stade* : le malade ne connaît même plus sa propre identité (c'est le vide total…).
- ***L'oubli des dates, des événements*** (des notions abstraites)

La personne atteinte de la maladie d'Alzheimer oubliera complètement les dates importantes qui agrémentent la vie (fête de Noël, de Pâques, anniversaires, fêtes de famille…).

- ***L'oubli des besoins fondamentaux***

La personne oublie ses besoins fondamentaux (besoin de manger, en particulier), elle oublie de s'approvisionner et ne saura plus cuisiner. Elle oublie même avoir mangé.

▶ La désorientation spatio-temporelle

La perte de mémoire désoriente la personne atteinte de la maladie d'Alzheimer. Elle est désorientée dans le temps et l'espace, elle va jusqu'à se perdre dans sa propre rue (par exemple : elle ne sait plus où elle se trouve, comment elle s'est rendue là, ni comment rentrer chez elle).

b. Évolution de l'ensemble des symptômes

Selon certaines praticiens, l'évolution de l'ensemble des symptômes peut être caractérisée par quatre lettres, les quatre A : Amnésie, Aphasie, Agnosie et Apraxie.

- ***Amnésie*** : la mémoire est en premier lieu atteinte, avec l'impossibilité pour la personne de mémoriser de nouveaux événements.
- ***Aphasie*** : des troubles du langage apparaissent ensuite et rendent la communication difficile ; la personne oubliera des mots faciles ou y substituera des mots inappropriés.
- ***Apraxie*** : la maladresse gestuelle.
- ***Agnosie*** : la personne ne reconnaît plus son entourage. Dans un état de profonde confusion mentale, elle peut adopter des attitudes d'indifférence, de mutisme ou d'agressivité (l'***état grabataire*** est inévitable à terme).

Exemple : Léopoldine, atteinte de la maladie d'Alzheimer

Léopoldine, 70 ans, était une femme active. Elle a travaillé jusqu'à l'âge de 60 ans (secrétaire médicale). Après son départ à la retraite, son mari est décédé. Léopoldine est allée habiter chez sa fille. Dans un premier temps, celle-ci a constaté que sa mère oubliait tous ses rendez-vous (médicaux, avec ses amis…). Elle lui faisait noter ceux-ci sur un carnet mais, progressivement, elle oubliait aussi de « noter ». Dans un deuxième temps, Léopoldine a oublié les noms de ses collègues de travail, puis de ses ami(e)s et des dates importantes (anniversaires et fêtes). Puis dans un troisième temps, en début d'année, elle en est arrivée à oublier de déjeuner. Sa fille savait que sa mère avait la maladie d'Alzheimer mais, travaillant loin de son domicile, elle ne pouvait s'occuper d'elle. Or un événement a nécessité une hospitalisation d'urgence. La nuit dernière, Léopoldine a été ramenée par les pompiers. Elle se promenait au bord de la Seine à 3 h du matin. Léopoldine ne savait ni d'où elle venait, ni où elle allait… Elle était incapable de dire son nom et n'avait plus mangé depuis quelques jours. Elle pleurait. Léopoldine a été hospitalisée le 16 décembre à la demande de sa fille.

c. Complications

L'évolution de la maladie influe sur la capacité du patient à maintenir un niveau d'autonomie suffisant pour lui permettre d'assurer les gestes de la vie quotidienne. Aux stades tardifs, le malade est très dépendant et sont visible des troubles du comportement. Six troubles sont fréquents :

- ***troubles affectifs*** (indifférence, absence d'émotion, etc.) et ***dépression*** (anxiété, troubles de l'humeur, etc.) ;
- ***irritabilité et agressivité*** ;
- ***délire*** ;
- ***comportement de déambulation et fugues*** ;
- ***existence de cris immotivés*** ;
- ***incontinence sphinctérienne***.

d. Traitement

Le traitement repose sur une prise en charge thérapeutique et une prise en charge dans les actes quotidiens, adaptée à la sévérité du handicap et à l'autonomie de la personne.

▸ La prise en charge thérapeutique

La prise en charge a une influence importante sur l'évolution de la maladie. Il n'existe pas de traitement préventif mais quelques médicaments sont capables de limiter l'aggravation.

- Aricept®
- Exelon®
- Réminyl®

▸ La prise en charge au quotidien en fonction de l'autonomie de la personne

- Mettre en œuvre les aides nécessaires pour maintenir la personne au domicile en lui permettant de réaliser les gestes de la vie quotidienne grâce à des :
  - aides à domiciles ;
  - auxiliaires de santé ;
  - assistantes sociales, etc.
- Proposer des structures d'accueil alternatives, telles que :
  - un centre d'accueil de jour qui propose à la personne des activités favorisant la communication et la créativité ;
  - un hôpital de jour dans une structure médicalisée permettant à la personne d'accomplir des actes visant le maintien de son autonomie physique et psychique.

L'accueil peut être temporaire pour permettre à la famille d'être libérée durant une période, de la charge et la surveillance du parent malade.

- Proposer un placement en institution

Ce type d'établissement médicalisé assure la prise en charge globale de la personne mais oblige la famille à se séparer du parent.

	Rôle de l'AS dans la prise en charge d'un patient atteint de la maladie d'Alzheimer
HCSR	– Chercher à satisfaire les différents besoins fondamentaux de la personne.
R	– Faciliter la communication en utilisant des phrases simples, claires, faciles à comprendre et en parlant lentement.
R	– Eviter les situations qui stressent et mettre en confiance la personne dans tous les actes de la vie quotidienne.
R	– Respecter des rituels (par exemple : poser les vêtements bien en vue avant l'habillage, tirer les rideaux avant le sommeil, etc.). – Respecter l'heure du coucher, du réveil, l'usage ou non des oreillers.
C	– Proposer les objets de 1re nécessité et lui répéter souvent leur usage, leur manipulation.
S	– Effectuer les gestes toujours dans le même ordre, afin de lui donner des repères.
R	– Décrire les actions qu'elle fait et accompagner le mouvement (par exemple : « vous allez mettre la jambe gauche du pantalon »).
R	– Favoriser les activités créatives et favorisant la communication.
S	– Faire les transmissions.

4. Le SIDA

Le SIDA (***Syndrome d'immunodéficience acquise***) est une maladie du système immunitaire due à la contamination par le VIH (***Virus de l'immunodéficience humaine***).

a. Mécanisme

Le virus VIH est à l'origine d'une infection responsable d'une disparition progressive des défenses immunitaires du sujet évoluant sur plusieurs années et qui se traduit par l'apparition d'une pathologie dont le stade terminal est le SIDA.

b. Modes de transmission

La contamination est exclusivement interhumaine car le VIH est très fragile dans le milieu extérieur. Les voies de contaminations du VIH sont :

- ***la voie sexuelle*** : la communauté homosexuelle est la plus touchée par l'infection mais la propagation hétérosexuelle du virus progresse ;
- ***la voie sanguine*** selon plusieurs modalités :
  - échange de seringues souillées entre toxicomanes ;
  - transfusion ou greffe d'organe. Mais depuis l'instauration d'un dépistage systématique obligatoire en 1985, cette voie de contamination est peu fréquente ;
  - accidents professionnels entraînant une lésion cutanée provoquée par un objet piquant ou tranchant souillé du sang d'un patient infecté ;
- ***la voie transplacentaire*** : contamination de la mère au fœtus.

c. Évolution et symptômes associés

L'infection par le VIH évolue en deux phases.

- ***La primo-infection***

Elle peut donner des signes cliniques quelques semaines après le contact. Ces signes restent inaperçus dans 80 % des cas. Il s'agit d'un ***état pseudogrippal*** avec fièvre modérée, ganglions, parfois légère éruption. ***Dès la primo-infection***, le sujet est porteur du virus, donc ***contaminant***. Des tests immunologiques permettent de rechercher la présence d'anticorps anti-VIH dans le sang. Cette séroconversion, c'est-à-dire le fait de passer de la séronégativité à la séropositivité a lieu environ trois semaines à six mois après le contact. Un individu est dit séropositif lorsqu'il est porteur de ces anticorps, attestant la primo-infection. À ce stade, la maladie est latente et asymptomatique. Cette phase de séropositivité peut durer plusieurs années (deux à dix ans).

- ***La maladie déclarée (sida-maladie)***

L'apparition des signes cliniques annonce l'entrée du patient dans un stade évolutif de la maladie. Les premiers signes, ***adénopathies***, ***réactions inflammatoires***, ***affections cutanéo-muqueuses***, s'aggravent peu à peu. On voit apparaître des ***infections opportunistes*** pulmonaires, digestives puis des maladies malignes qui entraînent le décès en quelques années, malgré les traitements qui ne peuvent, actuellement, que reculer l'échéance fatale. L'évolution des signes cliniques est parallèle à la diminution du taux des lymphocytes T4 dans le sang du sujet.

d. Traitement

Le traitement du sida a deux objectifs :

- tenter de limiter la multiplication du virus en associant les antiviraux : c'est la ***trithérapie précoce*** ;
- lutter contre les conséquences de la chute immunitaire que sont les maladies opportunistes, les tumeurs et la détérioration de l'état général.

5. Le cancer

a. Mécanisme

Le cancer a pour point de départ l'appareil génétique de la cellule. Il correspond à la ***multiplication anarchique*** de ***certaines cellules anormales*** de l'organisme Ces cellules anormales, dotées d'une capacité de multiplication rapide, se développent donnant naissance à une formation tissulaire appelée ***tumeur maligne***.

La plus grande partie de l'évolution naturelle d'un cancer a lieu sans que ni l'individu porteur, ni le médecin ne puissent évoquer le diagnostic, c'est-à-dire jusqu'à ce que la tumeur devienne visible, perceptible aux examens d'imagerie, jusqu'à ce qu'elle mesure environ 1 cm (elle possède alors 1 milliard de cellules).

La biopsie, prélèvement d'un fragment de tissu en vue d'un examen anatomo-pathologique, permet de diagnostiquer le cancer et d'en préciser les formes histologiques selon le tissu atteint et d'en apprécier le degré de malignité.

b. Caractéristiques de la tumeur

La tumeur cancéreuse évolue et son ***extension*** oriente le traitement et précise le ***degré de malignité*** (gravité). Ainsi, on trouve quatre étapes principales dans la progression de la tumeur :

• la tumeur est de volume variable mais reste localisée à l'organe : ***tumeur non infiltrante*** qui développe un cancer primitif = ***cancer in situ*** ;

• la tumeur envahie les tissus voisins = ***tumeur infiltrante = cancer invasif***.

• les cellules tumorales ont infiltré le système lymphatique et envahissent les ganglions : soit le ganglion réagit par une réaction de défense (perception de ganglions satellites), soit les ganglions sont envahies par les cellules tumorales (on parle de ganglions néoplasiques = adénopathies et lymphangites carcinomateuses).

• Les cellules tumorales ont infiltré les vaisseaux et les voies lymphatiques et disséminent le cancer à d'autres organes non contigus du point de départ = ***métastase***.

c. Facteurs à risques

Malgré les progrès thérapeutiques de ces dernières années, le cancer reste une maladie grave, souvent incurable et responsable de séquelles sévères chez les sujets guéris. Or les études épidémiologiques scientifiques permettent de dire que le cancer pourrait parfois être évité, d'où l'importance des politiques de prévention mises en place par les pouvoirs publics.

▶ Les principaux facteurs de risque

• ***Le tabac***

Le tabac est la cause de cancer la plus importante à l'heure actuelle. Un lien indiscutable a été établi par l'épidémiologie et par la biologie, avec les cancers des poumons, de la sphère ORL, de la vessie et du pancréas. Ces cancers restant exceptionnels chez les non fumeurs.

• ***L'alcool***

La consommation d'alcool en parallèle du tabac, augmente l'effet du tabac pour un certain nombre de cancers, notamment ceux de la sphère ORL.

• ***Les substances cancérogènes***

Certains produits chimiques, dérivés du pétrole ont une cancérogénicité avérée : l'arsenic et ses composés, les aflatoxines, le benzène, la production d'aluminium, celle de coke, l'industrie du caoutchouc…

• ***Le rayonnement solaire***

Les ultraviolets sont à l'origine de deux types de cancers :

- ***les cancers épidermoïdes*** (baso- et spino-cellulaires) ils touchent plus souvent les sujets âgés ou exposés très régulièrement au soleil (agriculteurs, marins pêcheurs). Ce sont les cancers de la peau les plus fréquents, mais moins, voire peu dangereux ;
- ***les mélanomes*** touchent les sujets plus jeunes, de teint clair. Le dépistage précoce et l'ablation totale constituent les seules garanties de guérison.

• ***Les prédispositions génétiques***

Certaines formes de cancers ont un contexte génétique : certains cancers coliques familiaux, cancers mammaires, cancers endocriniens, certaines formes de cancers de l'enfant.

d. Traitements

▶ La prise en charge thérapeutique

Les différents modes de prise en charge thérapeutiques du cancer permettent de proposer les meilleures solutions aux patients pour tenter de vaincre le cancer.

La décision est pluridisciplinaire (médecins, cancérologues, chirurgiens, réanimateurs, etc.) et dépend du bilan d'extension, de la classification anatomo-pathologique de la tumeur, de l'état général du patient.

▶ Les principaux moyens thérapeutiques

• ***La chirurgie***. Il s'agit d'un traitement locorégional, qui peut être :

- *limité*, et le but est de limiter la mutilation (exérèse de la tumeur et d'une bande de sécurité) ;
- *radical*, il s'agit de pratiquer l'exérèse de la tumeur et de l'organe (avec ou non un curage ganglionnaire). Le but est d'apporter un moyen thérapeutique curatif après plusieurs tentatives de traitement médical dans les cas de récidive et des métastases.

• ***La radiothérapie*** est une méthode de traitement locorégional, utilisant les rayonnements ionisants. Elle peut être :

- *externe* et la source d'irradiation est située à l'extérieur du malade (appareils à RX, source de Cobalt, accélérateurs) ;

– *par curiethérapie,* où les sources radioactives sont placées à l'intérieur de l'organisme.

• ***La chimiothérapie*** : il s'agit d'un traitement médical qui s'attaque aux cellules tumorales. Son objectif est de les tuer et d'enrayer leur prolifération.

• ***L'hormonothérapie*** : est utilisée pour les cancers hormono-dépendants (sein, prostate).

• ***L'immunothérapie*** : leur utilisation dépend de l'effet antitumoral qu'ils produisent sur certains types de cancers (rein).

• ***La vaccinothérapie*** : thérapie actuellement en cours d'expérimentation.

La prise en charge des effets secondaires

Les traitements sont lourds de conséquences et nécessitent des prises en charge spécifiques.

• ***Prise en charge post-chirurgicale*** : suivi des appareillages (stomie, plastie, sondage, etc.), rééducation phonique, etc.

• ***Prise en charge conséquente aux chimiothérapies*** : troubles hématologiques, digestifs, neurologiques, cutanéo-muqueux, rénaux, fatigue, etc.

• ***Prise en charge post-irradiation*** : fatigue, troubles digestifs, troubles cutanéo-muqueux, etc.

La prise en charge psychologique

Le cancer est une ***épreuve bouleversante*** pour le patient et son entourage, qui touche tous les aspects de la vie et la considération qu'a la personne de son corps malade, souffrant. C'est une crise existentielle qui ***remet en cause les valeurs et la philosophie*** de vie du patient et de son entourage, se pose alors les questions du sens donné à la santé, à la souffrance, à la maladie et, bien sûr, à la mort.

Le patient devra également faire face aux modifications corporelles, à la perturbation de la vie familiale, de l'environnement professionnel, des amis, des voisins, etc.

Les principaux symptômes observés chez les patients sont des ***manifestations d'anxiété*** ou de ***dépression modérée,*** des ***troubles relationnels*** (irritabilité, conflits) et du ***comportement*** (refus de soin), des ***préoccupations corporelles excessives,*** des ***difficultés de réinsertion.***

Les soignants doivent avoir une attitude juste, proposant une écoute attentive, ne cherchant pas à rassurer systématiquement mais à clarifier les enjeux des examens, des traitements, afin de permettre à la personne de retrouver un équilibre entre sa vie et sa maladie.

Rôle AS, savoirs procéduraux dans le cadre d'une maladie chronique

Préambule pour tous les savoirs procéduraux

La circulaire du ***19 janvier 1996***, relative au rôle et aux missions des AS et des AP dans les établissements hospitaliers, précise que les compétences des AS sont orientées autour de plusieurs axes :

- collaboration dans les soins d'hygiène et de confort ;
- collaboration dans l'aide apportée aux patients ;
- collaboration dans l'hygiène de l'environnement ;
- collaboration dans la surveillance des enfants et des adultes reposant sur des observations permettant d'identifier les modifications de l'état de santé et du comportement de la personne.

Les AS[1] sont ***associés dans l'élaboration des projets de soins*** des patients et l'organisation du travail leur permet d'assurer des soins et de ***développer leur capacité d'initiative***.

L'AS participe en collaboration avec l'infirmier(ère) qui l'encadre et dans les limites de la qualification reconnue du fait de sa formation :

- aux soins liés aux fonctions d'entretien et de continuité de la vie et visant à compenser partiellement ou totalement un manque ou une diminution d'autonomie d'une personne ou d'un groupe de personne. (article 3) ;
- à identifier les risques et à assurer le confort et la sécurité de la personne et de son environnement et comprenant son information et celle de son entourage. (article 5).

Objectifs des soins

Les soins mis en œuvre en collaboration et sous la responsabilité de l'infirmier(ère) ont pour objectifs :

- d'assurer l'accueil et d'instaurer un climat de confiance avec la personne soignée et son entourage ;
- de veiller au confort et à l'installation de la personne ;
- de participer au recueil d'informations susceptibles de concourir à la connaissance de l'état de santé de la personne et de son évolution du fait de la chronicité de la pathologie ;
- de collaborer à l'appréciation des principaux paramètres vitaux (*cf.* Module 2) ;
- de participer à l'évaluation du degré de dépendance de la personne ;
- de participer au dépistage et à la prévention des complications éventuelles, liées à l'altération de l'état général de la personne, à son handicap, à la complexité du traitement, etc. ;
- de participer à l'évaluation de la douleur ;

1. Code de la santé publique, Décret du 29 juillet 2004 relatif aux actes professionnels et à l'exercice de la profession infirmier(ère).

- d'assurer les soins liés aux fonctions d'entretien et de continuité de la vie visant à compenser partiellement ou totalement un manque ou une diminution d'autonomie (hygiène, alimentation, élimination, etc.) ;
- de participer à la démarche éducative et au projet de soins mis en œuvre par l'équipe soignante en vue de la réinsertion de la personne malade et de la gestion de sa maladie ;
- de contribuer au dépistage des modifications du comportement et des préoccupations du patient n'acceptant pas le changement de son état de santé.

3 ▸ Les pathologies aiguës

1. L'infarctus du myocarde

L'infarctus est une *nécrose* d'une partie du muscle cardiaque d'origine *ischémique.* C'est une urgence car le risque de décès par arrêt cardiaque est très important. Dès l'apparition de symptômes, il faut consulter un médecin.

a. Mécanisme

L'infarctus du myocarde est du à l'occlusion d'une artère coronaire provoquée par la formation d'un thrombus dans des vaisseaux coronariens modifiés par une plaque d'athérome.

La plaque d'athérome entraîne une diminution de la lumière de l'artère. Ce qui provoque un ralentissement du débit sanguin et la formation d'un thrombus qui obstrue totalement l'artère.

Le myocarde en aval du vaisseau obstrué n'est plus suffisamment vascularisé provoquant une ischémie[2] circonscrite qui aboutira en 3 à 6 heures à une nécrose irréversible du tissu myocardique.

b. Symptômes

Le signe clinique essentiel est la ***douleur thoracique rétro sternale***. Les autres singes de l'infarctus sont :

- sueurs, pâleur ;
- chute de la tension artérielle, dyspnée ;
- nausées, hoquet, vomissements ;
- sensation de peur, d'angoisse ;
- agitation ;
- fièvre : elle apparaît au bout de 24 h à 48 h ; la température s'élève autour de 38° C à 39° C ; elle revient à la normale vers le 8e ou 10e jour ;
- dyspnée.

c. Caractéristiques

La douleur est brutale, souvent déclenchée à l'effort, mais elle peut apparaître aussi au repos ; elle a les particularités suivantes.

- *Violente et intensive* (en coup de couteau).
- *Constrictive* : elle donne une impression d'étau, d'écrasement, de broiement, elle est maximale dans la région rétrosternale.
- *Irradiante* : aux mâchoires, aux épaules, bras, poignets, à la nuque.
- *Continue* : non soulagée par les changements de position, ni par l'apnée volontaire, ni par le médicament *Trinitrine*.

d. Causes

- La cause principale est la thrombose coronaire aiguë (90 % des infarctus).
- Formation d'un caillot (thrombus) dans une artère coronaire.

e. Traitement

La stratégie de prise en charge doit être très rapide car 50 % des décès surviennent dans les quinze premières minutes de l'infarctus.

- L'acheminement vers un centre hospitalier est impératif, sans délai, devant toute suspicion d'un infarctus ;
- l'appel du SAMU est indispensable dès l'apparition des premiers symptômes.

Lorsque le patient est déjà hospitalisé, les signes annonciateurs imposent le transfert en unité de soins intensifs ou réanimation.

La prise en charge thérapeutique est donc réalisée en deux temps par :

- traitement de la phase aiguë.
- traitement post infarctus.

2. Ischémie : ralentissement ou arrêt de la circulation artérielle dans un organe.

MODULE 3 Savoirs de base

f. La prise en charge thérapeutique de la phase aiguë

Le traitement est instauré en Unité de Soins Intensifs, la durée du séjour est de deux à six jours. Mise en œuvre d'un :

- traitement ***thrombolytique*** dans le but de lyser le thrombus et rétablir le flux sanguin ;
- traitement anticoagulant + Aspirine® pour diminuer le risque de récidive de thrombose ;
- traitement béta-bloquant pour limiter la consommation en oxygène du muscle cardiaque afin de réduire la taille de la nécrose ;
- traitement par trinitrine® pour lutter contre l'apparition d'un spasme cardiaque ;
- traitement antalgique pour soulager la douleur.

Respect d'un ***repos strict*** : aucune activité.

g. La prise en charge thérapeutique post infarctus

À la sortie de l'unité de soins intensifs, le patient nécessite une prise en charge ayant pour objectifs de :

- poursuivre le traitement médical à long terme pour diminuer le risque de récidive (béta-bloquant et d'Aspirine®) ;
- corriger les facteurs de risque cardiovasculaire :
  - arrêt du tabac ;
  - équilibre des pathologies à risque (hypertension artérielle, diabète) ;
  - règle hygiéno-diététique (alimentation pauvres en lipides, glucides, réduction de la surcharge pondérale, activité physique, etc.) ;
- assurer une rééducation cardiaque (reprise progressive des efforts sous contrôle médical) ;
- assurer un suivi médical régulier ;
- limiter ses contraintes professionnelles et discuter de sa mise en invalidité.

h. Prévention

De nombreux accidents cardiaques peuvent être limités par la prévention des facteurs de risque. La prévention a trois formes :

- ***Prévention primaire***

Elle consiste à inciter les sujets à risque à prendre des mesures précises :

- arrêt du tabac ;
- régime alimentaire sans graisses animales ;
- réduction de l'obésité par limitation de la ration calorique ;
- pratique de l'exercice physique ;
- arrêt de la contraception orale ;
- traitement de l'hypertension ou de l'hypercholestérolémie.

- ***Prévention secondaire***

Elle consiste à dépister précocement les facteurs de risque et les hypercholestérolémies. Ce dépistage peut avoir lieu lors d'examens médicaux, en médecine du travail, par exemple. Les sujets à risque peuvent bénéficier d'explorations plus poussées comme le doppler ou l'électrocardiogramme…

- ***Prévention tertiaire***

Elle consiste à favoriser l'aide à la réinsertion sociale, professionnelle et familiale (car les patients gardent souvent de lourdes séquelles).

	Rôle de l'AS en phase aiguë d'infarctus du myocarde
R	– Accueil rassurant.
C	– Installation confortable.
S	– Installation de l'appareillage aux alentours (scope, perfusions, etc.) pour faciliter l'accès au patient.
H	– Subvenir aux différents besoins du patient pour qui toute mobilisation est proscrite (toilette, repas, élimination avec urinal et/ou bassin).
S	– Prévenir la constipation, le risque d'escarre.
S	– Surveillance des paramètres vitaux et des modifications des normes (TA, FC, coloration, T°C, douleur, conscience) en collaboration avec l'infirmier(ère). – En cas de nouvelle alerte, l'AS doit savoir décrire et transmettre de façon précise la douleur ressentie par le patient et les signes qui l'accompagnent (pâleur, sueurs, agitation, angoisse, respiration anormale, cyanose, expectoration…). – Faire les transmissions.
	Actions de l'AS post-infarctus
H	– Subvenir aux différents besoins du patient en l'inscrivant dans le programme de mobilisation mis en place (participation progressive aux soins d'hygiène, à la reprise de l'alimentation seul, au retour à la position verticale).
S	– Aider l'infirmier(ère) au premier lever. – Surveiller l'élimination fécale (éviter la constipation). – Prévenir le risque d'escarre. – Limiter les sources de stress et d'excitation. – Surveillance des paramètres vitaux et des modifications des normes (TA, FC, coloration, T° C, douleur, conscience) en collaboration avec l'infirmier(ère). – Participer à la démarche éducative mise en place dans la limite de ses compétences. – Faire les transmissions.

2. L'accident vasculaire cérébral (AVC)

L'accident vasculaire cérébral est une défaillance vasculaire cérébrale de type hémorragique ou ischémique, induisant des troubles neurologiques. L'AVC est donc une urgence dont le symptôme majeur est l'hémiplégie (paralysie de la moitié du corps).

a. Mécanisme

Les AVC sont de deux origines et, donc, de mécanismes différents.

• ***Accidents ischémiques*** : liés à l'occlusion d'une artère cérébrale. Il s'agit d'une diminution de la vascularisation cérébrale (ischémie) provoquant une nécrose du tissu cérébral non irrigué (infarctus cérébral). Le début en est brutal et le patient présente rapidement un déficit neurologique (trouble sensitif, moteur, visuel).

• ***Accidents hémorragiques*** : liés à la rupture d'une artère cérébrale, à la rupture d'une malformation vasculaire (angiome, anévrisme) provoquée par l'hypertension artérielle. Le début est progressif, avec des prodromes : céphalées, vomissements en jets, troubles de la vigilance s'aggravant au fil du temps.

Exemple : Monsieur X, AVC

Monsieur X est pris de malaise et de vomissements. Il s'allonge un moment, puis il s'aperçoit que son bras et sa jambe ne lui obéissent plus. Son entourage appelle le médecin qui constate une ***hémiplégie droite***. Il est hospitalisé d'urgence en service de neurologie. Plusieurs examens sont pratiqués : scanner dans un 1er temps, IRM dans un 2e temps. Un accident vasculaire cérébral est diagnostiqué (une hémorragie est visible au niveau d'une artère cérébrale). Des soins intensifs et une surveillance par monitoring sont mis en route dans le service.

b. Symptômes

▶ La paralysie

La paralysie est généralement le symptôme majeur de l'AVC. On peut observer deux stades d'évolution :

• la ***paralysie flasque*** (*cf.* Fig. 3.3)

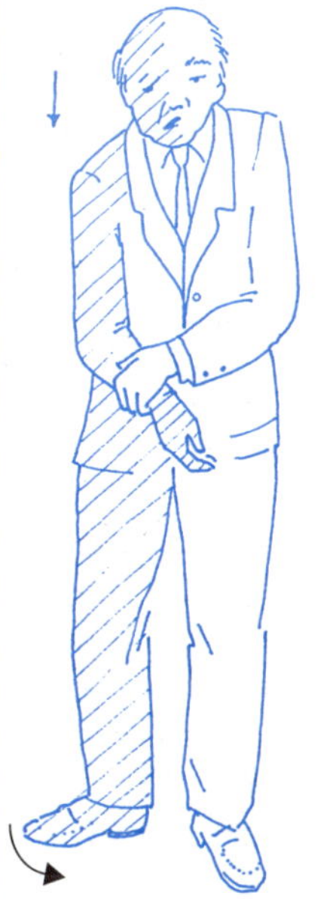

FIG. 3.3 – **Signes de l'hémiplégie (paralysie flasque).**

Cette paralysie peut durer de quelques jours à quelques semaines. Le patient ne peut pas bouger du côté paralysé. Parfois, il n'a pas de conscience de ce manque. Il ne « voit » pas le côté hémiplégique, il ne pense pas à tourner la tête pour compenser. Au début, les mouvements du côté sain sont maladroits pour compenser la perte du côté atteint.

– Le patient ne peut pas se tenir debout ni assis sans appui.
– Il a tendance à tomber du côté hémiplégique ;

• la ***paralysie spastique***

La spasticité est l'hypertonie des muscles du côté paralysé. Elle est souvent annoncée lorsque la mobilisation active du côté sain entraîne une contracture du côté paralysé. Le patient présente une ***contracture du membre supérieur et du membre inférieur***. Cette phase est à éviter car elle empêche les mouvements et, si elle existe, il faut empêcher qu'elle n'augmente.

▶ Les troubles associés

Cette paralysie peut s'accompagner d'autres troubles associés dont il faut tenir compte.

• Les troubles du ***comportement***

– le patient peut pleurer ou rire, d'une façon brusque ;

– le patient peut avoir un comportement agressif : il s'agit souvent d'une réponse à une situation d'angoisse ;
– le patient peut aussi présenter une certaine apathie, il est amorphe et présente un désintérêt pour tout ce qui l'entoure.

• Les troubles ***visuels***

Il s'agit le plus souvent d'une hémianopsie latérale homonyme (HLH) : le patient ne voit pas d'un côté de son champ visuel, souvent du côté où il est paralysé.

• L'***aphasie***

L'aphasie est un trouble du langage ; le patient comprend ce qu'on lui dit mais ne trouve plus les mots pour parler. On peut dire que si un malade droitier présente une hémiplégie droite et des troubles du langage, la lésion se trouve au niveau le plus souvent de l'hémisphère gauche du cerveau et inversement dans le cas d'un sujet gauche.

c. *Le traitement*

Le but de la prise en charge est d'éviter l'aggravation de la situation. Chaque AVC étant particulier, l'essentiel est d'apporter une réponse thérapeutique adaptée au mécanisme de l'accident et aux conséquences de l'accident.

Le transfert en service spécialisé, unité neurovasculaire (UNV), permet une prise en charge rapide et appropriée qui influence fortement le pronostic. Le traitement consiste en plusieurs points.

• Prise en charge ***médicale*** qui a pour but d' :
  – assurer une hémodynamique correcte et surveiller la tension artérielle ;
  – assurer l'oxygénation maximale des zones en périphérie des lésions cérébrales ;
  – adapter le traitement médical ou chirurgical en fonction des lésions et du bilan des examens par imagerie.

• Prise en charge ***générale*** qui a pour objectif de :
  – assurer les soins de conforts et d'hygiène du patient et prévenir les risques emboliques :
    → alimentation par sonde gastrique ;
    → hydratation par perfusion ;
    → lever précoce et kinésithérapie ;
    → prévention des risques liés au décubitus prolongé ;
    → nursing ;
  – prévenir les complications :
    → Luxation de l'épaule ;
    → Position vicieuse : pied en équin, rétractions articulaires ;
    → Spasticité (augmentation du tonus musculaire).

• Mise en place d'une ***rééducation*** visant l'insertion de la personne et son adaptation dans son environnement quotidien :
  – stimulation de la perception ;
  – stimulation à la mobilité physique progressive ;
  – soutien dans les activités de la vie quotidienne (se laver, se vêtir, s'alimenter, etc.) ;
  – soutien et éducation de l'entourage.

Rôle de l'AS auprès du patient avec AVC

Installation et mobilisation du patient

L'installation et la mobilisation du patient sont très importants et participent à la stimulation du cerveau et à un nouvel apprentissage du mouvement. Dans tous les cas il faudra veiller à :
– prévenir les positions vicieuses (rétraction, pied en équin) ;
– prévenir la spasticité ;
– prévenir les risques d'escarre ;
– prévenir la douleur ;
– solliciter le patient selon ses capacités à participer à son installation et sa mobilisation ;
– stimuler les perceptions de la personne.

Le patient atteint d'un AVC se fatigue vite, il faudra donc mesurer les efforts à lui demander.

Procédure

R – Accueillir le patient en le rassurant, en le sécurisant.
– Établir une relation avec lui.
– Lui permettre de s'exprimer (même s'il a des difficultés) et être à son écoute.

C	– L'installer confortablement en respectant les consignes. Pour l'installation dans le lit, deux cas se présentent : – Si le patient est couché sur le dos, il faut : • placer un petit coussin triangulaire sous l'épaule hémiplégique ; • positionner le bras légèrement éloigné du corps, tendu sur un oreiller, plus haut que le tronc. – Si le patient est couché du côté hémiplégique ou du côté sain, il faut : • placer le membre supérieur en extension, épaule en avant ; • placer le membre inférieur en flexion sur un petit coussin.
CS	– placer la main tendue sur l'oreiller ; – incliner la tête du patient latéralement vers le côté sain ; – placer un coussin sous la hanche de manière à soulager le bassin et un coussin rond sous le genou pour avoir la jambe en légère flexion.
H	– Répondre au besoin d'hygiène corporelle. – Prévenir l'apparition d'escarres quotidiennement.
S	– Prendre les constantes (Pouls, TA...) et transcrire le résultat. – Observer et surveiller le patient. – Apprécier sa participation et sa fatigue. – Transmettre à l'IDE et à l'équipe tous les éléments de son observation.

Mobilisation du patient : installation en position assise et passage du lit au fauteuil roulant (Fig. 3.4 et 3.5)

Pour l'installation en position assise, l'AS doit utiliser le repose-pied du fauteuil roulant. Le membre supérieur sera posé, soit sur un repose-bras, soit sur une tablette le plus en avant possible. Il faut étendre le plus possible la main du patient et ne jamais rien mettre dans le creux de la main.

Les précautions pour éviter la spasticité sont l'affaire de toute l'équipe de soins : infirmier(ère)s, aides-soignants mais aussi kinésithérapeutes, ergothérapeutes et orthophonistes. Il s'agit de se coordonner pour :

- la stimulation de la partie du corps hémiplégique ;
- la prévention de l'encombrement pulmonaire ;
- la prévention des troubles thromboemboliques.

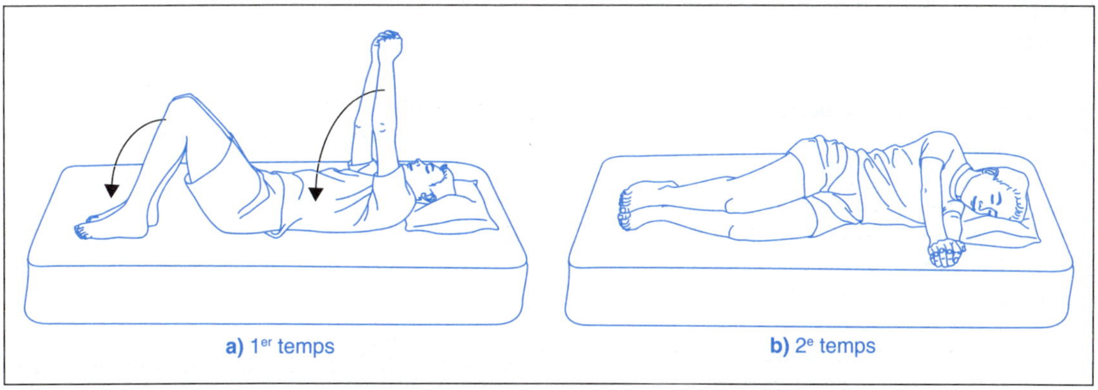

FIG. 3.4 – **Mobilisation du patient hémiplégique couché (côté sain).**
Les genoux sont réunis, le patient se tourne en décubitus latéral d'un côté ou de l'autre. L'AS va ensuite l'aider à s'asseoir au bord du lit, jambes pendantes, pieds posés à plat sur le sol.

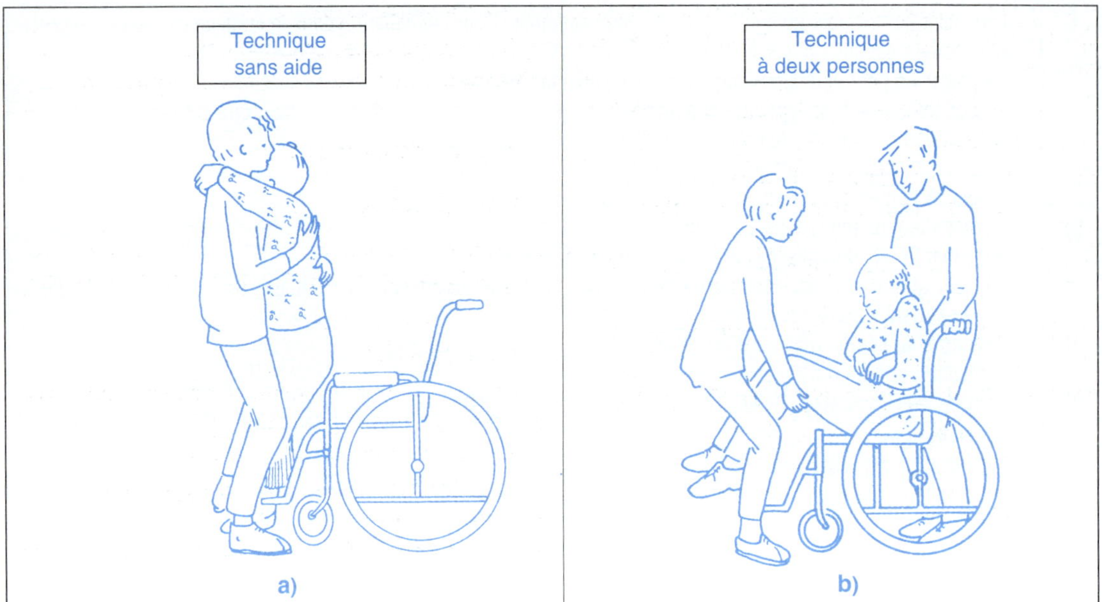

a)

– Faites passer la personne au fauteuil, en la verticalisant quelques secondes avant de l'asseoir et après avoir stabilisé le fauteuil, puis :
- Faites-lui faire un quart de tour ;
- Posez-la doucement ;
- Installez ses pieds sur le repose-pied et vérifiez les freins.

b)

– Le jeune homme saisit la personne sous les bras, la jeune fille la prend sous les genoux.
– Ils soulèvent la personne en même temps ;
– Ils la déposent doucement dans le fauteuil.

FIG. 3.5 – **Installation au fauteuil : manœuvre de manutention.**

3. Les principales situations d'urgence dans les pathologies aiguës

a. *Urgences cardiovasculaires*

▸ L'arrêt cardiovasculaire

C'est un arrêt brutal des battements cardiaques provoquant la disparition des pouls fémoraux et carotidiens et des bruits cardiaques ainsi qu'une apnée et une inconscience.

▸ Troubles du rythme cardiaque

Il s'agit d'une tachycardie ou bradycardie.
La gravité est liée à la tolérance hémodynamique et à la résistance cardiaque.

▸ L'infarctus du myocarde

C'est la nécrose du muscle cardiaque due à l'obstruction d'une artère coronaire. C'est une urgence absolue du fait d'un risque de mort subite. (*cf.* descriptif de la maladie en tête de chapitre).

▸ Le choc, « état de choc »

C'est une insuffisance circulatoire qui provoque de graves perturbations hémodynamiques mettant en jeu le pronostic vital de la personne. On distingue cinq sortes différentes de choc en fonction du mécanisme de défaillance hémodynamique.

- Choc ***hypovolémique*** : lorsque il y a une baisse du volume sanguin (hémorragie, déshydratation…).
- Choc ***cardiogénique*** : lorsque le muscle cardiaque est défaillant et ne peut assurer un débit sanguin suffisant (infarctus du myocarde…).
- Choc ***septique*** : du à des infections bactériennes sévères qui libèrent dans la circulation des endotoxines.
- Choc ***neurogénique*** ou malaise vagal, dû à une baisse de l'apport veineux au cerveau d'origine diverse.

• Choc ***anaphylactique*** du à des réactions allergiques liées à une réactivité de l'antigène avec un anticorps.

• Tableau clinique d'un choc : association des signes suivants

• Signes ***cardiovasculaires*** : hypotension, tachycardie avec pouls filant, marbrure ou pâleur des téguments ;
• Signes ***neurologiques*** : confusion, somnolence, agitation, stress ;
• Signes ***respiratoires*** : tachypnée ou bradypnée, cyanose des extrémités ;
• Signes urinaires : anurie ou baisse de la diurèse ;
• Troubles ***biologiques***.

b. *Urgences respiratoires*

▶ L'insuffisance respiratoire aiguë

C'est une situation grave du fait de perturbations de l'hématose (***hypoxémie*** majeure) et de l'enjeu vital pour la personne.
Elle peut être d'origine diverse : atteinte neurologique des centres respiratoires, atteinte traumatique du thorax (fractures costales), atteinte du muscle respiratoire (paralysie), atteinte pulmonaire (affections infectieuses du poumon).

• Tableau clinique

• Tachypnée ou bradypnée (en fonction de la cause) ;
• Tirage ;
• Cyanose ;
• Troubles de la conscience dus à l'hypoxie : agitation, stress, etc. ;
• Troubles cardiovasculaires : tachycardie, sueurs, extrémités froides.

Ce syndrome de détresse respiratoires se retrouve principalement dans :

• l'œdème aigu du poumon (OAP) ;
• l'embolie pulmonaire ;
• le pneumothorax ;
• la crise d'asthme aigu ;
• le SDRA : syndrome de détresse respiratoire aiguë.

▶ L'hémoptysie massive

Expectoration de sang provenant des voies aériennes, survenant lors d'un accès de toux, d'une détresse respiratoire.

• Tableau clinique

• Hémorragie abondante, mousseuse.
• Tableau clinique de la détresse respiratoire.

c. *Urgences neurologiques*

▶ Crise d'épilepsie

Elle traduit une activité excessive des neurones provoquant des manifestations incontrôlables du corps.

• Tableau clinique

Il présente 4 phases.

• Une phase ***tonique*** : perte de connaissance avec apnée, contracture généralisée.
• Une phase ***clonique*** : convulsions.
• Une phase ***résolutive*** : coma hypotonique avec respiration bruyante et râle.
• Une phase de ***retour à la conscience*** avec perte d'urine.

▶ Accident vasculaire cérébral (AVC)

Il traduit une perturbation de l'irrigation du cerveau (*cf.* descriptif maladie au-dessus).

d. *Les urgences digestives*

▶ L'occlusion

C'est l'arrêt du transit intestinal pouvant être d'origine mécanique (obstruction par un obstacle type tumeur, calcul) ou d'origine fonctionnelle (spasme, paralysie).

• Tableau clinique

• Douleurs abdominales.
• Vomissements.
• Arrêt des émissions de gaz et de selles.

▶ Les vomissements

C'est le rejet par la bouche d'une partie ou du contenu gastrique. Ils s'observent dans les pathologies :

• digestives (intoxications, gastrite, occlusion, etc.) ;
• neurologiques (syndrome méningé, tumeurs cérébrales).

e. *Les urgences cutanées, l'escarre*

« L'escarre est une lésion cutanée d'origine ischémique liée à une compression des tissus mous entre un plan dur et les saillies osseuses. Les escarres surviennent généralement au niveau des proéminences osseuses. Les principales localisations sont, par ordre de fréquence, le sacrum et les talons[3] ».

Les stades d'apparition

L'escarre évolue en 4 stades :

- ***Érythème*** ne cédant pas à la suppression de la compression ;
- ***Phlyctène*** évoluant vers l'ulcération ;
- ***Nécrose de la peau*** et des tissus sous jacents ;
- ***Nécrose profonde*** jusqu'à l'os.

Les facteurs de risque

• La pression

La compression des tissus a un rôle essentiel dans l'apparition des escarres. Elle diminue ou interrompt la micro-circulation cutanée.

• Le cisaillement

C'est un phénomène de glissement des couches cutanées les unes sur les autres lorsque le tronc est incliné, et que le poids de l'individu a tendance à faire glisser son corps vers le bas. Ce phénomène survient en position semi-assise au lit, assise au fauteuil ou en position latérale, avec la tête du lit surélevée. L'humidité favorise le cisaillement (la peau humide reste adhérente au bassin de lit, par exemple). Le port de vêtements trop ajustés entraîne également des cisaillements.

• Les frottements et l'étirement de la peau

Les frottements entraînent une abrasion mécanique de la peau. Les plaies par frottement sont localisées le plus souvent au niveau des coudes, du sacrum, des talons.

L'étirement de la peau est responsable le plus souvent d'une fissure du pli inter fessier, consécutive aux manipulations du malade par les soignants (écartement sans précaution des fesses lors des soins d'hygiène locaux ou pour tourner le malade). Le frottement et l'étirement de la peau occasionnent des plaies superficielles (phlyctènes, fissures).

• L'immobilité et la diminution du niveau d'activité

Tout malade, immobilisé (au lit ou au fauteuil) de façon prolongée et dans l'incapacité de se mobiliser, est susceptible d'avoir des escarres. Les malades ayant des troubles de la conscience (coma, agitation…), des troubles moteurs et/ou sensitifs d'origine traumatique (fractures du bassin, des membres inférieurs, du rachis…), des troubles neurologiques d'origine centrale ou périphérique (accident vasculaire cérébral, hémiplégie, blessés médullaires…) ont une perception diminuée voire nulle de la douleur et de l'inconfort.

• La dénutrition

Les malades dénutris, mal nourris, déshydratés, cachectiques ont plus de risques de développer des escarres.

• L'incontinence urinaire et fécale

L'urine et les selles contiennent des substances irritantes pour la peau et favorisent la macération. Elles constituent un risque potentiel de développement d'une escarre.

• L'humidité excessive

L'humidité est souvent liée à l'incontinence, mais aussi à la transpiration, à la fièvre, à des écoulements divers. Elle prédispose au développement de l'escarre en raison de la macération.

• L'état psychique et le degré de participation de la personne soignée

Le niveau de compréhension de l'individu, son état de conscience (fatigue, vigilance diminuée liée à la douleur ou à une prise de médicaments, etc.) altèrent la participation du malade aux soins.

• La sécheresse cutanée et l'âge

Il semblerait qu'une peau sèche, flasque (ayant perdu son élasticité) favorise l'apparition d'escarres. Le risque serait augmenté au-delà de 70 ans en raison des modifications cutanées.

• La pathologie neurologique et la perte de sensibilité

Il existe chez les traumatisés rachidiens, paraplégiques et tétraplégiques, une dégradation du collagène des os et de la peau. L'apparition d'une escarre est facilitée.

4 ▸ Les pathologies infectieuses

1. Les méningites

La méningite est une inflammation des méninges (enveloppes du système nerveux central) qui peut être localisée :

- aux méninges de l'encéphale : ***méningite cérébrale*** ;
- aux méninges de la moelle épinière : ***méningite spinale*** ;

3. ANAES, *Service Évaluation en établissements de santé*, Juin 1998.

• à l'ensemble de l'encéphale : ***méningite cérébro-spinale***.

Il s'agit d'une urgence médicale et thérapeutique car le pronostic des méningites reste redoutable (séquelles et décès). L'examen diagnostic est la ponction lombaire permettant l'identification des germes dans le liquide céphalorachidien.

a. Causes

Les méningites peuvent être d'origine bactérienne, virale, toxique, parasitaire ou secondaire à une infection. La méningite ***purulente*** est une urgence extrême dont le pronostic dépend de la mise en œuvre rapide d'un traitement. Les bactéries principalement en cause sont :

• le méningocoque qui peut avoir été contracté lors d'une infection rhino-pharyngée ;
• le pneumocoque ;
• l'haemophilus influenzae qui est souvent à l'origine des méningites chez le nourrisson ;
• le staphylocoque.

b. Symptômes

Le tableau clinique caractéristique est une association de symptômes ; le syndrome méningé est reconnu par la triade : ***céphalées + vomissements + raideur de la nuque.***

• Tableau clinique

• céphalées violentes, diffuses, en casque ;
• photophobie (sensibilité accrue à la lumière vive) ;
• vomissements en jet ;
• hyperthermie supérieure à 39°5 C ;
• raideur de nuque (opisthotonos, flexion de la tête en arrière entraînant simultanément un mouvement d'hyper extension du tronc) et signes neurologiques associés (hyperesthésie cutanée, etc.).

c. Examens

La ***ponction lombaire*** est pratiquée afin de recueillir du liquide céphalo-rachidien (LCR) en vue d'une étude cytobactériologique et biochimique. Ce dernier est le plus souvent macroscopiquement trouble, parfois franchement purulent. Des colonies bactériennes sont mises en évidence. Des examens de sang complètent le diagnostic.

Exemple : Zora (méningite bactérienne à méningocoque)

Zora, 3 ans, est absente ce matin de l'école maternelle qu'elle fréquente régulièrement. D'une santé fragile, Zora a eu une otite mal soignée. La fièvre s'est maintenue. Dans la nuit, l'enfant a vomi, pleuré à cause de ses maux de tête. Lorsque sa maman a appelé le médecin : la nuque de Zora était raide. Une hospitalisation a été immédiatement envisagée. Dans la journée, la Directrice de l'école était prévenue afin de mettre en œuvre les mesures de prophylaxie légales auprès des autres enfants.

d. Traitement

Il doit être instauré rapidement pour éviter des séquelles neurologiques.

▸ Traitement des méningites bactériennes

• La stratégie de prise en charge thérapeutique repose sur l'antibiothérapie à forte dose, dans le cas des méningites bactériennes ; l'évolution sous antibiotique est le plus souvent favorable mais des séquelles sont toujours envisageables.
• Un traitement symptomatique peut accompagner l'antibiothérapie. Il sera adapté aux signes cliniques associés (crises convulsives, hypertension intra crânienne, etc.).
• La méningite à méningocoques nécessite des mesures particulières dictées par le Code de la santé publique :
  – déclaration obligatoire à la DASS (Direction des Affaires Sanitaires et Sociales) ;
  – isolement du patient ;
  – chimioprophylaxie pour l'entourage et les soignants.

▸ Traitement des méningites virales

Ce sont les plus fréquentes mais elles restent bénignes. La prise encharge repose sur le traitement symptomatique (antalgique et antipyrétique) et la mise en œuvre des prélèvements sanguins : sérodiagnostics permettant d'identifier le germe responsable.

▸ Prophylaxie

Les méningites sont des pathologies graves et dont le risque épidémique est important. La ***vaccination*** est donc particulièrement recommandée. Elle existe pour :

– le méningocoque du groupe A et C ;

– l'haemophilus du type B (conseillée aux nourrissons < 2 ans) ;
– le pneumocoque (conseillée pour les enfants à risque).

2. La tuberculose

La tuberculose est une ***maladie infectieuse bactérienne***, touchant le plus souvent les poumons. À transmission ***interhumaine***, elle est due au ***Bacille de Koch*** (du nom du médecin qui l'a découvert en 1882 : Robert Koch).

a. Mode de transmission

La transmission de la tuberculose s'effectue[4], par voie aérienne par un contact rapproché et continue avec une personne infectée (entourage proche familial, professionnel, collectivité, etc.).

b. Facteurs favorisants

Des facteurs prédisposants sont identifiés à type de facteurs de risque individuels ou sociaux.

• Baisse de l'***immunité cellulaire*** associée à :
  – sénescence ;
  – malnutrition ;
  – alcoolisme ;
  – immunosuppresseurs ;
  – maladies concomitantes (VIH) ;
  – transplantés récents.

• Mauvaises ***conditions socio-économiques*** (précarité, insalubrité, humidité de l'habitat, difficultés d'accès au soins, etc.).
  – Sujets en ***contact avec des tuberculeux*** (risque ×5).
  – Sujets ***non vaccinés*** (risque ×5).
  – ***Primo-infection non traitée*** (risque ×50).

c. Symptômes

La tuberculose se développe en deux étapes, chacune a des caractéristiques particulières.

▶ 1re étape : la primo-infection

Le bacille parvient jusqu'aux poumons provoquant la création d'un ***chancre d'inoculation*** (opacité minime souvent invisible à la radiographie pulmonaire) et des adénopathies périphériques. Cliniquement, le premier contact avec le germe est parfois asymptomatique et peut se signaler par une altération de l'état général (asthénie, amaigrissement). À ce stade, la maladie peut :

– être jugulée par l'organisme possédant un bon état immunitaire, évitant la dissémination aux autres organes et évoluant vers la guérison. Cependant, des bacilles vivants restent enkystés et présents dans les poumons avec la possibilité de se développer ultérieurement, lors d'une faiblesse immunitaire. Cette étape de primo-infection peut être révélée par des tests cutanés tuberculiniques (qui deviennent positifs) ;
– évoluer du fait d'un état immunitaire défaillant et se disséminer dans tous l'organisme :
  → par voie ***lymphatique*** : tuberculose ganglionnaire ;
  → par voie ***bronchique*** : tuberculose pulmonaire commune ;
  → par voie ***hématogène*** : tuberculose miliaire.

▶ 2e étape : la tuberculose, maladie

La symptomatologie est variable mais se caractérise par :

• une altération de l'état général (affaiblissement, fatigue et amaigrissement) ;
• une toux persistante et rebelle aux traitements symptomatiques ;
• fièvre ;
• sueurs nocturnes ;
• expectorations sanglantes (hémoptysie).

La contagiosité du patient dépend de la présence du bacille ou non dans les examens de crachats effectués.

d. Traitement

▶ Le traitement de la primo infection

Dès la certitude du diagnostic (par réaction tuberculinique positive), le traitement est mis en place par une antibiothérapie antituberculeuse adaptée au tableau clinique présenté par le patient.

▶ Le traitement de la tuberculose pulmonaire (maladie)

• Le traitement est également basé sur l'association de plusieurs antibiotiques antituberculeux, au long cours (six à dix mois) en raison de la très forte résistance du bacille.

4. Par l'intermédiaire des gouttelettes en suspension : ***gouttelettes de Flügges***.

• Dans les formes contagieuses, un isolement est nécessaire jusqu'à disparition de la présence du bacille lors de l'examen direct des crachats. Le traitement permet de réduire considérablement la contagiosité en deux à trois semaines.

▶ Prévention

La vaccination par le B.C.G obligatoire dans l'enfance dès lors que l'enfant est en collectivité. Le dépistage précoce dans l'entourage d'un patient atteint (test tuberculiniques, radiographie pulmonaire). Isolement des personnes contagieuses.

Rôle de l'AS auprès d'un patient tuberculeux Précautions complémentaires d'hygiène (H)[5]

Des mesures spécifiques de prévention sont prescrites par le médecin responsable du service où est hospitalisé le patient contagieux, elles peuvent être mises en place après le signalement du laboratoire de la positivité des résultats. La mise en place incombe à l'infirmier(ère) et l'AS.

Objectifs des précautions

Ces précautions complémentaires d'hygiène sont « un ensemble de règles visant à rompre la chaîne de transmission des agents infectieux » pour prévenir la transmission aéroportée d'un agent infectieux porté par un patient à des individus non infectés et/ou non porteurs. Elles regroupent impérativement les :
- recommandations d'hygiène de base pour tous les soins ;
- précautions standards à appliquer lors des soins pouvant entraîner un risque de transmission par le sang, les liquides biologiques d'origine humaine ;
- précautions particulières définies en fonction de l'agent infectieux (réservoirs, modes de transmission, résistance dans le milieu extérieur) et de l'infection (localisation et gravité) et ayant pour but de prévenir la transmission de l'agent infectieux en fonction du mode de contamination :
  - par contact interhumain = précautions contact ;
  - par sécrétion oro-trachéo-bronchique = précautions gouttelettes ;
  - par voie aérienne = précautions air.

Précautions particulières

- Traitement du linge :
  - différencier le circuit du linge propre et celui du linge sale ;
  - considérer le linge hospitalier comme contaminé après usage ;
  - éliminer immédiatement le linge contaminé après usage avec respect du tri organisé.
- Traitement des déchets :
  - tri sélectif et conditionnement, organisez-le avec distinction des déchets d'activité de soins à risque infectieux (DASRI) et des déchets assimilables aux ordures ménagères (DAOM) ;
  - le stockage et la collecte selon la réglementation en vigueur.

Organisation du travail

- Regrouper des soins pour un même patient ainsi que les tâches contaminantes afin de limiter l'accès à la zone infectée.
- Réaliser un soin aseptique dans un environnement propre.
- Travailler avec rigueur et calme.
- Assurer la traçabilité des actes accomplis.
- Prévenir la transmission de l'agent infectieux en fonction du mode de contamination.

Mise en place de l'isolement

- Mettre en place un :
  - isolement géographique : chambre individuelle ou regroupement de personnes soignées porteuses ou infectées par le même germe en un lieu circonscrit ;
  - isolement technique, adapté à chaque type de précautions.

▶

5. Sources: C. CLIN Sud Est, centre de coordination de la lutte contre les infections nosocomiales.

- Si transmission par ***contact*** :
  - désinfection des mains par friction ou lavage antiseptique avant et après chaque soin ;
  - port de gants, surblouse ou tablier ;
  - limitation des déplacements ;
  - utilisation maximale de matériel à usage unique.
- Si transmission par ***gouttelettes*** :
  - désinfection des mains par friction ou lavage antiseptique avant et après chaque soin ;
  - port d'un masque de soins ou masque chirurgical à proximité de la personne soignée ;
  - limitation des déplacements ;
  - si déplacement nécessaire de la personne, port du masque par la personne soignée.
- Si transmission par ***air*** :
  - désinfection des mains par friction ou lavage antiseptique avant et après chaque soin ;
  - chambre individuelle avec porte fermée ;
  - renouvellement d'air ou pression négative ;
  - port obligatoire d'un masque spécifique (appareil de protection respiratoire) à l'entrée dans la chambre et éliminé après la sortie de la chambre ;
  - limitation des déplacements.
- Si déplacement, port obligatoire d'un masque (chirurgical ou masque de soins) par la personne soignée ;
- Un lavage des mains hygiénique par lavage classique hygiénique ou lavage par friction après tout contact avec le patient en isolement septique.

3. Savoirs procéduraux

Rôle de l'AS dans la prise en charge d'un patient atteint d'une affection aiguë

Objectifs des soins

Les soins mis en œuvre pour l'AS en collaboration et sous la responsabilité de l'infirmier(ère) ont pour objectif de :
- alerter ou de participer à l'accueil de la personne (selon la situation) ;
- adopter un comportement professionnel (maîtrise de soi) ;
- participer à l'installation rapide de la personne en veillant à son confort, son hygiène, sa sécurité ;
- assister l'infirmier(ère) dans la prise en charge de l'urgence ;
- organiser l'agencement de l'environnement (le passage du matériel à l'infirmier(ère), l'évacuation des déchets, du linge souillé…) ;
- participer aux soins et surveillance des fonctions vitales (*cf.* Module 2) ;
- d'organiser le transfert des effets de la personne et leur rangement (selon le cas) vers un service de prise en charge spécifique éventuel ;
- collaborer à la surveillance (état clinique du patient, matériel dont il est porteur) ;
- suppléer les soins d'entretien et de continuité de la vie pour compenser la défaillance ;
- assurer la sécurité des soins en respectant et faisant respecter les mesures de précautions complémentaires d'hygiène nécessaires.

5 ▸ Pathologies chirurgicales

1. Généralités

a. *Définitions*

▸ La chirurgie

Étymologiquement, la chirurgie peut être définie par « la pratique du soin par les mains ». La chirurgie est une technique médicale qui consiste à intervenir sur les tissus et organes en procédant à une incision suivie d'une suture. Le médecin spécialisé dans cette discipline est un chirurgien. Il existe de nombreuses spécialités médicales :

▸ Les spécialités chirurgicales

- L'orthopédie et traumatologie concernent les interventions sur l'appareil locomoteur ;
- La chirurgie viscérale concerne les interventions sur les tissus mous abdominaux et pelviens ;
- La chirurgie vasculaire concerne les interventions sur les vaisseaux ;
- La neurochirurgie se consacre aux interventions cérébrales et du système nerveux ;

• L'urologie concerne les interventions sur l'appareil urinaires et génital masculin ;
• La chirurgie cardiaque concerne les interventions sur le myocarde ; etc.

b. Les modes de prise en charge

La prise en charge de la personne en chirurgie peut être variable en fonction de l'acte chirurgical et de ses complications éventuelles.

• La prise en charge en ***chirurgie ambulatoire***. Elle s'adresse aux patients :
  - dont l'intervention est programmée, courte, pour laquelle les soins peuvent être regroupés sur une journée maximum ;
  - dont le taux de complications post-opératoires est faible et le risque de survenue relativement contrôlé ;
  - ayant la possibilité d'être assisté par leur entourage pour la sortie.

• La prise en charge en ***hospitalisation traditionnelle***. Elle est destinée aux interventions :
  - programmées mais avec temps opératoire long et ne répondant pas aux critères de prise en charge ambulatoire ;
  - complexes et dont les suites opératoires peuvent être compliquées ou impliquant un risque post opératoire probable ;
  - en urgence.

c. Méthodes chirurgicales[6]

La chirurgie est un geste thérapeutique qui a considérablement évolué du fait des progrès scientifiques, informatiques et techniques. Les soins sont donc à adapter aux différents types de techniques chirurgicales.

• ***Chirurgie classique, « à ciel ouvert »***. C'est un acte consistant en l'incision large du site opératoire permettant l'intervention sur les organes avec suffisamment d'aisance. On y retrouve, en fonction du siège de l'incision pratiquée :
  - ***une thoracotomie*** (incision de la paroi thoracique selon une voie) ;
    → latérale : du sternum vers le dos ;
    → postéro latérale ou axillaire ;
    → trans sternale (médiane du thorax) ;
  - ***une laparotomie*** : incision de l'abdomen selon une voie d'abord :
    → médiane allant du sternum au pubis appelée également laparotomie xyphopubienne ;
    → sous costale, permettant d'accéder au foie, pancréas, rate, estomac ;
    → basse à la base des poils pubiens appelée voie d'abord de Pfannensteil, surtout utilisée pour les césariennes ;
  - ***une lombotomie*** : incision dans la région lombaire ; etc.

• ***Chirurgie par vidéo assistée ou chirurgie interventionnelle*** : il s'agit de l'utilisation d'un matériel optique introduit au contact des organes par une légère incision cutanée. Cette technique n'est utilisée que si elle apporte des bénéfices par rapport à la laparotomie.
  - ***Les intérêts*** :
    → bénéfice esthétique ;
    → diminution de la douleur post opératoire ;
    → réduction de l'impotence de la personne ;
    → diminution des complications liées à l'immobilisation prolongée ;
    → diminution de la durée d'hospitalisation (souvent prise en charge ambulatoire).
  - ***Les différentes techniques*** :
    → ***arthroscopie*** : intervention sur une articulation ;
    → ***thoracoscopie*** : intervention sur les organes thoraciques ;
    → ***coelioscopie ou laparoscopie*** : intervention sur les organes abdominaux. L'utilisation de cette méthode nécessite de créer un pneumopéritoine (insufflation de gaz stérile dans la cavité péritonéale pour désolidariser le péritoine des organes).

• ***Chirurgie robotisée*** : utilisation d'un robot manipulé à distance.

d. Vocabulaire chirurgical

L'étymologie du vocabulaire chirurgical permet de classer et retenir les appellations des gestes techniques qui associent des suffixes et préfixes relatifs au geste chirurgical et à l'organe considérés.

• Le ***suffixe -tomie*** désigne une incision du viscère pour pratiquer l'exérèse d'une tumeur (maligne ou bénigne) telle que dans les mots :

6. Soins infirmiers en chirugie, C Remond, Éd. Lamarre, « Les fondamentaux », 2004.

– salpingotomie, incision chirurgicale sur une trompe ;
– hépatotomie, incision chirurgicale du foie ; etc. ;

• le ***suffixe -ectomie*** désigne l'ablation d'un organe comme dans :
– tumerectomie, ablation d'une tumeur ;
– lobectomie, ablation d'un lobe ;
– hystérectomie, ablation de l'utérus ;
– cholécystectomie, ablation de la vésicule biliaire ; etc.

• le ***suffixe -stomie*** désigne l'abouchement chirurgical d'un viscère à la peau pour pratiquer une voie d'évacuation :
– colostomie, abouchement du colon à la peau ;
– gastro-entérostomie, abouchement entre l'estomac et l'intestin grêle ; etc.

2. Orthopédie et traumatologie

L'appareil locomoteur peut être soumis à des traumatismes atteignant l'appareil osseux ou les articulations. Un traumatisme peut être responsable de fractures, de lésions articulaires comme l'entorse et la luxation, de lésions méniscales. La moindre atteinte aux constituants de l'appareil locomoteur peut être source de dépendance pour le patient.

a. Les fractures

▶ Définition et causes

Une fracture est une interruption dans la continuité d'un os. Elle peut être :

• ***incomplète*** si elle ne concerne qu'une partie de l'os, les fragments osseux ne sont pas totalement désolidarisés ;

• ***complète*** si elle concerne toute l'épaisseur, les fragments osseux sont scindés ;

• ***sous-périostée*** si le trait de fracture ne rompt pas la continuité du périoste.

Elle peut être due à :

• ***un traumatisme direct***, le siège de la fracture correspond au point d'impact de l'agent responsable. Ce mécanisme, souvent violent, permet de comprendre l'importance des lésions souvent associées à la fracture ;

• ***un traumatisme indirect***, l'impact et le siège de la fracture sont espacés l'un de l'autre.

▶ Types de fracture

La fracture peut être :

• ***fermée***, le foyer de fracture n'a aucune communication avec l'extérieur, la peau est intacte ;

• ***ouverte***, il existe une communication entre le foyer de fracture et la lésion cutanée, alors la fracture communique avec l'extérieur.

L'ouverture est provoquée par :

• le fragment osseux fracturé avec ouverture de dedans en dehors ;

• le traumatisme qui altère la peau auparavant avec ouverture de dehors en dedans.

▶ Nature de la fracture

• Fracture ***par traumatisme*** : liée à un agent extérieur violent.

• Fracture ***pathologique*** : survenant sur un os fragilisé par une pathologie (tumeur, ostéoporose, etc.), par impact minime ou spontanée.

• Fracture de ***fatigue*** : survenant lors d'efforts répétés et peu habituels sur un os sain (sport intensif…).

▶ Symptômes et gravité (*cf.* Fig 3.6)

• Les signes cliniques

Les fractures sont reconnaissables à certains signes comme :

• la ***douleur aiguë*** et ***localisée*** au niveau du foyer de fracture ;

• la déformation du membre ;

• l'impotence fonctionnelle.

• Degré de gravité

Le degré de gravité d'une fracture est variable selon :

• le type de fracture ;

• le siège de la fracture ;

• les lésions associées. À savoir :
– déplacement des fragments osseux ;
– lésions cutanées ;
– lésions des parties molles (muscles) ;
– lésions vasculo-nerveuses.

▶ Evolution des fractures

La consolidation est un phénomène physiologique complexe au cours duquel on assiste à la cicatrisation du tissu osseux. Toutes les fractures consolident en traversant trois phases principales :

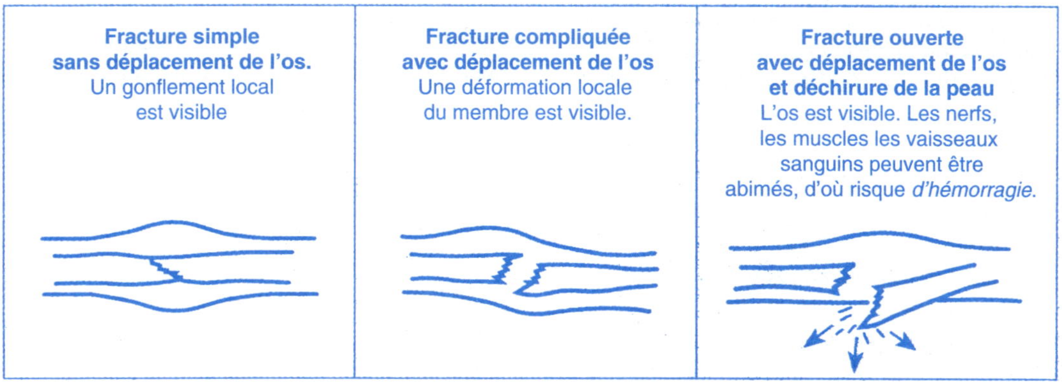

FIG. 3.6 – **Degré de gravité de la fracture.**

• ***1er stade (J 1 à J 20) : l'hématome périfracturaire***. Progressivement apparaît la formation d'un tissu fibreux qui va immobiliser la fracture : le ***cal fibreux*** ;

• ***2e stade (J 20 à J 30) : le cal conjonctif***. Transformation du tissu fibreux grâce au travail des cellules osseuses en tissu cartilagineux. ;

• ***3e stade (J 30 à J 60) : l'ossification du cal***. Les cellules osseuses envahissent le cal conjonctif et le cal osseux commence à apparaître.

▶ Traitement

La première étape est le soulagement de la douleur par traitement antalgique et par traitement de la fracture. Il existe deux sortes de traitement des fractures.

• Le traitement ***orthopédique*** qui comporte deux étapes :

- la réduction de la fracture. C'est le rétablissement anatomique des surfaces articulaires et de l'axe de l'os soit manuellement soit par traction ;
- l'immobilisation plâtrée.

• Le traitement ***chirurgical*** : il comporte deux étapes :

- la réduction de la fracture, même procédé ;
- l'immobilisation par ostéosynthèse. Utilisation d'un matériel biocompatible pour immobiliser les fragments osseux : vis, plaque, clous centromédullaire, fixateurs externes.

• la ***rééducation*** : elle à pour objectifs de permettre une reprise rapide de la fonctionnalité de la partie fracturée et d'éviter les séquelles.

▶ Complications des fractures

L'évolution des fractures est variable d'un individu à l'autre et dépend de la gravité initiale.

• Complications précoces

• ***État de choc*** lié à la violence du traumatisme responsable de la fracture. Visible notamment dans les fractures du fémur, du bassin et au lors de polytraumatismes ;

• ***Infection***, redoutée car le traitement est difficile, long et nécessite une prise en charge en milieu hospitalier spécialisé, en orthopédie septique. Elle peut être de deux origines :

- provenant du milieu extérieur, liée à la fracture ouverte ;
- provenant de l'abord chirurgical lors de la réduction de la fracture ou de la mise en place d'un matériel d'ostéosynthèse (*cf.* Traitement).

• ***Complications thrombœmboliques*** : elles sont à craindre lors d'une fracture des membres inférieurs et lors des traitements entraînant une immobilisation de longue durée.

• ***Complications locorégionales*** : elles sont en lien avec le type de fracture.

- Lésions cutanées, des parties molles ;
- Lésions vasculo-nerveuses (paralysie, hémorragie, ischémie) ;
- Lésions articulaires.

• ***Compressions sous plâtre*** : l'œdème fracturaire se poursuit et le plâtre devient trop étroit provoquant une compression qui diminue la vascularisation du membre. La plus redoutée étant le ***syndrome de Volkman***.

• Complications tardives

• ***Décompensation d'une pathologie associée*** : déséquilibre du diabète, crise de goutte…

• ***Complications liées au décubitus prolongé*** :

- complication ***cutanée*** (l'escarre au point d'appui) ;
- complications ***infectieuses broncho-pulmonaires*** par stase bronchique et diminution de l'amplitude respiratoire ;
- complications ***infectieuses urinaires***, par stase urinaire ;
- complication ***intestinale*** (constipation, par ralentissement du péristaltisme intestinal, fécalome) ;
- complications ***métaboliques*** : dénutrition, déshydratation, etc.

• ***Déplacement sous plâtre*** : le plâtre n'assure pas l'immobilisation totale de la fracture car l'œdème se résorbant, le plâtre devient trop grand. La consolidation n'étant pas totale, il y a menace de déplacement secondaire des fragments osseux.

• ***Troubles de la consolidation*** :

- ***retard*** dans l'***élaboration physiologique du cal*** ;
- formation d'un ***cal vicieux***, c'est-à-dire formation d'un cal osseux sur une fracture mal réduite, entraînant une déformation dans la continuité et l'harmonie de l'os fracturé ;
- ***pseudarthrose*** : absence de cal osseux mais persistance d'un cal fibreux provoquant une douleur à la mobilisation (visible sur des fractures du membres inférieur).

▶ La fracture du col du fémur

Particulièrement fréquentes chez la femme âgée, les fractures du col du fémur et ses complications peuvent être graves et invalidantes. La fracture succède souvent à une chute (souvent une simple chute de sa hauteur suffit chez la personne ostéoporotique). La personne ressent une vive douleur à la hanche et ne peut se relever.

• Types de fractures du col du fémur

On distingue les fractures en fonction du siège anatomique du trait de fracture.

• ***Fractures cervicales vraies*** : l'évolution est fonction du risque d'apapriation d'éventuelles complications et de l'état général de la personne ;

• ***fractures trochantériennes*** : ce type de fracture concerne davantage le sujet âgé. L'évolution est favorable et le traitement proposé est adapté à chaque cas.

• Le traitement

Il est adapté au type de la fracture, à l'âge de la personne et à son état de santé général. Le traitement proposé est souvent chirurgical afin de permettre un retour rapide à la mobilité. Les méthodes sont les suivantes :

• ***réduction et ostéosynthèse*** (clou – plaque, vis – plaque, etc.) pour le sujet jeune ;

• ***arthroplastie*** (recours à la pose d'une prothèse) pour le sujet au-delà de 65 ans ;

• ***rééducation*** systématique.

• Les complications

• ***Complications immédiates*** : lésions vasculaires, altération nerveuse, association d'autres fractures (polytraumatisé).

• ***Complications tardives*** :

- pseudarthrose du fait d'une mauvaise consolidation ;
- nécrose de la tête fémorale du fait de la dévascularisation ;
- cal vicieux (*cf.* Complications des fractures, page 218).

• ***Complications liées au décubitus*** dont le retentissement sur la personne dépend de son état de santé et de sa capacité de rééducation. Elles peuvent cependant mettre le pronostic vital de la personne en jeu, d'où l'importance de les prévenir par des soins de qualité.

• ***Complications locorégionales***

- atrophie musculaire aggravée par l'immobilisation ;
- raideur de l'articulation ;
- escarre au point d'appui.

b. Les luxations

▶ Définition

On appelle ***luxation*** la perte de contact permanent des surfaces articulaires ; à la suite d'un traumatisme.

▶ Types de luxations

La luxation peut être :

• ***traumatique***, à la suite d'un impact violent ;

• ***congénitale***, liée à une malformation ;

• ***pathologique***, liée à des lésions de la capsule articulaire provoquée par des pathologies rhumatoïdes.

La luxation la plus fréquente est la luxation de l'épaule chez l'adulte jeune.

▶ Symptômes

Les signes caractéristiques sont :

- douleur vive ;
- impotence fonctionnelle du membre supérieur ;
- membre supérieur fléchi et soutenu par le blessé.

▶ Complications

Elles sont à rechercher en urgence.

- ***Complication vasculaire***, mise en évidence par l'absence de pouls ;
- ***Paralysie par compression du nerf circonflexe***, mise en évidence par une perte de la sensibilité.

▶ Traitement

Le traitement consiste à pratiquer une :

- réduction sous anesthésie ;
- immobilisation ;
- rééducation active.

c. *L'entorse*

▶ Définition

On appelle entorse la lésion traumatique de l'articulation pouvant entraîner des lésions de l'appareil capsulo ligamentaire, mais sans déplacement des surfaces articulaires.

▶ Types d'entorses

On distingue les deux types d'entorses.

- ***Entorse bénigne*** : simple élongation des ligaments. L'évolution est simple vers la guérison mais il existe des risques de récidives.
- ***Entorse grave*** avec rupture des ligaments ou arrachement osseux.

Les entorses les plus fréquentes sont l'entorse du genou et de la cheville.

▶ Symptômes

Le blessé ressent :

- une ***douleur vive*** diminuant progressivement permettant la reprise de la mobilité de l'articulation mais réapparaissant tardivement ;
- une ***impotence relative*** ;
- un ***œdème avec épanchement liquidien***. L'épanchement articulaire est l'écoulement du liquide synovial hors de la capsule synoviale. Il est parfois accompagné de sang.

▶ Complications

L'évolution est habituellement favorable mais les complications sont possibles, notamment pour l'entorse grave :

- instabilité de l'articulation ;
- douleurs récidivantes ;
- récidives du fait de la laxité ligamentaire.

▶ Traitement

Le traitement repose sur :

- la lutte contre la douleur ;
- l'immobilisation ;
- la rééducation active.

3. Chirurgie viscérale

La chirurgie viscérale est une branche de la chirurgie qui s'intéresse aux affections des organes.

a. *Pathologies abdominales*

Certaines pathologies digestives sont principalement traitées par un acte chirurgical.

- ***L'appendicite*** : c'est l'inflammation aiguë de l'appendice favorisé par son obstruction. L'intervention chirurgicale consiste en son ablation : c'est l'appendicectomie.
- ***La péritonite*** : c'est l'inflammation du péritoine d'origine septique, soit liée à la perforation d'un organe surinfecté (appendicite) ou contenant un liquide infecté (colon, estomac), soit par diffusion de l'infection d'un organe en contact avec le péritoine. Le traitement consiste en l'exérèse de la zone infectée ou à son drainage. Il est suivi d'un lavage antiseptique abondant du péritoine.
- ***L'occlusion intestinale*** : il s'agit d'un syndrome regroupant l'arrêt du transit intestinal et l'émission de gaz. Les causes de l'occlusion sont soit mécaniques (par strangulation ou obstruction), soit fonctionnelles (par paralysie intestinale). Il s'agit d'une urgence et le traitement chirurgical aura pour but de lever l'obstacle.

• ***Les cancers digestifs***

– le traitement chirurgical est le seul moyen d'obtenir une guérison du ***cancer de l'œsophage***. Il consiste en une exérèse de la tumeur par œsophagectomie et reconstruction de la continuité avec l'estomac ;

– l'espoir de guérison lors d'un ***cancer de l'estomac*** peut être apporté par la chirurgie qui consiste en l'ablation de la tumeur, tumorectomie. Mais, en fonction de l'étendue tumorale, la chirurgie peut aboutir à des ablations partielles ou totales avec la constitution d'une anastomose, on parle alors de gastrectomie partielle ou totale ;

– ***les tumeurs rectocoliques***, ***polypes***, sont bénignes mais peuvent se transformer en tumeurs cancéreuses. Le traitement chirurgical est indiqué pour prévenir le risque de dégénérescence. L'exérèse est principalement endoscopique, polypectomie ;

– ***le cancer rectocolique*** est le plus fréquent des cancers digestifs, et la prise en charge chirurgicale permet d'optimiser son évolution. Les types de résection tumorale dépendent du siège de la tumeur.

– Les ***stomies*** sont identifiées en fonction de leur positionnement :

→ la colostomie est située au niveau du côlon ;

→ la jégunostomie est située au niveau du jégunum ;

→ l'iléostomie est située au niveau de l'iléon.

• ***Les lithiases biliaires*** : il s'agit de calculs obstruant les voies biliaires. Le traitement chirurgical consiste en une cholécystectomie (exérèse de la vésicule biliaire et des calculs).

b. Pathologies gynécologiques

Certaines affections gynécologiques relèvent d'un traitement chirurgical.

• ***Kyste de l'ovaire*** : il s'agit d'une tumeur bénigne de l'ovaire de taille et de consistance variables. Le traitement est toujours chirurgical par laparotomie et ***kystectomie***.

• ***Cancers gynécologiques*** : le traitement initial n'est pas toujours la chirurgie mais en fonction du stade, elle peut être le moyen d'obtenir une évolution favorable. L'acte chirurgical est alors maximal et l'exérèse s'étend à l'organe et ses annexes afin d'assainir la région et limiter la diffusion des cellules.

– Hystérectomie : ablation totale de l'utérus.

– Ovariectomie : ablation totale des ovaires.

– Colpectomie : résection des parois vaginales.

– Colpohysterectomie : ablation du vagin et de l'utérus.

– Mastectomie : ablation de la glande mammaire. Etc.

• ***Grossesse extra utérine*** (GEU) : la GEU est l'implantation de l'ovule fécondé en dehors de l'utérus, le plus souvent dans la trompe ce qui provoque sa rupture. Le but de la chirurgie dépend de la situation d'urgence liée à la présence ou non d'un hémosalpinx (hémorragie induite par la rupture de la trompe), de l'évolution possible de la grossesse.

– Salpingotomie : extraction de l'œuf hors de la trompe.

– Salpinectomie : ablation de l'œuf et de la trompe.

c. Urolologie

L'utilisation de l'endoscopie est courante dans la chirurgie urologique et rénale.

• ***La lithiase rénale*** : présence de calculs dans les calices et les voies urinaires. La néphrotomie endoscopique permet leur extraction par les voies naturelles.

• ***L'adénome prostatique*** : il s'agit du développement d'une tumeur bénigne au dépend de la prostate. Le traitement le plus radical consiste en une résection transurétrale endoscopique de la prostate.

• ***Les cancers*** : l'intervention chirurgicale consiste en l'ablation de la tumeur au niveau de l'organe atteint (vessie, uretères, rein) ou de l'organe lui-même avec stomie éventuelle.

– Néphrectomie : ablation du rein ;

– entérocystoplastie : ablation de la vessie et création d'une « néovessie » à partir de l'iléon auquel on abouche les deux uretères ;

– urétérostomie : abouchement des uretères à la peau.

d. Pathologies pulmonaires

La chirurgie est indiquée principalement pour traiter les pneumothorax et les cancers pulmonaires.

• ***Le pneumothorax*** correspond à un épanchement gazeux dans la cavité thoracique soit d'origine inconnue, soit secondaire à une infection ou à une complication emphysémateuse. Le traitement repose principalement sur la mise en place d'un drainage aspiratif permettant l'évacuation de l'air et le poumon peut revenir à la paroi. Parfois la chirurgie est nécessaire, il est alors réalisé une pleurectomie.

• ***Le cancer bronchique primitif*** résulte du développement dans la muqueuse de cellules malignes. Le traitement dépend de l'histologie. Il peut être chirurgical : lobectomie, bilobectomie, pneumonectomie ou repose sur la polychimiothérapie et/ou la radiothérapie.

e. Pathologies cardiaques

Les patients concernés par la chirurgie cardiaque présentent des :

• ***valvulopathies*** qui consistent en des modifications dans le remplissage des ventricules. Si le traitement médical ne peut suffire, la chirurgie propose une valvuloplastie percutanée ou sous circulation extra-corporelle ;

• ***cardiopathies congénitales*** puisque la chirurgie cardiaque est proposée dès le plus jeune âge. Selon la pathologie il peut s'agir d'anastomose cavo-pulmonaire, de plastie, etc.

f. Savoirs procéduraux

	Rôle de l'AS dans la prise en charge d'un patient en chirurgie **Répondre aux règles d'HSC et de respect du patient**
	Objectifs des soins
	Les soins mis en œuvre, en collaboration et sous la responsabilité de l'infirmier(ère), ont pour objectif de :
R	– assurer l'accueil du patient et de sa famille en le(s) réconfortant ;
C	– veiller au confort et à l'installation de la personne dans une position en rapport avec sa pathologie ;
S	– participer au recueil d'informations susceptibles de concourir à la connaissance de l'état de santé de la personne ;
S	– collaborer à l'appréciation des principaux paramètres vitaux (*cf.* Module 2) ;
H	– participer à la préparation de l'intervention, veiller à l'hygiène corporelle et alimentaire de la personne ;
H	– préparer la chambre pour le retour de la personne ;
S	– collaborer à la surveillance postopératoire (état clinique du patient, pansement, douleur, etc.) ;
H	– collaborer aux soins, à la surveillance et à l'entretien des appareils dont est porteur le patient ;
S	– collaborer à la mise en œuvre d'un projet d'éducation, de réadaptation, etc.
	Hiérarchisation des activités de l'AS en période :
	a. Préopératoire où l'AS participe dans la limite de ses compétences à :
	– accueillir et rassurer la personne hospitalisée pour une intervention chirurgicale en privilégiant l'écoute ;
	– aider à la prise des repères de la personne (orientation dans le service...) ;
	– installer ou aider à l'installation de la personne dans une position en rapport avec sa pathologie ;
	– participer au recueil des observations de toute nature susceptibles de concourir à la connaissance de l'état de santé de la personne ;
	– participer à l'appréciation des principaux paramètres vitaux ;
	– surveiller l'hygiène corporelle et alimentaire de la personne ;
	– surveiller l'élimination intestinale et urinaire ;
	– participer à la préparation du patient en vue de l'intervention chirurgicale, notamment par la réalisation des soins cutanés préopératoires (-dépilation, préparation de la peau...) ;
	– participer à l'installation et/ou au rangement du matériel en vue du retour du bloc opératoire ;
	b. postopératoire où l'AS participe aux soins liés aux fonctions d'entretien pour pallier ou suppléer à la perte d'autonomie induite par l'intervention. De plus, l'AS collabore avec l'infirmier(ère) qui l'encadre à :
	– l'installation du patient dans une position antalgique et en rapport avec l'intervention chirurgicale ;
	– l'installation du matériel dont il est porteur et à la vérification de son fonctionnement ;
	– l'appréciation des paramètres vitaux et identifier les signes d'alerte éventuels pendant soins spécifiques liés à l'intervention au premier lever et à la reprise progressive des fonctions vitales (transit, mobilisation, alimentation, etc.).

Mémo AS
L'alimentation entérale

L'alimentation entérale est indiquée quand l'alimentation normale, par voie orale, est devenue impossible ou insuffisante, et que l'état du tube digestif du patient le permet.
L'alimentation se fait grâce à une ***sonde*** souple. Cette sonde peut être introduite :
- soit par les voies naturelles ; c'est le cas de la ***sonde naso-gastrique*** ;
- soit par les voies artificielles ; c'est le cas lorsque le chirurgien a abouché une partie de la sonde à l'organe (pour l'estomac c'est la ***sonde de gastrostomie***).

Ne pas confondre ***voie entérale*** (vue ci-dessus) et ***voie parentérale*** qui signifie voie d'introduction d'un produit dans le sang (c'est le principe de la perfusion).

4. Pathologies psychiatriques

a. Généralités sur la psychiatrie

▶ Concepts et définitions

La ***psychiatrie*** a pour objet l'étude de la santé mentale.

La ***santé mentale*** est définit comme « *l'état dynamique de l'esprit caractérisé par la possibilité qu'a l'individu de parvenir à un équilibre entre ses exigences conscientes et inconscientes et celles de son environnement*[7] ».

Le champ de la santé mentale est donc très étendu puisqu'il intéresse l'***épanouissement personnel***, les ***détresses psychologiques*** liées aux difficultés existentielles et les ***troubles psychiatriques***.

Par ailleurs, elle concerne non seulement l'individu, mais également la collectivité, car les troubles mentaux influent sur le rapport du patient avec son entourage et sont souvent source d'exclusion sociale.

Les médecins spécialisés sont appelés ***psychiatres***.

Les moyens de prise en charge des maladies mentales reposent sur deux orientations :

- soit le traitement médicamenteux ou chimique ;
- soit le traitement psychothérapeutique ;
- soit les deux.

▶ Les disciplines de la psychiatrie

- ***La pédopsychiatrie*** est une branche de la psychiatrie s'adressant aux individus de 0 à 20 ans (environ).
- ***La gérontopsychiatrie*** concerne les personnes d'un âge avancé pouvant être atteintes de troubles mentaux d'apparition antérieure.

7. *Dictionnaire des soins infirmiers*, dir. René Magnon, Amiec, 2000.

b. Notions générales sur la névrose et psychose

▶ La névrose

• Définition

La névrose est un terme général qui se réfère principalement aux troubles psychologiques appartenant au domaine des émotions, sans altération de la personnalité. Ces troubles se manifestant par des attitudes et des comportements caractéristiques d'une souffrance anxieuse pour laquelle une prise en charge thérapeutique est demandée.

• Symptomatologie principale

La névrose se manifeste par différents symptômes ; le patient est conscient de leur caractère pathologique.

- ***Anxiété*** : état de tension psychologique lié à la peur d'un danger imprécis, avec somatisation.
- ***Phobie*** : crainte angoissante reconnue par le patient comme déplacée du fait du caractère non dangereux de l'objet ou de la situation qui la déclenche (*cf.* Exemple, L'agoraphobie d'Édouard page 223).
- ***Obsession*** : pensée qui apparaît de façon persistante dont le patient ne peut éloigner de sa conscience. Elle possède un caractère compulsif, c'est-à-dire l'adoption d'un comportement tendant à neutraliser ces idées (lavage de mains, rangement) (*cf.* Exemple, les TOC de Magali, page 223).
- ***Symptôme de conversion*** : troubles fonctionnels exprimant la souffrance paroxystique du sujet.

• Pathologies névrotiques

- Névrose d'***angoisse*** : la névrose d'angoisse est un état névrotique caractérisé par les deux points suivants :
  - un ***état permanent d'anxiété*** qui se traduit par une hyperexcitabilité (accompagnée de batte-

ments cardiaques, de palpitations) et une hyperémotivité ;

– des ***crises d'angoisse aiguës***, d'états de panique, survenant à la suite d'une contrariété, d'une émotion. Ils durent peu de temps et se traduisent par : une sensation d'étouffement, de perte d'équilibre, une pâleur ; une agitation anxieuse ou, au contraire, une inhibition (le sujet a peur de mourir, de devenir fou) ; des douleurs constrictives (maux de tête, ou gène thoracique) ; des troubles neurovégétatifs (tachycardie, palpitation, dyspnée, nausées, vomissements, sueurs, tremblements, etc.).

• Névrose ***phobique*** : il existe chez certains sujets un fond permanent d'anxiété. La personnalité s'organise sur un mode de névrose phobique, c'est-à-dire d'évitement de certains objets ou certaines situations. Le sujet phobique est en état d'alerte permanente vis-à-vis de l'extérieur, ce qui explique des « conduites d'évitement » dans les rencontres. On peut observer divers types de personnalité phobique. Citons le cas suivant.

Exemple : Édouard et l'agoraphobie

Édouard, 42 ans, marié, sans enfant, est hospitalisé en psychiatrie pour des crises d'angoisse à répétition. Depuis son enfance, Édouard a un tempérament inquiet que l'on disait « superstitieux » ; il ne passe jamais sous une échelle, appréhende les voyages en train (à cause des tunnels) et n'apprécie pas les lieux publics (grands magasins, gares, marchés…). Depuis quelques mois, Édouard ne veut plus sortir. Il a des crises d'angoisse de plus en plus fortes et répétées. La dernière a eu lieu à l'intérieur de l'ascenseur (qui pourtant n'était pas en panne !). Édouard s'est mis à hurler, transpirer, haleter et, à la sortie de l'habitacle, a senti ses jambes faiblir et s'est effondré. Édouard a dit à sa femme : « je souffre de cette peur qui est au fond de moi et qui me freine. J'ai peur de sortir, j'ai peur de voir les autres, je n'ai plus d'amis, j'ai peur d'entreprendre. Je suis « en prison, aide-moi ». Le psychiatre qui l'a examiné a diagnostiqué une névrose phobique et plus particulièrement une *agoraphobie*[8].

Explications : la phobie est donc une crainte angoissante déclenchée par une situation ou un objet. Citons pour exemples : les ***phobies de situation*** où le sujet a peur de la foule (magasins, rues…), des espaces clos (ascenseurs, tunnels…), des transports (avion, train…), des animaux (chiens, souris, araignées…) ; les ***phobies sociales*** où le sujet a peur d'être mis en échec au cours de relations publiques (de parler et de répondre en public, de se présenter, des coktails, réunions…) ; *les* ***phobies des microbes*** qui sont plus proches des névroses obsessionnelles (*cf.* ci-dessous).

8. Étymologie : agora : espace public, foule ; phobie : peur de.

• Névrose ***obsessionnelle*** ou troubles obsessionnels compulsifs (TOC) : une ***obsession*** est une pensée parasite qui s'impose au sujet et qui l'angoisse. C'est la forme la plus grave de la pathologie névrotique (et celle qui fait le plus souffrir la personne). La ***personnalité obsessionnelle*** se caractérise par :

• un besoin impérieux de recourir à une action afin de soulager sa tension anxieuse. La personne peut avoir :

– un ***goût excessif pour l'ordre***, le rangement, le perfectionnisme (que le sujet impose à son entourage !) ;

– une ***tendance à l'accumulation*** et un besoin de collectionner, d'acheter des objets (ce sont souvent des êtres anxieux devant toute séparation, ils ne peuvent « jeter » ou faire de « choix ») ;

– l'***adoption de rituels*** (ou rites obsessionnels) très contraignants, touchant des domaines très divers, la propreté en particulier (par exemple : ils peuvent se laver plusieurs fois les mains au point de s'irriter la peau, de se faire saigner…).

Exemple : Magali et ses TOC

Magali, 35 ans, mariée, un enfant, est hospitalisée en service de psychiatrie pour troubles du comportement perturbant sa vie personnelle, sociale et familiale. Secrétaire, Magali a dû quitter son emploi. Ses rituels quotidiens au bureau (orientés vers de multiples lavages des mains et du matériel), devenaient très pénibles à supporter par l'équipe. Magali craignait en permanence d'être salie par certains objets touchés par ses collègues. Elle les emmenait rapidement au lavabo des toilettes pour les nettoyer. Outre la perte de temps et la détérioriation du matériel, le personnel comprenait que Magali souffrait d'un problème grave. Lors du premier entretien après l'hospitalisation, les médecins notent que depuis l'âge de 20 ans, Magali passe chaque jour des heures à faire sa toilette, qu'elle évitait au maximum les risques des souillures et de contamination et les lieux pollués (magasins, bus, salles d'attente, gares…), qu'elle nettoyait les semelles de ses chaussures dès qu'elle rentrait chez elle et qu'elle demandait à son fils d'en faire autant ou de marcher pieds nus dans la maison. Tout son temps libre, elle le consacrait à l'entretien de la maison (nettoyant à nouveau le sol, après le passage de la femme de ménage). Lorsque son mari a constaté qu'elle se levait la nuit pour nettoyer de nouveau, qu'elle ne dormait plus suffisamment et que sa santé se détériorait, il lui a fait comprendre qu'une thérapie était nécessaire et Magali a accepté d'être hospitalisée.

• Névrose ***hystérique*** : dans ce type de névrose, le sujet exprime ses émotions par le corps. Il transforme un phénomène psychique en symptômes corporels. Notons que l'hystérie est trois fois plus fréquente chez la femme[9]. A l'origine des troubles hystériques, on retrouve souvent un conflit qui remonte à l'enfance.

La ***personnalité hystérique*** se manifeste par :

- une demande affective intense (le sujet souhaite en permanence séduire autrui, il a tendance à « érotiser » toutes les situations) et une expression excessive des émotions (le sujet manifeste souvent des crises de rire ou de larmes, sa sexualité est assez inhibée et il la camoufle par un comportement théâtral), avec un langage très « superlatif ».
  - Les ***symptômes associés*** tels que certains troubles cliniques peuvent accompagner la névrose hystérique comme *des douleurs* (céphalées, douleurs au rachis, ou pelviennes), *les atteintes motrices* (paralysies, contractures, crampes, crises de tétanie, spasmophilie), *les troubles sensoriels* (vue, ouïe), *les pertes de connaissance* se manifestant surtout en public.
  - Les « ***bénéfices secondaires*** ». Notons que cette pathologie concerne la vie de relation et ainsi permet au patient d'obtenir des « bénéfices secondaires » ; par exemple : avoir le statut de malade, attirer l'attention sur lui, abandonner sa vie professionnelle, ses obligations familiales...
- Névrose ***traumatique***.

• Traitement des névroses

Le traitement associe généralement la prise en charge médicamenteuse à base de psychotropes (anxiolytique et antidépresseurs) à la psychothérapie comportementale.

▶ La psychose

• Définition

La psychose regroupe les troubles mentaux dans lesquels se retrouve une désorganisation profonde de la personnalité, une altération du raisonnement qui empêche le patient d'être conscient de l'ampleur et de la nature de son état, bien qu'il soit capable d'en souffrir et de solliciter une demande pour être soulagé. Les psychoses se caractérisent donc essentiellement par la perte de contact avec la réalité, mais le malade n'en a pas conscient.

9. Étymologie : Hyster signifie utérus (on pensait jadis que cette affection était liée au sexe féminin).

• Symptomatologie principale

- Troubles du comportement
- Troubles de l'humeur
- Délire
- Hallucinations
- Insomnies
- Troubles somatiques associés

• Pathologies psychotiques

- pathologie psychotique de l'humeur
  - accès maniaque
  - accès mélancolique
- psychoses aiguës
- délires chroniques
- troubles schizophréniques

• Traitement

Le traitement médicamenteux s'appuie sur la prescription de neuroleptiques visant à limiter le délire et les hallucinations. Y sont associées d'autres thérapeutiques afin de réguler les troubles thymiques[10].

• Pathologies psychotiques

La maladie s'établit autour de convictions délirantes dont les thèmes sont innombrables. Prenons quelques exemples.

Exemples de cas psychotiques

L'intuition délirante : **Léonore, 40 ans**, a la conviction que ses voisins cherchent à lui nuire par tous les moyens, qu'elle est l'objet de leur malveillance permanente.

L'imagination délirante : **Lara, 20 ans**, fille d'agriculteur, dit à son ami que ses parents milliardaires en Californie lui ont promis un royal cadeau pour son mariage...

Les hallucinations : ce sont des perceptions visuelles ou auditives sans objet. Tous les appareils sensoriels sont concernés : **Raffaël, 28 ans**, entend la voix de Napoléon et entretient avec lui une conversation suivie sur la défaite de Waterloo. Raffaël était (dit-il) le bras droit de Napoléon et a tout fait pour sauver l'armée en déroute...

Parmi les thèmes retrouvés dans les convictions délirantes des maladies, citons :

- la ***persécution***, conviction délirante d'être victime de manipulations extérieures (le cas de Léonore) ;
- la ***mégalomanie***, conviction délirante d'être puissant, grand (les cas de Raffaël et Lara) ;
- la ***jalousie***, conviction délirante d'être trahi ;

10. Troubles de l'humeur.

- l'*érotomanie*, conviction délirante d'être désiré, aimé (« C'est l'autre qui me veut, me convoite, me touche… pas moi ») ;
- l'*influence*, conviction d'être forcé à agir (« C'est l'autre qui a voulu ça ! »).

c. La maladie maniaco-dépressive (MMD) ou trouble de l'humeur

▶ Causes

La MMD a une cause endogène (perturbation neurophysiologique) d'origine héréditaire. La maladie évolue par ***accès cycliques***. Le sujet peut :

- faire successivement des accès dépressifs ou des accès maniaques (bipolaire) ;
- n'être que dépressif ou maniaque (unipolaire).

▶ Symptômes

Entre chaque accès, le sujet retrouve un « état normal ». La durée des accès maniaques est très variable selon les individus (quelques mois à quelques années). Durant les accès, le patient n'a pas conscience du caractère pathologique de ses troubles. Il perd le contact avec la réalité. L'hospitalisation est souvent nécessaire.

d. La bouffée délirante aiguë (BDA)

▶ Causes

A l'origine, on retrouve des atteintes du système nerveux ou des traumatismes psychiques (deuils, incarcérations… ou usage de drogues).

La BDA est une maladie qui se résout ou qui se guérit : elle peut ne s'observer qu'une fois dans la vie d'un patient, mais malheureusement peut aussi se reproduire et évoluer vers la schizophrénie[11].

▶ Symptômes

Le sujet est agité et manifeste un délire incohérent (avec des hallucinations diverses). Les thèmes délirants sont la filiation (origine, identité…), la persécution, la possession (ou mégalomanie). Ils se succèdent ou se mélangent les uns aux autres.

11. 20 % des cas.

Exemple : Madame D et la « psychose puerpérale »

Madame D est restée cinq jours à la maternité de sa commune où elle a accouché d'une fillette de 3 kg 400. Le personnel de soins avait constaté une tristesse anormale chez cette jeune mère : il l'avait mise sur le compte du *baby blues* (dépression du post-partum) (*cf.* Module 1). Une semaine après sa sortie, Madame D. est conduite aux urgences de l'hôpital par son compagnon (qui a confié le bébé à sa sœur). Madame D manifeste de graves ***troubles du comportement*** et tient des ***propos incohérents*** (elle dit « voir des groupes de femmes en colère dans sa chambre ; elle raconte qu'elles lui ont pris son bébé à la maternité, que c'est sa voisine de lit qui a organisé le « rapt », que son compagnon était complice »). Elle dit les entendre rire (dans son sommeil). Elle dit aussi que son nouveau bébé a des « malformations cachées ». Madame D ***ne dort plus***, ***ne mange plus***, est très ***agitée***, ***angoissée***, ne sait plus « ***qui elle est*** » et refuse tout contact. Madame D avait déjà vécu un état dépressif dans sa jeunesse dont la cause était connue (décès de son père). Cet état avait régressé sous traitement à domicile.

Madame D. est hospitalisée en psychiatrie. Le médecin diagnostique une « psychose puerpérale ». Cette psychose entre dans le cadre de la ***bouffée délirante aiguë (BDA)***.

e. La schizophrénie

▶ Causes

A l'origine de cette pathologie, trois facteurs sont évoqués : génétique, biologique et psychologique (liés aux troubles de la petite enfance).

▶ Symptômes

Le patient présente :

- des bouffées délirantes aiguës (BDA) ;
- un état dépressif (angoisse, insomnie, idées de suicide…) ;
- des troubles du comportement caractérisés par la « dissociation » de la personnalité ;
- une incohérence intellectuelle (le malade répond à côté de la question !) ;
- une désorganisation affective (ambivalence des sentiments…) ;
- un détachement du monde extérieur.

▶ Évolution

Cette maladie produit une détérioration progressive de la personnalité du sujet. Un malade schizophrène voit se détériorer son fonctionnement professionnel, social et personnel.

Exemple : Marco, schizophrène

Marco, 36 ans, dit : « Je me sentais étranger à moi-même, dédoublé, mon corps, mon esprit de m'appartenaient plus. Je voyais les autres s'éloigner de moi, je voulais être seul… aller vers le trou ».

La communication devient impossible, tout est hermétique.

f. La paranoïa

▶ Causes

La cause est mal connue ; il s'agit surtout d'une perturbation neurophysiologique.

▶ Symptômes

Les patients paranoïaques présentent à la fois :

- une ***personnalité paranoïaque*** caractérisée par une surestimation de soi, mégalomanie, à laquelle s'associent l'égocentrisme, la méfiance d'autrui, l'autoritarisme, la rigidité, le mépris, la dénonciation ;
- des ***délires paranoïaques*** où le patient adhère à son délire avec une grande conviction. Il le construit cohérent avec un caractère de vraisemblance qui le fait partager parfois à l'entourage !

Ces délires sont surtout d'ordre revendicatif. Malgré cela, le patient conserve une illusion de bonne adaptation à la réalité, ce qui facilite ses rapports avec l'extérieur.

Exemple : Tristan, paranoïaque

Tristan, 50 ans, est hospitalisé à la suite d'une bagarre avec un collègue de travail. Emmené aux urgences, il subit des soins d'urgence et il est hospitalisé. Après 24 heures dans le service, le médecin vient l'interroger car le personnel a constaté des troubles relationnels importants. Tristan dit que les autres patients ne l'acceptent pas, qu'il les a surpris dans le couloir entrain de comploter, qu'ils cherchaient à le faire fuir. De plus, il s'est montré très agressif envers l'AS, venue faire sa toilette.

Dans le passé du patient, le médecin note des événements du même ordre. Tristan est convaincu d'être l'objet de malveillances à répétition sans jamais avoir conscience de sa pathologie.

Dans le milieu du travail, Tristan pense que son employeur fait preuve d'une intolérance manifeste à son égard et le vole. Allant de querelles en querelles, il est renvoyé et engage un procès qui n'en finit pas. Par ailleurs, son syndic de copropriété le considère comme un être dangereux. Tristan a envoyé deux lettres recommandées car il est persuadé que trois copropriétaires veulent attenter à sa vie. Il se dit « victime » d'un complot dont le syndic serait l'instigateur et cherche à se défendre.

g. La dépression

On appelle dépression un état psychique de souffrance marqué par le ralentissement de la motricité, la lassitude, la tristesse et/ou l'anxiété. La dépression affecte l'activité du système nerveux. Selon l'OMS, il existerait 200 millions de personnes déprimées dans le monde : 10 % de la population consultant en médecine présente un état dépressif.

▶ Cause

Dans la dépression on ne retrouve pas toujours de facteur déclenchant (s'il y en a un, il est sans commune mesure avec l'état de tristesse du sujet…). Ainsi un individu, en apparence gâté par la vie, peut faire une dépression (ce qui déroute son entourage…).

▶ Symptômes

La dépression se manifeste par les états suivants :

- une ***tristesse anxieuse*** ;
- le sujet ressent une souffrance, ou « ***douleur morale*** » qui est :
  - profonde ;
  - permanente (24 h/24) ;
  - inconsolable ;
- des ***idées de suicide***. Le sujet voit dans le suicide une issue possible à sa souffrance ;
- une ***fatigue***. Elle est accompagnée :
  - d'un *ralentissement psychique* : le sujet a des difficultés de concentration, d'attention, de raisonnement ;
  - d'un *ralentissement moteur* : le sujet a des gestes lents et rares, il perd toute capacité d'effort, d'initiative ; l'action est limitée ;
- des ***troubles du sommeil***. Le sujet présente :
  - soit une insomnie, qui se traduit par des difficultés d'endormissement au coucher, ou des réveils nocturnes (associés à des pensées tristes) ;
  - soit une hypersomnie (le sujet dort beaucoup).
- des ***troubles de l'appétit***. Le sujet présente :
  - soit une perte d'appétit ;
  - soit une augmentation de l'appétit, avec répercussions sur le poids.

Exemple : Charlotte en dépression

Charlotte, 45 ans, est chef du personnel d'une grande société. Depuis plusieurs mois, elle est fatiguée et vit des états dépressifs passagers qui empoisonnent son existence et celle de ses proches. Seuls les antidépresseurs semblaient momentanément l'apaiser. Récemment, elle s'est montrée anxieuse et a parlé de son désir d'en « finir avec la vie » (« je me sens inutile, je n'ai plus de désir, je ne dors plus, je n'ai plus faim ») ; ce qui a justifié une hospitalisation et une prise en charge thérapeutique immédiate.

Évolution vers l'aggravation : la mélancolie

On appelle ***mélancolie*** une dépression intense avec un ralentissement et une inhibition des fonctions psychiques et psychomotrices. Elle s'entend au son de la voix et dans les propos tenus, elle se lit sur le visage (traits tirés, regard éteint) et entraîne un « dégoût de la vie » : le sujet n'éprouve ni désir, ni plaisir… Il perd ses centres d'intérêt. La seule issue pour le sujet est souvent la mort.

h. *Savoirs procéduraux*

	Rôle de l'AS dans la prise en charge d'un patient en psychiatrie
	Objectifs des soins
	Les soins sont mis en œuvre en collaboration et sous la responsabilité de l'infirmier(ère) ont pour objectif de répondre aux règles d'HSC et de respect du patient. L'AS veillera à :
R	– assurer l'accueil avec bienveillance et neutralité du patient en l'adaptant aux modalités de l'admission : • accueil de la ***personne consentante*** : l'admission est programmée ; • accueil de la ***personne non consentante*** : la personne est hospitalisée dans un secteur fermé soit à la demande d'un tiers (HDT) soit d'office (HO) ;
R	– veiller au confort et à l'installation de la personne en réceptionnant ses effets personnels et en procédant à un inventaire (avec diplomatie) ;
R	– donner au patient les repères lui permettant d'évoluer dans le service (horaires des repas, lieu fumeur, etc. ;
S	– participer au recueil d'informations susceptibles de concourir à la connaissance de l'état de santé de la personne en témoignant de sa disponibilité, d'écoute… L'attention du soignant est dirigée principalement sur : • la perception des réactions et des comportements du patient ; • l'évaluation de son aspect physique, vestimentaire, sa propreté ;
S	– collaborer à l'appréciation des principaux paramètres vitaux (*cf.* Module 2) en respectant le protocole de surveillance instauré dans le service ;
S	– assurer la sécurité physique du patient en adaptant son environnement à ses troubles (éviction des objets tranchants ou coupants, ciseaux, rasoirs, etc., fermeture des portes et fenêtres, etc..) ;
S	– collaborer à la mise en œuvre du projet de soin et de vie pour le patient en veillant à la cohérence des actions, le respect du projet thérapeutique et les modalités du contrat passé avec le patient ;
CH	– subvenir partiellement ou totalement aux soins de confort et d'hygiène en appréciant la difficulté à suppléer ;
R	– adopter une communication permettant de renforcer l'estime du patient, de l'encourager à participer aux activités en groupe, de lutter contre l'isolement, etc. ;
S	– adopter une attitude professionnelle devant les troubles du patient : • rester calmer sans attitude hostile face à l'agressivité du patient ; • savoir demander de l'aide si une menace est perceptible et se tenir à distance ; • assurer une surveillance permanente et rester vigilant ; • négocier les soins selon leur nécessité ;
S	– collaborer à la mise en place d'action pour prévenir les effets secondaires induits par les traitements médicamenteux :
HC	– ***prévenir le risque de constipation***. Identifier les habitudes alimentaires du sujet, s'enquérir de son transit, vérifier les apports hydriques, etc. Informer le patient du risque de constipation et lui apporter des conseils hygiéno-diététique, évaluer sa participation et noter l'amélioration du transit ;
H	– ***prévenir les perturbation des habitudes du sommeil***. Identifier les habitudes de la personne, la qualité de son sommeil, apporter des conseils hygiéno-diététique (diminution des boissons excitantes telles que café, coca cola, thé, alcool, etc.), induire une activité durant la journée ;
S	– collaborer à la préparation de la sortie du patient en cohérence avec les objectifs poursuivis, visant à : • impliquer l'entourage du patient si possible ; • l'informer sur les nécessités de poursuivre son traitement, d'organiser une continuité des soins avec des soignants extra-hospitaliers.

2 La gériatrie

1 ▸ Généralités sur la spécificité de la gériatrie

La ***gérontologie*** et la ***gériatrie*** sont deux disciplines complémentaires qui ont en commun la connaissance du vieillissement humain et visent à promouvoir un vieillissement réussi.

Toutes deux sont spécialisées dans l'étude de la vieillesse.

1. Définitions

La vieillesse, c'est l'âge à partir duquel la personne cesse toute activité professionnelle, se retirant de la vie active. Cette définition sociale englobe la tranche d'âge des plus de 65 ans (OMS).

La vieillesse est la période de vie qui succède à la maturité et qui est caractérisée par l'affaiblissement des fonctions physiologies, des facultés mentales de la personne.

La ***gérontologie*** (du grec « gerôn, gerontos » qui signifie vieillard, et de « logos » qui signifie étude) est l'étude de la vieillesse et du vieillissement, elle regroupe l'ensemble des disciplines qui intéressent le vieillissement. Ainsi on retrouve la sociologie, la psychologie, l'anthropologie, la biologie, la démographie, etc.

La ***gériatrie*** est la médecine de la vieillesse, elle s'intéresse plus particulièrement aux pathologies induites par l'affaiblissement des fonctions vitales de l'être humain.

La ***sénescence*** (du latin « senex », qui signifie vieillard) est l'ensemble des phénomènes physiologiques liés au vieillissement.

La ***sénilité*** est l'état pathologique et régressif caractéristique résultant de la sénescence.

2. Objectifs de ces disciplines

a. Objectifs de la gérontologie

Le vieillissement de la population et les perspectives de l'accroissement de la longévité, nous amènent à prendre en charge de nombreuses personnes âgées et donc à prévenir les aléas inhérents à la sénescence et à en limiter les conséquences par des mesures d'hygiène de vie, de maintien de vie sociale, d'aménagement, voire de changement d'habitat en temps utile.

b. Objectifs de la gériatrie

Les objectifs de la gériatrie visent plus spécifiquement la guérison des maladies, le maintien d'une qualité de vie optimale pour les personnes souffrant de pathologies chroniques et/ou invalidantes.

Cette démarche implique de considérer le mode de vie de la personne malade, le soutien qu'elle peut avoir de son entourage, en appréciant les capacités, les disponibilités et les limites physiques, psychologiques et culturelles des aidants éventuels.

Ainsi, l'approche de la personne âgée est centrée sur l'organisation d'un réseau où interagissent de nombreux acteurs afin d'avoir une vision globale de la personne, en tenant compte de sa situation sociale et de ses aspirations.

2 ▸ DÉMOGRAPHIE ET PLACE DE LA PERSONNE ÂGÉE DANS LA SOCIÉTÉ

1. La situation démographique

La situation démographique et la place de la personne âgée dans la société française présentent des disparités. On observe des écarts significatifs : géographiques et par tranches d'âge.

a. *Situation en France*

▸ Écarts géographiques

Certaines régions vieillissent plus que d'autres. La coupure géographique entre le Nord et le Sud de la France, entre les régions qui attirent les actifs et celles qui attirent les retraités, est particulièrement marquée dans ce domaine.

- Les régions du Sud sont, depuis de nombreuses années, celles où le vieillissement est le plus accentué et, à l'inverse, le Nord attire davantage les jeunes adultes ;
- Les Alpes de Haute-Provence et le Var accueillent beaucoup de jeunes retraités ;
- Le Midi-Pyrénées et le Poitou-Charentes voient leur population vieillir car les jeunes partent vers les villes et les centres économiques ;
- La population d'Ile-de-France reste stable grâce à l'arrivée de jeunes, qu'ils soient étudiants ou à la recherche d'un emploi.

▸ Écarts en fonction du sexe

- À partir de 75 ans, les deux tiers de la population sont des femmes ;
- Au-dessus de 85 ans, la proportion de femmes dépasse les trois quarts ;
- On compte cinq fois plus de veuves que de veufs parmi les 60 ans et plus.

b. *Situation dans l'Union Européenne*

Dans l'ensemble des pays de l'Union Européenne, environ une personne sur cinq est âgée de plus de 60 ans. Cela s'explique par la réduction de la natalité et l'augmentation de l'espérance de vie, notamment du fait des régimes de protection sociale en vigueur dans ces pays. Toutefois, l'augmentation dans les années à venir du nombre des personnes âgées dépendantes, va obliger les pays européens à reconsidérer leur politique sociale et économique en tenant compte de ce facteur démographique majeur. (*cf.* Fig. ci-après).

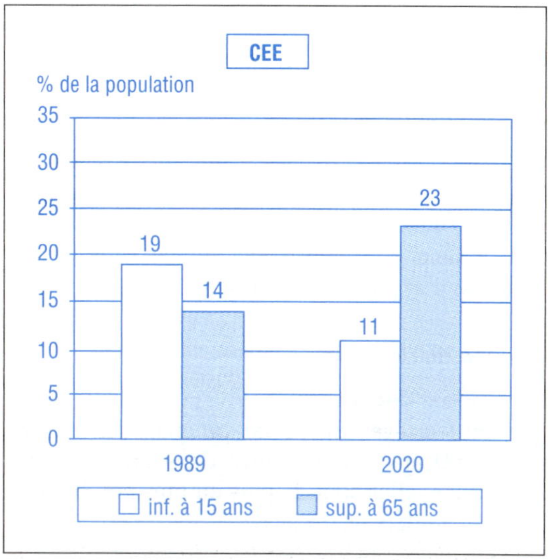

FIG. 3.7 – **Évolution de la population en Europe.**

Dans son ensemble, la population mondiale est aujourd'hui très jeune.

– Dans les pays en voie de développement, on observe une forte natalité et une faible espérance de vie, ce qui explique le nombre relativement peu élevé des personnes âgées.

– En Europe, au contraire, les jeunes seront de moins en moins nombreux car la natalité est faible. En 2020, les personnes âgées seront deux fois plus nombreuses que les jeunes de moins de 15 ans, alors que la population restera pratiquement inchangée.

2. Le mode de vie de la personne âgée

Le mode de vie de la personne âgée présente des caractéristiques particulières.

a. *Choix du logement*

L'âge de la retraite est souvent propice aux changements de domicile, en ce qui concerne principalement les classes d'âge de 60 à 69 ans.

- En France, la proportion de logements sans confort est plus élevée chez les personnes âgées.

Elles habitent le plus souvent des logements anciens petits et mal agencés ;

- les contrastes entre régions sont importants : les logements sans confort sont plus nombreux au Nord de la Loire qu'au Sud.

b. Le choix de mode de vie

▶ La vie familiale

La grande majorité des personnes âgées garde des liens forts avec leur famille. Selon les statistiques, près de 50 % d'entre elles rendent des services à leurs enfants et à leurs petits-enfants (que ce soit en terme d'argent ou de service).

▶ La vie au domicile

La majorité des personnes vivent chez elles quel que soit leur âge. En France, un quart des personnes de 60 ans vivent seules dans un logement. Avec l'âge, elles sont de plus en plus nombreuses (+ 40 % au-delà de 75 ans).

▶ La vie en institution

En France, la part des personnes âgées en institution varie en fonction de l'importance des équipements qui leur sont destinés. C'est dans la région Rhône-Alpes, qu'elle est la plus élevée. Ces écarts sont également liés à des traditions sociales, à la place de la personne âgée dans l'organisation familiale. Les familles où cohabitent plusieurs générations restent nombreuses.

c. La consommation

Ce sont les personnes âgées qui dépensent le plus pour l'alimentation, l'habitation et la santé. On note également un intérêt marqué pour les « voyages ». Cette population devient une cible pour les publicitaires. Nombre de prestataires offrent des avantages pour les attirer (tarifs préférentiels sur les transports, séjours de courte durée…).

Exemple : Sondage sur le choix des vacances des personnes âgées

- Restent en France : 84 %
- Vont à l'hôtel : 21 %
- Font une location : 10 %

Toutefois, n'oublions pas que nombreuses sont les personnes âgées qui ne peuvent partir en vacances en raison de leurs petits revenus, et que certaines ont même du mal à survivre.

d. Les ressources

Elles sont principalement constituées par les pensions et l'aide au logement.

▶ Pensions

Le montant des pensions de retraite ne constitue qu'une part des revenus des personnes âgées. On constate de grandes disparités dans le montant des pensions et pensions de reversion.

▶ Aide au logement

Les pouvoirs publics aident par des mesures précises les personnes âgées ayant de faibles ressources. Citons ci-après les trois allocations pour le logement.

- L'***Allocation de logement social (ALS)***
  - Elle s'adresse aux personnes de plus de 60 ans. Financée par l'Etat, elle est accordée aux personnes locataires d'un logement ou occupant à titre payant, ou ayant emprunté de l'argent pour acheter un logement.
  - Le montant de l'ALS est calculé en fonction du loyer payé, des ressources et de la situation familiale.
- L'***Aide personnalisée au logement (APL)***
  - L'APL est destinée aux personnes âgées locataires d'un logement ou propriétaires d'un logement occupé comme récidence principale ou locataires d'un logement-foyer dont l'organisme propriétaire et l'organisme gestionnaire ont passé une convention avec l'Etat.
  - Elle n'est pas cumulable avec l'allocation logement. L'APL tient compte du niveau des ressources et des charges du logement (emprunt, loyer).
- L'***Allocation de logement différentiel (ALD)***. Elle peut être attribuée en cas d'augmentation de loyer à la suite d'opérations réglementées de restauration et de rénovation.

▶ Les services à domicile

D'autres aides peuvent être attribuées aux personnes âgées à faibles revenus. Citons-en deux.

- L'Allocation personnalisée d'autonomie (***APA***)
  - Elle propose un plan heures d'aide à domicile par une auxiliaire de vie sociale et autres services, tels que le portage des repas, la téléalarme, l'achat d'un fauteuil roulant, d'un lève-malade, etc.
  - Le montant de l'APA est évalué selon la dépendance des personnes âgées (grille AGIRR).

– Un justificatif des dépenses est demandé régulièrement aux personnes à qui a été attribuée l'Allocation.

• L'aide ménagère

– Elle est devenue une prestation légale d'aide sociale. La commission d'admission accepte (ou rejette) la demande et fixe le nombre d'heures « d'aide à domicile » accordées.

– L'aide ménagère est souvent couplée avec d'autres services, tels la livraison des repas à domicile, la lavage du linge, les dépannages, etc.

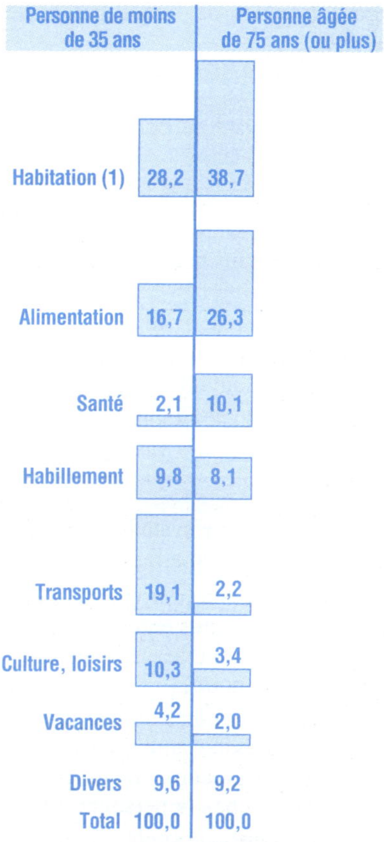

Source : *Insee, enquête Budget de famille.*
(1) Lire ainsi : le budget habitation représente 28,2 % du budget d'une personne seule de moins de 35 ans et 38,7 % du budget d'une personne seule de 75 ans et plus.

FIG. 3.8 – **Évolution des postes budgétaires avec l'âge (pour une seule personne).**

Ce tableau montre que la part des postes habitation, alimentation et santé augmentent avec l'âge. En revanche, les personnes de plus de 75 ans consacrent moins d'argent aux transports, loisirs et vacances.

Rôle de l'AS

L'AS doit signaler l'existence de ces aides complémentaires aux personnes âgées dont les ressources annuelles sont inférieures à un certain taux. Il doit indiquer aux personnes que la demande doit être faite auprès des caisses de Sécurité sociale et dans les mairies, puis envoyée à la caisse qui détient le dossier de retraite et que l'intérêt de ces aides est le ***maintien à domicile***.

3. Les mécanismes et les pathologies du vieillissement

De façon générale, le vieillissement est un processus marqué par une diminution des capacités fonctionnelles de l'organisme à s'adapter aux situations d'agression (stress, maladie, infection, traumatisme…).

Certains chercheurs pensent que nous sommes programmés pour vieillir en raison de la présence d'un gène du vieillissement qui pourrait empêcher les mécanismes de réparation. Le vieillissement serait donc inscrit dans notre capital génétique.

Le processus de vieillissement est très hétérogène. Au sein d'une population, chaque individu ne vieillit pas au même rythme, et le vieillissement des organes et des tissus d'un même individu n'est pas homogène. Voyons ses diverses actions sur l'organisme.

a. *Action sur le métabolisme*

▶ Mécanisme

• Baisse de la sécrétion de certaines hormones (hormones sexuelles).

• Apparition d'une insulino-résistance.

• Carences en vitamines, oligo éléments, protéines accentuées par un mauvais équilibre nutritionnel.

• Perte de poids par fonte musculaire, etc.

• Perte de la sensation de soif.

▶ Pathologies

• ***Le diabète*** : dont le risque majeur est l'hypoglycémie, mais également l'apparition de complications insidieuses, telles que l'altération de la nutrition, l'apparition des complications dégénératives (neurologiques et ophtalmiques) altérant l'autonomie de la personne, les infections et troubles trophiques.

MODULE 3 Savoirs de base

• ***La déshydratation*** : il s'agit d'une urgence car elle expose à des complications graves ; elle est souvent due à un manque d'apport d'eau en quantité suffisante.

• ***L'hypothyroïdie/hyperthyroïdie*** : se manifestant par des troubles fonctionnels et de l'humeur.

b. Action sur le système immunitaire

▶ Mécanisme

Une immunodéficience (ou déficit immunitaire) pouvant être accrue par des carences protéino-caloriques.

▶ Pathologies

Ce déficit immunitaire explique la sensibilité des personnes âgées aux infections (grippe…) et la fréquence de certains cancers.

c. Action sur les organes des sens

▶ Mécanisme

• Modification du tissu cutané de l'œil et troubles fonctionnels :
 - perte d'élasticité des paupières modifiant la protection de l'œil ;
 - sécheresse oculaire ;
 - baisse de l'acuité visuelle.

• Modifications morphologiques et troubles fonctionnels de l'oreille.

• Modifications morphologiques et troubles fonctionnels de la bouche :
 - atrophie et diminution du nombre des papilles gustatives ;
 - diminution de la perception des saveurs (hypoagueusie) ;
 - ralentissement de la sécrétion salivaire, sécheresse buccale ;
 - chute des dents ;
 - trouble de la déglutition (dysphagie).

• Modifications de la perception par le toucher par atrophie des terminaisons nerveuses modifiant la perception de la température, la douleur.

▶ Pathologies

• ***Cataracte sénile*** : opacification progressive du cristallin entraînant la cécité de la personne. Le traitement est chirurgical.

• ***Dégénérescence maculaire*** : lésions vasculaires autour de la rétine, conduisant à une baisse de l'acuité visuelle pouvant aller jusqu'à la cécité.

• ***Glaucome*** : augmentation de la pression intra oculaire altérant le champ visuel.

• ***Presbyacousie*** : perception perturbée des sons aigus, la personne présente des difficultés auditives dans un lieu bruyant. La personne âgée perçoit mieux la voix chuchotée que la voix forte et a de la difficulté pour suivre une conservation dans un groupe.

• ***Acouphènes*** : sensations auditives anormales de types bourdonnements, sifflements.

• ***Vertiges*** : troubles de l'équilibre et sensations d'instabilité.

d. Action sur le système nerveux

▶ Mécanisme

• Diminution du nombre des neurones corticaux et raréfaction de certains neurotransmetteurs intracérébraux (acétylcholine).

• Diminution de la réactivité.

• Réduction modérée de la mémoire par rapport aux informations nouvelles.

• Déstructuration du sommeil.

▶ Pathologies

La dégénérescence du système nerveux entraîne des troubles neuropsychiatriques.

• ***La démence*** : altération progressive et définitive des fonctions supérieures entraînant une réduction des capacités intellectuelles associée à des troubles mnésiques (de mémoire).

• ***La dépression*** : se manifeste par une diminution de l'intérêt des activités quotidiennes, des troubles de l'humeur, un ralentissement psychomoteur. Elle est fréquente chez la personne âgée.

• ***Les troubles confusionnels*** : à dissocier de la démence, il s'agit d'un état pathologique, souvent transitoire, en réponse à une agression physique ou psychologique de la personne. Le traitement de la cause (métabolique, infectieuse, etc.) permet le retour à la normale.

• ***Les états délirants*** : La personne âgée est préoccupée par une idée sans fondement. Généralement, elle se sent persécutée ou menacée, c'est le délire de persécution. D'autres états délirants sont réactionnels à l'isolement responsable d'hallucinations. Ces délires régressent sous traitement.

• ***Les réactions névrotiques (ou états anxieux)*** Les états anxieux sont dus à la peur de vieillir, d'être rejeté, isolé. La personne âgée est préoccupée par la crainte de la maladie et la proximité de la mort. Elle en éprouve un sentiment profond d'insécurité et d'angoisse.

e. Action sur le système respiratoire

▶ Mécanisme

• Modifications anatomiques de la cage thoracique (cyphose, atrophie des muscles respiratoires).
• Diminution de l'adaptation à l'effort.
• Modification de l'hématose.

▶ Pathologies

• ***La dyspnée*** : ce symptôme est un signe d'alerte permettant de rechercher une pneumopathie ou une anémie.
• ***Les infections respiratoires*** : elles restent des urgences en gériatrie du fait de la déficience immunitaire de la personne âgée.

f. Action sur le système cardio-vasculaire

▶ Mécanisme

• Hypertrophie modérée du myocarde.
• Rigidité myocardique par modifications tissulaires intra cardiaques.
• Troubles fonctionnels :
  – augmentation de la pression systolique, la pression diastolique reste inchangée ;
  – retard dans l'adaptation du débit cardiaque à l'effort.
• Modification de la structure vasculaire :
  – athérosclérose physiologique ;
  – perte d'élasticité veineuse et artérielle.

▶ Pathologies

• ***Accident ischémique transitoire*** : il s'agit d'un déficit fonctionnel réversible provoqué par un défaut d'irrigation d'un territoire cérébral. C'est un facteur de morbidité, il est donc essentiel de repérer tout trouble fonctionnel perceptible.
• ***Artériopathie oblitérante des membres inférieurs :*** présence d'une gêne à la marche appelée claudication intermittente, provoquée par des lésions artérielles de type sténose ou occlusion.
• ***Hypertension artérielle*** : c'est un phénomène qui intéresse 40 % de la population âgée et dont l'objectif de prise en charge thérapeutique est de limiter les risques de survenue d'un accident vasculaire cérébral, d'un infarctus du myocarde ou d'une insuffisance cardiaque.
• ***Hypotension orthostatique*** : c'est la chute de la tension lors du passage de la position assise à la position debout, entraînant vertige voire chute.
• ***Insuffisance cardiaque*** : incapacité du myocarde à assurer les besoins hémodynamiques entraînant un tableau clinique caractéristique de dyspnée à l'effort et asthénie ou altération de la mobilité, bradycardie et troubles du sommeil.
• ***Ulcère de jambe*** : c'est une perte de substance des téguments avec des lésions cutanées de cicatrisation difficile.

g. Action sur le système locomoteur

▶ Mécanisme

• Fonte de la masse musculaire.
• Diminution de la force musculaire et du tonus musculaire (perte de l'amplitude gestuelle, de la souplesse).
• Diminution de la masse osseuse (Ostéopénie) responsable d'une fragilité osseuse.
• Rétraction articulaire.

▶ Pathologies

• ***L'ostéoporose*** : c'est une déminéralisation du squelette altérant sa fonction de soutien et l'exposant au risque de fractures pour un traumatisme minime. Elle est visible avec prépondérance chez les femmes à partir de la ménopause (en raison de la carence en œstrogènes). Sa survenue est corrélée à l'insuffisance de consommation de produits laitiers (calcium) pendant les années antérieures.
• ***L'arthrose*** : c'est une dégénérescence du cartilage articulaire qui devient plus rigide et se fragmente, créant douleur et gêne fonctionnelle importantes. Les localisations les plus fréquentes de l'arthrose sont :
  – l'articulation de la hanche, soit la coxarthrose ;
  – l'articulation du genou, soit la gonarthrose ;
  – l'articulation intervertébrale pouvant se compliquer de tassements, de hernies discales, causes de lombalgies et de sciatiques.
• ***Les rhumatismes inflammatoires*** d'origines diverses. Les atteintes articulaires sont très dou-

loureuses et entraînent une gêne fonctionnelle importante.

• ***Les fractures*** avec plus particulièrement les fractures de l'extrémité supérieure de l'humérus et les fractures du col du fémur.

• ***Les troubles de la marche et les chutes*** : le ralentissement de la marche physiologique n'est pas un trouble, cependant certaines affections ou appréhension peuvent être responsables d'une altération de la marche et de chute. La recherche de l'étiologie et son traitement sont essentiels pour limiter la perte d'autonomie de la personne.

h. Action sur le système urinaire et sur les organes sexuels

▶ Mécanisme

• Diminution de la capacité de filtration glomérulaire modifiant les dosages biologiques sanguins et urinaires.

• Diminution de la capacité des sphincters à se contracter.

• Diminution de la sécrétion de testostérone, d'œstrogènes.

• Augmentation du volume de la prostate.

• Arrêt du cycle menstruel, ménopause, atrophie des organes génitaux internes, de la glande mammaire.

▶ Pathologies

• ***Adénome prostatique*** : développement d'une tumeur bénigne au dépend de la prostate entraînant des troubles mictionnels.

• ***Infection urinaire*** : symptôme pouvant être révélateur d'une infection du haut appareil rénal.

• ***Incontinence urinaire*** : liée à une altération des fonctions supérieures et des troubles locomoteurs de la personne âgée. Il s'agit de la perte du contrôle sphinctérien.

i. Action sur la peau et les phanères

▶ Mécanisme

• Altération du tissu élastique : Le tissu conjonctif, habituellement élastique se modifie (les fibres collagènes deviennent plus rigides, les fibres élastiques se raréfient), les tissus perdent leur élasticité.

• Amincissement de l'épiderme qui se fragilise provoquant une perte d'élasticité du derme responsable des rides.

• Diminution des glandes sudoripares et sébacées : les personnes âgées transpirent peu et ont la peau sèche.

• Diminution de la vitesse de croissance des cheveux et des ongles.

• Diminution de la production des mélanocytes (blanchiment des cheveux).

• Apparition de certaines lésions sont habituelles chez les personnes âgées :

- *les « taches de vieillesse »* sont des taches brunes au dos des mains, aux avant-bras, sur le front ;
- *les verrues séborrhéiques* sont des éruptions sur la peau (souvent au visage) ;
- *le prurit* : il s'agit d'une démangeaison due à la diminution du sébum.

▶ Pathologie

« ***L'escarre*** est une lésion cutanée d'origine ischémique liée à une compression des tissus mous entre un plan dur et les saillies osseuses. Les escarres surviennent généralement au niveau des proéminences osseuses. Les principales localisations sont, par ordre de fréquence, le sacrum et les talons »[12] (*cf.* Module 2).

j. Action sur le système digestif

▶ Mécanisme

• Les muscles lisses du tube digestif sont hypotoniques, ce qui explique la fréquence des troubles fonctionnels : digestion difficile, anorexie, diarrhées, constipation ;

• Les troubles nutritionnels sont liés aux modifications des perceptions du goût et les troubles fonctionnels sont digestifs, à la perte de plaisir lors du repas, etc.

▶ Pathologies

Constipation : le ralentissement du transit est principalement responsable d'une raréfaction de l'émission de selle mais peut avoir des conséquences plus graves : fécalome[13], occlusion intestinale.

12. ANAES/Service Évaluation en établissements de santé/ Juin 1998.

13. Matières fécales dures, accumulées dans le gros intestin et constituant un bouchon.

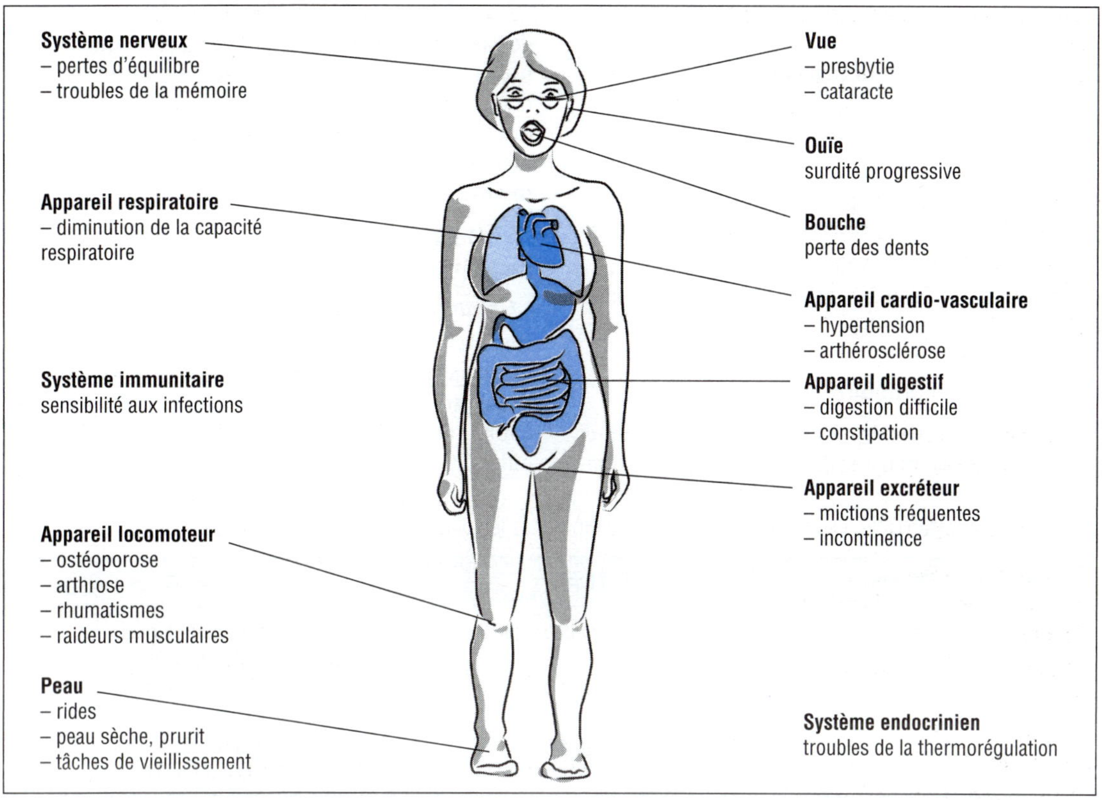

FIG. 3.9 – **Les conséquences du vieillissement (récapitulatif des atteintes les plus fréquentes).**

4. La personne âgée dépendante

la dépendance se définit comme étant la perte de la capacité physique et ou mentale du sujet à assurer les actes de la vie courante.

Mais quelle que soit la cause de cette dépendance, la spécificité des soins apportés aux personnes âgées dépendantes consiste en la mise en œuvre d'un réseau pluridisciplinaire intégrant l'entourage de la personne.

Sont privilégiés la qualité de vie et le maintien maximal de l'autonomie, même minime, de la personne.

a. Les axes de la prise en charge

• ***La prise en charge thérapeutique*** : elle permet d'améliorer l'état de santé, de limiter son aggravation, de soulager la douleur physique et d'assurer le bien être physique et moral.

• ***La prise en charge des actes de la vie quotidienne*** a plusieurs objectifs en fonction du degré de dépendance de la personne :

- apporter une aide partielle et maintenir la participation de la personne aux activités de base de la vie quotidienne (soins d'hygiène, repas, élimination etc.) en maintenant les repères chronologiques (heures régulières des repas, des soins, etc.) ;
- apporter une aide permettant la participation aux activités instrumentales de la vie courante (mettre la table, faire le lit, ouvrir le courrier, etc.) ;
- favoriser son investissement dans les activités sociales liées à sa vie quotidienne (activités, sorties, achats, etc.) ;

• ***le soutien psychologique*** vise à aider la personne à surmonter ses pertes (deuil d'un proche), l'acceptation de sa dépendance, la valorisation de l'image de soi, etc.

b. La prévention du vieillissement

La prévention du vieillissement se fait à :

- ***un échelon collectif***, par la mise à disposition d'aides aux personnes âgées sur le plan sanitaire et social ;
- ***un échelon individuel***, car les personnes sont responsables de leur propre santé.

L'OMS a défini, à l'échelon collectif, trois niveaux de prévention : La prévention primaire, secondaire et tertiaire.

▶ La prévention primaire

La prévention primaire est destinée à diminuer l'incidence d'une maladie dans une population donnée en agissant sur les facteurs de risque dans le but de prolonger l'espérance de vie et la qualité de vie. Les actions menées visent ainsi à considérer dans une globalité l'ensemble des mécanismes qui pourrait avoir un impact sur la santé de la personne (problèmes somatiques ou psychologiques, le stress, les modifications de son environnement, etc.)

• Quelques orientations de mesures de prévention collectives

• Création des services de prévention et d'aide

Les organismes sanitaires et sociaux proposent un grand nombre de mesures et de structures qui vont permettre aux personnes âgées, de préserver leur capital de santé et de limiter l'apparition de difficultés. Citons-en deux :

Tableau 3.3 – Les trois niveaux de prévention chez les personnes âgées à l'échelon collectif.

Niveaux de prévention	Objectifs	Moyens
Prévention primaire : promotion de la santé	– Éliminer les facteurs de risque – Préserver la résistance de l'organisme – Protéger l'organisme – Proposer des structures socio-culturelles et des mesures adaptées	– Informer sur les pathologies – Modifier les habitudes de vie – Traiter les déficiences mineures – Faire les vaccinations – Proposer le régime de retraite – Proposer l'aide à domicile
Prévention secondaire : dépistage et traitement précoce	– Dépister précocément des pathologies spécifiques – Limiter les déficiences et éviter la dépendance	– Faire des dépistages précoces et ciblés – Faire des bilans de santé – Repérer les facteurs de risques – Former les professionnels au dépistage
Prévention tertiaire : limiter les séquelles et les rechutes	– Traiter les pathologies aiguës – Éviter l'aggravation des pathologies chroniques – Rééduquer les personnes âgées – Réadapter à la vie sociale – Organiser une prise en charge globale	Utiliser les services sanitaires et sociaux : – Service de soins gériatriques – Service de moyen séjour – Réseau de soutien aux familles – Services de soins à domicile, institutions, long séjour

Tableau 3.4 – Conseils alimentaires pour la personne âgée.

Choix alimentaire	Intérêt
– Limiter les sucres – Limiter les sauces et fritures – Éviter les graisses animales – Limiter les gâteaux – Limiter le sel	– Éviter obésité et diabète – Alléger le travail digestif – Éviter l'hypercholestérolémie – Éviter le surpoids – Éviter l'hypertension
– Favoriser les fruits et les légumes frais – Favoriser le poisson, le jambon, les œufs, la viande*	– Lutter contre la constipation – Apporter des vitamines, des fibres – Augmenter l'apport en protéines (anti-escarre et maintien musculaire)

Tableau 3.4 – Conseils alimentaires pour la personne âgée. *(Suite)*

Choix alimentaire	Intérêt
– Favoriser le lait et les produits laitiers	– Lutter contre l'ostéoporose
– Augmenter les boissons (eau, tisane...)	– Éviter la déshydratation – Lutter contre la constipation – Favoriser la digestion et l'élimination urinaire
– Limiter l'alcool	– Protéger l'appareil digestif et le système nerveux

* Toutes les viandes sont permises même le porc et l'agneau.

– les ***services d'aide à domicile*** dans le domaine des soins, de l'hygiène, de l'alimentation ;

– les ***clubs de loisirs*** pour personnes âgées (proposant des activités physiques, culturelles, sociales…).

• ***Les campagnes d'information*** pour les vaccinations, les dépistages.

• ***Les moyens de lutte contre les pollutions de l'environnement*** (lutte contre la canicule, lutte contre la pollution de l'air, etc.).

• Quelques orientations de mesures préventives individuelles

• Maintenir une ***hygiène de vie*** saine :

– maintenir une alimentation équilibrée, répondant aux besoins énergétiques de la personne âgée (*cf.* Tableau 3.4) ;

– faire de l'exercice physique régulièrement ;

– organiser et rythmer la journée pour préserver la qualité du sommeil ;

– faire contrôler régulièrement la pression artérielle ;

– suivre les traitements prescrits.

• Aménager son ***environnement***

– adapter le mobilier selon ses besoins (augmenter la hauteur du lit avec des cales, louer un lit électrique, opter pour des fauteuils

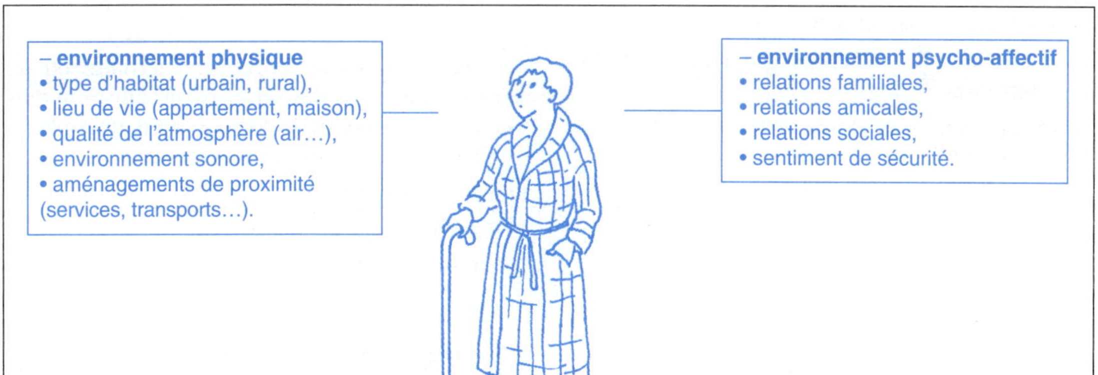
– environnement physique
• type d'habitat (urbain, rural),
• lieu de vie (appartement, maison),
• qualité de l'atmosphère (air…),
• environnement sonore,
• aménagements de proximité (services, transports…).
– environnement psycho-affectif
• relations familiales,
• relations amicales,
• relations sociales,
• sentiment de sécurité.
– environnement socio-culturel
• intégration sociale,
• intégration culturelle, et/ou religieuse.

FIG. 3.10 – **Organisation de l'environnement pour les personnes âgées.**

avec accoudoirs, éviter les tapis au sol, etc.) ;
- aménager les accès aux sanitaires et salle de bain (rampe, poignée, tapis antidérapant dans la douche, etc.) ;
- maintenir un bon éclairage des lieux exigus (escaliers) ;
- installer des rampes dans les escaliers ;
- disposer les meubles pour avoir des appuis possibles.

• utiliser des ***aides techniques*** :
  - cannes ;
  - déambulateurs ;
  - lunettes adaptées à sa vue ;
  - chaussures ergonomiques.

• ***se protéger des dangers*** :
  - procéder aux soins de base ;
  - procéder aux vaccinations obligatoires (grippe, tétanos, etc.) ;
  - opter pour les moyens de protection adaptés en cas d'incontinence (éviter chute par glissade sur sol mouillé) ;
  - adapter son rythme de vie à son état de santé ;
  - choisir des vêtements et chaussures adaptés.

• ***maintenir des activités sociales*** :
  - s'occuper de soi et de son apparence ;
  - pratiquer des activités physiques et de relaxation ;
  - pratiquer des activités artistiques et culturelles ;
  - participer à la vie sociale et associative ;
  - faire des courses ;
  - préparer ses repas ;
  - inviter des amis, voisins ;
  - gérer ses biens ;
  - faire son courrier.

• ***conseiller la personne dans l'organisation de son environnement***

Les éléments environnementaux qui influent sur la vie des personnes âgées peuvent être regroupés en trois catégories (*cf.* Fig. 3.10).

▶ La prévention secondaire

La prévention secondaire a pour objectif de diminuer la prévalence d'une maladie dans une population donnée en agissant sur son évolution ;

• Quelques orientations de mesures préventives

• Adapter les stratégies thérapeutiques aux risques considérés.
• Mettre en route des traitements.
• Renforcer les soins de base.
• Aider à la responsabilisation de la personne âgée.
• Soutenir l'entourage.
• Mettre en route un système de surveillance à distance (téléalarme, etc.).

▶ La prévention tertiaire

La prévention tertiaire est destinée à diminuer l'apparition d'incapacités chroniques dans une population donnée en limitant les séquelles et invalidités consécutives à une pathologie.

• Quelques orientations de mesures préventives

• Adaptation et spécialisation des soins de base.
• Soutien et rééducation pour l'adaptation aux séquelles de la maladie.
• Soutien psychologique à la personne et à son entourage proche :
  - lutte contre le déni de la réalité ;
  - lutte contre la régression ;
  - lutte contre la perte de l'estime de soi.

Les interventions de prévention tertiaire ou de soins ont lieu dans des services spécialisés le plus souvent, ou à domicile lorsque c'est possible. Il s'agit essentiellement des services de :

• médecine gériatrique ;
• long séjour ;
• hospitalisation et soins à domicile.

c. *Les risques de complications*

La prise en charge de la personne âgée peut se compliquer de deux grands syndromes :

• le syndrome d'immobilisation (état grabataire) ;
• le syndrome de glissement.

▶ Le syndrome d'immobilisation

• Définition

Il s'agit d'une altération aiguë ou progressive de l'autonomie pouvant être induite par des causes somatiques et/ou psychiques (symptomatologie de nombreuses maladies, cause toxique, angoisse de l'abandon, peur de chuter, etc.), qui évolue rapidement vers un alitement prolongé (décubitus prolongé) avec perturbation des fonctions métaboliques, organiques, psychiques due à la suppression des activités courantes.

• Évolution

Le décubitus prolongé provoque diverses complications ayant une incidence morbide sur la personne pour lesquels des moyens de prévention sont mis en place et auxquels participent activement l'AS (*cf.* Tableau 3.5).

Tableau 3.5 – Complications de l'état de la personne âgée dépendante (avec décubitus prolongé).

Complications	Orientations principales de prévention
Complications cardio-vasculaires – Phlébite – Embolie pulmonaire – Hypotension orthostatique	– Mobiliser la personne autant que possible en fonction de son état et de l'incidence de sa pathologie sur son organisme. – Ne pas immobiliser la personne sans nécessité absolue. – Mettre les bas de contention avant le premier lever. – Surélever les pieds du lit. – Assurer des changements de positon par palier pour éviter la chute de tension orthostatique. – Dépister la phlébite : • surveiller l'aspect cutané des mollets pour dépister les signes de l'inflammation (douleur, chaleur, rougeur) ; • rechercher une douleur du mollet à la dorsi flexion du pied et une perte de ballottement du mollet. – Vérifier la cohérence pouls température sur la pancarte.
Complications pulmonaires Broncho-pneumopathie par stase des liquides interstitiels pulmonaires	– Installer le patient en position demi assise dès que possible. – Adapter la texture des aliments aux capacités de déglutition de la personne pour éviter les fausses routes (pneumopathie d'inhalation). – Veiller au passage du kinésithérapeute. – Évaluer la fonction respiratoire (dépister les signes d'encombrement, les expectorations, etc.).
Complications urinaires – Infection urinaire par stase urinaire, défaut d'apports liquidiens, incontinence anale, défaut d'hygiène locorégionale, pathologie prostatique, etc. – Incontinence – Rétention urinaire par compression de l'urètre par un fécalome	– Proposer le bassin, l'urinal fréquemment. – Assurer l'hygiène intime de la personne avec rigueur et autant que nécessaire. – Eviter de laisser des protections humides. – Surveiller l'aspect des urines (coloration, odeur pour dépister une infection). – S'assurer de l'absence de douleur lors de la miction. – Assurer l'hydratation de la personne en respectant la prescription, en quantifiant les apports liquidiens. – Surveiller l'aspect de la peau (recherche de signes de déshydratation : pli cutané, langue sèche, commissures des lèvres blanchâtres, lèvres fendillées, etc.).
Complications cutanées – Escarre (*cf.* fiche de soin) – Ulcération	– Assurer une hygiène corporelle quotidienne. – Hydrater la peau. – Changer les vêtements régulièrement. – Changer la literie et le linge de corps dès que besoin. – Proscrire les plis des draps, les miettes dans le lit. – Mettre des matelas anti-escarres et coussins. – Assurer la prévention des escarres 3 à 4 fois par jour en pratiquant des effleurages au niveau des points d'appuis à risque (occiput, ceinture scapulaire, saillies osseuses du rachis, sacrum, coude, genou, malléole, etc.). – Soulager les appuis par des changements de position fréquents. – Solliciter la participation du patient en fonction de ses capacités et mettre à sa portée le nécessaire pour se mouvoir (perroquet, ridelles, etc.). – Utiliser le matériel pour supprimer les poids du drap et de la couverture (arceau). – Évaluer l'état cutané.

Tableau 3.5 – Complications de l'état de la personne âgée dépendante (avec décubitus prolongé). *(Suite)*

Complications	Orientations principales de prévention
Complications ostéo-musculaires – Ostéoporose – Amyotrophie – Rétractions tendineuses	– Installer le patient en respectant l'axe physiologique du squelette (éviter les positions vicieuses), pied en angle droit (éviter le pied en équin). – Lors des mobilisations, détendre avec douceur les membres. – Proposer des massages de confort, de relaxation. – Solliciter la participation du patient en fonction de ses capacités. – Veiller au passage du kinésithérapeute.
Complications digestives – Constipation – Fécalome	– Assurer une hydratation suffisante et régulière. – Veiller à varier l'alimentation et l'enrichir en fibres. – Surveiller et noter les émissions de selles, leur aspect.
Complications psychiques – Syndrome dépressif ; – Isolement ; – Etc.	– Prendre soin de l'image de la personne (esthétique générale, harmonie des vêtement, respect des choix de la personne, coiffure adaptée, etc.). – Assurer l'entretien des ongles, des cheveux (manucure, coiffeur peuvent être sollicités en fonction des ressources de la personne et de l'institution). – Lutter contre l'isolement, favoriser les visites, les activités réalisables, etc. – Entretenir l'environnement de la personne en respectant l'agencement souhaité par la personne. – Mettre les objets précieux pour la personne à sa disposition (photographies de proches, objet fétiche, etc.).

▸ Le syndrome de glissement

• Définition

Il s'agit d'une décompensation générale de l'état de santé d'une personne âgée, se manifestant par un refus de nourriture et une volonté de cesser toute activité, survenant fréquemment après une pathologie aiguë en voie de guérison.

• Évolution

Le tableau clinique met en évidence :

– une grande asthénie, une anorexie et des troubles fonctionnels digestifs, urinaires, cardio-vasculaires ;
– des signes de confusion et un tableau dépressif ;
– un refus de soins et de communication.

L'évolution peut être rapide vers un état de grabatisation et le décès.

d. La charte de la personne âgée dépendante

Charte des droits et libertés de la personne âgée dépendante

Quatorze articles sont développés dans cette charte, dont voici un aperçu succinct.

1. *Liberté de choix* : la personne garde la liberté de choisir son mode de vie.
2. *Domicile et environnement* : le lieu de vie de la personne doit être adapté à ses besoins.
3. *Famille et entourage* : le maintien des relations familiales et des réseaux amicaux est indispensable.
4. *Ressources* : la personne doit pouvoir garder la maîtrise de ses ressources et de son patrimoine.
5. *Communication, déplacement et vie sociale* : la personne doit conserver la liberté de communiquer, de se déplacer et de participer à la vie de la société.
6. *Activités* : la personne doit être encouragée à conserver des activités.
7. *Religion* : toute personne doit pouvoir pratiquer la religion de son choix.
8. *Prévention* : la prévention de la dépendance est une nécessité pour l'individu qui vieillit.
9. *Droits aux soins* : toute personne doit avoir accès aux soins qui lui sont nécessaires.
10. *Qualification des intervenants* : les soins doivent être dispensés par des intervenants formés.
11. *Mort* : soins et assistance doivent être assurés au mourant.
12. *Recherche* : la recherche multidisciplinaire sur le vieillissement et la dépendance est une priorité.
13. *Protection légale* : toute personne en situation de dépendance conserve l'intégralité de ses droits.
14. *Société et personnes âgées dépendantes* : l'ensemble de la population doit être informé des difficultés qu'éprouvent les personnes âgées dépendantes.

e. Savoirs procéduraux

	Rôle de l'AS dans la prise en charge d'une personne âgée dépendante
	Préambule pour tous les savoirs procéduraux Les soins mis en œuvre en collaboration et sous la responsabilité de l'infirmier(ère) ont pour objectif de répondre aux règles d'HSC et de respect du patient. L'AS veillera à :
R	– assurer l'accueil et d'instaurer un climat de confiance avec la personne soignée et son entourage ;
C	– veiller au confort et à l'installation de la personne ;
R	– favoriser l'adaptation de la personne à son nouveau lieu de vie ;
S	– participer au recueil d'informations susceptibles de concourir à la connaissance de l'état de santé de la personne et de son évolution du fait de la chronicité de la pathologie ;
S	– collaborer à l'appréciation des principaux paramètres vitaux ;
S	– participer à l'évaluation du degré de dépendance de la personne ;
S	– participer au dépistage et à la prévention des complications éventuelles, liées à l'altération de l'état général de la personne, à son handicap, à la complexité du traitement, etc. ;
S	– participer à l'évaluation de la douleur ;
C	– assurer les soins liés aux fonctions d'entretien et de continuité de la vie visant à compenser partiellement ou totalement un manque ou une diminution d'autonomie (hygiène, alimentation, élimination, etc.) ;
S	– participer à l'élaboration du projet de vie avec l'ensemble de l'équipe soignante ;
R	– intégrer la personne dans la réalisation des activités de la vie courante en fonction de ses capacités et de son rythme ;
R	– proposer à la personne de participer à des animations et activités répondant à ses capacités manuelles, intellectuelles, ses choix et pour lesquelles elle aura du plaisir ;
S	– contribuer au dépistage des modifications du comportement et des préoccupations du patient gênant à l'acceptation du changement de son état de santé ou à son adaptation à l'institution d'accueil ;
R	– établir une relation bienveillante ;
R	– favoriser les visites et permettre à l'entourage de maintenir les liens familiaux, sociaux, etc.

3 Fin de vie et mort

1 ▸ La notion de mort dans notre société

La notion de mort est inscrite dans la vie normale, mais les attitudes devant la mort sont très évolutives. L'homme l'appréhende différemment selon l'époque.

1. L'évolution de la notion de mort

• Ainsi, au ***Moyen Âge***, la mort était sublimée par le discours religieux : l'âme allait au Paradis, cela permettait de garantir à l'homme une destinée après sa mort. Les convictions religieuses étaient telles, que l'on considérait la mort comme un passage et non comme une fin. La mort concernait la communauté et était l'occasion de nombreux rituels religieux et civils.

• Du XVIIIe au XXe siècle, l'attitude face à la mort se trouve bouleversée par les modifications des modes de vie engendrées par l'industrialisation et l'urbanisation.

• Une autre raison tient à l'évolution de la médecine : l'apparition des antibiotiques, le traitement de la tuberculose dans les années 1950/1955, le fait d'aller à l'hôpital pour se soigner et non y mourir, le fait que la médecine prolonge la vie rend la médecine triomphante sur la mort : la mort devient un échec.

• Une autre explication se trouve dans le changement des valeurs qui découlent de ces modes de vie. La notion d'individualisme devient plus forte : cela explique que la mort n'a pas toujours des conceptions positives (comme la maladie, la vieillesse, dont la vision sociale est négative car domine la perception d'une idée de dégradation, d'affaiblissement même s'il existe des personnes âgées qui vivent bien).

• Au XXIe siècle, l'approche et le concept de mort se modifient. La mort demeure encore clivée de la vie mais on parle d'elle dans de nombreux ouvrages, de transcriptions de témoignages. Auxquels s'ajoutent la création d'association, d'accompagnement de fin de vie, la notion de soins palliatifs, l'apparition de la prévoyance funéraire, etc.

2. Le processus de mort

Le processus de mort s'accompagne d'un cheminement de part et d'autre.

• ***Avant la mort***, l'homme se voit considérer celui qui meurt mais aussi celui qui vit le deuil… C'est le moment incontournable de réfléchir à sa propre mort et à ses peurs, et de se poser la question existentielle : Comment s'y préparer ?

• ***Au moment de la mort***, les idées qui apparaissent alors sont la maladie et la notion de gravité, les soins palliatifs, l'agonie, etc. ce qui pose la question : Dans quelles conditions mourir, de quelle façon ? Ainsi émerge la notion d'accompagnement et la revendication du droit de mourir avec dignité.

• ***Après la mort***, c'est la problématique du corps qui surgit, le choix du défunt à respecter, c'est aussi la période du ***deuil*** et l'émergence de nouveaux rites funéraires. Il existe toujours des rites de passage stables, mais apparaissent des pratiques qui en évoluant deviennent de nouveaux rites : la crémation, l'apparition des chambres funéraires.

Ainsi, pour pouvoir accompagner une personne en fin de vie, il faut pouvoir prendre conscience soi-même de tout ce que la mort suscite, engendre au fond de nous ; pouvoir reconnaître ses peurs et accepter que la mort nous perturbe. Cette réflexion personnelle peut faciliter et aider dans ces moments où les soins sont chargés d'émotion intense.

2 ▸ La psychologie de la personne en fin de vie

1. Le travail de deuil de la personne en fin de vie

E. Kübler-Ross[14] a décrit les différentes étapes psychologiques du travail de deuil que réalise le patient en fin de vie mais qui est propre à tout homme vivant un deuil (perte d'un organe, d'une fonction, de son intégrité, etc.).

Toutefois, il faut éviter de trop simplifier les situations et se garder de croire que tous les mourants passent par les mêmes étapes et suivent la même chronologie.

En fait, chacun a son propre cheminement vers la mort, ses propres réactions, en partie déterminées par la personnalité et le vécu de la souffrance au cours de sa vie.

a. Première étape : le choc

Le « choc » est la prise de conscience par le patient de l'irréversibilité de la situation et de la proximité de la mort : « il sait » et le poids de la nouvelle est lourd à porter ; il est comme ***assommé*** (choqué). Cette prise de conscience met la personne dans un état de paralysie totale, autant physique que psychologique.

b. Deuxième étape : le déni

Le déni est un mécanisme de ***refus*** de la situation. Ce processus de défense permet à une personne confrontée au grave bouleversement de son existence, à une menace, de ne pas être submergée par son angoisse.

Il s'agit d'une protection involontaire, inconsciente et momentanée du patient qui se sait condamné. Elle agit comme un ***amortisseur*** qui lui permet de se recueillir avant l'étape suivante. Ici on ne se voile pas la face, on sait, mais on n'arrive pas à réaliser. L'annonce a été tellement brutale « qu'on ne peut y croire ».

c. Troisième étape : la colère

Quand le patient prend conscience que la situation est irrémédiable, il se produit alors un mouvement de refus plus ou moins violent, une véritable bataille. Le malade devient ***agressif***. Tout l'entourage est visé : les médecins qui ne savent pas guérir, les soignants qui ne savent pas s'y prendre, la famille (et le Bon Dieu !).

La colère traduit une ***révolte profonde*** de tout l'être qui refuse le mauvais sort. Elle est, chez le patient, le signe révélateur :

- d'une frustration insupportable ;
- d'un désir de vivre qui ne trouve plus sa voie ;
- d'une injustice du sort.

La colère est une façon pour le patient de montrer aux soignants, à sa famille qu'il est encore vivant. C'est aussi un appel au secours qui s'exprime par de l'agressivité vis-à-vis de l'entourage. E. Kübler-Ross donne ce conseil au soignant : « Quand un tel malade devient agressif à votre égard, prenez ça comme un compliment. Cela signifie en effet qu'il vous sent capable de partager sa révolte, d'être touché par son désarroi et aussi qu'il vous estime assez fort pour supporter cette charge ![15] ».

d. Quatrième étape : la tristesse

La tristesse est une douleur morale plus ou moins durable, caractérisée par une diminution du tonus et de l'énergie. Souvent causée par une ***perte***, elle est bien connue des vivants (la maladie, le divorce sont aussi des expériences de rupture qui la provoquent).

e. Cinquième étape : le marchandage

Le marchandage est un tremplin pour la vie, la tentative ultime de retarder les évènements. Le mourant cherche à arracher à la mort tout ce qu'il

14. Élisabeth Kübler-Ross, *La Mort : dernière étape de la croissance*, E. Kübler-Ross, éd. du Rocher ; *Les Derniers instants de la vie*. éd. Labro et Fides.

15. *Les Derniers instants de la vie*, Elisabeth Kübler-Ross, *op. cit.*

peut encore trouver. Il se tourne vers la vie en élaborant des ***projets***. On retrouve souvent les projets suivants :

- un couple à reconstruire ;
- un tableau à peindre ;
- un voyage à faire ;
- un mariage auquel on veut assister…

f. Sixième étape : l'acceptation

Le patient reconnaît que la bataille est perdue. La fin apparaît inéluctable.

▶ L'acceptation n'est pas une démission

Très souvent, le patient est fatigué, affaibli : il a besoin de repos, de sommeil et de silence. Quelquefois, dans le domaine des relations affectives, c'est le temps des « réconciliations » et des décisions de dernière heure…

▶ L'acceptation n'est pas une résignation

Il semble que le mourant admette que la mort fait partie de la vie. Les soignants remarquent que le mourant manifeste une réelle sérénité. On parlait autrefois « du mieux de la fin ». Les « dernières volontés » du patient sont souvent des propos d'une grande sagesse.

g. Septième étape : la décontraction

La décontraction (ou décathexis) est une expérience « extrême » qui comporte sans doute des « hallucinations ». On y retrouve les éléments suivants (exprimés par des malades revenus d'un coma profond) :

- la traversée d'un tunnel ;
- l'apparition d'une grande lumière ;
- la vision d'êtres chers venant à la rencontre du mourant.

2. Les peurs fondamentales du mourant

Quels que soient son origine sociale ou ethnique, ses convictions et pratiques religieuses, spirituelles ou philosophiques, quel que soit son vécu, la personne en fin de vie est habitée par une peur existentielle, du fait de la notion d'inconnu, de cette expérience unique et irréversible.

La peur de la mort existe pour le patient confronté à l'imminence de la mort, mais aussi pour tout individu, malade ou non dans l'espoir de l'apprivoiser ou tout au moins de la repousser.

Dans *La Mort restituée*, Rosette Poletti[16] classe les sept peurs fondamentales[17] que le sujet en fin de vie va percevoir durant son cheminement.

- ***La peur du processus de la mort et de la douleur physique*** : la question qui émerge est de savoir comment ce corps que la personne ne maîtrise plus, va réagir à la mort imminente. Ce questionnement survient dans un grand trouble et une grande souffrance physique et psychique.
- ***La peur de perdre le contrôle de la situation*** : l'inacceptable de la mort est renforcé par les notions d'incapacité, de perte d'autonomie, d'obligation de recourir à l'aide d'un tiers.
- ***La peur de ce qui va arriver aux siens après sa mort*** : le mourant sait qu'il va devoir laisser ses proches et que cela va entraîner des bouleversement dans leur vie et qu'ils devront trouver les moyens de continuer à vivre.
- ***La peur de la peur des autres*** : la personne en fin de vie perçoit la peur dans le regard des autres, ce qui occasionne une peur en retour.
- ***La peur de l'isolement et de la solitude*** : la peur de devoir rester seul durant ce cheminement, est d'autant plus importante que l'entourage a parfois une attitude de retrait.
- ***La peur de l'inconnu*** : la méconnaissance de l'au-delà, de ce qu'il y a après la mort.
- ***La peur finale de la personne qui s'approche de la mort est que sa vie n'ait eu aucune signification,*** c'est le moment du bilan, de la recherche des accomplissements tant familiaux que professionnels, etc. afin de trouver un apaisement.

Des besoins spécifiques vont correspondre à ces différentes peurs et vont être exprimés différemment selon le sujet. Les principaux besoins mis en évidence sont :

- les besoins fondamentaux physiologiques et le traitement de la douleur ;

---

16. Rosette Poletti est née en 1938 en Suisse. Après des études d'infirmière à Genève, elle se forme à la psychothérapie. Devenu psychothérapeute, elle travaille auprès de patients en fin de vie.

17. *Sciences humaines*, collection les Nouveaux Cahiers de l'Infirmière, dir. N. Falcon, n° 6, 2e édition, éd. Masson, 2002.

- le besoin de sécurité ;
- le besoin d'appartenance ;
- le besoin de considération ;
- le besoin spirituel.

3. Les différentes formes de communication du mourant

Un patient en fin de vie utilise différentes formes de communication.

a. Le langage verbal

Le mourant « annonce » sa mort. Cette confidence pourra se faire à l'improviste quand le soignant est occupé à faire son travail habituel. L'irruption soudaine de cette confidence et son caractère dramatique requiert une attention soutenue.

Pour le patient, c'est le temps de parler et pour le soignant c'est le temps d'écouter. Elle prend différentes formes.

• Un « ***Aveu*** » sous forme d'affirmation : « Je n'en ai plus pour longtemps », « Je vais rejoindre mon mari », « Je suis foutu », « Laissez-moi mourir ».

En parlant ainsi de sa situation, la personne en fin de vie confie quelque chose d'essentiel. C'est un aveu par lequel elle se livre. Il est très délicat de recevoir cette confidence par laquelle une personne s'abandonne sans défense.

• Une « ***conclusion*** ». Après des jours de réflexion et des nuits sans dormir, le patient aboutit à la conclusion qu'il va mourir. Ce qu'il dit alors est le résumé de cette longue analyse de sa situation. Elle se concentre en quelques mots : « De toutes façons, il n'y a plus rien à faire ». L'interlocuteur peut ne pas saisir d'emblée le sens de ce propos. Il lui faut du temps pour assimiler ces mots.

b. Le langage non verbal

• ***Le regard*** : le regard est aussi un moyen de communication spécifique auquel personne ne reste insensible : quiconque a déjà croisé le regard d'un mourant sait qu'il s'agit bien d'un mourant. Il est très difficile de soutenir ce regard qui semble dépasser les limites de la chambre et fixer l'horizon…

• ***Les postures*** : selon l'évolution de leur psychologie, les patients pourront exprimer leurs sentiments en prenant des postures différentes, par exemple, tourner le dos, croiser les doigts, regarder le mur, deviennent des expressions très éloquentes.

• ***Le silence*** : lui aussi peut être porteur de message. La communication avec le patient dans le coma est particulièrement délicate. On sait que ce patient peut entendre beaucoup plus qu'on ne l'imagine. On recommande toujours de faire très attention à ce que l'on dit autour de lui. On peut lui parler mais la parole qui lui est adressée comporte l'exigence d'une transparence absolue ; ce doit être une parole de vérité.

c. Le langage symbolique

Comme il est difficile de parler de sa « fin », certains malades utilisent un langage symbolique. Ils s'expriment par ***l'image*** ou ***le dessin :***

• ***l'adulte parle par l'image.*** Par exemple, une jeune femme de trente ans (en phase terminale d'un cancer) : « Il y a toujours de l'espérance : même dans le désert, il y pousse des fleurs… des roses des sables ! » ;

• ***l'enfant parle par le dessin.*** Par exemple, un enfant (en phase terminale d'une leucémie) avait dessiné un petit garçon devant un tank. Après avoir parlé de sa mort, il avait ajouté au-dessus du tank, un papillon jaune qui s'élevait vers le ciel…

d. Les aspects culturels de la mort

Depuis des siècles, les hommes sont fascinés par le mystère de la mort. Les écrits et les peintures sont, au cours des siècles, autant de témoignages de l'intérêt qu'ils lui portent. Chacun de nous doit vivre, un jour ou l'autre, ce passage obligé vers un autre monde (pour le croyant) vers le néant (pour l'athée). Certains d'entre nous cherchent à sublimer la mort, d'autres à la refouler, ou à l'exorciser. De la résignation de jadis (où la société était accoutumée à subir des deuils fréquents…), on est passé aujourd'hui à un sentiment d'injustice, voire d'échec face à la mort.

▶ Historique sur l'idée de mort

• Dans l'antiquité : « l'au-delà espéré »

Depuis toujours, l'homme s'est préoccupé du sens de sa mort et a ***espéré une vie dans l'au-delà***. Dans l'ancienne Egypte, le livre des morts notait déjà une « prière pour la survie du corps » faite au Dieu Osiris : « Fais que je pénètre dans les régions de la durée illimitée, délivre-moi, ô toi, Osiris ![18] ».

• Au Moyen Âge : « la mort annoncée »

Vers le XIIe siècle, les grandes épidémies de peste font des ravages. La population sent venir la mort. Certains se défoulent de façon hystérique dans des cortèges de danses funèbres, d'autres se flagellent (tels les pénitents) pour expier leurs fautes : la mort est considérée comme une ***punition***.

• A la renaissance : « la mort disséquée »

À cette époque, les artistes s'intéressent aux sujets macabres. Ils sont illustrés aussi bien dans la peinture que dans la littérature. C'est l'époque où les médecins peuvent pratiquer la dissection pour faire avancer la science. Les tableaux représentent souvent des sujets d'anatomie, ou de dissection du corps humain. La mort est disséquée, la mort est apprivoisée (*cf.* Fig. 3.11 ci-après).

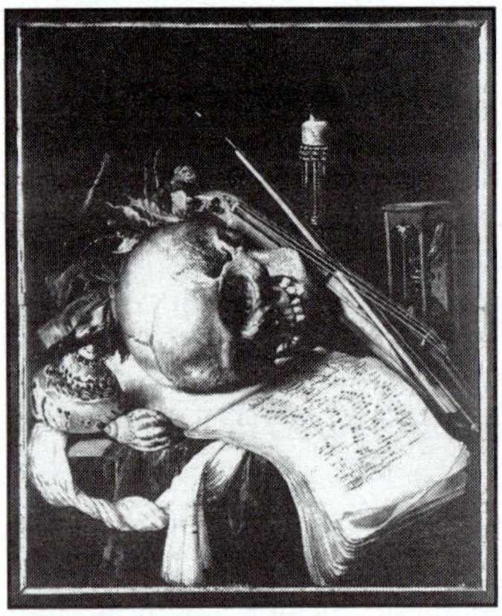

FIG. 3.11 – **Vanité et instrument de musique.**
(« Vanité des vanités… Tout passe, et la mort emporte nos plus chères attaches. »)
Simon Renard de Saint-André (1670), Huile sur toile, Marseille, Musée des beaux-arts, © Bridgeman Giraudon

• Aux XVIIe et XVIIIe siècle : « la mort sublimée »

À cette époque, la mort exerce une vraie fascination. On en parle, on la défie, on la provoque, on se mesure à elle. Citons, pour exemple, ***Corneille*** :

- dans *Cinna* : « Meurs ; mais quitte du moins la vie avec éclat. Eteins-en le flambeau dans le sang de l'ingrat » ;
- dans *Le Cid* : « Mourir pour le pays n'est pas un triste sort. C'est s'immortaliser par une belle mort ».

• Au XIXe siècle : « la mort romantique »

À cette époque, on associe souvent des images de mort et de nature. La mort devient « lyrique ». Elle est romantique et chantée par les poètes. Citons, pour exemple, ***Lamartine***, Au chevet de son ami mourant, le poète s'écrie : « Il me semblait sentir à défaut de mots cherchés en vain, tout son cœur me parler d'un serrement de main[19] ».

• Au XXe siècle : « la mort symbolisée »

L'atmosphère « déicide » et le « scepticisme » qui règnent au début du siècle se nourrissent du thème de la mort. La peinture et la littérature mettent en scène l'inquiétude spirituelle qui frappe les esprits. Au terme de son voyage ici-bas, l'homme fatigué « espère envers et contre tout ». Citons les exemples suivants.

- ***Romain Rolland*** dans *Jean-Christophe*[20] : « Christophe marche, le dos courbé, les yeux fixés à la rive obscure (…) Voici l'aurore nouvelle ! Derrière la falaise (…) le soleil monte dans un ciel d'or. » ;
- ***Paul Valéry*** dans *Le Cimetière marin*[21] : « Ce toit tranquille où marchent des colombes entre les pins palpite, entre les tombes (…). Le vent se lève ! Il faut tenter de vivre ! ».

Approche religieuse de la mort

• La mort chez les chrétiens

Pour les chrétiens, la mort n'est pas une fin mais le début d'une autre vie, promise par le Christ, qui a dit : « Celui qui croit en moi ne mourra jamais, je suis la résurrection et la vie »[22].

Citons des passages de l'*Évangile selon Saint-Jean*, dans *le livre de l'Apocalypse* (verset 14.13) : « Ces jours-là, j'entendis une voix qui venait du ciel, elle me disait d'écrire ceci : Heureux désormais les morts qui s'endorment dans le Seigneur ; qu'ils se reposent de leurs peines, car leurs actes les suivent »[23].

18. Livre des morts, Thèbes, Ve Dynastie.

19. *In Jocelyn*, 1851.
20. *In Jean-Christophe*, « La Nouvelle Journée », 1913. L'enfant qu'il porte sur son dos est l'enfant Jésus ; il symbolise le message de la vie au seuil de la mort. C'est la nouvelle journée vers laquelle tend l'existence terrestre. Les dix volumes de *Jean-Christophe* obtiennent en 1913 le prix de l'Académie française.
21. *In Le Cimetière marin*, « charmes », 1929.
22. Extrait de l'*Évangile selon saint Jean* (Nouveau Testament).
23. Ici, on considère que les bons actes (mêmes minimes) font mériter le ciel.

La mort du chrétien est un ***passage vers la vie éternelle***, à laquelle tous les hommes sont appelés, car Dieu Le Père, dans sa bonté, les accueillera tous, sauf ceux qui, en toute liberté, l'ont renié. En fin de vie, un chrétien fait souvent appel à un représentant de son église pour lui administrer le dernier sacrement, le ***sacrement des malades***, qui lui donne l'occasion de se réconcilier avec Dieu et d'espérer à la vie éternelle.

La cérémonie funéraire est empreinte de dignité. C'est un acte social auquel s'associe la collectivité (groupe familial, social et/ou professionnel). Des « condoléances » sont présentées à la famille du défunt après la messe de funérailles.

• La mort chez les juifs

Pour les juifs, le fait de mourir engendre le pardon des fautes. L'âme remonte à Dieu après cette ***épreuve purificatrice*** et elle jouit de la vie éternelle. Elle attend la *résurrection* qui doit se produire à la fin des temps, lorsque le Messie sera venu sur la Terre.

La mort est le prix à payer pour une nouvelle naissance, pour la continuité des générations. Dans le *Talmud* (4.16), il est dit que : « ce monde est comme un vestibule à côté du monde à venir ».

A la fin des temps, l'âme sera de nouveau rendue au corps (le jour de la résurrection des morts) pour jouir d'un monde meilleur. La fraternité et la paix régneront sur la terre. Dans beaucoup de prières, les juifs rappellent à Dieu son pouvoir « Toi qui fais revivre les morts ! ». La cérémonie funéraire se rapproche de celle des chrétiens.

• La mort en Afrique Noire

En Afrique noire, les traditions populaires pèsent de tout leur poids. Pour l'Africain, le mourir « mal » est plus angoissant que le « mourir » en lui-même. Pour lui, le mourir « bien » c'est :

- avoir vécu en accord avec la loi des ancêtres ;
- avoir préparé sa mort (en particulier ses funérailles) ;
- avoir eu beaucoup d'enfants et mourir devant les siens, dans sa maison.

Le deuil est collectif ; il est porté par toute la communauté villageoise. Les pratiques funéraires protègent les survivants des vengeances éventuelles du défunt.

Selon L.V. Thomas, « ce défunt sublimé entretiendra avec le groupe des rapports privilégiés assurant la reproduction de la collectivité : observance et pérennité de la loi, fécondation des femmes, des troupeaux et des champs[24] ».

Les cérémonies funéraires prennent l'allure de fêtes populaires destinées à divertir le mort et à se libérer de son angoisse, de sa peine.

• La mort chez les musulmans

Chez les musulmans, c'est la croyance en Allah qui détermine tout. Les croyants peuvent avoir la certitude d'un avenir dans l'au-delà, s'ils ont honoré Dieu ici-bas. En revanche, « les incroyants méritent d'aller en enfer et d'y demeurer, car ils ont vu des signes, mais ils n'en ont pas tiré profit » (versets VI, 28 du Coran).

- Le mort doit être lavé de toutes ses souillures (urines, sperme, excréments, vomissements), d'où l'importance des derniers soins corporels, considérés « purificateurs » pour le croyant ;
- Le décès est un événement *social*. La communauté se soumet à un ensemble de « rites de passage » très codifiés, qui permettent de mieux évacuer l'angoisse du groupe.

Exemple : au Maroc

Lors des « ***lamentations*** », les pleureuses forment trois cercles concentriques (le Boughali) que le convoi mortuaire doit traverser pour se rapprocher de Dieu... Souvent, les familles s'endettent pour offrir à leur défunt le meilleur ***rite de passage*** ; ce qui fait dire que la mort est bien le support de l'éthique sociale et des croyants.

En étudiant les pratiques et les rites à l'égard de la mort, on peut découvrir une pratique du vécu social[25].

4. Les notions législatives et réglementaires

Que le décès survienne en milieu hospitalier ou au domicile, il y a des obligations à respecter vis-à-vis de la loi.

a. Constatation du décès

▶ Le certificat de décès

Que le décès survienne à l'hôpital ou à domicile, le médecin va ***constater le décès*** et établir un ***certificat de décès.***

En cas de ***mort violente*** (accident, suicide, etc.), ce sont des officiers de police qui doivent être pré-

24. *Anthropologie de la mort*, « Mort au Sud du Sahara », L. V. Thomas, Payot, 1975

25. « Contribution à une étude de la mort en Islam », *Bulletin de la Société de Thanatologie*, n° 172, K. Elaroussi.

venus et la mort incombe au service médico-légal qui devra faire des investigations. Le certificat de décès est généralement établi par le Procureur de la République du département concerné. C'est alors le juge qui donnera l'autorisation de délivrer le permis d'inhumer le corps.

Chez certains malades, des ***dispositifs artificiels*** permettent la survie de certains organes, notamment cœur-poumons, alors que d'autres organes essentiels à la vie, tels que le système nerveux, sont déjà morts. Le constat de décès d'un sujet soumis à une ***réanimation prolongée*** sera établi après ***consultation de deux médecins*** – dont l'un sera obligatoirement un ***chef de service*** ou son remplaçant dûment autorisé[26]. Ce constat sera fondé sur l'existence de preuves concordantes de l'irréversibilité des lésions incompatibles avec la vie, notamment des altérations du système nerveux central dans son ensemble.

La ***Circulaire 2001-576*** du ***30 novembre 2001*** relative à l'enregistrement à l'état civil et à la prise en charge des ***corps des enfants décédés avant la déclaration de naissance***, rappelle les règles d'enregistrement à l'état civil et précise les modalités funéraires applicables. Cela ayant des conséquences sur les allocations familiales, les successions et les retraites anticipées pour cause de famille nombreuse.

▶ La déclaration du décès

Le décès doit être ***déclaré dans les 24 heures, au bureau d'état civil de la mairie de la commune où le décès est survenu***.

Cette déclaration peut être faite par un membre de la famille ou par toute autre personne munie d'une pièce d'identité ou encore par l'entreprise de Pompes Funèbres choisie.

Les documents suivants sont nécessaires pour procéder à la déclaration civile :

- ***livret de famille du défunt***, ou à défaut tout autre pièce précisant son identité (carte d'identité, extrait d'acte de naissance, etc.), sa filiation, sa dernière situation matrimoniale, son adresse, sa profession ;
- ***certificat de décès***, établi par le médecin qui a constaté le décès ;
- pour les étrangers, ***la carte de séjour***.

b. Annonce du décès

- Lorsque la personne est dans une institution de soins et que son état s'aggrave au point que le médecin pense qu'elle est en danger de mort, l'entourage proche est prévenu sans délai par la personne habilitée à prévenir en cas d'aggravation de l'état (médecin, cadre infirmier de santé).

La personne peut alors être transportée à son domicile selon le souhait de la famille, sinon les mesures seront prises pour effectuer un transfert discret dans une chambre individuelle permettant à la famille de rester auprès du mourant.

- Si le décès est constaté et que la famille n'a pu être prévenue auparavant de la dégradation de l'état de santé, la famille ou les proches du malade seront informés du décès, dès que possible et par tous les moyens.

▶ Présentation du corps à la famille

En milieu hospitalier, dans la mesure où les circonstances le permettent, la famille a accès au défunt avant que le corps soit déposé dans la chambre mortuaire.

Les heures auxquelles les familles peuvent demander la présentation du corps sont fixées par le directeur. Cette présentation est faite dans une salle spécialement aménagée à cet effet.

c. Transport du corps

Le transfert du corps d'une personne décédée dans un établissement hospitalier doit être autorisé par le maire de la commune où est situé l'établissement et, à Paris, par le préfet de police.

▶ Autorisation

L'autorisation du transfert d'un défunt est subordonnée :

- à la demande de toute personne ayant qualité pour pourvoir aux funérailles ;
- à l'accord écrit du directeur de l'établissement d'hospitalisation.

Le médecin peut refuser le transfert :

- pour un problème médico-légal ;
- en cas de maladie contagieuse ;
- si le corps ne permet pas le transport.

▶ Délai

Le transport du défunt à résidence doit être effectué à la demande de la famille et terminé dans un ***délai maximum de dix-huit heures*** à compter du décès. Ce délai concerne le transport du corps du défunt sans mise en bière.

26. Circulaire ministérielle n° 67.

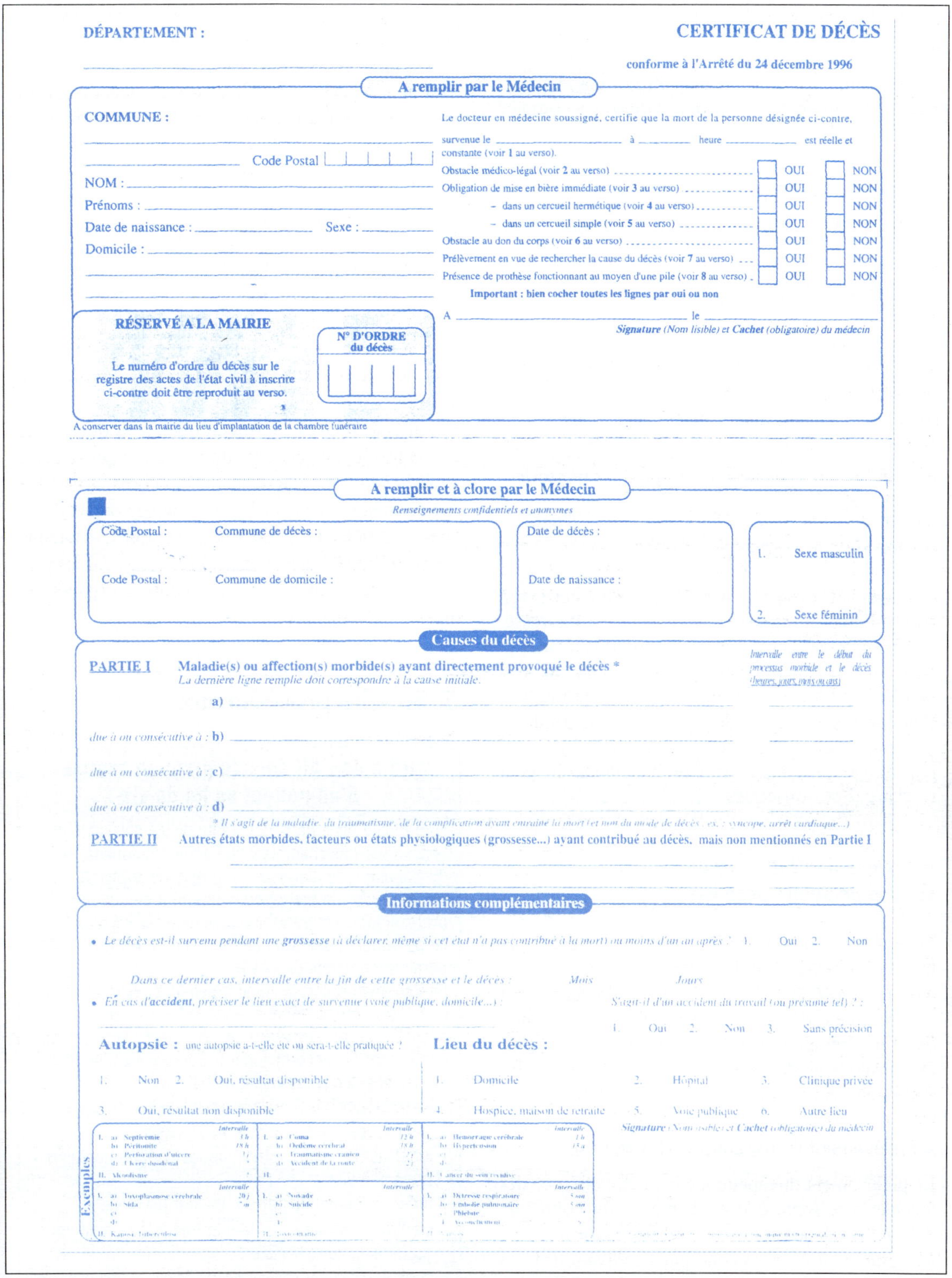

DÉPARTEMENT :

CERTIFICAT DE DÉCÈS

conforme à l'Arrêté du 24 décembre 1996

A remplir par le Médecin

COMMUNE :

Code Postal

NOM :

Prénoms :

Date de naissance : Sexe :

Domicile :

Le docteur en médecine soussigné, certifie que la mort de la personne désignée ci-contre, survenue le ______ à ______ heure ______ est réelle et constante (voir 1 au verso).

Obstacle médico-légal (voir 2 au verso)	OUI	NON
Obligation de mise en bière immédiate (voir 3 au verso)	OUI	NON
– dans un cercueil hermétique (voir 4 au verso)	OUI	NON
– dans un cercueil simple (voir 5 au verso)	OUI	NON
Obstacle au don du corps (voir 6 au verso)	OUI	NON
Prélèvement en vue de rechercher la cause du décès (voir 7 au verso)	OUI	NON
Présence de prothèse fonctionnant au moyen d'une pile (voir 8 au verso)	OUI	NON

Important : bien cocher toutes les lignes par oui ou non

A ______ le ______

Signature (Nom lisible) et Cachet (obligatoire) du médecin

RÉSERVÉ A LA MAIRIE

Le numéro d'ordre du décès sur le registre des actes de l'état civil à inscrire ci-contre doit être reproduit au verso.

N° D'ORDRE du décès

A conserver dans la mairie du lieu d'implantation de la chambre funéraire

A remplir et à clore par le Médecin

Renseignements confidentiels et anonymes

Code Postal : Commune de décès :

Code Postal : Commune de domicile :

Date de décès :

Date de naissance :

1. Sexe masculin
2. Sexe féminin

Causes du décès

PARTIE I **Maladie(s) ou affection(s) morbide(s) ayant directement provoqué le décès ***
La dernière ligne remplie doit correspondre à la cause initiale.

Intervalle entre le début du processus morbide et le décès (heures, jours, mois ou ans)

a)

due à ou consécutive à : b)

due à ou consécutive à : c)

due à ou consécutive à : d)

** Il s'agit de la maladie, du traumatisme, de la complication ayant entraîné la mort (et non du mode de décès : ex. : syncope, arrêt cardiaque...)*

PARTIE II Autres états morbides, facteurs ou états physiologiques (grossesse...) ayant contribué au décès, mais non mentionnés en Partie I

Informations complémentaires

- *Le décès est-il survenu pendant une* ***grossesse*** *(à déclarer, même si cet état n'a pas contribué à la mort) ou moins d'un an après ?* 1. Oui 2. Non

Dans ce dernier cas, intervalle entre la fin de cette grossesse et le décès : *Mois* *Jours*

- *En cas d'****accident****, préciser le lieu exact de survenue (voie publique, domicile...) :*

S'agit-il d'un accident du travail (ou présumé tel) ? : 1. Oui 2. Non 3. Sans précision

Autopsie : une autopsie a-t-elle été ou sera-t-elle pratiquée ?

1. Non 2. Oui, résultat disponible
3. Oui, résultat non disponible

Lieu du décès :

1. Domicile 2. Hôpital 3. Clinique privée
4. Hospice, maison de retraite 5. Voie publique 6. Autre lieu

Signature (Nom lisible) et Cachet (obligatoire) du médecin

Exemples

I. a) Septicémie 3 h; b) Péritonite 18 h; c) Perforation d'ulcère; d) Ulcère duodénal; II. Alcoolisme	I. a) Coma 12 h; b) Oedème cérébral 18 h; c) Traumatisme crânien; d) Accident de la route; II.	I. a) Hémorragie cérébrale 1 h; b) Hypertension 15 a; c); d); II. Cancer du sein récidivé
I. a) Toxoplasmose cérébrale 20 j; b) Sida; c); d); II. Kaposi, Tuberculose	I. a) Noyade; b) Suicide; c); d); II. Toxicomanie	I. a) Détresse respiratoire 5 mn; b) Embolie pulmonaire 5 mn; c) Phlébite; d) Accouchement; II.

FIG. 3.12 – **Le certificat de décès.**

La distance à parcourir ne doit pas être supérieure à ***deux cents kilomètres***, si le corps n'a pas subi de soins de conservation. Au cas où le corps a subi de tels soins, le transport doit être effectué et terminé dans un ***délai de trente-six heures*** à compter du décès.

▶ Moyens de transport à résidence

Le transport du défunt à résidence peut être assuré par :

- l'établissement d'hospitalisation ;
- le service des pompes funèbres.

▶ Transport en chambre funéraire avant mise en bière

Ce transport ne peut être effectué que sur production d'un certificat constatant que le défunt n'était pas atteint d'une maladie contagieuse répertoriée.

d. Don de son corps à la science

Ce don fait l'objet d'une déclaration écrite en entier, datée et signée de la main de l'intéressé. Cette demande est à adresser à la ***Faculté de médecine,*** rue des Saints Pères Paris 75006, ou à la faculté de médecine la plus proche du domicile.

Ces corps serviront à des travaux d'anatomie et non pour des prélèvements d'organes. Le corps peut être restitué à la famille ou bien la faculté peut se charger des obsèques.

e. Prélèvements d'organes sur une personne décédée

Les prélèvements d'organes sont réglementés par la loi 94-654 du 29 juillet 1994.

Article L. 671-7 : « Le prélèvement d'organes sur une personne décédée ne peut être effectué qu'à des fins thérapeutiques ou scientifiques et après que le constat de la mort a été établi dans les conditions définies par le Conseil d'Etat. »

▶ Prélèvement thérapeutique d'organes

Le prélèvement thérapeutique peut être effectué dès lors que la personne concernée n'a pas fait connaître, de son vivant, son refus d'un tel prélèvement.

Ce refus peut être exprimé par l'indication de sa volonté sur un ***registre national automatisé*** prévu à cet effet. Il est révocable à tout moment.

Si le médecin n'a pas directement connaissance de la volonté du défunt, il doit s'efforcer de recueillir le ***témoignage de la famille***.

Article L.671-8 : « Si la personne décédée est un mineur ou un majeur faisant l'objet d'une mesure de protection légale, il faut un consentement écrit des titulaires de l'autorité parentale. »

▶ Prélèvement scientifique d'organes

- ***Article L.671-9*** : « Ces prélèvements sont soumis à consentement du défunt exprimé directement ou par témoignage de la famille. » Si des prélèvements sont effectués dans le but de rechercher les causes du décès, la famille devra être informée.
- ***Article L. 665-13*** : « Aucun paiement, quelle que soit la forme, ne peut être alloué à celui qui se prête au prélèvement d'éléments de son corps. » Dans le cas de prélèvement sur le corps de personnes décédées, l'article **L. 671-13** précise que : « aucune rémunération à l'acte ne peut être perçue par les praticiens effectuant des prélèvements d'organes au titre de cette activité. »

5. Savoirs procéduraux

Rôle de l'AS dans la prise en charge d'un patient en fin de vie

L'approche de la personne en fin de vie nécessite pour l'ensemble des membres de l'équipe soignante pluridisciplinaire de partager le projet de soins à visée palliative afin de mettre en œuvre tout ce qui peut être professionnellement et humainement réalisé auprès de la personne pour son apaisement et la qualité des derniers moments de sa vie.

Les soignants seront donc amenés à un moment de leur vécu professionnel à reconnaître et accepter leurs propres angoisses face à la mort pour mieux comprendre et accompagner la personne en fin de vie.

En ce sens, les soins visent à :

- identifier les besoins de la personne en fin de vie ;
- assurer les soins répondant à ces besoins ;
- lutter activement contre tous les symptômes physiques pénibles ;
- lutter activement contre la douleur physique ;
- s'efforcer de soulager la souffrance psychologique, spirituelle, voire sociale ;
- considérer la souffrance de la famille et des proches pendant la phase palliative, au moment du décès.

4 Notions de pharmacologie

1 ▸ Réglementation et modalité de dispensation du médicament

1. Dans une structure hospitalière

Le ***décret du 31 mars 1999*** réglemente à l'intérieur des établissements de santé, la prescription, la dispensation, l'administration, la détention et l'étiquetage des médicaments contenant des substances vénéneuses.

• ***La dispensation*** des médicaments est un acte pharmaceutique aboutissant à la délivrance des médicaments, par un pharmacien, après analyse de la prescription ou ordonnance.

• ***La prescription*** est un acte médical réalisé par le médecin (ou la sage-femme) répondant à des modalités de conformité précises :

- identification du prescripteur ;
- identification de l'unité de soin ;
- identification précise du patient ;
- identification du médicament, de la forme pharmaceutique, du dosage, de la posologie et de la durée du traitement ;
- la prescription doit être datée et signée par le prescripteur.

• ***L'administration*** du médicament est un acte infirmier (et médical) répondant à des obligations avant et après l'administration afin de garantir la sécurité du patient :

- vérification obligatoire avant l'administration de la concordance de la prescription avec l'identité du patient, la date de prescription et celle de l'administration ;
- vérification de la posologie, de la spécificité du médicament, de la voie d'administration, la prise effective par le patient ;
- surveillance des effets.

Ainsi, la ***préparation*** et la ***vérification*** des médicaments, leur ***administration*** relèvent, conformément à l'article R4312-29 du Code de la santé publique, ***de la compétence exclusive de l'infirmier(ère),*** lequel doit solliciter le médecin pour obtenir un complément d'information et/ou de connaissance s'il le juge nécessaire pour garantir la sécurité du patient et de son geste.

• ***La détention*** des médicaments est organisée dans un local fermé à clef et une dotation spécifique aux besoins du service est déterminée entre le pharmacien et le médecin responsable de l'unité de soins.

• ***L'étiquetage*** des médicaments est effectué pour les médicaments déconditionnés, sinon, ils sont conservés dans leurs emballages ou conditionnements d'origine.

Des mesures spécifiques s'appliquent pour les stupéfiants depuis les formalités de prescription jusqu'aux mesures de détention dans l'unité de soins. La particularité étant l'obligation de les conserver dans une armoire réservée à cet effet et disposant d'une fermeture supplémentaire.

2. Hors établissement hospitalier

Pour les personnes hébergées dans des établissements sociaux et médico-sociaux ou assistées à leur domicile, pour les aider à accomplir les actes de la vie quotidienne, la question de la distribution des médicaments se pose en terme d'habilitation : ***à qui peut être confiée la distribution de médicaments ?*** En effet, conformément à :

- ***l'article R4311-5 du CSP*** relatif aux actes professionnels et à l'exercice de la profession infirmière, l'infirmier(ère) dans le cadre de son rôle propre, « accomplit les actes ou dispense les soins suivants visant à identifier les risques et à assurer le confort et la sécurité de la personne et de son environnement […] », elle aide à la ***prise des médicaments*** présentés sous forme ***non injectable*** ; à la ***vérification de leur prise*** ; à la ***surveillance de leurs effets*** et à l'***éducation du patient***. Elle peut, étant dans le cadre de son rôle propre, solliciter la collaboration de l'AS, en regard de :
- ***l'article R4311-4 du CSP***, lorsque « les actes accomplis et les soins dispensés relevant de son rôle propre sont dispensés dans un établissement ou un service à domicile à caractère sanitaire, social ou médico-social, l'infirmier(ère) peut, sous sa responsabilité, les assurer avec la collaboration de l'AS, qu'il encadre, et dans les limites de la qualification reconnue à ce dernier du fait de sa formation » ;
- la ***circulaire du 4 juin 1999*** relative à la distribution des médicaments ;
- ***l'article L-372 du CSP*** relatif à l'exercice illégal de la médecine et d'habilitation des professions paramédicales à pratiquer des actes médicaux.

Il résulte que la distribution ou l'aide à la prise de médicament par un AS est possible :

- dès lors que ce geste est considéré comme un acte de la vie courante (AVC) ;
- que le médecin prescripteur laisse cet acte à l'initiative de la personne jugée capable d'accomplir elle-même ce geste du fait de la nature du médicament.

Ainsi la distribution de médicaments dûment prescrits à des personnes empêchées d'accomplir ce geste, temporairement ou durablement, peut être assurée non seulement par l'infirmier, mais par toute personne chargée de l'aide aux actes de la vie courante. Il est alors judicieux de faire préciser au médecin prescripteur qu'il s'agit d'un acte de la vie courante, en lui faisant noter sur la prescription l'abréviation : « AVC ».

Cela n'exclut pas la responsabilité de l'infirmier(ère) qui est chargé d'encadrer l'AS avec qui il/elle collabore, mais cela précise que les responsabilités des soignants participant au projet de soins de la personne, peuvent être engagées.

Rôle de l'AS dans la dispensation des médicaments

Afin d'assurer cette distribution et aider à la prise du médicament en toute sécurité, l'AS aura pour objectif de :

- s'assurer que l'infirmier(ère) a préparé les médicaments destinés à la personne dans un casier individuel ou pilulier au nom du patient en respectant la répartition journalière. Les médicaments seront restés dans leur conditionnement d'origine permettant de vérifier la concordance avec la prescription ;
- assurer la distribution en vérifiant la prescription (concordance des médicaments mis dans le pilulier) et l'identité de la personne ;
- s'assurer de la prise en veillant à :
  - proposer au patient un verre d'eau ;
  - regrouper la totalité des médicaments à proximité dans un récipient correspondant à ses capacités de préhension (cuillère, cupule, etc.) ;
  - inciter le patient à prendre le traitement devant vous ;
  - s'assurer qu'aucun médicament ne soit tombé ;
  - vérifier que la personne ait pu les avaler ;
  - conseiller le patient si besoin pour faciliter la prise (mettre le comprimé au fond de la bouche, etc..) ;
- observer l'état clinique de la personne ;
- assurer la surveillance des paramètres vitaux en fonction du projet de soins établi ;
- signaler toute anomalie, alerter si urgence ;
- assurer les transmissions dans le dossier de soins et à l'infirmier(ère) responsable.

2 ▸ Notions de pharmacologie

1. Définitions

- ***Pharmacologie*** : science ayant pour objet l'étude des médicaments ayant la capacité de produire un effet sur les organismes vivants. La pharmacologie couvre un vaste domaine, qui s'étend de la fabrication du médicament à sa conservation et à sa délivrance aux clients.
- ***Pharmacovigilance*** : surveillance des interactions entre les effets d'une substance et l'organisme humain.
- ***Pharmacocinétique*** : étude du devenir du médicament dans l'organisme afin de fournir les connaissances nécessaires à l'adaptation de la posologie pour obtenir d'un médicament la meilleure efficacité avec le minimum d'effets indésirables.

• ***Médicament*** : la définition du médicament est donnée par le Code de la santé publique. (***Art. L 5 111-1*** du Code de la santé publique[27]). « On entend par médicament toute substance ou composition présentée comme possédant des propriétés curatives ou préventives à l'égard des maladies humaines ou animales, ainsi que tout produit pouvant être administré à l'homme ou à l'animal en vue d'établir un diagnostic médical ou de restaurer, corriger ou modifier leurs fonctions organiques ». Cette définition est européenne.

• ***Principe actif*** : molécule d'origine végétale, animale ou synthétique qui confère au médicament ses propriétés thérapeutiques.

• ***Excipient*** : substance sans activité thérapeutique destinée à faciliter la préparation, la conservation ou l'administration des principes médicamenteux qui lui sont incorporés. Citons :
- les édulcorants (qui masquent le goût désagréable du médicament) ;
- les conservateurs ;
- les colorants (poudre de cacao, sucres, arômes d'orange ou de citron).

• ***Posologie*** : étude des modalités d'administration d'une substance. Ce terme désigne également l'étude des doses d'un médicament à administrer en fonction de l'âge, du sexe et de l'état du malade. Particulière à chaque produit, la posologie dépend du principe actif, de la voie d'administration et de la maladie.

2. Les cinq catégories de médicaments

Les médicaments sont classés en cinq catégories en fonction du risque de toxicité pour l'organisme et donc en fonction des substances qui le composent. Ces substances sont dites dangereuses dès lors que leur l'administration peut générer des effets nocifs induits par leurs propriétés : on parle de ***substances vénéneuses toxiques*** (provoquant des lésions graves), ***corrosives*** (provoquant des lésions par simple contact), à ***potentialité mutagène***, ***tératogène***, ***cancérogène***. Leur classification est faite selon une liste.

27. http://www.legifrance.gouv.fr/

• ***La Liste I*** : les substances appartenant à cette liste ont un effet potentiel fortement toxique, si ce n'est mortel. Elles présentent les risques les plus élevés pour la santé. Un ***cadre rouge*** figure sur la boite de la spécialité.

• ***La liste II*** : Cette liste regroupe des substances de moindre toxicité et engageant moins le pronostic vital de la personne. Un ***cadre vert*** figure sur l'emballage.

• ***Les stupéfiants*** : Il s'agit de substances qui provoquent une dépendance et peuvent entraîner une dégradation psychique, somatique et sociale de l'individu. Trois termes sont à retenir :
- dépendance ***psychique*** : c'est un désir irrépressible de répéter les doses, afin de retrouver les sensations agréables ou extraordinaires ;
- dépendance ***physique*** : c'est l'apparition de troubles physiques intenses lorsque l'administration du produit est suspendue (leur ensemble constitue le syndrome de sevrage ou d'abstinence) ;
- ***tolérance*** : c'est la diminution des effets sur l'organisme d'une dose fixe d'une substance au fur et à mesure de son administration.

Les spécialités de la liste des stupéfiants comportent sur le conditionnement un ***double filet rouge*** avec les mêmes mentions que pour les médicaments de liste I.

• ***Les psychotropes*** : il s'agit des médicaments ayant une action sur le psychisme. Les substances psychotropes restent inscrites respectivement dans la liste des stupéfiants ou la liste I selon les produits. Ces médicaments sont classés en trois groupes :
- les psycholeptiques (hypnotiques, anxiolytiques…) ;
- les psychoanaleptiques (antidépresseurs.) ;
- les psychodysleptiques (hallucinogènes).

• ***Les médicaments non inscrits sur une liste*** sont ceux qui ne présentent pas de risque majeur et qui sont en vente libre.

3. La forme galénique du médicament

La forme galénique d'un médicament est choisie en fonction des propriétés physico-chimiques, du mode d'administration et de l'action désirée.

a. Définition de la « forme galénique »

La forme galénique est la présentation la mieux adaptée au traitement d'une maladie. La forme galénique est déterminée par :

- le choix de la voie d'administration (orale, injectable, cutanée, etc.) ;
- les caractéristiques physico-chimiques de la molécule (stabilité du produit, organe à atteindre, etc.) ;
- la quantité à administrer ;
- l'âge du patient ;
- la vitesse d'action désirée, etc.

Ainsi une même molécule peut exister sous différentes formes (comprimé, poudre, suppositoire). Par exemple, le Doliprane®.

b. Classement des formes médicamenteuses

Le classement des formes galéniques est établi en fonction des voies d'administration du médicament. Toutes ces voies présentent des avantages et des inconvénients. Ils sont regroupés dans le tableau 3.6.

Tableau 3.6 – Voies d'administration et formes médicamenteuses.

Voies	Formes médicamenteuses	Avantages de l'administration	Inconvénients de l'administration
La voie orale	– Solutions buvables – Gouttes, sirops – Capsules, gélules – Cachets, comprimés, pilules	– Facilité de la prise – Rapidité d'emploi – Efficacité	– Action néfaste sur le système digestif – Goût désagréable
La voie parentérale	– Solutés injectables – Suspensions injectables – Vaccins	– Utilisés en cas d'urgence – Efficacité (dosage sûr)	– Douleur – Risque infectieux
La voie cutanée	– Lotions – Pommades – Crèmes – Gels – Patchs	Utilisés ponctuellement	Efficacité relative ou à long terme
La voie transmucosale	– Voie oculaire : collyres – Voie respiratoire : gargarismes – Voie génito-urinaire : ovules – Voie rectale : suppositoires	– Complément d'un traitement général – Rapidité	– Contraignant (traitement à heures régulières) – Rejet (parfois) – Désagréable (pour certains)

4. La pharmacocinétique

Il s'agit de comprendre et d'étudier, de façon descriptive et quantitative, le devenir du médicament dans l'organisme.

a. Le devenir du médicament dans l'organisme

Quelles que soient les voies d'administration du médicament, on distingue quatre phases pour son devenir.

- ***L'absorption du médicament*** : pour exercer son action pharmacologique, le médicament doit atteindre son site d'action par l'intermédiaire de la circulation sanguine. La rapidité de cette action dépend du mode d'administration. En voie intra artérielle, le principe actif est disponible immédiatement dans la circulation ; par voie per os, il faudra attendre la dissolution de la substance au niveau gastrique et le processus de résorption digestive pour que le principe actif soit absorbé par la circulation sanguine et atteigne sa cible.
- ***La distribution du médicament*** : par la circulation sanguine, le médicament est distribué à tous les organes et tissus.
- ***La métabolisation du médicament*** : le médicament pénètre dans les cellules des tissus où il est fixé par des récepteurs. Il produit les « effets

thérapeutiques » sur une durée limitée. La métabolisation est la transformation de la substance dans l'organisme, en l'assimilant ou la dégradant afin qu'elle produise l'effet attendu. La métabolisation des principes actifs est principalement hépatique.

• ***L'élimination du médicament*** : l'élimination du médicament est sa phase terminale. Il correspond à l'élimination du principe actif par l'organisme et sa totale disparition du volume sanguin. La mesure de l'élimination d'un médicament est la clairance.

b. Les effets secondaires du médicament

Il s'agit de l'ensemble des manifestations indésirables consécutives à l'administration d'un médicament. Ils peuvent toucher tous les organes. Voici quelques exemples.

• ***Les effets digestifs*** : nausées, vomissements, diarrhée ; constipation ;
• ***les effets cutanés*** : prurit, éruption, urticaire, bouche sèche ; pétéchies[28] ;
• ***les effets nerveux*** : insomnie, céphalées, anorexie, anxiété, somnolence ;
• ***l'accoutumance*** : sensation de manque, besoin irréversible ;
• ***les effets visuels*** : myosis[29], cataracte, glaucome ;
• ***les effets tératogènes***[30] : malformations fœtales.

28. Petite tâche hémorragique cutanée.
29. Contraction pathologique de la pupille.
30. Qui provoquent de graves malformations.

5 Les protocoles de soin

1 ▸ Définition et intérêt

Un ***protocole*** de soin est « le descriptif des techniques à appliquer et (ou) des consignes à observer dans différentes situations de soins ou pour l'administration d'un soin[31] ». Il permet au soignant de :

- connaître la procédure à appliquer dans certaines situations de soins ;
- être guidé dans l'exécution des actes de soins s'y référant ;
- contribuer à la qualité des soins dispensés.

Le terme de ***fiche technique***, souvent utilisé, est défini par les *Guides du service infirmier* comme étant le support décrivant les différentes étapes de l'acte. Ainsi il est plus facile de faire la distinction entre protocole et fiche technique.

2 ▸ Caractéristiques et procédure d'élaboration

1. Caractéristiques d'un protocole

Les protocoles sont des règles garanties par la communauté scientifique, étayées par une recherche rigoureuse, méthodologique ayant abouti à des recommandations nationales, et qui prennent en compte la sécurité des patients et des personnels. Ainsi, les protocoles de soins peuvent être :

- ***d'ordre préventif*** : procédures concernant les soins et la gestion de l'environnement en relation avec la prévention des risques infectieux : le CCLIN est garant de ces protocoles. Par exemple : protocole de lavage de mains, etc. ;
- ***d'ordre thérapeutique et/ou éducatif*** : procédures émanant de la communauté médicale visant à décrire de façon standard, la meilleure façon de traiter une maladie ou d'améliorer les chances de guérison. Par exemple : protocole standard du traitement du cancer du colon, etc.

Les protocoles sous-entendent donc une notion d'***accord*** entre tous les membres de l'équipe de soins, en vue :

- d'inciter les partenaires à une meilleure *collaboration* dans les soins ;
- d'obtenir une cohérence avec la *politique* de soins de l'établissement ;
- de respecter le cadre *juridique* imposé pour tous ;
- de garantir la qualité des soins[32] ;
- d'harmoniser les soins ;
- de favoriser la *continuité* des soins.

2. Procédure d'élaboration d'un protocole

L'élaboration d'un protocole nécessite une réflexion collective quant à sa nécessité, son intérêt et son application. La méthodologie d'élaboration est

31. Définition émanant du ministère de la Santé dans *Terminologie des soins infirmiers n°3*, fascicule 86-21 ter.

32. Décret 13-221 du 16/02/93 (devoirs envers les patients).

rigoureuse et comprend les principales étapes suivantes :

- référence au cadre juridique relatif à l'intérêt du protocole ;
- identification précise des objectifs du protocole ;
- identification des situations de soins concernées par l'application ou la non application du protocole ;
- identification des critères d'inclusion ou d'exclusion des patients dans le protocole ;
- détermination des soignants concernés par la mise en œuvre du protocole ;
- identification des modalités d'application (service, matériel, etc.).

3 ▸ Structure

Un protocole de soin doit être clair, précis, concis et validé par l'ensemble des personnes compétentes dans le domaine considéré par le protocole (équipe médicale, pharmacien, référents ou correspondants en hygiène, équipe d'hygiène hospitalière, direction des soins infirmiers, etc). Il est réactualisé annuellement. Il doit comporter :

- un titre et la définition du soin ;
- les objectifs du soin ;
- les résultats escomptés et les moyens de validation ;
- les personnes habilitées à son utilisation ;
- les patients à inclure ou exclure ;
- le matériel requis (moyens) ;
- le descriptif du déroulement de l'action (fiche technique) ;
- la surveillance et/ou les précautions particulières ;
- les risques potentiels liés à l'application du protocole et la prévention éventuelle.

Le protocole doit aussi mentionner :

- la date de l'élaboration ;
- la signature du médecin responsable et du cadre de santé infirmier du service ;
- les auteurs du protocole et le nom des personnes qui l'ont validé ;
- la date des évaluations et des validations successives.

4 ▸ Accessibilité, présentation

Les protocoles de soin doivent être :

- diffusés à l'ensemble des personnes du service et de l'établissement concerné par son application, ainsi qu'à la direction de l'établissement ;
- remis aux personnels recrutés ;
- disponibles sur le lieu de travail des utilisateurs ;
- regroupés généralement dans un classeur. Dans certains services de soins, les protocoles sont regroupés sur une base de données informatiques ;
- affichés selon l'organisation du service et l'utilisation du protocole.

5 ▸ Types de protocoles et compétences pour l'application

Les principaux domaines donnant lieu à l'élaboration de procédures et fiches techniques sont les suivants[33].

- ***Hygiène de base***
  - Lavage des mains (simple, antiseptique ou hygiénique, chirurgical) et antisepsie (ou désinfection) des mains.
  - Précautions lors de risque de contact avec le sang, les liquides biologiques ou tout autre produit d'origine humaine.
  - Tenue professionnelle.
- ***Hygiène des actes à haut risque d'infection***
  - Préparation pré-opératoire de l'opéré et préparation du champ opératoire.
  - Prévention des infections liées au sondage vésical à demeure et évacuateur.

33. Source : http://www.sante.gouv.fr/htm/pointsur/nosoco/guide/txt09.html

– Prévention des infections liées à la ventilation artificielle.
– Prévention des infections liées aux dispositifs intra-vasculaires.

• ***Mesures d'hygiène spécifiques à certain(e)s activités, patients ou risques***
– Techniques d'isolement (septique et protecteur).
– Soins aux prématurés et nouveau-nés en incubateur.
– Prévention de la transmission de la maladie de Creutzfeldt-Jakob.
– Prévention des escarres.

• ***Hygiène dans les laboratoires*** des services médico-techniques (laboratoire, pharmacie, exploration fonctionnelle, radiologie…).

• ***Hygiène en hémodialyse***.

• ***Utilisation des produits***
– Bon usage des antibiotiques.
– Utilisation des antiseptiques.
– Utilisation des désinfectants.

• ***Gestion de l'environnement***
– Traitement des dispositifs médicaux.
– Système qualité en stérilisation.
– Entretien des locaux d'hospitalisation.
– Gestion de l'environnement des blocs opératoires, des salles d'accouchement, des « zones protégées ».
– Maîtrise de la qualité de l'environnement (air, eau, surfaces, linge, alimentation…).
– Gestion des déchets d'activité de soins.

6 ▸ La surveillance du patient porteur d'une sonde vésicale et vidange du sac collecteur

1. Indications et objectifs

La mise en place d'un cathétérisme vésical constitue un facteur de risque de l'infection urinaire. Aussi, les indications principales du sondage concernent-elles les personnes présentant une obstruction ***aiguë*** ou ***chronique*** de l'évacuation des urines : les personnes en période postopératoire ou en réanimation, pour lesquelles il est nécessaire de contrôler le débit urinaire.

Le sondage est un acte infirmier qui requiert des mesures d'asepsie ***rigoureuse*** à la pose et le maintien permanent d'un système de drainage clos. Ces mesures sont complétées par un entretien quotidien de l'hygiène génitale de la personne et de la sonde.

La surveillance et les manœuvres pour vidanger le sac collecteur peuvent relever de la compétence de l'AS et doivent permettre d'éviter la contamination du système.

Le soin consiste à surveiller la fonction d'élimination du patient, l'efficacité du sondage et la vidange du sac collecteur d'urines par l'intermédiaire d'un robinet situé à sa partie inférieure. Le sac collecteur d'urines est équipé d'une valve antireflux qui empêche la remontée des urines (*cf.* Tableau 3.6 ci-après) et peut rester en place plusieurs jours.

2. Technique

Tableau 3.7 – Pose et entretien d'une sonde vésicale.

Matériel	Critères à respecter	Procédure
		La surveillance du patient sondé
– Matériel nécessaire à la toilette génitale	***Respect***	– Respecter sa pudeur.
– Compresses stériles et antiseptique non alcoolique	***Efficacité***	– S'assurer de l'absence d'obstruction au flux vésical (poche en déclive, niveau de la poche inférieure à la vessie, sonde non coudée, etc.).
– Gants à usage unique – Bocal pour recueillir les urines	***Hygiène***	– Assurer l'hygiène génitale de la personne et nettoyer la sonde avec une compresse stérile imbibée d'un antiseptique non alcoolique, depuis le méat vers le sac collecteur.
– Papier absorbant	***Hygiène/Efficacité***	– Fixer la poche sur un crochet suspendu au lit, fauteuil, etc.
– Sac poubelle	***Sécurité***	– Informer le patient de la nécessité de prêter attention à la sonde lors de ses déplacements.

Tableau 3.7 – Pose et entretien d'une sonde vésicale. *(Suite)*

Matériel	Critères à respecter	Procédure
	Sécurité/Efficacité	– Veiller à la perméabilité de la sonde lors de l'installation du patient (ni coudée, ni pliée, ni écrasée, etc.). – Surveiller l'écoulement des urines régulièrement.
		Vidange du collecteur
	Hygiène	– Se laver les mains et mettre des gants à usage unique. – Poser un papier absorbant au sol à l'endroit ou sera posé le bocal à urine servant de réceptacle pour les urines vidangées.
	Efficacité	– Rapprocher le bocal à urine sous la poche de manière à ce qu'il soit sous le robinet évacuateur mais sans contact possible.
	Hygiène/Sécurité	– Maintenir la poche et ouvrir le robinet (les possibilités sont variables en fonction du modèle de la poche, s'adapter au matériel). – Vidanger la poche en laissant s'écouler les urines sans contact avec le bocal afin d'éviter de contaminer le système. – Refermer le robinet et essuyer si nécessaire.
	Efficacité	– Replacer la poche sur le crochet de suspension fixé au support (lit, fauteuil, etc.).
	Hygiène	– Placer le bocal à urine dans le cabinet de toilette, sur le support qui lui est destiné, replacer le capuchon.
	Sécurité	– Apprécier l'aspect des urines, l'odeur, le volume. – Conserver les urines si besoin de quantifier une diurèse. – Se laver les mains. – Noter sur la feuille de surveillance. – Faire ses transmissions à l'infirmier(ère).

7 ▸ Observation du patient sous dialyse

1. Indications et objectif

La dialyse consiste en la réalisation d'échanges au travers d'une membrane semi-perméable entre le sang du patient à traiter et un liquide de dialyse afin d'assurer artificiellement les fonctions épuratrices du rein.

Le prélèvement de sang lors d'une hémodialyse nécessitant un débit important, les patients régulièrement dialysés sont porteurs d'une fistule artério-veineuse (F.A.V). Il s'agit d'une anastomose sous cutanée de l'artère radiale avec la veine radiale (au bras gauche 2). La F.A.V est réalisée sous anesthésie locale ou générale.

2. Technique

Tableau 3.8 – Patient hémodialysé.

Matériel	Critères à respecter	Procédure
– Box équipé d'un générateur à dialyse – Pèse personne – Appareil de mesure pour la TA et le pouls (dynamap) – Gants à usage unique – Sac poubelle	 ***Confort*** ***Sécurité*** ***Respect***	***Avant la dialyse*** ***Préparation de la séance avec l'infirmier(ère)*** – Installer le lit ou le fauteuil de manière à ce que le générateur soit placé du coté de la FAV du patient. – Assister l'infirmier(ère) dans le branchement et la vérification du fonctionnement du générateur. – Accueillir le patient.

Tableau 3.8 – Patient hémodialysé. *(Suite)*

Matériel	Critères à respecter	Procédure
	Sécurité/Efficacité	– Participer avec l'infirmier(ère) au recueil d'information pour évaluer de l'état de la personne et de son activité depuis la séance précédente. – Observer la personne pour dépister les signes d'une surcharge hydrique (œdème, dyspnée, etc.). – Peser la personne. – Mesurer la tension artérielle, le pouls.
	Confort/Respect	– Installer confortablement la personne et laisser à sa portée les effets dont elle pourrait avoir besoin durant la séance (lecture, radio, etc.). – Assister l'infirmier(ère) pendant le raccordement du patient au générateur.
		Durant la dialyse
	Hygiène/Respect	– Veiller à permettre au patient de satisfaire ses besoins (repas en fonction de la prescription, boisson, élimination, détente, etc.).
	Sécurité	– Participer avec l'infirmier(ère) au contrôle des paramètres du générateur. – Participer avec l'infirmier(ère) à l'évaluation régulière (classiquement par heure) des constantes de la personne. – Participer à la surveillance du point de ponction (absence de saignement, etc.).
	Respect	– Laisser la personne se reposer.
		Après la dialyse
	Confort/Sécurité	– Participer avec l'infirmier(ère) à l'arrêt de la séance, débrancher le patient.
	Hygiène/Sécurité	– Mettre des gants à usage unique. – Évacuer les déchets et le linge en respectant les circuits.
	Confort/Sécurité	– Assister le patient selon son autonomie ou son état de fatigue.
	Sécurité/Efficacité	– Participer avec l'infirmier(ère) au contrôle de la tension artérielle, des pulsations, du poids. – Noter les transmissions dans le dossier de soins.

8 ▸ Pose d'un collecteur externe chez l'homme

1. Indications et objectifs

La pose d'un collecteur externe ou étui pénien est indiquée pour les personnes incontinentes urinaires, afin de :

- favoriser la cicatrisation des plaies de la région génito-anale ;
- favoriser le confort du patient ;
- mesurer la diurèse.

L'étui pénien est un étui qui s'adapte sur la verge, il est relié à un collecteur d'urine et permet le recueil des urines de façon non invasive (*Cf.* Module 2, Soins et surveillance de l'élimination urinaire pour la technique de la diurèse).

2. Technique

Tableau 3.9 – Pose d'un collecteur externe chez l'homme.

Matériel	Critères à respecter	Procédure
– Matériel pour toilette génitale – Étui pénien – Collecteur d'urine (poche à urine)	***Respect/Pudeur*** ***Hygiène*** ***Hygiène/Confort*** ***Pudeur*** ***Efficacité*** ***Confort*** ***Sécurité*** ***Hygiène/Confort*** ***Sécurité*** ***Hygiène***	– Prévenir le patient et, selon son état, s'assurer de sa collaboration. – Mettre des gants à usage unique. – Effectuer la toilette génitale. – Vérifier que la taille de l'étui pénien soit adaptée à la verge du patient. Utiliser le calibre le mieux adapté : la verge ne doit pas être comprimée. – Sortir l'étui pénien de son emballage. – Mettre l'étui sur la verge en le laissant dépasser du gland de 1 à 2 cm. – Dérouler le caoutchouc jusqu'à l'origine de la verge, en évitant de prendre des poils dans le caoutchouc. – Retirer la protection de la bande adhésive avec délicatesse. (il est préférable de retirer les gants pour éviter que l'adhésif adhère aux gants et rende impossible l'adaptation de l'étui pénien à la verge). – Ne jamais rajouter de sparadrap. – Raccorder l'étui à une poche à urine. – Suspendre la poche aux crochets. – L'étui doit être changé chaque jour. – Surveiller l'état cutané. – Se laver les mains.

9 ▸ Soins d'hygiène aux patients porteurs d'entérostomies cicatrisées

Sont évoqués, dans ce chapitre, les soins au patient porteur d'une stomie digestive.

1. Indications et objectifs

Le traitement curatif des cancers digestifs repose essentiellement sur la chirurgie d'exérèse. Le rétablissement de la continuité, après exérèse, se fait par l'anastomose des deux extrémités sectionnées bout à bout. Cependant, l'état de la cavité abdominale ou du colon ne permet pas l'anastomose immédiate. Une stomie est alors pratiquée de façon temporaire : le rétablissement se fera dans un second temps, ou de façon définitive.

• **Les conséquences fonctionnelles** d'une stomie sont variables en fonction du siège :

- ***La colostomie*** : les selles sont plus ou moins moulées, il y a émission de gaz. Pour certaines stomies coliques, il est possible d'assurer un degré de continence en utilisant des obturateurs de stomies, l'évacuation des selles se fera alors par irrigations coliques. Le matériel utilisé : poche non vidangeable munie d'un filtre de dégazage et d'un protecteur cutané.
- ***L'iléostomie*** : les selles sont liquides, de volume important et le contrôle de leur émission est impossible. Le matériel utilisé : appareillage très étanche avec poche vidangeable et protecteur cutané.

Il existe plusieurs diamètres de poche pour s'adapter à la dimension de la stomie.

• **Les conséquences psychologiques** : elles peuvent être parfois très importantes et nécessiter une aide psychologique. Le patient peut avoir une altération de l'image de soi, une perte de confiance, être victime d'une exclusion, être la cause d'une perturbation de la vie familiale, etc. L'éducation du patient est indispensable.

2. Technique

Tableau 3.10 – Soins d'hygiène à un patient ayant subi une entérostomie.

Matériel	Critères à respecter	procédure
– Poche adaptée à la stomie – Protecteur cutané – Gants non stériles – Savon de Marseille – Compresses non stériles – Sac poubelle	***Confort*** ***Respect***	– Installer confortablement le patient et préserver sa pudeur. – Lui expliquer comment s'installer seul pour qu'il réalise lui-même ses soins (aspect éducatif). – Faire participer le patient en fonction de ses capacités physiques et psychologiques.
	Efficacité	– Regrouper le matériel. – Aider le patient à choisir l'appareillage adapté à sa stomie (aspect éducatif). – Vérifier le diamètre de la poche et celui de la stomie.
	Hygiène	– Vérifier l'intégrité de l'appareillage utilisé. – Mettre les gants après lavage de mains simple. – Oter la poche usagée et/ou inciter le patient à réaliser lui-même les différentes étapes suivantes (aspect éducatif).
	Efficacité/Sécurité	– Nettoyer l'excédent de matières adhérentes à la stomie et à la peau. – Évacuer la poche. – Nettoyer la peau autour de la stomie à l'eau et au savon (pH neutre) prévenant les lésions cutanées liées à l'utilisation d'un produit trop agressif. – Sécher soigneusement. – Retirer les gants. – Vérifier l'absence d'irritation de la peau et si besoin utiliser une pâte stomadhésive pour calmer l'irritation due au contact des matières fécales. – Appliquer l'appareillage. – Ranger le matériel et évacuer les déchets. – Le soin doit être répété en fonction des besoins.
	Respect	– Tout au long du soin, apprécier la participation du patient, son comportement et ses réactions face aux soins.
	Efficacité/Sécurité	– Assurer les transmissions.
Aspect éducatif	***Respect*** ***Efficacité***	Participer avec l'infirmier(ère) à la mise en œuvre du programme éducatif élaboré visant à : – l'apport de conseils d'hygiène de vie (vie normale, vêtements permettant le plus d'aisance possible, éviter les sports violents, etc.) ; – l'apport de conseils alimentaires en fonction de la stomie ; – l'éducation à la manipulation et l'entretien de la stomie ; – la mise en contact avec une stomathérapeute et proposer les contacts avec les associations de stomisés.

10 ▸ Alimentation entérale par sonde

1. Indications et objectifs

L'alimentation entérale est une alimentation artificielle constituée de mélanges nutritifs adaptés à la capacité fonctionnelle du tube digestif. Elle est apportée dans l'estomac ou l'intestin grêle par l'intermédiaire d'une sonde.

Les indications thérapeutiques sont en lien avec le choix de l'alimentation entérale et du type de sonde nécessaire. À chaque type de sonde correspond une forme d'alimentation particulière.

• **Sonde nasogastrique** : nutrition entérale de courte durée, peu de risque d'inhalation.

Par exemple : maladies inflammatoires de l'intestin, patients anorexiques, etc.

• **Sonde nasoduodénale et nasojéjunale** : nutrition entérale de courte durée pour patient présentant des risques de fausse route, des troubles gastriques. Par exemple, après un AVC.

• **Gastrostomie** : nutrition entérale de longue durée avec risque d'inhalation important. Par exemple : tumeur de l'œsophage, trouble de la conscience avec trouble de la déglutition, etc.

• **Jéjunostomie** : alimentation entérale de longue durée. Par exemple : œsophagestomie, diminution des réflexes de déglutition, etc.

Les principes d'administration de la nutrition entérale peuvent varier (en fonction de la prescription médicale) :

• **En mode continu**, à l'aide d'une pompe appelée nutripompe qui permet de régler un débit constant, de fixer la quantité à administrer.

• **En mode discontinu**, le principe est de fractionner les apports en 6 à 8 fois par jour. L'administration est lente, maximum 100 mL en 10 minutes.

2. Technique

Tableau 3.11 – Alimentation par sonde.

Matériel	Critères à respecter	Procédure
– Le type de mélange nutritif requis – Nutripompe – Seringue pour le rinçage – Eau minérale – Nécessaire au soin de bouche	***Sécurité***	– S'informer préalablement de la prescription du soin auprès de l'infirmier(ère) : choix du produit, quantité du mélange nutritif, mode et débit d'administration. – Vérifier auprès de l'infirmier(ère) l'absence de contre indication à la pose. – S'assurer auprès de l'infirmier(ère) que la vérification du positionnement de la sonde a été faite et que la sonde est bien en place (surtout pour les sondes nasogastrique, nasoduodénale, nasojéjunale).
	Efficacité	– Regrouper le matériel. – S'assurer du bon fonctionnement de la nutripompe, si besoin.
	Respect	– Annoncer le soin au patient.
	Confort	– Installer le patient confortablement.
	Respect	– Expliquer le soin au patient.
	Hygiène	– Se laver les mains. – Administrer la nutrition en respectant le débit et la quantité.
	Efficacité/Sécurité	– Vérifier l'absence de complications : • troubles gastro-intestinaux en cas d'administration trop rapide, de type ballonnements, spasmes ; • risque d'inhalation, surtout chez les patients ayant des troubles de la vigilance ou de la conscience ; • risques d'ulcérations nasales ou pharyngées liées à la fixation de la sonde pouvant aller jusqu'à la formation d'une escarre ; • risque d'œsophagite et de reflux.
	Sécurité	– Lorsque l'alimentation est terminée, rincer la sonde à l'eau en respectant les apports liquidiens possibles. – Obturer la sonde.
	Hygiène	– Effectuer un soin de bouche au patient.
	Sécurité	– S'enquérir de l'élimination intestinale du patient. Elle varie en fonction de la préparation nutritive : • diarrhées et vomissements, notamment en cas d'administration prolongée ; • quantité réduite de selles du fait de la faible capacité digestive nécessaire. – Ranger le matériel.
	Hygiène	– Se laver les mains.
	Sécurité	– Faire les transmissions à l'infirmier(ère).

11 ▸ Aide aux soins réalisés par l'infirmier(ère)

1. Le chariot de soin

a. Indications et objectifs

Le chariot de soin est destiné à transporter (sans effort), du matériel servant à la réalisation d'un soin. Il a plusieurs étages (chaque étage a une attribution précise à respecter). Le choix du chariot varie en fonction des ***protocoles*** de soin, des ***spécificités*** d'un soin, des ***besoins*** du service, etc.

L'utilisation d'un chariot de soin permet de :

- disposer de « plan de travail » propre et désinfecté ;
- agencer le matériel selon les besoins du soin ;
- disposer d'un assortiment de matériel à disposition (donc éviter les pertes de temps préjudiciables) pour répondre à des spécificités de soins (pansement).

L'AS va utiliser le chariot en quatre temps très distincts : L'AS doit savoir qu'une ***installation chronologique du matériel*** organise le soin et évite les fautes d'hygiène. De plus, elle structure la gestuelle évitant les gestes inutiles.

b. Technique

Tableau 3.12 – Le chariot de soin.

Matériel	Critères à respecter	Procédure
– Chariot répondant aux besoin du soin – Matériel de décontamination en fonction du protocole en vigueur dans le service – Gants jetables – Sac poubelle – Matériel spécifique au soin	 ***Efficacité*** ***Hygiène***	***1er temps*** – Sélectionner le chariot le plus adapté au soin envisagé. – Nettoyer le chariot (avant et après chaque soin) en respectant le protocole du service et en mettant des gants jetables en fonction du décontaminant utilisé. – Se laver les mains. – Regrouper sur le chariot le matériel nécessaire ou spécifique au soin.
	 Efficacité ***Efficacité/Sécurité*** ***Hygiène***	***2e temps*** – Organiser le chariot, c'est-à-dire disposer le matériel en fonction du déroulement du soin. – Regrouper le matériel propre sur le (ou les) plateaux supérieurs. – Réserver le plateau inférieur pour le matériel sale ou à jeter. – Garder un espace libre sur le plateau supérieur pour disposer d'un plan de travail.
	 Efficacité ***Hygiène***	***3e temps*** – Installer le chariot de façon ergonomique auprès du patient, (respect des procédures d'accès du chariot dans les chambres, spécifiques au service, aux types de patients, aux risque infectieux, à l'organisation des soins, aux protocoles en vigueur, etc.) – Se laver les mains. – Réaliser le soin.
	 Hygiène/Sécurité	***4e temps*** – Fermer les sacs (sac de linge, sac poubelle, etc.) avant de sortir de la chambre. – Acheminer les différents éléments (linge, déchets…) en respectant les circuits (sens propre et sale). – Nettoyer, décontaminer et ranger le matériel et le chariot. – Se laver les mains.

2. Le matériel stérile

a. Indications et objectifs

Est ***stérile*** tout matériel qui a subi une ***stérilisation***. Il est donc ***exempt de micro-organismes vivants***. La matériel stérile est utilisé pour tous soins dont l'***asepsie*** est recommandée, voire obligatoire. L'AS participe à la stérilisation et au contrôle permanent de ses résultats et à la traçabilité.

b. Technique

Tableau 3.13 – Le matériel stérile.

Matériel	Critères à respecter	Procédure
– Chariot de soin – Solution hydro-alcoolique (S.H.A)[a] – Matériel stérile adapté au soin prescrit (selon consignes de l'infirmier(ère)	***Hygiène*** ***Sécurité***	– Regrouper le matériel stérile. – Vérifier l'intégrité des emballages et leur fermeture hermétique. – Vérifier les symboles de l'efficacité de la stérilisation en fonction du mode de stérilisation utilisé. – Vérifier la date de péremption. – Agencer le matériel sur le chariot ou plan de travail. – Respecter l'ordre chronologique d'utilisation. – Délimiter un côté pour le « propre » et un côté pour le « sale ». – Regrouper le matériel de façon à faciliter le soin à l'infirmier(ère). – Réaliser le soin. – Se laver les mains (si besoin utiliser la S.H.A). – Réaliser le montage des appareillages (éventuellement nécessaire à l'aspiration gastrique, etc.).
	Confort/Respect	– Participer avec l'infirmier en le servant, en maintenant le patient, en facilitant la gestuelle pour éviter les fautes d'asepsie.
	Hygiène/Sécurité	***Lors de l'ouverture du matériel, l'AS doit :*** – avoir des gestes amples et précis (mains tendues devant soi) ; – proscrire tout contact avec l'environnement (blouse, chariot, autre matériel, etc.) ; – déposer avec délicatesse le matériel sur le champ stérile ou dans le plateau stérile ; – ranger le matériel ; – effectuer le tri sélectif des déchets ; – nettoyer et procéder aux différentes étapes de décontamination et de séchage du matériel devant être stérilisé ; – assurer la traçabilité du matériel à stériliser selon les outils du service (cahier de suivi, fiche etc.) ; – nettoyer, décontaminer et ranger le chariot.

a. (*cf.* Module 1).

12 ▸ Aide à la réalisation des pansements

1. Indications et objectifs

Le pansement simple consiste à protéger une plaie, à absorber l'exsudat produit par la plaie et à favoriser la cicatrisation. Le pansement a un ***rôle protecteur,*** il permet de :

- éviter les chocs ;
- empêcher le frottement des vêtements ;
- protéger du milieu extérieur (poussières, microbes...).

2. Technique

Tableau 3.14 – Réalisation de pansements simples.

Matériel	Critères à respecter	Procédure
Chariot de soins spécifique		***Avant le soin***
– ***Aux étages supérieurs***, le matériel stérile :	**Respect**	– Prévenir le patient.
	Confort	– Installer confortablement le patient.
– Gants stériles – Protection pour le lit	**Sécurité**	– Évaluer la douleur en collaboration avec l'infirmier(ère) afin d'anticiper l'administration d'un antalgique selon la prescription.
– Set à pansement à usage unique comprenant plateau, cupule, pinces, compresses stériles, tampons, un petit champ stérile	**Pudeur**	– Respecter la pudeur du patient en accédant à la zone du pansement.
– Flacon de savon antiseptique et un antiseptique		***Durant le soin***
– Bandes (selon le type de pansement)	**Hygiène**	– Prévoir une protection pour glisser sous la zone de la plaie afin de protéger le lit.
– Nécessaire à l'ablation de fils et/ou agrafes	**Confort/Sécurité**	– Selon le siège de la plaie et les appareillages, maintenir le patient durant le soin, les appareillages (drain, perfusion, etc.).
– ***À l'étage inférieur***, le matériel non stérile et (ou) sale.	**Sécurité**	– Surveiller les réactions du patient.
– Haricots	**Efficacité**	– Servir l'infirmier(ère) si besoin, en respectant l'asepsie.
– Sacs poubelles (pour les déchets)		***Après le soin***
– Matériel répondant à la spécificité du pansement	**Confort**	– Installer le patient et son environnement pour garantir son confort.
– Produits de décontamination nécessaires aux lavage de mains (SHA)	**Hygiène**	– Participer au rangement du matériel.
		– Regrouper le matériel à stériliser et procéder à sa décontamination.
		– Nettoyer et ranger le chariot.
	Sécurité	– Procéder au tri des déchets.
		– Faire les transmissions

13 ▸ Aide à la réalisation de bandages

1. Indications et objectifs

Le bandage est une opération qui a pour but de maintenir :

- un pansement (par exemple, pansement d'un panaris au doigt) ;
- un plâtre (par exemple, en cas de bras ou jambe cassée) ;
- une articulation (par exemple, en cas de luxation, entorse).

Le bandage peut aussi être utilisé pour pratiquer un pansement compressif devant une hémorragie externe.

2. Technique

Tableau 3.15 – Réalisation d'un bandage.

Matériel	Critères à respecter	Procédure
Les bandes peuvent être : – en gaze ; – en toile ; – en crêpe élastique (type Velpeau).	***Efficacité***	***Pour effectuer un bandage*** – Le globe est tenu de la main droite et dirigé vers le haut. – Le bandage s'effectue toujours de la gauche vers la droite. – Pour poser une bande, commencer par faire deux circulaires : le premier tour est un peu oblique de façon à rabattre sur le deuxième (*cf.* Fig. 3.13).

Tableau 3.15 – Réalisation d'un bandage. *(Suite)*

Matériel	Critères à respecter	Procédure
	Hygiène	– Éviter le contact direct avec la plaie. – Veiller à ne pas trop serrer la bande pour ne pas bloquer la circulation, mais serrer assez fort pour éviter qu'elle glisse.
	Sécurité	– Terminer par deux circulaires en haut du bandage et fixer le bandage.
	Éfficacité	***Pour fixer le bandage*** – Si la bande est un crêpe : fixer avec du sparadrap ou de l'élastoplast. – Si la bande est une gaze : séparer l'extrémité en deux et nouer autour du membre.
	Sécurité	***La surveillance du bandage*** – Les bandages des extrémités : veiller à laisser apparentes les extrémités des orteils et des doigts. – Dépister les signes de compressions : fourmillements, froideur des extrémités, coloration bleutée des extrémités, perte de la mobilité, de la sensation, douleur. Ces signes doivent alerter et l'AS préviendra en urgence l'infirmier(ère). il faut alors lever la compression.

3. Technique du bandage selon la localisation

À titre d'information, nous vous présentons différentes techniques de bandage adaptées à la localisation de la zone à bander.

a. *Terminologie*

On appelle :

- « chefs », les extrémités de la bande ;
- « globe », la bande roulée ;
- « circulaires », les tours de bandes.

b. *Bandage pour le coude ou le genou (Fig. 3.13)*

Il faut :

- assurer le bandage sur l'articulation semi-fléchie ;
- commencer par deux circulaires autour de l'articulation ;
- ensuite effectuer des circulaires en 8, en croisant au pli de l'articulation et en partant du centre vers les extrémités du membre.

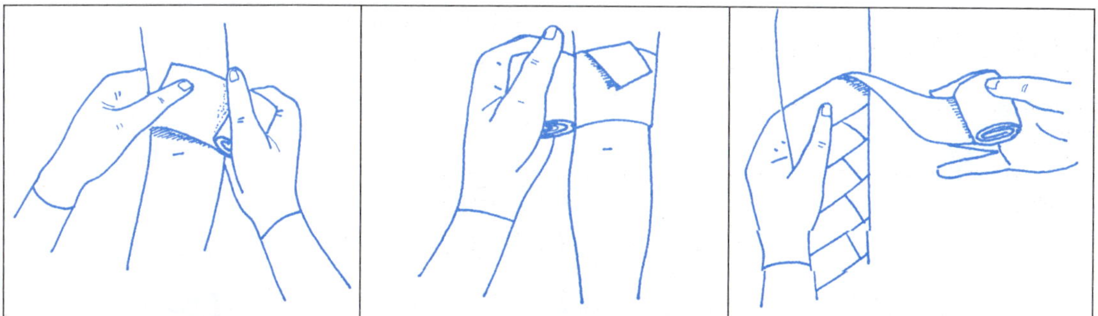

1. La première circulaire est posée en oblique.

2. La partie de la bande qui dépasse est rabattue sous la 2e circulaire pour la fixer.

3. Le bandage en 8
Adopter un bandage renversé ou en « 8 » (huit) pour les parties côniques (mollet, avant-bras) pour éviter le glissement de la bande.

FIG. 3.13 – **Bandage du coude ou du genou.**

c. Bandage pour la main ou le doigt (Fig. 3.14)

Il faut :

- faire une première circulaire simple (bandage spiral) autour du poignet ;
- puis continuer par des « circulaires en 8 » :
  - soit autour de la main ;
  - soit autour du doigt.

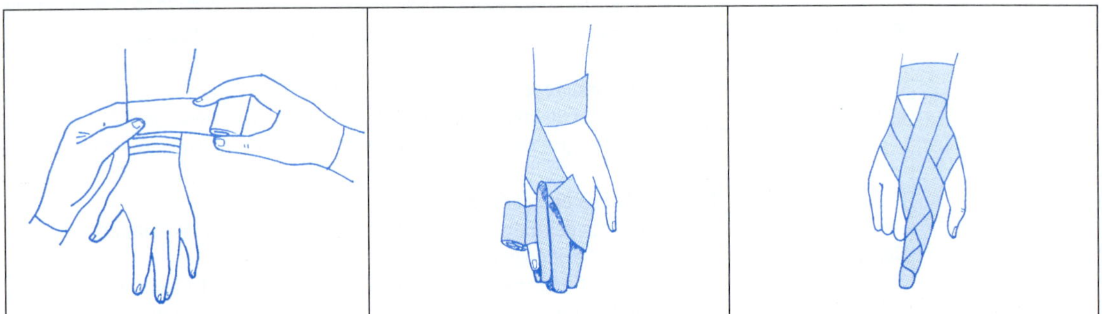

1. Le bandage spiral
Adopter un bandage spiral et des circulaires simples pour les parties droites (poignet).

2. Le bandage de la main
Première circulaire autour du poignet, puis circulaires en 8 autour de la main.

3. Le bandage en 8
Adopter un bandage renversé ou en « 8 » (huit) pour les parties côniques (mollet, avant-bras) pour éviter le glissement de la bande.

FIG. 3.14 – **Bandage de la main ou du doigt.**

d. Bandage pour une entorse à la cheville (Fig. 3.15)

Il faut :

- maintenir le pied à angle droit ;
- débuter par une circulaire autour du talon et une autour du coup de pied ;
- ensuite effectuer des 8 autour du pied et de la cheville ;
- finir par deux circulaires autour de la cheville.

e. Bandage des articulations : la « tortue » (Fig. 3.16)

Il faut :

- commencer au pli de l'articulation par deux circulaires (Fig. 3.14, 1. et 2.) ;
- continuer par un bandage en « 8 », alternativement au-dessus et au-dessous de l'articulation (Fig. 3.14, 3.) ;
- il existe d'autres bandages « tortue » selon le type d'articulation (Fig. 3.16).

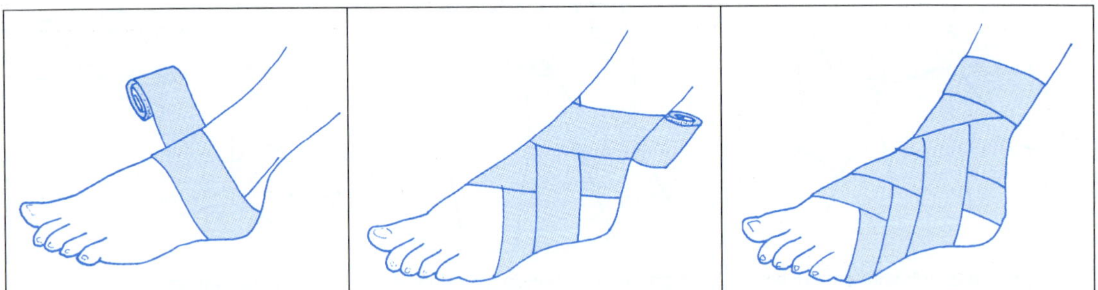

1. Faire une première circulaire autour du talon, puis une deuxième autour du coup de pied

2. Faire les circulaires suivantes en « 8 » autour de la cheville et du pied.

3. Finir par deux circulaires en spirale auoutr de la cheville.

FIG. 3.15 – **Bandage du pied.**

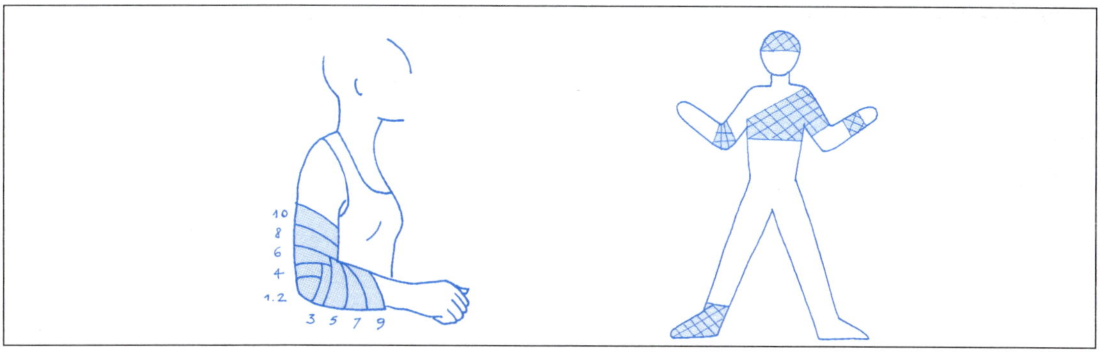

FIG. 3.16 – **Les différentes tortues (celle du coude, à gauche).**

f. *Bandage du bras : en écharpe*
(cf. Fig. 3.17)

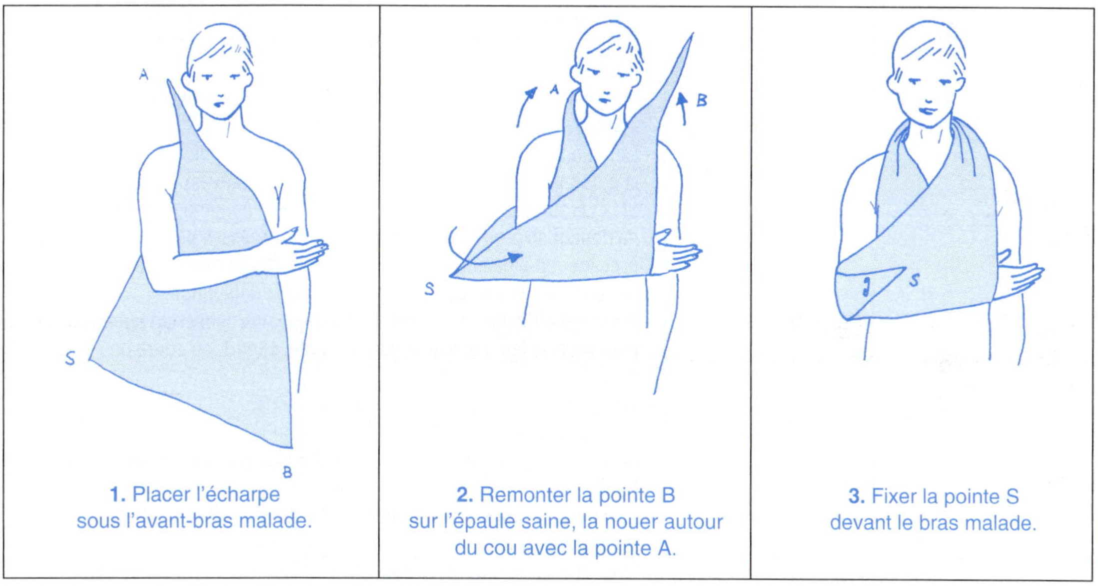

FIG. 3.17 – **Bandage en écharpe du bras.**

14. Aide à la prise de médicaments non injectables

1. Indications et objectifs

La médication est un acte thérapeutique qui relève d'une prescription médicale mais l'AS peut être amené à administrer un médicament s'il s'agit d'un acte de la vie courante (*cf.* Module précédent).

2. Technique

Tableau 3.16 – Prise de médicaments non injectables.

Matériel	Critères à respecter	Procédure
– Pilulier, blister, cupule – Le traitement – Eau – Verre – Autre dérivé pour faciliter la prise du médicament	***Sécurité***	– Connaître les réactions du patient lors des précédentes prises de médicaments.
	Efficacité/Sécurité	– Comprendre les raisons de son impossibilité à prendre ses médicaments (impotence, dépendance, refus, troubles psychologiques, etc.).
	Efficacité	– Apprécier l'état physique du patient (fatigue, nausées, douleur, dégoût, etc.).
	Respect	– Solliciter la participation du patient.
	Confort	– Installer le patient en position adéquate (semi-assise, assise) pour éviter les fausses routes.
	Hygiène	– Dégager et nettoyer la table ou l'adaptable avant que les médicaments y soient déposés dans leur réceptacle (blister, pilulier, cupule, etc.).
		– Se laver les mains.
	Confort	– Préparer un verre d'eau pour faire rincer la bouche au patient car l'humidification de la muqueuse facilite le passage des comprimés.
		– Mettre une protection si besoin pour protéger la chemise et le drap du patient.
	Efficacité	– Mettre à sa portée les médicaments ou les lui proposer dans une cuillère pour faciliter la prise manuelle.
	Confort/Hygiène	– Faire patiemment avaler le comprimé avec la gorgée d'eau, en stimulant la personne si besoin et en valorisant ses tentatives.
	Respect/Sécurité	– Si la personne éprouve de réelles difficultés, demander à l'infirmier(ère) de donner en première intention les comprimés les plus importants puis procéder en plusieurs étapes, pour respecter le rythme du patient.
		– Observer les réactions du patient lors de la déglutition.
	Sécurité	– Noter les difficultés pour avaler et si besoin proposer un autre moyen pour ingérer les médicaments (compote, yaourt, au cours du repas, etc.).
		– Vérifier si le patient a pu avaler le comprimé.
		– S'assurer qu'aucun comprimé ne soit tombé.
		– Si nécessaire changer le drap ou la chemise (ne pas laisser de linge humide).
	Confort/Hygiène	– Laisser la personne confortablement installée, calée avec des coussins (si besoin).
	Respect	– S'assurer du service du repas, étendre l'aide au repas (si besoin).
	Sécurité/Efficacité	– Si le patient vomit : repérer si les médicaments absorbés ont été gardés ou régurgités, prévenir l'infirmier(ère) et surveiller le patient.
		– Assurer les transmissions orales auprès de l'infirmier(ère) responsable et/ou ayant distribué les médicaments à la personne.
	Sécurité	– Faire des transmissions écrites en notant le comportement du patient, les difficultés éventuelles et les actions mises en œuvre pour atteindre l'objectif : la prise de médicaments.

15 ▸ Soins aux personnes malades ou dépendantes

1. Réfection du lit

a. Réfection du lit occupé (cf. Module 1)

▸ Objectif

La réfection du lit permet d'assurer l'hygiène, le confort et la sécurité du patient. Elle se fera ***tous les jours voire plus, si nécessaire***.

▸ Technique

Tableau 3.17 – La réfection du lit occupé.

Matériel	Critères à respecter	Procédure
– Linge propre – Chariot à linge sale – Matériel pour nettoyer et désinfecter le lit		Le déroulement des actions est continu mais on peut le découper en plusieurs temps pour mieux le visualiser.
		1er temps
	Respect ***Hygiène*** ***Efficacité***	– Prévenir le patient de la réfection du lit. – Se laver les mains. – Préparer le linge propre. – Mettre une chaise au pied du lit. – Monter le lit si possible (ergonomie). – Retirer les oreillers (sauf un), les déposer sur la chaise et déborder le lit.
	Hygiène	– Replier et enlever le dessus du lit et la couverture et les déposer sur la chaise en repérant la partie allant aux pieds et celle allant vers le visage. Sens à respecter en les replaçant.
	Respect	– Laisser le drap du dessus sur le patient (en repliant les bords aux dimensions du matelas).
		2e temps
	Efficacité	– Tourner le patient sur un côté (en veillant à ce qu'il reste couvert). – Rouler l'alèse contre le dos du patient. – Rouler le drap de dessous de la tête au pied. – Retendre la housse de protection du matelas. – Placer le drap de dessous en le tendant de la tête au pied.
	Hygiène	– Placer l'alèse propre et la dérouler vers le milieu du lit en évitant le contact avec l'alèse sale.
		3e temps – Tourner le patient sur l'autre côté. – Enlever l'alèse sale et le drap de dessous. – Dérouler l'alèse propre, la tendre et la border.
		4e temps
	Confort	– Réinstaller le patient sur le dos. – Tirer le drap et border, vérifier l'absence de plis. – Remettre les oreillers. – Réinstaller le drap de dessus, la ou les couvertures, le dessus de lit pièce par pièce en les bordant séparément pour respecter l'aisance des pieds du patient.
		5e temps – Remettre la chaise en place. – Réinstaller l'environnement du patient.
	Hygiène	– Se laver les mains.
	Sécurité	– Planifier les actions : si le patient doit être pesé, faire le lit à ce moment-là pour limiter les manipulations du patient et faciliter la tâche. – Faire les transmissions.

b. Réfection du lit non occupé (cf. Module 1)

▸ Objectif

La réfection du lit permet d'assurer l'hygiène, le confort et la sécurité du patient. Elle se fera tous les jours (au moment où le patient est levé).

▸ Technique

Tableau 3.18 – Réfection du lit non occupé.

Matériel	Critères à respecter	Procédure
– Linge propre – Sac à linge sale – Matériel pour nettoyer le lit et désinfecter		Le déroulement des actions est continu mais on peut les découper en plusieurs temps pour mieux les visualiser.
	Respect ***Hygiène*** ***Efficacité***	***1er temps*** – Prévenir le patient. – Se laver les mains. – Ouvrir la fenêtre (en couvrant le patient s'il est présent dans la chambre). – Placer une chaise au pied du lit. – Déposer les oreillers sur la chaise et déborder le lit. – Replier chaque pièce de linge une à une et les déposer sur la chaise (dessus de lit et couverture).
	Hygiène/Sécurité	***2e temps*** – Nettoyer, désinfecter le lit.
	Confort	***3e temps*** – Refaire le lit en reprenant les pièces de linge une à une et en les bordant séparément. – Prévoir un pli d'aisance au niveau des pieds.
	Hygiène	***4e temps*** – Fermer la fenêtre. – Se laver les mains. – Faire les transmissions.

2. Soins au patient sous perfusion

a. Indications et objectif

• Une perfusion permet d'***hydrater*** la personne et de lui apporter des éléments ***nutritifs*** ou ***médicamenteux***. C'est aussi une « ***voie d'abord*** » (ou voie d'accès) permettant d'injecter rapidement un médicament en cas de problème.

• C'est la différence de pression entre la perfusion (surélevée) et la veine qui permet l'écoulement du liquide ; le débit de la perfusion peut être réglé par des systèmes différents (débit électrique, dosiflow, etc.).

Une perfusion est ***prescrite par le médecin***. Sa ***pose*** et la surveillance de son fonctionnement relèvent de la compétence de l'***infirmier***.

L'AS, au cours des soins d'hygiène et de confort qu'il dispense à la personne, peut être amené à observer des anomalies ou des dysfonctionnements qu'il signalera rapidement.

b. Observations et surveillance

Tableau 3.19 – Surveillance du patient sous perfusion.

Critères à respecter	Procédure
Sécurité	***Le point de ponction*** – S'assurer que le pansement est occlusif. – Vérifier l'absence de douleur, de signes d'inflammation (rougeur, chaleur, gonflement) locales. – Contrôler si le pansement le permet, l'absence de saignement au point de ponction, ou sur le pansement.
Efficacité	***La perfusion*** – Vérifier de la présence de soluté dans la poche perfusée (ou dans une des poches perfusées). – S'assurer de l'écoulement du soluté dans la chambre de gouttes (débit régulier). – Contrôler que la tubulure soit non coudée, non nouée permettant l'écoulement du soluté. – Contrôler son étanchéité : absence d'écoulement à l'extérieur de la tubulure.
Confort ***Sécurité***	***Le confort du patient*** – S'assurer que le patient a de l'aisance dans les mouvements (longueur de la tubulure appropriée à sa mobilisation). – Vérifier qu'il ait accès à ses effets personnels (mise à disposition du côté non perfusé, ou facilitant la préhension). – S'assurer qu'il se déplace avec le pied à sérum en évitant les risques de chute. – L'inciter à des gestes modérés préservant la perfusion (éviter de provoquer des tractions sur la tubulure) mais lui assurer une autonomie dans ses activités quotidiennes (se laver, manger, etc.).
Sécurité	***L'aspect du patient*** – Dépister les réactions au médicament perfusé signalant une intolérance (allergie cutanée, dyspnée, angoisse...). – Procéder, selon prescription, à la mise en place d'une diurèse pour quantifier les apports et les sorties liquidiennes. – S'enquérir de la fonction d'élimination de la personne. – Assurer des transmissions.

16 ▸ Soins au patient diarrhéique

1. Indications et objectif

La diarrhée est la production fréquente de selles, d'aspect liquides et malodorantes. Elle peut être :

• ***aiguë***. L'origine est souvent infectieuse, due à la prise de médicaments accélérant le transit ou psychologique ;

• ***chronique***. Elle est souvent fonctionnelle, c'est-à-dire causée par une défaillance des fonctions du tube digestif (malabsorption, tuberculose digestive, maladie inflammatoire du colon).

Les patients souffrant de diarrhée sont affaiblis par la répétition des diarrhées et des troubles hémodynamiques qu'elles peuvent engendrer. L'envie d'aller à la selle est impérieuse et fréquente, aussi faudra-t-il veiller à organiser l'environnement du patient.

2. Technique

Tableau 3.20 – Soins au patient diarrhéique.

Matériel	Critères à respecter	Procédure
– Gants jetables – Surblouse – Bassin ou chaise percée – Papier hygiénique – Nécessaire aux ablutions et toilette périnéale de la personne	***Sécurité*** ***Hygiène***	– Mettre en place les mesures de prévention de la contamination si le patient présente une diarrhée d'origine infectieuse : • installer le patient dans une chambre seule ; • mettre en œuvre les mesures d'isolement infectieux répondant au protocole du service ;
	Confort	• porter une surblouse de protection et des gants jetables lors des soins pouvant entraîner un contact avec les selles.
	Hygiène	– Organiser l'environnement. • Selon la possibilité à accéder aux toilettes, disposer à proximité de la personne, le bassin, du papier hygiénique.
	Sécurité/Confort	• Les selles répétées entraînent une irritation de la région anale, prévoir du papier doux, le nécessaire pour bien laver et sécher la zone anale.
	Sécurité/Hygiène	– Informer le patient des mesures d'hygiène à adopter : • Se laver les mains après chaque selle et chaque soin hygiénique qui découle. • Se laver les mains avant tout contact avec de la nourriture.
	Confort/Respect/Sécurité	– Informer le patient des mesures alimentaires à adopter : • Adapter les choix des aliments en évinçant les produits stimulant le transit (fibres, jus de pommes, etc.). • Compenser la perte liquidienne en augmentant les boissons. – Rechercher les manifestations de douleur abdominale de type spasmodique, colique et signaler leur présence à l'infirmier(ère). – Rechercher les manifestations de fatigue : pâleur, lassitude, tremblement à la mobilisation et conseiller au patient de préférer le bassin ou la chaise percée. – Apprécier les paramètres vitaux de la personne (température, conscience, pouls et tension artérielle, etc.).
	Confort/Hygiène	– Assurer les soins de suppléance pour le confort et l'hygiène de la personne si besoin.
	Sécurité	– Assurer les transmissions.

17 ▸ Observation et transmission des signes de douleur

1. Indications et objectif

L'évaluation de la douleur repose sur l'observation et l'écoute (*cf.* Module 2, La douleur).

- Elle est **qualitative**, elle permet à la personne de décrire sa douleur ;
- Elle est **quantitative,** elle permet à la personne de mesurer l'intensité de sa douleur.

Les moyens d'évaluation sont à adapter selon que :

- la communication verbale est possible ;
- la communication verbale est impossible.

La mesure de l'intensité de la douleur s'accompagne de l'observation de :

- l'attitude ;
- les modifications du comportement ;
- le faciès ;
- les plaintes et gémissements ;
- le retentissement sur la vie quotidienne de la personne soignée.

Devant le patient souffrant, l'AS utilisera une échelle de mesure, telle que celles-ci dessous.

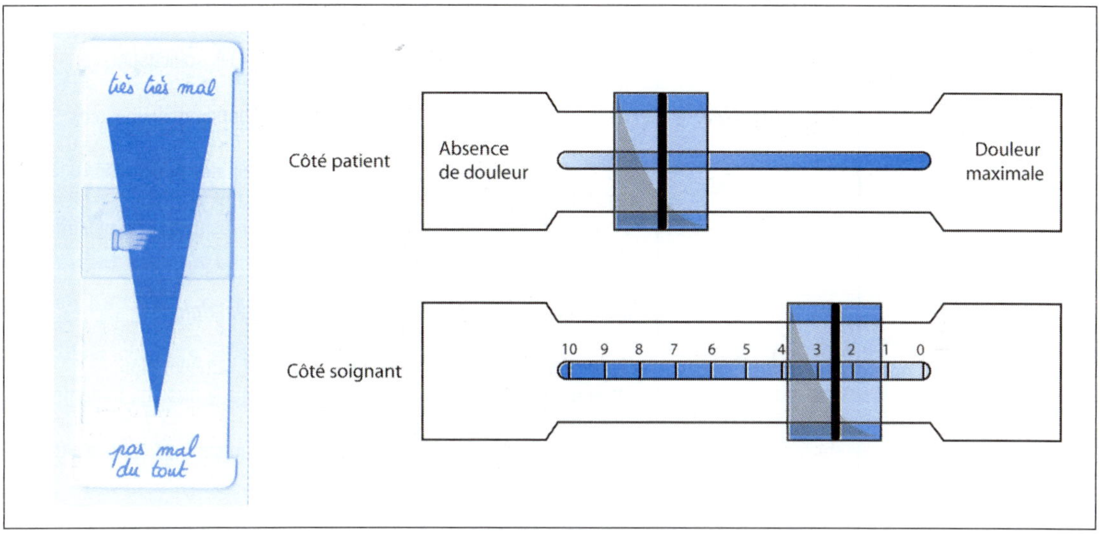

Fig. 3.18 – **Échelles de mesure de la douleur.**

Le verso de chacune des échelles est réservé à la lecture du corps médical, il est gradué selon une échelle de 0 à 10 ou de 0 à 100.

Le déplacement du curseur par le patient signifie (au verso) le chiffre à considérer pour quantifier numériquement la douleur.

2. Technique

Tableau 3.21 – Observation des signes de la douleur.

Matériel	Critères à respecter	Procédure
– Échelle visuelle analogique – Feuille de surveillance	 ***Efficacité*** ***Respect*** ***Sécurité***	***Considérer la douleur de la personne*** – Évaluer la douleur en présentant l'échelle de mesure et sollicitant la personne pour qu'elle déplace le curseur en fonction de son ressenti de cette douleur. – Lire le chiffre correspondant à la douleur de la personne. – Rechercher à faire décrire la douleur à la personne. – Observer son comportement au repos, lors des mobilisations, lors des soins. – Faire exprimer à la personne la fréquence des apparitions, la durée. – Chercher à en comprendre l'origine. – Transmettre à l'infirmier(ère) et poursuivre sa collaboration avec l'infirmier(ère) pour limiter la douleur.

Tableau 3.21 – Observation des signes de la douleur. *(Suite)*

Matériel	Critères à respecter	Procédure
		Assurer le confort de la personne
	Confort ***Respect*** ***Efficacité***	– S'enquérir de la prise d'un traitement antalgique avant les soins ou les mobilisations à effectuer. – Respecter les délais d'action du traitement administré avant de débuter le soin. – Organiser et regrouper les soins pour limiter les sollicitations de la personne.
	Confort/Hygiène	– Assurer les soins de confort et d'hygiène répondant aux besoins de la personne. – Veiller à l'installation confortable et au respect des positions antalgiques adoptées par la personne douloureuse. – Aménager l'environnement pour économiser les gestes du patient douloureux.
		Participer à la surveillance des traitements antalgiques
	Sécurité	– Apprécier l'efficacité du traitement en notant l'amélioration de la douleur lors de l'évaluation postérieure à la prise du traitement antalgique. – Surveiller l'apparition d'éventuels effets secondaires lorsque le patient est calmé par des opiacés : • constipation ; • dépression respiratoire ; • nausées et/ou vomissements ; • vertige ; • sédation/somnolence ; • sécheresse buccale. – Signaler toutes manifestations anormales à l'infirmier(ère).
	Sécurité	***Assurer les transmissions orales à l'infirmier(ère) et écrites dans le dossier de soins***
	Efficacité	Transmettre l'intensité de la douleur. Par exemple : inscrire la ***note*** attribuée (de 0 à 10) sur le cahier de soins, la ***fréquence*** (par exemple : plusieurs fois par heure, par jour), les ***moments d'apparition de la douleur*** (par exemple : jour, nuit, sieste, lors des soins, des changements de position), ***les mots employés par le patient*** (par exemple : la douleur ronge, pique, gratte, écrase…), les ***effets de la douleur*** sur le patient (par exemple : fatigue, épuisement, énervement, agressivité, refus des repas, des visites, troubles du sommeil, etc.).

18 ▸ Aide au premier lever

1. Objectif

Pour limiter le risque thromboembolique principalement en période post opératoire, le patient est levé le plus tôt possible. Ce soin est un acte infirmier(ère) relevant d'une prescription médicale Il nécessite la mise en œuvre de précautions particulières répondant au dépistage des signes d'une potentielle embolie pulmonaire provoquée par la migration d'un thrombus depuis une veine du membre inférieur jusqu'à l'artère pulmonaire.

L'infirmier(ère) est aidé(e) d'un membre du personnel de soin. C'est l'AS qui apporte le plus souvent son aide en participant au soutien, à la préparation et à l'observation du patient pendant le lever.

2. Technique

Tableau 3.22 – Aide au premier lever.

Matériel	Critères à respecter	Procédure
– Robe de chambre pour le patient et ses chaussons – Fauteuil à proximité du lit et un oreiller – Appareil à tension et un stéthoscope.	***Respect***	– Prévenir le patient du soin et de son intérêt en collaboration avec l'infirmier(ère). – Préparer le fauteuil près du lit.
	Sécurité	– Avec l'infirmier(ère), mesurer la tension artérielle au repos, et les pulsations.
	Confort/Respect	– Faire faire une rotation douce au patient et l'asseoir un moment au bord du lit, lui mettre sa robe de chambre.
	Sécurité	– L'infirmier(ère) vérifie les pulsations et la tension.
	Confort	– Demander au patient comment il se sent (absence de vertige, de nausées, de douleur thoracique, de sueurs ; etc.).
	Sécurité	– Lever le patient lentement (lui demander de regarder devant lui et non le sol pour prévenir les vertiges).
	Efficacité	– S'assurer que la perfusion (ou les drains) suit le patient durant sa mobilisation et la mise au fauteuil. – Refaire le lit tout en surveillant le patient.
	Sécurité	– Le premier lever ne doit pas excéder 10 minutes. – Ne pas quitter le patient durant ce 1er lever et le recoucher immédiatement s'il a un malaise ou se sent fatigué, douloureux, (sueur, pâleur, tachycardie). – Collaborer avec l'infirmier(ère) à la transcription des données sur le dossier de soins.

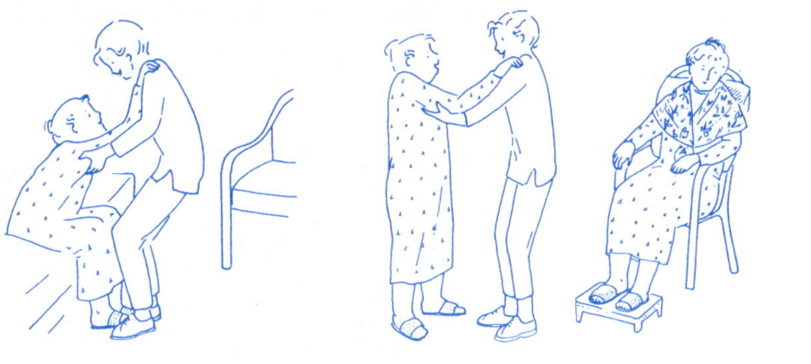

a. Amener la personne le plus près du bord du lit, l'asseoir au bord du lit en la faisant pivoter.

b. La laisser prendre appui sur ses pieds et la soutenir pour l'aider à se lever.

c. L'aider à s'asseoir dans le fauteuil.

FIG. 3.19 – **L'aide au premier lever faite par l'infirmier(ère) ou le kinésithérapeute.**

19 ▸ Soins préventifs des escarres[34]

1. Indications et objectifs

« L'escarre est une lésion cutanée d'origine ischémique liée à une compression des tissus mous entre un plan dur et les saillies osseuses ». La prévention repose sur l'élimination des principaux facteurs de risques (*cf.* Module 3, Gériatrie) :

- la pression ;
- le cisaillement ;
- les frottements et l'étirement de la peau ;
- l'immobilité et la diminution du niveau d'activité ;
- la dénutrition ;
- l'incontinence urinaire et fécale ;
- l'humidité excessive ;
- l'état psychique et le degré de participation de la personne soignée ;
- la résistance cutanée, l'âge et la diminution de la vascularisation ;
- la pathologie neurologique et la perte de sensibilité.

Il s'agit de prévenir l'apparition d'une escarre en favorisant la vascularisation des tissus au niveau de tous les points d'appui :

- décubitus dorsal : crâne, omoplate, coude, sacrum, talon ;
- décubitus latéral : oreille, épaule, hanche, genou, malléole externe, pied ;
- tout orifice avec sonde, ou canule à demeure, peut aussi se nécroser.

On envisage les principales actions spécifiques suivantes.

34. Source : Évaluation de la prévention des escarres, ANAES, Service évaluation en établissements de santé, Juin 1998.

2. Technique

Tableau 3.23 – Technique de prévention des escarres.

Matériel	Critères à respecter	Procédure
En fonction de la situation – Linge propre – Nécessaire de toilette – Lotion pour friction – Films protecteurs – Matériel spécifique d'aide à la prevention des escarres	***Sécurité*** ***Efficacité***	– L'évaluation des facteurs de risque et de l'état cutané : elle doit être systématique à l'admission du patient et répétée pour tout patient à mobilité réduite. Elle est réalisée par l'infirmier(ère) et l'AS.
	Hygiène ***Confort*** ***Sécurité*** ***Efficacité***	**a. Les soins d'hygiène de la peau et le change de la literie.** – La toilette complète quotidienne est recommandée et s'accompagne du change du linge et de la literie. Elle est indispensable dès que la peau est souillée par les urines, les selles, une transpiration abondante, des écoulements et sécrétions. Certaines pratiques sont à éviter : • utilisation de savon modifiant le pH ; • érosion de la peau par frottement lors du lavage ou du séchage. **b. Les massages peu appuyés à type d'effleurage sont préconisés** au niveau des points d'appui. – Les produits ne doivent pas contenir d'alcool (desséchant pour la peau). – Certaines huiles facilitent le glissement des mains sur la peau et préservent son hydratation et sa souplesse.
	Confort	**c. La lutte contre l'incontinence** : la prise en charge de l'incontinence urinaire permet de limiter l'exposition de la peau à l'humidité.
	Sécurité ***Efficacité***	**d. Les mobilisations et les changements de position sont à réaliser** : maintenir une mobilisation et d'un niveau d'activité permet de limiter la pression au niveau des zones à risque. Les changements de position au lit, la mobilisation passive et active (marche), les soulèvements et balancements au fauteuil sont recommandés. La fréquence préconisée des changements de position au lit est au moins toutes les deux heures. Elle dépend de la tolérance de chaque malade à la pression.

Tableau 3.23 – Technique de prévention des escarres. *(Suite)*

Matériel	Critères à respecter	Procédure
	Efficacité	**e. Les principes de manutention** : une mobilisation adéquate des malades lors des mobilisations ou changements de position, des transferts du lit au fauteuil limite les effets de tiraillement et de cisaillement. Cette mobilisation répond à des principes de manutention et des techniques de soulèvement. **f. Les films protecteurs** : la peau des patients dans l'incapacité de changer de position doit être protégée des lésions par friction et frottement notamment au niveau des coudes et des talons. **g. Le matériel d'aide à la prévention** : le matériel de prévention est indiqué lorsque les postures alternées sont empêchées pour des raisons médicales. Aucun matériel de prévention ne dispense des soins de prévention exposés par ailleurs. **h. La nutrition** : la correction d'une malnutrition par des apports supplémentaires, notamment en calories, en protéines, en vitamines et en oligo-éléments est suggérée pour le maintien de l'intégrité cutanée et la prévention des escarres.

Rôle de l'AS et utilisation de matériel et de matelas anti-escarre (Fig. 3.20)

Il existe de nombreux types de matelas et de lits anti-escarres, dont l'objectif est de réduire la pression cutanée. Ce sont des apports utiles mais, en aucun cas, ils ne remplacent les massages et les changements de position du patient.

– Les matelas à plots mousse

Il s'agit de carrés de mousse juxtaposés. Ils remplacent le matelas classique et sont recouverts d'une housse souple et imperméable. Lors de leur utilisation, il est recommandé de ne mettre qu'une épaisseur de tissu, non bordée, entre le patient et le matelas.

– Les matelas gonflables, type Alternating

Il s'agit de tubulures qui se gonflent et se dégonflent alternativement sous l'action d'un moteur électrique provoquant des alternances de pression au niveau des points d'appui.

– Les matelas à encoches interchangeables

Il s'agit de matelas faits de modules amovibles permettant de réduire les pressions exercées à certaines saillies osseuses (épaule, hanche, coude, sacrum…).

Il existe aussi du matériel anti-escarre destiné à protéger les zones sensibles (ex : talon et coude, *cf. Fig 3.20 haut*)

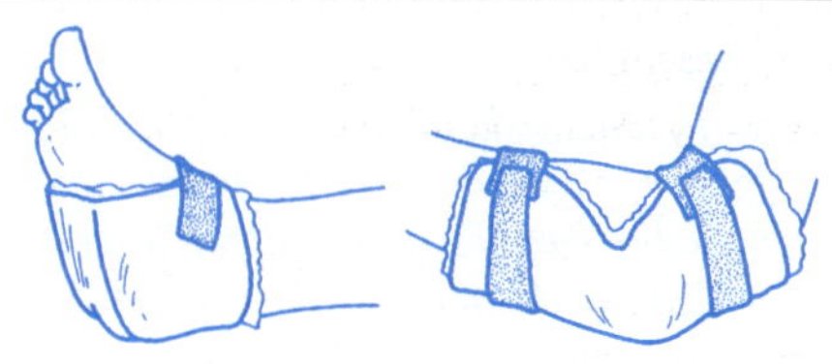

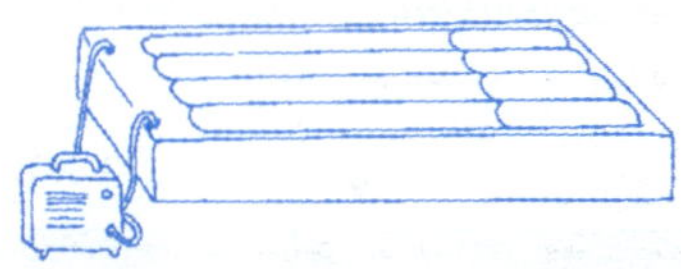

1. Matelas gonflable (type *alternating*). La variation des points d'appui est réalisée par l'alternance de la pression d'air exercée dans les boudins. Cette variation est obtenue par un compresseur branché sur le courant électrique.

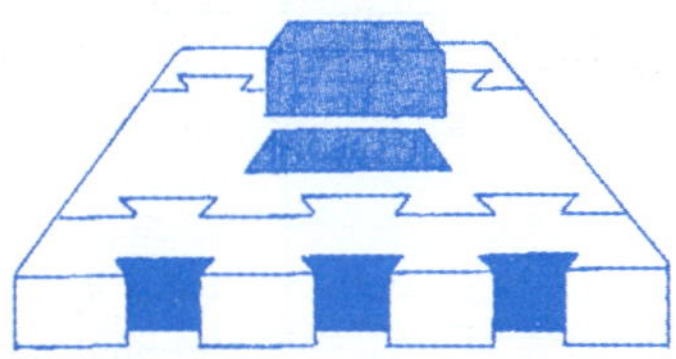

2. Matelas à encoches interchangeables. Ce type de matelas est fait de modules amovibles de densité et de hauteur variables, permettant de réduire les pressions infligées aux saillies osseuses et de les répartir sur l'ensemble du corps. Les parties amovibles permettent de libérer certaines zones de pression et facilitent l'entretien du matelas.

Fig. 3.20 – Le matériel et les matelas anti-escarres : répartition des pressions exercées sur le patient selon le type de matelas.

6 Soins post-mortem

Préparer la personne défunte, réaliser sa toilette, l'habiller de façon décente est un moyen de participer au deuil de la famille. C'est également respecter les rites, les coutumes et les attentes de la famille endeuillée.

« Assurer la toilette du défunt, n'est pas uniquement une exigence d'hygiène, c'est assurer un rite de passage : « les femmes déshabillent le corps et le lavent à l'eau tiède pour qu'il se présente propre devant le créateur » telle est l'explication qu'on donnait dans les milieux ruraux au début du siècle[35] ».

Dans une institution hospitalière, après réalisation de l'inventaire des biens du défunt, le corps est déposé, avant tout transfert, à la chambre mortuaire où il recevra les soins post-mortem.

Cependant, la famille peut avoir accès au corps avant son transfert en chambre mortuaire, l'équipe soignante doit donc veiller à rendre le corps présentable.

35. « La mort : regard rétrospectif sur les pratiques », extrait de Soigner après la mort, P Batisse-Dauquaire, dir. E hirsch, Espace Ethique AP-HP, Hors série n° 3, 2004.

Tableau 3.24 – Les soins post-mortem.

Matériel	Procédure
– Gants non stériles – Sac poubelle et sac à linge sale – Draps blancs – Serviette et gants de toilette – Brosse ou peigne	L'AS doit agir avec respect envers le défunt et sa famille. ***En collaboration avec l'infirmier(ère)*** – Installation du corps dans une chambre seule, dans une zone géographique permettant discrétion et recueillement. – Mettre des gants jetables notamment si risque infectieux (SIDA, etc.). – Retirer les appareillages (pansement, perfusion, drainage, sondage, etc.). – Ôter les bijoux. – Identifier le corps (bracelet ou billet de pied). – Procéder à une toilette du corps, fermer les yeux, la bouche, coiffer et envelopper le défunt dans un drap propre en laissant le visage découvert s'il doit être transféré en chambre mortuaire. – Assurer la fermeture des orifices pour éviter les écoulements, envelopper le corps en attendant que la famille apporte les vêtements souhaités, puis l'habiller, éventuellement. – Relever légèrement la tête du lit. – Aménager l'environnement pour permettre le recueillement et l'accès de la famille. – Effectuer l'inventaire des effets du patient et les regrouper dans un sac étiqueté. – Assurer le transfert en chambre mortuaire ou prise du corps par les services funéraires selon le souhait des familles.

7 Prise en charge d'un opéré

1 ► L'ACCUEIL DU PATIENT

L'accueil du patient et de sa famille, à l'hôpital ou dans toute structure de soins, est un acte particulièrement important, que l'AS doit assurer au patient avec tout le respect qui lui est dû. L'accueil comprend différentes formes de présentation.

1. Les présentations individuelles

A l'arrivée du patient, il est important qu'un membre de l'équipe de soins se rende immédiatement disponible pour l'accueillir. Il devra :

- se présenter, en donnant son nom et sa fonction, son rôle dans le service ;
- conserver au patient son identité en l'appelant par son nom et éviter toute forme de familiarité ;
- le saluer en lui serrant la main, ceci contribuant au maintien de la dignité humaine ;
- éviter de faire attendre le patient (ou s'excuser préalablement si une attente est justifiée).

2. La présentation de la chambre

L'AS :

- présente au patient la chambre ;
- présente les objets et (ou) le matériel mis à sa disposition ;
- explique leur fonctionnement (exemple : sanitaires, éclairage, fonctionnement électrique du lit…) ;
- met à sa disposition les objets de 1re nécessité. Par exemple : sonnette, télécommande, téléphone, une carafe d'eau (sauf contre-indication) ;
- aide le patient à s'installer (suivant les indications médicales, le patient sera alité ou mis en fauteuil) ;
- l'aide à ranger ses affaires personnelles ;
- le rassure (car l'arrivée en milieu hospitalier est toujours un moment éprouvant) ;
- lui présente ses voisins de lit et (ou) de chambre (c'est convivial et sécurisant).

3. La présentation du service

L'AS présente au patient :

- les locaux du service (salle de soins, bureau du cadre supérieur -surveillante-) ;
- les différents membres du personnel et indique leurs fonctions et les signes d'identification (couleur des tenues…) ;
- le règlement du service ;
- les horaires (repas, visites) ;
- les possibilités de culte ;
- les moyens de communication (téléphone, télévision, courrier, presse…) ;
- la présence ou le passage d'un assistant du service social, de bénévoles.

4. La présentation du planning

Souvent les personnes entrantes doivent subir systématiquement différents examens (labo, radio…). Il est conseillé de leur présenter le programme planifié dans la journée (c'est souvent l'infirmière qui se charge de cette présentation).

2 ▸ La préparation du patient en préopératoire

1. Objectif

La préparation préopératoire permet de mettre le patient dans les meilleures conditions possibles pour la réussite de l'opération, de réduire le niveau d'anxiété du patient et permet la prévention des infections. Elle revêt deux formes : la préparation physique et la préparation psychologique.

2. Les deux formes de préparation

a. La préparation physique

La préparation physique comporte une toilette corporelle et la préparation du champ opératoire (zone à opérer, qui relève de la compétence infirmière) pour prévenir le risque infectieux. Selon le protocole du service, il y a :

- toilette complète (bain ou douche) ;
- proposition d'un shampoing en même temps que la douche ou le bain.

Tableau 3.25 – La préparation du patient en préopératoire.

Matériel	Critères à respecter	Procédure
– Thermomètre – Chemise – Bonnet en jersey – Bottes – Bracelet d'identification – Nécessaire pour la réfection du lit	***Hygiène***	***a) La toilette corporelle*** L'AS vérifiera : – que la douche ou le bain a été réalisé[a] ; – la propreté de l'ombilic ; – l'état des plis de flexion ; – l'absence de maquillage et de vernis à ongles.
	Efficacité	***b) La surveillance de l'état général*** Selon les consignes reçues, l'AS sera amené à prendre le pouls et la température du patient. Il les transcrira sur le dossier de soins.
	Sécurité	***c) Actions avant la prémédication*** L'AS veillera à : – faire enlever les prothèses (lentilles, lunettes, dentier, piercing.) et les bijoux du patient (à remettre au cadre infirmier ou dans le coffre du patient) ; – habiller le patient (avec une casaque, un bonnet jersey et des bottes ou sur-chaussures), mettre un bracelet d'identification selon le protocole du service ;
	Hygiène	– inciter le patient à aller aux toilettes, ou proposer le bassin ; – refaire le lit avec du linge propre avant que celui-ci parte avec le patient au bloc.
	Sécurité	***d) Le respect du jeûne alimentaire*** – *La veille au soir* (selon protocole du service) : après un dîner léger, le patient doit rester à jeun à partir de minuit (pour une intervention le lendemain). Un délai de jeûne de 6 heures devant être respecté. L'AS doit s'assurer qu'il a compris l'importance du jeûne, c'est-à-dire : ni boire, ni manger, ni fumer.
	Sécurité	– *Avant d'aller au bloc :* l'AS demande au patient s'il est bien à jeun (attention à la cigarette du matin) et transmet aussitôt si tel n'est pas le cas. Après la prémédication, le patient ne doit plus se lever : risque de vertige et donc de chute.

a. Un deuxième bain est demandé par le chirurgien en chirurgie orthopédique, voire même un 3e. L'attention doit être attirée au niveau des zones pas toujours accessibles : ombilic, dos, zones poilues qui sont des réservoirs de germes. Pour le confort du malade, un shampoing peut être proposé.

b. La préparation psychologique

Un patient mis dans de bonnes conditions psychologiques affronte mieux le moment de l'intervention. L'AS :

- informe le patient des effets de la prémédication ;
- lui rappelle qu'il ne doit plus quitter son lit après la prémédication[36] ;
- explique l'importance du jeûne total, six heures avant l'opération (si une intervention chirurgicale est prévue) ;
- prend le temps d'écouter le patient ;
- crée un climat de confiance afin de faire baisser le niveau d'anxiété avant l'anesthésie. Il s'agit d'entendre les craintes sans les minimiser et de sécuriser en valorisant le savoir-faire des équipes de soins ;
- en quittant le futur opéré, lui préciser : « on se revoit tout à l'heure » et lui dire approximativement la durée de l'opération (avec l'accord de l'IDE). Ainsi le patient sera informé et il se saura attendu ;
- transmet à l'équipe son comportement, son appréhension face à l'intervention, s'il est bien à jeun et, s'il y a lieu, son ignorance ou ses doutes quant à ce qu'on va lui faire durant l'intervention.

36. La prémédication consiste en une injection médicamenteuse prescrite par le médecin anesthésiste, qui prépare le futur opéré à l'anesthésie générale, pour qu'elle soit plus efficace et mieux supportée.

3 ▸ La préparation de la chambre pour le retour du patient

À sa sortie de la salle d'opération, l'opéré reste en salle de surveillance postinterventionnelle (SSPI ou de réveil) sous la surveillance de l'anesthésiste et de l'infirmière. Il ne sera réinstallé dans sa chambre que lorsqu'il aura récupéré ses réflexes vitaux, sa conscience et une respiration autonome.
L'organisation et la préparation de la chambre doivent respecter des impératifs d'hygiène, de confort et de sécurité indispensables.
Pendant que l'opéré est au bloc, l'AS prépare la chambre (*cf.* Tableau 3.26).

Tableau 3.26 – La préparation de la chambre du patient opéré.

Matériel	Critères à respecter	Procédure
– SHA – Gants non stériles à usage unique – Nécessaire pour nettoyer la chambre	***Hygiène*** ***Confort***	***a) La préparation de la chambre et de son mobilier*** – Vérifier le mobilier de la chambre (lit, table de chevet, adaptable). – Vérifier l'état de propreté de la chambre, sinon y pourvoir : • se laver les mains et mettre des gants jetables ; • nettoyer la chambre et la salle de bain avec des produits adaptés ; • aérer la chambre, puis la remettre à bonne température en vue du retour de l'opéré (autour de 20° C à 22° C généralement).
Pour le lit – Nécessaire pour la réfection – Arceau – Protection – Ridelles	***Sécurité***	***b) La préparation du lit*** – Refaire le lit en fonction de la pathologie et du protocole du service. – Si besoin installer un matelas anti-escarre, s'assurer de son fonctionnement. – Enlever traversin et oreillers, sauf contre-indication médicale – Prévoir une protection (risques de nausées). – Prévoir des ridelles de sécurité. – Installer une couverture supplémentaire. – Etiqueter le lit. – Prévoir un arceau de lit. – Adapter la hauteur du lit. – Bloquer les roulettes du lit.

Tableau 3.26 – La préparation de la chambre du patient opéré. *(Suite)*

Matériel	Critères à respecter	Procédure
Objets de première nécessité – Carafe d'eau – Verre – Mouchoirs – Linge de rechange	***Confort/Sécurité***	***c) Préparation des objets de première nécessité*** Il est important que le patient conserve toujours à portée de main certains objets de première nécessité, comme : – ses objets personnels (lunettes, radio, livres, robe de chambre…) ; – une carafe d'eau et un verre (respecter les consignes) ; – la table de chevet et l'adaptable ; – l'interrupteur ; – prévoir des mouchoirs jetables, un haricot, du linge de rechange ; – la sonnette ; – la télécommande ; – le téléphone.
Appareils médicaux – Tensiomètre – Thermomètre – Aspiration et oxygénothérapie – Pieds à sérum – Porte-redons – Bocal à urines avec un couvercle – Pistolet – Bassin – Feuille de surveillance post-opératoires – Haricot	***Sécurité***	***d) Préparation du matériel (selon protocole du service et les consignes du jour données par l'infirmière)*** Dans la chambre, mettre : – le matériel de surveillance des signes vitaux : appareil à tension, stéthoscope, thermomètre et vérifier le fonctionnement ; – le matériel d'aspiration et d'oxygénothérapie ; – le pied à sérum (+ panier) ; – le porte poche à urines ; – le porte-redons ; – le bocal à urines avec un couvercle ; – le pistolet ; – le bassin ; – une feuille de surveillance postopératoire.
	Confort	***Avant de quitter la chambre*** – Vérifier que le traversin et oreillers ont été mis dans la penderie. – Veiller à éloigner la table de chevet du lit. – Vérifier la présence de cintres dans la penderie du patient. – Vérifier l'état de marche et prêt à fonctionner des appareils médicaux. – Vérifier l'éclairage, la température de la chambre après aération.
	Hygiène	– Se laver les mains.
	Sécurité	– Faire la transmission sur le fait que la chambre est prête.
	Sécurité	***Au retour de l'opéré dans sa chambre*** – Aider les brancardiers et l'infirmière à installer le patient dans son lit. – Aider au transfert brancard–lit. – Aider dans l'installation des perfusions, sondes autour du lit et fixation.
	Hygiène/Confort	– Évaluer l'état de propreté de la chemise du patient (change si besoin).
	Sécurité	– Selon les consignes de l'IDE : • prendre pouls, température ; • évaluer la douleur. – Quantifier les différents recueils : urines, liquide gastrique, sang dans les redons (pour une donnée de référence aux surveillances ultérieures).

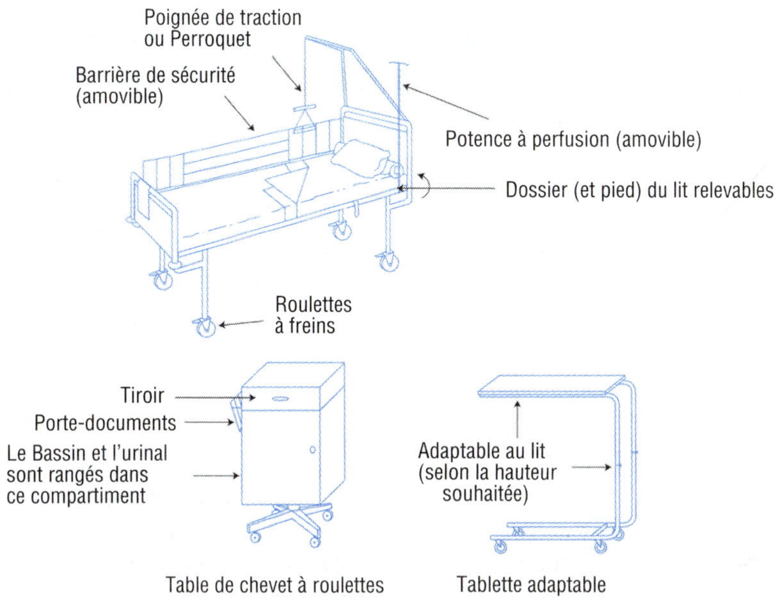

FIG. 3.21 – **Lit et accessoires de la chambre du malade.**

4 ▸ LES SOINS ET LA SURVEILLANCE POSTOPÉRATOIRE

L'AS peut rester près de l'opéré pour le rassurer, le réorienter dans le temps et l'espace, lui dire que l'opération est terminée, qu'il est dans sa chambre, qu'il n'est pas tout seul et lui demander si son installation est correcte. L'AS doit savoir reconnaître les signes de complications postopératoires.

1. Actions de l'AS à J 0 (le jour de l'intervention)

• Installer le patient en décubitus dorsal, la tête tournée sur le côté (selon consigne de l'infirmière).

• Si l'opéré est porteur de matériel ou de plâtre, aider l'infirmier à l'installer (soulever avec la paume de la main à plat le plâtre qui n'est pas encore sec), nettoyer si nécessaire les traces de sang ou de plâtre.

• Maintenir le bras perfusé, accrocher la perfusion sur le pied à sérum.

• Accrocher la poche à urines et mettre en place éventuellement les redons dans leur support.

• Rester près du malade en cas de vomissements (car risque de fausse route) ou d'agitation, car il risque d'arracher les pansements, sondes…).

• Vérifier que l'opéré n'a pas froid (sinon prévenir l'infirmière et le couvrir).

• Ne pas lui donner à boire, mais humecter éventuellement les lèvres avec une compresse imbibée d'eau ou avec un brumisateur d'eau (selon les consignes de l'infirmière).

2. Actions de l'AS à J 1 (premier jour après l'intervention)

Aider l'infirmière à réaliser le 1er lever du patient : c'est un soin sur prescription médicale et donc à réaliser par une infirmière avec l'aide de l'AS.

Tableau 3.27 – L'AS et le patient opéré le jour de l'intervention.

Critères à respecter	Procédure	A transmettre immédiatement
Sécurité	– Pouls – Température – Respiration (fréquence respiratoire) – Coloration des muqueuses (surtout péri buccale) et des phanères (ongles) – État de conscience – État de la région opératoire • État du pansement • Débit et aspect des drainages	– Pouls filant, pâleur – Hypo ou hyperthermie, frissons, sueurs – Encombrement, toux, dyspnée, polypnée – Cyanose buccale ou des ongles – Somnolence ou agitation – Écoulement de sang – Écoulement de sang important ou rapide – Couleur ou quantité anormale
Confort	– Évaluer la douleur du patient	– Douleur localisée ou intense
Sécurité	– Élimination : • Diurèse • Liquide gastrique – Si plâtre : surveiller les extrémités	– Vomissements éventuels – Fourmillements – Extrémités blanches ou froides, cyanosées ou œdèmatiées

Tableau 3.28 – L'AS et le patient opéré le premier jour après l'intervention.

Matériel	Critères à respecter	Procédure
– Chaussons et robe de chambre du patient – Tensiomètre	***Organisation***	– Choisir avec l'IDE et le patient le moment le plus adapté pour le 1er lever.
	Sécurité	– Mettre le fauteuil proche du lit (freins mis).
	Confort	– Prévoir chaussons et robe de chambre à proximité.
	Respect	– Expliquer au patient le déroulement du lever. – Mettre le patient en demi assis dans le lit.
	Sécurité	– Descendre le lit au maximum pour faciliter le lever en douceur. – Puis faire une rotation du patient vers le bord du lit, aider pour les jambes si besoin. – Faire suivre les tubulures de perfusion, les sondes. – Faire maintenir la paroi abdominale par le patient si cicatrice abdominale (risque de douleur, d'éventration). – Demander au patient de regarder droit devant lui (s'il regarde le sol : risque de vertige), les jambes pendantes. – Lui demander comment il se sent. – L'IDE prendra le pouls, la pression artérielle. ***Si tout va bien***
	Confort	– L'aider à mettre sa robe de chambre et ses chaussons.
	Sécurité	– Lever le patient pour l'installer dans le fauteuil. – La mise au fauteuil est au maximum de 10 minutes durant lesquelles l'AS reste auprès du patient.
	Confort	– Faire la réfection du lit pendant ce temps. – Puis aider le patient à se recoucher. ***Si le patient ne va pas bien***
	Sécurité	– Il peut présenter : une pâleur, une douleur intense, une sensation de malaise, des sueurs, une tachycardie. – Tenir compte des dires du patient. – Avertir l'IDE et recoucher le patient tout en le rassurant et en restant auprès de lui.

3. Actions de l'AS les jours suivants

- Surveiller régulièrement et attentivement le patient et répondre *immédiatement* à ses « appels ».
- Surveiller les mêmes paramètres que précédemment.
- Noter la reprise du transit intestinal (gaz…).
- Observer l'état de son pansement (sang, écoulement).
- Quantifier les différents recueils : redons, liquide gastrique, urines…
- Aider le patient, selon son degré de dépendance, à pourvoir aux actes de la vie quotidienne : soins d'hygiène, s'habiller, se déplacer, s'alimenter.
- Prévenir les complications de décubitus (escarres…).
- Proposer des moyens de distraction au patient en fonction de son état de santé et de ses goûts (journaux, TV, radio…).

8 Prise en charge d'une personne inconsciente

L'inconscience d'une personne peut être de natures diverses.

1 ▸ Soins à une personne dans un état de coma

Situation pathologique définie comme une altération de la conscience avec une incapacité par le patient de percevoir et d'intégrer les stimuli et d'y répondre de manière adaptée. On distingue les comas ***traumatiques*** et les comas ***non traumatiques*** (d'origine neurologique, toxique et métabolique).

On peut aussi mettre une personne en état de coma avec des médicaments : le patient est dit ***sédaté***. Il est en unité de réanimation car il nécessite une surveillance spécifique.

Certains patients dans le coma nécessitent une aide respiratoire : c'est ce que l'on appelle une ***ventilation assistée***.

Un respirateur insuffle de l'air, enrichi d'oxygène au patient à un rythme donné, par l'intermédiaire d'une sonde d'intubation introduite par le nez ou la bouche, et allant jusqu'à la trachée.

Les soins à cette personne dans le coma doivent permettre de conserver son intégrité physique et sa dignité.

Avant la mobilisation d'un patient ventilé, l'IDE réalise des actions et des surveillances spécifiques (vérification de l'état clinique, des fixations, des dispositifs invasifs aspiration naso-pharyngée et bronchique, fixation de la sonde d'intubation par exemple) permettant à l'AS de faire des soins en toute sécurité.

Tableau 3.29 – Soin à un patient dans le coma.

Matériel	Critères à respecter	Procédure
– Nécessaire pour hygiène des corps, yeux, bouche – Nécessaire pour la réfection du lit	***Hygiène***	***L'AS peut réaliser les :*** – Soins d'hygiène corporelle. – Soins des yeux. – Soins de bouche non médicamenteux (NB : les soins de la canule de Guedel sont réalisés par l'IDE, cette canule empêche le patient de mordre la sonde d'intubation).
	Sécurité	***Prévention des complications liées au décubitus*** – Changement de position planifié en tenant compte de l'environnement et de l'état clinique du patient. – Utilisation de matelas anti escarre (air pulsé). – Maintien en alignement anatomique l'ensemble du corps (risque de positions vicieuses). ***L'AS doit :*** – Positionner les mains et les poignets en position fonctionnelle : resserrer les mains autour d'une boule de tissus, par exemple (risque de rétraction des tendons). – Mettre des cales anti équins pour les pieds (ce qui évite la rétraction des tendons d'Achille).

Tableau 3.29 – Soin à un patient dans le coma. *(Suite)*

Matériel	Critères à respecter	Procédure
	Sécurité	***Être au moins deux lors des changements de position pour :*** – tenir les tubulures à perfusion, les sondes (ne pas tirer sur les tubulures, risque de désadaptation) ; – faire suivre l'ensemble du système de ventilation (risque d'extubation) ; – tenir compte de l'état clinique et dynamique du patient lors des manipulations.
	Sécurité	***Lors des manipulations*** – Faire attention à la possibilité de traumatisme des membres par étirement, ou à la chute d'un membre qui entraînerait une luxation ou fracture. – Protéger les points d'appui du corps qui pourraient entraîner une compression et donc une escarre. – Le lit sera maintenu propre, il sera fait en fonction du protocole du service. – Faciliter la réfection du drap de dessous (avec deux ou trois alèses). – L'AS suivra les consignes concernant : • le maintien d'attache des poignets, voire des pieds du patient ; • ainsi que les ridelles de sécurité. – Surveiller quotidiennement les selles du patient : (consistance, fréquence, odeur, couleur) pour prévenir toute constipation pouvant se compliquer d'un syndrome occlusif aggravant le pronostic vital.
	Respect	– L'AS maintiendra une communication verbale et non verbale avec le patient dans le coma : • appeler la personne par son nom, se présenter (nom, fonction) ; • lui indiquer le jour, l'heure, ce que l'on va lui faire, qui est auprès de lui (médecin, famille, proches) ;
	Respect	• utiliser un ton apaisant, car la personne peut réagir à une ambiance bruyante ; • observer mimiques, gestes, expressions corporelles et faciales de la personne ; • sécuriser la personne par le contact physique (par exemple, toucher son bras, sa main…) ;
	Respect	• être attentif à ce que l'on dit dans la chambre du patient comateux (certains ont le souvenir de brides de discussion, ils ne comprennent pas toujours le sens des propos entendus : en référence aux témoignages dans les livres de patients hospitalisés en réanimation).
	Sécurité	– Faire la transmission à l'équipe de : • l'évolution de l'état physique (apparition ou non d'escarre, de rougeur, d'irritation au niveau des yeux) ; • l'état de conscience du patient, d'effort du patient pour se détacher, de toute anomalie.

2 ▸ Soins à une personne dans un état de perte de connaissance de courte durée

La perte de connaissance de ce type concerne un patient ayant un malaise vagal, une hypoglycémie, une crise convulsive, un patient souffrant de narcolepsie (il s'endort brutalement n'importe quand), une chute de pression artérielle (orthostatique), une syncope (liée à une hypoxie cérébrale aiguë par baisse du débit cardiaque), une crise d'hystérie (*cf.* Tableau 3.30).

Tableau 3.30 – Soins à un patient en perte de connaissance de courte durée.

Matériel	Critères à respecter	Procédure
Appareil pour glycémie capillaire		Lors de la perte de connaissance, le patient peut être dans son lit, au fauteuil, ou tombé de sa hauteur. Il faut alors :
	Sécurité	– allonger le patient, en Position Latérale de Sécurité (PLS) ; – prendre le pouls (Est-il normal, filant, lent ou rapide ?) ; – observer les téguments de la personne (Pâleur ? Cyanose ?) ; – appeler ou faire appeler l'IDE, le médecin rapidement ; – repérer l'heure du malaise ; – protéger le patient d'un environnement dangereux (meubles, chaise, lit... qui pourrait blesser le patient s'il s'agitait) ; – appeler le patient par son nom pour essayer de le réveiller ; – rechercher des mouvements anormaux : dans une crise comitiale (épilepsie), contractions de tous les muscles du corps, yeux plus ou moins révulsés ; chez le bébé, cela peut se manifester par un battement des paupières en continu ; – en cas de suspicion d'hypoglycémie : l'IDE réalisera une glycémie capillaire pour confirmer l'hypoglycémie et mettre en route le protocole d'urgence ; – surveiller la reprise de conscience : est-elle progressive ? Y a-t-il une confusion postcritique ? L'émission d'urine (si épilepsie) ? – estimer le temps de perte de connaissance ;
	Respect	– demander au patient les circonstances de survenue du malaise : au lever, à jeun, à l'effort, autre ; – demander au patient s'il a une douleur (membres, tête, langue) ; – rassurer le patient, dédramatiser si le patient a uriné pendant le malaise ;
	Sécurité	– faire la transmission des faits observés : lieu, heure et durée du malaise, comportement du patient pendant et après le malaise, les résultats des constantes prises au moment du malaise, les mesures prises pour secourir la personne.

9 Soins liés aux dispositifs (médicaux ou d'appareillage)

1 ▸ Méthodes de refroidissement

C'est un soin sur prescription médicale (en référence au ***Décret infirmier de Juillet 2004***). L'AS participe à ce soin en ***préparant*** le matériel, en ***surveillant*** l'efficacité des moyens mis en œuvre en collaboration avec l'IDE.

1. Indications

Les méthodes de refroidissement sont recommandées dans les cas d'***hyperthermie*** (patient dont la température du corps est élevée). C'est souvent la vessie de glace qui est utilisée, mais d'autres méthodes peuvent être associées, en particulier le rafraîchissement de la pièce (éviter les courants d'air), l'apport de boissons fraîches (et non glacées) et des vêtements légers, et, éventuellement, une thérapeutique médicamenteuse sur prescription médicale (celle-ci est réalisée par l'IDE).

2. Objectif

Le froid a pour but de faire baisser la température du corps par vasoconstriction des vaisseaux sanguins.

3. Procédure

Tableau 3.31 – les méthodes de refroidissement.

Matériel	Critères à respecter	Procédure
– Vessie de glace (il existe des vessies de glace prêtes à l'emploi) – Glaçons – Linge de – Protection – Talc – SHA	***Organisation***	– Vérifier que les bords des glaçons ne soient pas effilés, sinon les passer rapidement sous l'eau chaude. – Remplir la vessie de glaçons (au 3/4). – Faire le vide d'air par un mouvement manuel de vissage du bouchon. – Fermer la vessie de glace.
	Sécurité	– L'envelopper du linge protecteur. – Annoncer le soin au patient.
	Respect	– Lui expliquer l'intérêt du soin. – Solliciter sa participation. – Installer confortablement le patient.
	Confort	– Poser la vessie de glace sur la tête, aux plis inguinaux ou sur les cuisses. – Ne jamais la poser sur les poumons. – Si le patient transpire beaucoup, changer sa chemise, maintenir le lit au sec.
	Sécurité	– Surveiller les réactions du patient et transmettre immédiatement si il y a des anomalies. – Questionner le patient sur le ressenti au niveau local.

Tableau 3.31 – les méthodes de refroidissement. *(Suite)*

Matériel	Critères à respecter	Procédure
		– Vérifier régulièrement l'aspect de la peau : • ôter immédiatement la vessie si une rougeur (brûlure) venait à apparaître ; • varier l'emplacement de la vessie de glace (l'expliquer au patient pour qu'il puisse le faire seul). – Surveiller la fonte des glaçons pour les renouveler.
	Hygiène	– Entretenir le matériel : • laver la vessie à l'eau et au savon ; • l'essuyer au maximum et la laisser sécher à l'air libre (à l'envers) ; • talquer l'intérieur ; • la remplir légèrement d'air et la ranger dans un endroit sec.
	Sécurité	– faire les transmissions : • l'heure et la durée de la pose ; • l'état cutané du patient ; • les réactions du patient ; • l'efficacité de la vessie de glace (baisse de la température du corps).

2 ▸ Méthodes de réchauffement

C'est un soin sur prescription médicale (en référence au ***Décret infirmier de juillet 2004***). L'AS participe à ce soin en préparant le matériel, en surveillant l'efficacité des moyens mis en œuvre en collaboration avec l'IDE.

1. Indications

Les méthodes de réchauffement sont recommandées dans les cas d'***hypothermie*** (patient qui manifeste ou exprime un refroidissement de son corps).

2. Objectif

L'apport de chaleur permet d'augmenter la température du corps par une vasodilatation des vaisseaux sanguins.

La personne qui a froid ne peut pas toujours l'exprimer verbalement (enfant, personne âgée).

3. Procédure

Tableau 3.32 – les méthodes de réchauffement.

Matériel	Critères à respecter	Procédure
– Thermomètre – Couvertures – Boissons chaudes – Nécessaire pour pédiluve	***Respect*** ***Confort*** ***Sécurité***	– Annoncer et expliquer l'intérêt du soin au patient. – L'installer confortablement. – Observer les signes de refroidissement du patient : • pâleur cutanée ; • extrémités froides (les mains surtout) ; • frissons ; • prendre la température du patient. – Observer ensuite les signes de réchauffement progressif.
	Efficacité	L'usage de la bouillotte est strictement interdit en collectivité. Pour réchauffer le patient, différentes mesures peuvent être mises en place : – augmenter les couvertures ou les vêtements ; – administrer des boissons chaudes (sauf contre-indication) ; – proposer une friction douce ; – proposer un bain de pied chaud (c'est une action efficace et immédiate) ; – si la personne a un matelas à eau, vérifier qu'il ne soit pas froid ;

Tableau 3.32 – les méthodes de réchauffement. *(Suite)*

Matériel	Critères à respecter	Procédure
	Efficacité ***Sécurité***	– pour conserver la chaleur, maintenir toujours le lit recouvert ; – demander à la personne (si elle peut l'exprimer verbalement), ce qui serait agréable pour elle ; – prendre les mains, les frictionner, faire un massage ; – augmenter la chaleur de la pièce (vérifier si le radiateur est chaud, la fenêtre est fermée, l'absence de courants d'air) ; – surveiller la personne (être attentif à son réchauffement) ; – prendre sa température ; – faire les transmissions sur : • les signes observés ; • la nature des soins et leur efficacité (alerter si aucune amélioration ne se manifeste rapidement) ; • transcrire la température avant et après réchauffement sur la feuille de température.

3 ▸ Pose de bas de contention

Le bas de contention (ou bas à varices) par la pression qu'il exerce sur la jambe facilite le retour veineux et soulage la douleur ou la tension.

1. Indications

Le retour veineux est difficile chez certaines personnes en raison, soit de leur âge, de leur pathologie ou de l'excès de poids, l'immobilité, la chaleur ou le port de vêtements trop serrés.

2. Objectifs et compétences du soin

Le bas de contention que l'AS peut poser est différent des bandes élastiques qui sont un moyen de contention veineuse prescrites par le médecin et relevant de la compétence de l'infirmier.

Tableau 3.33 – la pose de bas de contention.

Matériel	Critères à respecter	Procédure
– SHA – Bas de contention	***Organisation***	– Il est plus efficace de mettre les bas **avant le lever du malade** (le retour veineux se fait mieux en position allongée). – Mettre les bas, comme des bas classiques.
	Efficacité	– Vérifier que le talon soit mis en bonne position et fixer les bas par le système d'attache habituel de la personne.
	Respect	– Expliquer au patient l'intérêt du bas de contention. – Solliciter sa participation.
	Efficacité	– Proposer des moyens qui vont faciliter le retour veineux ; exemples : des exercices de flexion et extension des pieds et des mouvements de pédalage pendant la toilette. – Masser les jambes du patient (après un pédiluve ou en position allongée).
	Confort ***Efficacité***	– Surélever les jambes avec un coussin la nuit sous le matelas (sauf contre indication médicale). – En position assise, lui conseiller de laisser les jambes non croisées pour favoriser le retour veineux.
	Hygiène	– Entretenir les bas du patient, les bas à varices se lavent comme le petit linge personnel.
	Sécurité	– Faire les transmissions : • signaler toute anomalie éventuelle au niveau des jambes ; • signaler les réactions et observation du patient et sa mobilité (l'usage du bas devrait le stimuler à marcher).

4 ▸ Les immobilisations

1. Observation et surveillance d'un patient portant un plâtre, une attelle ou des tractions

a. Objectif

Le port d'un plâtre ou d'une traction a pour but de :
- maintenir une bonne posture le temps de la fabrication d'un cal osseux ;
- favoriser la cicatrisation.

Le port d'un plâtre ou d'une traction entraîne la dépendance du patient pour les actes de la vie ordinaire. L'observation, la surveillance et l'aide à apporter au patient sont donc primordiales.

b. Indications

Le plâtre ou la traction est prescrit en cas de :
- fracture ;
- entorse ;
- chirurgie réparatrice.

2. Eléments de la surveillance

La surveillance portera à la fois sur le matériel d'immobilisation et sur le patient.

a. Surveillance du plâtre

Pour la surveillance du plâtre, il y a deux cas de figure à considérer :
- Le ***plâtre n'est pas sec*** ; il est fragile, malléable :
  - en informer le patient ;
  - manipuler le plâtre avec la paume de la main (si les doigts s'enfoncent dans le plâtre cela risque d'entraîner une compression sur le membre, avec un risque d'escarre sous plâtre) ;
  - poser le membre plâtré sur un coussin de mousse, pour éviter les déformations pendant le séchage ;
  - installer le patient porteur d'un grand plâtre, alternativement en décubitus dorsal et ventral (deux personnes sont nécessaires pour la manipulation) ;
  - ne pas accélérer le séchage par un procédé artificiel (risque de brûlures). *Cf.* éléments de la surveillance, Tableau 3.33 ci-après ;
  - le plâtre conventionnel est solide en 48 heures après sa pose : pendant ce temps, le laisser à l'air jusqu'à ce qu'il soit sec et devienne blanc et sans odeur.
- Le ***plâtre est sec*** :
  - surveiller la couleur, l'odeur et la chaleur du plâtre : toute modification du plâtre peut être le signe d'une suppuration ;
  - surveiller l'état du plâtre et s'il y a usure (fréquente chez l'enfant), effritements ou cassures ;
  - protéger le plâtre (pelvi-pédieux) lors de la pose du bassin ;
  - surveiller les extrémités du membre plâtré : couleur, chaleur, mobilité, toujours en comparatif avec le membre sain ;
  - l'installer sans rotation interne ou externe, avec un arceau de lit pour éviter le poids des couvertures :
    - en position assise, la jambe repose sur un tabouret, talon dans le vide ;
    - en position allongée, surélever les pieds du lit ;
    - pour un membre supérieur, soutenir le membre avec une écharpe ou sur un coussin.

> Remarque
> Le réveil d'un ***patient plâtré sous anesthésie*** nécessite une surveillance particulière : le patient peut surestimer ses possibilités et risque de chuter.

b. Autre type de matériel

Le plâtre traditionnel est de plus en plus souvent remplacé par des résines beaucoup plus légères et résistantes à l'eau.
La surveillance est la même : il s'agit de bandes de résine mises sur un jersey de protection autour du membre à immobiliser. Cette résine devient rigide en 15 minutes environ, il faut attendre 30 minutes à 1 heure pour une résine de marche.

c. Surveillance d'une extension (avec l'IDE)

La traction ou l'extension continue se fait grâce à la pose d'une broche transosseuse ou d'un système de bandes collées sur la peau, solidaires d'un étrier en traction par des poulies et des poids. L'AS :
- veille au bon état du système de traction ;
- s'assure que l'axe de la traction est respecté ;
- maintient en permanence la traction veille à ne jamais enlever ou poser les poids lors d'un soin ;
- surveille l'état du pansement.

d. *Surveillance du patient* *(Tableau 3.34)*

La principale complication est la compression sous le plâtre. Le chirurgien doit en être averti et sera peut être amené à ouvrir le plâtre en urgence.

• Surveiller les extrémités du membre plâtré : elles doivent rester chaudes, roses, sensibles mais non douloureuses, non œdèmatiées, mobiles, sans engourdissement ni fourmillement.

• Prévenir les complications du décubitus notamment :
  – ankyloses ;
  – fonte musculaire ;
  – attitudes vicieuses ;
  – élimination intestinale perturbée ;
  – complications urinaires, pulmonaires et circulatoires.

• Surveiller les zones de friction aux extrémités du plâtre.

• Effectuer régulièrement des massages préventifs d'escarres des points d'appui du patient plâtré.

• Favoriser la mobilisation (lorsqu'elle est autorisée).

Tableau 3.34 – Surveillance d'un patient porteur d'un plâtre (dans les 48 heures).

	Normale	Anormale
Température de la peau	Chaude	Froide
Coloration de la peau	Rosée	Pâle ou violacée
Sensibilité de la peau	Sensible Mobile	Insensible ou hypersensibke = fourmillements Serre à la mobilisation
Aspect de la peau	Sans œdème sans phlyctène	Avec œdème, avec phlyctène

e. *Soins à un patient porteur d'un plâtre*

Tableau 3.35 – Surveillance d'un patient porteur d'un plâtre (dans les 48 heures).

Matériel	Critères à respecter	Procédure
Préparer le lit du patient et les accessoires en fonction de l'indication – Poulies si extension – Arceau si plâtre du membre inférieur – Potence ou perroquet si les bras sont valides – Pour le drap de dessous (selon protocole de service) : mettre 2 ou 3 alèses, ce qui facilite la réfection de la partie souillée – Prévoir en accord avec l'IDE : • un matelas anti-escarre, si plâtre ; • si extension, une planche dure sous le matelas, pieds du lit surélevés (sur prescription), atèle en U et un hamac pour la jambe.	***Respect*** ***Organisation*** ***Sécurité*** ***Hygiène*** ***Confort/Respect*** ***Sécurité*** ***Efficacité*** ***Sécurité*** ***Confort***	– Accueillir le patient. – Le rassurer ainsi que sa famille car la situation est angoissante. – Aider le patient pour la toilette, plâtre, attelles, résine doivent rester propres. Les protéger, ne pas les mouiller. – Aider pour la prise des repas, l'élimination. – Contrôler régulièrement l'état de la peau du patient à tous les points d'appui (prévention d'escarres). – Laisser la sonnette et les objets personnels a portée de main du patient. – Faire les transmissions sur : • la participation du patient lors des soins (niveau d'autonomie évaluée, acceptation du handicap) ; • la sollicitation du patient dans la surveillance cutanée, pour les mobilisations ; • la notion de douleur. – Vérifier : • l'absence de douleur au repos et à la mobilisation ; • l'apparition de complication liées au décubitus (escarre, brûlure mictionnelle, encombrement bronchique, constipation, douleur au niveau du mollet (suspicion de phlébite), position vicieuse). – Conserver l'alignement du membre inférieur en traction et des autres parties du corps (prévention des positions vicieuses) : • talon dans le vide (pour prévenir l'escarre) ; • pieds maintenus à angle droit (pour prévenir l'équinisme).

Tableau 3.35 – Surveillance d'un patient porteur d'un plâtre (dans les 48 heures). *(Suite)*

Matériel	Critères à respecter	Procédure
	Efficacité	– ATTENTION chez les enfants : des petits objets peuvent se glisser sous le plâtre ou l'appareillage.
	Sécurité	– Réaliser une installation individualisée du patient (coussins ou protection qui assurent un confort au patient à mobilité réduite). – Vérifier le bon fonctionnement du système de traction. qui est en continu pendant tous les soins (toilette, réfection du lit...). – Surveiller l'apparition de plaies d'irritation par frottement au niveau de l'échancrure (niveau des doigts des mains ou des pieds).

5 ▸ Observation du patient en asssitance respiratoire

1. Indications

Observer un patient en assistance respiratoire, c'est observer une personne atteinte d'insuffisance respiratoire chronique ou aiguë. Ce patient a une ventilation artificielle et se retrouve en salle de surveillance postinterventionnelle (SSPI ou salle de réveil) ou en salle de réanimation.

2. Principe

La ventilation artificielle se fait par l'intermédiaire d'un respirateur (appareil à insufflation endotrachéale) et par la pose d'une sonde d'intubation[37] ou d'une trachéotomie (*cf.* Fig. 3.22).

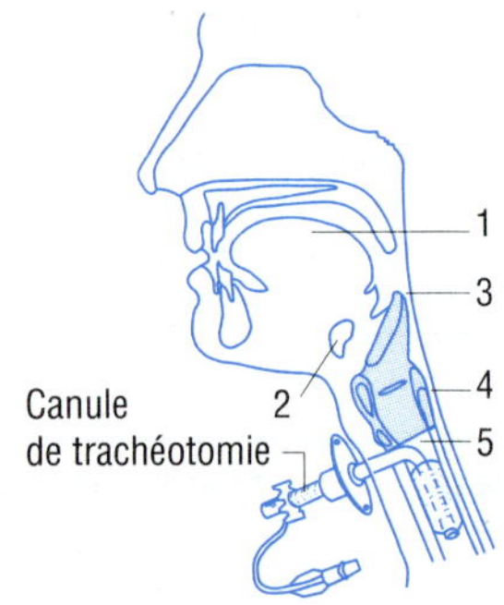

FIG. 3.22 — **La trachéotomie.**
Larynx : situation générale (en grisé : le larynx), coupe sagittale. 1. Base de la *langue*. 2. Coupe de l'*os hyoïde*. 3. *Pharynx*. 4. *Œsophage*. 5. *Trachée*.

3. Technique

Surveillance d'un patient sous assistance respiratoire (*cf. Tableau 3.36*).

6 ▸ Oxygénothérapie

1. Indications

L'oxygénothérapie consiste à apporter de l'oxygène (O2) à un malade lorsqu'il a une difficulté respiratoire afin de rétablir ou maintenir un taux normal d'oxygène dans le sang.

2. Compétence du soin

Ce soin relève de la compétence et de la responsabilité de l'infirmier(ère). L'AS peut participer à la préparation du matériel, à la mise en place de l'oxygénothérapie, à la surveillance du patient et à l'entretien du matériel.

3. Technique

Surveillance d'un patient sous oxygénothérapie (*cf. Tableau 3.37*).

37. Sonde d'intubation (introduction buccale ou nasale) ou sonde dans le larynx et la trachée.

Tableau 3.36 – Surveillance d'un patient en assistance respiratoire.

Matériel	Critères à respecter	Procédure
– Nécessaire pour la toilette, les soins des yeux, les soins de la bouche – Nécessaire pour la réfection de lit – Papier pour écrire, des crayons, un tableau	***Sécurité***	***a) L'observation du patient*** L'AS observe : – l'état du patient : conscience, agitation ou somnolence ; – la coloration de la peau, des phanères ; – l'encombrement bronchique ; – la position du patient (en décubitus dorsal) ; – si le patient est attaché (mains, pieds).
		b) La surveillance du respirateur Il s'agit de : – déceler un mauvais fonctionnement de l'appareil (ne pas arrêter l'alarme de son propre chef) ; – avertir l'IDE pour toute anomalie ; – vérifier que le groupe électrogène a pris le relais en cas de panne EDF.
		c) Les soins L'AS se doit de :
	Hygiène	– assurer les soins d'hygiène réguliers : toilette corporelle, change en faisant suivre le système de ventilation lors des mobilisations (risque d'extubation) ;
	Confort	– assurer la réfection du lit (lit propre, sans plis) ; – s'assurer du confort du patient au cours de la journée ;
	Hygiène	– prévenir les complications de décubitus et les escarres aux points de contact des sondes ;
	Respect	– assurer les soins de bouche, de nez, des yeux (surtout chez les patients en état de coma) ;
	Sécurité	– respecter les procédures de lutte contre les infections nosocomiales.
		d) La communication avec le patient L'AS favorisera la communication avec le patient.
	Respect	– Si la personne intubée est consciente mais qu'elle ne peut pas parler, prévoir de lui proposer : • du papier pour écrire, des crayons, un tableau ; • la sonnette pour rester en contact avec le service. – Si la personne est dans le coma, il faut communiquer verbalement avec elle ou par le toucher.
	Hygiène	***e) La préparation et l'entre tien du matériel*** L'AS participe à la préparation et l'entretien quotidien du matériel (avec un contrôle de l'IDE) et de l'environnement proche du patient : les appareils seront : – démontés ; – décontaminés ; – certaines parties sont stérilisées entre deux patients, d'autres appareils sont à usage unique et remontés pour être fonctionnels ; – par mesure de sécurité, il faut toujours avoir en réserve autant de respirateurs en état de marche que de patients ventilés (en cas de dysfonctionnement, le remplacement est immédiat).
	Sécurité	***f) Les transmissions*** L'AS transmet à l'infirmier tous les éléments de son observation et de sa surveillance.

Tableau 3.37 – Surveillance d'un patient en oxygénothérapie.

Matériel	Critères à respecter	Procédure
– Sonde O_2 ou lunettes – Manodétendeur – Humidificateur (eau stérile) – Tuyau et raccord	***Organisation***	***a) La préparation du matériel (rôle IDE)*** Le matériel est regroupé par l'infirmier(ère) qui va procéder au soin : il s'agit : – soit d'une sonde à O_2 introduite dans une narine et fixée par du sparadrap ; – soit de « lunettes » à O_2 placées à l'entrée des narines ; ce dispositif est peu efficace. Il y a une déperdition importante d'oxygène, mais il est plus confortable pour le patient ; – soit d'un masque (réanimation, salle d'opération) qui apporte jusqu'à 15 L d'O_2 par minute.
	Hygiène	Sont également nécessaires : – un manodétenteur débitmètre ; – un humidificateur contenant de l'eau distillée (stérile et à usage unique) ; – des tubulures de plastique (suffisamment longs pour permettre les mouvements du patient) ; – des raccords.
	Sécurité	***b) La surveillance du patient sous oxygène (rôle AS)*** La surveillance s'effectue soit lors des soins réalisés auprès du patient (toilette, réfection de lit...) soit à la demande de l'infirmier(ère). L'AS observera deux éléments – Les réactions et l'aspect du patient : • sa respiration doit être régulière, • son teint doit être plus rosé, moins pâle, moins cyanosé ;
	Sécurité	• son état de conscience : le malade doit pouvoir répondre à des questions simples, ne pas somnolent, ni agité. – L'apport d'oxygène : • le débit d'O_2 est bien réglé (selon prescription), sinon il devra le signaler à l'IDE ;
	Sécurité	• la sonde ou les « lunettes » sont bien en place, fixées correctement avec une boucle de sécurité ; • au cours de la toilette, on vérifiera l'aile du nez, l'oreille, à la recherche d'une escarre. **L'arrêt de l'oxygénothérapie durant la toilette ou autre soin doit être demandé au préalable à l'IDE.**
	Sécurité	• les tuyaux ne sont pas coudés ou bloqués ; • le niveau d'eau dans l'humidificateur est suffisant et il y a une production de bulles ; • l'installation confortable du patient.
	Sécurité	***c) Les précautions lors du montage du matériel*** Lorsqu'on manipule l'oxygène, les précautions suivantes sont à prendre pour éviter un risque d'incendie par explosion : – **ne pas fumer** ; – **pas de flamme à proximité** ; – ne jamais graisser l'appareillage ; – s'assurer que l'entourage a compris les consignes. Concernant les bouteilles O_2 : – ne pas les placer à proximité d'appareils de chauffage, de flamme, de matières combustibles (par exemple : corps gras, pommades, vaseline, solvants, éther, alcool...) ; – ne pas les laisser tomber, ni les heurter ou les coucher ; – maintenir les bouteilles de capacité supérieure à 5 L en position verticale et arrimer solidement.

Tableau 3.37 – Surveillance d'un patient en oxygénothérapie. *(Suite)*

Matériel	Critères à respecter	Procédure
	Hygiène	***d) L'entretien du matériel*** L'AS veillera à : – nettoyer le matériel avec de l'eau et un produit nettoyant désinfectant ; – le ranger toujours à la même place, prévoir du matériel monté et prêt à l'emploi (gain de temps et sécurité dans l'urgence).
	Respect	***e) La communication*** L'AS communique avec le patient et : – lui explique le soin ; – le rassure (être gêné pour respirer angoisser le patient).
	Sécurité	***f) Les transmissions*** L'AS veillera à transmettre tous les éléments de sa surveillance : – fréquence respiratoire ; – état du patient. Il préviendra au plus vite l'IDE : s'il y a : – agitation, céphalées, sueurs, cyanose, polypnée ou gène respiratoire, somnolence ou agitation ou angoissé ; – notion de bouche sèche ou pas ; – coopération du patient ou pas ; – toute anomalie du fonctionnement du système, de modification du débit.

7 ▸ L'ASPIRATION ENDOTHRACHÉALE

1. Principe

L'aspiration endotrachéale est indiquée lors de :

- encombrements bronchiques ;
- ventilations assistées ;
- trachéotomies.

Rappel : la trachéotomie est l'ouverture chirurgicale de la trachée-artère, avec abouchement à la peau et pose d'une canule. Elle permet la ventilation (spontanée ou artificielle) donc le maintien de la vie (*cf.* Fig. 3.22).

L'aspiration pharyngée, trachéo-bronchique n'est pas un soin stérile mais un soin propre. Cependant, dans les services de réanimation, pour lutter contre les infections nosocomiales, le matériel utilisé est stérile et à usage unique.

2. Compétence du soin

L'aspiration pharyngée, trachéo-bronchique, est un soin qui ***relève uniquement de la compétence de l'infimier(e)***. L'AS pourra participer à la préparation du matériel et à son entretien, et aider l'infimier(e) à pratiquer une aspiration en installant ou en maintenant le patient.

3. Technique

Tableau 3.38 – Surveillance d'un patient avec aspiration endothrachéale.

Matériel	Critères à respecter	Procédure
Préparation du matériel d'aspiration – Aspirateur : moteur portable ou prise murale (prise de vide pour deux ergots) – Manomètre (à deux ergots) – Bocal à usage unique (avec ou sans poche de recueil à usage unique) ou bocal réutilisable (stérile). Il est relié à l'aspirateur (ou la prise murale) par un premier tuyau raccord, et à un deuxième tuyau, muni d'une manette « stop vide » qui sera relié à la sonde d'aspiration (stérile). Le bocal de recueil est installé en déclive dans un support métallique fixé au mur.	***Organisation*** ***Sécurité***	L'AS peut se voir confier la gestion de ce matériel. Il : – vérifie et remplace ce qui manque ; – s'assure du bon fonctionnement de l'appareil d'aspiration ; – s'assure de la propreté, du passage en stérilisation.
	Respect ***Respect***	Concernant le patient trachéotomisé, il devra : – surveiller le bon maintien de la canule de trachéotomie ; – favoriser la communication avec le patient : le fait qu'il ne puisse pas parler ne l'empêche pas d'entendre ; – annoncer et expliquer les soins au patient ; – favoriser l'écriture (bloc note, ardoise…) ; – observer les réactions du patient (être attentif au langage non verbal) et répondre à son attente ; – le rassurer, le réconforter lors des soins pratiqués par l'infirmier.
Installation du matériel d'aspiration L'AS met à disposition sur une table : – des sondes d'aspiration stériles, à usage unique ; – des compresses stériles pour tenir la sonde d'aspiration ; – des gants non stériles et masques ; – un flacon de solution de rinçage (eau stérile) pour rincer la sonde d'aspiration et le tuyau de raccord ; – une poubelle.	***Hygiène*** ***Sécurité***	***Entretien du matériel*** – utilisation de nettoyant désinfectant ; – le bocal d'aspiration (constitué de deux parties) est souvent à usage unique et une partie sera jetée après utilisation ; – les tubulures seront jetées entre deux patients ; – Faire les transmissions : • noter l'amélioration de la respiration ; • la fixation de la canule de trachéotomie ; • les dires du patient.

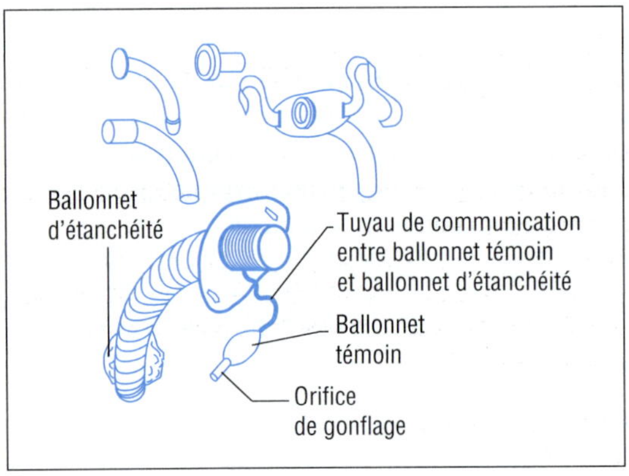

FIG. 3.23 — **Canule d'aspiration avec ballonnet.**

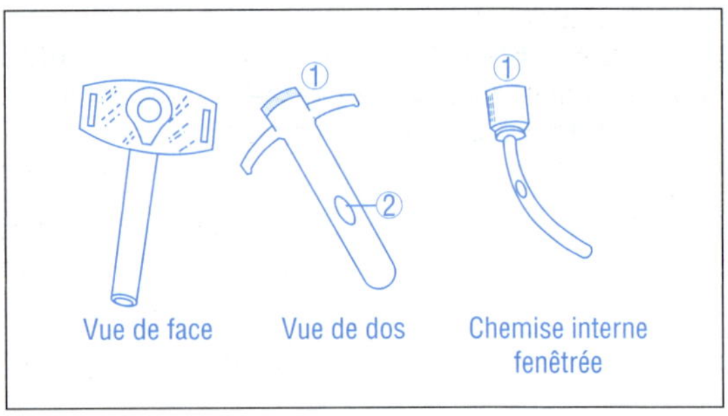

FIG. 3.24 — **Canule rigide fenêtrée sans ballonnet à chemise interne – Type Shirley.**

8 ▸ L'AÉROSOL NON MÉDICAMENTEUX

1. Principe

L'aérosol est un micro-brouillard, produit par le passage sous pression de l'air dans un liquide (eau stérile). La projection de ce micro-brouillard dans les voies respiratoires (fosses nasales et bronches) permet d'humidifier les muqueuses, les voies respiratoires chez le patient trachéotomisé ou sous oxygénothérapie.

2. Indications

L'aérosol permet de :

- fluidifier les sécrétions bronchiques ;
- désobstruer les sinus.

3. Technique et compétence du soin

C'est un soin du rôle propre infirmier. L'AS peut préparer et poser un aérosol non médicamenteux. (*cf. Tableau 3.39*)

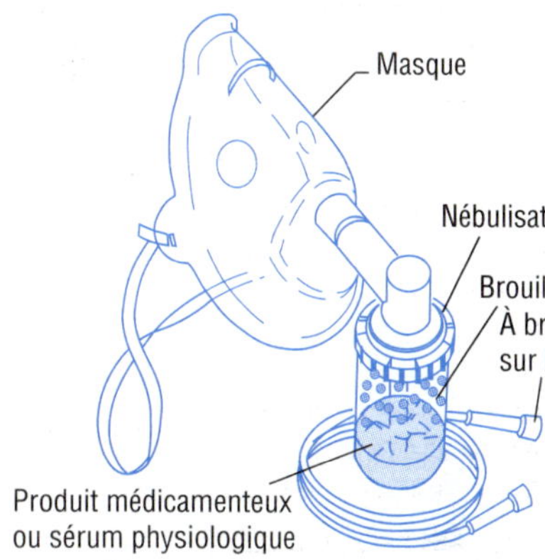

FIG. 3.25 — **Le matériel d'aérosol.**

Tableau 3.39 – Préparation et surveillance de l'aérosol.

Matériel	Critères à respecter	Procédure
Installation du matériel d'aspiration		***a) L'installation du patient et la relation*** ***Avant le soin :***
– Prise murale d'air (l'utilisation de l'oxygène doit être en accord avec le médecin)	***Organisation***	– Planifier ce soin avec l'IDE, en tenant compte de l'heure du repas (1 heure avant ou après, car risque de vomissement), du respect d'un délai entre chaque aérosol, des séances de kinésithérapie, des visites ou examens.
– Appareil à aérosol	***Confort***	– Installer le patient confortablement en position demi assise dans le lit calé par les oreillers.
– Nébuliseur et sérum physiologique ou Humidificateur (eau stérile)	***Efficacité*** ***Respect***	– Lui proposer de se moucher. – Lui préciser la durée du soin (de 10 à 12 minutes). – Le rassurer en lui expliquant le soin.
– Masque bucco nasal ou un embout buccal et le raccord relié à un manomètre pour contrôler le débit d'air		***Pendant le soin***
	Efficacité ***Sécurité***	– Veiller à ce que le patient maintienne correctement le masque. – Lui dire de respirer calmement : • par le masque avec inspiration nasale et expiration buccale ; • par l'embout buccal avec inspiration buccale et expiration nasale (si trachéotomie, l'embout buccal est mis devant la canule).
– Mouchoirs – Crachoir.	***Efficacité***	– Surveiller la nébulisation.
	Sécurité	***b) La surveillance du patient*** – L'état du patient : • la respiration ; • la toux ; • l'expectoration ; • le teint (coloration) ; • les réactions générales.

Tableau 3.39 – Préparation et surveillance de l'aérosol. *(Suite)*

Matériel	Critères à respecter	Procédure
		À la fin du l'aérosol – Fermer le manomètre. – Enlever le masque du patient.
	Confort	– Sécher le visage si nécessaire. – Lui proposer de se moucher. – Débrancher le système de la source murale, sauf si le patient doit recevoir plusieurs séances d'aérosol.
	Hygiène	– Nettoyer le matériel.
	Hygiène	***c) L'entretien du matériel*** – Nettoyer le matériel (ou jeter si usage unique) : le matériel sera personnel au malade le temps des séances (prévention d'infections nosocomiales). – Au départ du patient, le matériel sera jeté (si usage unique) ou décontaminé puis envoyé en stérilisation. – Ranger le matériel à la même place (gain de temps et sécurité). – Si l'aérosol est prescrit plusieurs fois, le ranger dans l'environnement proche du patient et mettre une étiquette avec le nom du patient.
	Sécurité	***d) Les transmissions*** Transmettre tous les éléments de sa surveillance et de son observation du patient à l'IDE sur l'amélioration de la respiration, l'acceptation du soin et la coopération du patient.

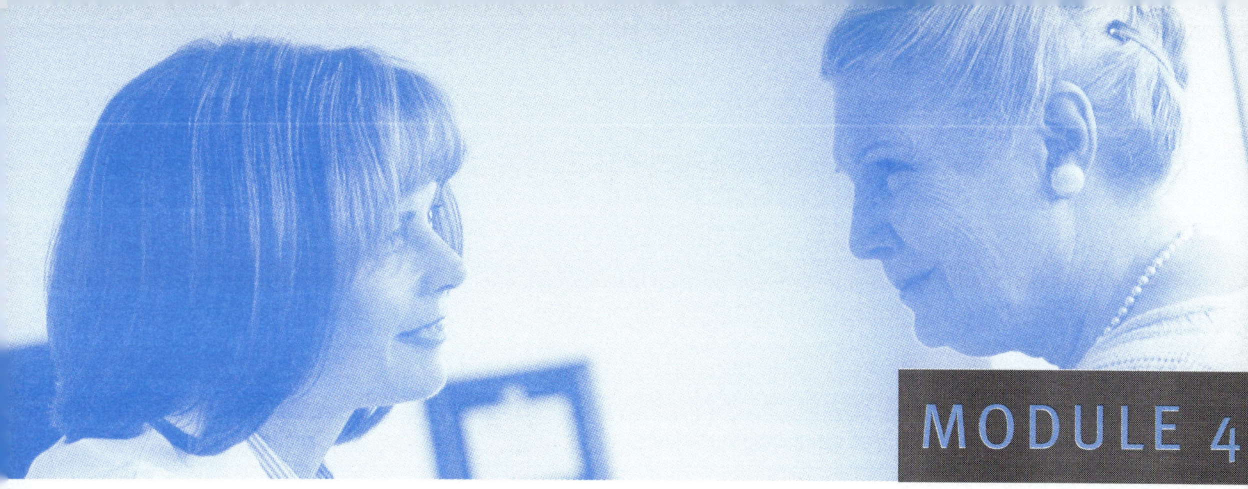

MODULE 4

Ergonomie

1 Généralités sur l'ergonomie*

1 ▸ Origine

Le mot « ergonomie » provient du grec : « ergon » (travail) et « nomos » (loi). Le terme « ergonomie » a été adopté officiellement lors de la création, en ***1949***, de la première société d'ergonomie, l'***Ergonomics Research Society***, fondée par des ingénieurs, des physiologistes et des psychologues britanniques pour « adapter le travail à l'homme ».

En France, la ***Société d'ergonomie de langue française*** (SELF) a étudié différentes conceptions de l'ergonomie.

1. Définition

Plusieurs définitions ont été données, notamment la définition selon Daniélou (1986) : « L'ergonomie étudie l'activité de travail, afin de contribuer à la conception de moyens de travail adaptés aux caractéristiques physiologiques et psychologiques des êtres humains, avec des critères de santé et d'efficacité économique. »

2. Approches

L'ergonomie se situe au carrefour de disciplines diverses. Elle a connu un développement important ces dernières années. Il y a deux approches complémentaires en ergonomie :

- ***l'ergonomie des équipements*** qui élabore des recommandations et des normes que les concepteurs utilisent pour mettre au point des outils de travail (par exemple : chaise de bureau, chariot, canapé…) mais aussi des aides pour les personnes à mobilité réduite (fauteuil roulant, canne, déambulateur…) ;
- ***l'ergonomie de l'activité de travail*** qui vise à comprendre les positions et les gestes, les conditions du poste de travail, l'organisation du travail. Elle détermine ainsi les choix techniques. L'objectif est de réduire les risques d'accident, de procurer le maximum de confort, de faciliter l'adaptation à des situations nouvelles, mais aussi d'accroître l'efficacité.

2 ▸ Le système locomoteur

L'appareil locomoteur est composé : des os, des articulations, des muscles. Nous citons ici quelques rappels d'anatomie-physiologie importants (*cf.* Module 2).

a. Les os

L'os est un organe vivant. Les substances minérales (essentiellement le calcium) donnent la solidité à l'os. L'os le plus grand et le plus solide de notre corps est le ***fémur***. En condition de laboratoire, une expérience montre qu'il peut supporter jusqu'à 3 000 kg (3 tonnes) avant de s'écraser ! Cette expérience montre la très grande solidité et la très bonne qualité de la matière osseuse (*cf.* Fig 4.1).

* La plupart des dessins et la totalité des photographies de ce module proviennent du *Manuel pratique de mobilisation* de Bruno Beyanov, Masson, Paris, 2006.

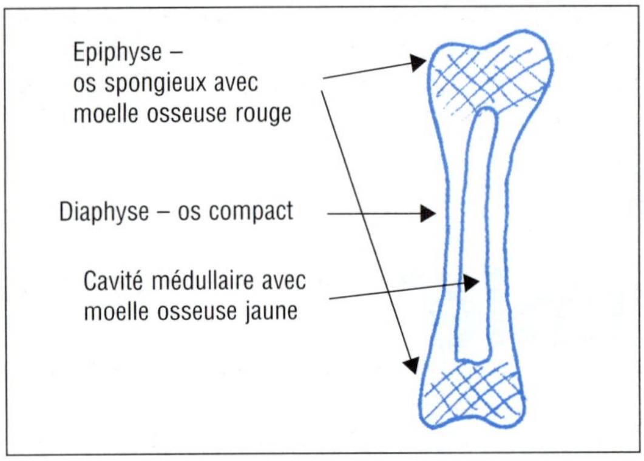

FIG. 4.1 – **L'os long.**

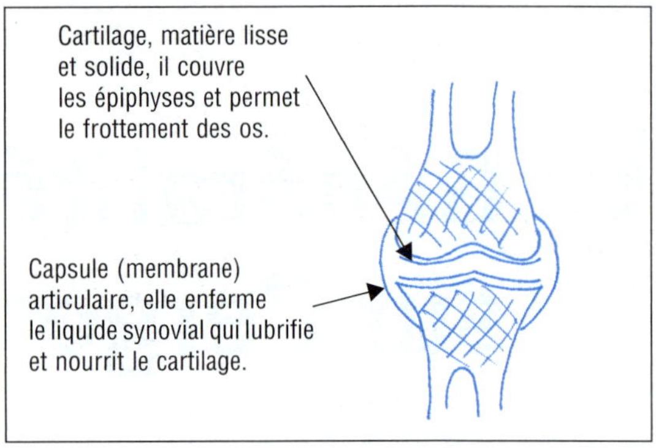

FIG. 4.2 – **Structure d'une articulation.**

b. Les articulations (cf. Fig. 4.2)

La liaison, la jonction entre deux os s'appelle l'articulation. Les articulations peuvent être mobiles, semi-mobiles, non mobiles (*cf.* Module 2).

Les articulations sont renforcées (stabilisées) par les ***ligaments*** et les ***muscles***.

▶ Les risques

Si les articulations restent immobiles longtemps, elles deviennent ankylosées (raides). Pour qu'elles puissent garder leur souplesse, il faut qu'elles soient sollicitées régulièrement (remuer le liquide synovial et lubrifier le cartilage).

c. Les muscles (cf. Fig. 4.3)

Ils représentent environ 40 % du poids du corps. Les muscles squelettiques (rouges ou striés) assurent le déplacement du corps et des différentes parties du corps. Leurs mouvements peuvent être des réflexes ou volontaires.

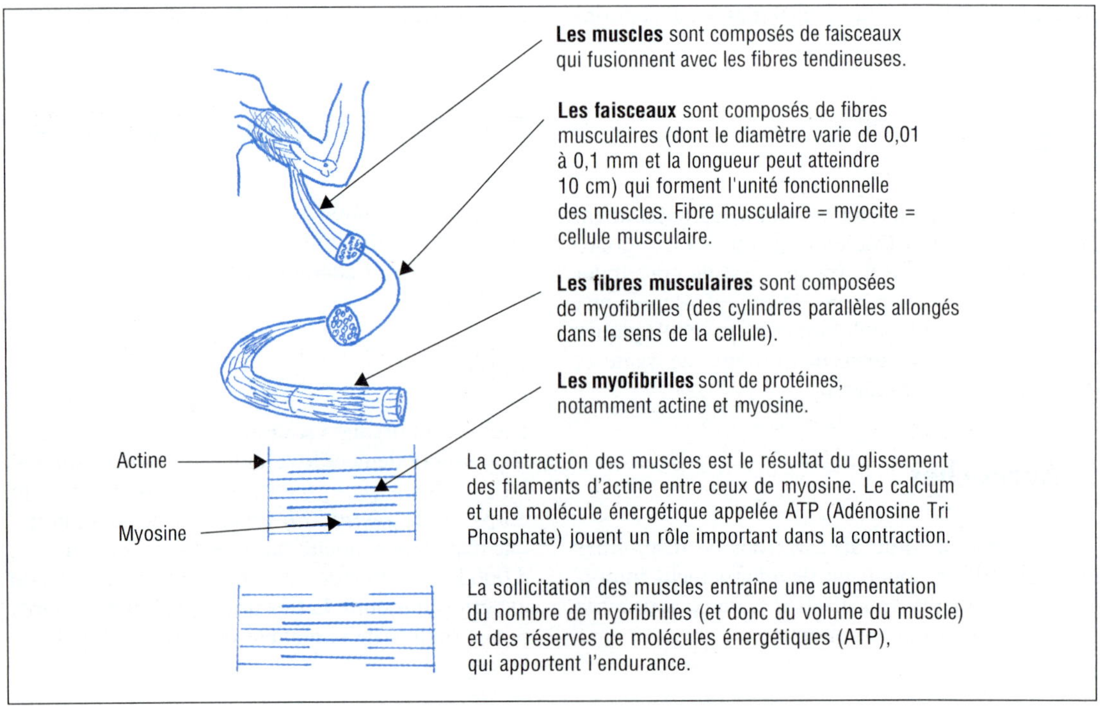

FIG. 4.3 – **Structure d'un muscle.**

▸ Rôle des muscles

Les muscles sont les éléments actifs du système locomoteur par leur capacité à changer de longueur. Ils ont deux rôles principaux :

- ***statique*** (antigravitationnel) en assurant la posture du corps ;
- ***dynamique*** en assurant le déplacement du corps dans l'espace et des segments les uns par rapport aux autres (les mouvements).

▸ Propriétés des muscles

Les propriétés sont les suivantes :

- l'***élasticité***, il peut s'adapter en se déformant et revenir ensuite à sa forme initiale, lorsque le travail est terminé ;
- l'***excitabilité***, il réagit aux diverses stimulations (chimique, électrique...) par contraction ;
- la ***contractilité***, il se raccourcit pour augmenter sa puissance (la force) lorsque le sujet doit : ***porter*** ; ***pousser*** ; soulever un ***poids.*** C'est le rôle dynamique ;
- la ***tonicité*** : il est en état de contraction légère et permanente, toujours prêt à fonctionner. C'est le rôle postural ;
- la ***fatigabilité*** : il a des limites dans son fonctionnement qui sont déterminées par le nombre de myofibrilles, les réserves d'énergie (ATP), et l'élimination des déchets après le travail (circulation du sang).

▸ La fatigue des muscles

La fatigue musculaire peut être induite par deux types de travail :

- ***le travail statique*** qui est dû au *maintien d'une position* grâce à une *contraction musculaire constante* (posture). La circulation est ralentie, entraînant une accumulation de déchets produits par le muscle : le dioxyde de carbone et l'acide lactique, ainsi qu'une mauvaise alimentation du muscle en glucose et en oxygène ;
- ***le travail dynamique*** qui est dû à la *succession de contraction* et de *décontraction* du muscle (geste). La circulation est normale dans les phases de décontraction : la fatigue apparaît moins vite (*cf.* tableau ci-après).

Sur les figures ci-après nous associons à chaque muscle le type de travail musculaire correspondant aux deux types de travail.

Tableau 4.1 – Le travail musculaire.

Schémas	Type de travail correspondant	Situations
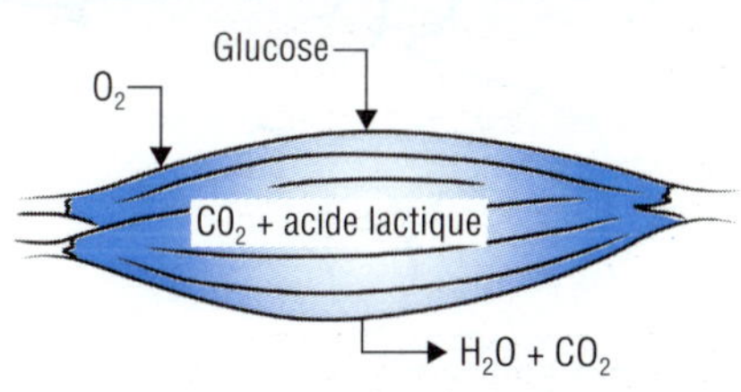	Travail statique	Les contractions musculaires sont constantes.
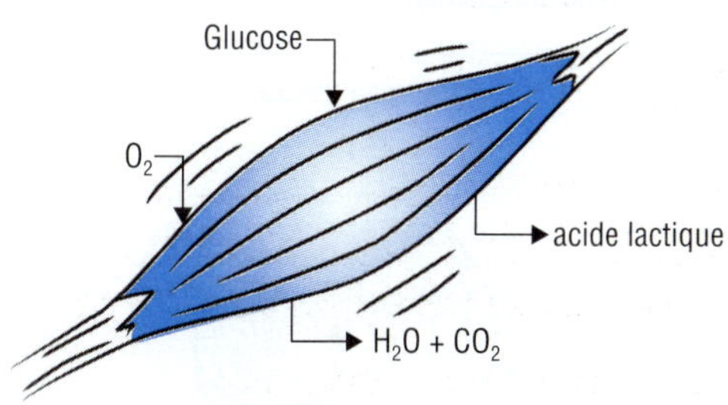	Travail dynamique	Les contractions musculaires se succèdent, s'arrêtent et recommencent à un rythme soutenu.

2 La physiologie du mouvement

Le squelette est l'ensemble de tous les os du corps. Il représente approximativement 20 % du poids du corps (soit 17 Kg) et environ 186 os.

1 ▸ La structure de la colonne vertébrale

La colonne vertébrale est composée de 33 vertèbres. Chaque vertèbre (à l'exception des deux premières) est composée d'un corps vertébral en avant et d'un arc osseux postérieur (voir Fig. 4.4 et 4.5 ci-après). La colonne vertébrale sur toute sa longueur est consolidée par des ligaments riches en récepteurs de douleur. Elle doit satisfaire deux besoins contradictoires : *stabilité* et *mobilité*.

– De face, elle est droite, ce qui assure sa stabilité. Ses mécanismes de soutien sont : les disques intervertébraux, les ligaments, les côtes et les muscles.

– De profil, elle présente des courbes qui assurent sa mobilité. Elle est composée de cinq parties (*cf.* Fig. 4.6).

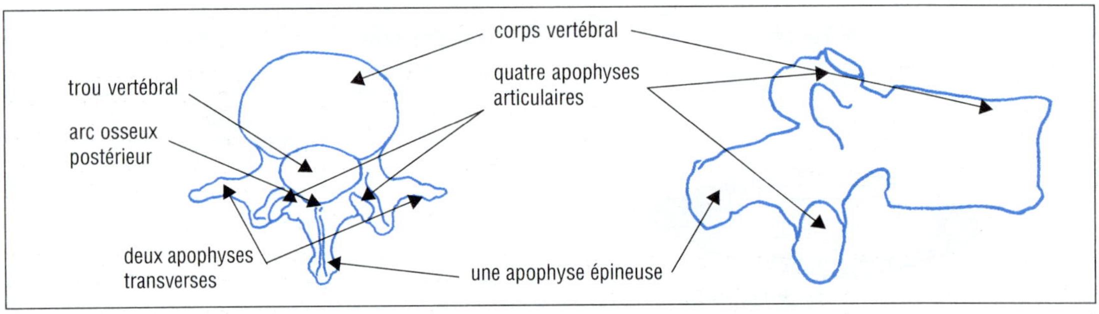

Fig. 4.4 – **La vertèbre (vue de face et vue de profil).**

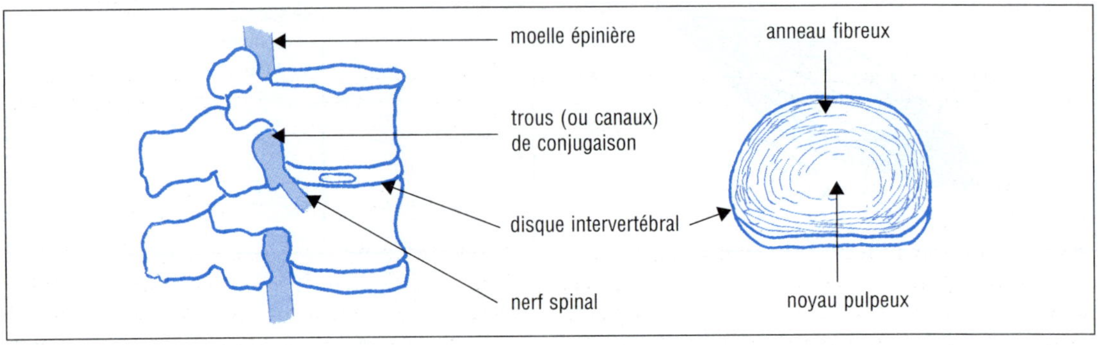

Fig. 4.5 – **La structure des vertèbres.**

▶ La lordose cervicale

Elle est composée de sept vertèbres de taille relativement petites qui permettent une bonne mobilité. Elle supporte la tête, qui ne pèse environ que 7 à 8 % du poids du corps (soit seulement 5 à 6 Kg). Ces vertèbres sont soutenues par les ligaments de la colonne vertébrale et par les muscles du cou. Cette partie est assez solide dans des conditions normales mais elle s'avère fragile dans des conditions extrêmes (coup du lapin lors d'un accident...).

> Les problèmes de douleurs au cou sont souvent liés à une mauvaise posture (position statique), comme à un mauvais oreiller, un refroidissement (courant d'air)...

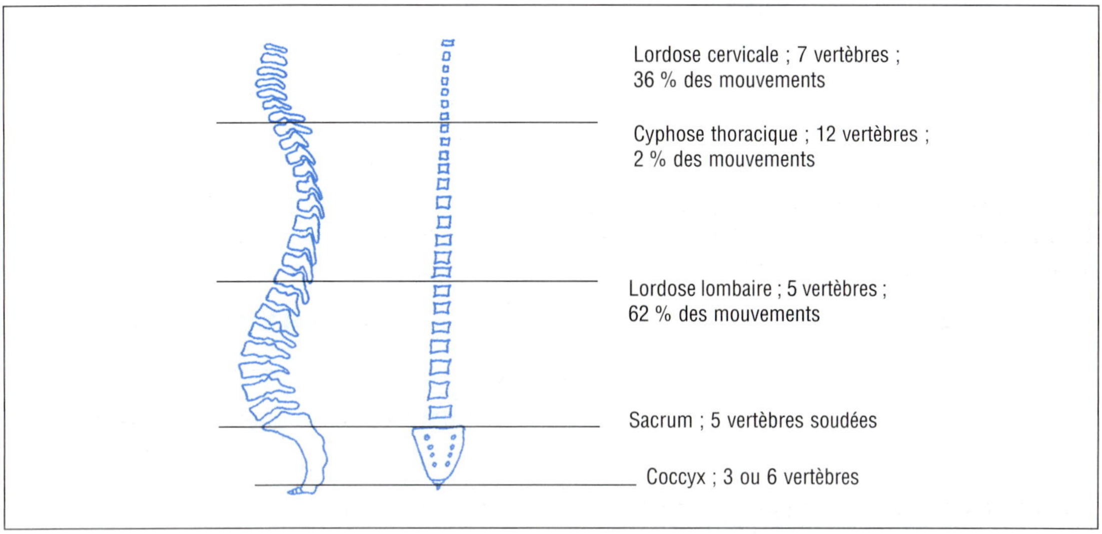

FIG. 4.6 – **Les courbures de la colonne vertébrale.**

▶ La cyphose thoracique

Elle est composée de douze vertèbres. Elle supporte : la tête, les épaules, les bras et ce qu'ils portent (les courses, les personnes aidées...), la cage thoracique avec les poumons et le cœur. Le poids est considérable ! À ce niveau, les vertèbres sont de plus en plus grandes. Elles sont soutenues par les ligaments de la colonne vertébrale, par les muscles du dos et surtout fortement bloquées par les côtes, ce qui réduit leur mobilité et assure une très grande stabilité.

> Les problèmes de cette partie du corps sont rares et se traduisent souvent par des crampes musculaires.

▶ La lordose lombaire

Elle est composée de cinq vertèbres. Elle supporte également la tête, les épaules, les bras et ce qu'ils portent (courses, les personnes aidées...), la cage thoracique avec les poumons et le cœur, mais aussi la cavité abdominale qui comprend l'estomac, l'intestin, le fœtus chez la femme enceinte... ! Le poids est donc encore plus important. Ce sont les plus grandes vertèbres. Elles sont soutenues par les muscles abdominaux et lombaires. Malgré la puissance des muscles, cet endroit est le plus fragile de notre corps. De plus, la courbure de la lordose lombaire réduit les trous de conjugaison (d'où sortent les nerfs) entre les vertèbres. Elle procure également une tension supplémentaire dans les disques intervertébraux. C'est cette zone qu'il faut protéger lors des efforts physiques.

> Cette partie du corps particulièrement sensible est à l'origine de la majorité des problèmes (que nous étudierons ultérieurement, *cf.* Chapitre 3

▶ L'axe central de gravité (*cf.* Fig. 4.7)

Il traverse le milieu de notre corps. Il part de la tête, passe derrière le nez et la bouche, au milieu du thorax, derrière le nombril, traverse les lombaires, continue entre les jambes et se termine entre les deux pieds.

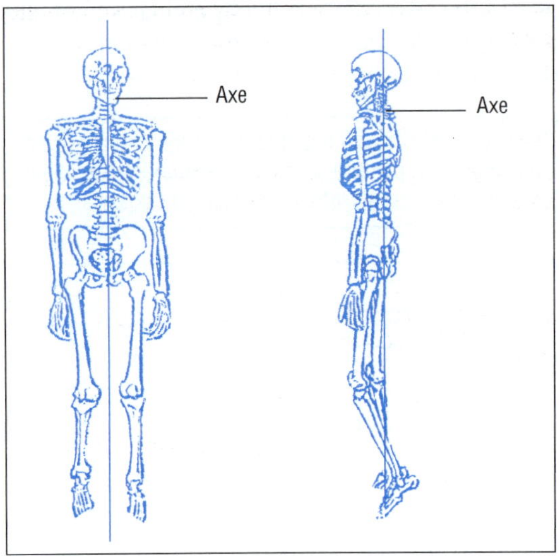

FIG.4.7 – **L'axe central de gravité.**

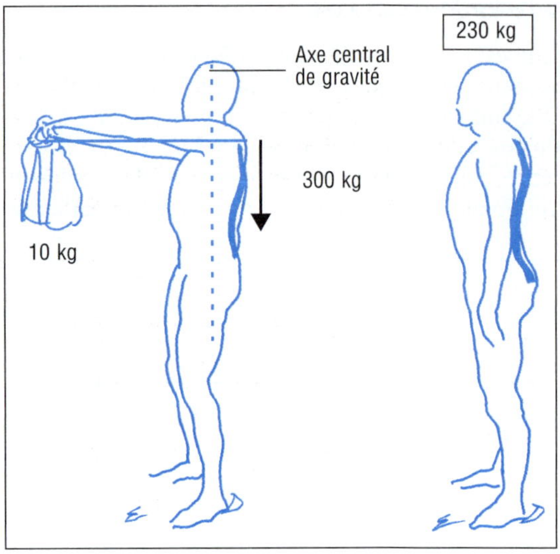

FIG. 4.9 – **La répartition des charges.**

▸ La position d'équilibre (*cf.* Fig. 4.8)

Debout en position d'équilibre, notre corps oscille autour de cet axe. Si l'on regarde de près, on voit que, debout, les os sont posés les uns sur les autres et que ce sont eux qui supportent le poids. Les muscles servent à garder l'équilibre. Au niveau de la troisième lombaire (L3), les charges sont présentées dans la figure suivante.

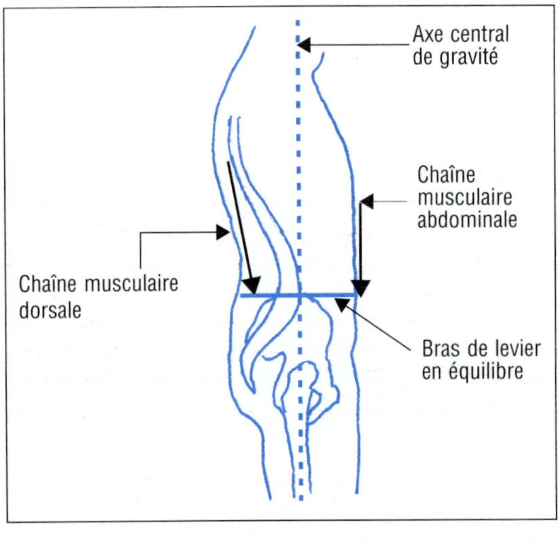

FIG. 4.8 – **La position d'équilibre.**

▸ La répartition des charges (*cf.* Fig. 4.9)

Pour comprendre les risques que fait peser sur la santé une mauvaise prise en charge, citons un exemple : un poids de 10 Kg, tenu à bout de bras, tel un bras de levier, provoque une tension musculaire d'environ 300 Kg dans la chaîne musculaire dorsale, l'équivalent d'un poids de 230 Kg sur la tête. La meilleure façon de porter un poids est donc de le poser sur l'axe, soit près du corps, soit sur la tête ; d'ailleurs dans certains pays, porter le poids sur la tête est tout à fait naturel.

Plus le poids que l'on porte se situe près de l'axe central de gravité, plus il est facile à porter. Dans ce cas, la force de gravité du poids passe par l'axe central de gravité, il est supporté par les os, alors que les muscles assurent seulement l'équilibre.

• ***En position debout***, le centre de gravité est près de l'axe central de gravité.

• ***En position assise***, le centre de gravité s'éloigne, la charge pour les muscles para-vertébraux augmente et la pression entre les vertèbres s'accroît.

Une mauvaise position assise est donc plus dangereuse que la position debout.

2 ▸ Les mouvements du corps

Le corps humain peut effectuer jusqu'à 1 000 mouvements par jour au cours de ses activités. Toutefois, les plus fréquents sont les mouvements de flexion – extension et abduction (*cf.* tableau ci-après)[1].

1. Inspiré du *HPS (bac Pro)*, chapitre Ergonomie du travail, J. Gassier, Éditions Delagrave, 2002.

Tableau 4.2 – Les mouvements du corps.

Plier le tronc 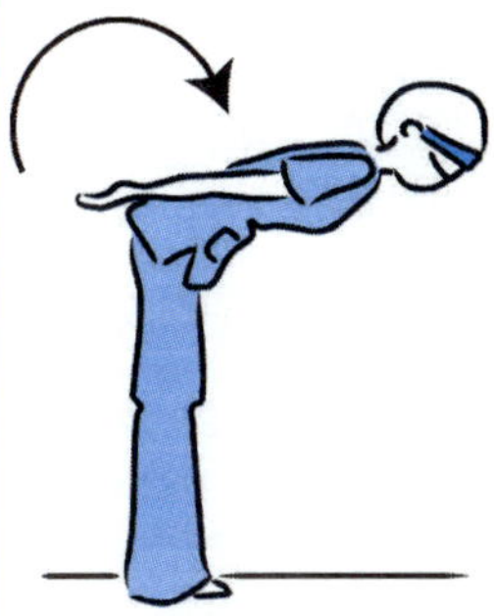	**Type de mouvement :** Flexion **Muscle(s) responsable(s) :** Grand droit abdominal et grand oblique **Forme du muscle :** En éventail	***S'étirer sur la pointe des pieds*** 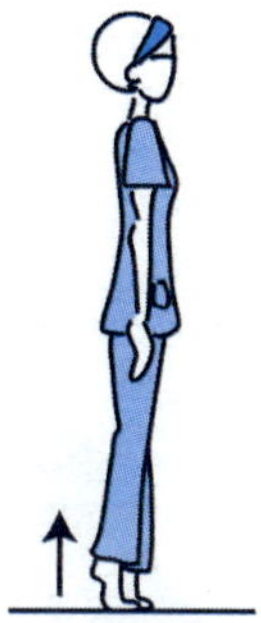	**Type de mouvement :** Extension **Muscle(s) responsable(s) :** Triceps **Forme du muscle :** En fuseau
Lever le bras 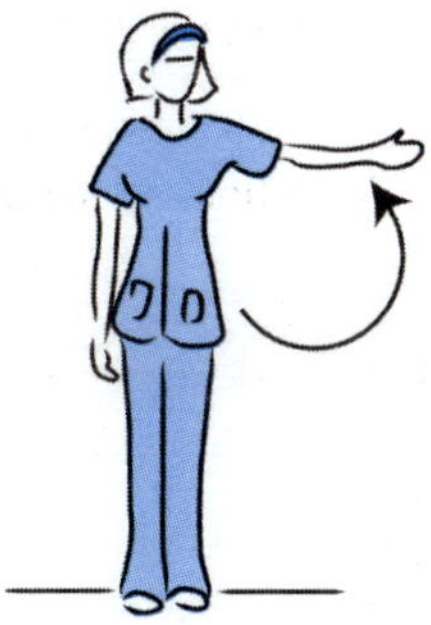	**Type de mouvement :** Abduction **Muscle(s) responsable(s) :** Deltoïde **Forme du muscle :** En éventail	***Baisser le bras*** 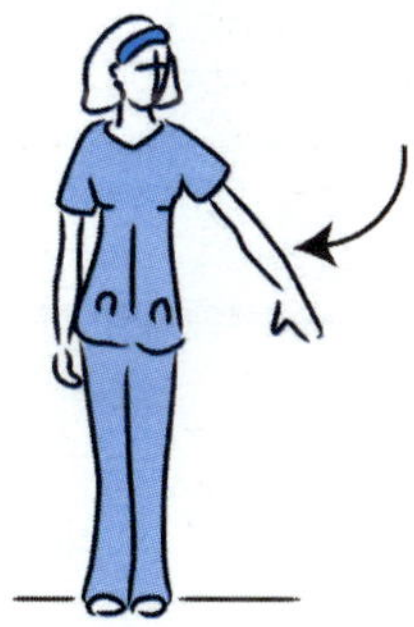	**Type de mouvement :** Adduction **Muscle(s) responsable (s) :** Grand pectoral (le deltoïde et le grand pectoral sont antagonistes) **Forme du muscle :** En éventail

Étude de trois situations de travail à l'hôpital

Léa, 55 ans, est cadre supérieur infirmier en service de gériatrie. **Léo, 52 ans**, est magasinier. **Léonie, 40 ans**, est AS en service de gériatrie. Ils travaillent dans le même hôpital. Tous trois ont des situations de travail différentes.

Léa travaille une partie de la journée à son bureau afin de planifier les emplois du temps des professionnels. Son travail est surtout administratif, elle consulte l'ordinateur et les dossiers (volumineux parfois), rangés sur un rayonnage près de son bureau. Ce rayonnage est prévu pour une consultation en position « debout ». Léa, en réalité, ne se lève que très rarement. Pour gagner du temps, elle reste assise, le téléphone à la main, et se penche en arrière pour saisir les dossiers et les poser sur le bureau. Elle rédige des lettres sur ordinateur, pour les remettre aux médecins lors de la visite des patients.

Léo est magasinier à la buanderie de l'hôpital où il reçoit le matériel et le répare. Cela nécessite le port de charge pesant facilement de 10 à 20 Kg chacun qu'il doit poser sur un chariot mobile. Pour aller plus vite, il est parfois obligé d'en porter plusieurs à la fois, et il se retrouve facilement avec 40 Kg au bout de chaque bras. De plus, il doit se baisser pour aller les chercher ou bien se mettre sur la pointe des pieds pour les atteindre. Une fois sur le chariot, les charges sont poussées puis ensuite déposées sur un tapis roulant, où un de ses collègues va les récupérer. Il effectue ces manœuvres 20 fois par jour (parfois plus), 5 jours sur 7.

Léonie procède tous les jours à la réfection des lits et réalise les toilettes des patients. Elle est amenée à effectuer de nombreux gestes, toujours en position debout et à soulever des patients âgés lourds et dépendants.

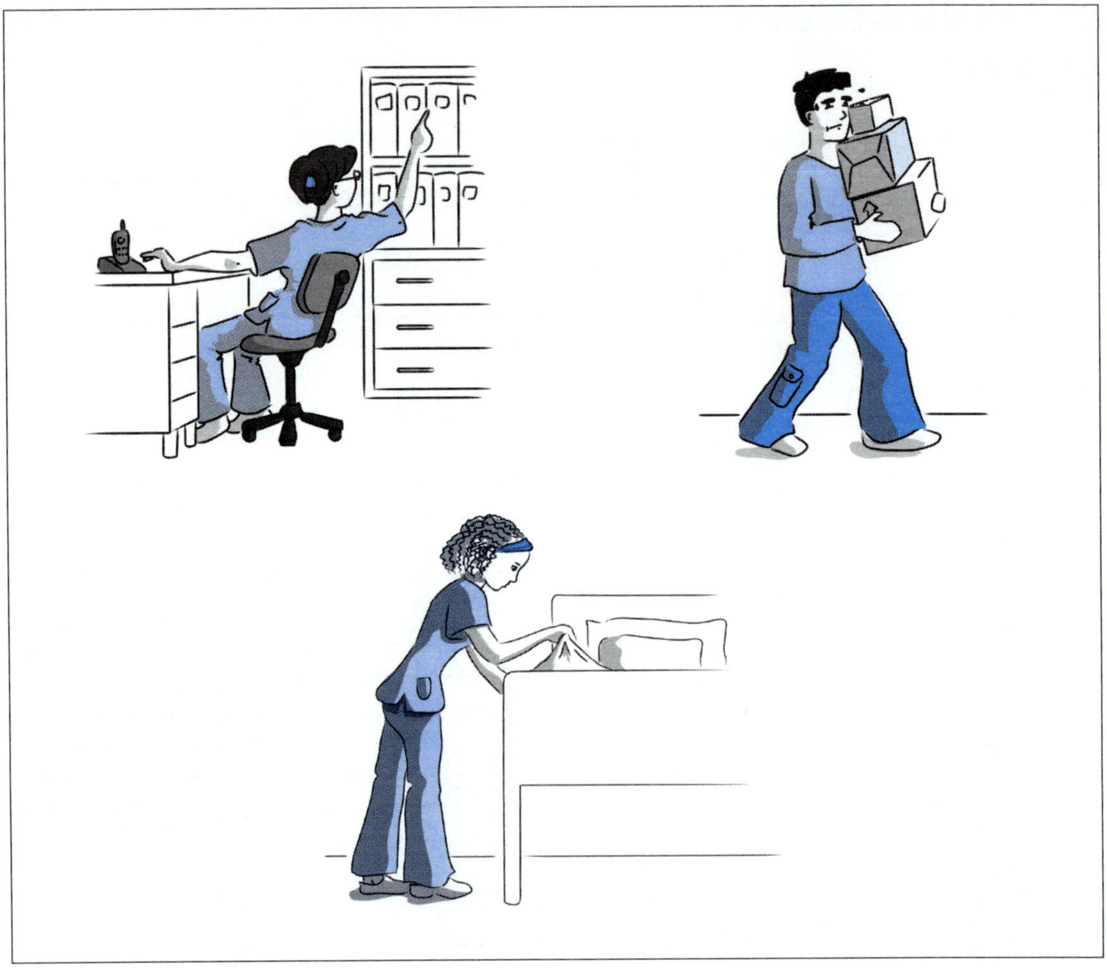

FIG.4.10 – **Léa, Léo et Léonie : trois situations de travail hospitalier.**

Tableau 4.3 – Observation et analyse des gestes et postures des trois exemples ci-dessus.

	Léa	Léo	Léonie
Les gestes (activités dynamiques)	– Saisit des dossiers (ou documents) ; – frappe sur le clavier de l'ordinateur.	– Flexion du corps (flexion-extension) ; – port de charges lourdes ; – déplacements +++.	– Flexion-extension – port de charges lourdes ; – déplacements +++.
Les postures (activités statiques)	– Maintien permanent de la position assise ; – tenue du téléphone ; – frappe sur le clavier ; – rédaction de documents.	– Maintien de la position debout constante ; – port de charges lourdes ; – bras maintenus souvent surélevés.	– Maintien de la position debout constante ; – port de charges lourdes ; – bras maintenus souvent surélevés ; – courbée (lors de la réfection des lits).
Les conséquences possibles sur l'organisme	– Troubles circulatoires aux jambes ; – douleurs au dos, à la nuque, aux bras.	– Risque de « claquage » musculaire ; – douleurs dans le dos, les bras et les jambes.	– Douleurs lombaires ; – courbatures ; – fatigue.

3 Les accidents dorsolombaires

Aujourd'hui les problèmes du système locomoteur et de son fonctionnement sont classifiés comme ***troubles musculo-squelettiques*** (TMS). Ils sont très fréquents et ont un impact important sur la santé et la qualité de la vie de la population. Les accidents dorsolombaires (lombalgies) se trouvent en tête de liste de ces troubles.

1 ▸ La lombalgie (ou lumbago)

La lombalgie est une douleur localisée dans le bas du dos. Elle est la manifestation de multiples affections de la colonne lombaire et représente le premier motif de consultation rhumatologique et est à l'origine de nombreux arrêts de travail[2].

Dans la lombalgie commune, les disques intervertébraux sont très hydrophiles (absorbent l'eau). La nuit, lorsque la personne est au repos, le disque s'hydrate anormalement. Au lever, le poids du corps revient sur le disque, le comprime, le disque déborde sur les ligaments qui sont alors étirés, et provoque la douleur. Dès que le disque retrouve son volume normal, la douleur cesse. Ceci peut ne durer que quelques secondes. Après un temps plus ou moins long de travail, suite aux compressions/vibrations constantes, le disque se déshydrate, son épaisseur diminue et une douleur plus sourde réapparaît. Si la personne se couche, le disque n'est plus en compression, l'hydratation du disque est à nouveau possible et la douleur cesse. Le cycle peut se répéter[3].

2 ▸ Le tassement de disques

Porter un poids tasse les disques. Un temps de récupération est toujours nécessaire pour revenir à

2. La durée des arrêts de travail pour lombalgies aiguës est de moins de 24 heures pour 40 à 50 % des cas, moins d'une semaine pour 50 à 70 % des cas et moins de deux semaines pour 60 à 90 %. Dans 5 à 10 % des cas, les lombalgies évoluent sur un mode chronique (plus de 8 semaines) et représentent 70 à 80 % du coût de l'ensemble des lombalgies (source INSEE).

3. Selon l'ouvrage *Troubles musculo-squelettiques : le dos et les membres supérieurs*, Éd. Desclée de Brouwer, 2000.

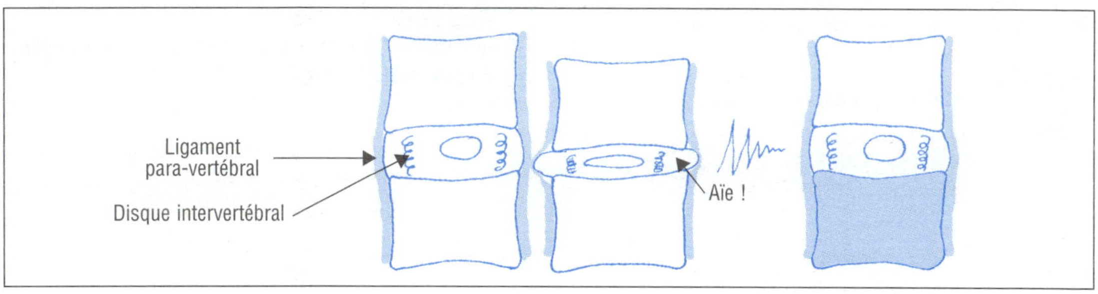

Fig 4.11 – **La lombalgie.**

la position initiale. Si ce temps de récupération n'est pas respecté ou si le poids est porté longtemps, les disques se tassent définitivement ! Ce phénomène arrive naturellement avec l'âge (usure physiologique). À 80 ans, 8 à 10 cm sont perdus par rapport à la taille à 20 ans. Le surpoids contribue aussi au tassement des disques (*cf.* Fig. 4.12).

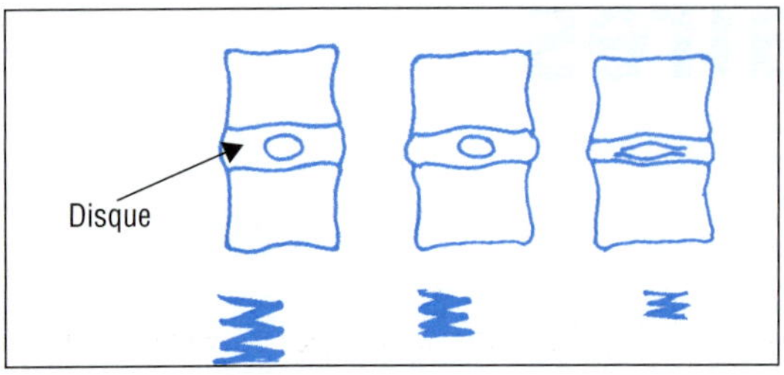

FIG 4.12 – **Le tassement.**

3 ▸ La hernie discale

Le disque est composé de l'anneau fibreux et du noyau pulpeux.
Les mouvements effectués en se penchant en avant poussent le noyau pulpeux en arrière. Si le mouvement est brusque, soudain, ou si le poids est important, le noyau pulpeux peut déchirer l'anneau fibreux du disque et se « faufiler » jusqu'à la moelle épinière. C'est le mécanisme de la hernie discale (*cf.* Fig. 4.13).

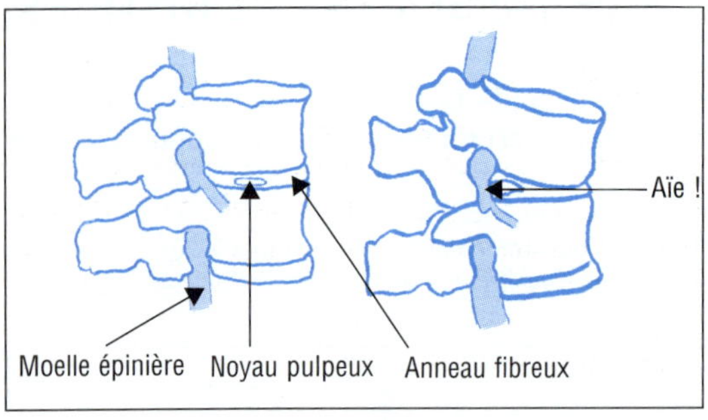

FIG 4.13 – **La hernie discale.**

4 ▸ La sciatique

Les mouvements d'inclinaison latérale ou de rotation réduisent le volume de ces trous et peuvent bloquer les nerfs. C'est le mécanisme du syndrome sciatique. Le plus souvent le mouvement d'inclinaison latérale est le résultat de charges déséquilibrées (*cf.* Fig. 4.14).

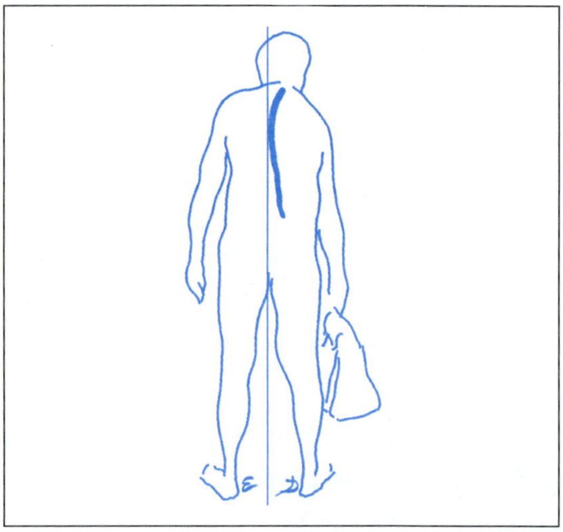

FIG 4.14 – **La sciatique.**

Rôle de l'AS

L'expérience professionnelle, le respect des règles d'ergonomie et la mise en œuvre de bonnes conditions de travail permettent à l'AS d'assurer son activité professionnelle en conservant sa santé.
Le soin est une relation entre deux personnes, le soignant et le patient. L'AS, avant de commencer un travail, doit se poser deux questions :
- que dois-je faire pour que mon travail ***ne nuise pas à ma santé*** ?
- que dois-je faire pour que mon travail ***ne nuise pas à la santé de l'autre*** ?

4 Les facteurs de risques et la prévention

1 ▸ Les facteurs de risques

Citons les principaux : le port de charges, les vibrations répétitives, les mauvaises postures, les faux mouvements.

1. Le port de charges

a. Le risque

Le port de charges est le facteur principal du tassement des disques. Des normes sont élaborées pour éviter ce risque.

b. Prévention

Les normes AFNOR indiquent des maxima de port de charges, permettant d'éviter les accidents.

▸ Charges maximales selon la sécurité (Article 234)

- Le port de charge est limité à 25 Kg pour les femmes.
- Le port de charge est limité à 55 Kg pour les hommes.

▸ Charges maximales selon l'âge (Article 236)

Les normes AFNOR définissent les charges maximales en fonction de l'âge et du sexe des personnes (*cf.* Tableau 4.4).

Les études ont montré que les femmes ont moins de force que les hommes et, par ailleurs, qu'au cours de la grossesse, elles sont encore plus fragiles. La lombalgie est très fréquente chez les femmes travaillant en milieu de soins et confrontées aux postures pénibles, au stress et qui n'appliquent pas les règles de l'ergonomie dans le travail quotidien. Une formation aux gestes et postures est nécessaire et doit être programmée par l'employeur[4].

Tableau 4.4 – Les normes AFNOR de la sécurité au travail.

Age et sexe des personnes	Charge maximum
Homme de 18 à 25 ans	30 Kg
Homme de 45 à 65 ans	25 Kg
Femme de 18 à 25 ans	15 Kg
Femme de 45 à 64 ans	12 Kg

2. Les vibrations répétitives

a. Le principe

Les vibrations déshydratent le disque, son épaisseur diminue et la douleur apparaît (par exemple, chez les conducteurs de véhicules).

b. Prévention

Le Code du travail réglemente l'exposition aux vibrations dans certains métiers. Afin de diminuer le risque, il faut respecter le temps de repos et se servir d'outils adaptés (notons que le personnel de soins est rarement soumis aux vibrations).

4. Ces normes doivent être prises avec précaution car il faut tenir compte du temps d'exposition au poids. Un désavantage supplémentaire est le surpoids.

3. Les mauvaises postures (ou anomalies posturales)

La fatigue dorsale peut être induite par trois anomalies posturales.

▶ Définitions

La scoliose est une incurvation latérale anormale de la colonne vertébrale. Les causes sont essentiellement, les mauvaises positions assises, le port unilatéral de charge.

L'hyperlordose est l'exagération pathologique de la courbure naturelle de la partie lombaire de la colonne vertébrale. Les causes sont essentiellement les états physiologiques (la grossesse...), le port de charges en avant, la pratique intensive de certains sports (danse, gym...).

L'hypercyphose est l'exagération pathologique de la courbure naturelle de la partie dorsale de la colonne vertébrale. Les causes sont essentiellement l'âge (adolescents, personnes âgées), le port de charges sur le dos, le travail de précision...

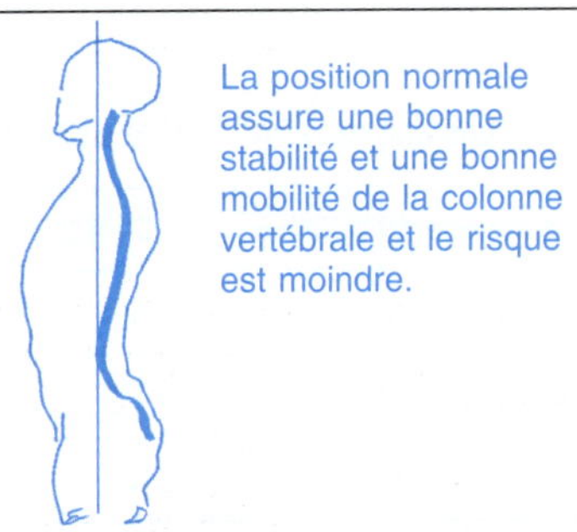

FIG. 4.15 – **La position normale.**

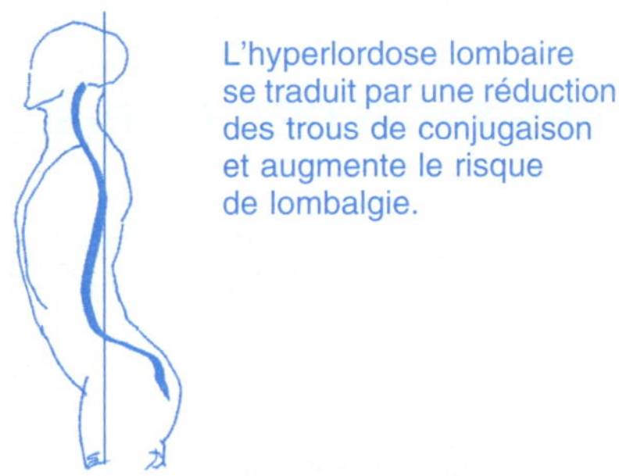

FIG. 4.16 – **L'hyperlordose.**

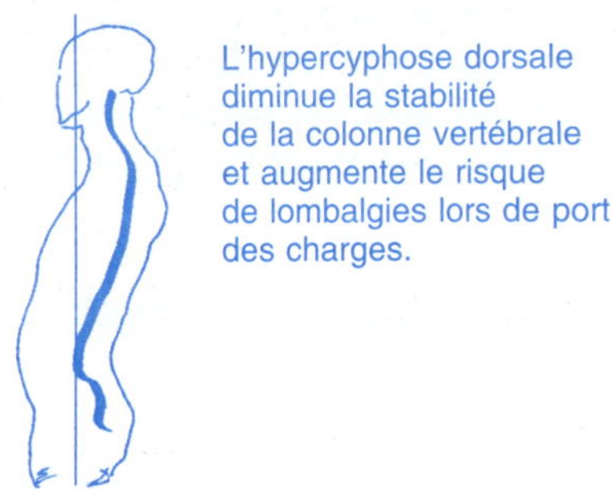

FIG. 4.17 – **L'hypercyphose.**

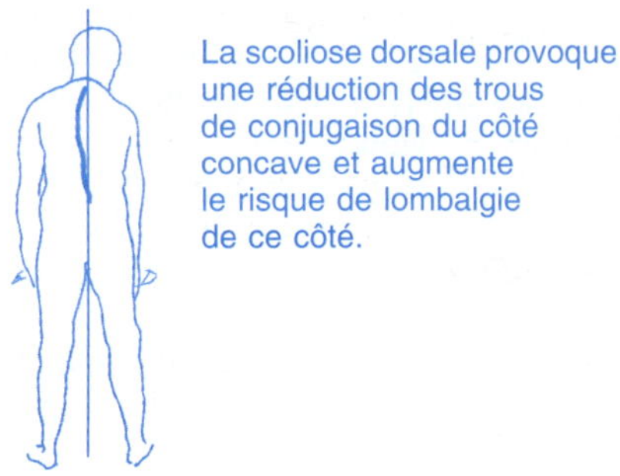

FIG. 4.18 – **La scoliose.**

4. Les faux mouvements

▶ Le principe

Les mouvements d'inclinaison latérale ou dorsale et de rotation réduisent l'espace des trous de conjugaison et risquent de bloquer les nerfs sciatiques. Il est préférable de se tourner sur ses jambes que de pivoter au niveau des lombaires.

C'est la façon la plus dangereuse de se courber. Si le poids est de 10 Kg à cause d'un bras de levier long, les tensions dans le dos sont supérieures à 300 Kg !

Pour se courber (ou se pencher) en avant, il existe trois pivots (charnières) : les lombaires, les hanches et les genoux. Naturellement, on utilise une combinaison de deux de ces axes pour se courber : les lombaires et les hanches, les lombaires et les genoux, les hanches et les genoux. La logique demande de ne pas utiliser l'axe des lombaires, car c'est la partie mécanique la plus fragile de notre corps. La meilleure façon de se

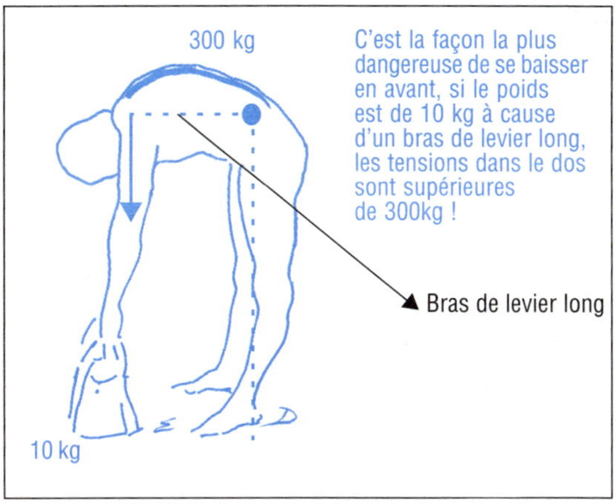

FIG. 4.19 – **Un faux mouvement pour soulever une charge.**

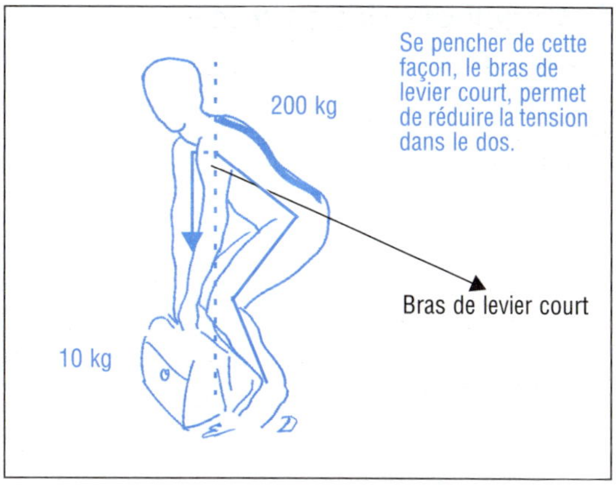

FIG. 4.21 – **Un bon mouvement pour soulever une charge.**

courber est donc de se servir des hanches et des genoux.

2 ▸ LA PRÉVENTION

1. La position universelle de sécurité (PUS)

1. Les pieds légèrement écartés à la largeur des épaules. Cette position assure une bonne stabilité.
2. Les genoux légèrement fléchis.
3. Les hanches légèrement fléchies, le bassin en arrière.
4. Dos plat.

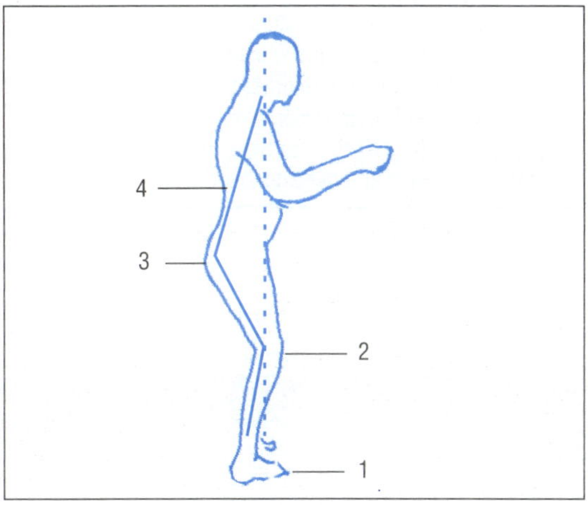

FIG. 4.20 – **La PUS.**

Ce sont les points-clés. Ils assurent un bon amortissement et garantissent que le mouvement s'effectue dans les hanches et dans les genoux.

▸ Utiliser la PUS (position universelle de sécurité)

Elle réduit les tensions dans les muscles para-vertébraux d'environ 30 %. Si le poids est de 10 Kg, en raison d'un bras de levier plus court, les tensions dans le dos seront diminuées. En prenant l'objet avec les deux bras, le dos reste symétrique, ce qui réduit le risque de lombalgie. Il faut adapter la PUS même pour soulever un objet léger.

2. La préparation à l'effort

Il faut savoir prendre le temps de se préparer à l'effort. Les mouvements brusques diminuent la protection naturelle de la colonne vertébrale (les disques, les côtes, les ligaments et les muscles). Dans des conditions normales, les disques, les côtes et les ligaments constituent une protection naturelle permanente et solide. Les muscles, au contraire, constituent une protection temporaire et dépendante de l'entraînement et de la volonté. Les mouvements brusques surprennent les muscles para-vertébraux qui n'ont pas le temps de réagir et donc ne participent plus à la protection. En effet, les problèmes de lombalgie sont plus souvent liés à la rapidité et à la brutalité du mouvement qu'au poids déplacé.

3. L'équilibre des charges (*cf.* Fig. 4.22 et 4.23)

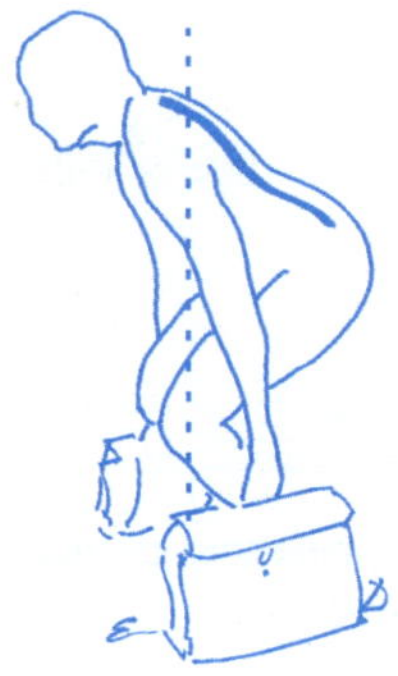

Il faut équilibrer les charges de chaque côté du corps afin de préserver la symétrie de la colonne vertébrale et de réduire les accidents lombaires (Fig. 4.22).
Conseil : porter deux sacs à la place d'un à chaque occasion (Fig. 4.23).

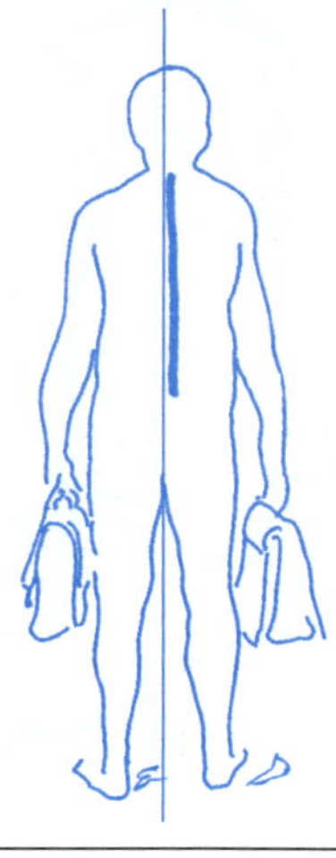

FIG. 4.22 – **Préserver la symétrie de la C.V.**

FIG. 4.23 – **Équilibrer les charges de chaque côté du corps.**

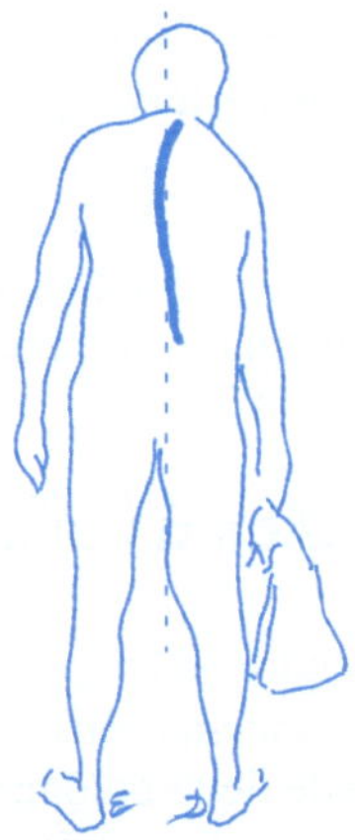

Une charge déséquilibrée conduit à une scoliose physiologique (temporaire) qui augmente le risque de lombalgie. Si c'est une habitude, la scoliose peut se fixer, elle devient permanente (pathologique). Faire attention à la façon dont les enfants portent les sacs scolaires pour éviter les attitudes vicieuses !

FIG. 4.24 – **La scoliose.**

Rôle de l'AS : exercices pratiques

Comment trouver la position d'équilibre ? (*cf.* Fig. 4.25)
L'AS veillera à :
- mettre les pieds parallèles écartés de la largeur des épaules environ ;
- répartir le poids du corps sur les deux pieds ;
- rentrer le ventre et serrer les fesses ;
- mettre le bassin et les genoux en légère flexion.

Cette position est la position de base par rapport à toutes les autres positions. Elle présente des avantages. En effet, cette position permet de :
- diminuer le travail musculaire ;
- assurer la souplesse des épaules ;
- protéger la colonne vertébrale ;
- avoir une respiration maximale.

À partir de cette position de base correcte, toutes les autres positions sont envisageables.

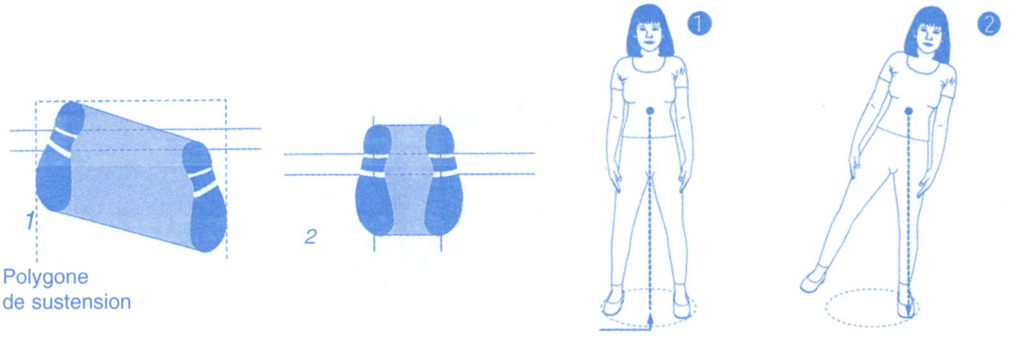

1. Pieds écartés, pied gauche avancé → bon équilibre.
2. Pieds trop serrés, le polygone a une faible surface → manque d'équilibre.

1. Pieds écartés, polygone de sustentation de bonne surface. La projection au sol du centre de gravité est dans le polygone → équilibre.
2. La projection du centre de gravité est hors du polygone → déséquilibre.

FIG. 4.25 – **Le polygone de sustentation et la position d'équilibre.**

5 La législation et la déontologie

Afin de garantir les droits du patient, le Code du travail a prévu différentes directives et donné des orientations en matière d'ergonomie.

1 ▸ Les directives du Code du travail (R 231)

Le Code du travail indique les obligations de l'employeur par rapport aux manutentions des charges. Citons quatre articles essentiels.

• ***Article 67 – L'utilisation de moyens adéquats***. L'employeur doit prendre les mesures d'organisation appropriées ou utiliser les moyens adéquats, et notamment les équipements mécaniques, afin d'éviter le recours à la manutention manuelle de charges par les travailleurs.

• ***Article 68 – L'organisation des postes de travail***. Lorsque la manutention manuelle ne peut pas être évitée, l'employeur doit :

- évaluer (si possible préalablement) les risques que font encourir les opérations de manutention pour la sécurité et la santé des travailleurs ;
- organiser les postes de travail de façon à éviter ou à réduire les risques, notamment dorsolombaires, en mettant en particulier à la disposition des travailleurs des aides mécaniques, ou, à défaut de pouvoir les mettre en œuvre, les accessoires de préhension propres à rendre leur tâche plus sûre et moins pénible.

• ***Article 71 – L'information et la formation des travailleurs***. L'employeur doit faire bénéficier les travailleurs dont l'activité comporte des manutentions manuelles :

- d'une information sur les risques qu'ils encourent lorsque les activités ne sont pas exécutées d'une manière techniquement correcte, en tenant compte des critères d'évaluation définis par l'arrêté prévu à l'***Article R. 231-68*** ;
- d'une formation adéquate à la sécurité relative à l'exécution de ces opérations ; au cours de cette formation, qui doit être essentiellement à caractère pratique, les travailleurs sont instruits sur les gestes et postures à adopter pour réaliser en sécurité les manutentions manuelles.

• ***Article 72 – L'avis de la médecine du travail***. Lorsque le recours à la manutention manuelle est inévitable et que les aides mécaniques prévues ne peuvent pas être mises en œuvre, un travailleur ne peut être admis à porter d'une façon habituelle des charges supérieures à 55 Kg qu'à condition d'y avoir été reconnu apte par le médecin du travail, sans que ces charges puissent être supérieures à 105 Kg.

2 ▸ Les règles de contention du patient

Afin de garantir les droits du patient, deux méthodes sont particulièrement soumises à des règles de sécurité et de respect du patient : la contention et la limitation des mouvements.

1. Définition

La contention physique, dite passive, se caractérise par l'utilisation de tous moyens (méthodes, matériels ou vêtements) qui limitent les capacités de mobilisation volontaire de tout ou partie du corps dans le but d'obtenir la sécurité d'un patient qui présente un comportement estimé dangereux ou mal adapté[5].

La contention n'est légitime qu'à partir du moment où elle est prescrite dans l'intérêt du patient pour assurer sa sécurité[6].

Objectifs

- Protection d'une articulation (exemple : entorse).
- Blocage strict d'un mouvement (exemple : fracture).
- Mise au repos d'une ou plusieurs articulations à des fins antalgiques (atteinte rhumatismale).
- Compensation des faiblesses ostéo-musculaires, dans ce cas on parlera d'orthèses (exemple : poliomyélite, retard de consolidation).
- Favorisation de la cicatrisation (exemple : les brûlés).
- Diminution et absorption des vibrations sur les tendons (par exemple : tendinite).

La déontologie vise à limiter, voire interdire, ce procédé car c'est une atteinte à la liberté de mouvements, donc aux droits du patient.

2. La limitation des mouvements

C'est une démarche qui impose des restrictions articulaires avec un retentissement musculo-ligamentaire. La limitation des mouvements peut être partielle et momentanée. Elle ne pourra être réalisée que sur prescription médicale.

Objectif

Les objectifs sont de protéger ou de mettre au repos les articulations. Par exemple : mettre des barrières au lit du patient contre sa volonté est une restriction à la liberté de mouvements et ne peut se faire que sur prescription médicale.

5. *Limiter les risques de contention physique de la personne âgée*, rapport ANAES (Agence nationale d'accréditation et d'évaluation de santé), 2000.
6. Amyot, Villez.

6 Principes et règles de l'ergonomie

1 ▸ Les principes de l'ergonomie

Ce sont les grands objectifs à viser et les règles de conduite à appliquer lors de la mobilisation de la personne. Il y en a trois essentiels.

1. Premier principe : la sécurité

Il s'agit pour le soignant de :

- ***assurer la sécurité de la personne***. C'est la prévention des chutes mais aussi l'installation de la personne dans le lit ou dans le fauteuil en évitant les attitudes vicieuses et les ankyloses ;
- ***assurer sa propre sécurité***. C'est la prévention des lombalgies, le respect des règles d'ergonomie, l'estimation de ses forces et la sagesse de ne pas les dépasser ;
- ***sécuriser l'espace de travail***. Il s'agit d'observer l'environnement et d'enlever tous les obstacles qui peuvent être dangereux (des câbles, des appareils médicaux, des tuyaux, des sondes et des perfusions…). C'est la prévention des accidents du travail.

2. Deuxième principe : la satisfaction du besoin de confort de la personne, l'état de non-douleur

La personne ne doit pas souffrir pendant la mobilisation. C'est non seulement la qualité de la prise et la qualité de l'installation de la personne, mais aussi la bonne température de nos mains (toucher quelqu'un avec des mains froides lui est désagréable).

3. Troisième principe : le respect de la personne, de son autonomie

D'où l'intérêt de sa stimulation et de sa participation, au maximum de ses capacités, selon les autorisations médicales.

Par ailleurs, le soignant veillera à avertir la personne et obtenir son accord. Il n'est pas possible de mobiliser (déplacer) une personne contre sa volonté. Il faut prendre le temps nécessaire pour la convaincre de l'utilité de votre action et la rassurer.

2 ▸ Les dix règles de l'ergonomie

Il y a dix règles essentielles concernant la manutention des personnes que le soignant veillera à respecter.

1. Réfléchir avant d'agir

Si l'on n'est pas sûr de réussir la mobilisation, il ne faut pas la commencer et trouver une autre solution (utilisation d'un lève personne, travail à deux...). Ceci répond au principe de sécurité de la personne et de sa propre sécurité. Le soignant devra se questionner sur les points suivants.

- Quelles seront les prises efficaces et non traumatisantes pour le patient ?
- Quels seront les gestes et déplacements à effectuer, etc. (*cf.* Démarche de manutention, Chapitre 6) ?

2. Trouver la position d'équilibre

L'équilibre dépend de la ***bonne position des pieds***. Les pieds portent tout le poids du corps et ils doivent avoir un écartement de la largeur du bassin. Un pied décalé vers l'avant, en fente, permet de résister à un déséquilibre du corps vers l'avant, l'arrière ou le côté. La surface ainsi obtenue entre les pieds est appelée « ***polygone de sustentation*** » (*cf.* Fig. 4.25). La verticale du centre de gravité doit se trouver dans ce polygone pour maintenir l'équilibre du corps.

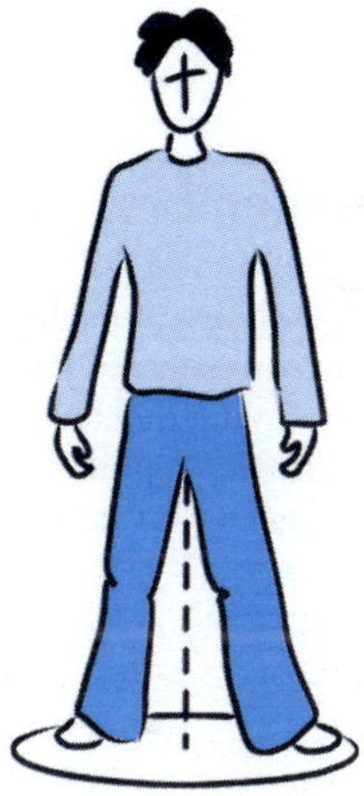

3. Garder le dos droit

Quelque soit le mouvement ou la posture, il est indispensable de ***verrouiller*** la région lombaire pour bien protéger le dos. Cette position est maintenue par la contraction des ***muscles abdominaux et le fléchissement des jambes***.

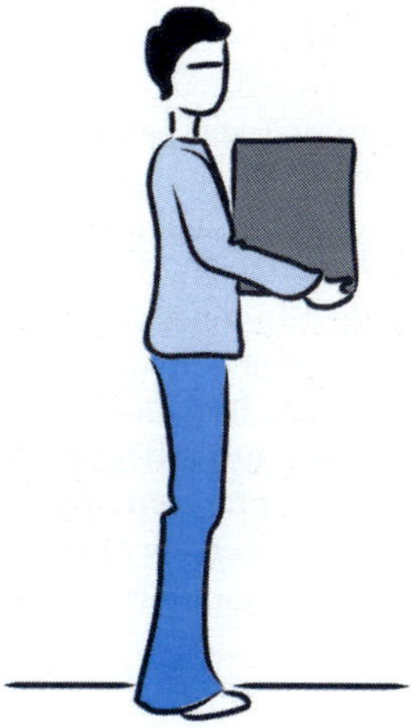

4. Se rapprocher de la charge à déplacer

Lorsqu'on doit soulever une personne, il faut travailler corps à corps, le plus près possible de l'axe central de gravité. Ne pas avoir peur d'être très proche de la personne à mobiliser ; elle se sent d'ailleurs rassurée par le contact physique. Plus on est près d'elle, plus c'est facile, plus on est loin, plus l'effort demandé est grand. De même, pour porter une charge, il est vivement conseillé de la porter contre soi.

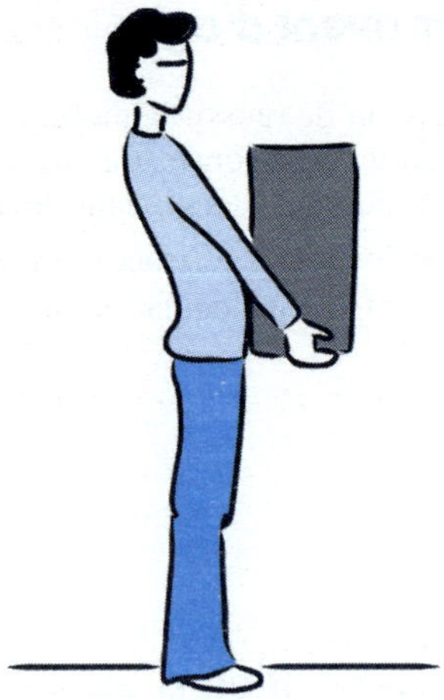

5. Utiliser les membres inférieurs

Il faut travailler avec les muscles fessiers et les muscles des cuisses qui sont les parties les plus fortes de notre corps et éviter de charger les lombaires. Les pivots (les charnières) pour plier le corps doivent rester les hanches et les genoux (position universelle de sécurité).

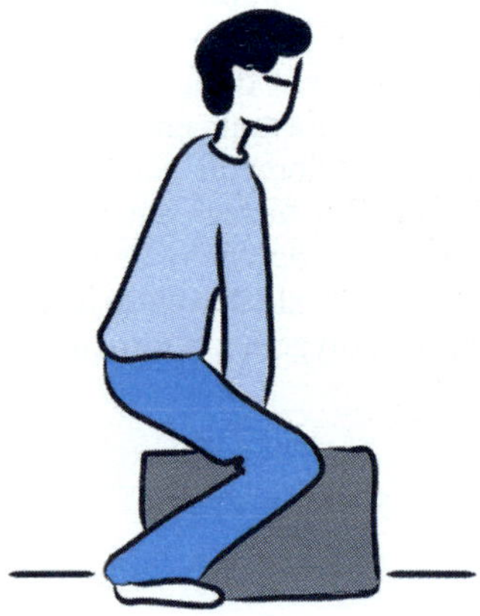

6. Se faire aider (aide humaine ou technique)

Exemple : une personne pesant 100 Kg qui veut se lever, demande à ses muscles de soulever ce poids. Si ses muscles ne peuvent soulever que 90 Kg, elle a alors besoin d'une aide pour soulever les 10 Kg de différence. Le soignant qui devra la soulever devra préalablement *évaluer* ses forces et se faire aider par le patient (participation à la manœuvre) ou par un collègue. Au moment de l'action, il faut compter : ***un***, ***deux***, ***trois***, à haute voix, pour synchroniser son effort avec l'effort de la personne, mais aussi pour préparer son corps à l'effort.

7. Ménager ses efforts

Il faut remplacer l'effort vertical (soulever) par un effort horizontal (rouler, glisser, pivoter, déplier la personne). Autrement dit, utiliser le contrepoids.

8. Travailler en souplesse

Le mouvement doit être fluide (ne pas être brusque). Les mouvements subits sont dangereux (car il n'y a pas eu de temps pour préparer les articulations et les muscles. La majorité des lombalgies aiguës sont dues à des mouvements brusques : perte d'équilibre, sursaut…

9. Entraîner son corps à l'effort

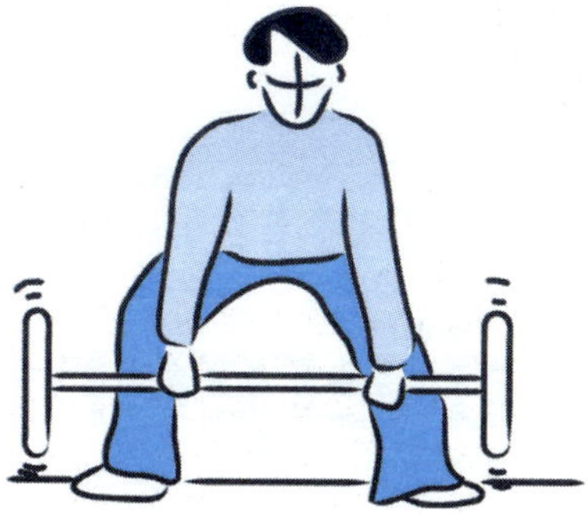

Malgré le savoir faire et les aides techniques, les efforts physiques demandent un entraînement. Le travail quotidien implique une préparation quotidienne ! Le but de ces exercices est d'améliorer la coordination musculaire, entre les muscles abdominaux et les para-vertébraux. La durée ne demande pas plus d'une dizaine de minutes mais doit être quotidienne !

10. Veiller à bien se reposer après l'effort

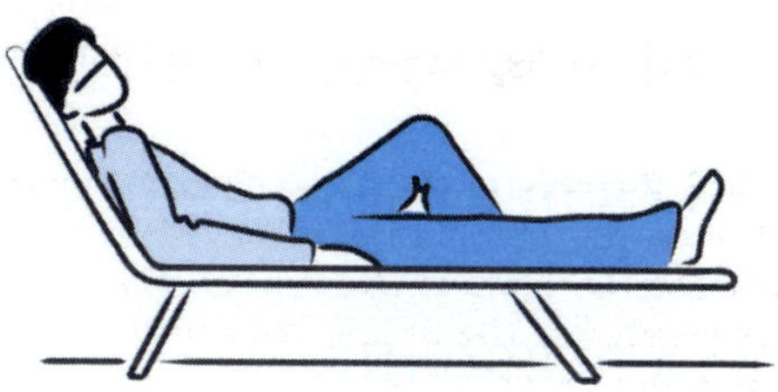

Il est nécessaire de permettre à l'organisme de se reposer après des efforts physiques : le sommeil joue un rôle capital dans la récupération après l'effort. Un adulte doit dormir au moins 7 h. Il est préférable de dormir en reposant son dos sur un matelas ferme, en évitant les oreillers durs et épais, dans un environnement frais et calme.

Dans la journée, des phases de repos et de relaxation sont conseillées (surtout après le repas) lorsque la pénibilité du travail le justifie.

7 L'application des règles d'ergonomie

Lors des manutentions, le soignant veillera à respecter les règles de l'ergonomie et à satisfaire les besoins de confort et de sécurité des patients.

1 ▸ Les deux principaux mode d'installation de la personne

Il y a différentes façons d'installer une personne ; chaque position a ses avantages et ses inconvénients que le soignant devra apprécier afin de l'adapter au mieux à la personne.

1. La position assise

Certaines positions assises peuvent présenter des risques pour la personne. (*cf.* les trois figures suivantes). En effet, lors de cette position, le centre de gravité se déplace en avant, ce qui augmente la tension dans le dos. Une légère inclinaison en arrière redonne l'équilibre de la colonne vertébrale.

a. Règles d'ergonomie

Le dossier de la chaise doit épouser la forme du dos et soutenir les vertèbres lombaires. Si nécessaire, on peut ajouter un petit coussin pour caler le dos. La ***hauteur*** de la chaise doit correspondre à la hauteur du tibia (la distance du talon au genou). La ***profondeur*** de la chaise doit correspondre à la longueur de la cuisse. Pour travailler devant un bureau, une inclinaison en avant s'impose, qui doit être compensée par un ***appui des bras*** sur le plan de travail.

b. Avantages de la chaise ergonomique

La chaise ergonomique :

- est réglable en hauteur ;

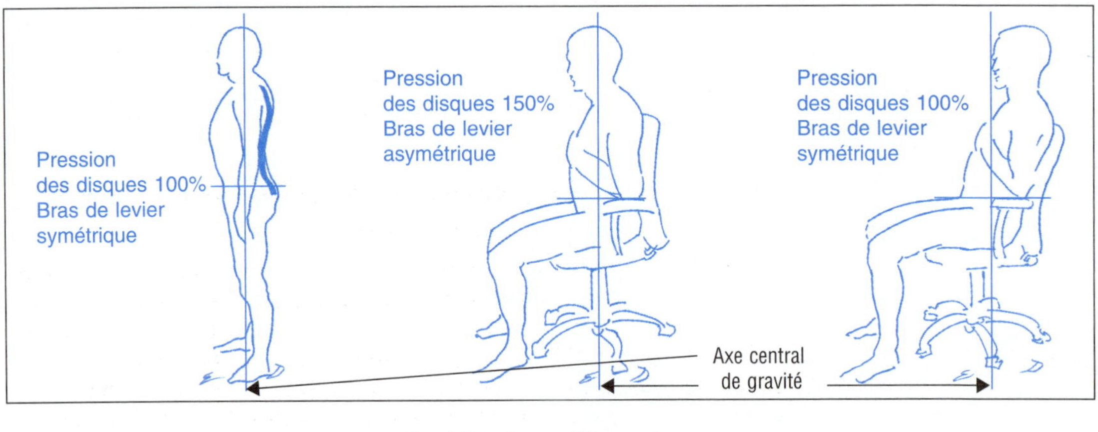

FIG. 4.26 – **La position assise.**

• a un dossier inclinable et réglable en hauteur (pour caler la lordose lombaire) ;
• peut pivoter sur son axe (pour éviter les mouvements de rotation du corps) ;
• a des roulettes (pour éviter les mouvements de rotation et inclinaison latérale).

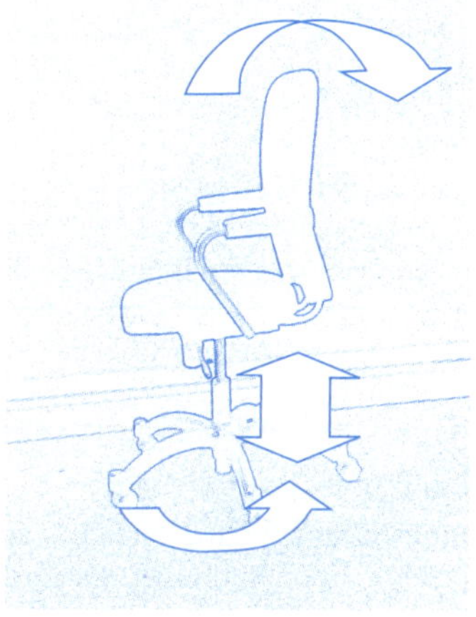

FIG. 4.27 – **Avantages de la chaise ergonomique.**

2. La position allongée

C'est une position que nous adoptons un tiers de notre vie : elle mérite, elle aussi, un peu d'attention. Elle doit respecter l'harmonie des courbures de la colonne vertébrale. En position allongée, la pression des disques est de seulement 30 % (la même pression debout est chiffrée conventionnellement à 100 %). C'est à ce moment-là que les disques intervertébraux se nourrissent (par absorption). Prenons quelques exemples.

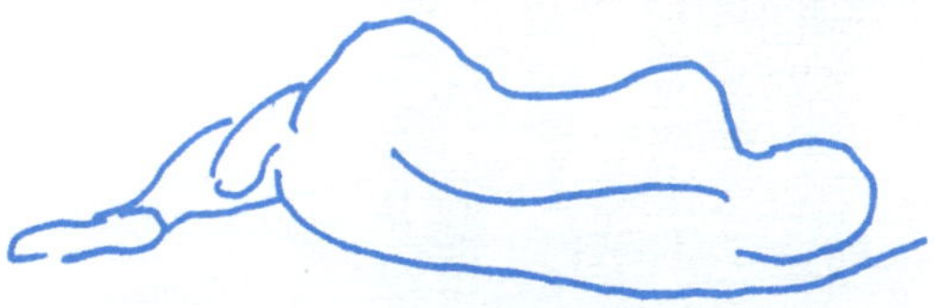

FIG. 4.28 – **Position allongée sur le côté.**

▶ Allongée sur le côté

Le dos est en position d'inclinaison latérale et en rotation. Mais si la personne reste trop longtemps dans cette position, des courbatures peuvent apparaître, il faut donc changer régulièrement de position !

▶ Allongée sur le ventre

La rotation du dos est encore plus forte. Par conséquent, les courbatures viennent plus rapidement.

▶ Allongée sur le dos à plat

La lordose lombaire est symétrique mais elle n'est pas soutenue. Des courbatures peuvent apparaître. Il faut donc changer régulièrement de position !

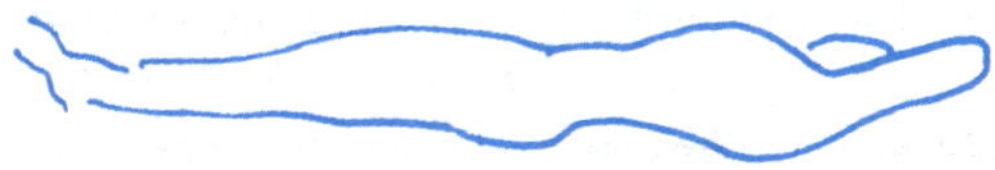

FIG. 4.29 – **Position allongée sur le dos à plat.**

▶ Allongée sur le dos, les jambes fléchies

La lordose lombaire est symétrique et détendue mais les jambes se fatiguent. Il faut les soutenir avec un coussin, sinon elles retombent et la personne se retrouve sur le côté.

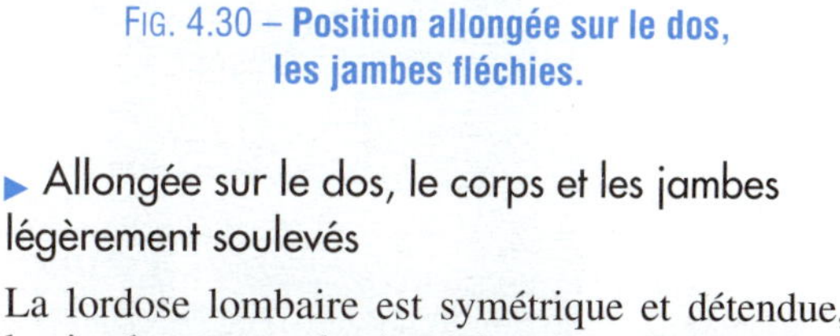

FIG. 4.30 – **Position allongée sur le dos, les jambes fléchies.**

▶ Allongée sur le dos, le corps et les jambes légèrement soulevés

La lordose lombaire est symétrique et détendue, les jambes sont relaxées. C'est la meilleure position pour reposer le dos, toutefois elle nécessite certains dispositifs. Cette position est obtenue facilement avec un lit électrique, mais on pourra aussi l'obtenir avec des coussins et des oreillers. La literie doit contribuer à diminuer les contraintes (matelas ferme mais permettant au bassin et aux épaules de s'enfoncer légèrement).

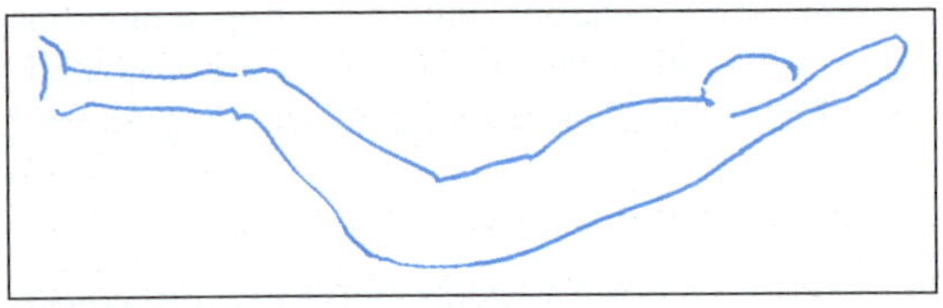

FIG. 4.31 – **Position allongée sur le dos, le corps et les jambes légèrement soulevés.**

> **Les règles d'HSC et respect du patient**
>
> L'AS doit :
> - observer et déceler les mauvaises positions de la personne ;
> - demander à la personne de corriger sa position elle-même ;
> - expliquer le pourquoi et le comment de la correction proposée ;
> - au besoin, aider la personne à modifier sa position ;
> - s'assurer que la personne est en état de confort et de sécurité ;
> - privilégier le confort de la personne et ne pas lui imposer de force une position ;
> - toujours choisir la position la plus antalgique.

2 ▸ L'INSTALLATION DE LA PERSONNE SELON SA PATHOLOGIE OU HANDICAP

Souvent, en milieu hospitalier, les personnes malades ont tendance à se relâcher, à prendre de mauvaises positions et s'y habituer. Or ces attitudes vicieuses sont source de souffrances et peuvent être handicapantes (ankyloses). La prévention de ces attitudes est d'une importance majeure et relève du rôle de l'aide soignant.

1. Les différentes positions et leur correction

a. *La position assise* (*cf.* Fig. 4.32)

- Observer la personne et apprécier si elle est bien assise.
- En position assise, l'AS doit aussi vérifier que :
  - la position n'est pas fatigante ;
  - les jambes sont à bonne hauteur (angle droit avec bassin, sinon surélever les pieds) ;
  - la tête du patient ne risque pas de basculer (personnes âgées) ;
- Apporter la correction si nécessaire, c'est-à-dire pratiquer un rehaussement :
  - par derrière (voir le fichier pratique à la fin de l'ouvrage) ;
  - par devant (voir le fichier pratique à la fin de l'ouvrage) ;
  - et repositionner les pieds correctement.

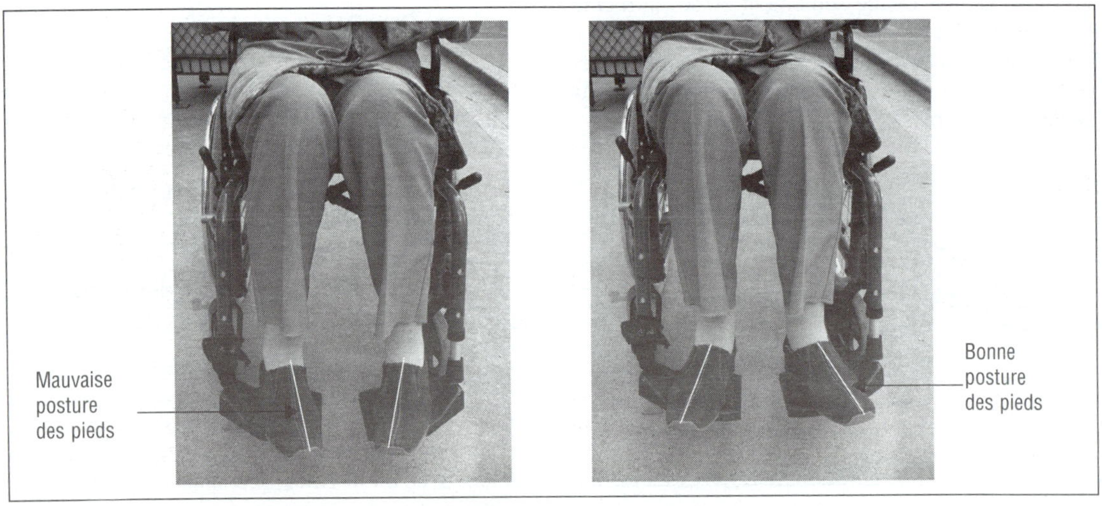

FIG 4.32 – **La bonne position des pieds.**

L'AS vérifiera que la pointe des pieds de la personne est tournée légèrement vers l'extérieur. C'est la position naturelle : sous un angle de 5° à 15° (pour des raisons anatomiques). Toute autre orientation devra être corrigée, car elle provoque une tension et des douleurs dans les genoux.

b. *La position allongée (ou décubitus dorsal)* (*cf.* Fig. 4.33)

Le soignant est souvent amené à aider une personne à se coucher. Il veillera particulièrement à la position finale qu'elle a choisie. Sur la photo ci-après (à gauche), on voit la personne dévier de son axe central de gravité. Il faudra donc la corriger (à droite).

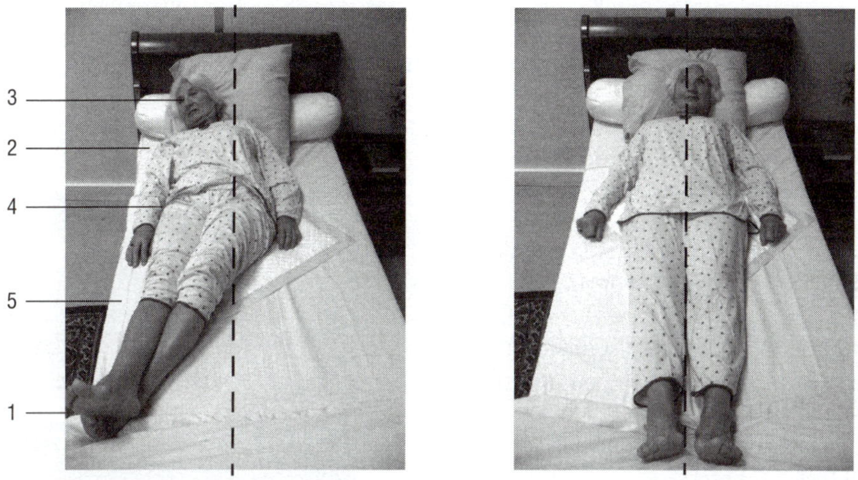

FIG 4.33 – **Redressement de la personne dans l'axe.**

L'AS veillera à :

1. décroiser et mettre les pieds de la personne dans l'axe ;

2. glisser les épaules dans l'axe ;

3. ranger la tête de la personne selon son goût ;

4. faire glisser et/ou pivoter le bassin de la personne de façon à ce qu'il soit dans l'axe ;

5. tirer les draps, les alèses, pyjama, pour ne pas avoir des plis.

Rehaussement de la personne au lit (*cf.* fin de l'ouvrage).

c. *Le pli d'aisance : prévention de la compression des pieds* (*cf.* Fig. 4.34)

L'AS veillera à faire un pli d'aisance, avec le drap et la couverture, au bout du lit ; ce qui donne de l'espace aux pieds de la personne. La couverture et le drap serrés accentuent la flexion plantaire de la personne couchée (pied tendu en avant). Elle peut, au bout d'un certain temps, entraîner des douleurs et modifier la marche de la personne qui traîne alors les pieds (c'est une attitude vicieuse).

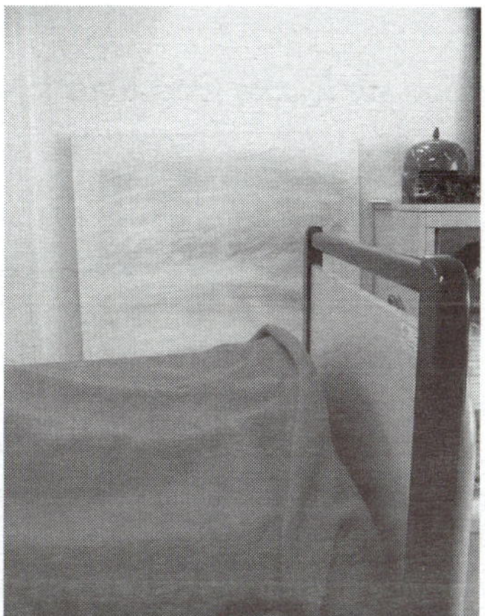

FIG 4.34 – **Plis d'aisance.**

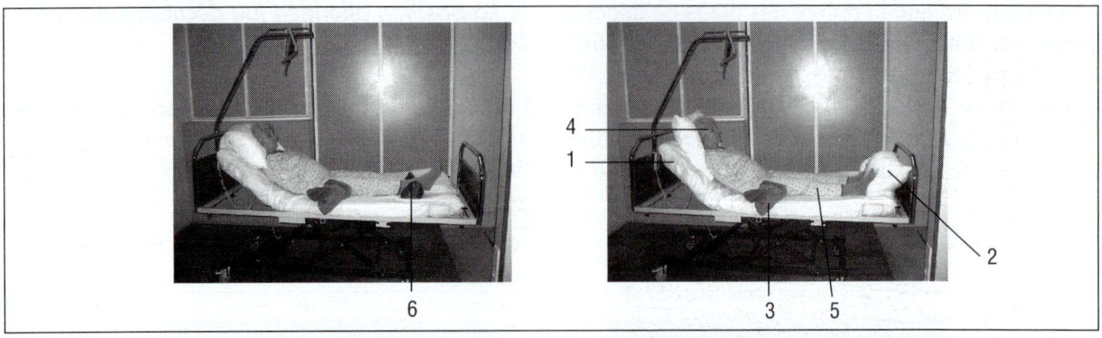

FIG 4.35 – **La position demi-assise et assise au lit.**

d. *La position demi-assise et assise au lit* (*cf.* Fig. 4.35)

Cette position favorise la respiration et la circulation et assure la détente de la personne.

L'AS veillera à :

1. soulever la tête du lit à la hauteur souhaitée ;

2. caler les pieds de la personne avec un coussin pour lui éviter de glisser ;

3. caler la main par un coussin sur lequel les doigts sont détendus à plat ;

4. placer la tête selon le désir de la personne (veiller à ce qu'elle reste dans l'axe, qu'elle ne tombe pas vers l'avant) ;

5. caler un coussin entre les jambes pour qu'elles ne se touchent pas ;

6. mettre un coussin sous la cheville pour soulever le talon (afin d'éviter les risques d'escarres).

e. *La position sur le côté (décubitus latéral)* (*cf.* Fig. 4.36)

C'est une position souvent choisie par le patient, mais qui doit être sécurisée et adaptée à la personne. L'AS veillera à :

1. soulever légèrement la tête du lit à la hauteur souhaitée ;

2. placer la tête selon le désir de la personne ;

3. mettre un coussin entre les jambes pour que les genoux ne se touchent pas ;

4. caler la main par un coussin sur lequel les doigts sont détendus à plat ;

5. caler un coussin derrière le dos (pour renforcer le maintien du corps dans l'axe, le confort et la sécurité).

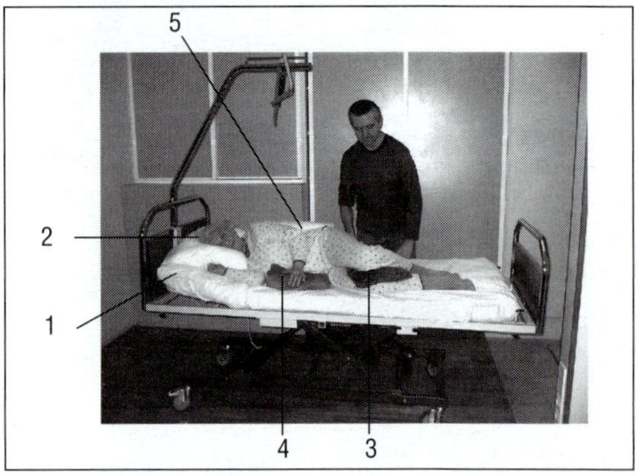

FIG. 4.36 – **Le décubitus latéral.**

f. *La position sur le ventre (décubitus ventral,* *cf.* Fig. 4.37)

Cette position peut être indiquée pour de courtes périodes (lors de certaines préventions d'escarres ou par mesure de sécurité à l'occasion de certaines interventions) et seulement sur prescription médicale.

L'AS veillera à :

1. placer la tête selon le désir de la personne[7] ;

2. mettre un coussin sous le ventre (pour remettre la colonne vertébrale dans l'axe) ;

3. mettre un coussin sous les chevilles ;

4. caler la main par un coussin, sur lequel les doigts sont détendus à plat.

7. Certains médecins conseillent de ne pas mettre de coussin sous la tête, car cela augmente l'hypertension de la colonne lombaire.

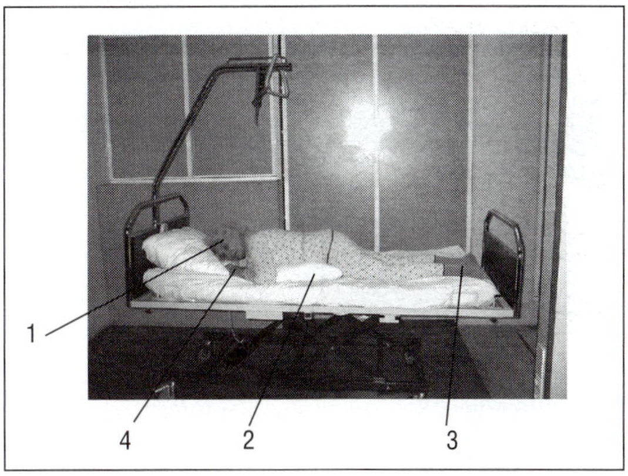

FIG. 4.37 – **Le décubitus ventral.**

g. *La position déclive* (*cf.* Fig. 4.38)

C'est une position indiquée dans le but de favoriser l'irrigation du cerveau. Elle ne peut être pratiquée que sur prescription médicale.
L'AS veillera à :

1. placer la tête selon le désir de la personne ;
2. caler les épaules pour que la personne ne glisse pas ;
3. caler la main par un coussin sur lequel les doigts sont détendus à plat.

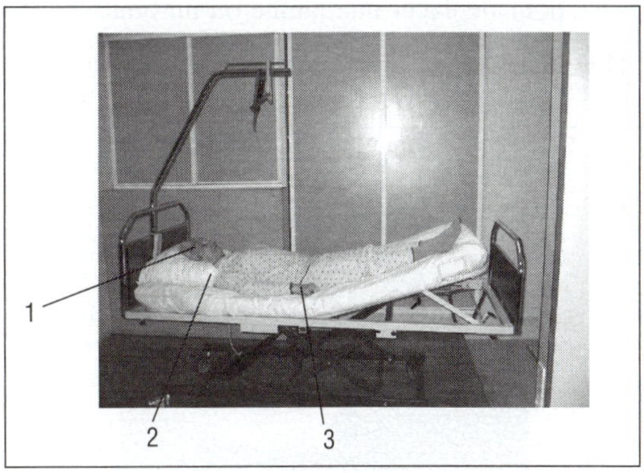

FIG. 4.38 – **La position déclive.**

3 ▸ LES DIFFÉRENTES PRISES MANUELLES

L'aide à la mobilisation ne peut pas se faire sans contact physique avec la personne, ce qui n'est pas un geste anodin. Le toucher porte en lui un sens profond psychologique de sécurité et d'intimité. Dans la vie, on ne se laisse pas toucher par n'importe qui ! Donc l'AS ne peut pas être n'importe qui.

Les règles d'HSC et Respect du patient

L'AS veillera à :
- avertir la personne avant la manœuvre manuelle ;
- lui expliquer la nature de la prise ;
- avoir des mains chaudes ;
- avoir des gestes doux, des mouvements souples ;
- ne pas utiliser la prise en pince, toujours plus traumatisante ;
- ne pas tirer la personne par la tête (c'est dangereux) mais l'accompagner en douceur ;
- ne pas tirer par les vêtements (c'est désagréable et peut être interprété comme un manque de respect) ;
- ne pas tirer un membre paralysé (c'est dangereux) mais l'accompagner en douceur ;
- choisir de préférence les endroits les plus appropriés (les aisselles, les épaules, le bas du dos et les hanches).

1. Les techniques à adopter

Il y a différentes techniques de prises manuelles. Citons les principales.

▸ Prise en pince (*cf.* Fig. 4.39)

Lors de la prise en pince (*cf.* Fig. 4.39), le pouce serre et fait mal à la personne ! Souvent, les « petites » hémorragies sous-cutanées aux jambes et aux bras sont dues au pouce du soignant.

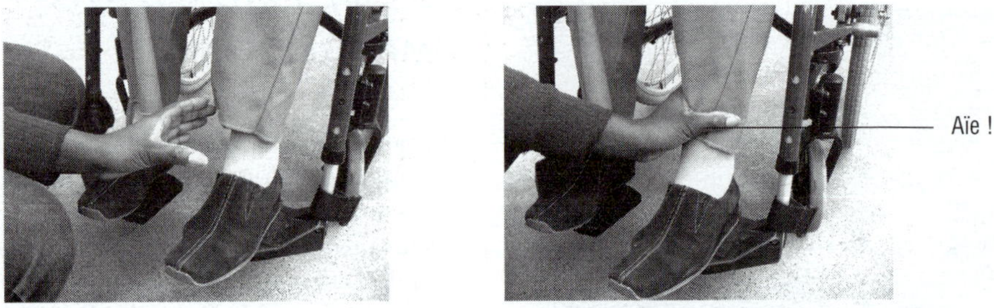

FIG 4.39 – **La prise en pince, traumatisante.**

▶ Prise en cuillère (*cf.* Fig. 4.40)

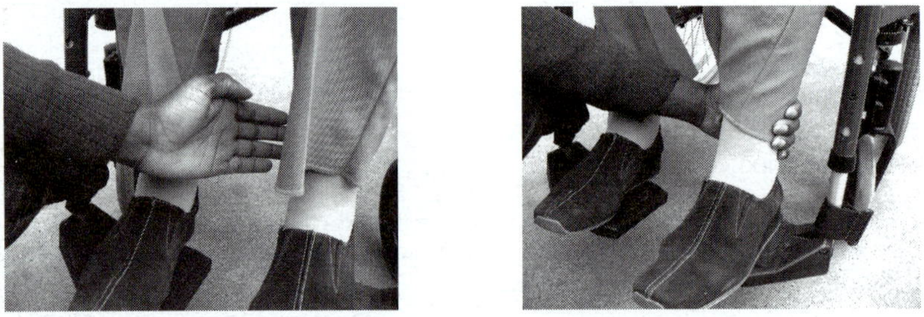

FIG 4.40 – **Prise en cuillère.**

Le pouce suit les autres doigts. Toujours utiliser cette prise pour déplacer une jambe ou un bras.

▶ Prise en barre de coudes et de poignets (*cf.* Fig. 4.41 et 4.42)

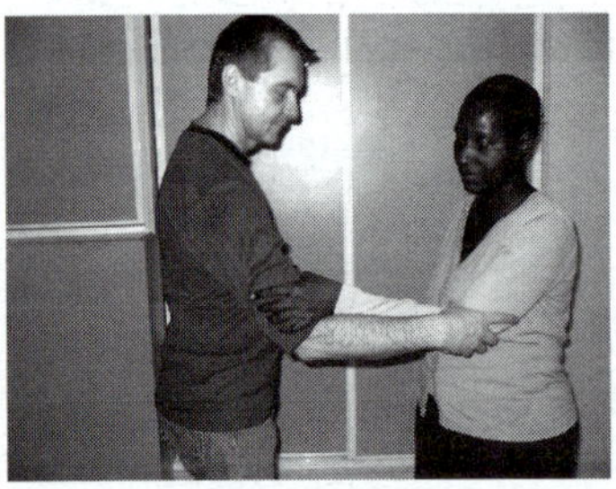

FIG. 4.41 – **Prise en barre de coudes.**

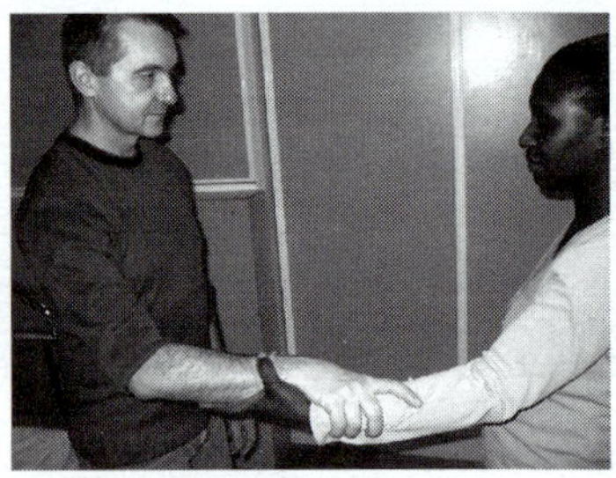

FIG. 4.42 – **Prise en barre de poignets.**

Utiliser cette prise pour le travail à deux, pour accompagner à la marche. Elle assure une bonne stabilité.

Utiliser cette prise pour le travail à deux, pour soutenir le bras de la personne en positionnant votre main au-dessus car elle assure une moins bonne stabilité.

▶ Prise en barre d'épaules (*cf.* Fig. 4.43)

Utiliser cette prise pour le travail à deux particulièrement pour le redressement dans le lit. Elle assure une bonne stabilité.

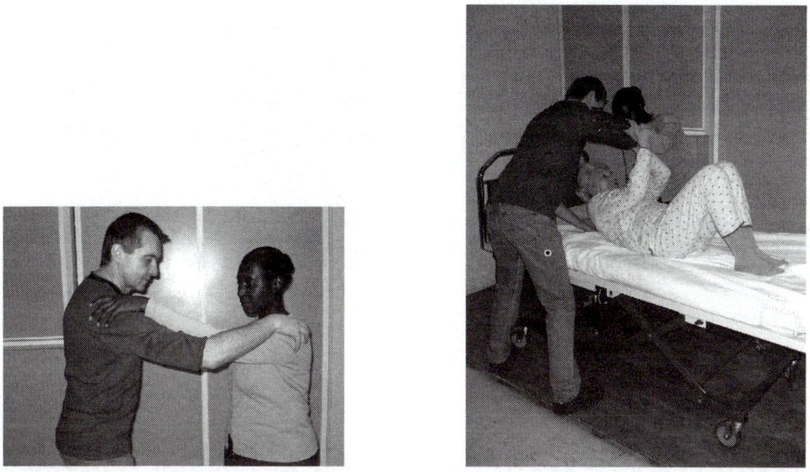

FIG 4.43 – **Prise en barre d'épaules.**

▶ Prise en bretelles (*cf.* Fig. 4.44)

C'est la prise pour le redressement dans le fauteuil par derrière. L'aidant doit :

- placer ses bras sous les bras de la personne ;
- croiser les bras de la personne sur le bas du ventre ;
- se mettre en PUS et garder le dos plat ;
- accompagner le mouvement : glisser le bassin de la personne en arrière (l'effort est horizontal !).

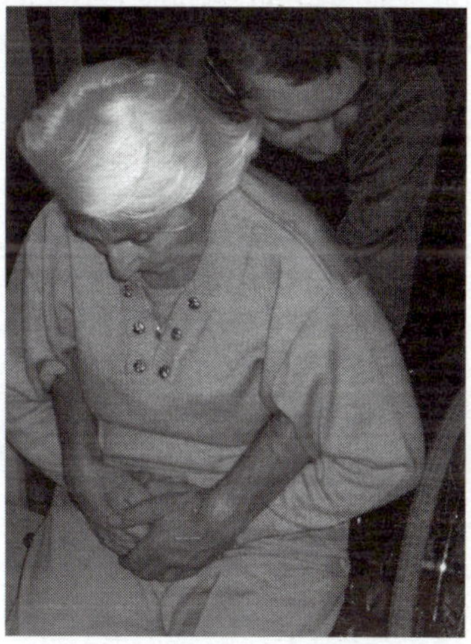

FIG. 4.44 – **Prise en bretelles.**

▶ Position d'appui sur les genoux (*cf.* Fig. 4.45)

Cette prise est utilisée pour le redressement dans le fauteuil par devant et le transfert en position assise. L'aidant doit choisir un endroit du corps peu sensible. Exemple : pour la personne, c'est la ***fosse latérale*** du genou. Pour l'aidant, c'est la ***fosse médiane*** du genou. L'aidant doit serrer les genoux de la personne en biais. Il doit éviter de mettre ses genoux face à face à ceux de la personne car c'est plus douloureux.

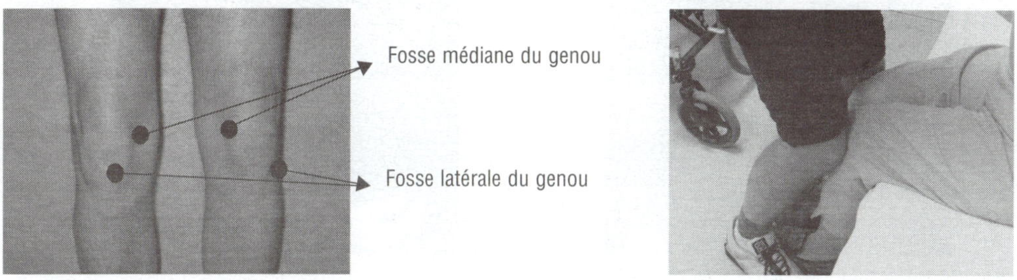

FIG 4.45 – **Position d'appui sur les genoux.**

8 L'aide aux déplacements et aux transferts

1 ▸ Aide manuelle à la marche et à la prévention des chutes

Pour aider une personne qui a des difficultés de locomotion, l'aidant doit prendre certaines précautions et, avant tout, prévenir les risques de chutes.

1. Les règles à respecter

Le soignant doit :

- s'assurer d'avoir une autorisation médicale. Le premier lever après une immobilisation se fait toujours en présence du médecin ou du kinésithérapeute ;
- s'assurer que la personne est prête psychologiquement et physiquement ;
- estimer sa capacité à faire le trajet et prévoir la possibilité de repos (chaise) ;
- observer le trajet à parcourir et le dégager de tous les obstacles ;
- pendant la marche, être attentif à la force de la personne et lui signaler chaque obstacle ;
- respecter le rythme de la personne, marcher à son pas.

2. Les techniques à adopter

Voyons quelques situations concrètes de mobilisations d'une personne.

a. Aide d'un patient à bonne mobilité (*cf.* Fig. 4.46)

La personne a une bonne capacité physique et a besoin plutôt d'une aide psychologique.
L'aidant doit :

- se positionner du côté préféré de la personne ;
- adopter la prise en support de bras (*cf.* Fig. 4.46, 2). Cette prise donne un sentiment de sécurité à la personne, mais ne peut pas assurer la vraie sécurité.

Son rôle consiste plus particulièrement à :

- observer et dégager les obstacles ;
- avertir la personne des obstacles qu'on ne peut pas déplacer ;
- rassurer la personne ;
- être attentif à sa fatigue.

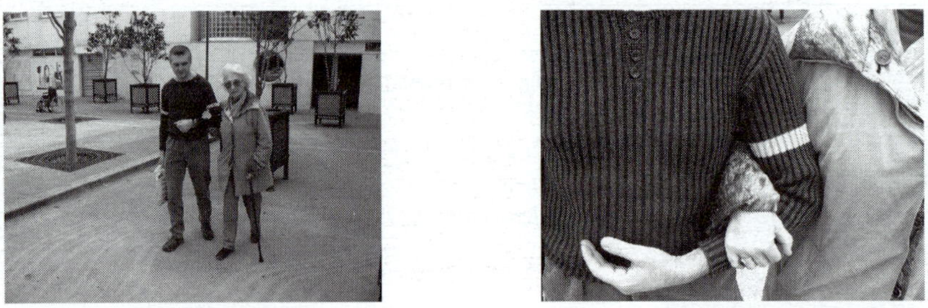

1 2

Fig. 4.46 – **Aide d'un patient à bonne mobilité.**

b. *Aide au patient qui marche avec une canne*

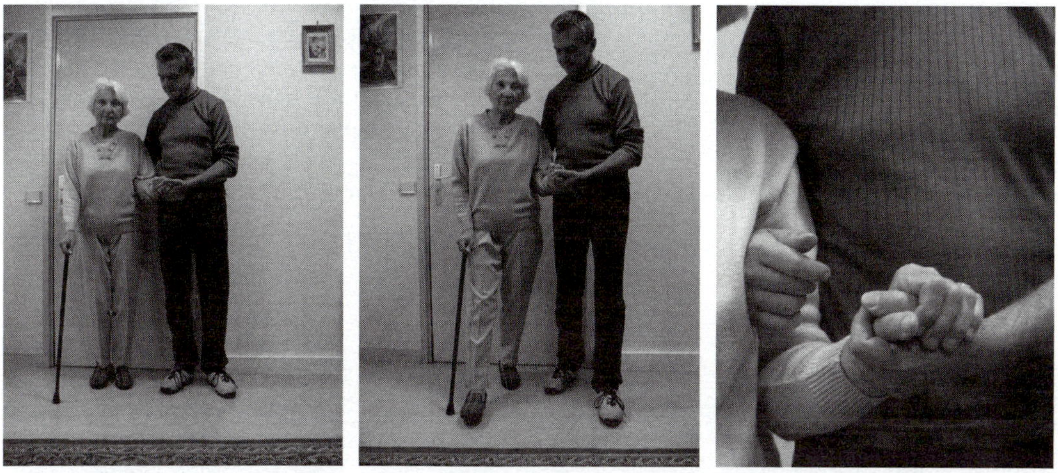

3 4 5

FIG. 4.47 – **Aide au patient qui marche avec une canne.**

L'aidant doit :

- se positionner du côté opposé à la canne ;
- faire une prise en support de hanche. Cette prise doit assurer une bonne stabilité et préserver l'équilibre de la personne.

Son rôle consiste plus particulièrement à :

- garder l'équilibre de la personne ;
- être attentif à sa fatigue.

NB : la prise en canne anglaise assure une bonne stabilité et procure aussi un support vertical. Elle est plus difficile pour le soignant mais elle permet de mieux estimer les capacités physiques (les forces) de la personne. Elle est utilisée par les kinésithérapeutes lors du premier lever (*cf.* Fig. 4.47, 5).

c. *Aide au patient qui marche avec un déambulateur* (cf. Fig. 4.48)

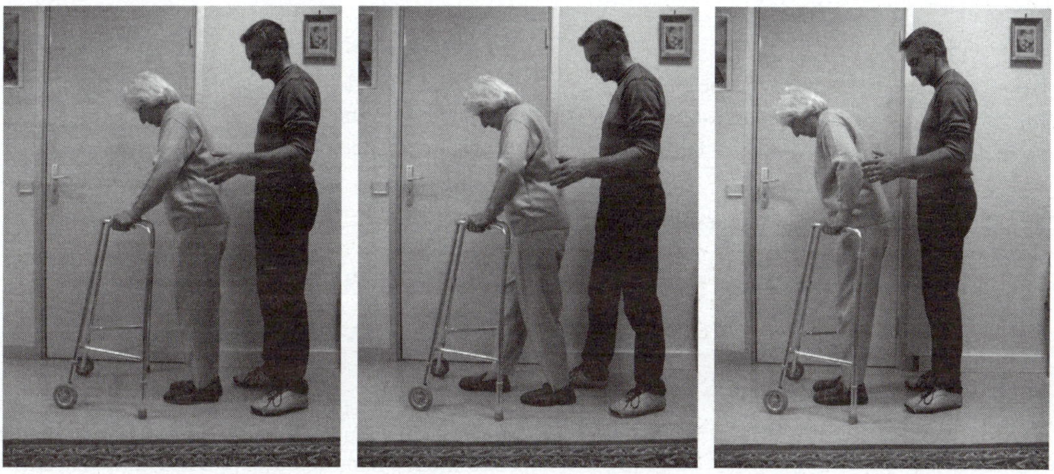

6 7 8

FIG. 4.48 – **Aide au patient qui marche avec un déambulateur.**

L'aidant doit se positionner derrière la personne en PUS prêt à la soutenir. Son rôle consiste plus particulièrement à :

- observer et dégager les obstacles ;
- avertir la personne des obstacles qu'on ne peut pas déplacer ;
- rassurer la personne ;
- être attentif à sa fatigue.

d. *Aide au patient faible ou fatigué* (*cf.* Fig. 4.49)

La personne risque d'avoir une faiblesse dans les jambes ou une perte d'équilibre. L'aidant devra accompagner sa marche. Il y a deux méthodes, selon la situation qui se présente.

▸ Pour les courtes distances

Il faudra accompagner la ***marche par derrière*** (*cf.* Fig. 4.49).

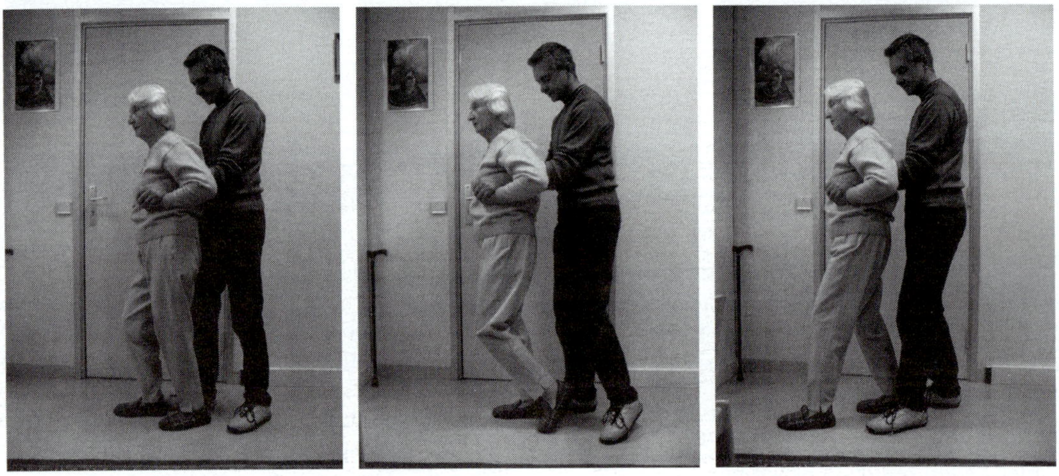

9 10 11

Fig. 4.49 – **Aide au patient faible, sur courte distance.**

L'aidant doit :

- se positionner derrière la personne ;
- pratiquer une prise en support sous les bras : l'aidant a ses bras sous les bras de la personne.

Il doit :

- être prêt à soutenir la personne si elle a une faiblesse ou si elle perd l'équilibre ;
- marcher au pas avec la personne.

▸ Pour de très courtes distances

Il faudra accompagner la personne à la ***marche par devant***. L'aidant doit :

- se positionner devant la personne ;
- la prendre en support sous les bras, lui demander d'empoigner ses coudes, adopter la PUS, marcher en arrière.

Le rôle de l'aidant est plus particulièrement de :

- observer et dégager les obstacles. (Il doit être attentif car il marche en arrière !) ;
- rassurer la personne ;
- être attentif à sa fatigue.

2 ▸ Les autres aides au déplacement

Les personnes présentant quelques difficultés à la marche (liées à une maladie ou à l'âge) peuvent être aidées dans leurs déplacements par l'utilisation de cannes ou d'un déambulateur. Pour les personnes présentant un handicap, il existe de nombreux appareillages favorisant la marche.

1. Les cannes

Il existe différents types de cannes (la simple, l'anglaise, la tripode). Elles doivent répondre chacune à une utilisation spécifique (*cf.* Fig. 4.50).

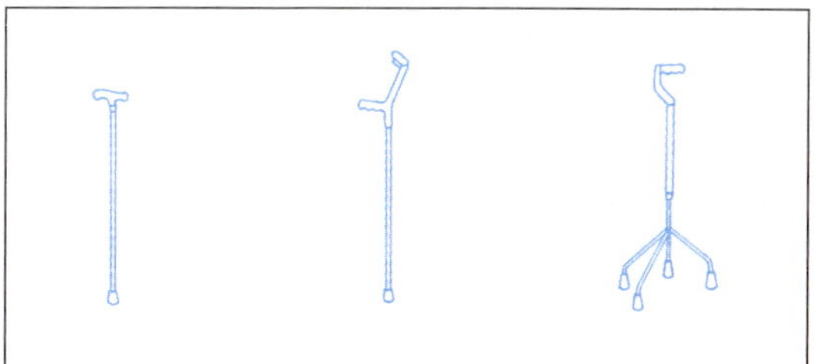

FIG. 4.50 – **Les cannes.**

2. Les déambulateurs

Il en existe trois modèles (*cf.* Fig. 4.51 et 4.52).

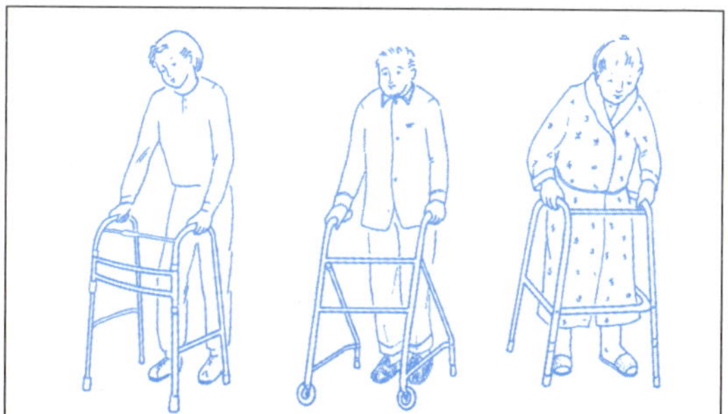

FIG. 4.51 – **Les déambulateurs.**

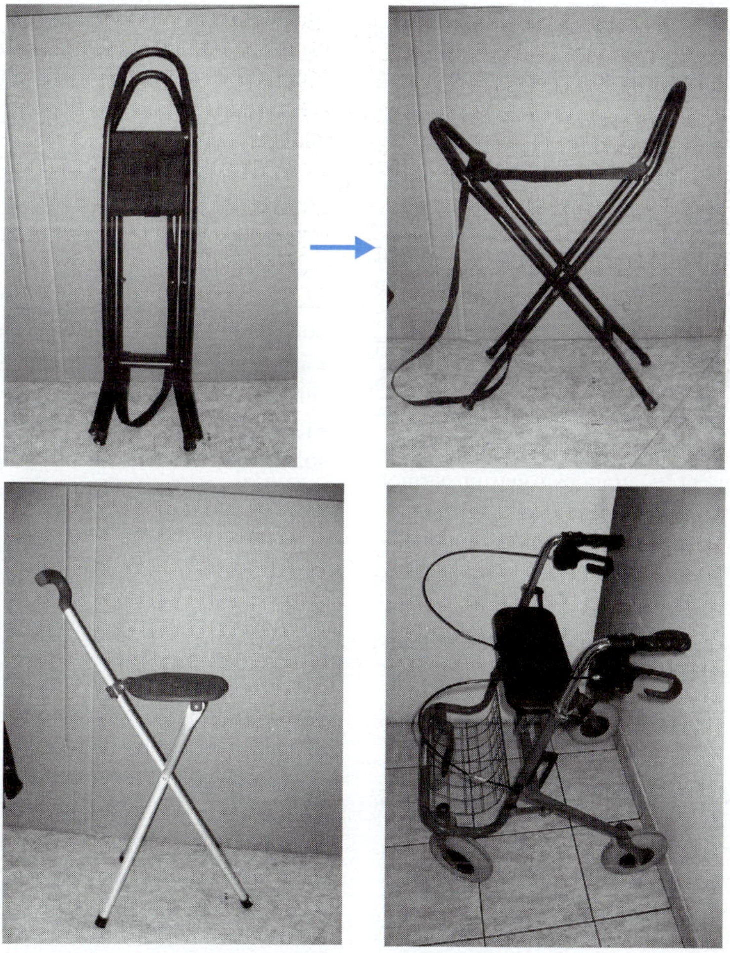

FIG. 4.52 – **Cannes et déambulateurs avec sièges intégrés.**

3. Les appareillages

Il existe plusieurs modèles : les releveurs, les orthèses et les prothèses (*cf.* Fig. 4.53).

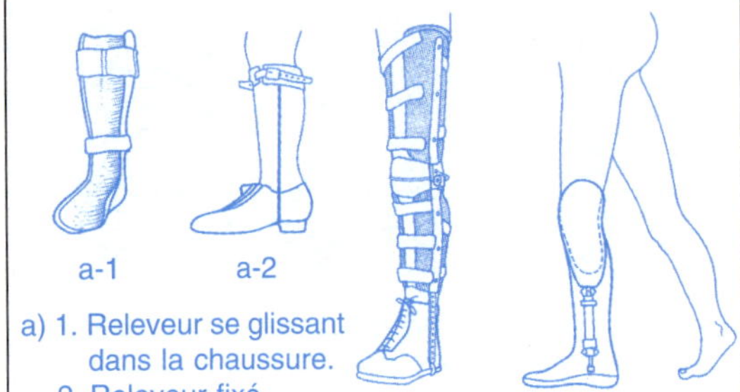

FIG. 4.53 – **Les appareillages favorisant la marche.**

4. Le fauteuil roulant

Quand la marche n'est plus possible ou devient très difficile lors de certaines pathologies ou de handicaps, l'utilisation d'un fauteuil roulant permet alors le déplacement de la personne. Il existe différents types de fauteuil roulant. Des caractéristiques sont communes aux différents modèles :

- des freins bloquent les grandes roues et permettent des transferts en toute sécurité ;
- des repose-pieds réglables (souvent amovibles) permettent de réaliser les transferts sans risque de blessure ;
- des accoudoirs réglables (également amovibles) facilitent les transferts latéraux.

3 ▸ Les aides aux transferts (cf. Fig. 4.54)

Le transfert consiste à passer une personne d'une position à une autre (exemple : le transfert du lit vers le fauteuil).

Il est important que les transferts se réalisent en toute sécurité, dans une relation de confiance avec la personne aidée. Une personne qui a peur ou se sent angoissée, sera tendue et crispée pendant le transfert (avec un risque de geste mal réalisé, voire un risque de chute).

Il est tout aussi important d'utiliser le matériel disponible d'aide à la manutention et de faire participer la personne en fonction de ses possibilités.

Il existe un matériel très diversifié dont le soignant doit tirer profit :

- la *potence* (ou le « perroquet ») : elle est fixée à la tête du lit et permet à une personne de se soulever avec les bras ;
- « *l'échelle de corde* » (ou « de transfert ») : elle est fixée au pied du lit et permet à une personne de se tracter afin de s'asseoir dans le lit ;
- la « *planche de transfert* » : elle est auto glissante, positionnée sous le patient, au dessous de l'alèse, elle permet de passer du lit au brancard. Il est souhaitable que les deux surfaces soient à une hauteur identique ;
- le « *coussin de transfert* » : il est également auto glissant et facilite beaucoup certains transferts (exemple : d'un siège à un autre de même hauteur) ;
- le « *cadre du lit* » : il permet d'y poser le pied pour une meilleure manutention ;
- le « *matelas* » : le soignant peut l'utiliser lors de certaines manœuvres pour y poser le genou ;
- la « *sangle* » : c'est un gros ruban de tissu, très solide, qui est souvent utilisé par deux soignants pour le transfert de patients obèses ;
- les « *chariots, les lits et les baignoires amovibles* » : ils sont très demandés par les soignants, car ils leur évitent bon nombre de manœuvres manuelles. Ils s'adaptent à chaque patient et à chaque situation ;
- la « *têtière du lit* » : elle peut être utilisée comme appui toutefois, dans certains cas, elle peut être gênante et il faut penser à l'enlever avant la manœuvre de manutention ;
- l'« *alèse* » : c'est un tissu ferme et solide qui permet certains transferts (exemple du lit au brancard) ;
- le « *lève personne* » permet les transferts des personnes très dépendantes. Par exemple, pour lever la personne du lit au fauteuil ou pour transférer la personne dans la baignoire.

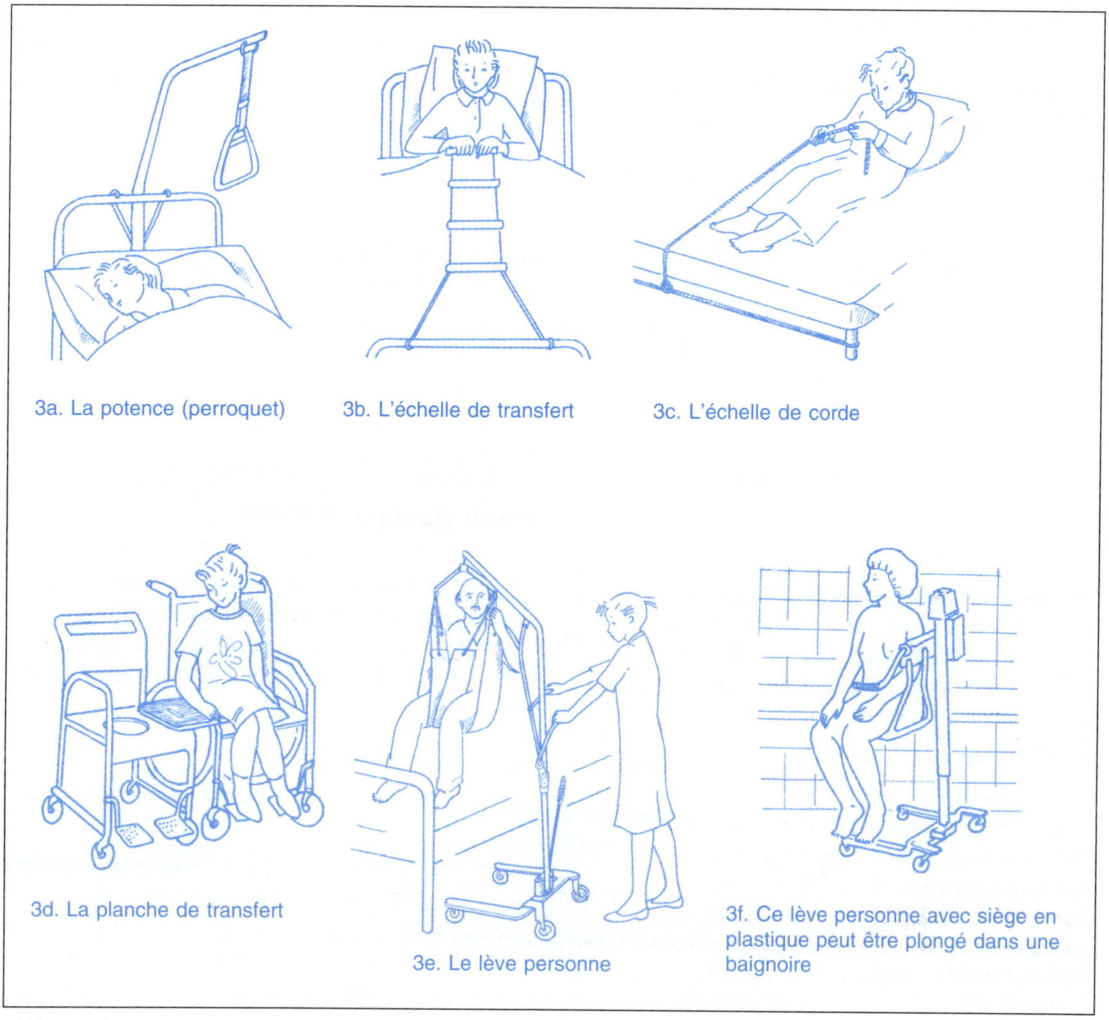

3a. La potence (perroquet)

3b. L'échelle de transfert

3c. L'échelle de corde

3d. La planche de transfert

3e. Le lève personne

3f. Ce lève personne avec siège en plastique peut être plongé dans une baignoire

FIG. 4.54 – **Le matériel d'aide au transfert.**

9 Les règles de l'organisation au travail

1 ▸ Organisation du poste de travail

De nombreux professionnels de santé sont amenés à travailler debout ce qui peut entraîner divers problèmes de santé. En conséquence, l'aménagement du poste de travail revêt une importance particulière au niveau de la prévention.

1. Inconvénients du maintien de la posture debout

Le maintien de la posture debout sur des périodes prolongées et répétitives peut entraîner, nous l'avons vu, une fatigue au niveau de la région lombaire et un ralentissement de la circulation sanguine au niveau des jambes.

Tableau 4.5 – facteurs d'hygiène, de sécurité et de confort au travail.

Aménagement d'un plan de travail En position debout		
Facteurs d'HSC : Pour favoriser la sécurité et le confort, il faut : – adapter la hauteur du plan de travail selon la tâche à effectuer et la taille de l'usager (*cf.* Fig. ci-contre) ; – avoir un aménagement des pieds suffisant ; – avoir un appui scellé (appuyer, si possible, ses cuisses ou son bassin contre le plan de travail).		
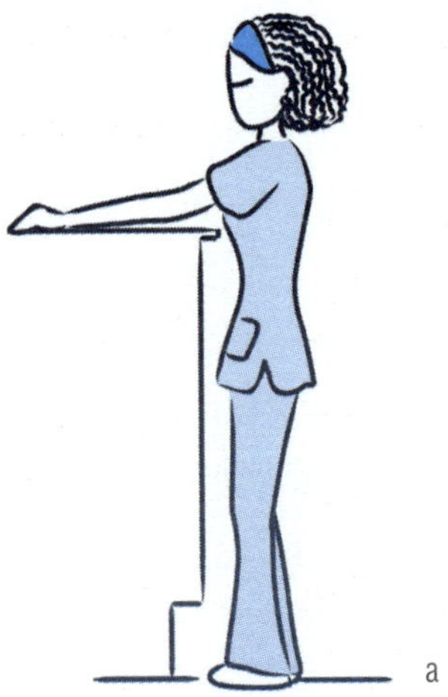 a	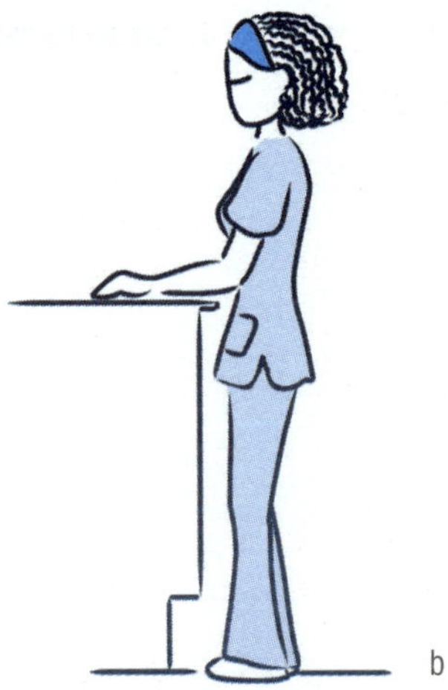 b	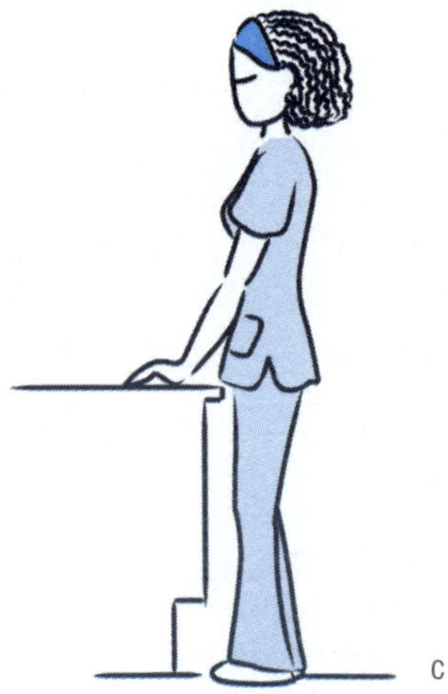 c
Travail demandant de la précision.	Travail sans effort.	Travail demandant un effort physique.

2. Inconvénients de la position assise

La position assise prolongée favorise, on l'a dit, une fatigue au niveau de la région lombaire et un mal de dos.

Tableau 4.6 – Poste de travail nécessitant une position assise : facteurs d'hygiène, de sécurité et de confort au travail.

Aménagement d'un poste de travail en position assise	Facteurs d'HSC
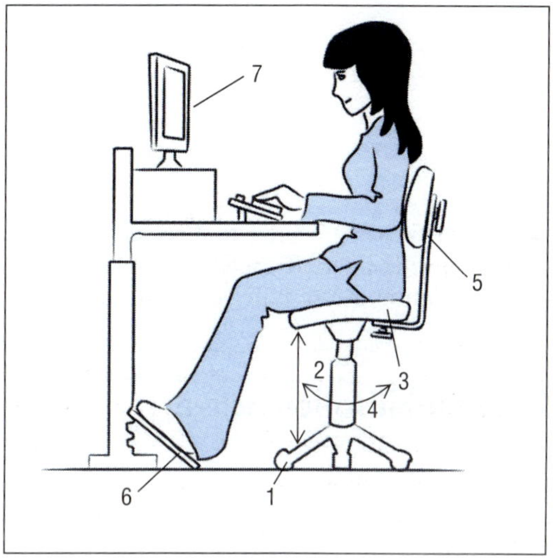 FIG. 4.55 – **Poste de travail nécessitant une position assise.**	Pour favoriser la sécurité et le confort de l'usager : – le plan de travail doit être adaptable en hauteur ; – le siège doit être : **1.** stable ; **2.** réglable en hauteur ; **3.** rembourré, assez large ; **4.** pivotant (pour éviter les contorsions) ; **5.** avec un appui lombaire réglable en hauteur et en profondeur ; **6.** le repose-pied doit être réglable en hauteur et en inclinaison ; **7.** l'écran doit se trouver à une distance d'environ 1 bras.

2 ▸ Organisation des zones de travail

Sur un plan de travail, on peut délimiter deux zones.

- La ***zone de travail optimal*** (*cf.* Fig. 4.56) qui s'obtient en décrivant sur le plan de travail des arcs ayant pour rayon la longueur de l'avant-bras.
- La ***zone de préhension maximale*** (*cf.* Fig. 4.56) qui s'obtient en décrivant sur le plan de travail des arcs ayant pour rayon la longueur du bras tendu.

Pour conserver une attitude correcte au poste de travail (que ce soit en position debout ou assise), il est nécessaire d'organiser sa zone de travail en disposant correctement les objets ou produits autour de soi. Par exemple : la disposition pour une mise en situation professionnelle.

Il faut :

- disposer le plateau pour regrouper objets ou produits ;
- mettre les objets ou produits à utiliser dans un 1er temps ;
- placer les objets ou produits à utiliser dans un 2e temps.

C'est valable pour une situation de soins ou de biberonnerie ou de cuisine.

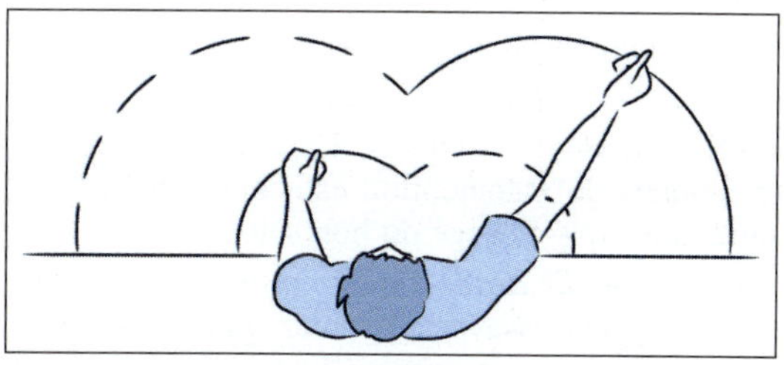

FIG. 4.56 – **Zones de travail optimal et de préhension maximale.**

10 La mobilisation des patients

1 ▸ Les formes de la mobilisation

La mobilité est la capacité à entrer en mouvement, à réaliser certains gestes (par exemple, un changement de position, de place ou de lieu). Les personnes âgées ou handicapées sont très souvent victimes d'une déficience de cette capacité (par manque de force, d'équilibre, de coordination) et l'immobilisation prolongée aggrave cette déficience.

Pour lutter contre ces effets nocifs, il faut mobiliser ces personnes et l'AS a un rôle important à jouer. Cette mobilisation peut être ***passive***, ***active*** ou ***mixte***.

1. La mobilisation passive

Il s'agit de bouger la personne sans lui demander d'effort personnel. Par exemple, lorsque l'AS réalise chez un patient dépendant (âgé, handicapé ou récemment opéré) :

- un changement de position au lit ;
- un passage du lit au fauteuil, etc.

Ce type de mobilisation nécessite souvent l'intervention de deux soignants. La connaissance des techniques de manutention est également nécessaire, ainsi que l'usage du bon sens.

Il faut ***réfléchir avant d'agir*** : plutôt que de soulever, on peut essayer de rouler, glisser, pivoter, en utilisant tout son corps. Chaque fois que c'est possible, il faut utiliser les aides mécaniques (telles que le soulève-personne). L'utilisation d'une aide ne suffit pas à écarter tout risque de traumatisme mais elle peut efficacement soulager la fatigue à condition d'être utilisée à bon escient.

2. La mobilisation active

Il s'agit de faire bouger la personne en lui demandant une participation adaptée à ses possibilités. L'AS doit :

- donner des indications claires, simples et précises à la personne tout en la rassurant ; la peur de se faire mal ou de tomber rend la personne hésitante, crispée et gêne la manutention ;
- lui demander de « l'attraper » plutôt que d'avoir à la saisir, ceci permet à l'aide soignant de garder les mains libres pour guider le mouvement (empêcher toutefois la personne de s'agripper à votre cou – zone cervicale très fragile – mais plutôt de vous saisir à la taille ou aux épaules).

Précautions : après une longue immobilisation, la mobilisation ne peut se faire que sur avis médical. Dans tous les cas, il faut toujours vérifier que l'on peut faire bouger un patient sans risque.

3. La mobilisation mixte

Il s'agit de procéder dans un 1er temps à une mobilisation active et, dans un 2e temps, de la compléter par une mobilisation passive.

Étude de cas : Madame A et le brossage de dents

Lors de la toilette matinale, la patiente Madame A est capable de prendre sa brosse à dents et de la porter à sa bouche mais est incapable de faire les mouvements pour se brosser les dents. Le soignant devra l'aider à effectuer le brossage des dents.

Rôle de l'AS

Le soignant a pour rôle de solliciter le patient pour le faire passer d'un mode passif à un mode actif lors de la mobilisation.
Préalable indispensable : toute mobilisation doit tenir compte du degré d'autonomie du patient, de sa pathologie, de son handicap, de sa douleur et de ses appareillages médicaux éventuels.

2 ▸ Les principes et les règles de la mobilisation

Lors de la manutention d'un patient, le soignant doit aussi :

- respecter certains principes ;
- appliquer des règles de base spécifiques.

1. Les principes

La mobilisation du patient repose sur un principe essentiel : préserver à la fois la santé et la sécurité du soignant et celle du patient car l'une et l'autre sont interdépendantes. Par exemple, si, lors d'une mobilisation, le patient ne se sent pas en sécurité (si le soignant est éloigné de lui ou réalise une mauvaise prise) ou si le soignant se positionne mal par rapport au patient, cela peut engendrer un risque majeur pour les deux partenaires (chute, accident, douleur…). On peut donc résumer ainsi les interactions soignant-patient.

Santé et sécurité du soignant ⇄ (induit) confort et sécurité du patient

FIG. 4.57 – **Interactions soignant-patient dans la mobilisation du patient.**

La santé et la sécurité du soignant dépendent aussi directement de l'autonomie du patient et donc des efforts que devra fournir le soignant pour le mobiliser. De ce fait, on dit que :

L'autonomie du patient → (induit) L'économie d'efforts du soignant donc sa santé

FIG. 4.58 – **Interactions soignant-patient selon l'autonomie du patient.**

Les règles d'HSC à respecter

Le soignant veillera à respecter quelques règles de base spécifiques à la mobilisation des patients. Ces règles s'adaptent aux dix règles de base de l'ergonomie vues précédemment (*cf.* Chapitre 1).

Rôle de l'AS

- ***Avertir*** le patient de la manutention qu'il va réaliser.
- ***Expliquer*** au patient les gestes qu'il va devoir faire avant ou pendant la mobilisation.
- ***Le rassurer*** s'il appréhende la situation.
- S'assurer qu'il a bien compris et ***reformuler*** si nécessaire.
- Donner des consignes simples et précises au patient.
- Solliciter la participation du patient en fonction de son ***degré d'autonomie***.
- Utiliser la notion de ***contrepoids***.
- Se placer toujours du côté ***inactif*** (invalide) du patient.
- « ***Accompagner le transfert*** » du patient (couché/assis, allongé/assis, rehaussement) en inversant ses appuis sur les ***jambes*** (ce mouvement sera détaillé pour chaque technique exposée ci-après).
- Tenir le dos droit.
- ***Regarder devant soi*** et non le patient au moment où la manœuvre se déroule.
- Connaître les différentes « ***prises*** » et s'y exercer régulièrement pour les effectuer efficacement.

11 La manutention des patients

1 ▸ La démarche de manutention (DDM)

Une démarche de manutention a une chronologie tout comme la démarche de soin (DDS) ou d'animation (DDA). Elle peut se décomposer en plusieurs étapes.

1. L'information, l'observation et la réflexion

Avant d'effectuer une démarche de manutention à un patient, le soignant doit observer le patient, collecter des informations et les analyser. Il doit utiliser la méthode du QQQOCP[8].

- ***Qui*** : à quel patient je dois m'adresser ?
  - Quel est son âge ?
  - Quelles sont ces capacités (physiques et intellectuelles) ?
  - Quelle est sa pathologie, son handicap ?
  - Quel est son degré d'autonomie ?
  - Pourra-t-il participer à la manœuvre ?
  - Comprendra-t-il les explications, les consignes ?
- ***Quoi*** : quelle manœuvre de manutention dois-je réaliser pour « tel » patient ?
  - Est-elle prescrite ? par qui ?
  - Y a-t-il des consignes écrites sur le cahier de transmission ?
  - Y a-t-il des consignes orales ?
  - Est-ce que je maîtrise la technique ?
  - Est-elle sans danger, sans risque (pour moi et le patient) ?
- ***Quand*** dois-je la réaliser ?
  - Le matin après la toilette (exemple : le lever) ?
  - L'après-midi (exemple : la mise au fauteuil) ?
- ***Où*** dois-je intervenir ? Le soignant se questionnera sur l'environnement immédiat du patient.
  - Quels objets (ou matériel) peuvent gêner la manœuvre ?
  - Quels objets (ou matériel) de la chambre peuvent être utilisés (alèse, têtière, etc.) ?
- ***Comment*** : réaliser cette manœuvre ?
  - Dois-je la réaliser seul ?
  - Dois-je faire appel à une aide humaine (un collègue) ou prévoir une aide technique (potence, canne) et laquelle ?
- ***Pourquoi*** : pourquoi réaliser cette manœuvre ?
  - Quel est son objectif ?
  - Quel est son intérêt pour le patient ?

2. La préparation à l'action

La préparation de la manœuvre de manutention sera de deux ordres :

- ***matérielle*** puisque le soignant doit regrouper tout le matériel utile à la manœuvre. Par exemple, les alèses, les aides techniques diverses (potence…) ;
- ***humaine*** car le soignant doit se préparer à l'action et cette préparation se fait au lit du patient. Le patient est également concerné. Le soignant va expliquer l'intérêt de la manœuvre au patient et,

8. Comme pour la réflexion des autres démarches, il faut mettre le pourquoi au début de sa réflexion (même si pour un motif mnémotechnique, la formule se retient mieux sous cette forme.

s'il juge qu'il a les capacités pour participer à la manœuvre, il lui montre les gestes à effectuer et il lui explique le but à atteindre. Il adopte la « position de départ » et repère la « prise » la mieux adaptée. Le patient écoute les explications données par le soignant et pose des questions ; en fonction des consignes données par le soignant il se prépare à coordonner ses gestes à ceux du soignant. Il adopte aussi la « position de départ ».

3. L'action ou manutention

Le soignant réalise la manœuvre de manutention selon une technique (ou protocole) précis, adaptée à la situation. Il veillera à respecter les principes et les règles de l'ergonomie (celles qui sont présentées dans le chapitre suivant sont parmi les plus utilisées par les AS).

4. La confirmation ou la correction de la position

Le soignant doit demander au patient si la position qui vient d'être choisie lui convient, si elle est confortable, non douloureuse et, dans le cas d'une réponse négative, il doit immédiatement procéder à une correction de la position.

2 ▸ Les différentes démarches et techniques de manutention

La prise en charge d'un patient nécessite, au cours de la journée, un certain nombre de mobilisations dans son lit (rehaussements), ou dans son environnement proche (lever, mise au fauteuil, aide à la marche, transfert d'un lieu à un autre).

Chaque démarche de manutention évoquée ci-dessous sera décomposée selon les quatre étapes vues dans la partie précédente.

1. Rehaussement au lit (*cf.* Fig. 4.59)

Situation : un patient à mobilité réduite sollicite l'AS pour le rehausser dans son lit, car il a glissé vers le fond du lit.

Objectif : recoucher le patient confortablement en position dorsale avec un oreiller.

Tableau 4.7 – Le rehaussement du lit.

Étape 1 ***Information*** ***Observation*** ***Réflexion***	**Étude de cas** M. D, 50 ans, est un patient hémiplégique (droit) à la suite d'un AVC récent. Il est actif du côté gauche et très coopérant aux soins. – L'AS s'informe (quelles sont les consignes reçues ?). – L'AS observe le patient (quelles sont ses capacités ?) et l'environnement. (il enlève les oreillers car ils seront gênants). – L'AS réfléchit à la sécurité, au confort, à la douleur de la personne, à la nécessité de l'aide technique (perroquet, échelle de transfert, échelle de corde à deux). – L'AS fera la manœuvre seul, aidé par le patient (semi-actif) à qui il proposera le perroquet (ou potence).
Étape 2 ***Préparation***	***Gestes du patient*** Le soignant avertit le patient, puis lui explique la manœuvre. Il lui demande de : – plier la jambe valide, pied à plat sur le lit ; – tenir le perroquet de sa main valide ; – soulever la tête. ***Gestes du soignant*** Le soignant doit se positionner au niveau du nombril du patient et : – glisser une main en cuillère sous l'omoplate du patient et l'autre main en cuillère fessière ; – fléchir la jambe en aval ; – tendre la jambe en amont ; – garder le dos bien droit.
Étape 3 ***Actions***	***Consignes du soignant au patient*** Il lui dit : « Je compte 1 – 2 – 3 ; au chiffre 3, regardez votre ventre. Tirez le perroquet et poussez sur votre talon ».

Tableau 4.7 – Le rehaussement du lit. *(Suite)*

	Actions du soignant Le soignant doit : – accompagner le mouvement en tirant le patient au niveau des cuillères (fessières + omoplate) L'effort est horizontal ; – pousser sur la jambe en aval ; – basculer la jambe en amont en la fléchissant.
Étape 4 *Confirmation/ correction*	– Installer la personne correctement au lit (voir chapitre installation). – Demander à la personne si la position est confortable.

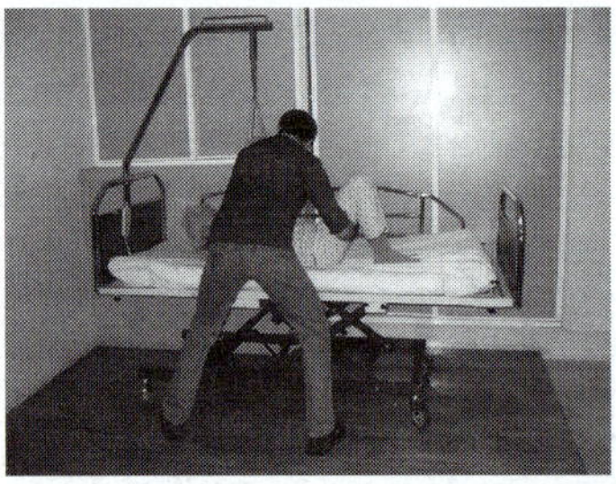
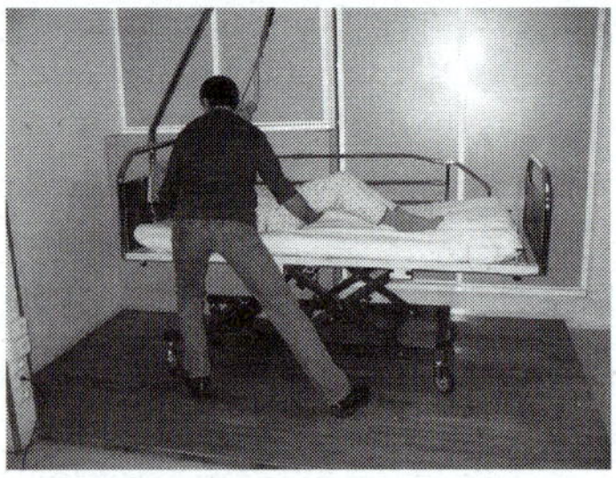

FIG. 4.59 – **Rehaussement au lit.**

2. Aide au lever (*cf.* Fig. 4.60)

Situation : l'AS va aider un patient à mobilité réduite à s'asseoir au bord de son lit, afin de le lever et de le mettre au fauteuil.

Objectif : le lever favorise la circulation sanguine et stimule le moral du patient.

Précautions : asseoir un patient avant de le lever permet de prévenir les malaises dus au changement de position.

Tableau 4.8 – L'aide au lever.

Étape 1 *Information* *Observation* *Réflexion*	**Étude de cas** Madame C, 60 ans, a été opérée (J +2), à la suite d'un accident. Elle est suffisamment active pour participer à la manœuvre. Son tronc est droit et indolore. Le soignant veillera à : – ***s'informer*** : y a-t-il une autorisation médicale ? des consignes écrites ou orales ? – ***observer*** le patient (estimer ses capacités physiques) et observer l'environnement : écarter les obstacles, veiller à ce que les roues du lit soient bloquées, vérifier l'endroit où la personne sera installée ; – ***réfléchir*** : si nécessaire prévoir une aide technique.
Étape 2 *Préparation*	***Gestes du patient*** Le soignant explique au patient : – les prises, par le haut du dos (entre les omoplates) et le bas des jambes (près des pieds) ; – les positions, il doit croiser les bras et les pieds (pour faciliter les prises au soignant). ***Gestes du soignant*** Il doit : – avertir la personne et obtenir son consentement ; – se positionner au niveau du bassin de la patiente ; – positionner sa jambe « amont » face au lit ; – positionner sa jambe « aval » parallèlement au lit ; – écarter les pieds légèrement ; – glisser sa main sous le haut du dos de la patiente et avec l'autre main prendre ses pieds.

Tableau 4.8 – L'aide au lever. *(Suite)*

Étape 3 ***Actions***	***Consignes du soignant au patient*** Il lui dit : « Je compte 1 – 2 – 3. Et je réalise la manœuvre ; au chiffre 3, tenez-vous à moi ». ***Actions du soignant*** Le soignant doit : – tracter vers lui les jambes de la personne ; – la faire pivoter en accompagnant le mouvement ; – la stabiliser en position assise au bord du lit.
Étape 4 ***Confirmation/ correction***	Le soignant doit : – corriger la position assise de la patiente, de façon à ce qu'elle puisse garder son équilibre ; – sécurité : garder un bras sur son dos pour l'aider à garder son équilibre, la personne pourrait avoir un vertige passager, la laisser un moment assise ; – confort : lui frotter le dos pour améliorer la circulation sanguine de la peau et lui donner un bien être ; – demander à la personne de dire si la position est confortable, si non corriger la position.

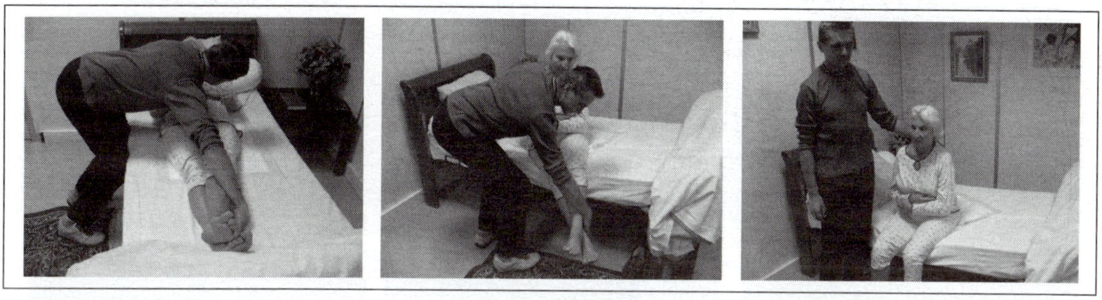

FIG. 4.60 – **Aide au lever.**

3. Mise au fauteuil (*cf.* Fig. 4.61)

Situation : l'AS va aider un patient à mobilité réduite à s'asseoir dans son fauteuil, après la sieste de l'après-midi.

Objectif : permettre au patient de se mobiliser, prévenir les risques d'escarres.

Tableau 4.9 – La mise au fauteuil.

Étape 1 ***Information*** ***Observation*** ***Réflexion***	**Étude de cas** M. E, 80 ans, est âgé et a subi une opération. Il est à J + 10 mais reste affaibli. Il est maigre et suffisamment actif pour participer à la manœuvre. Le soignant veillera à : – ***s'informer*** : y a-t-il une autorisation médicale ? Y a-t-il des consignes écrites ou orales ? – ***observer*** : estimer les capacités de la personne pour obtenir un maximum de participation et observer l'environnement (s'il y a des obstacles, les éliminer) ; – ***réfléchir*** : si nécessaire prévoir une aide technique.
Étape 2 ***Préparation***	***Gestes du patient*** Le soignant explique au patient : – les prises et les points de blocage sur le corps de la personne qui sont les pieds, les genoux, les épaules ; – qu'il doit tenir avec ses mains le bas du dos du patient et se positionner perpendiculairement au fauteuil (90°), pieds parallèles. ***Gestes du soignant*** – Se positionner face au patient (épaules contre épaules). – Bloquer ses pieds et ses genoux.

Tableau 4.9 – La mise au fauteuil. *(Suite)*

	– Fléchir la jambe la plus proche du fauteuil et tendre l'autre. – Poser sa main au bas du dos du patient.
Étape 3 ***Actions***	***Consignes du soignant au patient*** Il lui dit : « Je compte 1 – 2 – 3 ; au chiffre 3, tournez-vous vers moi, tirez avec vos mains et asseyez-vous lentement ». ***Actions du soignant*** Le soignant doit : – bloquer son dos à plat et tracter le patient ; – pivoter en même temps que le patient (le mouvement est rapide : en 5 secondes) ; – basculer sur la jambe tendue en la fléchissant.
Étape 4 ***Confirmation/ correction***	Le soignant doit : – confort : après la manipulation, redresser la personne si nécessaire ; – demander à la personne de confirmer si elle est confortablement installée si non corriger la position ; – avertissement : faire attention au blocage des genoux pour ne pas avoir mal et ne pas faire mal à la personne !

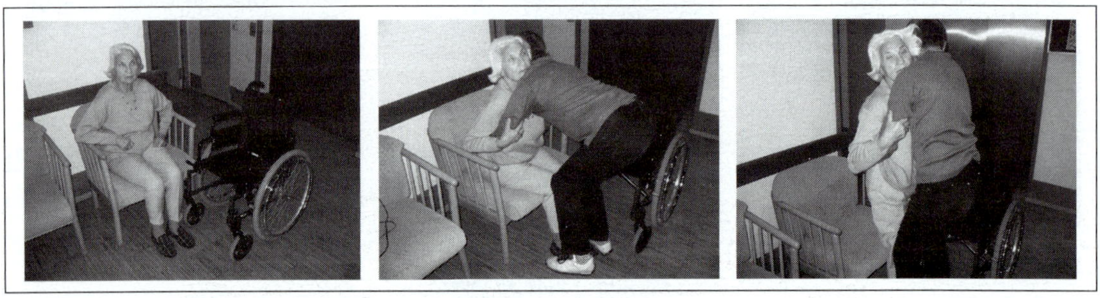

FIG. 4.61 – **Mise au fauteuil.**

4. Rehaussement sur un fauteuil (*cf.* Fig. 4.62)

Situation : le patient à mobilité réduite sollicite de l'aide pour être rehausser sur son fauteuil, car il a glissé.

Objectif : rasseoir le patient confortablement sur un fauteuil (l'aide peut être pratiquée à l'avant ou à l'arrière du patient).

Tableau 4.10 – Rehaussement sur un fauteuil.

Étape 1 ***Information*** ***Observation*** ***Réflexion***	**Étude de cas** M. A. est un patient âgé. Il a été opéré (J + 8). Il a 70 ans, il est maigre, semi-actif : il peut prendre appui sur ses bras et ses jambes. Il participera à la manœuvre. – ***S'informer*** : y a-t-il une autorisation médicale ? Y a-t-il des consignes écrites ou orales ? – ***Observer*** : d'abord la personne puis observer l'environnement (salle de bain, WC…) dégager les obstacles. Estimer les capacités de la personne pour obtenir un maximum de participation. – ***Réfléchir*** : comment assurer sécurité, confort, bien-être du patient.
Étape 2 ***Préparation***	***Gestes du patient*** Le soignant explique au patient : – la prise par derrière dite ***en bretelle*** où le soignant met ses mains sur celles du patient et les croise vers le bas de son ventre ; – la prise ***par devant*** (*cf.* Fig. 4.61) où il faut serrer les genoux de la personne en biais, tout en tenant ses omoplates, la personne doit se tenir au bras du soignant.

Tableau 4.10 – Rehaussement sur un fauteuil. *(Suite)*

	Gestes du soignant – Se positionner face au patient (épaules contre épaules). – Écarter les pieds légèrement (stabilité). – Aider le patient (si nécessaire) à reculer ses pieds. – Fléchir légèrement les jambes, garder le dos bien droit. – Placer ses genoux contre ceux du patient. – Incliner le tronc du patient en avant.
Étape 3 ***Actions***	***Consignes du soignant au patient*** Il lui dit : « Regardez votre ventre, comptez 1, 2, 3 et à 3, poussez sur vos pieds ». ***Actions du soignant*** Le soignant doit : – par derrière, tirer le bassin du patient en arrière (mouvement horizontal) ; – par devant, pousser avec les genoux et tirer avec les bras pour amener le bassin du patient au fond du siège (mouvement horizontal).
Étape 4 ***Confirmation/ correction***	Sécurité et confort. Le soignant vérifie que le patient a : – les pieds légèrement écartés ; – les mains dans une position correcte ; – le dos droit et symétrique. Il demande à la personne si elle est confortablement installée et si nécessaire, il lui propose un petit coussin pour soutenir les lombaires parfois un appui tête…

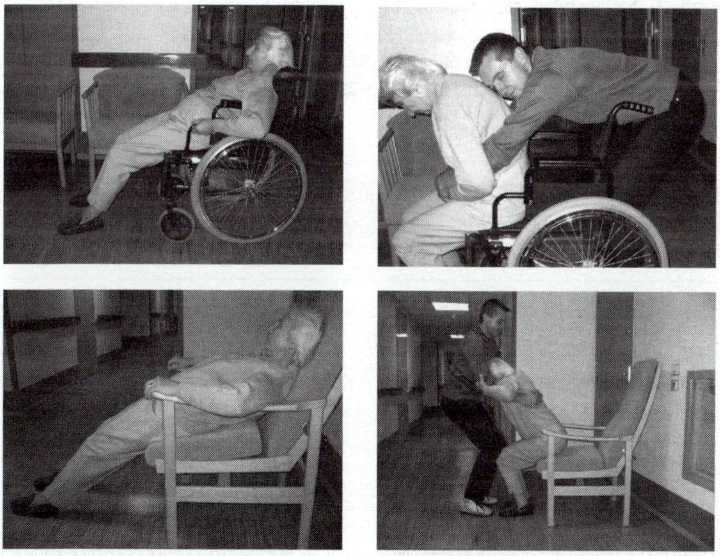

FIG. 4.62 – **Rehaussement sur un fauteuil.**

5. Transfert du fauteuil au lit (*cf.* Fig. 4.63)

Situation : le patient à mobilité réduite alerte l'AS car il souhaite retourner dans son lit après être resté 2 h dans son fauteuil.

Objectif : répondre au besoin de repos du patient.

Tableau 4.11 – Transfert du fauteuil au lit.

Étape 1 ***Information*** ***Observation*** ***Réflexion***	**Étude de cas** M. X, 56 ans, hémiplégique, est un patient actif. Il peut aider le soignant avec son côté valide (jambe et bras). Le soignant veillera à : – ***s'informer*** : y a-t-il une autorisation médicale ? Y a-t-il des consignes écrites ou orales ? – ***observer*** : d'abord la personne (estimer ses capacités) puis observer l'environnement (dégager les obstacles) ; – ***réfléchir*** : à la sécurité, au confort, à la douleur de la personne.
Étape 2 ***Préparation***	***Gestes du patient*** Le soignant explique au patient ses gestes. – Le soignant avertit le patient et obtient son consentement. Il s'informe de sa position au lit. Le patient devra s'asseoir au bord du lit et le saisir avec sa main valide (sécurité). – Les prises : une fois assise dans le lit, croiser les bras de la personne (pour éviter de les blesser), croiser ses pieds (pour vous faciliter la prise). Tenir la personne par l'épaule et par le talon.
Étape 3 ***Actions***	***Consignes du soignant au patient*** Il lui dit : « Je compte 1, 2, 3 et à 3, je réalise la manœuvre ». ***Actions du soignant*** Le soignant doit : – tenir le patient par l'épaule et soulever ses jambes ; – le faire pivoter sur son bassin. ***Gestes du soignant*** – Se placer près de la tête du lit. – Glisser une jambe du patient sous l'autre jambe pour les immobiliser. – Fléchir la jambe située vers la tête du lit. – Tendre la jambe située vers le pied du lit. – Positionner la main proche du lit sur l'épaule du patient. – Placer l'autre main et avant-bras, sous les jambes du patient.
Étape 4 ***Confirmation/ correction***	Sécurité et confort. Le soignant veillera à : – corriger la position au lit ; – demander la confirmation à la personne si elle est dans un état confortable.

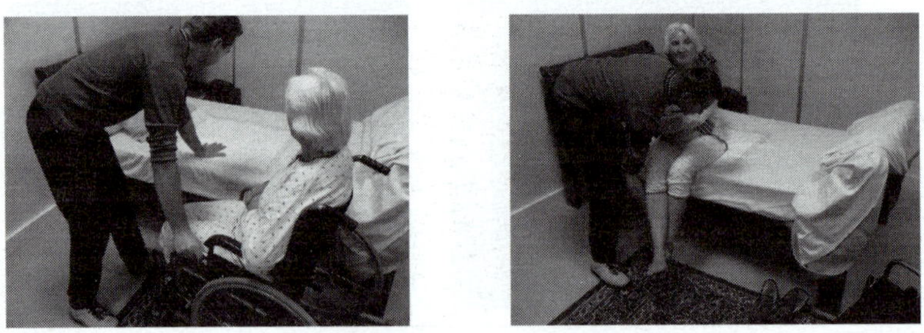

FIG. 4.63 – **Transfert du fauteuil au lit.**

6. Installation au lit (*cf.* Fig. 4.64)

Situation : c'est la suite du paragraphe précédent. Le patient (*cf.* étude de cas ci-dessus) est installé dans son lit.

Objectif : répondre au besoin de confort et de sécurité du patient.

Tableau 4.12 – Installation au lit.

Étape 1 ***Information Observation Réflexion***	Le soignant veillera à : – ***s'informer*** : y a-t-il une autorisation médicale ? Y a-t-il des consignes écrites ou orales ? – ***observer*** : d'abord la personne (estimer ses capacités) puis observer l'environnement (dégager les obstacles) et mettre le lit à la hauteur de son bassin. (dans la majorité des cas, on peut corriger la position seulement par des conseils) ; – ***réfléchir*** : au confort, à la douleur de la personne (prévention des attitudes vicieuses, et au choix d'une position antalgique).
Étape 2 ***Préparation***	***Actions du soignant*** Le soignant doit : – avertir la personne et lui expliquer la nécessité d'avoir une bonne position ; – lui expliquer la manœuvre et la nature des prises ; – adopter la position de sécurité (PUS).
Étape 3 ***Actions***	***Gestes du patient*** Le soignant explique au patient ses gestes et avertit le patient et obtient son consentement. Il s'informe de sa position au lit. ***Gestes du soignant*** **1.** Faire glisser les épaules du patient vers la gauche ou la droite pour mettre le corps dans l'axe central de gravité. **2.** Positionner les pieds du patient dans l'axe central de gravité. **3.** Ou, si c'est nécessaire, faire également pivoter le bassin de la personne. **4.** Vérifier la position des mains (mettre un coussin si nécessaire). **5.** Positionner la tête correctement (dans l'axe et soutenir le cou). **6.** Tirer les draps, les alèses, les vêtements (pour éviter les plis).
Étape 4 ***Confirmation/ correction***	Le soignant veillera à : – vérifier le résultat au niveau du confort, de la sécurité et de l'ergonomie ; – demander à la personne si elle est confortablement installée et, dans la négative, rectifier la position.

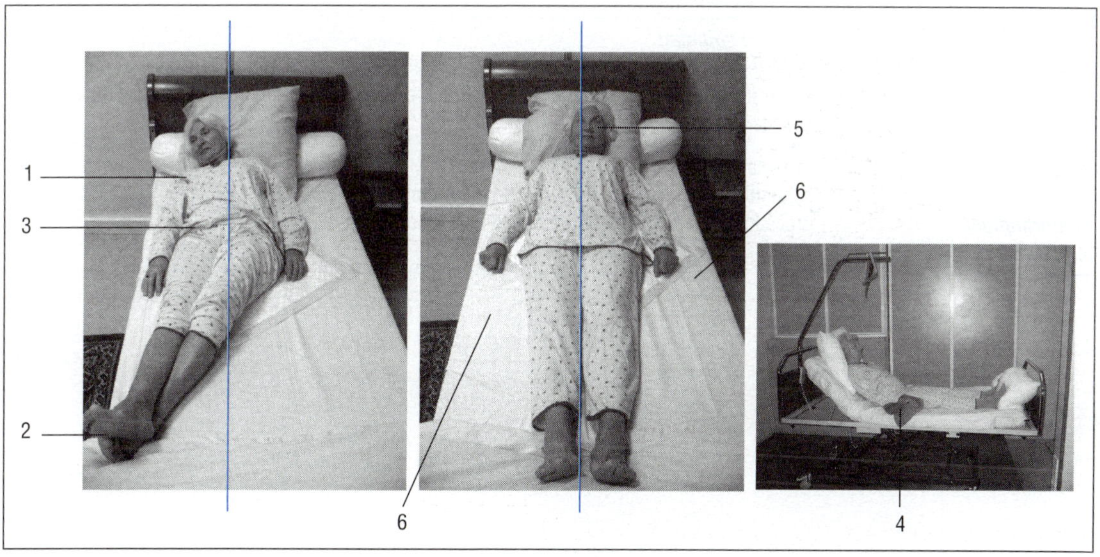

FIG. 4.64 – **Installation au lit.**

7. Aide au patient porteur d'appareillages médicaux (cf. Fig. 4.65)

Situation : il s'agit d'aider le patient dans diverses situations, lorsqu'il est porteur d'appareillages médicaux : perfusion, poche urinaire…
Objectif : favoriser le confort du patient dans diverses mobilisations.

Tableau 4.13 – Aide au patient porteur d'appareils médicaux.

Étape 1 ***Information*** ***Observation*** ***Réflexion***	Le soignant veillera à : – ***s'informer*** de l'existence de consignes, écrites ou orales ; – ***observer*** : les capacités physiques de la personne, puis observer l'environnement (vérifier les tuyaux de la perfusion ou de la poche) ; – ***réfléchir*** : au confort, à la douleur de la personne (prévention des attitudes vicieuses, et le choix d'une position antalgique).
Étape 2 ***Préparation***	***Actions du soignant*** Le soignant doit : – avertir et obtenir le consentement de la personne, lui expliquer pourquoi ne pas tirer ou plier les tuyaux ; – lui expliquer les prises (selon le cas) ; – lui indiquer les positions : • ***perfusion*** : se positionner du côté de la perfusion ou déplacer la poche urinaire du côté du mouvement pour lever la personne du lit. Puis se positionner du côté opposé à la perfusion pour lever la personne et marcher. • ***poche urinaire*** : vider la poche avant le déplacement puis placer la poche dans la direction du mouvement. Attacher la poche à la jambe la plus forte avec une ceinture ou la mettre dans une chaussette en filet. Pour ne pas plier le tuyau, l'enrouler autour du genou. Debout, la poche se trouvera sous le pyjama (ou le pantalon de la personne).
Étape 3 ***Actions***	***Gestes du soignant*** – Compter : un, deux, trois, pour coordonner l'effort de la personne et le sien. – Au chiffre 3, effectuer un mouvement selon le cas (veiller à ne pas tirer les tuyaux et à ne pas les plier).
Étape 4 ***Confirmation/ correction***	Le soignant veillera à : – demander à la personne de confirmer son confort ou l'absence de douleur ; – procéder à une correction immédiate si la réponse est négative.

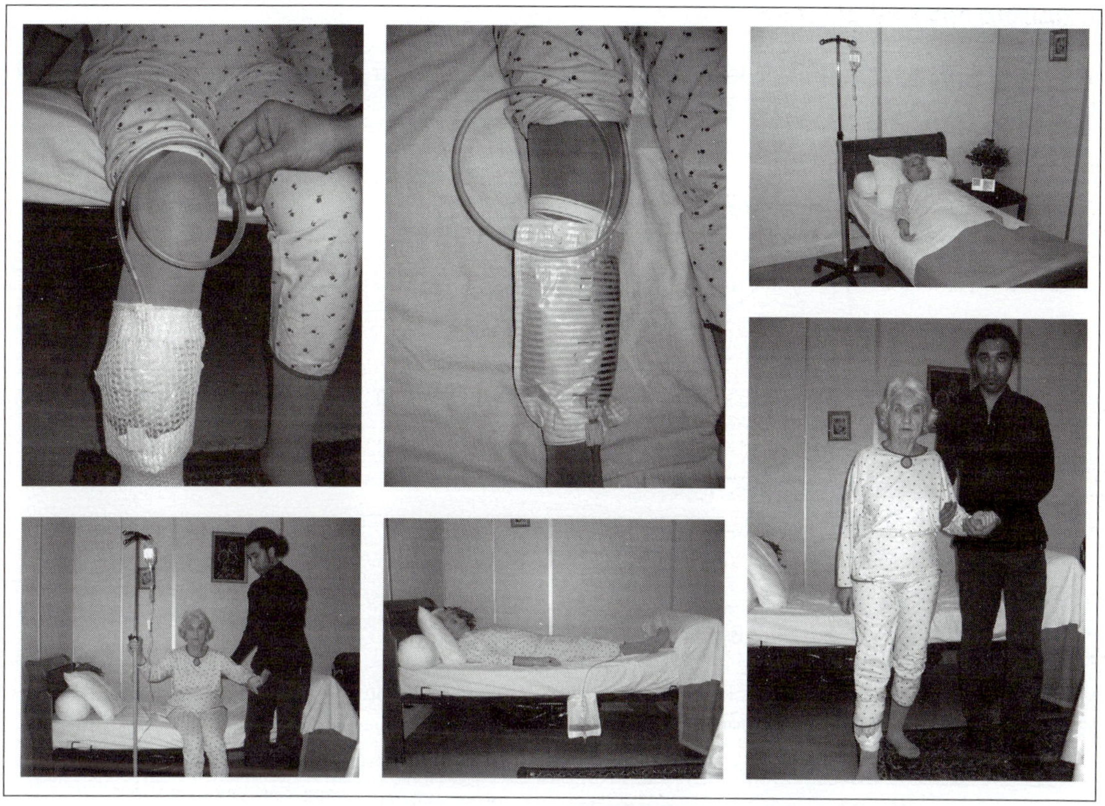

Fig 4.65 – **Aide au patient porteur d'appareils médicaux.**

3 ▸ Auto-évaluation

1. Questions

Après avoir lu le Module 4, *Ergonomie*, faites part de vos remarques ou critiques sur les positions ci-dessous. Dites quels risques présentent certaines et donnez des conseils aux personnes sur la bonne position à adopter et sur l'installation du matériel.

a. *Positions devant un bureau* (cf. Fig. 4.66)

Marie écrit un rapport sur l'ordinateur. Stéphanie consulte un dossier sur son ordinateur.

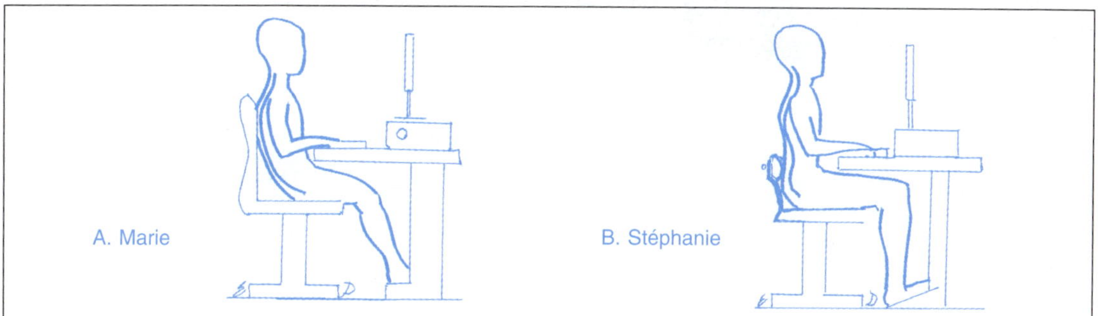

Fig 4.66 – **Positions assises devant un bureau.**

b. Positions debout (*cf.* Fig. 4.67)

Le week-end, Jérôme travaille de longues heures à son établi. Olivier peint le plafond de sa cuisine.

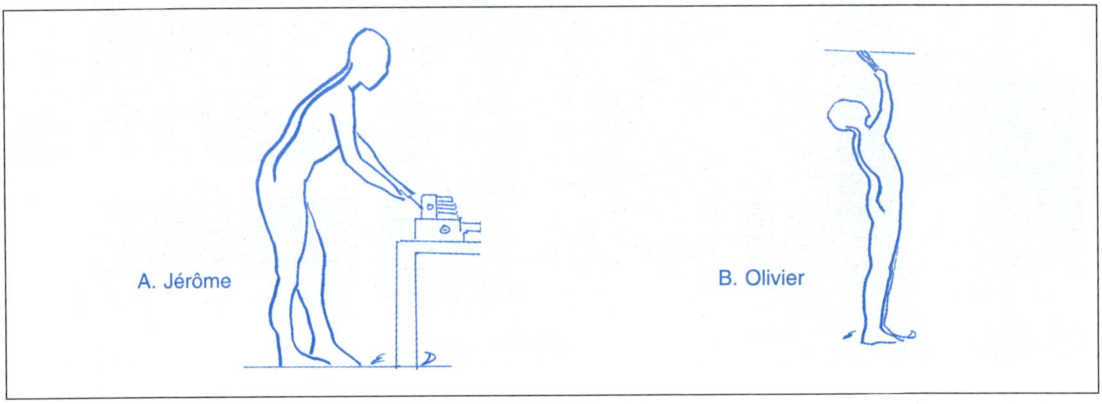

FIG 4.67 – **Positions debout.**

c. Position allongée (*cf.* Fig. 4.68)

Madame Yvette vient d'être couchée. Quelles corrections allez-vous apporter ? Marc vient de lever Madame Yvette. Donnez-lui des conseils.

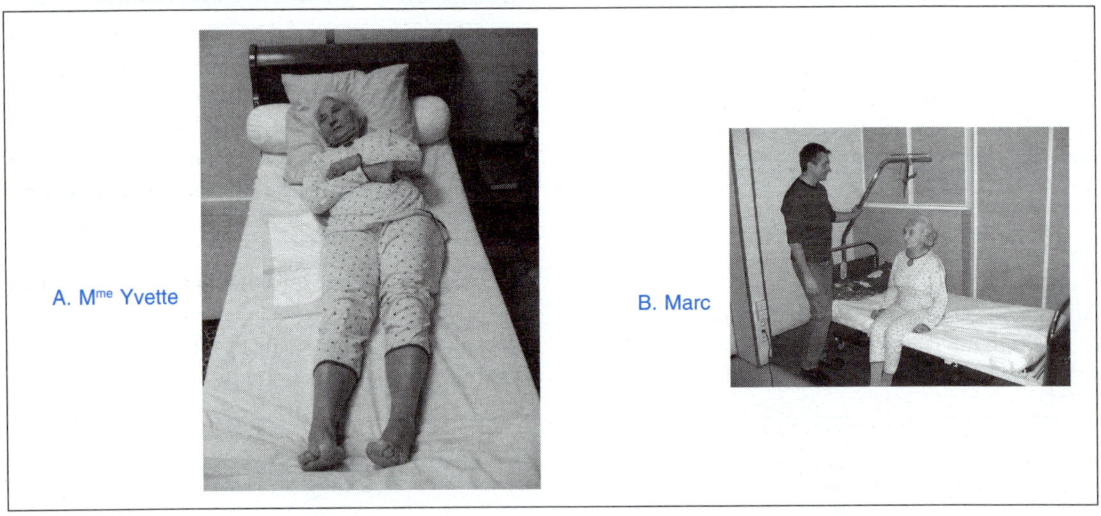

FIG 4.68 – **Positions allongées.**

d. *Position dans le fauteuil* (*cf.* Fig. 4.69)

Madame Yvette est dans son fauteuil. Benoît aide Madame Yvette à s'installer dans son fauteuil.

A B

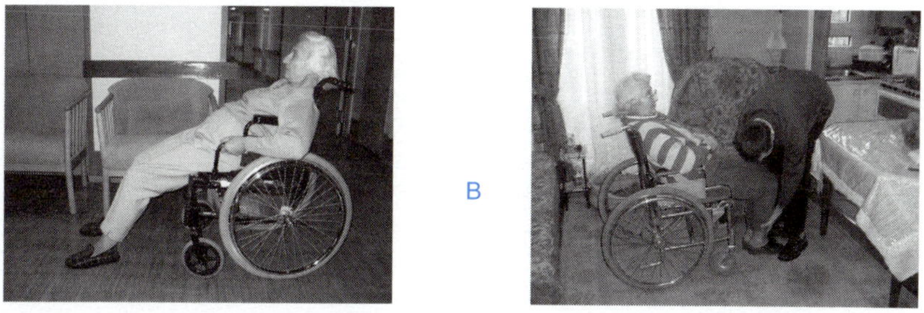

FIG 4.69 – **Positions dans le fauteuil.**

2. Réponses

a. *Positions devant un bureau*

• **Marie** : la position assise n'est pas bonne, Marie risque d'avoir mal au dos. Il faut lui conseiller de :
- régler la chaise à la bonne hauteur ;
- déplacer son bassin au fond du fauteuil ;
- rapprocher l'ordinateur.

• **Stéphanie** : la position assise est bonne, Stéphanie a le dos droit, son bassin est calé au fond du fauteuil, ses genoux sont pliés à 90°, il y a un repose-pied, l'ordinateur est à la distance correspondant à la longueur du bras.

b. *La position debout*

• **Jérôme** : la position debout et courbée est déconseillée pour le dos (risque de courbatures et lombalgies). Jérôme doit :
- mettre à hauteur de bassin le plan de travail ;
- s'approcher du plan de travail ;
- si possible, s'appuyer sur le plan de travail.

• **Olivier** : la position présente plusieurs risques. Olivier peut avoir :
- mal au cou, à cause d'une flexion en arrière ;
- mal au bras ;
- mal au dos à cause d'une hyper lordose.

c. *La position allongée*

• **Madame Yvette** a une mauvaise position dorsale. Il faut :
- installer Madame Yvette dans l'axe central (épaules, bassin, pieds) ;
- tirer le pyjama pour enlever les plis ;
- tirer les draps et l'alèse pour enlever les plis.

• **Marc** : Madame Yvette manque de sécurité car Marc ne tient pas la personne (il devrait avoir la main sur l'épaule de Madame Yvette). Il doit lui décroiser les pieds car elle risque de tomber (Marc doit aussi penser à frotter le dos de la personne pour améliorer la circulation du sang). Il veillera à ne pas la laisser longtemps dans cette position, qui n'est que transitoire et la surveillera avant de la mettre sur le fauteuil, ou de lui proposer de marcher.

d. *Position dans le fauteuil*

Madame Yvette a glissé, il faut lui porter secours et la redresser par derrière (*cf.* paragraphe dans la partie précédente sur ce thème). Benoît a adopté une mauvaise position pour se baisser, il doit :

• plier les genoux ;
• garder le dos plat (PUS).

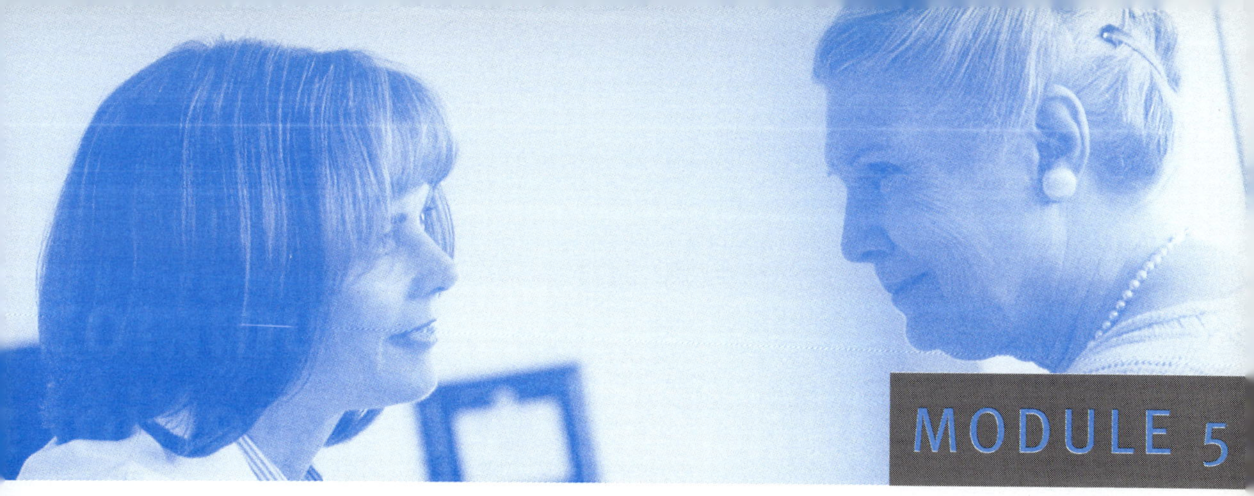

Relation – Communication

1 Les modes relationnels et le développement psychosocial

1 ▸ Les modes relationnels dans la petite enfance (vers 2 à 3 ans)

La communication entre les enfants de 2-3 ans se fait principalement sur le mode non verbal.

1. La communication non verbale dans le groupe

En observant les modes relationnels chez l'enfant de 2 à 3 ans dans le groupe, on peut dégager quatre types de comportements psychosociaux[1] :

a. Le leader

Le leader est un enfant qui a une **personnalité attractive** : c'est un **meneur** (les autres enfants le suivent), il forme des **groupes** (**durables**) autour de lui. Il a des « expressions d'ouverture » :

- inclination de la tête ;
- mains ouvertes ;
- mimiques agréables ;
- sourires, caresses…

Il utilise des **gestes d'offrande** (il présente spontanément à son camarade un jouet).

1. *L'enfant et la communication*, Hubert Montagner, Ed. Stock, Paris.

b. Le dominant agressif

L'enfant a un comportement de menace : il a tendance à **mordre et frapper** ses camarades : il a la bouche ouverte pour crier, les sourcils relevés, les bras projetés vers l'avant, le poing fermé.
Il obtient ce qu'il désire par la force ou la menace et s'il arrive à former un groupe autour de lui, le groupe n'est pas durable.

c. Le dominé agressif

Il a un comportement passif : il évite la compétition et il imite les autres enfants. Il a peu d'échanges avec les autres et il agresse souvent (sans pour autant arriver à dominer).

d. Le dominé craintif

C'est un enfant à caractère de leader également attractif mais inhibé par sa timidité. Il s'exprime peu. Il ne peut manifester sa personnalité qu'en groupes restreints. Souvent, surprotégé par sa famille, il ne révèle sa personnalité que vers 5-6 ans, ou même plus tard.

2. L'influence de la mère sur le comportement psychosocial de l'enfant

Hubert Montagner a remarqué[2] que :

2. Ces conclusions engagent Hubert Montagner à la suite des travaux effectués dans les crèches sur près de 800 enfants. Il faut toutefois se garder de faire des généralités.

• les mères des leaders manifestent peu de menaces. Elles sont très à l'écoute de l'enfant, le valorisent, lui parlent beaucoup et lui laissent une grande part d'autonomie ;
• les mères des dominés agressifs sont généralement très exigeantes. Elles souhaitent que l'enfant fasse des acquisitions précoces. Elles ont tendances à le diminuer, à le dévaloriser.

2 ▸ Les modes relationnels et les jeux dans la moyenne enfance (3-6 ans)

Entre l'âge de 3 à 6 ans, l'enfant entre de plain-pied dans un nouveau groupe social : le groupe scolaire. Son développement psychosocial est stimulé mais l'enfant a parfois des problèmes d'adaptation ou d'intégration à son groupe que le professionnel devra identifier et signaler.

Rôle de l'AS en structure d'accueil

Afin de favoriser le développement psychosocial de l'enfant, le professionnel doit :
- parler à l'enfant, l'écouter avec bienveillance ;
- aider l'enfant à canaliser ses comportements agressifs (afin de lui permettre de mieux être intégré au groupe) ;
- accueillir chaque enfant individuellement, en le valorisant par des paroles et des gestes bienveillants ;
- regrouper les enfants plus calmes (car, ensemble, ils se sentent mieux pour résister aux enfants agressifs) ;
- surveiller attentivement les comportements des enfants dans le groupe ;
- gérer les conflits avec diplomatie, éviter d'humilier certains enfants ;
- prévenir l'isolement de certains enfants (car cet isolement est préjudiciable à leur épanouissement psychosocial).

1. Caractéristiques du développement psychosocial des 3-6 ans (*cf.* Tableau 5.1)

Tableau 5.1 – Caractéristiques du développement psychosocial de l'enfant de 3 à 6 ans.

Développement psychosocial à 3-6 ans	Rôle de l'AS
L'enfant a besoin du groupe social pour son développement car :	– Déceler les problèmes de l'enfant dans le groupe. – Calmer les conflits, l'agressivité.
– il aime se « mesurer » à autrui (le petit copain va être) : • un modèle (on veut l'imiter) ; • un moyen (on veut l'utiliser) ; • un obstacle (on veut l'éliminer).	– Proposer à l'enfant divers jeux adaptés à ses besoins : • des jeux collectifs avec règles qui favorisent la socialisation ; • des activités qui favorisent l'expression créative ; • des jeux utilitaires (ou jeux travail), avec but posé au départ.
– Il aime « dépasser » l'autre et ainsi « se valoriser » ; – il devient « persévérant » dans ses jeux ; – il aime « se défouler » dans des jeux agressifs.	– Canaliser l'agressivité dans des activités sportives. – Réduire les groupes d'enfants pour limiter les conflits.
L'enfant apprécie les « jeux de rôle ». Ce sont des jeux collectifs.	– Prêter attention aux « jeux de rôle » (ils donnent des informations sur les capacités relationnelles). – Dialoguer avec l'enfant, l'écouter, le valoriser, mais aussi savoir lui imposer aussi des limites. Mettre des balises (barrières). L'enfant a besoin de cela pour son développement psychosocial.

2. Les jeux de rôle

Dans les jeux de rôle, chacun doit jouer le rôle qui lui est assigné, sans tricher, sans se dérober. Ce sont des jeux symboliques, mais ils deviennent progressivement :

- plus collectifs, les enfants jouent à plusieurs ;
- plus violents, les enfants ont des rôles de guerriers (souvent inspirés des émissions de TV) ;
- les déguisements y sont de plus en plus associés (pour imiter les adultes).

Les jeux de rôle aident l'enfant à s'affirmer, à se valoriser, à imiter l'adulte. Ils scellent la « camaraderie » infantile, mais ceux exclus du groupe ou pris à partie par le groupe le vivent très mal.

3 ▸ Les modes relationnels et les jeux dans la grande enfance (6-12 ans)

C'est l'âge où le développement psychosocial de l'enfant est intense. À cet âge-là, l'acceptation par le groupe procure à l'enfant une satisfaction importante.

1. Caractéristiques du développement psychosocial vers 6-12 ans

L'enfant va faire **l'apprentissage de la vie sociale** dans le **groupe scolaire** (il est fait de règles, de compétitions, de rivalités, de conflits, d'agressivité, de violences). Il éprouve des sentiments collectifs.

Par exemple, un esprit de **corps social** se développe (basé sur le principe que le nombre fait la force). On fait corps contre le professeur, contre un nouveau venu… On fait preuve d'intolérance contre les défavorisés, les timides. De nouveaux jeux dangereux apparaissent dans les cours d'écoles[3]. Des sympathies et des antipathies voient le jour, (on observe ses groupes de jeunes entraînés par un « meneur », il a ses vassaux et ses rivaux), des disputes, des bagarres éclatent.

L'enfant peut être très dur avec un camarade plus faible ou défavorisé : il l'agresse, se moque de lui en faisant ressortir ses défauts. Il y a les dominants et les dominés. Ces derniers, dans certains cas, en sont réduits à **l'isolement** qui est très préjudiciable à leur épanouissement psychosocial. De plus, ces enfants ne trouvent pas toujours auprès des parents le soutien et la compréhension dont ils ont besoin.

3. En 2006, la presse a relaté les jeux de l'extrême : le jeu du halte là où un groupe de jeunes s'acharne sur leurs victimes à un jour donné à l'avance (parfois celui de son anniversaire), le jeu du foulard où le jeune provoque une apnée.

Étude de cas : Les malheurs de Mathias

Mathias, 10 ans, rentre souvent de l'école couvert de bosses, les vêtements déchirés… Visiblement, il est battu par ses camarades ! Sa mère ne comprend pas et s'apitoie sur lui. Il réplique d'un ton sec « je suis le plus fort… J'ai gagné la partie ! » En fait, Mathias souffre beaucoup des agressions répétées de ses pairs ; mais Mathias pense que ses parents ne l'aiment que fort « puissant »… Il se donne donc l'illusion de cette force en utilisant le mensonge, en renversant la situation à son avantage. L'utilisation du mensonge permet de moins souffrir, mais le mensonge devient une fuite du réel. Si les parents croient à ses mensonges, Mathias en rajoutera et s'éloignera de plus en plus de la réalité.

2. Jeux chez l'enfant de 6 à 12 ans

L'enfant de 6 à 12 ans est en contact avec divers milieux sociaux qui participent à son développement.

- Le ***sport*** : l'enfant forme son caractère au contact de groupes sportifs (par exemple, le football). Les exercices codifiés, fortifient le corps et l'esprit, développent l'émulation et la coopération (qui font la loi de cet âge) et lui permette de « se défouler sainement ».
- Les ***jeux compétitifs*** : l'enfant aime toujours les jeux collectifs mais il les préfère plus « actifs » plus « compétitifs ». Il y canalise son besoin d'agressivité et de violence toujours latent.
- Les ***mass-médias, Internet*** (les blogs, en particulier) ***et le téléphone mobile*** : ce sont des moyens modernes de communication auxquels les jeunes sont très sensibles. Le jeune peut les utiliser de façon constructive ou destructrice pour son épanouissement et sa culture.

Rôle de l'AS en structure d'accueil

Pour favoriser le « développement » psychosocial de l'enfant, l'adulte doit :
- savoir dialoguer avec l'enfant et lui apporter une écoute bienveillante ;
- observer l'enfant :
  - son intégration et son adaptation au groupe ;
  - son langage non verbal (les expressions verbales et non verbales sont révélatrices) ;
- déceler les troubles de l'intégration dans le groupe et y remédier au mieux ;
- donner à l'enfant des responsabilités valorisantes au sein du groupe ;
- comprendre les difficultés de l'enfant ;
- savoir le stimuler sans jamais faire usage de menaces, d'humiliations ou de punitions injustifiées ;
- dépister « l'hypo scolarisation » (l'inadapté scolaire souffre, il faut s'employer à chercher la cause de ses troubles) ;
- veiller à ce que les téléphones mobiles, les mass médias (télévision, Internet, avec les « blogs »..) ne nuisent pas à l'équilibre physique et mental de l'enfant.

4 ▸ Les systèmes relationnels parents-enfants

L'homme se construit par le moyen de relations humaines qu'il a entretenues depuis sa petite enfance. Ces relations avant de devenir sociales et professionnelles sont avant tout familiales.

Aucun parent ne peut être accusé de ne pas aimer son enfant : c'est très grave. Mais il pourrait être accusé de « mal aimer », c'est assez fréquent, et il l'ignore. Or l'adulte devrait apprendre au jeune à « s'aimer ». L'amour de soi n'a rien de narcissique, il est fait d'estime de soi, et il permet à l'enfant de devenir un « adulte aimant à son tour ». Et ce qui empêche souvent les jeunes de s'aimer, c'est le fait d'avoir vécu dans un système relationnel familial (et, il faut le dire, parfois social) que l'on pourrait appeler le système SAPE[4], alors que l'épanouissement relationnel est favorisé par le système MOTIVÉ.

Nous allons voir les caractéristiques de chaque système relationnel.

1. Le système relationnel SAPE

L'adulte référent, qu'il s'agisse des parents (ou des éducateurs, ou parfois des professeurs), a tendance à être :

- **S**ourd au langage verbal du jeune **S** ;
- **A**veugle au langage non verbal (expression, attitudes) du jeune **A** ;
- **P**artial (il est systématiquement dépréciatif dans ses jugements) **P** ;
- **É**touffant (il tue toute motivation, toute initiative à la base) **E.**

a. Explications

L'adulte peut être sourd au langage verbal du jeune. Souvent il ne sait pas écouter et préfère éviter le dialogue afin de ne pas avoir à se justifier, à se remettre en question… C'est donc une non communication avec tous ses effets pervers.

L'adulte peut être aveugle au langage non verbal. Souvent il ne voit pas les expressions comportementales du jeune (qui sont parfois de véritables SOS).

L'adulte peut être partial (dans ses jugements) **et étouffant** : c'est-à-dire souvent **dépréciatif** à l'égard du jeune.

Or l'adulte doit aider le jeune à :

- s'épanouir dans ses dons, sa créativité, son originalité ;
- assumer ses défauts, ses insuffisances ;
- savoir les transformer toujours et encore (en un mot : « avancer contre le vent par la force même du vent »).

b. Le langage utilisé

Le langage SAPE est fait de :

- ***culpabilisations***, par exemple, « Regarde la peine que tu me fais avec tes mensonges ! », « Qu'est-ce que j'ai fait au bon Dieu pour avoir un enfant comme ça ! » ;

4. Nous proposons ici un raccourci (« imagé » pour l'intérêt pédagogique du texte) de ce qui ressort de nombreux entretiens de psychologues avec des jeunes ayant des problèmes relationnels avec leurs parents.

- ***injonctions***, par exemple, « Tu devrais te couper les cheveux ! », « Tu devrais écouter quand je te parle ! », « Tu devrais arrêter de fumer ! », « Tu aurais dû me dire… » ;
- ***dévalorisations***, par exemple, « Mais regarde ce que tu as fait ! », « Tu fais toujours tout de travers ! », « Tu es vraiment un incapable, on ne peut pas te faire confiance ! », « Regarde ton frère, on n'a pas besoin de lui demander plusieurs fois la même chose ! ».

c. Conséquence sur le développement psychosocial

Ce système relationnel a tendance à ôter toute la motivation du jeune, et à anéantir la bonne volonté sous-jacente (qui pourrait être un moteur utile pour la vie en société). Il peut engendrer :

- la non confiance (en soi et en l'autre) ;
- le doute, le cynisme, les rancœurs… ;
- voire la violence (selon l'environnement dans lequel le jeune évolue).

Or, on le sait, la formation du caractère d'un être humain (et par là, ses capacités futures d'adaptation à la vie familiale et sociale) est très liée à la personnalité de ceux qui l'ont entouré dans son jeune âge.

Étude de cas : Jérémy « célibataire endurci »

Jérémy a 40 ans. Il est fils unique d'un couple de commerçants. Enfant, il voyait peu ses parents (très occupés) et lorsqu'il les voyait (surtout le soir ou le week-end), c'était pour essuyer des reproches. Jérémy se souvient tout particulièrement des mots de sa mère : « Tu as eu un 12/20 en français et tu trouves ça bien ? Tu es comme ton père ; il a toujours été content de lui et il a tout raté ». Aujourd'hui, Jérémy est célibataire « endurci » car il garde un goût amer des « relations familiales ».

2. Le système MOTIVE

A l'inverse du système précédent, le système relationnel (que l'on pourrait appeler MOTIVE) est plus stimulant, plus dynamisant, et, donc, plus constructif. L'adulte référent qui « motive » le jeune va :

- **M**obiliser les énergies **M** ;
- **O**ptimiser les situations[5] **O** ;
- **T**olérer les faiblesses, les lacunes de l'autre **T** ;
- **I**nciter à entreprendre, à progresser, à continuer **I** ;
- **V**erbaliser (mettre des mots, ouvrir le dialogue…) **V** ;
- **É**couter et Encourager l'autre **E**.

a. Explications

Le système relationnel « MOTIVE » va motiver le jeune en utilisant des mots porteurs d'une énergie stimulante. Ce sont des mots qui croient au potentiel de l'autre. Ils vont permettre au jeune de prendre confiance en lui et d'avoir confiance dans l'adulte référent (parent, éducateur ou professeur).

Ce langage devrait motiver le jeune à trouver sa place, sa voie et ainsi à jouer le rôle social qui l'attend. Ce langage peut, d'ailleurs, être utilisé dans tous les rapports humains de la vie sociale. Il aura toujours un impact positif.

b. Le langage utilisé

Le langage verbal de l'adulte peut être associé à un langage non verbal (*cf.* Tableau 5.2 et Fig. suivante).

Étude de cas : Brahim (étudiant en médecine à Paris)

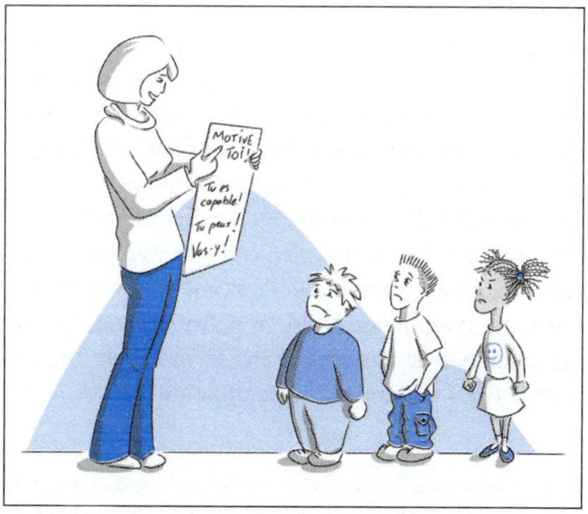

FIG. 5.1 – **Le système relationnel « MOTIVE ».**

5. Optimiser signifie rendre le meilleur possible, voir le bon côté des choses, des situations (quelqu'un qui optimise ses relations va les rendre les meilleures possibles).

Tableau 5.2 – Le langage du système « MOTIVE ».

Exemples de mots	Exemples d'attitudes non verbale
L'adulte dira : – « Tu es capable de... » ; – « Tu peux arriver à... » ; – « Je te fais confiance » ; – « Tu as eu 12/20. Je suis sûre que tu peux encore mieux faire... » ; – « Je suis fier(e) de toi ».	L'adulte peut : – avoir un regard bienveillant ; – prendre la main de l'enfant dans la sienne ; – le regarder les yeux dans les yeux ; – faire un geste amical (par exemple, tape sur l'épaule) ; – lui sourire.

Brahim a 22 ans. Il aime retrouver chaque soir l'ambiance du foyer familial en banlieue car il entretient de bonnes relations avec ses parents. Ils ont fait de gros sacrifices pour le pousser aux études (dit-il !). Ils ont aussi stimulé Brahim : « Tu as les capacités et la volonté pour réussir. Tu as toujours eu de bons résultats et un jour tu auras un beau métier. On est fiers de toi ! ».

Brahim doit, tous les jours, aller à la Fac à Paris en RER (une heure de trajet). Quand il rentre le soir, il est fatigué et il a encore des cours à réviser. Ses quatre frères et sœurs ne créent pas toujours l'ambiance propice à l'étude mais il est heureux de les retrouver. Brahim n'a pas encore les moyens de se créer une indépendance et il n'est pas autorisé à inviter les copains à la maison (pour faire la « fête ») mais il fait la part des choses, il sait, qu'un jour, ça arrivera.

5 ▸ L'INSERTION DANS LA SOCIÉTÉ

1. Les premiers apprentissages sociaux

La société est composée d'individus entre lesquels s'instaurent des **échanges** de toute nature. « **On ne naît pas individu social, on le devient** » grâce aux relations humaines avec les groupes qui nous entourent depuis notre naissance[6]. La **socialisation** de l'individu est indispensable pour son intégration au groupe social. Elle est faite de nombreux apprentissages qui commencent dès la petite enfance et qui ont pour but de lui apprendre le mode de vie en société (tout en gardant sa personnalité).

Exemple

Jules, 3 ans, vient d'être scolarisé à l'école maternelle. Il doit apprendre les « règles » de la vie scolaire : s'asseoir, être propre, écouter, dessiner, obéir, ranger... tout en développant son aptitude à s'intégrer à un groupe d'enfants qui parfois lui mènent la « vie dure » (on le pousse, on le bouscule, on le frappe...).

La socialisation serait donc l'ajustement aux autres membres du groupe dans lequel l'individu est appelé à évoluer. La socialisation exige de lui la maîtrise du vocabulaire et des modes de communication, indispensables à l'intégration au groupe social (*cf.* détails dans le Module 1).

2. Les groupes sociaux de référence et d'appartenance

On peut définir un groupe social comme un ensemble d'individus ayant deux objectifs communs :

- accomplir la tâche pour laquelle le groupe s'est constitué ;
- maintenir le groupe en état de stabilité, en respectant des « normes » communes.

Notre vie se déroule généralement au sein de groupes aussi divers que le groupe familial, les groupes socioculturels (relations et amis) et le groupe professionnel (collègues du travail).

Les groupes sociaux sont constitués d'individus ayant en commun des objectifs et des valeurs et respectant des règles imposées par la vie de groupe. On considère qu'il y a deux grands groupes sociaux.

- Le groupe de ***référence*** : c'est celui auquel l'individu appartient par sa naissance (l'enfant se réfère à sa famille). Il va adopter son mode de vie, sa langue, sa culture, ses traditions, sa religion, son mode vestimentaire ou alimentaire. L'adulte « référent » de l'enfant a donc un rôle important à jouer.
- Le groupe d'***appartenance*** : c'est celui que l'individu choisit, dont il est membre (par exemple : les groupes socioculturel et professionnel). Il adopte en principe les valeurs en usage dans ce groupe (*cf.* détails dans le Module 1).

6. La sociologie est l'étude des phénomènes sociaux et des relations sociales. Cette étude prend en compte l'évolution constante de l'homme, donc les groupes qu'il constitue (*groupe familial, social, professionnel...*).

2 Les relations sociales et professionnelles

1 ▸ Le lien social

1. Le quotient relationnel (QR)

Nous connaissons le QI (Quotient Intellectuel) mais il existe aussi le QR (Quotient Relationnel). C'est l'ensemble des moyens dont dispose une personne pour créer des liens sociaux et entretenir ces liens dans la durée.

Le quotient relationnel d'une personne (QR) produit des effets dès la première rencontre. Sa qualité relationnelle suscite chez l'interlocuteur une impression favorable immédiate.

a. Effets du QR sur l'interlocuteur

Un individu possède un quotient relationnel élevé quand :

- il induit des modes relationnels chaleureux, créatifs, stimulants et enrichissants pour l'autre (et lui-même) ;
- il désamorce les modes relationnels négatifs (tels que chantages, menaces, culpabilisations, reproches…) ;
- il n'entretient pas des pollutions relationnelles dans le groupe social.

L'interlocuteur peut manifester :

- une écoute active, une attention soutenue… ;
- une disponibilité (il lâche prise, il est désarmé…).

À l'inverse un individu dispose d'un **quotient relationnel moyen ou bas** quand il a tendance à susciter ou à déclencher des relations infantilisantes, dévoreuses d'énergie et aliénantes pour autrui (et lui-même).

b. Évaluation du QR

On ne peut évaluer avec précision le quotient relationnel d'une personne, on peut, au mieux, en apprécier le résultat. Par exemple, on peut observer :

- la ***dynamique du rapport à l'autre*** ;
- la ***nature des énergies*** déployées, des mots utilisés… ;
- l'***impact sur autrui*** comme, par exemple, si les liens sont resserrés, les malentendus sont apaisés.

2. Les niveaux relationnels (NR)

Pour schématiser, on peut classer les rapports humains selon quatre niveaux relationnels.

a. Niveau 1 : Le langage de « couloir »

Par exemple : « Ca va ? » – « Très bien et toi ? ». Il s'agit d'échanges informels, superficiels, dits rapidement (au passage de la personne !) et dont on n'écoute pas toujours la réponse.

b. Niveau 2 : Le langage du « quotidien »

Par exemple : « Ta sœur a accouchée ? » – « Oui à 8 h… Le bébé va bien ». Il s'agit uniquement d'informations ponctuelles qui abordent la vie privée. Elles sont importantes. Elles ponctuent le train-train quotidien, le degré relationnel est très limité. Beaucoup de personnes se contentent de ce niveau là, aussi bien dans le domaine privé que professionnel.

c. Niveau 3 : Le langage « intime »

Par exemple : « Je me sens blessé(e), je suis déçu(e), car hier tu m'as dit que (...) ». Il s'agit de pensées intimes que l'être humain a du mal à révéler. Il a l'impression de se mettre à nu (c'est encore plus difficile en milieu professionnel) et pourtant cela permet de mieux se connaître. Ce langage comporte un risque : celui de blesser l'autre qui ne partage pas les mêmes émotions, qui se sent parfois à l'origine de la blessure, qui se sent culpabilisé et qui a des difficultés pour engager la communication sur ce registre là.

d. Niveau 4 : Le langage « vrai »

Par exemple : « Lorsque tu as décidé de (....), j'ai cru comprendre que tu souhaitais que (...). Ai-je tord ou raison ? » « M. X aurait pu être déçu parce que tu as (...) mais au fond je crois que (...) ; qu'en penses-tu ? »
À ce stade de la communication, les personnes peuvent « parler vrai ». Chacun cherche à comprendre les pensées et les objectifs de l'autre, ce qui permet de progresser, de faire évoluer les échanges, donc d'atteindre l'entente malgré les différences.

3. La méthodologie pour créer des liens

Toute personne, et particulièrement le soignant, doit pouvoir s'interroger et par là même **évoluer** pour agrandir son propre quotient relationnel (QR) car une relation a toujours deux extrémités et nous sommes seuls **responsables** de ce qui se vit et de ce qui se passe à notre extrémité à nous.
Créer des liens avec les autres c'est un comportement social, qui peut être facile pour les uns et plus difficile pour les autres, en fonction du vécu. Dans la relation d'aide, le personnel de soins apprend à développer les aptitudes à la création des liens.

Pour réussir à **CRÉER** des liens, il est conseillé de suivre la démarche suivante.

- ***C : « se connaître » pour mieux « connaître l'autre »***. Se connaître c'est apprendre à connaître ses propres défauts et ainsi à mieux tolérer ceux d'autrui. Ainsi on pourra mieux l'accepter, mieux le comprendre, donc mieux communiquer avec lui. C'est essentiel pour le personnel de soins.
- ***R : rejeter les « mécanismes de défense »***. L'être humain a tendance à vouloir se protéger de l'autre parce qu'il n'a pas la même façon de vivre. Il devra rejeter un à un, les mécanismes de défense pour accepter l'autre dans sa réalité, dans ses différences.
- ***É : « écouter » l'autre***. L'écoute active est une écoute qui « prend du temps » pour l'autre, c'est une écoute sans à priori, sans préjugés. Il s'agit d'accepter les sentiments de l'autre et de respecter ses émotions même si elles sont très éloignées des nôtres.
- ***E : « être disponible à l'autre »***. Il y a une grande différence entre l'attitude du soignant qui dit au patient « je n'ai pas le temps aujourd'hui de vous écouter, expliquez vos problèmes à ma collègue qui prend la relève ce soir ! » et l'attitude de celui qui dit au patient : « je distribue les repas et je reviens vous voir plus calmement dans une heure ».
- ***R : rejeter les « masques protecteurs »*** c'est être authentique, vrai. Il n'y a pas de risque à se montrer tel on est, il n'y a pas de raison de porter un masque pour jouer un « rôle social ». Au contraire, l'être social doit se développer en nous, de telle façon que nous puissions créer des liens durables avec l'autre. L'existence sociale nous oblige à agir pour autrui, à le servir (c'est particulièrement le cas pour les professionnels de santé).

4. Les principes à adopter, les obstacles à éliminer

Les spécialistes de la communication ont répertorié les différents principes à adopter pour améliorer les relations humaines. La connaissance des obstacles à la communication permet d'améliorer notre comportement.

a. Éviter les préjugés : obstacle relationnel

Le préjugé est un véritable obstacle à la relation. Au lieu d'écouter les arguments qu'expose l'interlocuteur, l'auditeur a déjà sa « petite idée » sur ce qu'il va entendre. Il ne lui fait pas crédit. Souvent l'acquisition de préjugés relève de sa culture, de son milieu socio-familial. Or, il faut savoir que les préjugés sont des « écrans auditifs » très néfastes à l'information et à la communication.

Rôle de l'AS

Le soignant doit savoir que toutes les opinions ne reposent pas sur des bases solides, immuables, que notre jugement doit toujours être réévalué et nos idées actualisées (beaucoup d'idées sont appelées « idées reçues »).

Il faut donc veiller à :
- repousser la critique systématiquement négative (préjudiciable à l'esprit d'équipe) ;
- respecter son interlocuteur ;
- rester modeste et se dire : « comment me percevrait-on si j'étais à sa place ? ».

L'esprit critique bien utilisé n'est pas un esprit de dénigrement mais un esprit de discernement des valeurs (c'est un esprit critique constructif). Pour cela, il est conseillé au soignant de soumettre sa critique à une évaluation : ***Est-ce utile ? Est-ce bon ? Est-ce vrai ?*** Cela force l'individu à se poser de vraies questions.

b. Éviter l'écoute subjective : obstacle affectif

L'expérience montre que nous avons un sérieux penchant à ne retenir que ce qui nous plaît. Nous avons une aptitude à filtrer immédiatement l'information. Notre écoute est d'emblée subjective, « aux ordres de l'intérêt ». Prendre conscience de cette mauvaise tendance nous aide à devenir plus objectif dans l'écoute de l'autre.

c. Éviter l'écoute égocentrique : obstacle individuel

La personnalité égocentrique est centrée sur elle-même. Elle est incapable de se mettre « à la place d'autrui ». Elle se traduit par une faiblesse d'attention dès que l'interlocuteur ne fait pas appel à ses centres d'intérêt. Par exemple : Combien de fois avez-vous entendu une collègue de travail parler de ses problèmes et combien de fois vous lui avez coupé la parole pour lui parler de vos problèmes personnels ?
Les psychologues disent : « si vous vous concentrez pour écouter attentivement l'autre, vous découvrez que vous avez gravi un échelon dans la connaissance ».

Rôle de l'AS

Il arrive fréquemment que ceux ou celles qui ont réappris à vivre et à penser, dans le cadre d'une ***relation d'aide***, soient animés du désir et de la joie d'apprendre aux autres à créer des liens. Ainsi en est-il de nombreux soignants qui ont suivi ce chemin et qui, dans leurs rapports quotidiens avec leurs collègues, les malades et leurs familles, ont appris à entretenir une relation harmonieuse. Ils ressentent naturellement l'envie de ne pas conserver pour eux cette manière d'être. Ils la transmettent d'abord tout simplement par l'exemple ; ensuite, éventuellement par l'action.

2 ► Les différents types de relations de soins

En milieu hospitalier, en fonction des personnalités et du vécu de chacun, différents types de relations peuvent se nouer entre les soignants et les patients. Il s'agit de relations sociales très spécifiques appelées relations de soins. Nous allons étudier les caractéristiques de quatre d'entre elles.

1. La relation de dépendance et/ou de maternage

Chez le patient, du fait de la maladie, une **dépendance psychique** peut être consécutive à une **dépendance physique**. On a pu constater que plus la dépendance physique est importante (par exemple : dans le cas de handicap), plus les patients souhaitent être « maternés ».

Rôle de l'AS

Le soignant doit savoir garder une distance relationnelle suffisante pour ne pas engager le patient dans ***un comportement de régression***. Il se traduit par des attitudes infantiles qui se manifestent lors de la prise alimentaire (le patient veut être nourri), lors de sa toilette (le patient ne cherche pas à participer).
Le soignant veillera à toujours ***stimuler l'autonomie*** du patient et à ne jamais maintenir l'infantilisation par des ***mots inappropriés*** (tels que Mamy, ou Papy pour les personnes âgées) ou des ***familiarités*** qui ne sont pas respectueuses de la dignité du patient.

2. La relation éducative

Cette relation a pour but la formation et l'évolution de l'être humain par la transmission d'un savoir. Elle peut se retrouver souvent dans la relation de soins, puisque, aux yeux du patient, le soignant est investi d'un savoir.

Rôle de l'AS

La dimension éducative des soins entre dans les compétences professionnelles de l'AS. Il a un rôle éducatif à jouer auprès des patients et plus particulièrement de ceux atteints de maladies chroniques (maladies cardio-vasculaires, diabète…).

L'AS est amené à compléter certaines informations ou conseils donnés par l'infirmier, à les reformuler au patient pour s'assurer qu'il a bien compris. Il veillera à ne jamais associer ce rôle à de la directivité et se gardera de tout autoritarisme. Le principe de la démarche d'informations et d'éducation (DIE) est traitée au Chapitre 6 de ce module.

3. La relation coopérative

Cette relation est fondée sur la participation à une œuvre entreprise à plusieurs. Elle fait appel à l'entraide et à la solidarité des partenaires.

Rôle de l'AS

La coopération doit être privilégiée dans les relations de soins puisque le patient et le soignant participent chacun à leur façon à la mise en œuvre et à la réussite d'une thérapie.

4. La relation thérapeutique

Dans un contexte de soins, il s'agit des échanges relationnels harmonieux entre le soignant et le patient. Comme on le sait, les « soins relationnels » favorisent le bon déroulement du traitement. Toutefois certains écueils sont à éviter. La proximité relationnelle ne doit pas tourner à l'affectif du fait des risques de « transfert » du patient envers le soignant.

Rôle de l'AS

On parle souvent des risques de ***transfert*** dans les situations d'analyse (lors d'une psychothérapie) mais elle peut s'observer aussi dans un service de soins. Certains patients ***projettent*** sur le soignant des sentiments nourris dans leur petite enfance pour des personnes de leur entourage (père, mère, frère). Il y a deux types de transfert :

- le transfert ***positif*** : il fait naître l'amour ou le désir sexuel… ;
- le transfert ***négatif*** : il fait naître la haine, l'hostilité…

Le phénomène de transfert peut être observé dans de nombreux types de relations au cours de la vie (même si cela est inconscient), on le retrouve dans les relations amicales ou amoureuses. Mais le soignant veillera à ne pas entrer dans ce schéma relationnel avec le patient.

3 ▸ L'AGRESSIVITÉ ET LES CONFLITS EN MILIEU DE SOINS

Communiquer n'est pas chose facile dans un milieu de soins. De nombreux éléments peuvent être la source de difficultés relationnelles et de conflits.

1. Les causes des conflits

Les causes des conflits sont principalement liées aux personnalités de chacun, à leur vécu respectif.

a. Le patient

Il est dans une situation de :

- ***vulnérabilité***, d'***infériorité*** (c'est ainsi qu'il se ressent) car dans un environnement nouveau pour lui, avec des personnes qu'il ne connaît pas. Parfois de culture différente, il a des difficultés pour se faire comprendre ;
- ***souffrance physique et morale*** car il ressent la maladie (ou l'approche de la mort) comme une menace. Il a peur, il est angoissé (sa famille aussi).

b. Le soignant

À l'origine des difficultés relationnelles, voire des conflits, on retrouve principalement :

- ***des différences*** :
  - socioculturelles et éducatives ;
  - de personnalité et de maturité ;
  - de vécu (dans l'enfance) ;
- ***de la fatigue causée par*** :
  - la charge de travail ;
  - les conditions de travail ;
- ***des émotions mal gérées*** :
  - le stress ;
  - la peur de l'autre…

Les situations de soins sont souvent cause de stress et d'angoisse chez les soignants. Certains arrivent à gérer mieux que d'autres ces sentiments.

2. L'expression des conflits

Les difficultés relationnelles, voire les conflits, peuvent naître aussi bien dans les rapports patient-soignant que soignants entre eux…

a. Les conflits patients-soignants

Les conflits se manifestent parfois de façon violente. La colère monte brusquement (elle « explose »). Elle exprime généralement le désarroi de quelqu'un face à une situation qu'il ne sait pas, ou ne peut pas, contrôler. De nombreux conflits ont pour origine la peur et l'angoisse et cela s'observe particulièrement en milieu de soins où la maladie constitue une véritable agression, une menace.

Exemple : les injures de M. X à Yan (AS)

M. X vient rendre visite à sa mère Madame D, 75 ans, hospitalisée pour une hémiplégie. Il constate que sa mère n'a pas été changée (une forte odeur d'urine se dégage de la chambre) et que le plateau repas est déposé sur la table. M. X, homme habituellement courtois, en rend responsable Yan, l'AS, et lui lance une pluie d'injures. Ce dernier ne répond pas et demande à l'infirmier de calmer M. X. Il lui explique qu'un surcroît de travail dans le service a occasionné cet oubli regrettable et exceptionnel. Il formule des excuses (M. X s'est calmé).

Explications : dans cette situation, la parole a réussi à apaiser la colère. Ce n'est pas toujours facile, mais c'est la démarche qui doit toujours être tentée par les soignants.

Évaluation du conflit

Une réaction violente doit être évaluée selon les trois critères suivants.

– ***sa cause*** : est-elle légitime ? (ici, elle est compréhensible, c'est le cri de souffrance d'un fils face à une mère malade et vulnérable ; il vit la peur, l'angoisse, la culpabilité…) ;

– ***son intensité*** (ici il y a agression verbale mais pas physique) ;

– ***sa répétition*** (ici c'est la première manifestation de violence verbale de la part de M. X).

b. Les conflits entre soignants

On constate aussi des manifestations agressives (voire des conflits) entre les personnels de soins. Ces difficultés relationnelles perturbent le fonctionnement des soins et sont préjudiciables à leur qualité. Il s'agit le plus souvent de :

- *rivalités*, liées à la personnalité de certains soignants qui ont besoin de reconnaissance. Elles entraînent des luttes de pouvoir, des jalousies, des susceptibilités. Ces personnes ont toujours l'impression d'en faire plus que les autres et d'être moins reconnues. De ce fait, elles ressentent une injustice à leur égard de la part de la hiérarchie ;
- *malentendus*, liés aux obstacles socioculturels. Dans le domaine de la communication à l'hôpital, les soignants doivent utiliser le même vocabulaire pour s'exprimer. L'utilisation de certains mots inappropriés peut être la source de malentendus. Par exemple : le verbe « déposer » peut être compris dans le sens de : quitter, laisser, abandonner (délaisser), placer, confier, emmagasiner… (*cf.* exemple ci-après).

Exemple : « le malentendu » qui laisse une mauvaise impression !…

Clara dit à Sonia « qu'elle a ***laissé*** le dossier de soins du patient à tel endroit ». Étant donné que ce n'est pas l'emplacement habituel, Sonia interprète le mot ***laissé*** comme « ***délaissé*** » et y voit un manque de motivation pour le travail et un manque de respect pour elle et pour l'équipe. Elle lance une injure à sa collègue et une agression verbale est enclenchée.

4 ▸ La gestion de l'agressivité dans les conflits

Il est difficile d'accepter les situations d'agressivité voire de violence en milieu hospitalier. Il est cependant possible d'en comprendre les causes et mécanismes, afin d'anticiper, d'adapter son comportement et sa réponse. L'AS doit :

1. Comprendre les mécanismes de défense de l'agresseur

Les psychologues disent que, dans le schéma « d'agressivité », il s'agit d'une partie du **moi** qui se défend contre une autre partie du **moi** qui a peur, ou qui pourrait l'amener à souffrir.

a. La peur, l'angoisse

Lors d'une agression (verbale ou physique), l'agresseur cherche à lutter contre des facteurs de peur ou d'angoisse. Pour le patient, la maladie ou l'approche de la mort sont des menaces et la violence qu'il manifeste marque son désarroi face à cette réalité qu'il ne peut maîtriser. L'as doit connaître ce processus, pouvoir écouter la peur de l'autre (dite sous cette forme-là) sans être angoissé. L'AS doit aider la personne à formuler son « mal-être » de façon différente au travers de son langage quotidien.

b. La colère retournée contre soi

Plutôt que de reconnaître son agressivité et de l'assumer, l'agresseur « qui ne s'aime pas » retourne la violence contre lui, puis contre les autres (par exemple : on constate que certains agresseurs se rongent les ongles, se pincent les doigts, tapent du pied, frappent leur tête, puis insultent autrui ou l'agressent physiquement).

2. Observer les signes précurseurs de l'agressivité

L'AS doit déceler chez son interlocuteur, tous les signaux révélateurs d'une montée de l'agressivité, afin de la prévenir. Par exemple :

- démarche vive, bruits de talon ;
- froncement des sourcils ;
- durcissement du ton de la voix, jurons… ;
- gestes brusques (claquement des portes…).

3. Gérer l'agressivité

a. Verbaliser les sentiments pour apaiser le conflit

Une « mise au point », une discussion claire, exposant les problèmes, mettant des mots sur le ressenti de chacun (un parler vrai) a toutes les chances de diminuer les tensions et de désamorcer les conflits, que ce soit avec le patient et ses proches ou entre soignants.

b. Rester calme et ferme face à l'agresseur

Le soignant, agressé par un patient, ne doit pas montrer d'appréhension car celui-ci le perçoit (et les autres patients aussi). Or, le soignant doit faire régner un climat de sécurité dans le service. Il devra donc gérer son comportement et rester calme et ferme face à l'agresseur. Il veillera tout particulièrement à :

- ***réfréner*** toute sollicitation exagérée. La disponibilité a ses limites, tout excès est mauvais car il maintient la personne en état de dépendance ;
- ***réprimer*** toute attitude de débordement, d'irrespect ;
- ne ***jamais manifester d'agressivité*** en retour, mais faire preuve de fermeté ;
- ***être tolérant*** dans l'écoute d'une souffrance ***sans toutefois tolérer*** toutes les manifestations qui s'y rattachent ;
- ne ***jamais adopter une attitude d'évitement*** de l'autre ;
- ***préserver la dignité de l'agresseur***. Il faut permettre à la personne agressive de ne pas se sentir rejetée.

c. Respecter le besoin de calme du patient agressif

Respecter le besoin essentiel de la personne agressive, c'est respecter en particulier son besoin de repos, de « repli sur soi », d'isolement, qui lui permet de rester calme, de réfléchir (« faire le point ») sur son comportement. Certaines personnes « agitées » ont besoin de « se reprendre en main ». Le soignant ne doit pas susciter la relation à tout prix : un excès de sollicitation peut provoquer à nouveau de l'agressivité.

d. Connaître les limites de sa fonction et celle des autres

L'un des facteurs de la cohésion d'une équipe professionnelle est la coopération entre les membres de l'équipe. Pour que cette coopération soit effective, il est nécessaire que chacun sache ce qu'il doit faire et ce qui revient à l'autre. Le soignant veillera à se poser souvent la question « Qui fait quoi ? », « Qui est responsable de quoi ? » et à respecter la fonction de chacun.

e. Pardonner pour « se libérer »

Le pardon est un processus douloureux pour celui qui a été blessé, mais il libère[7]. Pardonner, c'est avoir l'espérance qu'il y a dans l'oppresseur, un être humain capable de changer. Nous devons nous comporter comme des êtres capables d'arrêter le cercle vicieux de la violence qui engendre la violence, de la haine qui engendre la haine. Le pardon est une volonté de compréhension de l'autre.

f. Transmettre

L'AS doit toujours informer l'infirmier des situations conflictuelles auxquelles il a dû faire face et dire comment il les a gérées.

7. « Asphésis », le mot grec pour « pardonner » signifie « délier », « libérer ».

5 ▸ LA GESTION DE L'ANIMATION ET DES JEUX

Les modes d'animation et de jeux ne demandent pas un matériel très élaboré. Toutefois, elles font appel à l'imagination de l'animateur(trice) et à ses capacités relationnelles.

1. Caractéristiques de chaque mode d'animation

L'AS peut être amené à gérer l'animation d'un groupe. Il peut faire un choix entre trois modes d'animation (*cf.* Tableau 5.3 ci-après).

Tableau 5.3 – Caractéristiques des modes d'animation.

Mode d'animation	Rôle de l'AS	Objectif	Réactions des personnes
Directif	L'AS : – dirige les personnes ; – prend les initiatives ; – oriente les actions (par exemple : « voici le matériel », « voici la démonstration »).	L'AS doit : – préciser le contenu de l'animation ; – faire une démonstration ; – encourager la personne ; – commenter les résultats obtenus.	Les personnes peuvent : – accepter l'autorité avec soumission ; – refuser l'autorité ; – contester ; – s'énerver.
Semi directif	L'AS est le guide : – il tient compte des avis et choix des personnes ; – ils étudient ensemble le bien-fondé de l'activité.	L'AS doit : – être à l'écoute des besoins des attentes des personnes ; – solliciter leur participation à l'élaboration du projet ; – les faire participer à la préparation du matériel.	Les personnes peuvent : – participer activement ; – vivre l'activité dans l'agitation ; – perdre du temps à cause des débats d'idées.
Non directif	L'AS laisse les personnes libres d'agir à leur guise, il peut dire : – « Que voulez-vous faire ? » ; – « Choisissez ce que vous préférez » ; – « Je vous laisse faire à votre guise » ; – « Tout est possible ! ».	L'AS fait ce choix dans le but de : – stimuler les personnes à l'autonomie ; – les valoriser dans leurs choix ; – leur donner une impression de liberté ; – éviter les bilans d'efficacité ; – Mais l'AS peut aussi renoncer à la directivité par facilité.	Les personnes peuvent : – agir avec désordre anarchie… (par exemple : elles peuvent faire des mouvements inadaptés, préjudiciables à leur santé) ; – se sentir dévalorisées ; – être démotivées ; – être découragées.

2. Contenu du projet d'animation

Pour établir le projet d'animation, il faut rechercher les objectifs à atteindre. La personne chargée du projet d'animation (souvent l'AS dans le service de soins ou une équipe d'animation) va utiliser la méthode mnémotechnique du QQQOCP. Elle va se questionner sur le Qui ? Quoi ? Quand ? Où ? Comment ? Pourquoi ? de l'activité[8] (*cf.* Tableau 5.4).

8. La formule mnémotechnique se retient mieux sous la forme du QQQOCP mais le « Pourquoi ? » doit toujours être placé au début de la réflexion.

Tableau 5.4 – Le contenu du projet d'animation.

Questions	Sujets	Réponses	Rôle de l'AS[a]
Le Pourquoi ?	*L'intérêt*	– Réponses aux attentes des personnes : • se distraire ; • entretenir ses facultés ; • sortir, etc. – Réponses aux besoins des personnes : • s'amuser, bouger ; • se socialiser.	Récapituler les objectifs qui déterminent le choix d'une animation. Par exemple : – activité pour les adultes permettant de se cultiver tout en se distrayant ; – jeux pour les enfants permettant de : • décharger l'agressivité ; • calmer, apaiser.
Le Qui ?	*Les personnes (adultes, enfants)*	– Âge. – Capacités. – Handicaps, etc.	– S'entretenir préalablement avec les personnes ; – évaluer leurs capacités ; – leurs présenter le projet ; – écouter leur appréhension ; – tenir compte de leurs goûts, habitudes…
Le Quoi ?	*L'activité*	Activité : – individuelle ; – collective.	Choisir une activité : – récréative ; – culturelle ; – physique, etc.
Le Quand ?	*Le moment*	– L'après-midi (après la sieste) ; – le matin (vers 10 h).	Choisir l'activité en fonction des contingences du service.
Le Où ?	*Le lieu*	– à l'intérieur ou l'extérieur.	Prévoir le lieu de l'activité et l'aménager.
Le Comment ?	*Le matériel*	Quel matériel choisir : – gros matériel ? – petit matériel ?	Prévoir le matériel de l'activité (vérifier les ressources du service).

a. Le rôle de l'AS ici décrit est un rôle de participation au travail de l'infirmier(ère) ou d'un professionnel de l'animation.

▶ Exemple : réponse aux attentes des personnes

D'après un recueil de données (selon V. Henderson) **ciblé sur le besoin de se récréer,** établi en collaboration avec l'infirmier, l'AS connaîtra les goûts, les capacités, les attentes de la personne soignée. En fonction du projet de soins, des activités connues, ou nouvelles pour la personne, vont lui être proposées. Prenons l'exemple en gérontologie de l'animation en lieu de vie. Cette animation se différencie des animations à visée thérapeutique (comme pour les ateliers de la mémoire pour des patients atteints de la maladie d'Alzheimer). Cette animation utilisant comme supports des cartes postales anciennes, ou des objets anciens, a pour but de permettre les échanges de souvenirs entre les résidents. C'est un moment de joie, de partage entre les générations. Chaque résident est libre d'y participer ou pas, selon son choix.

3 La communication en milieu professionnel

« La communication consiste à mettre en commun une information ». La communication est un **acte**, l'information est son **contenu**.

1 ▸ Les domaines de la communication

La communication peut porter sur des domaines très divers :

- les connaissances ;
- les informations ;
- les opinions ;
- les sentiments.

D'après R. Poletti, infirmière psychothérapeute : « Communiquer, c'est un processus qui comprend une implication totale de la personne. »

– Communiquer, c'est d'abord écouter, sans juger, sans classer, sans préparer ses réponses à l'avance. La communication repose aussi sur la perception, c'est voir, c'est entendre, c'est toucher, c'est employer des mots, et choisir les mots qu'on emploie.

– Communiquer, c'est dépasser ses peurs, parce qu'au moment où je dis quelque chose, je révèle une partie de ce que je suis, donc je cours le danger d'être jugée, je cours le danger de ne pas rencontrer un assentiment chez l'autre, donc je cours le danger du rejet.

– Communiquer, c'est vérifier, éviter de me précipiter pour répondre. Savoir et vérifier que j'ai bien entendu, que je comprends ce que l'autre me demande.

Etre en communication, c'est être attentif aux mots, savoir que certains mots ont un sens particulier pour certaines personnes. Les mots sont liés à toute une histoire, et il faut savoir quoi employer, à quel moment, avec qui.

La vraie communication est facteur de vie, et communiquer, c'est vivre. C'est bâtir ensemble, pouvoir s'aimer, arriver à se connaître, à échanger, à s'apprécier. »

Dans une communication en milieu professionnel, les échanges entre partenaires peuvent s'effectuer sur le mode interpersonnel ou en groupes.

2 ▸ La communication interpersonnelle

Dans une situation de communication interpersonnelle, il y a au moins deux partenaires : l'émetteur du message et le récepteur du message.

1. La situation

La situation de communication interpersonnelle peut être représentée par la figure ci-après. Elle comprend :

- un ***émetteur*** (E), c'est l'origine de la transmission de l'information ;
- un ***récepteur*** (R), c'est le destinataire de l'information ;
- un ***canal***, c'est le moyen physique ou matériel permettant la transmission de l'information ;
- un ***message***, c'est le contenu informatif de la communication ;

• une ***rétroaction***, c'est la réponse possible du récepteur et l'éventuelle remédiation apportée par l'émetteur.

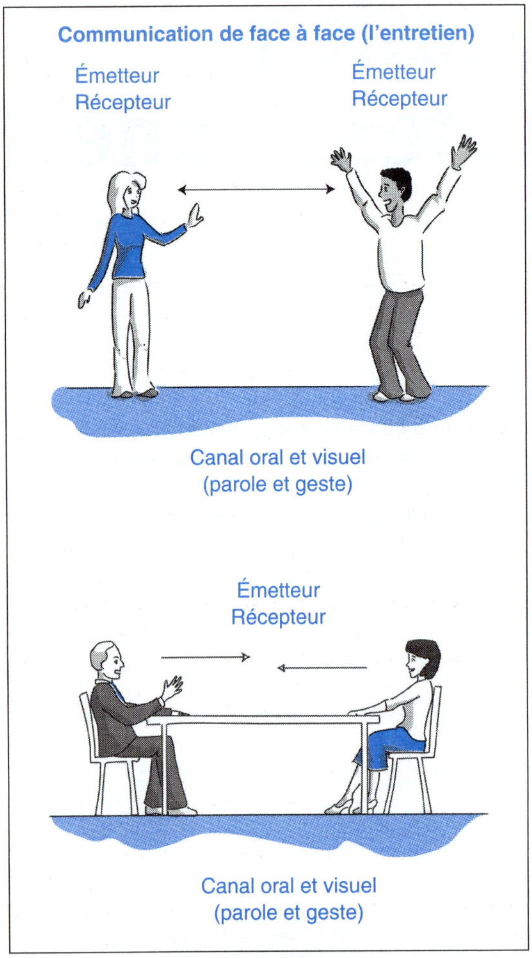

FIG. 5.2 – **La situation de communication interpersonnelle.**

2. Critères de qualité de la communication

Pour assurer la qualité de la communication, quelques « règles » sont à respecter :

• l'***émetteur*** devra utiliser un langage clair, adapté à son (ou ses) interlocuteur(s) et se montrer motivé par son sujet ;

• le ***récepteur*** doit être prêt à recevoir le message en étant attentif et motivé par le sujet ;

• le ***message*** doit être clair, simple, intéressant, formulé dans un langage commun ;

• le ***matériel*** utilisé doit être en bon état de marche, adapté à la nature du message ;

• l'***environnement*** doit être propice à la communication (éliminer les bruits parasites, prévoir un lieu adapté).

Pour s'assurer de la bonne compréhension du message, on peut demander au récepteur de le reformuler (c'est la rétroaction).

3 ▸ L'ENTRETIEN

L'entretien est un support de communication orale qui permet un échange entre deux personnes. L'AS est largement associé aux entretiens avec le patient ou sa famille, qui confortent le relationnel au quotidien.

1. Objectif de chaque entretien

a. L'entretien d'information

Il permet de s'informer. Cela peut être :

• le recueil de données au cours duquel le soignant recueille toutes les informations sur le patient ;

• les transmissions d'informations entre soignants.

b. L'entretien de formation

Il permet au soignant de transmettre des compétences à la personne qui est en formation (par exemple, lorsqu'un soignant encadre un stagiaire).

c. L'entretien d'évaluation

Il permet au soignant d'évaluer des compétences suite à une formation (la sienne ou celle d'un autre).

d. L'entretien d'aide

Il permet au soignant d'aider le patient à intégrer des conseils (par exemple : à la sortie du service, les conseils d'hygiène de vie dans le cadre de certaines pathologies).

2. Intérêts de l'entretien

L'entretien permet au soignant de :

- mieux connaître le patient et ses besoins particuliers ;
- établir un climat de confiance indispensable aux relations humaines ;
- mettre des mots sur des problèmes, des inquiétudes, des craintes et ainsi d'apaiser des tensions ;
- améliorer la coopération dans l'équipe ;
- améliorer la qualité des soins au patient et les rapports avec les familles.

3. Préparation de l'entretien

L'entretien patient-soignant peut être **spontané** ou **organisé**. S'il est prévu à l'avance, l'AS veillera à en informer l'infirmier et à réfléchir au contenu de l'entretien.

Pour faciliter la préparation de l'entretien, le soignant peut utiliser la méthode du QQOCP (Quand ? Qui ? Où ? Comment ? Pourquoi ?...)[9].

- *Pourquoi* ? (Quel est l'objectif ?) Que veut ou qu'attend le patient de cet entretien ?
- *Quand* (l'organiser ?) ? Il faut rechercher le moment de disponibilité :
  - du soignant. L'entretien ne doit pas empiéter sur les soins ;
  - du patient. L'entretien doit se faire lorsque le patient est reposé (après la sieste) et hors de la présence des visites ou de la famille (sauf demande de sa part, s'en informer...).
- *Qui* ? (Avec qui ?) l'AS et l'infirmier(ère) peuvent l'organiser ensemble (le patient doit en être informé préalablement).
- *Où* ? (l'organiser ?). À savoir dans :
  - le bureau du cadre-infirmier ;
  - la chambre du patient.

NB : il faut veiller à toujours respecter la confidentialité de l'entretien. S'il a lieu dans la chambre, il faudra l'organiser hors de la présence du voisin de chambre ou des visiteurs.

- *Comment* ?
  - ***La forme de l'entretien***. Le soignant peut :

    → poser des questions au patient. Par exemple, lors du recueil de données une « grille » de questions préétablies facilite l'entretien soignant/patient ;

    → écouter le patient. Le soignant invite le patient à exposer son problème, à exprimer sa demande. Il ne pose aucune question. Cet entretien peut être relancé par la reformulation des propos du patient, sans introduire une directive ou une question.
  - ***Le vocabulaire à adopter*** (le cadre de référence). Pour se comprendre, émetteur et récepteur doivent utiliser un code commun. Les personnes parlent la même langue et ont un cadre de référence commun. *Le* ***cadre de référence*** est constitué par divers facteurs qui influent sur notre comportement. Par exemple :

    → notre nationalité (langue, culture) ;

    → notre environnement familial, notre milieu social ;

    → nos connaissances, nos goûts, notre expérience professionnelle, etc.

Plus le cadre de référence des interlocuteurs est proche, plus la communication est facilitée.

Exemple : La « forme du message »...

Sonia, Julie et Marie, AS, en service de médecine, parlent ensemble d'une patiente (Madame A) qui a été hospitalisée la veille. La forme que chacune donne au message qu'elle transmet est déterminante pour une bonne compréhension. Exemple :

Sonia dit : « *Cette patiente est trop grosse* ». Le message exprime une opinion que Sonia s'est forgée mais ne donne pas d'éléments précis de description ou de comparaison.

Julie dit : « *Cette personne pèse 90 kilos* ». Le message exprime un fait mesurable, une information qui permet d'évaluer objectivement une situation.

Marie dit : « *Je ne supporte pas l'obésité de Madame A* ». Le message exprime le sentiment que Marie ressent à la vue de cette personne. Cette phrase n'a aucune valeur d'information objective, car elle fait référence à la réaction personnelle de Marie.

Rôle de l'AS

Lors de l'entretien, l'AS veillera à :

- ***observer le patient.*** Sa présentation, son comportement, ses manifestations émotionnelles... ;
- ***écouter le patient*** avec bienveillance et empathie (*Cf.* Module 1). L'écoute concerne ce qui est dit par le patient et, au-delà, ce qui n'a pas été exprimé verbalement mais dont une signification peut être trouvée (les non-dits, les silences, les mimiques expressives...) La bienveillance et l'empathie supposent de se montrer attentif pour les propos du patient, mais aussi d'avoir de l'indulgence (dans le sens de ne pas juger). Elle passe non seulement par les paroles du soignant mais encore par son attitude ▶

9. Veiller à toujours place le « Pourquoi » au début de l'analyse.

corporelle, son regard. Le soignant doit avoir la capacité de comprendre ce qui se passe en l'autre, de « se mettre à sa place » ;
- ***garder une « distance professionnelle »***. Pour le soignant, la difficulté (lors d'un entretien) est de trouver une bonne distance : suffisamment proche pour ne pas apparaître froid ou indifférent, tout en préservant un espace qui protège et permet d'éviter l'instauration de relations trop familiales ;
- ***respecter le patient dans ses propos***, lorsqu'il s'entretient avec ses collègues (*cf.* exemple précédent où les propos de Sonia et de Marie sont irrespectueux envers Madame A) ;
- ***respecter le secret professionnel*** (*cf.* Module 7) ;
- ***transmettre***. L'AS doit transmettre la nature de l'entretien qu'il a eu avec le patient, dans la mesure où celui-ci peut apporter des éléments d'informations utiles. Avant toute transmission, le soignant doit se questionner : « Que m'a t il dit ? », « Que vais-je dire de ce qu'il m'a dit ? ». Le travail en équipe est un atout pour l'analyse de la situation ; il convient de confronter les données recueillies en équipe pluridisciplinaire. Echanger ses impressions, ses observations et son analyse de situation a pour but d'argumenter les conclusions posées par chaque membre de l'équipe et, adapter les soins aux besoins réels des patients[a].

a. Les *aide-mémoire n° 21 soins infirmiers et démarche relationnelle*, V. Cabaret, Éditions Vernazobres-Grego.

4 ▸ Les méthodes facilitant la communication interpersonnelle

Il existe deux méthodes qui facilitent la communication entre deux personnes, tout particulièrement en milieu de soins.

1. La « redondance »

Lorsqu'on dit « c'est redondant » en parlant d'un texte écrit, l'opinion exprimée a une connotation plutôt péjorative : cela veut dire qu'il y a des répétitions. Dans le cadre de la transmission d'un message verbal, cela facilite la communication.

a. Principe

Le soignant doit répéter une phrase sous la même forme ou sous une forme différente (il peut même y associer le gestuel).

b. Intérêt

Répéter n'est pas alourdir le message, c'est le rendre plus compréhensible. C'est particulièrement apprécié chez certains patients ayant une mauvaise audition ou qui sont angoissés lors de leur arrivée à l'hôpital (l'angoisse ou la peur bloquent la compréhension du message).

2. Le « *feed-back* »

Le *feed-back* est un mot anglais qui signifie « l'information en retour ».

a. Principe

Celui qui a adressé un message doit s'assurer qu'il a été réceptionné et compris par le destinataire (si ce n'est pas le cas, l'information doit être renouvelée).

b. Intérêt

C'est une façon d'assurer la continuité de l'information, de vérifier son efficacité et de mettre en confiance les partenaires de la communication.

5 ▸ Les obstacles à la communication interpersonnelle

Les obstacles à la communication sont multiples. Citons ceux le plus souvent constatés en milieu de soins entre soignant et patient.

1. Le message est inadapté

Le message doit être adapté à la personne à qui il est destiné. Le soignant ne doit pas utiliser des termes trop techniques ou professionnels ou des mots pouvant avoir un double sens, lorsqu'il s'adresse à un patient.

Exemple : Madame A, AS, et M. B, patient

Madame A dit : « Bonjour M. B. Je sais que le médecin vous a prescrit un anxiolytique. Ce soir, ça devrait apaiser votre tension ».

M. B répond : « Ah bon ! Pourtant, je croyais avoir une tension faible ».

Explications : le patient n'a pas compris la signification du terme anxiolytique et a mal interprété le mot tension (nerveuse). C'est une forme d'incompréhension aux conséquences graves.

2. Le message est trop long (non accompagné d'une redondance et d'un *feed-back*)

Si nous reprenons le sujet de l'exemple précédent, voici ce que pourrait dire Madame A.

Exemple : Madame A, AS, et M. B, patient

Madame A dit : « Bonjour M. B. Vous m'aviez bien dit avant-hier que vous aviez quelques difficultés à trouver le sommeil le soir. Eh bien, je l'ai transmis directement au cadre-infirmier qui en a fait part au médecin et j'ai appris qu'on avait trouvé une solution ».

M. B ne répond rien.

Explications : le patient n'a pas saisi. Le message est trop long et, de plus, il est fermé (il bloque la communication). Autre obstacle : le terme « solution » peut être interprété dans un autre sens (solution médicamenteuse). En milieu de soins, les soignants doivent particulièrement réfléchir à l'interprétation des mots par les patients.

Rôle de l'AS

L'AS doit :
- évaluer les capacités de l'interlocuteur à ***recevoir*** et à ***comprendre*** le message ;
- adresser un message clair et précis (choisir les mots adaptés et faire des phrases courtes) ;
- respecter le ***temps*** de réception du message ;
- utiliser le *feed-back* pour vérifier la bonne réception du message ;
- réajuster tout message incompris ou mal interprété.

6 ▸ La communication professionnelle en groupe (la réunion)

Les modes de communication dans le groupe sont plus complexes. L'attention accordée à la personne dans la communication individuelle, diminue dans la communication de groupe.

1. Différents types de réunions

Il existe différents types de réunions. Citons :
- la réunion de ***discussion***, pour échanger des points de vue ;
- la réunion d'***informations***, pour transmettre des informations ;
- la réunion de ***décision***, pour rechercher une solution.

2. Intérêts de la communication en groupe

En milieu de soins, ces différents types de réunion ont pour objectif de mieux coordonner les actions, de développer la coopération entre les membres de l'équipe et d'améliorer la qualité des soins.

3. Critères de qualité de la communication en groupe

Différents critères permettent d'augmenter la qualité de la communication :
- ***le nombre de personnes en présence***. Dans un groupe de petite taille (6 à 12 personnes), il y a plus de cohésion, les membres participent davantage, les échanges sont plus satisfaisants. Dans un grand groupe, il y a moins d'implications personnelles et donc plus de frustrations. On aboutit souvent à un clivage dans le groupe et à la formation de petits groupes.
- ***le contexte de moyens***. Certains moyens, matériels sont mis à la disposition du groupe (tableaux, tables, rétro projecteurs…)
- ***L'aménagement des tables et des sièges***. Les tables seront disposées de façon à voir facilement l'orateur. Certains choisiront une table ovale ou ronde (l'orateur est parmi eux) ; d'autres préfèreront une disposition des tables en U (l'orateur est en position centrale).
- ***le calme de l'environnement***. Pour faciliter l'audition, il faut éviter les bruits parasites, les conversations en apartés et les sonneries de téléphone mobile. Chacun respectera le calme.
- ***le facteur temps***. Les personnes doivent disposer de temps pour s'exprimer. Une réunion de courte durée provoque toujours une frustration des participants.

4. Méthodologie de l'orateur

Il est important pour l'orateur de :

- se présenter au groupe et d'annoncer l'ordre du jour ;
- demander aux participants de se présenter (faire un tour de table) ;
- regarder chaque participant (et non une ou deux personnes en particulier) ;
- adopter un ton de voix agréable et ferme (s'il faut défendre un avis) ;
- être synthétique (c'est-à-dire de parler de l'essentiel) ;
- utiliser des mots clairs et précis et donner des exemples concrets pour faciliter la compréhension ;
- écouter les questions, y répondre ;
- éviter de couper la parole ;
- respecter ses limites de compétence ;
- valoriser les interlocuteurs.

5. Les différents groupes

a. *Les groupes de paroles (en soins palliatifs)*

La pratique d'accompagnement d'une personne en fin de vie exige un travail d'équipe. Certains services ont expérimenté les « groupes de parole » qui permettent des échanges animés par un psychologue. Les soignants chargés d'un travail d'accompagnement peuvent bénéficier de ce soutien, car il permet d'apprendre à exprimer ses émotions (en particulier après un décès, au moment de refermer le cahier de transmission de la personne aidée). La parole permet une mise à distance de ses propres sentiments. Elle permet aussi aux différents membres de l'équipe de réfléchir sur les points importants de la fonction d'accompagnement, en particulier de savoir reconnaître les attitudes à adopter en pareil cas.

b. *Les réseaux de communication*

Un groupe se structure en **réseaux** en fonction de la position tenue par chacun de ses membres. Cette position varie en fonction de la personnalité de chaque membre (par exemple : un timide, extravertie, introvertie…) et de son statut au sein du groupe (infirmier, AS, etc.).

Lorsqu'on souhaite intervenir dans un groupe, on a tendance à se tourner vers une personne déterminée. Cette personne joue le **rôle de soutien** pour atténuer toute l'angoisse que l'on éprouve face au groupe. Lors des échanges, certaines personnes se trouvent plus sollicitées que d'autres.

Tableau 5.5 – Principaux réseaux de communication.

Schémas	Réseaux	Caractéristiques
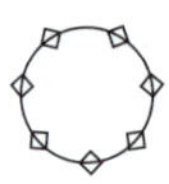	*En cercle*	Les échanges ont lieu avec l'ensemble du groupe, ce qui améliore la cohésion de celui-ci. C'est le groupe le plus efficace. Exemple : dans un service hospitalier
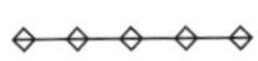	*En chaîne*	C'est un réseau de communication très morcelé qui comporte des risques de perte et de déformation de l'information. Il est cependant très utilisé. Exemple : les transmissions orales à l'hôpital. Médecin → surveillante → infirmière → auxiliaire de puériculture ou aide-soignant
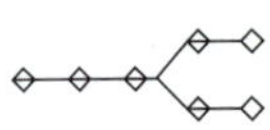	*En Y*	Une personne détient une position stratégique, les autres sont isolées.
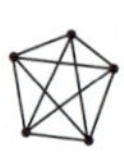	*En étoile*	L'information est bien transmise car elle est centralisée sur le chef, mais il y a peu de relations entre chaque membre du groupe d'où le désintéressement des autres.

7 ▸ Les supports de la communication professionnelle

Les situations de communication professionnelle que vous observerez peuvent nécessiter la mise en œuvre de moyens divers. Plusieurs choix sont souvent possibles pour une même situation.

1. Les trois formes de supports

Il existe trois formes de supports de communication.

• *Le support oral* : réunion ou entretien téléphonique ou entretien direct.

• *Le support écrit* : lettre ou notes d'information, de service, dépliant, tract.

• *Le support visuel* : tableau, planning, graphique, affiche, affichette, vidéo, photographies (*cf.* Module 7).

2. Exemple d'une communication professionnelle écrite

Prenons pour exemple une situation de communication où le support est écrit. Il s'agit d'une lettre circulaire envoyée par une directrice de crèche aux parents des enfants de son établissement.

Étude de cas : la lettre d'Anna, directrice de crèche aux parents

Anna est directrice de la crèche des Fleurs à Nanterre. Elle organise cette année la fête de Noël à laquelle elle invite les parents de tous les enfants le 18 décembre à 17 h. Cette lettre prend la forme d'une circulaire envoyée à 50 personnes le 1er décembre. Un coupon-réponse (détachable) doit être retourné avant le 10 décembre par les parents afin de prévoir l'achat de friandises pour la fête. Une participation financière est demandée (10 €).

a. Schéma de la communication professionnelle

L'émetteur est un professionnel : il s'agit bien d'une situation de communication professionnelle.

Cette situation prend place dans une crèche : il s'agit d'une communication du secteur sanitaire et social.

b. Méthodologie : « la grille de recueil d'information »

Le professionnel va se poser différentes questions et y répondre, afin de planifier son travail méthodiquement. Une grille de recueil d'informations peut l'y aider (*cf.* Tableau 5.6 ci-après).

Tableau 5.6 – La grille de recueil d'informations : étude de la fête à la crèche.

Émetteur	Anna, puéricultrice DE, directrice de la crèche.
Récepteur	Les parents des enfants.
Contexte de lieu : ***– institution*** ***– adresse***	Crèche des Fleurs 6, rue des fleurs 92000 NANTERRE (tél : …).
Contexte de temps : *• date de la fête* *• date limite des réponses*	 Le 18 décembre 2006. Le 10 décembre au soir.
Contexte des personnes	Noms des parents, adresses Noms des personnels présents à la date du 18/12
Objectif du message *• résultat attendu* *• moyen d'évaluation*	 La présence des parents (50 au total). La réception des coupons réponses détachables.
Résultat obtenu	40 coupons réceptionnés à la date du 7 décembre.
rétroaction (moyens utilisés)	La directrice prévoit de téléphoner aux personnes qui n'ont pas répondu dans les délais prévus.

4 Les droits du patient

1 ▸ La loi du 4 mars 2002 relative aux droits du patient

La loi du **4 mars 2002**, relative aux droits du patient et à la qualité du système de santé, consacre le droit du patient à l'information (*cf.* Module 1 « autonomie et droits des patients »).

1. Le droit du patient à l'information

a. Qui informe ? Comment ?

L'information est délivrée par un professionnel de santé au cours d'un entretien individuel. Le règlement intérieur est laissé à disposition du patient[10].

b. De quoi ?

L'information touche divers domaines ; plus particulièrement le traitement et les investigations (examens biologiques…). Le patient peut demander leur utilité, leurs conséquences, les risques éventuels et les autres solutions possibles en fonction de sa maladie ; les conséquences en cas de refus.

NB : Jusqu'à la loi du 4 mars 2002, le patient devait **prouver** que le service de soin ne l'avait pas informé. Depuis la loi, la charge de la preuve incombe au service de soins s'il y a plainte du patient.

10. Article L. 714-4 du CSP.

2. L'accès au dossier médical

Depuis la loi du 4 mars 2002, le patient peut accéder directement aux informations contenues dans le dossier médical :

- soit par consultation sur place ;
- soit par envoi de copies au médecin traitant.

À titre indicatif, nous vous présentons quelques informations que l'on peut trouver dans le dossier médical (*cf.* Tableau 5.7).

Tableau 5.7 – Les informations du dossier médical.

Prescriptions médicales	Soins dispensés par les différents professionnels de santé (IDE, kinésithérapeutes…).
Investigations Radiographies	Correspondances échangées entre médecins[a].
Démarche médicale	Informations relatives à la prise en charge du patient.
Compte rendu opératoire	Informations formalisées à la fin du séjour hospitalier.
Actes transfusionnels	Compte-rendu de l'hospitalisation.
Résultats des examens biologiques	Lettre de sortie (prescriptions, modalités…).
Dossier de soins infirmiers	Fiche de liaison infirmière.
	Actes de prévention.

a. Ces informations ne sont pas communiquées (elles restent confidentielles).

3. Le consentement aux soins

La loi de 2002 confirme la nécessité de recueillir le consentement (libre et éclairé) du patient pour tout acte médical et tout traitement le concernant. Son avis doit être respecté[11]. Si le patient ne peut exprimer sa volonté (en raison de son âge, ou de ses facultés mentales), un membre de sa famille peut le faire à sa place.

4. L'indemnisation réparatrice en cas d'accident

Le patient a droit à une indemnisation s'il a été victime d'un accident en milieu de soins. C'est le cas pour les accidents liés aux actes de soins, ou aux infections nosocomiales (*cf.* Module 6).

2 ▸ La représentation des patients et le recours au médiateur[12]

Dans chaque établissement de santé, une commission des relations avec les usagers a pour mission de veiller au respect des droits des usagers. Elle est informée de l'ensemble des plaintes formulées par les patients (d'où le questionnaire de satisfaction remis au patient à la sortie de l'hôpital).
Un médiateur peut être saisi par le représentant légal d'un établissement de soins ou par l'auteur d'une réclamation. La rencontre doit intervenir avant sa sortie de l'établissement.

3 ▸ Le livret d'accueil

L'établissement ou un service d'aide à domicile remet aux patients, lors de leur admission, un livret d'accueil auquel est annexé la charte du patient hospitalisé. Une circulaire du **24 mars 2004** précise la nature des renseignements figurant dans ce livret. Il comporte généralement trois types d'informations (*cf.* Mémo) :

- l'organisation de l'établissement ;
- les services proposés par l'établissement ;
- les informations obligatoires (loi du 4 mars 2002) :
  - accès au dossier médical ;
  - informations médicales, formalités à l'admission et à la sortie ;
- la Charte des droits et libertés de la personne accueillie et le règlement de fonctionnement doivent y être annexés.

Mémo AS : le livret d'accueil[a]

L'hôpital
- Historique et présentation ;
- description des services ;
- plan de l'établissement.

Les services
- Culte ;
- associations ;
- repas ;
- courrier ;
- visites ;
- télévision, transistor ;
- presse – cafétéria ;
- coiffeur ;
- promenade.

Les informations spécifiques

À savoir
- Fichiers informatiques et libertés ;
- prélèvements d'organes ;
- boissons, tabac et autres produits illicites ;
- votre sécurité ;
- la sécurité de vos biens, objets précieux ;
- commission de conciliation ;
- prévention et surveillance ;
- centre de ressources biologiques ;
- formalités administratives ;
- transports ;
- informations médicales à votre sortie ;
- accès à votre dossier médical.

a. Livret de l'Hôpital R. Sabran de Giens, 2006.

4 ▸ La charte du patient hospitalisé

Cette charte est annexée à la **Circulaire ministérielle n° 95-22 du 6 mai 1995** relative aux droits des patients hospitalisés. Elle est insérée dans le fascicule d'accueil du patient à son arrivée à l'hôpital. (*cf.* Module 1).

11. Article 7 : excepté pour certains actes obligatoires à la santé (ex : vaccinations obligatoires, etc.).
12. Loi du 2 mars 2005.

1. Respect des droits des patients hospitalisés (loi du 4 mars 2002)

a. Respect de sa vie privée

Respecter la vie privée du patient, c'est respecter en particularité les confidentialités :

- *de ses déclarations* : aucune transmission écrite ne doit être faite sans l'accord du malade ;
- de son courrier ;
- de sa religion ;
- de son droit à l'anonymat.

b. Respect de ses goûts

Respecter les goûts du patient (exception faite pour les boissons alcoolisées), c'est respecter son désir de ***conserver des objets personnels*** (bijoux) ou son refus de certaines visites.

c. Respect de sa dignité

Le respect de sa dignité, c'est l'attention à tous (personnes les plus démunies, personnes handicapées…) :

- l'interdiction faite au personnel de santé ***d'attacher*** un patient même s'il est agité (exception : si le malade inconscient peut porter atteinte à sa sécurité, le mode de contention est prescrit) ;
- le soulagement de la douleur.

d. Respect de sa responsabilité

Le patient doit :

- être informé de tout ce qui concerne son état de santé (diagnostic, examens, traitement) et il peut refuser certains traitements ou soins d'où la nécessité d'un consentement libre et éclairé, l'accès à l'information.
- être consulté pour consentir à certains actes (par exemple : la recherche biomédicale, le don d'organes…)
- pouvoir quitter l'établissement de soins à tout moment (selon le principe de la liberté individuelle) sauf dans des cas particuliers prévus par la loi.
- être informé de son droit de demander réparation pour préjudices.

Exemple : l'HTA génétique de M. D

M. D a été hospitalisé à la suite d'une grave hypertension (25/17) lui ayant occasionné un AVC À la suite de diverses investigations, les médecins ont constaté qu'il y avait dans sa famille des accidents similaires dus à l'HTA. Pour la « recherche », une étude génétique (comportant des examens biologiques) est envisagée. Un consentement écrit est demandé au patient et aux personnes concernées.

e. Respect de ses droits de fin de vie et soulagement de la douleur

Les droits du patient doivent être particulièrement protégés en fin de vie. D'où les recommandations faites aux personnels de santé de :

- *recueillir ses dernières volontés* (par exemple : recevoir le ministre du culte qu'il désire, accueillir son souhait de don d'organes ou don du corps à la science ou recourir à la personne de confiance. L'AS doit transmettre les informations reçues) ;
- *lui éviter toute souffrance inutile*. Le soulagement de la douleur est pris en compte.

2. Respect des droits du mineur hospitalisé (loi du 4 mars 2002)

L'enfant mineur (moins de 15 ans) hospitalisé fait l'objet d'une législation spéciale, dont nous verrons deux aspects essentiels : les **obligations des parents** de l'enfant et **celles des médecins, du personnel et de l'administration de l'hôpital**.

a. L'autorisation indispensable des parents

Les parents doivent signer et dater une autorisation écrite pour tout ce qui concerne l'hospitalisation de leur enfant. À savoir l'admission de l'enfant à l'hôpital ou le séjour, c'est-à-dire les soins, les traitements, les examens.

Pour l'autorisation écrite « relative à l'hospitalisation », seuls peuvent la signer les parents, ou l'un des deux (si divorce), ou le tuteur légal.

b. L'information au mineur hospitalisé

Le mineur mérite, plus que tout autre, notre attention et le respect de sa personne et de sa dignité. Le mineur doit être informé par les médecins de son traitement, dans un langage clair et compréhensible, adapté à son niveau intellectuel.

c. La protection du mineur hospitalisé

Les fugues ou les disparitions doivent être signalées. Ce signalement se fera le plus rapidement possible au cadre de l'unité et à la famille de l'enfant et des recherches seront engagées.

Les tentatives de « rapt d'enfants » doivent être prévenues. Surtout en services de maternité, les entrées et les sorties seront particulièrement surveillées.

La sortie de l'enfant de l'hôpital doit être surveillée. La personne qui vient chercher l'enfant doit correspondre à l'une des personnes responsables de l'enfant. Le personnel doit être vigilant à cet égard.

La suspicion de maltraitance doit être déclarée. L'agent hospitalier qui signalera la maltraitance est dispensé de l'obligation du secret professionnel (*cf.* Chapitre suivant).

3. La protection de la vie privée du patient (le secret professionnel)

L'AS est concerné par les problèmes d'éthique et de déontologie que l'on appelle plus couramment la morale professionnelle. Ainsi, parler de morale professionnelle, c'est parler des valeurs fondamentales que doivent respecter les soignants envers le patient.

a. Définitions

- Être **responsable** signifie, sur le plan juridique, répondre de ses actes avec lucidité et en assumer les conséquences.
- **Éthique** : c'est une invitation au questionnement. Elle va au-delà de la morale et protège les droits des êtres humains.
- **Déontologie** : ensemble des règles et des devoirs qui régissent une profession.

b. Le respect du secret professionnel (en référence aux règles professionnelles)

Les textes officiels indiquent que :

- chaque professionnel a pour devoir de « ne pas révéler d'informations à caractère secret, dont il serait dépositaire par sa profession »[13] ;
- toute infraction au secret professionnel est passible de peines correctionnelles[14] ;
- le secret profession est la règle. Nul ne peut être dispensé de cette obligation, sauf dans le cas de ***dérogations*** prévues par la loi. (voir chapitre maltraitance).

Exemples

Mademoiselle F, AP, a été accusée de violation du secret professionnel en crèche. Connaissant l'ex-belle-mère de la maman du bébé Anaïs (dont elle s'occupait), elle fit des photocopies du dossier médical et le transmit à cette personne (qui en fit un usage malveillant).

Condamnation : 6 mois de prison avec sursis et une amende. De plus, Mlle F. fut renvoyée de la crèche municipale où elle travaillait.

Madame G, AS, a été accusée de violation du secret professionnel à l'hôpital pour avoir transmis par téléphone des informations à M. Y. (qui s'est présenté comme le frère du malade). C'était tout simplement le directeur de la société où le malade était employé. Ce dernier a été renvoyé dès sa sortie de l'hôpital : motif « sida » (Jugement en cours).

c. Les principes du secret professionnel

Toute violation du secret professionnel est une faute grave. Lors d'une violation du secret professionnel, chacun doit répondre de sa faute individuellement face à la justice. L'enquête va rechercher le quoi, le pourquoi et le comment ?

▶ Le quoi ? (l'élément légal)

La loi interdit de diffuser toute information lue ou entendue portant sur la santé ou la vie privée du patient ou de son entourage.

Mémo AS : informations à garder secrètes

L'accès au dossier du patient se fait directement ou par l'intermédiaire du médecin traitant. Le principe du secret professionnel s'applique à de nombreuses informations.

▶

13. Code pénal (articles 226/13 et 14).
14. Code pénal (articles 226/13 et 14).

La présence du patient dans le service
Dans le service de soins ou de séjour (établissement hospitalier, maison de santé, maternité, crèche).
Concrètement :
- l'AS ne doit donner aucun renseignement par téléphone ;
- les demandes de la police se font auprès de la direction ;
- l'affichage (visible par le public) des noms des malades est interdit.

La vie privée du patient
Concrètement : l'AS ne doit pas divulguer à l'extérieur ce qu'il/elle a appris sur le patient (maladie, confidences, visites, opinions, religion, enfants, nom d'emprunt. Par exemple : tel patient a telle maladie... SIDA, par exemple). Attention aux discussions dans le couloir, dans les ascenseurs où les informations pourraient être entendues. Lors des transmissions d'équipe à équipe, la porte de l'office infirmier reste fermée.

Les soins et le traitement du patient
Qu'ils soient à caractère médical ou non médical (traitements, examens, diagnostics, hygiène...) ***les soins permettent de connaître la maladie du patient***. Ils sont donc tenus secrets.

▸ Le pourquoi ?

Pour respecter la vie privée des personnes.

▸ Le comment ? (l'intention du fautif)

L'enquête va apprécier l'intention du soignant lorsqu'il a violé le secret professionnel. Lorsque le soignant invoque « l'ignorance de la gravité de la faute » pour atténuer sa faute professionnelle, le tribunal prend très rarement en compte cet argument, en fonction d'un grand principe : « nul n'est censé ignorer la loi ».

Cependant, il faut savoir que certains arguments pèsent en faveur de l'accusé (par exemple : la fatigue du travail de nuit, les dangers des urgences, les carences de l'information...).

d. Les dérogations au secret professionnel

Certaines dérogations au secret professionnel sont prévues par le Code pénal il s'agit des signalements de sévices et de violences (*cf.* chapitre suivant).

5 La prévention de la maltraitance

Les violences et les maltraitances touchent les enfants, les handicapés, les personnes âgées, les femmes. Elles s'exercent au domicile, dans des institutions, se cachent au sein de l'espace familial, espace privé qui assure normalement une protection des individus.

Les violences et les maltraitances posent plusieurs problèmes aux professionnels de la santé publique :

• le repérage des victimes qui en parlent directement aux professionnels ou entrent en contact avec eux pour des motifs variés et souvent peu évocateurs de maltraitance ;

• le traitement des conséquences psychiques et somatiques des violences ;

• la prise en charge des victimes qui implique tous les acteurs de santé publique (magistrats, policiers, associations de victimes, assistante sociale) et les familles.

1 ► Prévention de la maltraitance chez la personne âgée ou handicapée

1. Définitions[15]

Quelques définitions s'imposent pour aborder ce chapitre.

• La notion de **violence** est clairement identifiée : « contraindre une personne en la brutalisant ou en l'opprimant, agir avec force ».

• **Maltraitance** : ce mot est issu du verbe maltraiter, lui-même issu du verbe latin « tractare » employé au sens de « traîner violemment, mener difficilement, battre, brutaliser, malmener, brimer ». L'expression maltraitance est utilisée comme synonyme de violences, qu'elles soient psychologiques, institutionnelles, sexuelles.

• **Négligence** : c'est le fait de négliger, manquer de précaution, de vigilance, de prudence, oubli, omission. C'est le défaut de subvenir aux besoins de la personne, âgée par exemple, tant au niveau physique, psychologique, affectif et spirituel. La négligence peut être **passive** : une non-action ou une non-intervention par manque de connaissance. Plus rarement, la négligence peut être **active** : refus d'assistance, préjugés négatifs vis-à-vis du vieillissement.

• **Abus** : c'est un mode de contrainte volontaire et actif qui peut faire mal sur le plan physique, psychologique ou sexuel, ou faire du tort sur le plan financier. C'est l'action d'abuser de quelque chose, d'outrepasser le pouvoir qui nous a été confié, d'abuser de la confiance de quelqu'un. « L'abus est un concept qui semble se rapporter à des actes plus sérieux, plus graves que la négligence ; l'abus inclut l'abus de pouvoir, l'abus de faiblesse, l'abus d'autorité. Les concepts d'abus et les négligences gravitent autour des notions d'intentionnalité et de non intentionnalité. L'abus suppose plutôt une intervention active[16]. »

15. Dictionnaire Robert, édition 1977.

16. *Thèmes d'actualité sanitaires et sociaux*, Rémi Pérès, Vuibert, 2006/2007.

2. Les manifestations de la maltraitance envers la personne âgée

L'American Medical Association distingue sept grands types d'exercice de la maltraitance.

- Les ***abus physiques*** (dont les actes de violence, contentions non prescrites) ;
- les ***négligences physiques*** (manque de soins : hygiène, repas, coucher, lever, marche ; de surveillances : dénutrition, escarre, état grabataire…) ;
- les ***abus et sévices psychologiques*** (langage grossier, agressif ou infantilisant, menaces : menace de rejet, de privation de visites, humiliations, exclusion sociale) ;
- les ***négligences psychologiques*** liées au défaut d'assistance à une personne âgée en situation de perte d'autonomie (oubli, abandon) ;
- les ***abus matériels ou l'exploitation financière*** avec privation de biens ou de ressources personnelles (détournement d'argent, vol, chèques signés la main forcée…) ;
- les ***négligences financières ou matérielles*** (non utilisation des ressources de la personne âgée pour restaurer sa santé ou améliorer ses qualités de vie) ;
- la ***violation des droits de la personne âgée*** observée lorsque l'entourage familial ou soignant prend des décisions ***sans son consentement*** ou à son insu.

3. Les causes de la maltraitance

On parle de la maltraitance des personnes âgées depuis quelques années seulement, car elle est mieux identifiée et les comportements des acteurs (victimes, auteurs et témoins) sont mieux étudiés. Trois acteurs sont à considérer :

- la ***victime***
  - Majoritairement, il s'agit de femmes (75 %) : veuves, vivant en famille.
  - Deux facteurs principaux à la maltraitance : les problèmes financiers et les incapacités ou handicaps ;
- les ***auteurs***
  - La ***famille*** involontairement ou non (par exemple : les enfants devant prendre en charge un ou les deux parents dépendants ou malades). La non-acceptation de la maladie, de la dépendance ou l'obligation légale de les aider financièrement peuvent les rendre mal traitants.
  - Les ***institutions*** (ou établissements spécialisés) : par manque de soins. Les conditions de travail ou la fatigue, conduisent parfois le soignant à un épuisement (physique ou moral) et il ne supporte plus sa fonction. L'enfant, la personne âgée (ou handicapée) sont vulnérables et ne peuvent se défendre ; ils deviennent alors la cible du professionnel débordé par une situation qu'il ne peut plus gérer.
- le ***témoin***
  - C'est celui qui voit, qui repère, qui reçoit les dires de la personne âgée sur sa souffrance, c'est celui qui va transmettre à un professionnel qui a la compétence pour aider cette victime. Cela peut être le voisin, un proche dans la famille, une infirmière, un médecin, un aide-soignant.
  - La Loi nous concerne tous en terme de non-assistance à personne en danger. En tant que citoyen ou professionnel de santé : « sortir du silence est une obligation légale ».

Tout acte de maltraitance est intolérable et n'est pas toléré.

▸ Rappel du Code pénal, Article 434-3

> « Le fait, pour quiconque ayant eu connaissance de privations, de mauvais traitements ou d'atteintes sexuelles infligées à un mineur de moins de quinze ans ou à une personne qui n'est pas en mesure de se protéger en raison de son âge, d'une maladie, d'une infirmité, d'une déficience physique ou psychique ou d'un état de grossesse, de ne pas en informer les autorités judiciaires ou administratives est puni de 3 ans d'emprisonnement et de 45 000 € d'amende ».

Il est important de détecter le plus rapidement possible les signes permettant d'identifier les mauvais traitements, tout en évitant les erreurs d'appréciations. Cela demande de la rigueur de la part des soignants.

Rôle de l'AS face à la maltraitance

L'AS doit :

- ***reconnaître ses limites***. Le plus grave pour l'AS n'est pas de « craquer » dans son comportement, mais de ne pas tenir compte des limites de sa résistance à la fatigue. Citons quelques signes annonciateurs d'un excès de fatigue :
  - l'agressivité, les conflits relationnels dans l'équipe ;
  - les pleurs et l'accablement en fin de journée ;
- ***tester son degré de fatigue*** (*cf.* mémo page suivante) ;
- ***parler de ses difficultés*** à une personne compétente comme le cadre infirmier, qui connaît bien la charge de travail du service et les équipes, et chercher ensemble des solutions afin de mieux anticiper et adapter son attitude.
- ***Réfléchir sur*** :
  - les valeurs professionnelles comme le respect et la tolérance, par exemple ;
  - l'analyse de sa pratique de soignant et celle de l'équipe ;
  - la dérogation au secret professionnel liée au Code Pénal.

L'AS doit favoriser :

- ses actions de prévention de la maltraitance envers la personne âgée grâce à la sensibilisation et l'information des familles, des soignants et du grand public par :
  - l'affichage au sein de la structure hospitalière des campagnes de sensibilisation et de la charte des droits de la PA ;
  - l'information directe des familles et des soignants sur les différentes maltraitances ;
  - les outils de repérage pour sensibiliser au risque (comme par exemple inscrire dans le dossier médical : plaies, dépression, prostration, troubles du comportement…) ;
  - des actions de proximité : avec le concours des associations comme l'Association ALMA (***Allo maltraitance des personnes âgées***) en partenariat avec les professionnels sociaux, médicaux et administratifs ;
  - le soutien des personnes âgées dépendantes avec l'aide personnalisée à l'autonomie (APA), le renforcement de l'aide à domicile, le soutien à l'aidant, l'orientation vers des hospitalisations de jour ou centre de séjour temporaire afin de soulager les familles.

En conclusion, la formation des professionnels de santé sur ce thème et l'amélioration de leurs conditions de travail permettront d'apporter des prestations de qualité aux personnes âgées et de les faire réfléchir sur la notion de « bientraitance ».

4. Les mesures de protection de la personne âgée

Tout personnel en tant que citoyen se doit de signaler une personne maltraitée. L'AS en parlera à l'infirmier(ère) et au cadre-infirmier de son service et notera les faits sur le dossier de soins. (*cf.* chapitre « Signalement d'un enfant maltraité »).

La charte des droits et libertés de la personne âgée sera affichée ou incluse dans le livret d'accueil des établissements accueillant des personnes âgées.

2 ▸ Prévention de la maltraitance chez l'enfant ou l'adolescent

1. Les textes législatifs

Plusieurs textes législatifs protègent l'enfant.

• ***La Convention internationale des droits de l'enfant, Article 19***, évoque les mauvais traitements envers les enfants. Elle indique que les Etats membres s'engagent à lutter « contre toute forme de violence, d'atteinte ou de brutalité physique ou mentale, d'abandon ou de négligence, de mauvais traitement ou d'exploitation, y compris la violence sexuelle, pendant qu'il est sous la garde de ses parents ou de l'un d'eux, de son ou de ses représentants légaux ou de toute personne à qui il est confié ».

• ***La loi n° 89487 du 10.07.1989*** relative à la prévention des mauvais traitements à l'égard des mineurs et à la protection de l'enfance, ***Section V***, décrit l'ensemble des mesures de protection en vigueur et crée un ***service d'accueil téléphonique (119)*** gratuit à l'échelon national, répondant à tout moment à des demandes d'informations, ou de conseil pour signaler un enfant maltraité.

• ***Le Code de la famille et de l'aide sociale, le Code civil (Articles 375 et 51), le Code de la Santé publique (Articles L.149 et L.152), le Code pénal*** (*cf.* « Prévention de la maltraitance chez les personnes âgées »).

2. Les manifestations de la maltraitance

Tout comme pour l'adulte, les formes de violence sur l'enfant ou l'adolescent sont :

- la ***violence physique*** (par exemple : sévices avec coups, brûlures, morsures, et plus spécifiquement le ***syndrome du bébé secoué*** où l'adulte énervé secoue violemment un enfant qui pleure et les secousses entraînent un écrasement du cerveau contre la boîte crânienne. Conséquences pour l'enfant : 10 % en décèdent et 60 % en gardent des séquelles neurologiques graves : hémiplégie, tétraplégie, retard mental, déficit moteur, décollement de la rétine entraînant 8 % de cécité)[17] ;
- la ***violence psychologique*** (par exemple : insultes, humiliations…) ;
- la ***violence sexuelle*** (par exemple : attouchement, viol…) ;
- la ***négligence grave*** (par exemple : privation de soins, de nourriture, non suivi médical).

3. Quelques définitions[18]

- ***Enfants en danger*** : ensemble des enfants maltraités et des enfants à risque.
- ***Enfant maltraité*** : qui est victime de violences physiques, cruauté mentale, abus sexuels, négligences lourdes ayant des conséquences graves sur son développement physique et psychologique.
- ***Enfant à risque*** : qui connaît des conditions d'existence risquant de mettre en danger sa santé, sa sécurité, sa moralité, son éducation ou son entretien mais qui n'est pas pour autant maltraité.

4. Les causes possibles de la maltraitance

Il existe différentes causes de la maltraitance, citons-en quelques unes.

- ***Les circonstances de la naissance de l'enfant*** (par exemple : enfant non désiré, enfant prématuré séparé de sa mère dès sa naissance et/ou qui ne correspond pas du tout à l'enfant imaginaire tant attendu) ;
- ***la pathologie d'un parent*** (par exemple : maladie mentale, alcoolisme, perversion…).

5. Le signalement

C'est un document écrit, établi après évaluation pluridisciplinaire faisant état de la situation de l'enfant et de la famille et préconisant des mesures de prévention. Il s'agit d'un rapport de faits et non une dénonciation. Tout acte de maltraitance doit être signalé dans les plus brefs délais par toute personne, quelle que soit sa fonction (*cf.* Mémo ci-après).

Le législateur fait clairement prévaloir l'obligation de signaler sur celle du respect du secret professionnel (*cf.* Texte sur le secret professionnel).

En fonction du contexte, la procédure de signalement peut être administrative (Aide sociale à l'enfance) et/ou judiciaire (Juge pour enfants, Procureur de la République).

Mémo AS : le signalement de la maltraitance infantile

Quand on se trouve face à un cas de maltraitance, il convient d'en faire le compte rendu aux personnes compétentes. C'est ce qu'on appelle le signalement.

Qui (signale) ?
- La personne maltraitée
- Les professionnels
- Les témoins

Où ?
- Police (N° 17)
- Pompiers (N° 15)
- N° vert 119 (anonymat conservé).
- Service social (scolaire, PMI, Mairie)

Quand ?
- 24 h/24 h

Comment ?
- Par téléphone
- De vive voix
- Par écrit

Pourquoi ?
- La vie d'un être humain est en danger !
- C'est une obligation pour toute personne qui constate ou suspecte un acte de maltraitance.

17. Revue *MNH*, « Les enfants secoués », février 2006.
18. Définitions issues de la *Lettre* de l'Observatoire de la Protection de l'Enfance en danger, n° spécial, Novembre 1997.

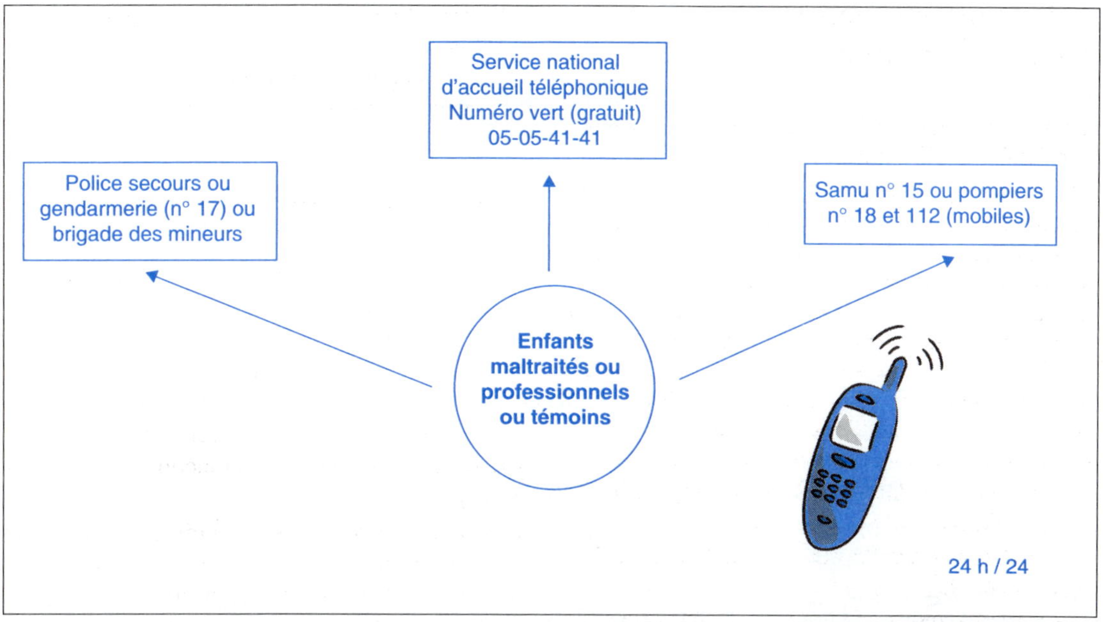

FIG. 5.3– **Lutte contre la maltraitance.**

Rôle de l'AS face à la maltraitance infantile

L'AS a le devoir de signaler (par voie hiérarchique) tous les cas de maltraitance qu'il serait amené à suspecter. Seul ou en collaboration avec l'infirmière, l'AS va :

- ***recueillir l'information.***
  - Écouter et rassurer l'enfant (« Je te (ou je vous) crois. », « Tu as bien fait de m'en parler. », « Tu n'es pas (ou vous n'êtes pas) coupable, mais victime. », « Je te (ou vous) remercie de m'avoir fait confiance, tu ne vas pas rester seul, tu seras aidé. ») ;
  - essayer de l'entendre seul ;
  - recueillir les paroles ou les dessins de l'enfant ;
  - l'accompagner ;
  - lui expliquer la suite : qui va faire quoi, quand et pourquoi ; lui faire comprendre la nécessité d'agir et donc l'impossibilité pour l'adulte de garder le secret ;
- ***assurer la traçabilité de ce recueil.*** Le rédacteur :
  - privilégie les descriptions ;
  - écarte les interprétations et les jugements de valeur ;
  - mentionne les faits précis, des éléments objectifs ;
  - veille au respect de la vie privée ;
  - utilise un style direct pour les faits constaté « j'ai constaté que… » ; les guillemets pour les propos rapportés : l'enfant a dit : « … » ; le style indirect pour énoncer des éléments émanant d'intervenants autres que le rédacteur ; le présent de l'indicatif pour signifier les éléments vus, entendus, compris[a].

En institution, les professionnels à l'origine d'un signalement bénéficient d'une protection par rapport à leur employeur.

Dans le cadre d'un service hospitalier, tout constat de sévices sur mineurs de moins de 15 ans doit être signalé au cadre de santé de l'unité qui le signalera à la direction de l'établissement.

a. *L'enfant en danger. Du repérage au signalement judiciaire*, Livret de la Mairie de Paris, 2004.

Exemple : Josiane P, stagiaire AS à l'hôpital X

Josiane, à l'hôpital X, observe les agissements d'un kinésithérapeute, M. P, sur un jeune enfant, lors des soins du matin. Accompagnée de son cadre, Josiane P accepte de se rendre chez le directeur de l'hôpital pour signer une « dénonciation de sévices sur mineur de moins de 15 ans ». Par la suite, d'autres témoignages viennent s'ajouter au sien. L'enquête est rapide et le jugement sans appel.

M. P qui avait également proféré des menaces téléphoniques à l'encontre de l'élève (pour lui faire retirer sa plainte) est renvoyé de l'hôpital, condamné à 2 ans de prison et à une forte amende.

▶ En conclusion

La maltraitance n'est pas un problème qu'un professionnel peut résoudre seul. Il est fondamental de transmettre les informations à l'équipe et à ses supérieurs et de ne pas confondre transmission, signalement et dénonciation.

3 ▸ Prévention de la fatigue du soignant

Mémo AS : test d'évaluation de la fatigue pour les soignants

Ce test a pour but de vérifier le degré de fatigue ou de saturation des soignants afin de prévenir toutes ses conséquences.

L'évaluation de la fatigue

Il s'agit d'associer aux qualificatifs ci-dessous, le mot correspondant à l'appréciation de son état.

Qualificatifs (mettez le chiffre correspondant en regard de chaque qualificatif)		Degré d'évaluation
Fatigué	Déçu	Jamais = 1
Déprimé	Faible	Parfois = 2
Satisfait de votre journée	Désespéré	Rarement = 3
Epuisé physiquement	Rejeté	Souvent = 4
Epuisé moralement	Optimiste	Généralement = 5
Heureux	Energique	Toujours = 6
Malheureux	Impuissant	

Réponses

Selon vos réponses :
- vous allez très bien (pas de problèmes pour vous !) ;
- vous devez réexaminer vos méthodes de travail ou votre mode de vie, ou vos priorités pour améliorer votre état ;
- vous êtes fatigué ou épuisé et il faut faire quelque chose ;
- votre état mérite des soins immédiats.

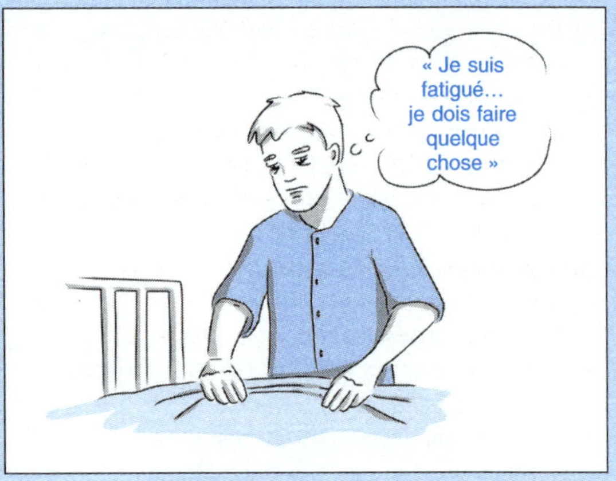

FIG. 5.4 – **L'évaluation de la fatigue du soignant.**

6 La démarche éducative

La démarche d'éducation prend tout son sens dans les services hospitaliers, avant la sortie du patient. Dans ce cas-là, elle s'adresse à une personne qui a des besoins spécifiques, mais elle peut être pratiquée au cours du séjour hospitalier pour répondre aux demandes des patients et de leurs familles.

1 ▸ Définitions

La **démarche éducative** consiste à apporter au patient des conseils, ou une assistance, pour lui permettre de maintenir, de restaurer, ou de promouvoir sa santé et de se réadapter à une vie familiale et sociale.

L'appellation « **éducation du patient** » recouvre plusieurs notions.

• ***Informer***, c'est dédramatiser la situation que vit le patient et la sensibiliser à participer à son traitement.

• ***Enseigner***, c'est fournir des connaissances et des moyens d'action en vue de retarder l'apparition de complications.

• ***Éduquer***, c'est aider le patient à acquérir un comportement adapté au maintien de son état de santé ou changer un comportement existant[19].

2 ▸ Textes législatifs

L'éducation repose sur un **cadre législatif**.

• ***Selon le Décret*** relatif aux actes professionnels et à l'exercice de la profession infirmière ***du 11 février 2002***, Article 1, « l'exercice de la profession d'infirmier (comprend) la participation à des actions de prévention, de dépistage, de formation et d'éducation à la santé ». L'AS va, donc, selon ses compétences, collaborer avec l'IDE pour éduquer le patient.

• ***Selon la Loi hospitalière n° 91-748 du 31 juillet 1991, Article L.711-1***, « les établissements de santé publics et privés (...) participent à des actions de santé publique et notamment à toutes actions médico-sociales coordonnées et à des actions d'éducation pour la santé et de prévention. ».

• ***Selon la Loi n° 2002-303 du 4 mars 2002*** relative aux droits des malades et à la qualité du système de santé, l'un des axes de cette loi concerne la prévention et la promotion de la santé : « la politique de prévention tend notamment à :

- entreprendre des actions de prophylaxie et d'identification des facteurs à risque ;
- développer des actions d'information et d'éducation ».

• ***La déclaration sur la promotion des droits des patients en Europe***, la consultation sur les droits des patients a donné lieu à l'énoncé des orientations concernant l'éducation :

- « promouvoir et entretenir des relations spécifiques entre les patients et les dispensateurs de soins, et en particulier, encourager une forme de participation plus active des patients ;
- chacun a le droit de recevoir les soins correspondant à ses besoins, y compris des mesures préventives et des activités de promotion de la santé. »

19. *Soins infirmiers et démarches relationnelle et éducative*, *Les Aide-mémoires n°21*, V. Cabaret, Éd. Vernazobres-Greco.

3 ▸ Objectifs

L'éducation du patient doit permettre au patient d'acquérir et de conserver les capacités et les compétences qui l'aident à vivre de manière optimale sa vie avec la maladie[20]. Les informations données peuvent être :

- ***spécifiques***. Par exemple, éducation d'une personne asthmatique ou cardiaque, informations d'une maman sur l'intérêt de vaccinations ;
- ***générales***. Par exemple, éducation d'un patient en matière d'hygiène, d'alimentation.

Exemple : M. A après l'infarctus

M. A a été victime d'un infarctus. Il a passé 15 jours dans le service de cardiologie de l'hôpital N de Marseille.

Dans le ***recueil de données*** le concernant, on a noté que Monsieur A est divorcé, qu'il a un fils de 18 ans à sa charge, qu'il fume 25 cigarettes par jour, qu'à midi il déjeune à la cantine de l'usine où il travaille ; que le soir il prend un verre d'apéritif au bar, se nourrit d'un sandwich et rentre à 21 h pour voir un film à la télévision.

Madame D, infirmière, est chargée d'une éducation auprès de M. A à sa sortie du service de cardiologie. L'AS y participe et reformule certains conseils prodigués par l'infirmière en matière d'hygiène de vie. Ces conseils portent tout particulièrement sur :

– le sevrage tabagique et alcoolique ;
– l'hygiène alimentaire quotidienne ;
– l'exercice physique.

L'AS relit avec M. A les fascicules remis au patient et répond à ses questions.

20. *Soins infirmiers et démarches relationnelle et éducative*, *Les Aide-mémoires n° 21*, V. Cabaret, Éd. Vernazobres-Greco.

4 ▸ Méthodologie de la démarche

Il s'agit d'un processus par étapes, intégré dans la démarche de soins. Le soignant qui entreprend une démarche d'éducation va se poser les mêmes questions que celui qui entreprend une démarche de soins (DDS). Il peut utiliser la méthode (mnémotechnique) du QQQOCP (qui, quand, quoi, où, comment, pourquoi)[21].

1. Le « Pourquoi » ?

La démarche éducative doit proposer l'acquisition de « savoirs » et de « savoir-faire » à certains patients afin de :

- les faire participer à la *promotion,* ou à la protection ou à la restauration de leur santé ;
- leur permettre d'acquérir une certaine *autonomie* leur permettant de se réinsérer dans leur environnement socio familial.

2. Le « Qui » ?

La démarche éducative s'adresse à deux types de patients :

- soit le patient a pris conscience de son problème et souhaite le résoudre ;

21. Comme pour la DDS, il est conseillé de placer le pourquoi (P) au début de sa réflexion.

Tableau 5.8 – Méthodologie de la démarche d'éducation.

	Questions	Réponses (étude de cas)
P. Pourquoi ?	Quel est l'objectif de l'éducation ?	Promouvoir la santé (prévention tertiaire).
Q. Qui ?	Quelle est la personne concernée ?	Monsieur A (le patient).
Q. Quoi ?	Quel est le contenu de l'éducation ?	Conseils d'hygiène de vie (lesquels ?).
Q. Quand ?	À quel moment engager l'éducation ?	À la sortie du patient.
O. Où ?	À quel endroit pratiquer l'éducation ?	Dans la chambre du patient (respecter la confidentialité).
C. Comment ?	Avec quels outils ou moyens la mettre en œuvre ?	Entretien oral, parfois fascicule ou documents remis au patient[a].

a. Le centre d'éducation à la santé édite de nombreux documents qui peuvent être distribués aux patients (en matière d'hygiène de vie, d'hygiène alimentaire, de vaccination, etc.).

- soit le patient n'a pas conscience de son problème et le personnel de santé est là pour le lui faire connaître et lui apprendre à le gérer.

3. Le « Quoi » et le « Quand » ?

La démarche éducative peut porter sur les trois aspects de la prévention :

- réduire les facteurs de risque, *prévention primaire* ;
- prendre en charge précocement le problème, *prévention secondaire* ;
- promouvoir la santé et favoriser la réinsertion sociale, *prévention tertiaire*.

4. Le « Où » et le « Comment » ?

Pour mettre en œuvre une démarche, le soignant peut utiliser divers moyens d'information et d'éducation. Voici quelques exemples.

a. La parole

L'éducation des patients peut se faire à l'occasion de :

- ***réunions d'information***, par exemple, dans les « maternités », les infirmières et puéricultrices éduquent les jeunes mamans pour les soins aux nouveau-nés ou sur l'allaitement… ;
- ***entretiens individuels***, par exemple, dans la chambre du patient ou dans le bureau du cadre infirmier.

b. Le geste

Il est souvent associé à la parole, par exemple, le personnel soignant l'utilise pour faire une démonstration pratique aux patients.

c. Les supports écrits

Comme les dépliants ou les fascicules sur l'hygiène remis aux patients à leur sortie du service.

d. Les supports audiovisuels

Comme les rétroprojecteurs, les lecteurs de cassettes vidéos ou de DVD…

5. ÉTAPES DE LA DÉMARCHE ÉDUCATIVE

Entreprendre une démarche éducative, c'est pour le professionnel de santé, permettre à une personne de connaître son problème et de pouvoir le gérer ; c'est-à-dire modifier son comportement et prendre de nouvelles habitudes pour optimiser son niveau de santé (physique ou moral). Le mécanisme de l'apprentissage peut se décomposer en sept étapes (*cf.* Tableau 5.9).

Exemple : L'éducation pour Madame D face à son obésité

Madame D, coiffeuse, a pris beaucoup de poids depuis sa dernière grossesse, à laquelle se sont ajoutés de graves problèmes familiaux. Cette prise de poids lui cause un mal-être dans sa vie professionnelle (où elle a une fonction représentative) et personnelle : elle se sent lourde, elle est moins agile et ne peut plus pratiquer le tennis (sport qu'elle affectionne). Madame D, à sa sortie de maternité, a été prise en charge par le personnel de santé. Elle est bien décidée à retrouver sa « forme initiale ». Ses grands enfants et son mari vont l'aider à suivre le programme d'hygiène de vie qui lui a été proposé (régime alimentaire et marche quotidienne).

Explications : le personnel de santé qui a entrepris l'éducation, lui a présenté les bénéfices qu'elle pourrait en tirer, a réveillé son prérequis (elle était sportive, elle est volontaire) et lui a remis un fascicule où toutes les règles sont consignées.

Tableau 5.9 – Étapes de l'apprentissage.

Rôle du personnel de santé		Attitude du patient	Exemple Madame D (exemple)
1re étape	Identifier et analyser le besoin de la personne.	Il a des besoins (dits ou non dits).	Madame D est obèse.
2e étape	Faire une présentation de la situation ou du comportement à acquérir.	Il identifie la situation précisément.	Madame D sait qu'elle a 12 kg de trop et que c'est préjudiciable à sa santé.

Tableau 5.9 – Étapes de l'apprentissage. *(Suite)*

Rôle du personnel de santé		Attitude du patient	Exemple Madame D (exemple)
3e étape	Stimuler l'attention, l'intérêt du patient.	Il est intéressé par les recommandations qui lui sont faites.	Accepte le programme d'hygiène de vie qui lui est proposé.
4e étape	Stimuler la motivation du patient.	Il prend la décision de les respecter.	Suivre un programme d'hygiène de vie durant une année.
5e étape	Réveiller les pré-requis (pour faciliter l'essai).	Il essaye les comportements.	Respecter un régime alimentaire et faire des exercices physiques.
6e étape	Faciliter les conditions de réussite (guidance, disponibilité…).	Il les adopte, les respecte au quotidien.	Madame D respecte les règles chaque jour.
7e étape	Évaluer et réajuster sa démarche en fonction de ses besoins ou de son choix.	Il l'adapte à son cas.	Madame D fait des exercices 3 fois/semaine au lieu de 7 fois !

6. Facteurs favorisant l'apprentissage

Divers facteurs favorisent l'apprentissage. Le soignant doit savoir en tirer profit (prenons l'exemple de Madame D vu précédemment).

a. Les facteurs prédisposant

C'est la **motivation** de la personne (par exemple, Madame D veut maigrir : elle a des motivations d'ordre professionnel et personnel).

b. Les facteurs facilitant

C'est :

- le niveau intellectuel de la personne ;
- les qualités de communiquant du soignant ;
- l'entourage familial de la personne (par exemple : Madame D est entourée par son mari et ses enfants) ;
- le bénéfice attendu par la personne en terme de « mieux-être » ;
- la valorisation de la personne dans la vie quotidienne (par exemple : Madame D a besoin de mincir pour se sentir mieux dans sa peau au quotidien).

Rôle de l'AS

Il est important pour l'AS de participer aux démarches éducatives des patients. L'AS :

- s'assure que le patient a bien compris les explications données par l'infirmier ou la puéricultrice ;
- reformule si besoin ;
- remotive le patient (en précisant le bien-fondé ou l'intérêt des recommandations qui lui ont été faites).

Exemple

Dans l'exemple de M. A, l'AS (avant son départ du service), pourrait dire :

- M. A a-t-il compris l'information donnée (s'en ***assurer***) ?
- Avons-nous été assez clairs, à son niveau (s'en ***informer***) ?
- Qu'a-t-il retenu d'important (le ***vérifier***) ?
- Sa famille va-t-elle l'entourer, l'aider (le ***questionner***) ?

L'AS peut également revoir avec le patient les fascicules (ou dépliants) sur l'hygiène qui lui ont été remis par l'infirmier et répondre à ses questions éventuelles.

7 Accueil et information du patient et de son entourage

1 ▸ La règle d'ORR de l'accueil

L'accueil du patient (adulte ou enfant) exige du soignant des qualités humaines et professionnelles. Nous allons différencier l'accueil à l'hôpital de l'adulte et celui de l'enfant (représenté par ses parents). C'est un **soin à part entière**, qui nécessite de l'attention à la personne soignée afin de la sécuriser et de répondre à ses besoins.

1. L'accueil du patient adulte

Trois lettres constituent la « **règle d'ORR** » de l'accueil : **O**rienter, **R**enseigner et **R**especter. Le soignant veillera à :

• ***orienter le patient*** dans le service, c'est-à-dire se présenter (nom, fonction,...) et lui présenter :
  - le personnel de soin (noms, fonctions...) ;
  - les locaux (chambres, bureaux de la surveillante, du médecin, etc.) ;

• ***se renseigner*** sur les habitudes de vie du patient pour mieux satisfaire ses besoins et ***renseigner le patient*** sur le fonctionnement du service (*cf.* « Nature de l'informations », Chapitre 3) ;

• ***respecter le patient***, c'est-à-dire :
  - lui remettre le livret d'accueil ;
  - lui expliquer l'intérêt du livret d'accueil ;
  - utiliser un langage clair, synthétique ;
  - s'assurer qu'il a bien compris ;
  - reformuler si nécessaire ;
  - être disponible, souriant, à l'écoute ;
  - respecter sa dignité ;
  - respecter sa pudeur ;
  - éviter toute familiarité ;
  - associer sa famille aux informations.

2. L'accueil du patient enfant

Le personnel de soins doit être particulièrement attentif, à l'accueil d'un enfant à l'hôpital. « La règle d'ORR » va l'y aider.

• ***Orienter les parents de l'enfant dans le service***, c'est-à-dire :
  - se présenter (nom, fonctions...) ;
  - leur présenter le personnel de soins (noms, fonctions...) ;
  - les locaux, les voisins de chambre, de lit...

• ***Se renseigner sur les habitudes de vie de l'enfant*** pour mieux satisfaire ses besoins (par exemple : rythme alimentaire, rythme de sommeil, usage de la tétine...) et ***renseigner les parents sur le fonctionnement du service*** (*cf.* « Informations », chapitre suivant).

• ***Respecter l'enfant***, c'est-à-dire :
  - ne pas le coucher systématiquement à l'arrivée dans le service ;
  - l'habiller avec ses vêtements personnels pour le sécuriser (pyjama, robe de chambre...) ;
  - lui permettre de garder son jouet préféré (ours, poupée...) ;
  - suggérer à l'un des parents de rester auprès de lui (possibilité de couchage dans la quasi-totalité des services de pédiatrie) ;
  - lui attribuer un « référent » parmi le personnel (c'est très sécurisant pour l'enfant) ;
  - lui remettre le petit « livret illustré » de présentation de l'hôpital (*cf.* Fig. 5.5) ;
  - remettre aux parents la charte des droits de l'enfant hospitalisé.

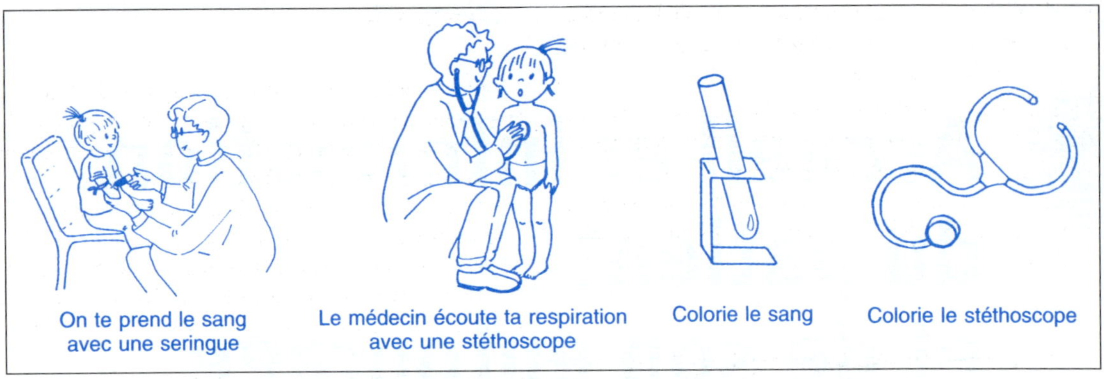

FIG. 5.5 – **Le livret illustré de présentation de l'hôpital pour enfants.**

- Respecter la famille de l'enfant, donc :
  - répondre à leurs questions dans un langage clair ;
  - s'assurer qu'elle a bien compris et ***reformuler*** si nécessaire.

2 ▸ Les principes de la relation d'accueil

L'accueil du patient est une tâche délicate à laquelle les soignants doivent être préparés. Il s'agit d'établir une relation significative dès le premier contact. Établir une relation d'accueil avec le patient (et sa famille), c'est :

1. Écouter

Dans le contexte hospitalier, l'écoute doit être d'autant plus développée que le patient est coupé de son environnement habituel et qu'il est inquiet. Une écoute active permet de créer entre patient et soignant un lien de sympathie, rassurant, sécurisant, réconfortant, qui participe à la thérapie (*cf.* la notion d'écoute active).

2. Être positif

Il est conseillé au soignant d'adopter un **état d'esprit positif** ; pour être dans cet état d'esprit, le soignant doit se considérer positivement et considérer le patient de la même manière. Les psychologues disent que l'être humain possède certaines certitudes sur lui-même et le monde qui l'entoure. On peut résumer comme ci-dessous.

- Je suis +, vous êtes +.
- Je suis –, vous êtes +.
- Je suis +, vous êtes –.
- Je suis –, vous êtes –.

L'idéal à poursuivre par le soignant est bien entendu, la position : Je suis +, vous êtes + ; c'est la position qui sait accueillir chaleureusement et efficacement.

3. Être disponible

Dès l'accueil, le soignant doit manifester sa disponibilité. C'est une attitude d'attention particulière à l'autre dans l'instant. **Comment** manifester la disponibilité ? Elle se manifeste par :

- ***des paroles de bienvenue***, chaleureuses et vraies, que l'on prononce en se présentant, en expliquant sa fonction (par exemple : je suis là pour (…) mon rôle est de (…) vous pourrez toujours me contacter quand (…)
- ***des expressions corporelles adaptées*** :
  - un sourire vrai, authentique, a le pouvoir de réchauffer immédiatement les rapports humains ;
  - un regard encourageant, compatissant, a des effets positifs indéniables sur l'interlocuteur ;
  - un contact, comme une poignée de mains, une main posée sur l'épaule, rend le rapport plus « humain ».

Par exemple, chacun de nous a fait l'expérience (dans des circonstances très diverses) de l'effet produit par des paroles d'accueil chaleureuses accompagnées d'un regard et d'un sourire « d'ouverture » à autrui.

Que ce soit lors d'une consultation médicale, ou derrière un guichet de gare, lorsque la personne qui accueille est disponible, cela se « voit » et se « sent » immédiatement. Dans le cas contraire, la communication, donc la relation, est perturbée dès le départ.

4. Être vrai dans son comportement

Être vrai signifie que ce que nous exprimons à autrui correspond à ce que nous pensons, à ce que nous sommes réellement. C'est être authentique. **Comment** le manifester ?

Pour le soignant, être vrai, c'est être authentique : c'est donc communiquer au patient les vrais sentiments qui l'habitent. Ce qui l'empêche de le manifester vraiment, c'est souvent la peur, la gêne. Cela peut s'observer face à un patient atteint d'un grave handicap ou en fin de vie. Il faut savoir gérer sa crainte et la dépasser. (*cf.* « Accompagnement du patient en fin de vie »).

5. Comprendre (avec empathie)

Pour comprendre le patient, le soignant doit faire preuve d'empathie. C'est une capacité à comprendre l'autre avec son cœur, avec son corps. Comprendre ce qu'il vit, ce qu'il ressent, se mettre à sa place dans l'épreuve, sans toutefois mettre ses propres émotions sur celles du patient (qui est différent de nous) sans tomber dans l'apitoiement, ni l'affectivité.

• Que faut-il ***comprendre*** ?

Le soignant doit comprendre l'angoisse, les craintes du patient et son besoin de les exprimer. Pour cela, il doit savoir apprécier l'état psychologique du patient. Accueillir le patient, c'est aussi être confronté à quelqu'un qui ne veut pas accepter la réalité de la maladie (ou de la mort).

• Que faut-il ***évaluer*** ?

Pour mieux aider le patient, le soignant doit « évaluer » sa position par rapport aux phases d'acceptation de la maladie (*cf.* « Accompagnement du patient en fin de vie »).

6. Respecter

Cette compréhension permet au soignant d'accueillir le patient comme un être humain dans sa globalité. Il ne faut jamais parler du patient par sa maladie et un numéro de chambre (par exemple : « le respect de la vie privée est garanti à toute personne hospitalisée. Elle est traitée avec égard, ses croyances sont respectées. Son intimité est préservée, ainsi que sa tranquillité. Les informations la concernant restent confidentielles »)[22].

Exemple : Zoé, AS, accueille M. X en chirurgie

Dès l'accueil de M. X et de sa famille, Zoé constate le regard un peu perdu du patient. M. X est confronté pour la première fois à la maladie. C'est un patient d'origine étrangère qui a de grandes difficultés à s'exprimer. Zoé comprend qu'il est fragilisé à cause de cela et que cela accroît son inquiétude. Lors de l'accueil, elle manifeste au patient le respect qui lui est dû en utilisant davantage le mode non verbal. Elle dit bonjour à M. X en lui serrant la main, elle se présente en le regardant (sa fille traduit) puis elle pose doucement sa main sur l'épaule du patient pour lui montrer la direction de sa chambre. La première manifestation du respect est passée en peu de mots et peu de gestes.

7. Accompagner

Le soignant devient le compagnon du patient. Aussi assume-t-il la responsabilité de l'accompagner, c'est-à-dire de faire un bout de chemin avec lui. **Comment** l'accompagner ?

Le soignant va l'aider à :

- accepter la réalité quelle qu'elle soit ;
- devenir acteur de sa propre guérison ;
- éclairer le sens qu'il peut donner à son épreuve ;
- valoriser ses potentialités (ce qui lui permet de lutter contre un sentiment de victimisation) ;
- partager ses émotions, son ressenti.

3 ▸ La nature de l'information

L'information donnée au patient et/ou à son entourage, est très diverse. Le soignant doit :

22. Extrait de la charte du patient hospitalisé.

• ***se présenter***, indiquer son nom et sa fonction et y associer le port de badge (selon les règles de sécurité du service), la couleur de blouse, exposer brièvement son « rôle » (« je suis chargé(e) de…) ;
• ***présenter le service de soins***, par exemple, les heures des visites médicales, les heures des repas, des soins, des animations ;
• ***signaler le passage de certains professionnels***, par exemple, une assistante sociale, un kinésithérapeute ;
• ***informer le patient du lieu de culte***. La ***neutralité*** de l'équipe par rapport aux croyances ne doit pas être assimilable à de l'***indifférence***. Faciliter l'observance des coutumes et des rites religieux pendant le séjour contribue au soutien moral du patient. Le soignant doit donc informer le patient du lieu de culte et des possibilités de rencontre avec son représentant (prêtre, rabbin,…) ;
• ***indiquer l'existence de « lieux d'agrément »***, par exemple, une cafétéria, un jardin, un kiosque à journaux, etc. ;
• ***signaler les moyens de distraction disponibles à l'hôpital***, par exemple, location de DVD, télévision, câble, Internet et autres outils de communication (*cf.* ci-après).

4 ▸ Les outils de la communication à l'hôpital

De nos jours, l'hôpital se dote de nombreux moyens de communication qu'il met à la disposition des patients. Citons les exemples suivants :

1. Le câble pour informer

La création de réseaux câblés offre une gamme étendue de services. Les structures de soins (hôpitaux, cliniques) font partie des institutions locales ; elles peuvent s'intégrer dans les réseaux d'information et de formation. Le câble peut être un outil favorisant le lien entre les soignants et les soignés ; l'expérience ci-dessous en est un exemple réussi.

Exemple : l'information santé à l'hôpital D

À l'occasion de la rénovation des locaux de l'hôpital D, toutes les chambres ont été câblées. Une infirmière, Madame X, a été formée afin d'assurer la réalisation d'un journal télévisé interne. Tous les matins, Madame X épluche les journaux locaux et sélectionne les articles susceptibles d'intéresser les patients. Aujourd'hui, l'information s'étend de la maman qui allaite son bébé, à la personne asthmatique ou à l'activité physique à la sortie de l'hôpital. Ce type d'information spécifique intéresse tout particulièrement les patients et participe à la démarche d'éducation.

2. Les outils audio-visuels pour sécuriser les patients

L'exemple suivant est pris en service de chirurgie pour les enfant avant une intervention.

Plus l'information est concrète et personnalisée et mieux elle peut rassurer le patient sur la journée opératoire. Plusieurs outils audiovisuels sont utilisés.

a. Les photos

Les infirmiers présentent à chaque enfant un carnet de photos retraçant le parcours qu'il effectuera jusqu'en salle d'opération ; un « trombinoscope » expose en permanence les agrandissements couleur des portraits de tous les membres de l'équipe du bloc, démasqués et souriants.

b. Le film

Un film est parfois projeté à l'enfant, dans lequel des enfants opérés racontent (avec le sourire) ce qui s'est réellement passé le jour de l'intervention. Après la projection de ce film, les enfants sont invités à manipuler les masques et ballons d'anesthésie, à revêtir calots et bavettes, à poser toutes les questions qu'ils souhaitent ; c'est réconfortant pour eux.

Exemple : Alizée, « tout s'est bien passé »

Alizée, 8 ans, a été opérée des amygdales à la clinique P, le mois dernier. Elle a dit à ses copains de classe : « le souvenir qu'il me reste, c'est la glace à la vanille que m'a offerte l'infirmière (Annie) à mon premier repas ».

Annie savait que l'enfant aimait la glace et que ce dessert « froid » présente l'avantage d'être antihémorragique. Il est donc non seulement autorisé mais conseillé et elle avait pris soin d'annoncer à Alizée cette récompense avant l'intervention. Elle avait bien préparé la fillette et avait su la mettre en confiance pour aller sur la table d'opération.

8 Écoute et reformulation

L'écoute est un acte qui demande un engagement personnel ; le temps investi dans l'écoute et l'attention portée au patient sont essentiels au tissage des liens relationnels. La reformulation est souvent nécessaire à la bonne compréhension.

1 ▸ L'ÉCOUTE

Pour écouter l'autre, il faut pouvoir faire abstraction de son propre point de vue. L'attitude d'écoute dans une relation à deux personnes n'est ni spontanée, ni facile. On apprend à lire, à écrire, à parler, mais on n'apprend pas à écouter. Pour mieux cerner les caractéristiques de l'écoute, on peut se référer aux classifications établies par Porter[23], psychosociologue, qui dénombre sept attitudes fondamentales dans la relation. Nous allons les décrire à partir d'un cas concret (ci-après) à titre d'exemple et voir ensuite quelle forme d'écoute doit privilégier le soignant.

Étude de cas : M. J se confie à Maud, AS

M. J expose un problème à Maud, aide-soignante du service de gériatrie, où il est hospitalisé depuis quelques mois. Il dit : « Je n'arrive plus à m'intéresser à la vie. Je fais ce que j'ai à faire au quotidien mais sans goût. Je n'ai plus le moral. Je voudrais changer de service de soins, peut-être la nouveauté me donnerait du dynamisme ».

Voici les différentes réponses que Maud peut être amenée à faire à M. J, au travers des sept attitudes d'écoute de Porter[22].

23. *Psychothérapies et relations humaines*, C. Rogers, Éd. Nauwelaerts, 1959.

1. Les sept attitudes d'écoute

a. L'attitude d'aide ou de soutien

Cette attitude fait appel aux sentiments et vise à encourager l'autre.

▸ ***Maud peut dire*** : « Ne parlez pas ainsi, je suis là pour vous aider, pour vous soutenir. Je viendrai tout à l'heure rester un moment avec vous pour discuter plus longuement de votre problème. Peut-être pourrais-je intercéder en votre faveur auprès du cadre infirmier ? »

b. L'attitude de décision

Cette attitude privilégie l'action. Elle est basée sur les ordres et les conseils. Elle tend à faire évoluer rapidement la situation.

▸ ***Maud peut dire*** : « Il faudrait participer aux séances d'animation. Cela change le moral.. Faites vous inscrire, elles ont lieu les mardi et vendredi ! »

c. L'attitude d'évaluation

Cette attitude tend à prononcer un jugement (c'est bien ou c'est mal).

▸ ***Maud peut dire*** : « Pas le moral, c'est très dommageable pour la santé, cela ne vous aidera pas à guérir. Il faut réagir ! »

d. L'attitude d'enquête

Cette attitude tend à poser des questions, à faire des investigations pour cerner toutes les données de la situation. Elle cherche (indirectement) à gagner du temps à détourner la conversation qui a un aspect « gênant ».

▶ ***Maud peut dire*** : « Avez-vous eu un problème avec une collègue pour vouloir changer de service ? », « Avez-vous déjà parlé à quelqu'un ? »

e. *L'attitude d'interprétation*

Cette attitude vise à chercher des explications, des causes, des motifs... En fait, elle les impose à son interlocuteur à partir d'hypothèses personnelles.

▶ ***Maud peut dire*** : « Je pense que cette démotivation est liée à l'éloignement momentané de votre fils. Il est parti pour deux mois à cause de son travail. Dès son retour, cela vous passera. »

f. *L'attitude de fuite*

Cette attitude vise à s'abriter, à se protéger derrière des considérations générales pour mettre fin à l'écoute.

▶ ***Maud peut dire*** : « Ne pas avoir le moral, on a tous connu cela à un moment de notre vie, soyez patient M. J, cela passera ».

g. *L'attitude d'écoute active (ou de compréhension)*

Cette attitude est très respectueuse du patient et favorise l'échange relationnel. Le soignant s'en tient à « ce qui a été dit » par le patient. Il reformule les propos du patient **en les résumant et sans y apporter d'élément personnel** et il veille à manifester de l'intérêt aux propos entendus (*cf.* le savoir-faire de l'écoute active, ci-après).

▶ ***Maud peut dire*** : « Vous m'avez dit que vous ne vous intéressiez plus à rien et que vous vouliez changer de service de soins ; j'en ferai part à Madame Y (cadre infirmier) qui viendra vous voir. Je suis certaine qu'on trouvera une solution pour vous aider. »

> **Rôle de l'AS : la recherche de la bonne attitude**
>
> Les six premières attitudes sont souvent le résultat d'une précipitation. Elles manifestent une tendance à vouloir régler le problème en imposant sa propre conception. Elles sont à éviter.
> Le soignant doit rechercher quelle est l'attitude qui convient le mieux auprès de tel ou tel patient, celle qui lui parait la plus appropriée. C'est l'attitude d'écoute active qui doit être privilégiée

2. L'écoute active du soignant (*cf.* Module 1)

L'écoute active est recommandée aux soignants car elle permet un véritable échange où le discours de l'autre est intégré : on lui donne le droit de penser différemment et on lui reconnaît la possibilité de changer, d'évoluer.

Il ne s'agit pas pour le soignant de jouer au psychologue ou de répéter mot à mot la phrase énoncée par le patient. L'écoute active consiste à redire avec ses propres mots ce que l'on a pu comprendre. Le patient saura alors rectifier et préciser sa pensée, s'il sent que la priorité lui est accordée pour mener la conversation comme il le désire.

▶ Principes

L'écoute repose sur deux principes.

- La ***réceptivité***, à savoir, l'ensemble des comportements qui manifestent au patient qu'on est attentif à lui (le contact visuel, les expressions corporelles telles que les mimiques qui traduisent nos sentiments...) ;
- l'***encouragement***, ensemble de comportements qui aident le patient à poursuivre le dialogue :
  - la voix (acquiescements verbaux, onomatopées...) ;
  - les hochements de tête...

▶ Les moyens d'écouter activement

Certaines personnes utilisent des questions pour relancer l'échange avec la personne. Il existe différents types de questions.

- les questions ***fermées*** : elles sont courtes et simples, mais n'induisent que des réponses courtes et simples. Par exemple : dans le cadre de l'étude de cas précédente, Maud pourrait dire au patient : « Vous n'avez donc pas le moral aujourd'hui ? ». La réponse pourrait se limiter à un « Non. » du patient.
- les questions ***ouvertes*** : elles laissent à la personne une plus grande liberté pour la réponse. Par exemple : dans le cadre de l'étude de cas précédente, Maud pourrait dire au patient : « Vous n'avez plus envie de rien et vous souhaitez changer de service. Comment envisagez-vous ce changement ? ».

L'intérêt de la question ouverte est le recueil d'une information plus riche et plus détaillée qui permet au patient de constater l'intérêt qu'on porte à son problème et l'envie d'aller plus loin dans l'échange relationnel. La question ouverte peut être utilisée avec la technique de reformulation (*cf.* ci-après).

2 ▸ La reformulation

Reformuler les propos de l'autre consiste à lui en renvoyer le contenu sans nécessairement en conserver la forme. Il importe surtout de n'ajouter aucun élément personnel et de n'y adjoindre ni évaluation ni interprétation.

1. Intérêt et objectifs

En reformulant au patient le contenu de ses propos, le soignant l'aide à voir clair dans sa propre démarche, à approfondir son point de vue, à préciser sa demande. Son but est donc de :

- dégager l'essentiel de sa conversation ;
- vérifier le sens de propos exprimés de façon confuse ;
- valoriser les propos d'un patient qui a des difficultés à s'exprimer ;
- dédramatiser la situation lorsqu'il y a une manifestation d'agressivité de la part du patient.

Il apparaît que la reformulation sera d'autant plus efficace qu'on aura su écouter son interlocuteur préalablement.

2. Types de reformulation

Voici différents types de reformulation que pourrait utiliser Maud (*cf.* Étude de cas précédente).

- la ***reformulation par écho*** : on répète simplement les mots que le patient vient de prononcer (voir : l'attitude d'écoute active précédemment citée…) ;
- la ***reformulation-reflet*** : si le patient dit : « Je suis complètement épuisé. », « J'en ai marre. », le soignant peut dire : « Vous vous sentez à bout. », « Vous êtes fatigué ? » ;
- la ***reformulation-clarification*** : dans l'étude de cas précédente, Maud pourrait introduire une phrase du type : « Vous voulez dire que vraiment plus rien ne vous intéresse. » ;
- la ***reformulation de synthèse*** : après un monologue assez long du patient, le soignant peut introduire une phrase du type : « J'ai bien entendu, vous avez donc dit… » ;
- la ***reformulation positive*** face aux interpellations négativantes et disqualifiantes : lorsque, par exemple, le patient dit : « Vous ne me faites pas confiance », on peut alors dire : « Si j'ai bien compris, il est important pour vous que je puisse vous faire confiance. ».

Le soignant peut aussi compléter la reformulation par des « **relances** », c'est-à-dire des propos qui invitent l'autre à aller plus loin dans la réflexion ou à préciser, développer un point que le patient n'a fait qu'ébaucher. Par exemple, dans l'étude de cas précédente, Maud peut dire à J :

- « Vous avez dit que…, est-ce que vous voulez bien préciser… ? » ;
- « Vous avez dit que…, pouvez-vous m'en dire plus sur ce que vous ressentez… ? ».

En (ré)écoutant ce qu'il vient de dire, le patient pourra être assuré qu'il a bien été compris. Il peut aussi mieux prendre conscience de ce qu'il pense. Il peut aussi profiter de cette reformulation pour l'approuver entièrement, la corriger ou en dire davantage et ressentir alors un plaisir ou un soulagement. La reformulation contribue à l'établissement d'une relation de confiance. La reformulation permet aussi une réflexion et une responsabilisation du sujet : c'est lui qui est le plus à même de connaître la situation, de la comprendre et de la résoudre. C'est un renvoi « en miroir » qui structure et revalorise.

Rôle de l'AS

Éviter d'abuser des reformulations.

Elles peuvent agacer le patient. Il faut, dans certains cas, expliquer le sens de cette reformulation.

Ainsi si le patient vous dit : « Vous ne faites que répéter ce que je vous dis ». Vous pouvez alors répondre : « Je comprends votre agacement, pardon, c'était pour mieux m'assurer de vous avoir bien compris ».

Afin de ne pas provoquer l'agacement, les phrases de reformulation ne doivent pas résulter de l'application d'un procédé technique dénué de sens. Les phrases de reformulation auront un effet bénéfique si elles sont le reflet d'une attitude authentique de compréhension du patient.

Rester neutre.

Lorsque le soignant utilise la reformulation, il doit aussi pratiquer la neutralité. Sachons qu'il est aisé d'orienter la réponse en manipulant la personne interrogée ; certaines questions sont exprimées de telle sorte qu'elles laissent entendre qu'il y a une bonne et une mauvaise réponse ou rendent difficile l'expression de certains points de vue.

Par exemple, dans le cadre de l'étude de cas vue précédemment, Maud pourrait dire au patient : « Vous n'avez pas le moral aujourd'hui, je comprends cela, toutefois la décision de changer de service est-elle vraiment la bonne solution ? N'existe-t-il pas de meilleurs moyens ? »

Or rester neutre dans l'écoute signifie : ne pas apporter d'éléments personnels aux propos du patient. La réponse de Maud pourrait être la suivante :

« Vous avez parlé de **mauvais moral**. Qu'est-ce que cela signifie pour vous ? En avez-vous déjà fait l'expérience ? ». C'est une forme de réponse dite « **sémantique** ».

9 Communication verbale et non verbale

1 ▸ La communication verbale

Parler à un patient ou à son entourage nécessite un certains nombres de qualités. Il convient tout d'abord de se faire entendre et donc d'adapter sa voix aux personnes auxquelles on s'adresse. Il convient ensuite de faire preuve d'intégrité dans ses propos et de connaître l'importance de la distance mise entre soi et autrui.

1. L'expression de la voix

a. La puissance de la voix

Certains soignants habitués à parler fort parce que coutumiers des groupes, conservent dans l'entretien avec le patient un ton de voix élevé ; cela peut choquer le patient, lui donner le sentiment d'être dominé ou agressé, et nuire à la relation de communication. Si tel est le cas, le soignant veillera à s'adapter à un contexte de tête à tête.

b. La tonalité

Lorsqu'un soignant s'adresse au patient, il doit éviter de s'exprimer avec une voix monocorde (donc monotone) et, la moduler, de telle sorte que le patient soit sollicité, donc attentif.

c. Le débit

Le soignant doit avoir un débit de paroles modéré :

- si le débit est trop lent, il risque d'avoir un effet soporifique donc nuisible à l'écoute ;
- s'il est trop rapide, c'est la compréhension des propos qui est compromise.

Nous avons tous rencontré des gens qui « mangent des mots » et, en parlant trop vite, ne sont pas suivis. Le soignant doit contrôler son débit, afin de permettre au patient de comprendre ce qu'on lui dit sans l'endormir ni le lasser. C'est important lorsqu'on s'adresse au patient, car celui-ci n'ose pas toujours « faire répéter » le soignant s'il a mal compris !

d. L'articulation

L'articulation des mots est une qualité indispensable à la clarté de la phrase. Le soignant ne doit pas « manger » les syllabes finales, c'est mettre le patient dans la nécessité de prêter une attention aiguë ou de deviner les propos tenus ; il sera tellement centré sur la perception des mots qu'il en perdra le contenu du message. Or l'objectif du soignant, c'est d'être compris du patient.

e. Les pauses et les silences

Le soignant doit savoir que pour parler, il faut :

- prendre le temps de respirer. Il doit être capable de faire des pauses entre les phrases prononcées ;
- savoir accepter le silence. Dans le cadre d'un échange avec un patient, il saura se taire. Un petit silence lui permettra d'intégrer, d'assimiler ce qu'il a entendu, et de s'exprimer à son tour s'il le désire.

2. Les registres de langage

Pour être compris du patient, le soignant doit utiliser un vocabulaire simple, il doit éviter les abréviations médicales, les termes techniques. Il existe trois types de langage :

- le *langage quotidien*. C'est le langage accessible à tous, il est simple et clair et c'est celui que doit adopter le soignant pour parler au patient ;
- le *langage familier*. C'est un langage que les personnes peuvent utiliser en famille ou entre amis mais que le soignant ne doit pas utiliser envers le patient car ce serait un manque de respect ;
- le *langage professionnel*. C'est un langage utilisé entre collègues de travail, mais que le soignant ne doit pas utiliser avec le patient.

3. L'intégrité des paroles

La communication dans un milieu de soins doit avoir de la rigueur. Le soignant doit faire preuve d'intégrité dans ses paroles. Il doit en particulier :

- ***éviter la déformation***. Un ou plusieurs mots mal compris, que ce soit entre partenaires de soins ou entre soignant et patient, peut avoir des conséquences préjudiciables.
- ***éviter l'interprétation***. Certaines phrases ou attitudes mal interprétées peuvent conduire à une incompréhension de deux partenaires et bloquer la discussion. Par exemple : dans l'étude de cas page 404 (L'entretien d'Anna avec Madame D), Anna (la directrice) aurait pu mal interpréter dès le début de l'entretien les propos de Madame D, se sentir agressée dans sa gestion financière et poursuivre l'entretien sur la « défensive ». D'où l'intérêt pour le soignant de toujours tenter de trouver une solution, d'être conciliant (c'est ce qu'a fait Anna dans l'étude de cas).

4. « L'auxiliaire » de la parole : le regard

À la maîtrise de la parole, il est indispensable d'associer celle du regard et du geste. Le regard est un lien.

- « Regarder l'autre », c'est l'assurer, qu'on parle pour lui et non pour soi-même ; c'est le mettre en confiance.
- « Être regardé » par l'autre lorsqu'on parle, doit aussi être pris en considération. Quelle image donne de nous :
  - notre corps ? nos gestes ? nos mouvements ?
  - nos expressions du visage ?

Cet aspect-là de la communication non verbale sera abordé plus en détail dans la partie suivante du chapitre).

5. La distance entre personnes (proxémie)

Au cours de la communication s'installe une distance entre les personnes (on appelle proxémie : la distance que chacun de nous met en place pour délimiter son territoire personnel). Prenons un exemple : lorsqu'on se trouve dans un ascenseur et, qu'à chaque étage, monte un nombre de plus en plus important de personnes, chacun sent son espace menacé et cherche à se protéger. C'est une réaction normale[24].

Quatre niveaux de distance peuvent être instaurés et permettent de voir dans quel « espace » évolue le soignant par rapport au patient.

▶ La distance intime (de 40 cm à 45 cm environ)

Elle est réservée aux actes les plus intimes de la vie personnelle (par exemple : câlins, baisers…). A cette distance, on sent l'odeur de l'haleine, la respiration, la chaleur de la peau. Le ton de la voix est faible (la communication peut se faire sur le mode non verbal).

▶ La distance quotidienne (de 45 cm à 1 m 20 environ)

Elle est observée lors des échanges de la vie quotidienne. Par exemple : discussions familiales, proximités de personnes (On voit le visage de la personne plus que le corps). Le ton de la voix est modéré.

▶ La distance sociale (de 1 m 20 à 4 m environ)

Elle est observée lors des échanges de la vie sociale. Par exemple : discussions entre collègues de travail, lors de réunions administratives (on voit le visage et le corps des personnes). Le ton de la voix est relativement élevé.

24. Les éthologues disent que l'homme (comme l'animal) cherche à protéger son territoire.

▸ La distance publique (> 4 m)

Elle est observée lors d'interventions en public. Par exemple : lors d'un discours. On voit les personnes de loin, sans précision. Le ton de la voix est élevé.

Rôle de l'AS

Lors des soins, l'AS se situe dans l'espace intime de la personne, de ce fait celle-ci peut ressentir sa présence comme une intrusion, voire une agression. L'AS doit donc savoir se faire accepter par le patient. D'où l'importance de créer une relation basée sur des valeurs de respect, de discrétion, d'empathie.

2 ▸ La communication non verbale

L'étude de cas ci-après présente une situation de communication entre deux personnes (vue dans la 1re partie de ce module) : Anna, la directrice de la crèche, organise la fête de Noël et invite Madame D (maman d'une fillette) qui refuse d'y participer. On peut relever de nombreux aspects de la communication verbale et non verbale dans cet entretien.

Étude de cas : l'entretien de Anna avec Madame D à la crèche

Anna est une jeune directrice de crèche. Ce matin, elle accueille en souriant Madame D (maman de Zoé, 3 ans) pour lui annoncer qu'elle organise la fête de Noël dans l'établissement le 18 décembre (de 17 h à 20 h) et qu'elle l'invite à y participer avec les autres parents.

Madame D lui répond en pointant le doigt : « Je ne veux pas venir à cette fête et Zoé n'y participera pas non plus, je n'ai pas la tête à ça ! ». Anna, déconcertée, pâlit, s'assoit, pose vivement ses paumes de main sur le bureau, fronce les sourcils… et dit : « Nous souhaitons que tout le monde participe à cette fête ! ». Madame D la regarde fixement, raidit son buste et dit : « Votre demande de participation financière est trop élevée ! » et elle ajoute d'un ton sec, avec un grand mouvement du bras droit qui la déstabilise : « d'ailleurs, j'ai des problèmes avec X (son mari), il veut vivre sa vie… Elle ajoute quelques détails sur sa vie privée (« Et il a fermé les vannes ! »). Anna se lève lentement, s'approche de Madame D, la regarde gentiment et lui dit : « Je vous comprends, vous avez certainement des difficultés financières liées à cette situation, mais j'aimerais que vous veniez car Zoé risquerait de se sentir exclue ; vous ne voulez pas ça j'en suis certaine ? ». Madame D dit : « Non, bien sûr, mais baissez le montant de ma participation ! ». Anna se rassoit, l'œil vague, ses jambes se balancent sous le bureau, elle tapote son stylo ; elle réfléchit quelques instants puis elle passe un coup de fil. En raccrochant, elle sourit, se rapproche très près de Madame D, la prend par les épaules et lui dit : « C'est possible ! ». Madame D est ravie, son œil pétille : elle viendra avec Zoé à la fête.

Explications

La communication non verbale, c'est ici l'expression :

– des postures comme les positions du corps, la façon de se lever, de bouger la tête ;

– des gestes comme les mouvements des bras, des doigts, du buste, des jambes ;

– du regard, émetteur d'encouragement, de désapprobation ou de satisfaction ;

– des mimiques telles que les sourires, le froncement des sourcils ;

– de la distance entre les deux interlocuteurs ;

– du changement de couleur de la peau ;

– du toucher.

1. Les signes caractéristiques de la communication non verbale

La communication non verbale, c'est l'expression de signes (ou signaux) émis par la personne et qu'il faut savoir observer car ils ont valeur de langage (*cf.* Tableau 5.10 ci-après).

Tableau 5.10 – Observation des signes d'une communication non verbale.

Les postures	Positions du corps (assis au fond ou au bord de sa chaise…) de la tête (hochements…) du buste (raide, courbé…) façon de marcher, de se lever, de s'asseoir, de se coucher…
Les gestes	Mouvements des mains (croisées, ouvertes, crispées…) des doigts (utilisés pour tapoter un stylo, pour se gratter…) des jambes (qui se balancent) des pieds (qui trépignent…) position de la tête, toucher de la main (vif, tendre…).
Le regard	Fixe, fuyant, vide, absent, vague, anxieux, éteint, larmoyant, ou vif, franc, pétillant, chaleureux, encourageant, tolérant, moqueur, ironique, etc.

Tableau 5.10 – Observation des signes d'une communication non verbale. *(Suite)*

Les mimiques	Sourire au coin des lèvres, froncement des sourcils, plissement du front, grimaces, tics nerveux...
Les manifestations neurovégétatives	Modifications de couleur de la peau (on rougit, on pâlit...) transpiration, sueurs, respiration accélérée...

Rôle de l'AS, l'observation du langage non verbal

Les signes de la communication non verbale peuvent être observés aussi bien dans le sens « patient-soignant » que « soignant-patient ».

- Le soignant peut recueillir beaucoup d'informations sur le patient qui ne peut pas (ou ne veut pas) s'exprimer. Ce peut-être le cas de jeunes enfants ou de patients âgés ou handicapés (par exemple : patient atteint d'aphasie). En l'observant attentivement, il peut connaître les sentiments ou les besoins du patient ou de sa famille et y répondre de façon adaptée.
- Le patient (ou sa famille) peut aussi connaître les intentions du soignant par l'observation.

2. Grille d'analyse d'une situation de communication interpersonnelle professionnelle

L'étude de cas précédente présente une situation de communication entre deux personnes : Anna, la directrice de crèche, et Madame D, maman d'une fillette de la crèche, qui refuse de participer à la fête de Noël à laquelle la directrice la convie.

Nous voyons que la forme verbale et non verbale se complètent. Nous allons utiliser les informations données dans l'étude de cas, pour compléter « la grille d'analyse » ci-après. Nous appelons A et B les deux acteurs (A étant le professionnel).

Conseil : chaque fois que l'occasion se présente, et principalement sur les lieux de stage, l'élève AS observera un maximum de situations de communication ; elles pourront lui servir, à la fois pour l'élaboration de son rapport de stage, mais aussi pour illustrer et mieux comprendre les cours sur la communication.

Tableau 5.11 – Grille d'analyse d'une situation de communication interpersonnelle.

Acteur A : un professionnel	Réponses	Acteur B	Réponses
Qui ? Anna (Directrice de crèche)		***Qui ?*** (Madame D, mère d'une fillette)	
Le contenu du message de A – Nature ? – Caractéristiques ?		***Le contenu de rétroaction de B*** – Nature ? – Caractéristiques ?	
Le langage de A est-il : – professionnel ? – familier ? – chaleureux ? – froid ? – compris par B ? – adapté ? – pourquoi ? (quels sont les mots qui vous paraissent inadaptés ?)		***Le langage de B est-il :*** – professionnel ? – familier ? – chaleureux ? – froid ? – compris par A ? – adapté ? – pourquoi ? (quels sont les mots qui vous paraissent inadaptés ?)	
L'attitude de A – Position et postures du corps – Gestes, mimiques du visage – Hochement de tête – Jambe qui balance...		***L'attitude de B*** – Position et postures du corps – Gestes, mimiques du visage – Hochement de tête – Jambe qui balance...	

Tableau 5.11 – Grille d'analyse d'une situation de communication interpersonnelle. *(Suite)*

Acteur A : un professionnel	Réponses	Acteur B	Réponses
L'écoute de A : comment A manifeste-t-il une écoute attentive de B ? – Postures – Mots (lesquels ?) – Reformulation (laquelle ?)		***L'écoute de B*** : quels effets provoque sur B l'écoute de A ? – Postures – Mots (lesquels ?) – Reformulation (laquelle ?)	
L'interaction – Identifier les différentes phases de la communication. – Effets sur A ?		***L'interaction*** – Effets sur B ?	
L'évolution observée chez A entre le début et la fin de la communication. – Effets sur A ?		***L'évolution*** observée chez B entre le début et la fin de la communication : – l'attitude ; – le vocabulaire ; – les relations.	
L'objectif : – L'objectif de la communication est-il atteint ? – Conditions relationnelles de cette communication (bienveillance, opposition, neutralité, agressivité ?)		***L'objectif*** : – L'objectif de la communication est-il atteint ? – Conditions relationnelles de cette communication (bienveillance, opposition, neutralité, agressivité ?)	

10 Éducation à l'autonomie

Les causes de perte d'autonomie chez les personnes âgées sont nombreuses mais on peut les classer en deux catégories :

- le ***vieillissement naturel***, sans pathologies graves associées, qui entraîne presque obligatoirement un état de dépendance chez le grand vieillard ;
- les ***maladies*** ou les ***accidents*** qui créent ou accélèrent brusquement la dépendance chez des personnes jusqu'alors autonomes.

Les objectifs de l'aide peuvent alors être très différents. Il s'agit soit de favoriser, soit de maintenir l'autonomie de la personne.

1 ▸ ÉDUQUER LE PATIENT À L'AUTONOMIE

Nous ne pouvons envisager ici toutes les actions d'éducation dans tous les domaines. Elles sont innombrables et dépendent de chaque patient en fonction de son état, de ses besoins, de ses attentes, mais aussi de chaque équipe. Cependant, on peut retrouver des principes généraux qui doivent être respectés par l'AS dans leur mise en œuvre.

1. Les principes à respecter

L'AS doit :

- « aider à faire » et non « faire à la place » de la personne pour « gagner du temps » ;
- stimuler l'autonomie restante afin de pallier la dépendance ;
- laisser aux personnes le temps d'agir elles-mêmes ;
- créer les conditions favorables pour que la personne agisse de façon autonome ;
- en faire « ni trop, ni trop peu » car en faire trop, c'est aller vers l'infantilisation de la personne et l'installation dans la dépendance, tandis qu'en faire trop peu, c'est la mettre en situation d'échec, donc de danger physique ou psychique ;
- avoir une attitude éducative, encourageante, rassurante ;
- s'interdire les attitudes infantilisantes par bonnes intentions ;
- garder à l'esprit l'objectif primordial de ses actions : « maintenir l'autonomie de la personne pour la libérer ».

2. Les différents projets d'aide à l'autonomie

Les AS ont des rapports privilégiés avec les personnes âgées, car ils ont des contacts fréquents et prolongés avec elles. Lorsqu'un projet d'aide à l'autonomie est déterminé par une équipe, les AS ont un rôle primordial d'aide à l'autonomie dans les domaines relevant de leur champ professionnel comme :

- l'aide à l'hygiène corporelle et à l'habillement ;
- l'aide à la motricité et au déplacement ;
- l'aide à la prévention de complications de l'alitement ;
- l'aide à la stimulation intellectuelle, et au maintien des relations.

Dans chacun de ces domaines, l'AS doit maintenir ou restaurer l'autonomie de la personne. Prenons un exemple dans le domaine des soins d'hygiène corporelle et d'habillement très important pour le patient.

Exemple : Madame S, 76 ans

Madame S est traitée à l'hôpital pour un épisode d'infection pulmonaire. Au cours de son séjour, elle présente un état dépressif avec perte d'appétit et refus de se lever. L'équipe envisage cependant de l'aider à retrouver son autonomie car son état de santé lui permettrait un retour au domicile. L'aide portera sur la stimulation au cours des soins d'hygiène et le rétablissement de relations sociales qui ont été altérées par l'hospitalisation.

Le choix d'un objectif et d'une stratégie dépend de l'état du patient, de son âge, du diagnostic médical et de l'évaluation de l'autonomie. Ce choix est le fruit d'un travail d'équipe comme le sera la mise en place des actions d'aide. L'aide apportée aux personnes âgées en perte d'autonomie doit répondre aux critères définis par la charte des personnes âgées dépendantes.

Rôle de l'AS : éducation à l'autonomie au cours d'un soin d'hygiène (toilette et habillement)

Afin de donner envie au patient d'être autonome au cours du soin, l'AS :
- lui montre l'importance de son image corporelle dans ses relations avec ses proches et sa famille (par exemple : « Votre neveu a apprécié votre robe à fleurs… ») ;
- organise les lieux et le matériel de façon à ce que la personne prenne en charge la plus grande partie possible du soin (par exemple : encourager Madame S à aller jusqu'à la salle de bains plutôt que de lui faire sa toilette au lit) ;
- laisse à la personne le choix de ses vêtements (par exemple : emmener Madame S devant la penderie pour choisir) ;
- propose la modification ou l'achat de vêtements qui facilitent l'habillage (par exemple : vêtements ouverts plus faciles à enfiler, boutons remplacés par du velcro, etc.) ;
- reste présent et valorise sans cesse les efforts de la personne (par exemple : « Vous voyez aujourd'hui, vous avez fait ça… ») ;
- lève la personne, la fait marcher chaque jour (selon consigne) ;
- la fait asseoir au fauteuil et lui donne les objets de première nécessité car être autonome, c'est être mobile, c'est être capable de manipuler, d'utiliser des objets ;
- la stimule pour recevoir sa famille, ses petits-enfants, ses amis (lui propose de leur téléphoner, de leur écrire, transmet les messages réceptionnés).

2 ▸ Favoriser ou maintenir l'autonomie

Exemple : Madame G, 80 ans

Madame G est hospitalisée pour une fracture du col fémoral. La rééducation lui permet la marche avec un déambulateur mais elle ne peut obtenir une autonomie totale du déplacement, car elle a très peur de retomber ; son état osseux et musculaire n'est pas bon et elle souffre de pertes d'équilibre. L'équipe de soins évalue son degré d'autonomie sur la « cible » ci-après.

– Les progrès de Madame G sont sensibles au niveau de la motricité, ce qui a amélioré l'alimentation, l'hygiène au niveau du haut du corps, la prévention d'escarre et l'activité.

– En revanche, Madame G a toujours des difficultés pour s'habiller, pour assurer l'hygiène du bas du corps et pour les relations avec l'extérieur.

– L'humeur reste médiocre, ce qui peut en partie expliquer son peu de motivation et son découragement face aux activités et dans les domaines qui lui sont plus difficiles.

– L'objectif de l'équipe pourra être de solliciter la motricité chez cette patiente, pour éviter qu'elle ne devienne impotente et grabataire.

– L'objectif de l'équipe de soins pourrait être aussi de stimuler l'humeur en lui proposant des activités.

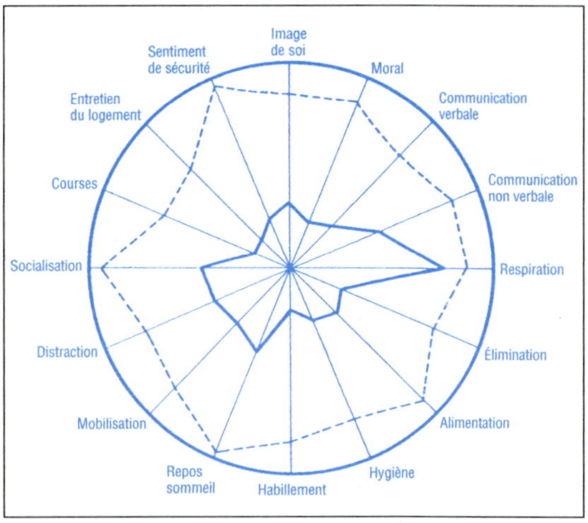

FIG. 5.6 — **Évaluation du degré d'autonomie et de son évolution.**

Point central : *dépendance totale,*
cercle extérieur : *autonomie totale,*
— : *état d'autonomie du patient,*
- - - : *état d'autonomie que l'on envisage de retrouver.*

12 Communication avec une personne en fin de vie

1 ▸ Psychologie et mode d'expression d'une personne en fin de vie

La psychologie de la personne au cours des étapes vers la mort a été décrite par E. Kübler-Ross (*cf.* Module 1, Chapitre 4). Ces étapes peuvent être incomplètes ou s'intriquer, mais leur connaissance permet de suivre l'évolution de la personne de mieux la comprendre et de mieux répondre à ses besoins. Une personne en phase terminale utilise divers modes d'expression.

1. Le langage verbal

Le mourant « annonce » sa mort. C'est le mode d'expression le plus facile à comprendre pourvu qu'on sache l'entendre. Cette confidence pourra se faire à l'improviste quand le soignant sera occupé à faire son travail habituel. L'irruption soudaine de cette confidence et son caractère dramatique requièrent une attention soutenue. Elle prend différentes formes.

a. Une affirmation

Par exemple : dans les stages de formation, quand les soignants s'efforcent de se souvenir ce qu'a dit textuellement un malade mourant, on ne trouve jamais de point d'interrogation, de formule sous forme de question, ce sont toujours des affirmations, telles que :

- « Je n'en ai plus pour longtemps. » ;
- « Je vais rejoindre mon mari. » ;
- « Je suis foutu. » ;
- « De toute façon, il n'y a plus rien à faire. » ;
- « Je vais partir, je ne reviendrai pas. » ;
- « Laissez-moi mourir. » ;
- « Je ne vous reverrai pas demain. » ;
- « C'est fini, je suis à la fin de mon chemin. ».

Comme le démontrent les affirmations précitées, l'annonce de sa mort, pour un patient prend diverses formes.

b. Une conclusion

Après des jours de réflexion et des nuits sans dormir, le patient aboutit à la conclusion qu'il va mourir. Ce qu'il dit alors est le résumé de cette longue analyse de sa situation. Il se concentre en quelques mots. L'interlocuteur peut ne pas saisir d'emblée le sens de ce propos. Il lui faut lui aussi du temps pour assimiler ces mots et en découvrir le sens profond.

c. Une « acceptation »

L'acception comporte une part de passivité mais celle-ci n'est pas négative. Il semble que le mourant admet qu'il faut « faire avec », ou plus encore que la mort fait partie de la vie. Certains disent que le temps se termine et que c'est bien ainsi. Les soignants remarquent que le mourant manifeste une réelle sérénité. On parlait autrefois « du mieux de la fin ». Les dernières paroles ne sont pas souvent des « volontés » au sens propre du terme, mais des propos d'une grande sagesse. Elles disent quelque chose de la vie ou de la mort à sa place.

d. Un « aveu »

En parlant ainsi de sa situation, la personne en fin de vie confie quelque chose d'essentiel. C'est un aveu par lequel elle se livre. Il est très délicat de recevoir cette confidence par laquelle une personne s'abandonne sans défense. Elle ne se répètera d'ailleurs pas. Celui qui l'a entendu ne pourra pas s'en prévaloir.

Rôle de l'AS

Le soignant se doit d'être totalement et immédiatement accueillant, sinon le patient se refermera définitivement, surtout si ses propos sont contestés.
L'accompagnant ne doit pas chercher à répondre immédiatement mais laisser reposer en soi les phrases entendues, se sensibiliser peu à peu à la mentalité du malade.
Le soignant manifeste sa présence silencieuse jusqu'à la fin par :
- une pression de la main ;
- un regard et une écoute bienveillante ;
- un geste doux pour arranger les oreillers…

2. Le langage non verbal

Le langage non verbal s'exprime surtout par le regard et les postures.

a. Le regard

Le regard du mourant est aussi un moyen de communication spécifique auquel personne ne reste insensible ; quiconque a déjà croisé le regard d'un mourant sait qu'il s'agit bien d'un mourant. Il est très difficile de soutenir ce regard qui semble dépasser les limites de la chambre et fixer l'horizon…

b. Les postures

Selon l'évolution de leur psychologie, les patients pourront exprimer leurs sentiments en prenant des postures différentes. Par exemple : tourner le dos, regarder le mur deviennent des expressions très éloquentes.

3. Le langage symbolique

Comme il est difficile de parler de sa « fin », certaines personnes utilisent un langage symbolique. Elles s'expriment tout en se cachant par différents moyens :

a. L'adulte parle par images

Par exemple, un homme de 40 ans profondément affaibli, qui ne pouvait signer ses chèques, avouait : « Voyez, progressivement j'ai tout perdu… Même ma signature. » ;

b. L'enfant parle par le dessin

Par exemple, un enfant avait dessiné un petit garçon devant un tank. Après avoir parlé de sa mort, il avait ajouté au-dessus du tank un papillon jaune qui s'élevait vers le ciel…

Rôle de l'AS

Pour le soignant, il est souvent difficile de décoder le message contenu dans une image ou un dessin. Laisser chanter les mots, écouter son émotion permettra de se mettre sur la longueur d'onde de ces malades mourants qui parlent de leur mort.

4. Le silence

Le silence aussi peut être porteur de message. La communication avec le patient dans le coma est particulièrement délicate. On sait que ce patient peut entendre beaucoup plus qu'on ne l'imagine. On recommande toujours de faire très attention à ce que l'on dit autour de lui. On peut lui parler mais la parole qui lui est adressé comporte l'exigence d'une transparence absolue ; ce doit être une parole de vérité.

2 ▸ L'ACCOMPAGNEMENT D'UNE PERSONNE EN FIN DE VIE

L'accompagnement est une prise en charge globale concernant à la fois les dimensions physiques et psychologiques, pour une meilleure qualité de vie. L'AS a un rôle essentiel à jouer dans la mise en place de l'accompagnement (*cf.* Module 1 et 3)

Pour que l'accompagnement se déroule dans les meilleures conditions, il est nécessaire que la communication passe bien. Le soignant doit :

- bien connaître le patient afin de mieux communiquer avec lui ;
- bien connaître sa famille et la faire coopérer à l'accompagnement (la communication « patient-soignant-famille » est essentielle).

1. La recherche de la « bonne attitude »

La formation du soignant à l'accompagnement en fin de vie est indispensable. Le psychologue Porter distingue sept attitudes d'écoute (*cf.* Chapitre 2 de ce même module). Les connaître permet d'analyser sa conduite et d'améliorer sa relation..

2. La recherche de la « bonne distance »

Le soignant trouve la juste mesure entre un investissement excessif et une indifférence impossible. La bonne distance consiste à gérer cette relation en évitant ces deux excès.

a. Accepter les confidences

Certains patients peuvent confier au soignant des pensées intimes qu'ils n'ont jamais partagées avec leurs proches. Le soignant se sent alors entraîné, malgré lui, dans une intimité qui déborde de son travail habituel. Il peut en ressentir une certaine gêne et peut dire au patient avec des mots amicaux et bienveillants, par exemple : « Votre fille vous serait certainement reconnaissante d'entendre ça elle aussi, qu'en pensez-vous ? », « Ces confidences, c'est votre histoire, votre fils y a droit aussi… N'hésitez pas à lui en parler aussi ».

b. Accepter le dialogue

La communication avec la personne en fin de vie est très riche. Elle permet à chacun de devenir d'autant plus intelligent de son propre point de vue, que l'on sait s'ouvrir au point de vue de l'autre. Le soignant peut (aussi) devant des propos qui lui posent question, élaborer sa propre réponse. Il aidera ainsi le patient à élaborer la sienne.

Ainsi, tant au plan affectif qu'au niveau de la réflexion, il s'agira toujours de trouver la bonne distance. L'accompagnement doit permettre au patient de rester jusqu'au bout un vivant pour lui-même et pour sa famille, c'est-à-dire capable d'un désir qu'il faudra entendre et satisfaire, d'avoir une dignité qu'il faudra respecter. L'accompagnement implique de la part du soignant beaucoup de tolérance et de respect.

Étude de cas : Marcel, 80 ans, n'en a plus pour très longtemps à vivre.

Tout se fait sombre et les quelques blouses blanches qui virevoltent autour de lui semblent autant de provocations et de défis qu'il ne peut plus relever. Sa colère l'emporte par moment et les injures fusent contre le personnel hospitalier, qui lui résiste (dit-il) et qui ne peut rien pour lui. Mais, à la fin du service, Marcel se recroqueville sur lui-même et dit adieu à tous, en prenant la main d'Annie (l'AS qui l'a écouté jusqu'à la fin…).

3 ▸ ACCOMPAGNEMENT DE L'ENTOURAGE D'UN PATIENT EN FIN DE VIE

Accepter le patient comme une personne signifie d'abord l'accepter avec et dans son entourage. Trouver une relation équilibrée entre famille, patient et soignant est alors une nécessité. Le soignant doit s'efforcer de remplir les tâches suivantes.

1. Connaître la famille

Ce qui atteint le patient, atteint aussi « sa famille » au plus profond de son être. Le soignant agit en

« tiers » et, en tenant bien sa place, il peut grandement favoriser les relations du patient et de sa famille.

a. Qui est la famille[25] ?

Le plus souvent le personnel de soins connaît plusieurs membres de la famille, qu'il rencontre au cours des visites de la journée, tandis que le médecin ne connaît que le membre le plus représentatif (souvent le « conjoint » pour l'adulte, le (ou les) parent(s) pour l'enfant).

Le personnel de soins, dans son ensemble, souhaite connaître la famille pour la prévenir de l'état du patient ou du décès. Il lui faut un responsable, quelqu'un « à qui parler »... Mais il doit savoir que :

- souvent le patient ne tient absolument pas à parler des liens qu'il entretient avec chaque membre de sa famille. Il n'a pas envie de mettre à nu sa vie privée ! La famille sera donc celle que le patient décide de présenter, et on doit respecter ce choix ;
- s'il doit y avoir un rendez-vous organisé par le médecin avec la famille, le patient doit en être averti et donner son accord. C'est un respect indispensable envers le patient.

b. Comment parler à la famille ?

Lorsque le patient est en phase terminale, c'est plus souvent l'infirmier(ère) (ou le médecin) qui est sollicité par la famille pour parler du patient. C'est à elle ou à lui que la famille demande « Pour combien en a-t-il... ? » Or l'expérience prouve que le médecin peut se comporter de diverses façons pour remplir, ou se dérober à cette tâche délicate.

Études de cas :

1er cas : demande d'entretien au cadre infirmier

Les enfants de M. G, patient en phase terminale, ont demandé un entretien au cadre infirmier, Madame Durand. Celle-ci les a reçus longuement dans son bureau pour parler du patient, de son état, de ses réactions. Elle a dit ce que l'équipe sait de lui en regard des examens et de son état clinique. Elle a parlé vrai : « M. G va mal. Ses examens de laboratoire ont donné tels résultats, il ne communique plus. Toutefois, nous ne savons ni le jour ni l'heure. Et sommes présents. Vous pouvez rester 24 h/24 h dans le service. ».

2e cas : demande d'entretien au Dr G

Les enfants de Madame X, patiente en phase terminale d'un cancer, ont demandé un entretien au Docteur G. chef de service d'oncologie. Le médecin les a rencontrés dans le couloir. Il leur a dit : « Madame X n'en a plus que pour quelques temps. Il faudra prendre vos dispositions. Rappelez-moi votre numéro de téléphone. Je vous appellerai... Courage ! ». Les enfants de Madame X ont demandé à rencontrer le cadre supérieur de santé pour en savoir davantage...

3e cas : la transmission de Zora (AS)

Le Dr A est passé ce matin à la clinique où M. P est en phase terminale. Il a demandé à voir sa famille à Zora, AS. Celle-ci l'informe qu'elle vit en province et qu'elle se déplace tous les mois pour lui rendre visite. Le Dr A dit à Zora dans le couloir « M. P n'en a plus que pour quelques heures, informez la famille... ». Zora en informe sa responsable.

2. Accepter les relations triangulaires

En fait il s'agit de vivre à plusieurs une relation soignante, qui est, d'emblée triangulaire (patient-soignant-famille ; *cf.* Module 1). Conserver cette triangulation et éviter les exclusions de toutes sortes au niveau familial, est donc pour le soignant la première ligne de conduite.

3. Éviter les confusions de rôle

Les confusions de rôle sont des écueils à éviter dans les relations avec la famille :

- le soignant reste le soignant, il ne peut devenir le « parent » du patient, même si les rapports sont très chaleureux ;
- la famille reste la famille, il ne faut pas lui demander de jouer le rôle du soignant. Par exemple, on observe souvent certaines épouses de patient qui cherchent à devenir les soignantes de leur mari. Or le conjoint ne peut jouer tous les rôles à la fois, car cela peut :
  - déséquilibrer les relations de couple ;
  - dégrader les relations de la famille et des soignants ;
  - détériorer la santé physique et morale de la personne.

25. Famille : d'après le dictionnaire, la famille représente « les personnes apparentées vivant sous le même toit ». Nous prenons ici le mot au sens large du terme : il ne se borne pas aux liens de sang mais à l'entourage immédiat, c'est-à-dire à l'ensemble des personnes signifiantes pour le malade.

4. Partager la souffrance avec la famille

La souffrance est supportée différemment par chacun. Parfois, la déception qu'a la famille du patient est bien différente de celle qu'il ressent lui-même. Or, très souvent, c'est la famille qui prend la décision d'interpeller le corps médical à propos de la souffrance. Les soignants doivent démontrer à la famille qu'ils comprennent cette demande et qu'ils la prennent en compte par tous les moyens possibles au niveau de leur fonction et de leur mission. L'accompagnement doit être guidé par la « sympathie[26] ».

5. Comprendre l'auto-défense de la famille

Il faut savoir que les familles elles-mêmes passent par les étapes vers la mort avant d'accéder à l'acceptation de la mort d'un parent. Le cheminement n'est pas le même d'un membre de la famille à l'autre selon le lien de parenté.

De plus, des décalages peuvent se produire entre ces personnes : l'un est encore au refus tandis que l'autre est dans la tristesse de la résignation.

Le refus, la colère et l'agressivité que manifeste parfois la famille à l'égard des soignants sont les signes d'une réaction violente devant l'approche de la mort, ressentie comme une agression insupportable et insurmontable.

Les membres de l'équipe doivent réfléchir sur les points importants de la fonction d'accompagnement, en particulier celui de savoir reconnaître les attitudes de défense et de savoir y répondre dans le respect du patient et la dignité de leur fonction.

Étude de cas : Madame X face à la mort de son père

Madame X a pour son père un profond attachement et le voir s'éteindre est pour elle une épreuve difficile. Elle appelle souvent les soignants et elle hurle sa rancœur lorsque les soignants tardent à répondre à ses appels. Le personnel est fatigué de ses plaintes. Lorsque son père est mort, Madame X est allée voir le personnel. Elle était calme et pleine de respect. Elle s'est excusée et a offert des fleurs.

26. Étymologie : sympathie signifie « souffrir avec ».

Rôle de l'AS en présence de la famille face au deuil

L'ouverture de cœurs est souvent d'un grand bénéfice pour la famille. Le soignant joue ici un rôle de suppléant.

L'AS doit comprendre les « mécanismes de défense » de la famille : lorsqu'on parle de « défense », il ne s'agit pas de se défendre contre les soignants qui seraient considérés comme des êtres menaçants. La défense est un mécanisme psychique qui envahit celui (ou celle) qui sent un danger sous jacent. En fait, la famille du patient en fin de vie cherche à se protéger de la souffrance. On peut observer diverses attitudes :

La défense comme un rejet de la réalité

La ***dénégation*** : c'est nier une situation angoissante. Par exemple, Madame A peut dire : « Mon père ne va pas si mal que ça. », « Regardez mon père va mieux, il a terminé son repas. ».

La ***projection*** : c'est prêter à d'autres les émotions et les sentiments que l'on refuse de reconnaître en soi. Par exemple, quand un patient dit : « Je vais mourir. », son entourage s'écrie « Mais non, mais non ! » et interprète ces paroles comme un besoin d'être rassuré.

L'***annulation rétroactive*** : c'est une tentative qui vise à nier l'irréversibilité du temps et à refaire l'histoire en la racontant autrement. Ainsi on voit certains membres de la famille du patient faire des projets ou certifier que tout se passera bien. Par exemple, Madame G dit : « mon mari sortira dans un mois de la clinique et nous irons nous reposer en Provence. ».

La défense comme une colère retournée contre soi

La famille ne veut pas admettre sa colère, ni assumer son agressivité à l'égard des soignants. Alors elle la retourne contre soi. Par exemple, le fils du patient peut se ronger les ongles, se mordre les doigts. La fille de la patiente peut avoir mal au ventre, etc. et souvent est victime d'insomnies à répétition.

6. Approche culturelle et religieuse d'une personne en fin de vie et de son entourage

Le soignant doit comprendre que témoigner du respect au patient, c'est prendre en compte sa culture et sa religion. C'est fondamental dans une relation thérapeutique : la nécessité de faire preuve de respect pour le patient est un concept qui dépasse toutes les frontières culturelles.

Le soignant doit :

• ***prendre en compte les besoins spécifiques du patient et de son entourage***. Le soignant doit planifier les soins en s'appuyant sur les besoins spécifiques du patient car les soins doivent être cohérents avec les informations recueillies lors de la collecte de données (à l'arrivée) ;

• ***éviter les préjugés***. Le soignant doit écarter impérativement les valeurs personnelles, préjugés, idées et attitudes qui seraient évaluatrices et pourraient avoir un effet négatif sur la relation de soins ;

• ***s'informer sur tous les aspects de la culture du patient***. Le soignant doit savoir que, recueillir les données culturelles de la personne, exige d'obtenir des informations sur tous les aspects d'une culture donnée. L'AS doit savoir que :

  – certaines personnes apprécient le contact physique (le toucher), d'autres s'y refusent ;
  – certains valorisent le regard ;
  – certaines personnes apprécient souvent de commencer une conversation par des banalités et ne discuterons pas volontiers avec des soignants qui ne leur parlent que de choses graves ;
  – certains patients hésitent à discuter immédiatement de questions personnelles. Pour de tels individus, il est important que se développe d'abord un climat de confiance. Cela peut être difficile dans les situations d'urgence ;
  – pour certains patients (par exemple : les mormons) la transfusion de sang est interdite (ce qui pose problème lorsque le pronostic vital est en jeu). *Cf.* Module 1.

Rôle de l'AS

Lorsqu'il travaille avec un patient en fin de vie ayant une histoire culturelle différente. L'AS doit être attentif :

– aux signes d'anxiété et répondre de manière rassurante et selon les habitudes culturelles de la personne ;
– à la forme de l'écoute dans la culture en question. Par exemple, chez certains, on peut montrer qu'on écoute en regardant la personne qui parle ; alors que pour d'autres, c'est en tendant l'oreille qu'on prouve son attention. Le sentiment d'être écouté est très important car il réduit la distance entre individus.
– aux mots que le malade paraît comprendre et cela afin de pouvoir les réutiliser plus souvent :
  – les messages devraient rester simples et formulés phrase par phrase ;
  – il faut éviter d'utiliser des termes médicaux ou des abréviations par respect du patient.

L'AS doit :

– utiliser des techniques de reformulation et de validation telles que « Vous ai-je compris correctement ? ». Lorsque deux personnes parlent la même langue, il leur est déjà difficile de transmettre exactement leur pensée, c'est encore plus difficile lorsque ce n'est pas le cas ;
– tenir compte des réticences sur le domaine sexuel. Par exemple, pour aborder un sujet (qui, directement ou indirectement, touche l'aspect sexuel) avec une personne d'origine arabe, pakistanaise, il est important d'avoir pour interlocuteur une personne de même sexe ;
– privilégier le langage non verbal. Sans l'aide des mots, le soignant doit avoir recours à un mode de relation plus affectif. Un ton de voix, une expression du visage peuvent soulager l'anxiété du patient en fin de vie.

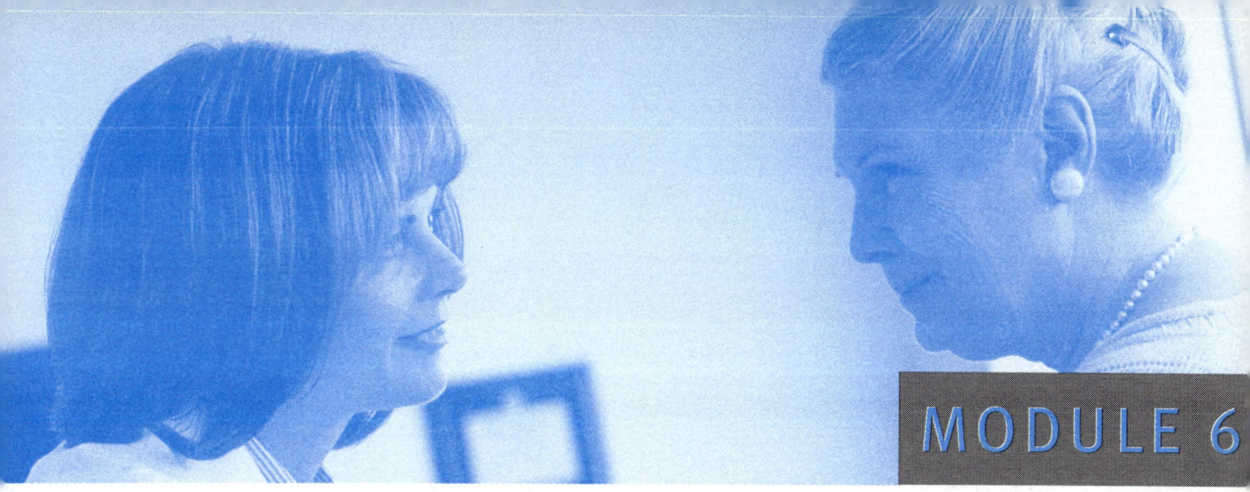

MODULE 6

Hygiène hospitalière

1 Les mécanismes de l'infection

À l'évocation du mot ***infection***, on est tenté d'associer immédiatement d'autres termes, tels que contagion, contamination, microbes, maladies, etc.

Nous allons voir que tous ces termes sont effectivement liés, de façon directe ou indirecte, au processus infectieux. Il est donc très utile de connaître leurs définitions respectives afin de mieux comprendre leurs mécanismes (*cf.* ci-après).

Définitions des termes liés au processus infectieux

– *L'infection*: c'est l'invasion de l'organisme par des agents infectieux capables de s'y multiplier.
– *La contamination*: c'est l'envahissement de l'organisme par des micro-organismes. Si l'organisme se prête à la multiplication microbienne, la contamination est suivie d'infection[a].
– *Le pouvoir pathogène*: le pouvoir pathogène d'un micro-organisme est la propriété qu'il possède de rendre un individu malade. Il est variable d'un sujet à un autre selon l'espèce et le nombre.
– *La virulence*: c'est la capacité d'un microbe à se multiplier à l'intérieur de notre organisme. Notons qu'un état de santé affaibli, ou fragilisé, accroit la virulence du microbe (c'est le cas des personnes âgées ou immunodéprimées).
– *La contagion*: c'est la transmission d'une maladie ou d'une infection d'un individu à un autre.
– *Les modes de transmission* des micro-organismes sont :
  • ***direct***, d'une personne à une autre (voie aérienne) ;
  • ***indirect***, essentiellement par l'intermédiaire des mains, du matériel et de l'environnement.
– *Le porteur sain ou asymptomatique*: C'est un sujet dont l'organisme est résistant mais qui est porteur de micro-organismes pathogènes, donc contagieux (vecteur d'infection). Il y a ainsi des personnes qui sont porteuses, sans le savoir, des virus de l'hépatite, du sida, de l'herpès et peuvent transmettre ces maladies lors des rapports sexuels, par exemple.
– *Immunité*: état réfractaire d'un individu contre un antigène déterminé. L'immunité peut donc être :
  • ***naturelle***: congénitale, spécifique à une race, à une lignée d'individu, à une personne ;
  • ***acquise***: soit spontanément à la suite d'une infection, soit provoquée, ce qui est le cas de la vaccination.
– *Antigène*: On appelle antigène toute substance étrangère à l'organisme (microbe, toxine) qui introduite dans celui-ci, y fait naître par réaction de défense, une substance antagoniste, l'anticorps capable de la détruire.
– *Anticorps :* Substances circulant dans le corps, fabriquées par les lymphocytes (famille des globules blancs), capables de se fixer sur les microbes et d'empêcher leur multiplication ou de procéder à leur destruction. Remarque*:* Certains anticorps sont présents chez tous les individus (anticorps naturels) ; d'autres anticorps n'apparaissent qu'après un premier contact avec la maladie ou après vaccination (anticorps immuns).

a. Il ne faut donc pas confondre ces deux termes ; ils ne sont pas synonymes (*cf. Dictionnaire médical*, J. Quevauvilliers, Masson, 2003).

1 ▸ Causes de l'infection : les micro-organismes

Les micro-organismes (appelés couramment microbes[1]) sont de petits êtres vivants capables de se nourrir, de respirer et de se reproduire. Ils sont mesurés en micron (1/1000 de mm) et ne sont visibles qu'au microscope.

1. Classification des micro-organismes

On peut distinguer deux grandes catégories de micro-organismes : les ***protistes*** et les ***virus***. De nombreux protistes sont à l'origine d'infections et de maladies (*cf.* Tableau 6.1). Il faut savoir que :

- les protistes ont les trois éléments indispensables au fonctionnement cellulaire (la membrane, le cytoplasme et le noyau) ;
- les virus ne les ont pas et n'ont pas de métabolismes cellulaires.

Tableau 6.1 - Classification des micro-organismes.

Classe	Type	Exemples de micro-organismes pathogènes
Protistes eucaryotes	Protozoaires	– Amibe (dysenterie) – Hématozoaire (paludisme)
	Champignons	– Candida albicans (muguet)
Protistes procaryotes	Bactéries[a]	– Bacilles (coqueluche, tuberculose, angine...) – Pneumocoque (pneumonie) – Staphylocoque (plaies purulentes)
Virus	Gros virus Moyens ou petits virus	– Rougeole, rubéole, varicelle... – Grippe, SIDA, herpès, rhino-pharyngites, etc.

a. Les bactéries peuvent être de forme ronde (ou coques) regroupées par deux ou en chaînette ou en grappe ou de forme allongée : en bâtonnets (bacilles) ou en forme de spirales, de virgules...

2. Différentes bactéries pathogènes

- ***La bactérie pathogène*** spécifique est une bactérie identifiée d'après ses caractères, son mode de transmission, son habitat. Elle provoque une maladie (pathos, en grec : maladie). Par exemple, le méningocoque est une bactérie pathogène responsable de la méningite.
- ***La bactérie opportuniste*** est une bactérie non pathogène qui peut devenir pathogène à l'occasion d'un état de faiblesse. Par exemple : les staphylocoques qui vivent à l'état saprophyte dans l'air et à l'état commensal dans le nez, sur la peau ; les colibacilles de l'intestin peuvent provoquer des infections intestinales ou urinaires (bactéries : Escherichia coli).

2 ▸ Modes de transmission des micro-organismes

La transmission des micro-organismes peut être :

- ***directe*** : les micro-organismes sont transmis directement d'un sujet malade (ou porteur de germes) à un sujet sain. Par exemple : par la toux (particules de salive), le sang, les rapports sexuels.
- ***indirecte*** : les micro-organismes sont transmis par l'intermédiaire de supports (ou vecteurs). Ils sont nombreux. Par exemple : essentiellement par les mains, le matériel, l'environnement (surfaces, eau, air), les poussières, les selles, les insectes, les végétaux.

1. du grec mikros : petit et bios : vie.

1. Voies de pénétration microbienne

Les micro-organismes peuvent pénétrer dans notre organisme par différentes voies citées ci-dessous :

Voie oropharyngée : – virus de la rubéole, rougeole, grippe, rhumes... ; – bacille de la tuberculose, de la coqueluche... ; – bacille de la pneumonie ; – champignon du muguet (chez le bébé, notamment).	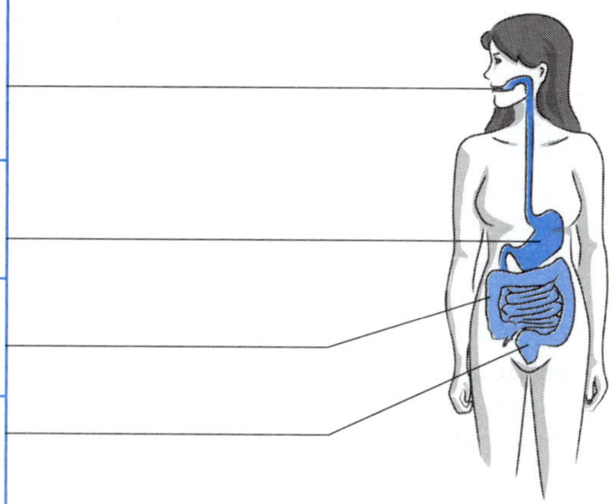
Voie digestive : – bacilles des toxi-infections alimentaires ; – amibe de la dysenterie.	
Voie cutanéo-muqueuse : – virus de l'herpès labial ; – bacille du tétanos (par des plaies, des abcès).	
Voie sexuelle : – virus du SIDA ; – bacilles ou virus des IST (syphlis, etc).	

2. Moyens de défense de l'organisme

Lorsqu'il est attaqué, l'organisme a la capacité de se défendre, c'est le phénomène de l'***immunité***. Il existe deux types d'immunité :

a. L'immunité naturelle (ou non spécifique)

Elle met en œuvre une défense externe et une défense interne.

▶ Défense externe

La peau, les muqueuses ou les sécrétions glandulaires (larmes, salive) sont les premières barrières que les micro-organismes pathogènes ont à franchir. Ces bactéries (cutanéo-muqueuses) contiennent des substances microbicides[2].

▶ Défense interne

La défense interne de l'organisme s'effectue en plusieurs étapes. Si l'on prend pour exemple une plaie à la jambe, voyons comment l'organisme va se défendre contre la pénétration microbienne. On remarque :

- ***une étape locale*** mettant en action les globules blancs (granulocytes) à l'endroit de la pénétration des microbes. Une réaction inflammatoire se produit, elle est caractérisée par les quatre points cardinaux de l'infection : rougeur, douleur, chaleur, gonflement. On peut dire que les globules blancs fonctionnent comme « les premiers gardes du corps » auxquels se heurtent les microbes. Ils ont la propriété de :
  – sortir des vaisseaux sanguins pour les circonscrire : c'est la *diapédèse* ;
  – ensuite de les englober, de les tuer et de les digérer : c'est la *phagocytose* ;
- ***une étape lymphatique*** : les microbes passent dans les vaisseaux lymphatiques et sont alors arrêtés au niveau des ganglions qui deviennent durs et douloureux. Par exemple : lors de l'examen clinique, le médecin évalue l'envahissement infectieux en palpant la chaîne ganglionnaire correspondante au creux de l'aine, des aisselles, sous les maxillaires.

Étude de cas :

Joe a une plaie à la jambe, les ganglions de l'***aine*** sont durs et douloureux. Marion a une infection ORL, les ganglions du ***cou*** sont durs et douloureux. Mathieu a un furoncle au bras, les ganglions de l'***aisselle*** sont durs et douloureux.

---

2. microbicide : tue les microbes
bactéricide : tue les bactéries, exemple : le lysozyme : substance contenue dans les sécrétions nasales, oculaires, salivaires, et qui empêche la survie de la bactérie en hydrolysant sa paroi.

Explications : que se passe-t-il ? Une lutte s'engage entre les lymphocytes (globules blancs fabriqués par les ganglions) et les microbes. Si ces derniers sont vaincus par les lymphocytes, l'infection est stoppée, c'est heureusement souvent le cas. Sinon la lutte continue.

• ***une étape sanguine*** : si les deux étapes précédentes n'ont pas suffi à détruire les microbes, ceux-ci passent alors dans le sang et peuvent déclencher une infection généralisée appelée septicémie (affection gravissime selon l'agent infectieux en cause et l'organisme récepteur). Il reste encore un défenseur de l'organisme : le foie qui peut neutraliser les microbes et freiner la progression de l'infection grâce aux substances spécifiques antimicrobiennes qu'il contient. C'est le dernier intervenant de l'immunité naturelle.

b. *L'immunité spécifique* (*Fig. 6.1*)

L'organisme peut faire intervenir, dans certains cas, un système de défense dit spécifique : c'est-à-dire correspondant au micro-organisme agresseur (appelé ***antigène***). Des anticorps apparaissent dans notre sang.

Chaque ***anticorps***[3] correspond à un ***antigène*** spécifique, c'est-à-dire qu'il est capable de le reconnaître et de le supprimer. Les anticorps s'appellent aussi « ***immunoglobulines*** ». Ils sont produits par les ***lymphocytes B*** (autres cellules sanguines appartenant à la catégorie des globules blancs).

Ce système de défense est plus ***lent*** à se mettre en place (15 jours au moins), mais il persiste ***longtemps*** dans l'organisme. Notons que toutes les maladies n'entraînent pas ce type d'immunité.

En revanche, toutes les maladies de la « petite enfance » provoquent une immunité spécifique. Par exemple : si quelqu'un a eu la rougeole, la rubéole ou la coqueluche, il est rare qu'il l'ait une seconde fois dans sa vie. Il garde des anticorps dans son sang qui le protégeront d'une nouvelle attaque microbienne. Notons que l'immunité spé-

3. Les anticorps constituent l'immunité dire humorale. Il existe un autre type d'immunité spécifique : l'immunité cellulaire provoquée par les lymphocytes. Certains lymphocytes T (dits T8) sont spécialisés dans la destruction directe des cellules contaminées par un virus ou bien cancérisées ; leur action aboutit à la lyse totale de ces cellules.

Stade 1 : **Étape locale**	**Stade 2 :** **Étape lymphatique**	**Stade 3 :** **Étape sanguine**
Pénétration des microbes dans le corps 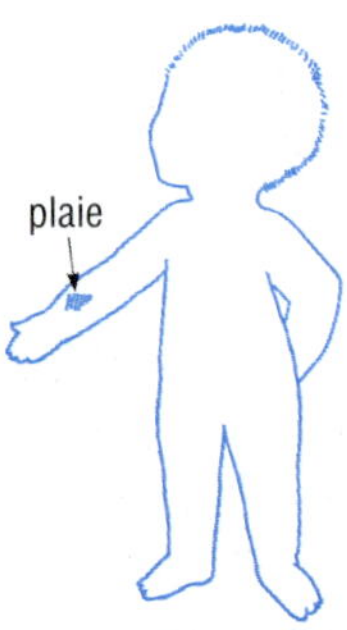 	Passage des microbes dans le système lymphatique 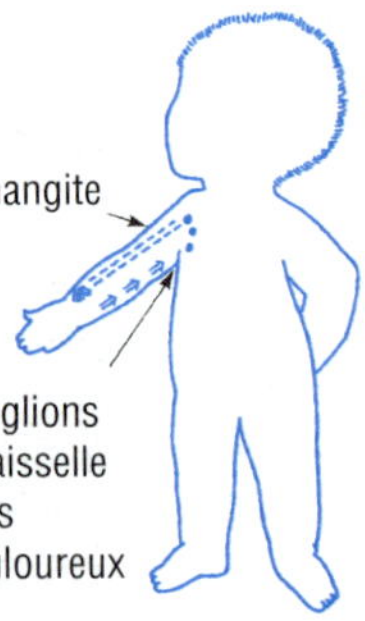 	Passage des microbes dans le sang 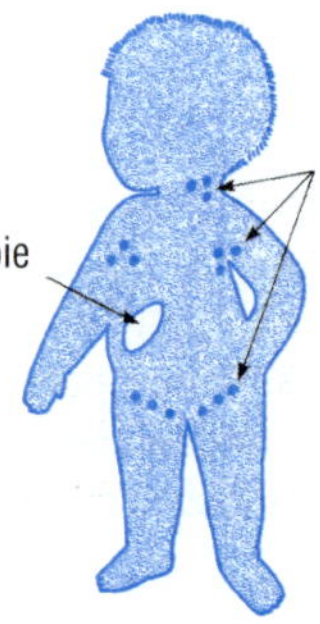
– Les microbes se développent localement au niveau de la plaie – Les granulocytes luttent contre les microbes. Ils ont la propriété de les tuer par phagocytose	– Les microbes suivent la voie lymphatique et sont arrêtés par les ganglions de l'aisselle – La lutte se poursuit avec les lymphocytes	– Les microbes pénètrent dans le sang et franchissent les « barrières » formées par les ganglions aux carrefours du corps – Ils sont arrêtés par le foie, le dernier bastion de défense de l'organisme – En cas d'échec, c'est la septicémie

Fig. 6.1 – **Les étapes de l'infection microbienne et les moyens de défense de l'organisme.**

cifique peut être acquise préventivement grâce aux ***vaccinations*** (pratiquées dans les délais indiqués ; *cf.* ci-après).

Nous venons d'étudier le principe de l'immunité acquise à la suite d'une maladie. Nous allons voir deux autres sortes d'immunité :

- l'immunité acquise par les vaccins, c'est la ***vaccinothérapie*** ;
- l'immunité acquise par les sérums, c'est la ***sérothérapie***.

3. Immunité conférée par les vaccins et les sérums

L'immunité spécifique peut être acquise par deux moyens : la vaccination (à titre préventif) ; la sérothérapie (à titre curatif). Nous allons définir et comparer ces deux formes d'immunité.

a. Les vaccinations

▶ Action et origine

Réaliser une vaccination consiste à exercer une action préventive. Elle a pour but d'assurer la protection de l'individu contre certaines maladies. Elle est durable si elle est réactivée par des « rappels ».

Elle est préparée à partir d'antigènes (bactéries, virus, toxines) rendus inoffensifs pour l'organisme.

▶ Vaccinations obligatoires pour les professionnels de santé

« Mieux vaut prévenir que guérir » (Hippocrate). La vaccination des soignants a un but de protection individuelle pour les soignants et de protection vis-à-vis des patients.

- **Tétanos-Polio** : rappel tous les 10 ans.
- **Diphtérie** : à l'embauche si la vaccination date de plus de 10 ans ; rappel tous les 10 ans.
- **Hépatite B** : trois injections à 1 mois d'intervalle, rappel 1 an après, puis tous les 5 ans.
- **Typhoïde** : une injection, rappel tous les 3 ans pour les personnels de laboratoire d'analyses.
- **Tuberculose** : une IDR à 5 unités de tuberculine liquide est obligatoire à l'embauche. Le résultat de sa mesure doit être noté et servira de test de référence. La vaccination par le BCG, même ancienne, sera exigée à l'embauche.

▶ Vaccinations recommandées

- **Grippe** : recommandée pour tout professionnel en contact régulier et prolongé avec des sujets à risque.
- **Coqueluche** : pour les professionnels en contact avec les nourrissons.

▶ Réactions au vaccin

Les réactions peuvent être :

- locales, avec rougeur, œdème fugace et douloureux ;
- régionales, avec gonflement d'un ganglion de la zone concernée (aisselle, aine) ;
- générales où elles sont variables et peuvent prendre la forme de poussées de température à 38 voire 39° C, de malaises, de courbatures, de céphalées.

Remarque : toute vaccination est précédée d'un examen médical afin de détecter une contre-indication temporaire ou définitive.

▶ Contre-indications

On peut citer : la grossesse, les états de déficit immunitaire (cancer, sida…), l'albuminurie, le diabète, certaines lésions cardiaques ou pulmonaires en évolution, les affections cutanées…

▶ Calendrier des vaccinations

Tableau 6.2 - Le calendrier des vaccinations.

(*)	Prévention contre	Obligatoire ou conseillée	Forme de vaccin	Âge de la vaccination	Nombre d'injections	Rappels
O	Diphtérie (D)	Obligatoire avant 18 mois	– DT + polio *(DTP)* – DTCoq + polio *(DTCP)*[a] [b] (*Pentacoq*[b], avec Hib)	Vers : – 2 mois – 3 mois – 4 mois	3 injections à 1 mois d'intervalle	Vers : 16-18 mois puis tous les 5 ans (6 ans, 11/13 ans, 16/18 ans)
O	Tétanos (T)					
O	Poliomyélite (Polio)					
C	Coqueluche (Coq)	Conseillée				
C	Méningite à Hib[c]	Conseillée	– Hib (*Pentacoq*[b], avec DTCP)	Vers : – 2 mois – 3 mois – 4 mois	3 injections à 1 mois d'intervalle (associée au *DTCP*)	Vers : 16-18 mois
O	Tuberculose	Obligatoire avant 6 ans et l'entrée en collectivité	– BCG	Après la naissance[d] ou vers 9-12 mois	1 seule inoculation	– Pas de rappel – Tests tuberculiniques 3 mois après le vaccin, puis 1 fois/an
C	Rougeole	Conseillée	– *ROR*[e]	Vers : 12-15 mois	1 seule injection	Pas de rappel
C	Rubéole					
C	Oreillons					
C	Hépatite B	Conseillée (obligatoire pour sujets à risque)	– *Genhevac B*[f]	Vers : – 2 mois – 3 mois – 4 mois	3 injections à 1 mois d'intervalle	Vers : 16-18 mois puis tous les 5 ans (6 ans, 11/13 ans)

a. *DTCP* = Tétracoq (4 vaccins associés).
b. *Pentacoq* = DTCP + Hib (5 vaccins associés).
c. Méningite due à l' « *Hæmophilus influenzae de type b* » (Hib). (L'Hib est responsable d'infections ORL également)
d. L'âge indiqué pour le BCG varie selon l'état sanitaire du milieu familial et le mode de garde de l'enfant. Ce vaccin est obligatoire pour l'entrée en collectivité d'enfants (crèche, école maternelle...).
e. Le *ROR* est l'association de 3 vaccins.
f. Il existe aussi l'*Engerix*
(*) O = obligatoire, C = conseillée.

b. Les sérums

Dans certaines situations d'urgence, on ne peut attendre que l'organisme fabrique lui-même ses anticorps, il faut les lui apporter tout prêts. La sérothérapie permet d'injecter à la personne malade, les anticorps correspondants à l'antigène qui a provoqué sa maladie. Le sérum a un pouvoir curatif immédiat, mais son effet n'est pas durable. Le Tableau 6.2 (ci-après) compare les deux méthodes.

Tableau 6.3– Comparaison vaccins/sérums.

	Vaccins	Sérums
Actions	*Action préventive* : permet à l'organisme de fabriquer des anticorps contre une maladie infectieuse.	*Action curative* : apporte à l'organisme des anticorps préparés contre une maladie.
Origine	– Microbienne } antigènes atténués ou tués ; – virale } – toxines bactériennes atténuées.	– Sérum de convalescents ; – sérum d'origine animale ; – sérum globuline.
Mode	– Par injection sous-cutanée intradermique ; – par scarification ; – par voie buccale.	Toujours par injection.
Immunité obtenue	– Acquise : non naturelle ; – active : l'organisme fabrique lui-même ; – retardée : temps de latence nécessaire pour fabriquer les anticorps ; – durable : si les rappels sont effectués dans les temps voulus.	– Acquise : non naturelle ; – passive : l'organisme reçoit les anticorps tout préparés ; – immédiate : action directe des anticorps ; – passagère : quelques jours.

Rôle de l'AS : les vaccinations

L'AS doit :

a) être en règle sur le plan vaccinal. C'est une mesure de prévention essentielle, pour elle et pour les patients dont il/elle a la charge ;

b) connaitre le calendrier des vaccinations afin de pouvoir renseigner les patients et leurs familles ;

c) connaître et surveiller les réactions secondaires à la vaccination et détecter une éventuelle aggravation (telle que l'hyperthermie pouvant entraîner des convulsions chez le nourrisson).

2 L'infection nosocomiale

L'infection nosocomiale (IN), également appelée infection de l'hospitalisation, est encore trop souvent constatée dans certains services de soins. Le patient est le plus souvent le récepteur de cette infection mais les soignants peuvent aussi en être victimes.

1 ▸ Définition de l'IN

On appelle infection nosocomiale une infection qui répond à trois critères essentiels. C'est une infection :

- contractée en milieu hospitalier. On fait la preuve que l'infection :
  - n'était pas présente à l'entrée du patient à l'hôpital ;
  - s'est manifestée dans les 48 heures après l'entrée du patient ;
- concernant aussi bien les patients que les soignants ;
- provoquée par des micro-organismes reconnaissables (cliniquement ou microbiologiquement).

2 ▸ Agent causal : les micro-organismes

- À l'origine d'une infection nosocomiale, on trouve essentiellement[4] :
  - des bactéries (telles que des colibacilles, des staphylocoques et entérocoques) ;
  - des champignons (tels que candida albicans) ;
  - des virus (tels que : HIV, HB, HC).

4. Statistiques : bactéries (85 %) champignons (13 %) virus (2 %).

- Les services hospitaliers où les IN sont les plus fréquentes sont les services de réanimation, de chirurgie, de médecine[5].
- Les pathologies les plus développées en cas d'IN sont :
  - les infections urinaires ;
  - les infections broncho-pulmonaires ;
  - les infections cutanéo-muqueuses (dont infections du site opératoire)[6].

3 ▸ Transmission des germes infectieux

La transmission des micro-organismes peut avoir deux origines.

1. Transmission endogène ou auto-infection

Le malade s'auto-infecte avec ses propres germes. Il a des défenses naturelles très amoindries ou parfois inexistantes. Le patient peut être affaibli par sa maladie, ou par des traitements tels que les corticoïdes, les antibiotiques, les immunodépresseurs. De ce fait, sa propre « flore microbienne » naturelle devient agressive et nuisible, et l'infection se déclenche (c'est souvent le cas avec l'infection urinaire à colibacilles).

5. Statistiques : réanimation (27 %) chirurgie (18 %) médecine (3 %).

6. Statistiques : infection urinaire (34 à 40 %) infection broncho-pulmonaire (15 à 20 %) et cutanéo-muqueuse (8 à 10 %).

2. La transmission exogène

La transmission exogène (exo : extérieur) est la plus fréquente. La contamination peut se faire directement ou indirectement :

- de malade à malade ;
- de soignant à malade, ou de malade à soignant.

La transmission interhumaine est le principal mode de transmission avec un rôle majeur joué par les mains (transmission manuportée).

L'infection est dite « croisée », lorsque le malade est infecté par les micro-organismes provenant d'autres malades (ou du matériel souillé) et transportés par les soignants (*cf.* Fig. 6.2 ci-après).

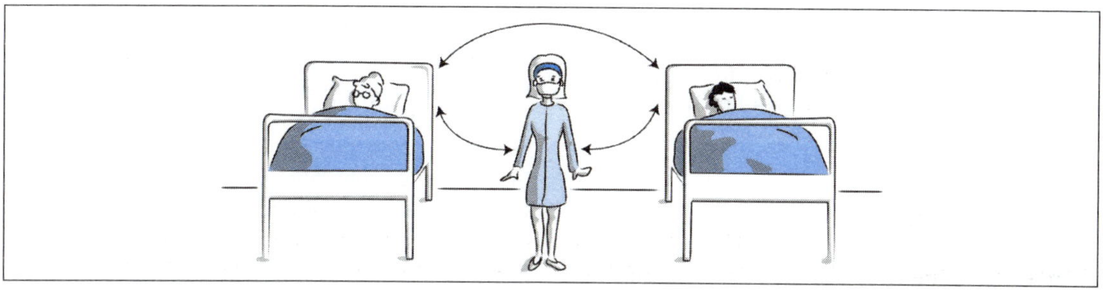

FIG. 6.2 – **L'infection croisée.**

4 ▸ VOIES DE PÉNÉTRATION DES GERMES

Les voies de pénétration des germes sont multiples (*cf.* Fig. 6.3 ci-après).

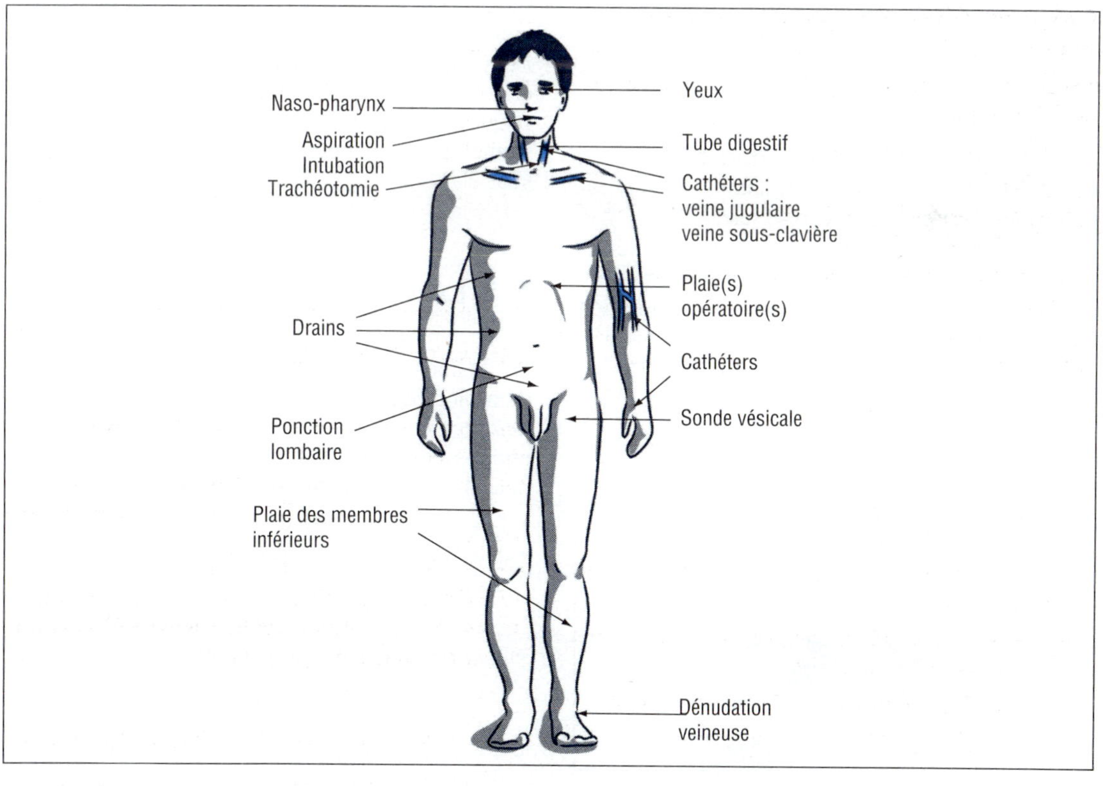

FIG. 6.3 – **Les voies de pénétration des germes.**

5 ▸ Facteurs favorisant l'apparition d'une IN

L'apparition d'une infection nosocomiale est favorisée par plusieurs facteurs :

1. L'état du malade

L'IN se développera plus facilement chez un patient âgé et dont les défenses immunitaires sont affaiblies.

2. Les thérapies

- Certaines thérapeutiques peuvent affaiblir les défenses immunitaires : citons les corticoïdes, les antibiotiques, les immunodépresseurs.
- Certaines bactéries deviennent résistantes au traitement anti-infectieux. Cette résistance est souvent liée à l'emploi d'antibiotiques.

3. Les techniques de soins invasives

- Certaines techniques, malgré les progrès considérables de l'asepsie, restent des actes à risque pour le patient. Citons plus particulièrement les poses de sondes urinaires, de perfusion, de drains, de cathéter, la mise en place de shunts, les réalisations d'endoscopie (*cf.* Fig. 6.4), etc.
- Les appareils médicaux constituent des réservoirs de germes importants (citons plus particulièrement l'hémodialyseur, l'appareil à ventilation assistée…).

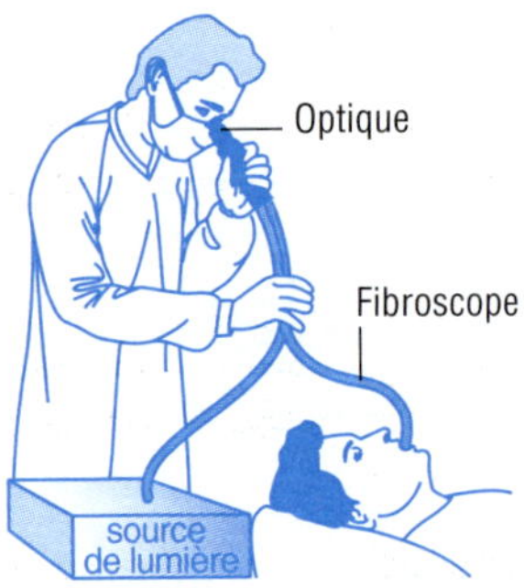

Fig. 6.4 – **Les techniques invasives.**

4. Le personnel de soins

Dans certains services, le personnel peut être en nombre limité ou insuffisamment formé et encadré, ce qui peut nuire à l'application des bonnes méthodes d'hygiène.

5. L'infrastructure hospitalière

L'infrastructure hospitalière et tout ce qu'elle comporte d'installations : les circuits d'alimentation en eau, en air, les revêtements muraux, les faux plafonds sont des « réservoirs de germes ».
Un exemple nous montre les dangers de ce type d'installation : l'épidémie de légionellose liée à la contamination des circuits d'air conditionné.

6. Les mouvements de personnes dans les services

L'hôpital est un lieu de soins pour les malades, de travail pour le personnel et d'accueil pour les visiteurs. De nombreuses personnes fréquentent donc l'hôpital à toutes les heures du jour et de la nuit, et ceci tout le long de l'année. En conséquence, les risques de contamination des malades et du personnel par des micro-organismes pathogènes y sont élevés.

6 ▸ La chaîne infectante

La chaîne infectante (*cf.* Fig. 6.5) ou chaîne épidémiologique (schématisée ci-après) présente le déroulement chronologique des évènements qui aboutissent à une IN. Plusieurs facteurs sont indispensables pour qu'elle se développe.

- ① *le micro-organisme* : c'est le facteur causal ;
- ② le *réservoir* : il peut être :
  - humain : le malade, le personnel de soins ;
  - inerte : le matériel, l'environnement
- ③ *la transmission* qui peut être :
  - endogène, le patient s'auto-infecte (flore commensale) ;
  - exogène, la transmission peut être directe, par simple contact (par exemple : mains mal lavées du soignant), ou indirecte, par le maté-

riel (par exemple : matériel mal décontaminé) ou par l'environnement (eau, air...) ;

- ④ la colonisation de l'hôte, récepteur qui va ou non développer l'infection. Cela dépend des facteurs favorisants (son âge et l'état de ses défenses immunitaires) ;
- ⑤ la manifestation de l'infection nosocomiale.

L'infection se développe chez le sujet :

- soit chez le patient (âgé ou affaibli) ;
- soit chez le soignant (non immunisé ou affaibli).

Le syndrome infectieux est diagnostiqué.

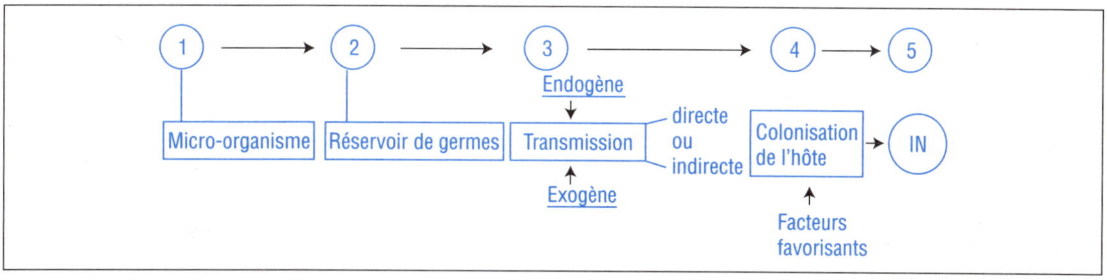

FIG. 6.5 – **La chaîne infectante de l'IN.**

Études de cas :

Marco, infirmier en service de chirurgie, va réaliser le soin de la plaie de M. A, 77 ans, opéré (J 3). Il vient de quitter la chambre de M. X après avoir fait un soin d'escarre et, surchargé de travail, oublie de se laver les mains. M. A manifeste rapidement une hyperthermie (39°5) accompagnée de frissons, douleurs. A l'examen de sang, on retrouve un bacille (*le staphylococcus epidermis ou staphylocoque de l'épiderme*) puis localement une suppuration de la plaie est observée.

Joe, AS en service de réanimation, surveille M. B, 60 ans, en postopératoire. M. B est porteur d'une sonde urinaire. Il a subi un traitement antibiotique avant son opération. M. B présente subitement des signes cliniques avec une fièvre à 38 °C, que Joe signale à l'infirmier. À l'examen cytobactériologique des urines, on retrouve une bactérie (*l'Eschérichia coli ou colibacille*). Une infection urinaire est diagnostiquée.

Maud, AP en pédiatrie, surveille Jules, 7 mois, qui a été traité aux antibiotiques pour une bronchiolite. Le matin où sa sortie était programmée, Jules a de la fièvre et refuse son biberon. A l'examen clinique, le médecin observe de petits points blancs à l'intérieur des joues qui le font souffrir. Il diagnostique une infection (appelée Muguet), due à un champignon pathogène (le *candida albicans*), qui peut être liée à un manque d'asepsie lors des manipulations des tétines.

Nous allons compléter le tableau (ci-après) avec les éléments de ces trois études de cas.

Tableau 6.4 – Exploitation des trois études de cas.

Cas	Agent causal	Transmission	Voies de pénétration	Facteurs favorisants	Type d'infection
N° 1 (Marco) et M. A	Bactérie (pathogène) le staphylocoque	*Directe* : mains souillées du soignant (infection manuportée)	La plaie du patient	– Patient âgé. – Défenses immunitaires affaiblies.	Infection *exogène* (personnel-patient)
N° 2 (Joe) et M. B	Bactérie (opportuniste) le colibacille	bactérie présente sur le malade (flore commensale)		– Patient affaibli (opéré). – Traitement antibiotique préopératoire.	infection *endogène* (auto-infection)
N° 3 (Maud) et Jules	Champignon (pathogène)	*Indirecte* : tétine contaminée	oro-pharyngée	– Patient affaibli (bronchiolite). – Traitement antibiotique.	infection *exogène* (matériel-patient)

7 ▸ Conséquences des IN

Les IN ont des conséquences à différents niveaux.

- *Coût humain :*
  - préjudice physique, douleur ;
  - atteinte morale du patient et de sa famille.
- *Coût social* :
  - perte plus ou moins importante de l'activité professionnelle ;
  - parfois invalidité ou décès.
- *Coût économique* : augmentation des actes médicaux, de la durée des séjours, de la consommation des médicaments, de la charge de travail des personnels paramédicaux, etc.[7]

1. La prévention des IN

Le respect des mesures d'hygiène est le meilleur moyen d'éviter les infections nosocomiales et professionnelles.

7. Statistiques : les IN coûtent plusieurs millions d'euros chaque année à la collectivité.

3 La prévention des risques en milieu hospitalier

1 ▸ Les normes d'hygiène, de sécurité et de respect de l'environnement

La prévention des risques liés à la sécurité doit être un souci permanent chez les professionnels de santé qui sont amenés à prendre des risques au niveau de la manipulation du matériel et des produits. Or ils ont pour mission de garantir la sécurité des patients dont ils ont la charge. Ils devront donc veiller à la qualité du matériel et des produits utilisés et connaître les normes qui régissent leur utilisation.

La « norme » est une donnée de référence. Elle précise des définitions, des caractéristiques dimensionnelles, des caractéristiques de qualité, des méthodes. En France, l'Afnor (Association française de normalisation) a le monopole de la normalisation. À présent, à son intitulé NF (norme française) s'ajoute EN (Européenne Norme). Les normes d'hygiène et de sécurité touchent de nombreux domaines.

Il existe des normes pour les techniques et des normes pour les produits et les matériels.

1. Normes pour les techniques d'hygiène

a. *Définitions à connaître*

▸ La pré-stérilisation (ou décontamination)

C'est une opération, au résultat momentané, permettant d'éliminer, de tuer ou d'inhiber les micro-organismes indésirables, en fonction des objectifs fixés. Le résultat de cette opération est limité aux micro-organismes présents au moment de l'opération.

▸ La désinfection

C'est une opération, au résultat momentané, permettant d'éliminer, de tuer ou d'inhiber les micro-organismes et/ou d'inactiver les virus indésirables portés par des milieux internes contaminés, en fonction des objectifs fixés. Le résultat de cette opération est limité aux micro-organismes présents au moment de l'opération.

▸ L'antisepsie

C'est une opération, au résultat momentané, permettant au niveau des tissus vivants, d'éliminer, de tuer ou d'inhiber les micro-organismes et/ou d'inactiver les virus indésirables en fonction des objectifs fixés. Le résultat de cette opération est limité aux micro-organismes présents au moment de l'opération.

▸ L'asepsie

C'est un ensemble de mesures, au résultat momentané, propres à empêcher tout apport exogène de micro-organismes.

▸ La stérilisation

C'est un procédé par lequel tout micro-organisme est définitivement détruit dans un espace non contaminable.

Tableau 6.5 – Résumé des opérations.

Opérations	Actions		Supports		Résultats	
	Tue ou inactive les micro-organismes	Inactive les virus	Matière vivante	Matière inerte	Effet momentané	Effet durable
Préstérilisation	X	X		X	X	
Désinfection	X	X		X	X	
Antisepsie	X	X	X		X	
Stérilisation	X	X		X		X

NB : Ces techniques seront détaillées dans la seconde partie (compétences professionnelles) du module.

b. Normes pour les produits

Devant le nombre important de produits d'entretien du matériel mis sur le marché, les directeurs d'hôpitaux privilégient ceux qui garantissent la norme AFNOR, synonyme de qualité.

Étude de cas : les produits désinfectants

Le laboratoire R, fabricant français des produits x (désinfectants de sols et surfaces et de petits matériels chirurgicaux) revendique les normes AFNOR pour vendre ses produits aux acheteurs hospitaliers. Ces normes garantissent aux produits des propriétés essentielles pour un désinfectant :

- bactéricide : qui détruit les bactéries[8].
- virucide : qui détruit les virus[9] ;
- fongicide : qui détruit les champignons[10] ;
- sporicide : qui détruit les spores[11].

c. Normes pour les matériels

Certaines normes concernent les matériels.

Exemples

a) le matériel de stérilisation

– La norme de la stérilisation à la vapeur d'eau : elle doit répondre à la norme européenne NF EN 285.

– Le processus de validation de stérilisation des dispositifs médicaux : il doit répondre à la norme NF EN 554.

b) Les réfrigérateurs

La norme AFNOR détermine les volumes des réfrigérateurs et leurs systèmes de refroidissement.

d. Normes pour le mobilier

Les normes concernent le mobilier destiné aux services hospitaliers, aux structures d'accueil (maisons de retraites, crèches, haltes-garderies) et aux particuliers.

Les normes NF, CE ou ISO sont les homologations de produits qui attestent que ceux-ci répondent à certaines exigences (qualité, sécurité…). Les catalogues généraux ou spécialisés permettent de découvrir un grand nombre de produits et de choisir ceux qui correspondent le mieux aux besoins du client.

Rôle de l'AS

Connaître les « normes » permet d'utiliser des produits et des matériels de qualité, c'est-à-dire ceux qui :

- garantissent la santé, l'hygiène et la sécurité du consommateur et (ou) de l'utilisateur ;
- sont solides et durables, ce qui participe à l'économie (critère important à prendre en compte par les personnels de soins).

L'AS utilise les produits et les équipements mis à sa disposition et qui ont été validés par les instances hospitalières comme le CLIN, le CHSCT, etc. Les services ont des procédures pour l'entretien et les soins. L'AS les connaîtra et les respectera, favorisant la durabilité du matériel et il signalera rapidement tout matériel détérioré.

8. Bactéricide : la norme s'intitule : NFT 72 152, 72.171, EB 1040 (la norme 72.171 est une garantie supplémentaire qui signifie que la propriété bactéricide agit aussi en eau dure et en présence de protéines).
9. Fongicide : la norme s'intitule NFT 72-202, EN 1275.
10. Virucide : la norme s'intitule NFT 72-180, NFT 72.181.
11. Sporicide : la norme s'intitule NFT 72-230, NFT 72.231.

2 ▸ Les instances de lutte contre les IN

La prévention des infections nosocomiales se fait à différents niveaux. De nombreuses instances ont pour mission d'organiser et de structurer cette prévention. La ***circulaire de la Direction de la santé du 13 décembre 2004*** donne cinq grandes orientations pour les années 2005/2008. Les professionnels de santé devront :

- harmoniser les méthodes de prévention entre les différents partenaires de soins ;
- viser à améliorer les pratiques professionnelles pour garantir l'hygiène et la sécurité ;
- créer les conditions les plus favorables pour signaler les IN ;
- informer les patients sur le risque d'IN ;
- améliorer les connaissances sur la prévention des IN et sur la prise en charge des patients atteints d'IN.

Dans l'ordre hiérarchique, on peut citer, au niveau international :

- l'OMS (organisation mondiale de la santé) ;
- le Conseil de l'Europe (il émet des recommandations) ;
- les Instances Françaises se répartissent la tâche à plusieurs niveaux.

1. Échelon national : le CTINILS

C'est le **C**omité **t**echnique (national) des **i**nfections **n**osocomiales et de l'**i**nfection **l**iées aux **s**oins. Il a pour rôle de :

- mettre en place un plan de lutte national contre les IN ;
- donner des recommandations et un avis en matière de prévention ;
- expertiser certaines situations d'IN.

Sa mission concerne les soins donnés dans tous les établissements de soins (privés ou publics), les cabinets médicaux et aussi les soins à domicile.

2. Échelon régional : le CCLIN

C'est le **C**entre de **c**oordination de la **l**utte contre les **i**nfections **n**osocomiales.

a. Rôle

Il a pour rôle de :

- étudier les statistiques sur les IN ;
- impulser, soutenir et coordonner les actions de prévention conduites par les établissements de soins de leurs régions.

b. Nombre par région

Il existe actuellement cinq CCLIN en France :

- un pour Paris Nord ;
- deux pour le sud (un pour le sud-est, un pour le sud-ouest) ;
- un pour la région ouest ;
- un pour la région est.

3. Échelon local : le CLIN, l'EOH et le réseau des référents

a. Le CLIN

C'est le **C**omité de **l**utte contre les **i**nfections **n**osocomiales. Dans les grosses structures, il est individualisé. Dans les plus petites, il peut s'agir d'un comité commun à toutes les vigilances.

▸ Composition
(Circulaire du 29 décembre 2000)

Il est composé de 22 membres (au maximum) dont des membres de droit comme :

- Le représentant légal de l'établissement ou son délégué ;
- Le médecin responsable de la médecine du travail ;
- Différents professionnels de santé (médecins, pharmaciens, paramédicaux, médico-techniques, etc.

▸ Rôle

Il a pour rôle de :

- Surveiller l'infection ;
- mettre en œuvre des protocoles de soins et des procédures visant à la qualité de l'environnement ;
- évaluer les pratiques ;
- former les personnels et les nouveaux arrivants ;
- évaluer les mesures de prévention.

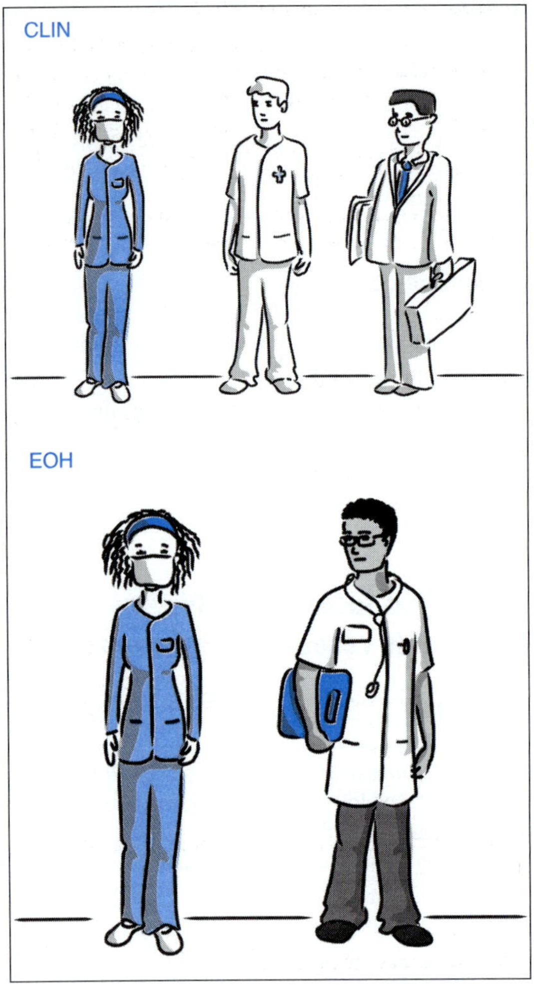

FIG. 6.6 – **Les équipes du CLIN et de l'EOH.**

b. L'EOH

C'est l'**É**quipe **o**pérationnelle d'**h**ygiène. Elle est le « bras armé » du CLIN.

▶ Composition

Elle est composée de professionnels de l'hygiène : personnel médical, pharmaceutique et infirmier.

▶ Rôle

Son rôle est de mettre en œuvre et d'évaluer le programme de lutte contre les infections nosocomiales adopté par l'établissement. Elle reçoit ses missions du CLIN auquel elle doit rendre compte.

Tous les établissements doivent disposer d'une EOH. Pour les établissements de taille modeste, il est indispensable de constituer des EOH inter-établissement.

c. Le réseau des référents médicaux et paramédicaux

Les référents sont des volontaires dans chaque service de soin et ils représentent l'équipe opérationnelle d'hygiène.

Étude de cas : gestion d'une épidémie d'infections nosocomiales à rotavirus par l'EOH

• ***Alerte***

L'EOH est alertée par le service pédiatrique car plusieurs cas d'infection digestive à rotavirus ont été diagnostiqués par le laboratoire de bactériologie chez des nourrissons hospitalisés. Le service de pédiatrie précise le nombre, l'âge, le motif d'hospitalisation des nourrissons atteints.

• ***Investigation***

Les membres de l'EOH enquêtent dans le service.

– Recueil de données : répartition géographique des enfants infectés, hospitalisation en chambre individuelle ou non, mesures de prévention mises en place, durée d'hospitalisation, date des premiers signes cliniques, etc ;

– Analyse des données.

• ***Plan d'action***

– Mise en place des mesures (EOH et équipe du service) : regroupement géographique des nourrissons atteints, application de l'isolement technique (précautions au contact) avec port de gants, de surblouses lors des soins ; renforcement de l'hygiène des mains ; utilisation de matériel à usage unique ou dédié et respect du bionettoyage, de la filière d'élimination etc.

– Évaluation des mesures : disparition des signes cliniques et biologiques chez les enfants atteints et fin d'acquisition de nouveaux cas ;

– Réajustement des mesures (si besoin).

d. Le CHSCT

C'est le **C**omité d'**h**ygiène, de **s**écurité, et des **c**onditions de **t**ravail.

▶ Composition

Parmi ses membres, il compte des représentants des professionnels de l'établissement (de soins ou autres…) nommés par les syndicats. A l'hôpital, des aides-soignants peuvent faire partie de ce comité.

▶ Rôle

Cette instance étudie les moyens d'améliorer les conditions de travail. Elle joue un rôle primordial en matière de prévention des risques professionnels. Elle a pour mission de contrôler les milieux de travail et d'étudier les causes des accidents.

Étude de cas : les missions du CHSCT

Le Directeur de l'hôpital et les représentants du personnel disposent d'une voix délibérative au sein du CHSCT en ce qui concerne les modalités de fonctionnement et l'organisation des travaux. En revanche pour ce qui est des décisions de modification, ou d'aménagement, elles restent décidées par l'employeur.

Les autres personnes ont toutefois une voix consultative lors des réunions. Pour exemple : *cf.* le tableau ci-dessous.

Tableau 6.6 – Les missions du CHSCT.

Exemples de missions du CHSCT	Actions à mener	Rôle consultatif
Le remplacement d'appareils médicaux dans un service de soin		X
La formation de stagiaires infirmiers à la sécurité	X	
Le choix du revêtement de sol d'un escalier		X
La fixation de l'heure d'embauche d'une équipe de nuit		X
Une campagne de prévention incitant au port des lunettes de sécurité	X	
Le choix d'un nouveau produit lié aux techniques de désinfection		X
La recherche des causes d'un accident du travail	X	

3 ▶ Les formalités administratives lors d'un accident du travail

Malgré les mesures préventives, le risque d'accident du travail ou de maladie professionnelle est le plus souvent dû à une erreur humaine. Ce qui prouve que la sécurité absolue n'existe pas. Il est donc nécessaire de définir, de contrôler les points critiques d'une situation de travail afin d'éviter les accidents. Mais lorsque l'accident survient, il faut identifier la ou les cause(s) pour mettre en place les mesures de prévention correspondantes afin de supprimer le risque de voir se produire un nouvel accident du même type et faire une déclaration d'accident.

1. Les différents types d'accidents professionnels

Il faut différencier différents types d'accidents pouvant survenir en milieu professionnel et qui donnent matière à une « déclaration d'accident professionnel ».

a. Définitions à connaître[12]

▶ L'accident de trajet : ATJ

Est considéré comme accident de trajet, celui qui a lieu pendant le trajet, porte-à-porte, aller-retour, du travailleur, entre son domicile (résidence principale ou secondaire) et le lieu de travail ; ou entre le lieu de travail et le lieu où il prend habituellement ses repas.

- L'accident doit avoir lieu aux heures normales du trajet.
- Le trajet doit être le plus facile ou le plus court à emprunter.
- La jurisprudence tolère un arrêt ou un détour justifié par une nécessité de la vie courante (arrêt à la crèche, à la maternelle…). Dans ces cas, seul le trajet est protégé.

12. Code de la sécurité sociale

Un accident dans le lieu où s'est arrêté le salarié n'est plus considéré comme un accident de trajet.

▶ La maladie professionnelle : MP

Certaines activités professionnelles entraînent des affections spécifiques. On peut citer les allergies aux produits pour les infirmières. Une maladie professionnelle est la conséquence d'une exposition plus ou moins prolongée, à un risque qui existe lors de l'exercice habituel de la profession.

Pour être reconnue comme maladie professionnelle, la maladie doit :

- avoir été contractée à l'occasion du travail ;
- figurer sur un des tableaux annexés au Code de la sécurité sociale ou au Code rural[13].

Mémo AS : Quelques exemples de maladies professionnelles (MP)

A titre d'information, voici quelques taux des maladies professionnelles (sur l'ensemble des MP) en France (chiffres arrondis) :
- affections des articulations (50 %) ;
- lésions de la peau, allergies (10 %).

Notons qu'à l'échelle nationale, les secteurs les plus touchés par les MP sont les secteurs :
- du bâtiment ;
- de la métallurgie.

▶ L'accident du travail : AT

« Est reconnu comme accident du travail, qu'elle qu'en soit la cause, l'accident survenu par le fait ou à l'occasion du travail, à toute personne salariée, travaillant pour un ou plusieurs employeurs ou chefs d'entreprise. »

Études de cas

N° 1 : Melle A, AP, court trop souvent, au lieu de marcher, dans les couloirs du service de pédiatrie où elle exerce sa fonction. Elle tombe et se casse un poignet. Le médecin la met en arrêt de travail.

N° 2 : Melle B, AS, utilise un nouveau désinfectant pour aseptiser le plan de travail, elle s'aperçoit que ses mains deviennent rouges, la démangent et pèlent. Le médecin, après un bilan approfondi, diagnostique une maladie professionnelle.

N° 3 : Melle C, IDE, est en retard. Il est 7 h, elle devrait être à l'hôpital à 7 h 30. En partant de chez elle, elle court et tombe dans l'escalier. Elle se foule une cheville. Elle consulte immédiatement un médecin qui la met en arrêt de travail.

N° 4 : Melle D, AS, en nettoyant du matériel s'envoie de l'eau de javel dans l'œil. Elle le rince à grande eau et consulte l'ophtalmologiste car elle voit trouble et a très mal. Le médecin la met en arrêt de travail.

b. *Statistiques* (*cf. Fig. 6.7*)

Ce diagramme permet de constater que le taux des accidents du travail et des maladies professionnelles évolue de façon négative. Il y a en effet de plus en plus d'accidents et de maladies professionnelles en France. Par ailleurs, on constate que la catégorie qui a le plus augmenté, ce sont les maladies professionnelles (+ 24 %).

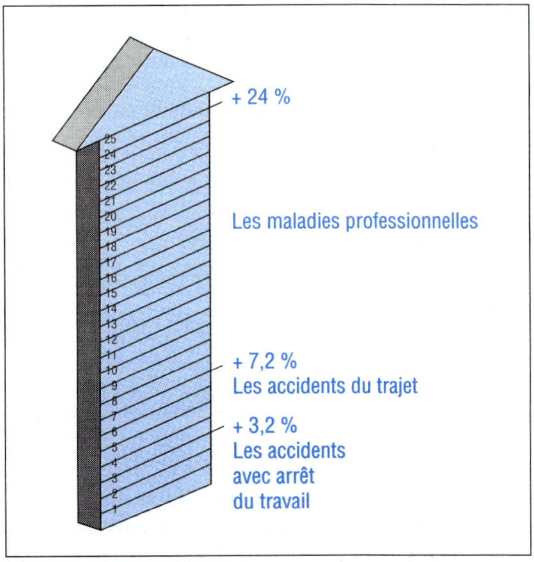

FIG. 6.7 – **Évolution des accidents du travail et des maladies professionnelles sur un an.**

Toutes ces personnes devront remplir un formulaire de déclaration d'accident du travail (AT), d'accident de trajet (ATJ) ou de maladie professionnelle (MP).

13. Code de la Sécurité sociale

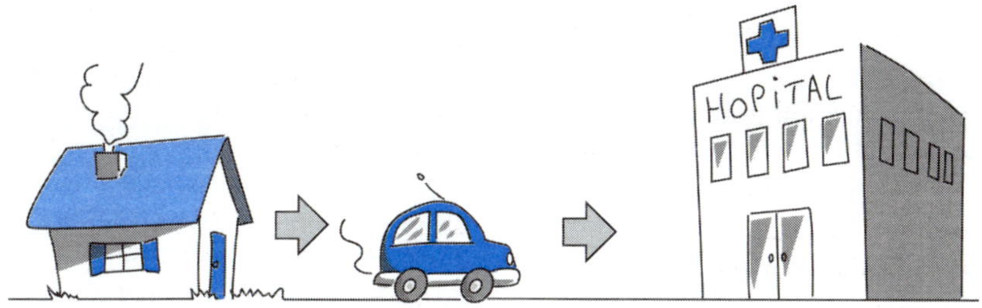

FIG. 6.8 – **Accident du trajet.**

2. Les formalités administratives

a. La déclaration d'accident de travail ou de trajet

Lors d'un AT ou d'un ATJ, afin d'être indemnisé, l'accidenté doit remplir un formulaire.

▶ Le médecin

Au moment de l'accident, il établit un certificat médical initial, en deux exemplaires (un pour la victime, un pour la CPAM) qui décrit, très précisément, l'état de l'accidenté (siège et nature des lésions) et indique, si nécessaire, la durée de l'arrêt de travail.

▶ La victime

Elle doit prévenir son employeur dans les 24 heures.

▶ L'employeur

Il doit alors faire remplir au salarié une feuille d'accident, imprimé délivré par la CPAM (Caisse Primaire d'Assurance Maladie). Cet imprimé renseigne sur les circonstances détaillées de l'accident, les blessures constatées et les témoins éventuels. Il comporte plusieurs volets (*cf.* Fig. 6.9). L'employeur doit compléter ensuite le formulaire et l'adresser à la CPAM, dans les 48 heures.

b. La déclaration de la maladie professionnelle

Lors d'une MP, afin d'être indemnisé, l'accidenté doit remplir un formulaire.

▶ Le médecin

Il doit établir un certificat médical en trois exemplaires. Il signale le cas à la CPAM et à l'inspecteur du travail.

▶ La victime

Elle doit déclarer la maladie à la CPAM, dans les 15 jours qui suivent la date du début de l'arrêt de travail.

▶ L'employeur

Il reçoit de la CPAM un double de déclaration et confirme ou infirme la présomption de maladie professionnelle.

c. Les trois volets de la feuilles d'accident de travail ou de maladie professionnelle

▶ Volet n° 1 (*cf.* Fig. 6.9)

- récapitule toutes les prescriptions médicales qui ont été nécessaires ;
- peut être renouvelé, à chaque fois qu'il est entièrement rempli ;
- est conservé, par la victime jusqu'à la fin des soins puis transmis, par elle, à la sécurité sociale.

▶ Volet n° 2

- permet de bénéficier gratuitement des divers soins ;
- est remis au médecin, centre de soins, etc. puis transmis par eux à la sécurité sociale.

▶ Volet n° 3

• permet d'obtenir gratuitement les divers médicaments, matériel de soins…

• est remis au pharmacien qui le transmet ensuite à la sécurité sociale.

3. Les indemnités prévues

a. *Les prestations en nature*

Toutes ces prestations sont gratuites (prise en charge à 100 %) sans avance de frais. La victime présente seulement le volet du certificat médical initial qu'elle a conservé ainsi que les volets n° 2 et n° 3 de la déclaration, selon les besoins (médicaments, soins, etc.).

Sont pris en charge les frais de pharmacie, de soins médicaux, d'hospitalisation, de rééducation fonctionnelle.

b. *Les prestations en espèces*

C'est le versement d'indemnités journalières et éventuellement d'une rente.

• Le jour de l'accident est à la charge de l'employeur.

• La victime est indemnisée dès le lendemain de son accident.

En cas d'arrêt de travail (c'est-à-dire d'incapacité temporaire), elle reçoit des indemnités journalières de la CPAM. Il faut savoir que les AT, ATJ et MP sont indemnisés de la même façon par la sécurité sociale.

c. *L'incapacité temporaire ou IT*

Elle correspond à un arrêt momentané du travail. Après guérison des lésions ayant entraîné l'IT, le médecin établit un certificat de guérison.

d. *L'incapacité permanente ou IP*

Elle correspond à une réduction définitive, partielle ou totale, de la capacité de travail. Le médecin établit un certificat de consolidation.

Il s'ensuit la fixation d'un taux d'IP exprimé en % et l'attribution d'une rente.

4. Les formalités à accomplir lors de la reprise du travail

Lors de la reprise du travail, le salarié doit subir une visite médicale de reprise du travail. Elle est obligatoire et effectuée par le médecin du travail. Celui-ci établit, en deux exemplaires, un certificat de guérison ou un certificat de consolidation indiquant les conséquences définitives de l'accident. Le salarié envoie un exemplaire, accompagné du volet n° 1 de la déclaration, à la CPAM. Le médecin envoie l'autre exemplaire à la CPAM.

Étude de cas : Clara, AS en médecine, accident du travail au CHU de Toulon.

Clara effectuait le travail de nettoyage du chariot de soins quand elle s'est piqué le pouce de la main droite avec une aiguille souillée qui n'avait pas été directement éliminée dans le collecteur à objets piquants. Clara a fait le jour même une déclaration d'accident (*cf.* Fig 6.9).

a. *Le Processus*

La déclaration de l'accident du travail auprès de la caisse d'assurance maladie permet à l'accidenté de percevoir des indemnités journalières.

b. *L'accident*

Le salarié victime d'un accident peut être soigné sur place dans la structure de soin où elle travaille ou repartir à son domicile (selon avis médical).

▶ Les premiers soins

Le médecin établit en double exemplaire un certificat médical initial décrivant de façon très précise l'état de l'accidenté et prescrivant, éventuellement, un arrêt de travail.

▶ La déclaration d'accident

Elle doit être faite par l'employeur dans les 48 heures, à la caisse primaire d'assurance maladie dont relève la victime. L'employeur remet à la victime la feuille d'accident du travail.

▶ Ultérieurement

Le médecin établit un certificat médical de guérison ou de consolidation, indiquant les conséquences définitives de l'accident.

c. La marche à suivre

Lors d'un accident du travail, le salarié accidenté reçoit un document appelé « feuille d'accident du travail ou de maladie professionnelle ».

- La feuille d'accident du travail est remise à l'accidenté ou à son représentant par l'employeur qui établit la déclaration de l'accident, dans les 48 heures.
- La déclaration d'accident comporte trois volets numérotés 1 – 2 – 3.
- Le volet 1 est conservé par l'accidenté, le volet 2 est remis au médecin ou au centre de soins, le volet 3 au pharmacien.
- L'utilisation de ces documents permet à l'accidenté de bénéficier de la gratuité totale des actes médicaux, soins et produits pharmaceutiques.
- L'employeur inscrit la date de l'accident 1 (*cf.* Fig 6.9) et remplit les cadres 2, 3 et 4.
- L'employeur indique la date à laquelle le travail a été interrompu (jour qui suit l'accident) et la date de reprise du travail 5.
- La rubrique 6 est à remplir par l'accidenté pour obtenir une nouvelle feuille si le verso est rempli avant la fin des soins.

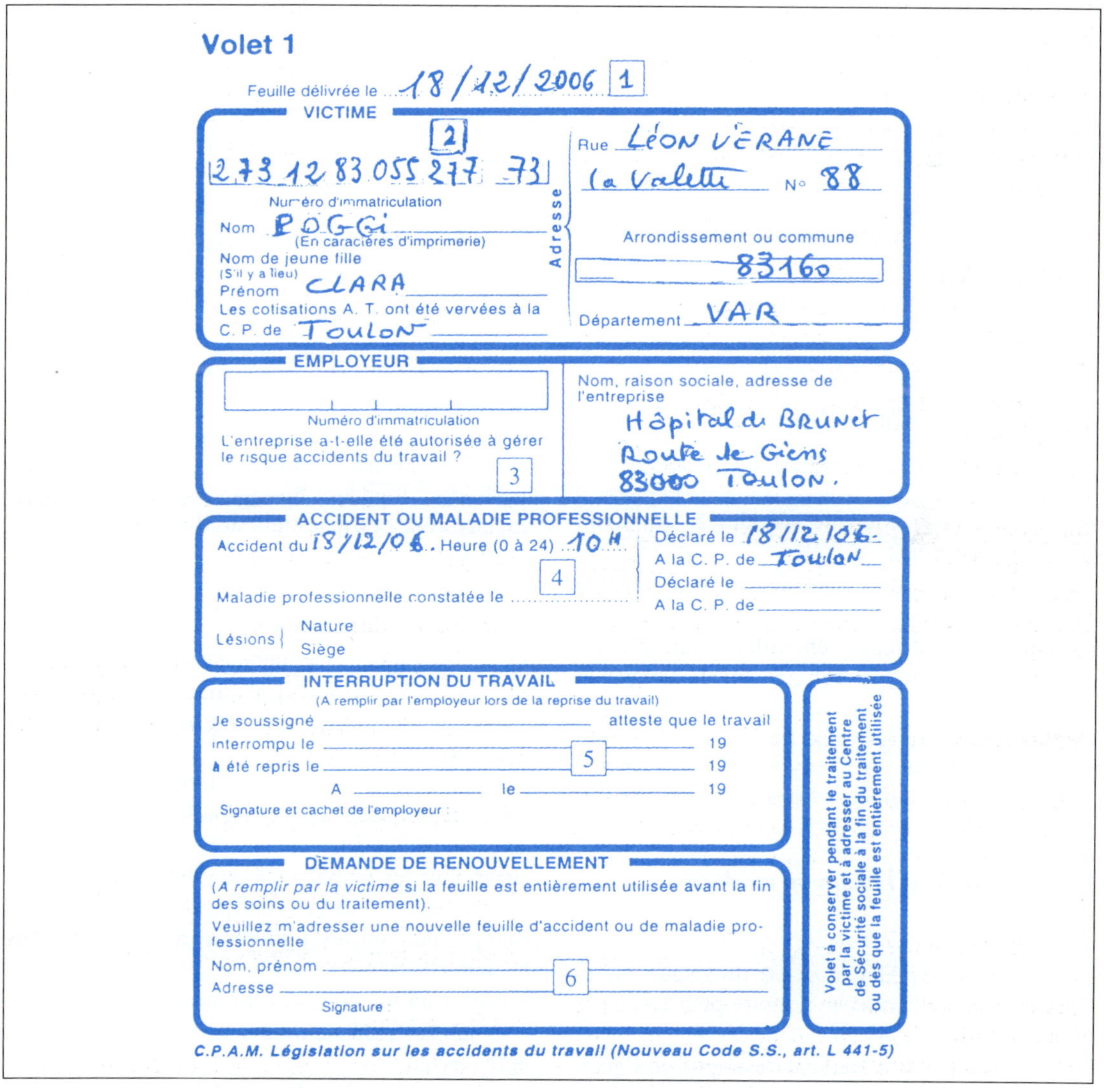
Volet 1

Feuille délivrée le 18/12/2006 1

VICTIME 2
273 12 83 055 277 73
Numéro d'immatriculation
Nom POGGI (En caractères d'imprimerie)
Nom de jeune fille (S'il y a lieu)
Prénom CLARA
Les cotisations A. T. ont été versées à la C. P. de TOULON
Adresse: Rue LÉON VÉRANE — la Valette N° 88
Arrondissement ou commune 83160
Département VAR

EMPLOYEUR
Numéro d'immatriculation
L'entreprise a-t-elle été autorisée à gérer le risque accidents du travail ? 3
Nom, raison sociale, adresse de l'entreprise
Hôpital de Brunet
Route de Giens
83000 TOULON.

ACCIDENT OU MALADIE PROFESSIONNELLE
Accident du 18/12/06. Heure (0 à 24) 10 H 4
Maladie professionnelle constatée le
Lésions { Nature / Siège
Déclaré le 18/12/06. A la C. P. de TOULON
Déclaré le
A la C. P. de

INTERRUPTION DU TRAVAIL
(A remplir par l'employeur lors de la reprise du travail)
Je soussigné ... atteste que le travail interrompu le ... 19
a été repris le ... 19 5
A ... le ... 19
Signature et cachet de l'employeur :

DEMANDE DE RENOUVELLEMENT
(*A remplir par la victime* si la feuille est entièrement utilisée avant la fin des soins ou du traitement).
Veuillez m'adresser une nouvelle feuille d'accident ou de maladie professionnelle
Nom, prénom 6
Adresse
Signature :

Volet à conserver pendant le traitement par la victime et à adresser au Centre de Sécurité sociale à la fin du traitement ou dès que la feuille est entièrement utilisée

C.P.A.M. Législation sur les accidents du travail (Nouveau Code S.S., art. L 441-5)

FIG. 6.9 – **La feuille d'accident du travail de Clara, AS (Volet 1).**

4 ► La prévention des risques d'accidents d'exposition au sang (AES)

Le sang ou les liquides biologiques (tels que les urines) peuvent transmettre différents micro-organismes susceptibles de provoquer des infections. Parmi les plus dangereux, citons :

- le virus de l'immunodéficience humaine (SIDA) : VIH ;
- le virus de l'hépatite B (CHB) ;
- le virus de l'hépatite C (VHC).

Le personnel doit respecter des procédures de prévention du risque validées par les services du CLIN, du CHSCT, de la médecine du travail. Ces procédures sont affichées dans le service de soins.

1. Procédure à suivre en cas d'AES

Le personnel de soins confronté à un AES, devra :

a. Faire des soins immédiats

Il faut :

- nettoyer à l'eau courante (froide) et au savon (sans faire saigner) ;
- bien rincer (afin de réduire le temps de contact avec le sang) ;
- réaliser une antisepsie en utilisant un produit chloré (par exemple : eau de javel, dakin ou autres) ;
- si projection dans les yeux, rincer avec du sérum physiologique ou du dacryosérum (au moins 10 minutes) ou à défaut, à l'eau courante.

b. Consulter dans l'heure un médecin (si nécessaire)

Celui-ci devra évaluer le degré du risque infectieux et indiquer la marche à suivre pour freiner le processus infectieux.
De plus, un certificat médical descriptif de l'accident sera nécessaire pour reconnaître l'origine professionnelle de l'AES.

c. Entreprendre une prophylaxie (si nécessaire)

Elle doit débuter dans les quatre premières heures qui suivent l'accident. Elle nécessite le consentement de l'accidenté.

d. Faire une « déclaration d'accident » dans les 24 heures

Elle est obligatoire. Il faut noter :

- la date et l'heure de l'accident ;
- les circonstances précises.

e. Respecter le « suivi médical » adapté au risque

Suivi médical par la médecine du travail avec suivi biologique et sérologique.

2. Mesures préventives des AES

a. Mesures pour le personnel

Afin d'éviter un AES, il est vivement conseillé au personnel de soins, de :

- porter des gants à usage unique lorsqu'on effectue un travail qui comporte un risque sanguin ou avec des liquides biologiques. Par exemple, contact avec des matériels souillés de sang :
  - literie ;
  - pansements ;
  - serviettes hygiéniques ;
- jeter les gants immédiatement après le soin ;
- se laver régulièrement les mains et prendre des mesures de précautions particulières en cas d'eczéma ;
- porter des lunettes de protection ;
- décontaminer les surfaces souillées de sang avec de l'eau de javel ;
- respecter les emballages ou conteneurs pour les matériels ou les linges souillés de sang ;
- ne pas pousser les aiguilles avec les doigts dans les conteneurs ;
- utiliser un matériel aux normes de sécurité ;
- ne jamais recapuchonner ni plier les aiguilles après usage ;
- ne jamais dégager à la main les aiguilles de vacutainers mais utiliser les encoches des containers.

b. Mesure individuelle : La vaccination

La vaccination contre l'hépatite B est obligatoire pour le personnel de soins[14].

Étude de cas

Marion, AS, travaille au service de chirurgie digestive. À 11 h, elle s'est piquée le doigt de la main gauche avec une aiguille souillée. Celle-ci était dans le haricot posé sur le chariot de soins que l'infirmier venait d'utiliser pour un patient. Marion, malgré son inquiétude, a respecté scrupuleusement la procédure à suivre en cas d'AES. Elle a :

– nettoyé sa blessure à l'eau courante et au savon (en veillant à ne pas faire saigner) ;

– baigné son doigt dans une solution de Dakin (pendant 15 minutes) ;

– signalé l'accident à l'infirmier, qui a annoncé sa venue au service des urgences (en expliquant le motif) et demandé un rendez-vous immédiat avec le médecin des urgences afin qu'il évalue le risque infectieux couru par Marion ;

– fait une « déclaration d'accident » le jour même.

Rôle de l'AS

L'AS connaît et respecte les mesures suivantes :
- être très rigoureux dans l'observance des protocoles de soins et des gestes professionnels ;
- mettre en place les « précautions » standards (quel que soit le statut infectieux du patient) ;
- se rappeler que toute personne peut être séropositive et l'ignorer, donc être potentiellement contagieuse ;
- éliminer immédiatement les objets tranchants et piquants dans un collecteur à proximité afin de prévenir les risques pour lui-même et l'équipe de soins ;
- suivre scrupuleusement la procédure en cas d'AES (telle que décrite précédemment) ;
- consulter dans l'heure un médecin (ou faire consulter la personne) en cas d'AES ;
- se faire vacciner contre l'hépatite B (obligatoire).

L'AS conseille la personne victime d'un AES et lui explique la conduite à tenir dans les premiers soins et la prise en charge médicale et administrative.

14. Arrêté du 26/04/99.

4 L'hygiène hospitalière et les méthodes d'asepsie et d'antisepsie

L'hygiène hospitalière « est l'ensemble des méthodes et des techniques visant à préserver et à améliorer la santé des individus ». Elle a donc comme objectif prioritaire de préserver les différents acteurs et l'environnement (milieu) où ils évoluent.

1 ▸ Les visées de l'hygiène hospitalière

1. Quelques définitions

• ***Hygiène*** : science qui apprend à améliorer ou à conserver la santé. Partie de la médecine qui traite des milieux où l'homme est appelé à vivre et de la manière de la modifier dans le sens le plus favorable à son développement.

• ***Hygiène hospitalière*** : politique de prévention et de lutte contre l'infection nosocomiale en associant toutes les disciplines hospitalières. Science qui enseigne les mesures servant à aider à recouvrer la santé en épargnant au malade toute pathologie iatrogène[15].

L'hygiène hospitalière est faite de consignes nombreuses à respecter pour tous les actes de soins, comme pour la vie hôtelière dans l'hôpital. Ces pratiques d'hygiène hospitalière dépassent les notions visibles de propreté. Elles ont besoin d'études scientifiques et microbiologiques pour être vérifiées.

15. Iatrogène : pathologie liée au personnel médical.

2. Préserver les « acteurs »

L'hygiène hospitalière « met en évidence l'influence de l'homme sur le milieu et du milieu sur l'homme ». Elle a donc pour objectif de préserver les principaux « acteurs » des milieux de soins, que sont :

• **les patients**, personnes fragiles et vulnérables, du fait de leurs pathologies ;

• **les soignants**, qui évoluent quotidiennement au contact de nombreux germes infectieux.

L'hygiène hospitalière s'adresse également aux autres personnes évoluant dans les milieux de soins (à savoir : les visiteurs, les stagiaires, le personnel administratif et technique…).

L'hygiène hospitalière recouvre donc des règles de comportements pour tous les acteurs du système. Ils doivent avoir une approche du milieu visant le même objectif : éviter la transmission des germes infectieux.

Cette approche entraîne une éducation à l'asepsie permettant de favoriser des actions efficaces. Les aides-soignants ont, pour leur part, un rôle important à jouer.

3. Préserver le « milieu »

Le milieu de soins, c'est l'hôpital.

• ***Les risques***. C'est un milieu où :

- se côtoient de nombreuses personnes saines et malades ;
- se développent de nombreuses flores microbiennes à fort pouvoir pathogène ;

– se pratiquent de nombreux examens (ou investigations) susceptibles d'entraîner des pénétrations de germes dans l'organisme ; c'est le cas pour la pose d'une sonde urinaire ; si cette « technique invasive » n'est pas réalisée selon des règles d'asepsie rigoureuses, elle présente un risque infectieux majeur pour le patient.

• ***L'objectif***. L'hygiène hospitalière est donc, avant tout, une politique visant à prévenir, lutter et contrôler l'infection hospitalière qu'est l'infection nosocomiale (vue au chapitre précédent).

• ***Les méthodes***. L'hygiène hospitalière va donc s'appuyer sur différentes méthodes permettant de prévenir l'apparition et la transmission des micro-organismes pathogènes. Elle va mettre en œuvre des procédures visant à assurer l'asepsie et l'antisepsie. Le choix des produits et des matériels vient renforcer l'efficacité des actions et, de ce fait, la sécurité des personnes et du milieu. L'hygiène étant « l'harmonisation des rapports entre l'homme et le milieu dans lequel il évolue, afin d'éliminer les influences nocives que peut éventuellement comporter le milieu »[16].

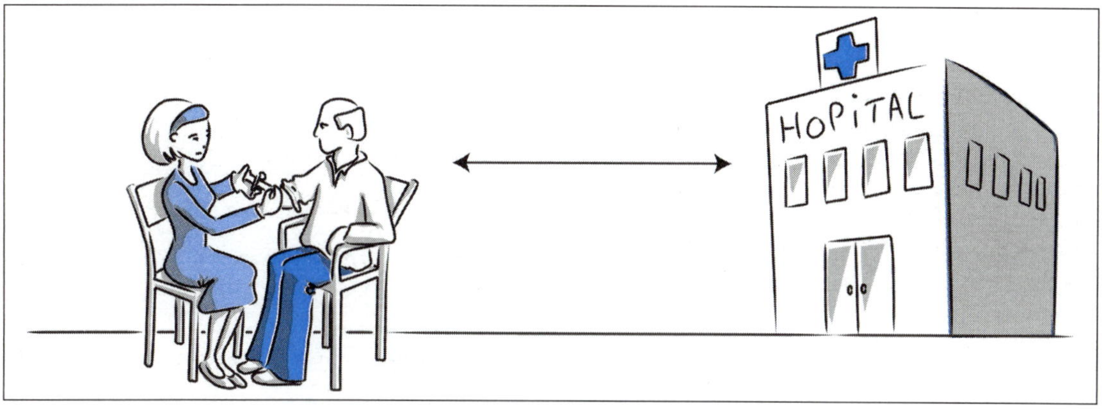

FIG. 6.10 – **Les interactions entre le milieu et les acteurs.**

2 ▸ Les techniques d'asepsie et d'antisepsie

L'hygiène hospitalière regroupe un ensemble de mesures d'asepsie et d'antisepsie que le personnel de santé dans son ensemble doit bien connaître, pour être efficace et fiable.

1. L'asepsie

a. *Objectif*

L'asepsie vise à empêcher tout apport des micro-organismes là où ils sont indésirables et toute pénétration de micro-organismes dans les tissus.

b. *Méthode*

L'asepsie est une méthode préventive qui doit engendrer un comportement de l'ensemble du personnel soignant dans le but de préserver le patient. Des techniques dites « *aseptiques* » seront adoptées pour tous les soins effectués en milieu hospitalier ; tels que :

• *les soins d'hygiène et de confort ou soins de base* comme par exemple les réfections de lits, toilettes ou distribution des repas… (concernent les AS).

• *les soins techniques* comme les prélèvements, injections, poses de sonde (concernent les infirmières).

c. *Moyens*

Pour réaliser l'asepsie, on utilise le plus souvent des produits antiseptiques (*cf.* paragraphe suivant) mais

16. Définition du *Grand Larousse Encyclopédique*.

le savon neutre, liquide (en milieu hospitalier) reste le moyen de base de l'asepsie. Il a un pouvoir bactériostatique appréciable (*cf.* mémo AS du savon page suivante).

d. L'hygiène des mains

Le lavage des mains doit devenir un réflexe, un automatisme de comportement pour toute personne fréquentant à un titre ou à un autre, le milieu hospitalier. Il se réalise avec du savon ou avec un produit hydro-alcoolique.

• ***Pourquoi ?*** Le lavage des mains est le premier moyen de lutte contre l'infection nosocomiale. On sait que l'infection manuportée (portée par les

Mémo AS : rappels sur les « flores » des mains

Il existe :

– une flore ***cutanée***, résidant surtout dans les plis et sillons, elle est plus abondante si les mains sont humides ;

– une flore ***transitoire endogène***, flore rhinopharyngée, flore des cheveux, flore des selles ;

– une flore ***exogène***, provenant des contacts et manipulations…

Flores où l'on peut prélever les microbes pathogènes suivants. *Staphylococcus épidermis, Pseudomonas aeruginosa, Proteus vulgaris, Aerobacter aerogeres, Salmonella typhosa, Escherichi coli* (*cf.* Fig. 6.11).

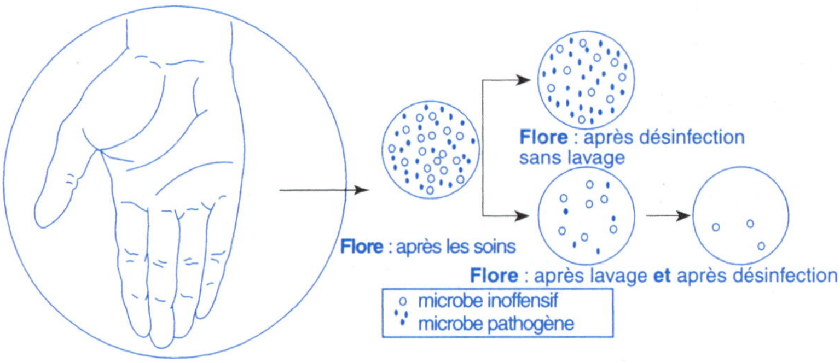

FIG. 6.11 – **Les flores microbiennes des mains.**

• ***Quand ?*** Le lavage des mains se pratique plusieurs fois au cours de la journée et plus particulièrement :

– à l'arrivée dans le service et au départ ;

– avant et après le soin.

Et il est recommandé dans de nombreux autres occasions.

• ***Où ?*** Dans les hôpitaux de nombreux points d'eau sont prévus pour le lavage des mains des soignants. Ils sont installés soit dans les postes de soins, soit dans les chambres (près de la porte).

• ***Avec quoi ?*** Il se réalise à l'eau et au savon liquide pour un lavage simple et à l'aide d'un savon antiseptique pour un lavage antiseptique des mains. Quand il se pratique avec un produit hydro-alcoolique (solution ou gel), il s'agit alors d'une désinfection des mains par friction. Le soignant fera le choix en fonction du protocole de service qui se réfère à la situation de soins. Pour que le lavage avec un savon soit efficace il doit être accompagné d'un rinçage et essuyage hygiénique (au papier).

• ***Comment ?*** *Cf.* le lavage simple des mains, Fig. 6.12.

Mémo AS : Étude du savon

Le savon a un pouvoir nettoyant appréciable mais, à cause de ses composants, il est agressif pour la peau. Son procédé de fabrication s'appelle la saponification.

a) ***Composition (principe actif du savon)***
Le savon est un produit obtenu par réaction chimique entre la *soude* (base) et un *corps gras* (huiles végétales ou graisses animales). Un bon savon doit contenir au moins 60 % de corps gras. Alcalin, le savon est une base. Son pH est de l'ordre de 7,5 à 8,5 (savon de Marseille). Il est donc détergent et légèrement irritant pour la peau, dont le pH est compris entre 5 et 6,8 suivant sa localisation dans le corps (ex : cheville = pH de 5 ; aisselle = pH de 6,5).

b) ***Propriétés du savon***
- Le savon a un pouvoir *nettoyant*, il élimine les diverses salissures de la peau (poussières, sueur, sébum…) appelées liquides biologiques.
- Le savon a une action bactériostatique (il freine le développement bactérien).

c) ***Différents savons***
Il existe sur le marché différentes formes de savons :
- les savonnettes contiennent des adoucissants, des parfums et souvent des colorants ;
- les savons « surgras » sont enrichis à l'huile d'amande douce ou à la lanoline (atténuant l'action décapante du savon) ;
- les savons déodorants sont à base de produits bactériostatiques ;
- les pains dermatologiques (ou syndets) sont des produits de synthèse et leur composition est différente du savon car :
  - ils respectent le pH acide de la peau et le film hydrolipidique ;
  - ils sont composés d'agents nettoyants très doux.

d) ***Choix du savon***
- *Pour les personnes ayant la peau fragile* : personnes âgées, enfants, personnes avec risque d'allergie, le choix du savon est important. Les professionnels de santé et (ou) le pharmacien seront des bons conseillers.
- *Pour les soignants* : le savon sera choisi sous forme liquide (hygiène). Il s'agira soit du savon (dit de Marseille) pour un lavage simple, soit du savon antiseptique pour un lavage antiseptique lors des soins.

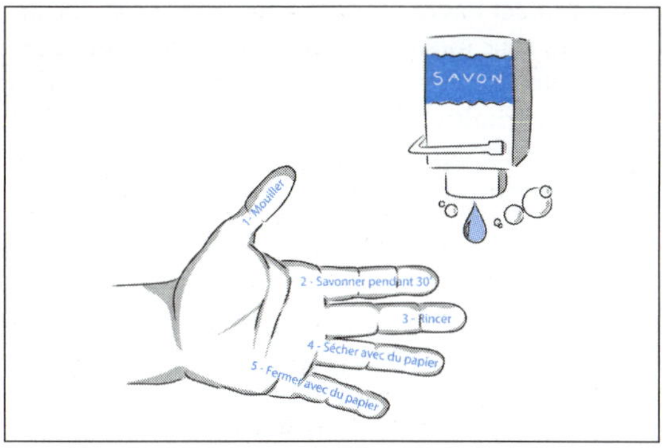

FIG. 6.12 – **Asepsie des mains, les cinq règles à savoir.**

Étude de cas : les lavages « multiquotidiens » des mains de l'AS

Comme tous les soignants, au cours de sa journée de travail à l'hôpital, Marie se lave les mains plusieurs fois :

– *en arrivant* le matin dans le service, elle pratique un lavage simple à l'eau et au savon liquide ;

– *avant* de réaliser, par exemple, les réfections des lits, elle pratique également un lavage simple des mains ;

– *avant et après les soins*, Marie réalise un lavage des mains avec un savon ou un produit hydro-alcoolique ;

– *avant et après les repas*, Marie procède à un lavage simple à l'eau et au savon liquide.

De plus, elle n'oublie jamais de se laver les mains à diverses occasions. Par exemples, lorsqu'elle :

– sort des *toilettes ;*

– vient *d'éternuer* ou de se *moucher ;*

– s'est touchée les *cheveux* ou grattée…

Marie sait que d'autres facteurs concourent à l'efficacité du lavage des mains, en particulier :

– la *durée du lavage*. Il faut au moins 30 secondes pour que le savon produise ses effets sur la flore cutanée résidente (*cf.* Fig. 6.11 et 6.12) ;

– le *moyen utilisé pour l'essuyage*. Marie utilise le distributeur de papier fixé au dessus du lavabo.

Marie sait que le lavage régulier des mains est une mesure essentielle de *prévention* et elle dit que cet acte est pour elle un « *automatisme de sécurité* » (comme lorsqu'elle attache sa ceinture avant de prendre le volant !).

e. Réalisation des soins

Les mesures de prévention des IN concernent l'ensemble des personnels et sont à appliquer lors de la réalisation des soins. Il s'agit principalement de l'hygiène des mains.

On ne saurait assez insister sur le fait que l'asepsie implique une attention soutenue de tous les instants de la part du personnel, une extrême rigueur et minutie dans l'exécution des gestes de soins mais aussi du bionettoyage systématique des sols, surfaces, de la désinfection du matériel et de l'application des protocoles de soins.

Une consigne est également à retenir : toujours aller du *plus propre au plus sale*.

Étude de cas : Noémie, AS

Noémie va réaliser la toilette de M. X à l'hôpital. Après s'être lavé les mains, elle commence la toilette par le haut du corps : elle aide M. X à laver son ***visage***, puis elle lave le ***buste***, les bras, le dos et termine par le bas du corps (les jambes et le ***siège*** en dernier lieu). Puis Noémie se relave les mains avant de quitter la chambre du patient.

2. L'antisepsie

a. Objectif

L'antisepsie vise à tuer ou à inactiver les micro-organismes au niveau des tissus vivants (peau, muqueuses…). L'antisepsie prolonge l'asepsie, la rend plus efficace. Elle va utiliser des produits antiseptiques. Les nouveaux produits antiseptiques sont toujours plus performants.

b. Méthode

L'antisepsie a deux objectifs :

- ***préventif*** : réaliser l'hygiène des mains, avec une solution hydro-alcoolique (SHA) ;
- ***curatif*** : nettoyer une plaie purulente avec un antiseptique.

Ces produits permettent de lutter contre l'infection.

c. Moyens

L'antisepsie utilise des produits antiseptiques. Ils ont des propriétés particulières que le soignant doit connaître afin de vérifier leur bonne utilisation chez le patient (*cf.* chapitre suivant).

3. Les produits antiseptiques

Les produits antiseptiques que l'aide-soignant aura à manipuler seront surtout ceux utilisés de façon externe (par application sur la peau).

a. Propriétés

Les antiseptiques exercent leurs actions selon différents modes. Ils peuvent être de natures différentes.

- ***Bactériostatique*** : ils freinent le développement bactérien ;
- ***bactéricide*** : ils tuent les bactéries ;
- ***fongicide*** : ils tuent les champignons pathogènes ;
- ***virucide*** : ils tuent les virus ;
- ***sporicide*** : ils détruisent les spores bactériennes.

▶ Mise en garde

Un antiseptique peut ne détenir que quelques unes de ces propriétés, mais il faut savoir que lorsque le produit est bactéricide, les bactéries sont détruites, alors que lorsqu'il n'est que bactériostatique, à la faveur des conditions favorables, les bactéries peuvent se multiplier à nouveau. L'utilisateur doit bien connaître ces différents termes et lire la notice avant l'emploi du produit.

▶ Indications

Les antiseptiques sont des produits plus souvent utilisés par voie externe. Ainsi, ils ont une place importante dans les domaines de :

- la ***dermatologie***, par les savons antiseptiques (très utilisés pour le lavage des mains en milieu hospitalier) et les crèmes, pommades, lotions… (pour les érythèmes, les petites plaies, les dermatoses) ;
- la ***chirurgie***, pour l'asepsie de la peau avant l'acte chirurgical et pour les soins postopératoires des plaies ;
- l'***ophtalmologie***, pour les lavages oculaires ;
- l'***ORL***, pour la désinfection du nez, des oreilles, de la gorge (gargarisme).

b. Effets secondaires

Les antiseptiques peuvent entraîner des effets indésirables locaux ou généraux que l'AS devra être capable d'observer chez le patient et de signaler d'éventuels :

- effets ***cutanés***, si l'antiseptique est prescrit pour un soin de la peau, le patient peut manifester une réaction allergique localisée plus ou moins importante (par exemple : urticaire, irritation, érythème…).
- effets ***généraux***, identiques à ceux des autres médicaments. Ils sont spécifiques à chaque produit et signalés sur la notice.

c. Précautions d'utilisation

Avant d'utiliser un produit antiseptique, des vérifications sont à faire :

- l'adéquation avec l'« antiseptique » prescrit ;
- la date limite d'utilisation ;
- l'aspect du produit ;
- la présentation (en flacon, ampoules, unidoses…) ;
- les propriétés ;
- les indications (médicales, chirurgicales ou hygiéniques) ;
- les contre-indications éventuelles (allergies…) ;
- la posologie (selon prescription médicale : nombre de gouttes ou durée d'application) ;
- le mode d'emploi (s'utilise pur ou dilué) ;
- les effets indésirables (par exemple : effets allergisants, toxiques…) ;
- les interactions avec d'autres produits (par exemple : risques de neutralisation, d'altération…) ;
- le mode de conservation (les conditions de stockage doivent être respectées).

Certains produits sont inactivés par :

- la chaleur (il faut les stocker dans un endroit frais et sec) ;
- la lumière (il faut veiller à mettre le flacon dans son emballage fermé) ;
- l'air (il faut veiller à bien refermer le bouchon).

d. Classification

Les antiseptiques à usage externe sont les plus connus. Nous avons regroupé les principaux produits dans le tableau 6.6 (ci-après).

Tableau 6.7 – Classification des antiseptiques.

Classe chimique	Noms commerciaux	Actions et indications	Inconvénients et toxicité
Phénols et dérivés	– Savogermen – Exofène	– Bactéricide – Lavage hygiénique des mains – Crèmes, pommades	– Irritant, allergisant – Photosensibilisant
Dérivés chlorés	– Dakin	– Bactéricide – Antisepsie de la peau saine – Dilué : lavage de plaies	Durée de conservation limitée
Dérivés iodés	– Bétadine – Teinture d'iode	– Bactéricide – Lavage chirurgical des mains – Antisepsie de la peau avant chirurgie	– Toxicité cellulaire – Hypersensibilisation – Colorant : allergie possible
Oxydants	– Eau oxygénée – Permanganate de potassium[a]	– Bactériostatique – Lavage de plaies – Antisepsie de la peau saine – Action cicatrisante (grâce à l'O2)	– Se périme rapidement – Coloration de la peau : allergie possible[a]
Dérivés mercuriels	– Mercryl Laurylé – Merfène – Mercurochrome	– Bactériostatique – Lavage peau saine ou lésée – Antisepsie peau saine – Séchage des petites plaies	– Hypersensibilisation – Risque d'irritation

a. Les colorants sont beaucoup moins utilisés qu'autrefois. Ils restent parfois utilisés dans certaines affections de la peau chez l'enfant et l'adulte (érythème fessier).

Tableau 6.7 – Classification des antiseptiques. *(Suite)*

Classe chimique	Noms commerciaux	Actions et indications	Inconvénients et toxicité
Chlorhexidine	– Hibiscrub – Hibitane	– Bactéricide – Lavage chirurgical des mains – Antisepsie prolongée des plaies	– Dénaturé par la lumière, l'air et la chaleur – Irritation de la peau (> 0,02 %)
Carbanilides	– Septivon – Solubacter	– Bactéricide – Lavage des mains (savons)	– Dénaturé par la chaleur
Diamidines	– Héxomédine	– Bactériostatique – Antisepsie des muqueuses	
Ammonium quaternaire	– Chlorure de Benzalkonium	– Bactériostatique – Antisepsie ORL – Ophtalmologie-dermatologie – Gynécologie	– Réaction cutanée (allergie)
Alcool	– Alcool éthylique à 70° - 90°	– Bactéricide – Antisepsie de la peau saine – Bactéricide et fongicide (désinfection des mains)	– Volatil, inflammable – Irritant (sur peau lésée)
Colorants	– Éosine – Bleu de méthylène – Bleu de Milian	– Bactériostatique – Séchage des dermatoses	– Colore la peau : allergie possible[a]

a. Les colorants sont beaucoup moins utilisés qu'autrefois. Ils restent parfois utilisés dans certaines affections de la peau chez l'enfant et l'adulte (érythème fessier).

Mémo AS, étude d'un produit antiseptique : le Dakin

Composition
- Hypochlorite de sodium.
- Permanganate du potassium.

Forme pharmaceutique
Solution pour application locale.

Classe pharmaco-thérapeutique
Antiseptique (D : Dermatologie).

Dans quels cas utiliser ce médicament ? (indications thérapeutiques)
Ce médicament est un antiseptique local à usage externe. Ce médicament est préconisé dans :
- l'antisepsie de la peau et des plaies ;
- en bains locaux (par exemple, les bains de doigts) ;
- en irrigation ;
- en compresses imbibées ou en pansements humides.

Comment utiliser ce médicament ?
Les applications locales se font sans dilution.

Précautions d'emploi
Ne pas avaler : ne pas utiliser en même temps qu'un autre antiseptique. Attention : risque de décoloration de certaines fibres textiles.

Effets non souhaités et gênants

- Possibilité de sensations de brûlures ou d'irritations (en cas de plaies importantes ou en chirurgie gynécologique) ;
- risque d'effet irritatif sous occlusion prolongée.

Mise en garde

- Ne pas laisser à la portée des enfants.
- En cas d'ingestion accidentelle, l'antidote est le bicarbonate de sodium.
- Signalez à votre médecin ou à votre pharmacien tout effet non souhaité et gênant qui ne serait pas mentionné dans cette notice.

Conservation

Ne pas dépasser la date limite d'utilisation figurant sur le conditionnement extérieur.
Précautions particulières de conservation : à conserver à une température inférieure à 30 °C.

Nom et adresse du fabricant

Cooper- Place Auvert 77020 MELUN cedex

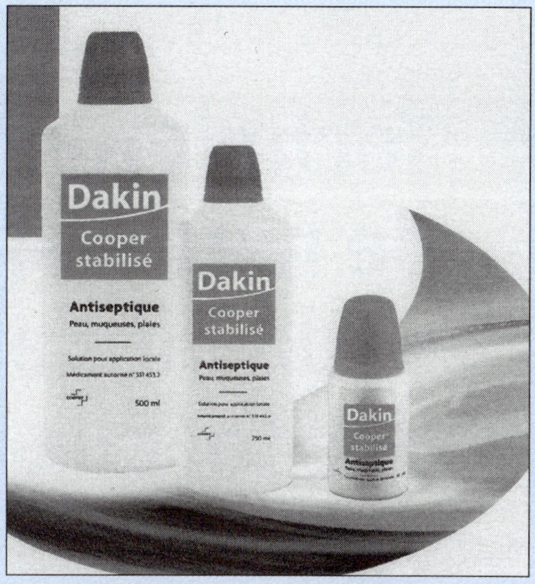

FIG. 6.13 – **Le Dakin Cooper stabilisé.**

5 Techniques et moyens de nettoyage et de bionettoyage des locaux

Pour que la réalisation d'un travail de nettoyage soit efficace, il faut d'abord procéder à une analyse de la situation et déterminer la nature du travail à réaliser. En milieu hospitalier, les techniques de nettoyage et de bionettoyage obéissent à des règles précises.

1 ▸ Définitions[17]

Quelques définitions sont à connaître afin de mieux comprendre les objectifs de la tâche à effectuer.

1. Le nettoyage

C'est une opération d'élimination des salissures visibles[18] par un procédé respectant l'état des surfaces traitées et respectant quatre paramètres d'efficacité :

- ***chimique*** : le produit utilisé ;
- ***mécanique*** : l'action de nettoyage ;
- ***de temps*** : la durée du nettoyage[19] ;
- ***de température*** : eau plus ou moins chaude selon le type de salissures.

À savoir :

- le nettoyage est une opération préliminaire indispensable à toute désinfection ! Mieux vaut nettoyer sans désinfecter que désinfecter sans nettoyer. Aujourd'hui, de nombreux produits combinent les deux actions : nettoyage et désinfection (ce sont les nettoyants-désinfectants que nous étudierons).
- Un gramme de poussières contient 1 million de bactéries.

2. Le lavage

C'est l'application sur les surfaces d'une solution détergente, pour décoller et mettre en suspension les salissures (le terme lavage signifie la présence d'eau alors que le nettoyage peut, dans certains cas, se faire à sec).

3. Le bionettoyage

C'est un procédé de nettoyage, applicable dans une « zone à risques » et destiné à réduire momentanément, la biocontamination d'une surface.

17. Définitions du Guide du bionettoyage (n° 5670).
18. Particulaires, biologiques, organiques, liquides (on peut aussi utiliser le mot souillures).
19. Nécessaires aux réactions chimiques des produits sur les substrats.

2 ► Le dépoussiérage humide du mobilier

Les techniques de dépoussiérage humide doivent s'adapter au mobilier et au locaux. Elles seront différentes en structures d'accueil de personnes bien portantes (par exemple : maison de retraite, crèche…) et à l'hôpital où l'utilisation de produits nettoyants-désinfectants est indispensable.

1. Objectif

Il vise à :

• ôter les salissures sur le mobilier ;

• permettre le confort, l'esthétique de la chambre et la désinfection (prévention de l'infection).

2. Matériel

• Pour le dépoussiérage humide manuel, on utilisera :

– des gazes recyclables permettant l'agglutination des poussières ;

– des lingettes imprégnées d'un produit nettoyant ou nettoyant-désinfectant (à l'hôpital).

• Pour le dépoussiérage mécanique (en collectivité), on utilise des aspirateurs.

NB : Le dépoussiérage à sec est totalement prohibé car il favorise le déplacement des particules dans l'air.

3. Technique du dépoussiérage humide manuel

Le dépoussiérage comprend différentes étapes au cours desquelles certaines précautions sont à prendre.

a. Préparation

• Regrouper le matériel sur le chariot de ménage (voir description ci-après et Fig. 6.14).

• Plier les lingettes en huit pour avoir huit faces de nettoyage.

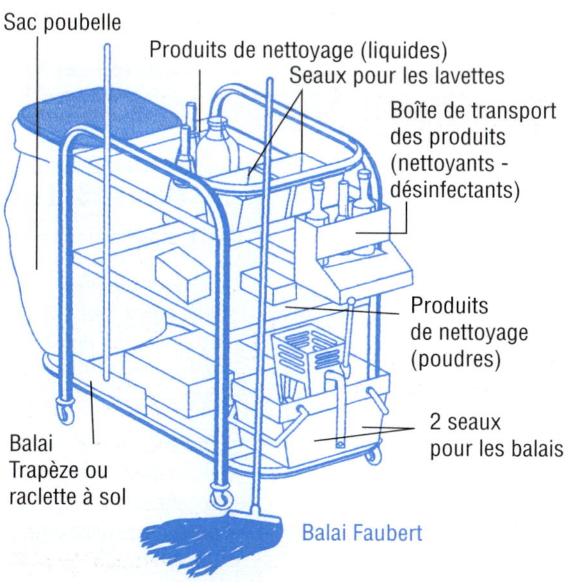

FIG. 6.14 – **Schéma du chariot de ménage.**

MODULE 6 Compétences professionnelles

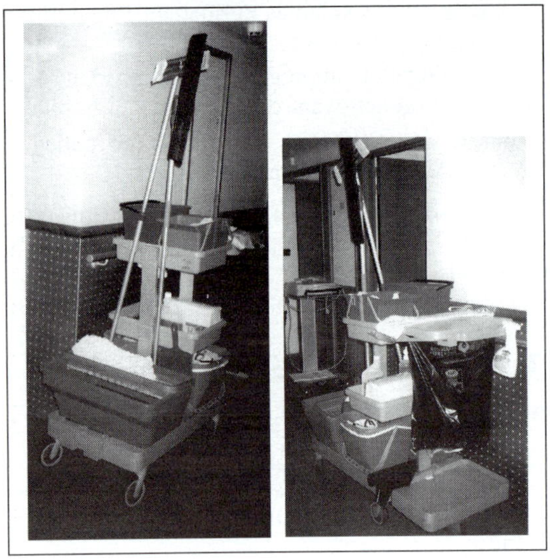

FIG. 6.15 – **Le chariot de ménage.**

b. Action

Pour nettoyer il faut respecter trois principes :

- du moins sale au plus sale ;
- du plus près au plus loin (du patient) ;
- du haut vers le bas (du mobilier).

Il faut imbiber une lavette d'un produit nettoyant-désinfectant et nettoyer dans l'ordre suivant.

▶ Le mobilier de la chambre

- Adaptable
- Table de chevet (+ téléphone)
- Téléviseur
- Montant des portes (et poignées)
- Encadrement fenêtres (et poignées)
- Interrupteurs

▶ Le matériel de la salle de bain

- Miroir (produit à vitres)
- Tablette du lavabo
- Distributeur essuie-main
- Distributeur savon
- Poubelle
- WC (avec produit spécial)

Avant de commencer une action de nettoyage, il faut préparer le chariot de ménage et :

- vérifier la présence des produits ;
- vérifier les quantités et les compléter si besoin.

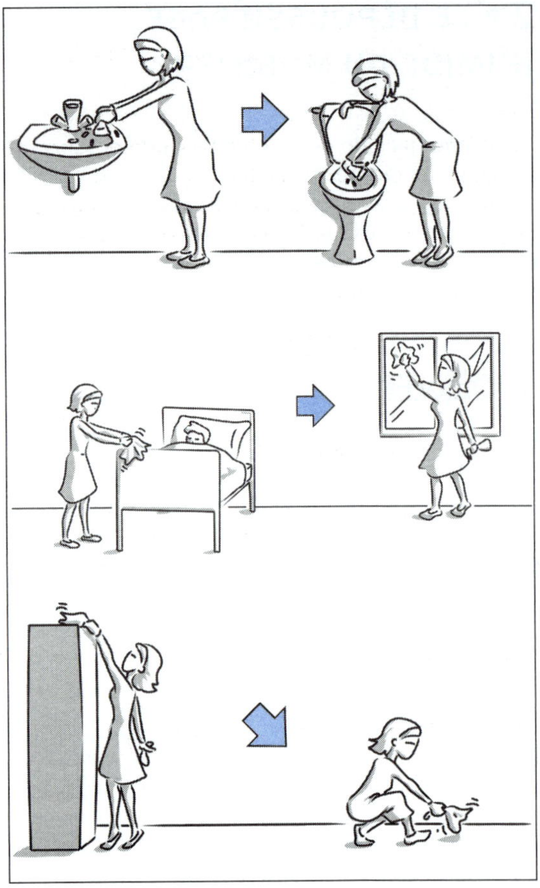

FIG. 6.16 – **Les trois règles du nettoyage.**

Mémo AS : Le chariot de ménage

Voici la répartition des produits et matériels sur le chariot.

a) ***Plateau supérieur*** :
- mini seaux destinés aux lavettes[a] ;
- produits de nettoyage (liquides), par exemple : nettoyant-désinfectant, produit à vitres, désodorisant…

b) ***Plateau moyen*** :
- gazes pour le nettoyage humide (imbibées) ;
- lingettes pour le dépoussiérage humide ;
- produits de nettoyage (solides), par exemple : crème à récurer (lavabo), produit détartrant (WC), etc.

c) ***Plateau inférieur*** :
Seaux pour les balais avec de l'eau et du détergent-désinfectant (dilué aux bonnes doses) et permettant d'humidifier les gazes franges ou lavettes pour le sol.

d) ***Sur le côté***:
- un grand sac poubelle et de petits sacs poubelle ;
- un balai trapèze ;
- une pelle ;
- un filet pour récupérer les lavettes et gazes usagées.

a. Les couleurs des seaux et les usages varient quelque peu en fonction des services et des hôpitaux. Nous invitons les professionnels à vérifier le matériel dont ils disposent.

4. Le balayage humide du sol

Le malade placé dans un environnement nettoyé et désinfecté quotidiennement peut recevoir des soins dans des conditions d'asepsie correcte. Outre l'aspect agréable de propreté que le patient doit avoir au premier coup d'œil, le personnel doit lui garantir avant tout la sécurité de l'environnement.

a. Principe

Le balayage humide consiste à passer sur la surface à nettoyer (généralement le sol) une gaze humide qui retiendra les poussières et sera renouvelée à chaque chambre.

b. Objectif

Cette technique vise à éliminer les salissures du sol sans les remettre en suspension dans l'air ambiant (hygiène et sécurité).

c. Méthodes de nettoyage humide

Il existe deux grandes méthodes de nettoyage-humide des sols.

• La méthode ***à la « godille »*** (*cf.* Fig. 6.17). Elle permet de passer le balai sur une large surface. L'utilisateur travaille à reculons et tire le balai vers lui, en lui imprimant un mouvement en S (c'est la plus conseillée).

• La méthode ***au « poussé »*** (*cf.* Fig. 6.18). L'utilisateur déplace le balai en le poussant devant soi, tout en lui imprimant un léger mouvement oscillant pour favoriser le déplacement des salissures et les maintenir devant le balai. Elle est surtout utilisée pour les couloirs et pour faire le détourage des pièces.

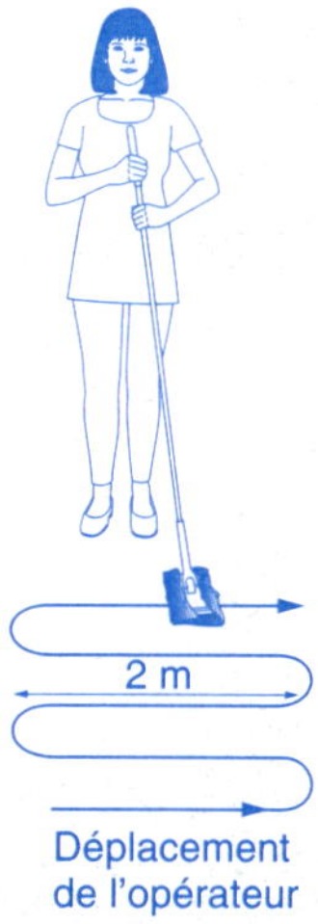

FIG. 6.17 – **La méthode de balayage « à la godille ».**

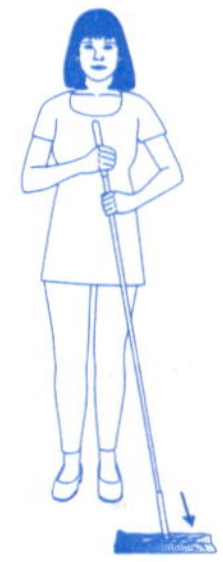

FIG. 6.18 – **La méthode de balayage « au poussé ».**

d. Matériel

Le matériel du balayage humide comprend :

• le ***chariot de ménage*** (*cf.* plus haut) qui permet de regrouper tout le matériel de ménage ;

• les ***balais*** (*cf.* Fig. 6.19) dont le ***balai trapèze***, le plus utilisé. Il est constitué d'un support rigide (ayant la forme d'un trapèze), d'une semelle et d'un manche. Et le ***balai à franges*** : il est constitué d'un support rigide, d'une semelle avec des franges en coton et un manche. Il existe des balais à franges de diverses formes[20] ;

20. Type fixes ou mobiles. Les gazes peuvent se fixer soit sur les balais trapèze, soit sur certains balais à franges.

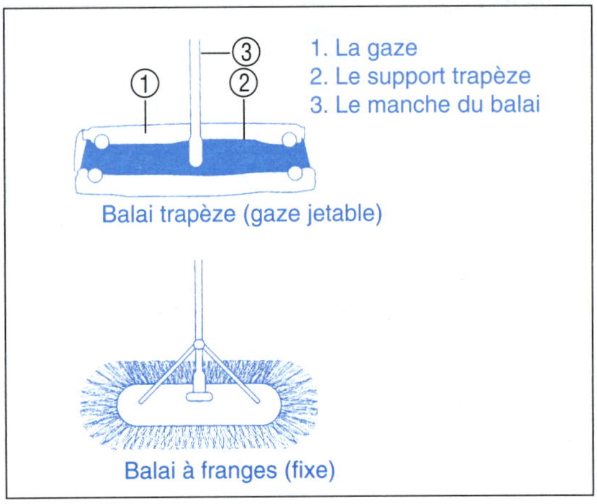

FIG. 6.19 – **Le balai trapèze et le balai à franges.**

- les *gazes*. Elles sont de diverses nature : en coton ou en fibre synthétique à imbiber d'eau à l'avance (trempage + essorage) ou pré-imprégnées (à usage unique).

e. *Technique du balayage humide*
(Cf. Tableau 6.8)

Par principe, la gaze doit rester constamment en contact avec le sol, afin de coller et de ramasser les fines particules de poussières, et de pousser devant les poussières les plus grosses et les déchets.

Rôle de l'AS dans la tâche de nettoyage

Avant d'effectuer une tâche de nettoyage, il faut :
- observer le local à nettoyer ;
- évaluer la tâche à entreprendre (selon la méthode mnémotechnique du QQOCP) :
  - P : (**pourquoi nettoyer ?**) apprécier l'état de salissures et la nature des salissures ;
  - O : (**où ?**) est-ce une chambre ou un couloir ? et en déduire la méthode ;
  - C : (**comment ?**) choisir la méthode de nettoyage : méthode à la godille pour les pièces (ex : chambres, bureaux...) ou méthode au poussé pour les couloirs ou pour faire le tour d'une pièce ;
  - Q : (**avec quoi ?**) choisir le matériel et les produits adaptés (respecter les critères du service de soin), choisir la tenue adaptée ;
  - Q : (**quand ?**) veiller à organiser l'entretien de la chambre lorsque le patient a la possibilité de rester à l'extérieur, sinon penser à le couvrir car la fenêtre doit être ouverte pour le ménage (hygiène et sécurité) ;
- mettre de l'ordre avant de commencer le travail (organisation) ;
- informer le patient et l'équipe (relationnel).

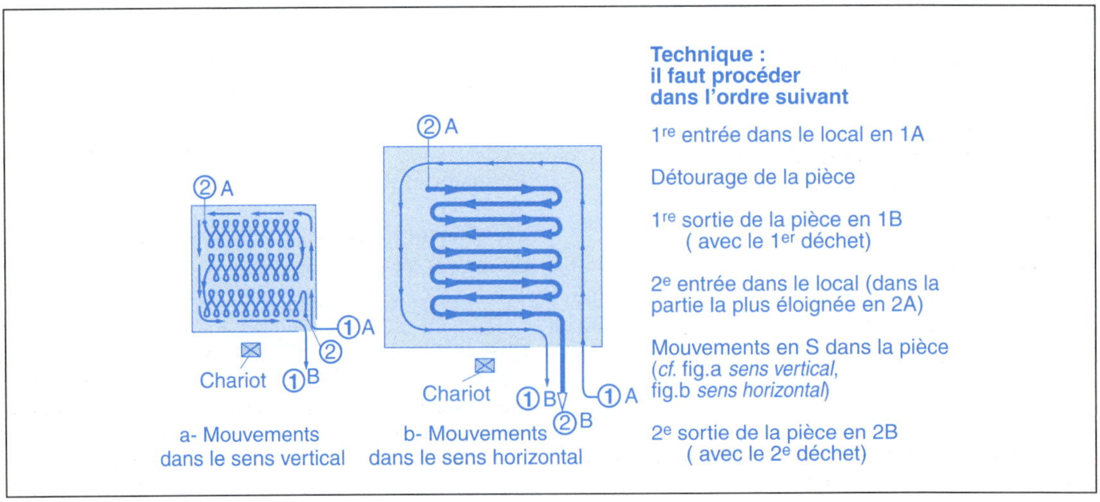

FIG. 6.20 – **Le balayage humide (méthode à la godille).**

Tableau 6.8 – Technique de balayage humide et critères à respecter.

Matériel	Critères à respecter	Procédure
– Blouse + gants – Balai trapèze – Gazes – Seau – Eau (chaude)	***Démarche méthodique*** – Observation du local. – Analyse de la tâche (pourquoi, quand, où, comment). – Choix de la méthode préparation du travail.	***Préparation*** – Mettre sa tenue (blouse, gants), ouvrir la fenêtre, préparer les gazes : • pour les gazes non imprégnées, les humidifier à l'avance par trempage et essorage ; • pour les gazes imprégnées, les étirer au maximum pour libérer le produit fixateur qu'elles contiennent. – Poser la gaze sur le sol et placer le balai dessus celle-ci. – Fixer la gaze dans les alvéoles prévues à cet effet.
– Détergent ou – Détergent-désinfectant	***Hygiène, sécurité, ergonomie*** – Garder dos droit et coudes près du corps. – Aller du + propre au + sale. – Respecter les circuits.	***Action*** – Méthode à la godille (utilisée pour les chambres) : • déplacer le balai en reculant et en effectuant des mouvements de G à D et de D à G (en forme de S sur le sol) tenir le balai en oblique poser la main droite en haut du manche[a] ; • poser la main gauche en bas du manche[b]. – Méthode au poussé (utilisée pour les couloirs) : pousser le balai devant soi.
– Poubelle – sac poubelle – pelle	Respecter le protocole du service.	***Fin de l'opération*** – Décrocher la gaze, la replier en laissant les poussières à l'intérieur. – Vider les poussières dans le sac poubelle. – Se servir de la pelle pour ramasser les gros déchets (si besoin). – Mettre les gazes réutilisables dans un récipient ou un sac sur le chariot pour recyclage (lavage manuel ou en machine).

a. Elle sert à diriger le balai lors des rotations.
b. Elle soutient le manche et sert à pousser ou tirer le balai.

f. Entretien de la chambre au quotidien

Étude de cas : Chambre de M. X à l'hôpital

Nora, AS, doit entretenir la chambre de M. X, 75 ans, en service de gériatrie pendant la sortie du patient.

• ***Travail demandé***

– Matériel à nettoyer : lit, chaises, adaptables, table de chevet, téléphone, téléviseur, lavabo, glace, salle de bain, penderie, WC.

– Surface à nettoyer : le sol de la chambre, des sanitaires.

• ***Préparation***

Nora observe le local et évalue le travail à effectuer (selon la méthode du QQOCP).

• ***Action de Nora***

– 1er temps : revêtir la tenue (blouse + gants de ménage), mettre de l'ordre dans le local, ouvrir les fenêtres.

– 2e temps : nettoyer le mobilier (dans l'ordre suivant : adaptable et lit, table de chevet, téléphone, téléviseur, chaises, penderie).

– 3e temps : nettoyer le matériel de la salle de bains (glace, lavabo, WC).

– 4e temps : vider les poubelles, les nettoyer, changer les sacs plastiques et évacuer les déchets (sacs bien fermés).

– 5e temps : pratiquer le balayage humide avec la gaze imbibée (chambre, puis sanitaire) ; faire d'abord l'entourage de la pièce avec le balai trapèze, puis aller du coin opposé de la pièce vers la porte en pratiquant la méthode à la godille, sans soulever le balai ; ôter la gaze du balai à la porte (à l'intérieur de la chambre) en la repliant sur elle-même pour emprisonner les salissures, en s'aidant au besoin de la pelle. Puis jeter la gaze dans la poubelle.

– 6e temps : au final, vérifier l'esthétique de la chambre, refermer la fenêtre, ôter les gants et se laver les mains.

– 7e temps : entretenir le matériel, terminer le ménage par le nettoyage soigneux du matériel et sa désinfection ; nettoyer les seaux, les rincer ; nettoyer les balais avec le détergent-désinfectant sans les poser sur le sol afin de ne pas abîmer les « semelles » ; fermer le grand sac poubelle hermétiquement, lui faire suivre le circuit déchets ménagers ; débarrasser les lavettes et serpillières de leurs détritus (cheveux, sachets) ; diriger le filet contenant les lavettes et serpillières, pas trop rempli et bien fermé, vers la lingerie ; nettoyer le chariot de ménage et le matériel (pelle…) avec le détergent-désinfectant ; nettoyer ses gants de ménage – qui doivent être personnels – et les faire sécher à l'envers sur le fil à linge prévu à cet usage.

Précautions

Nora a respecté les trois règles de base d' l'hygiène :
– aller du moins sale au plus sale ;
– aller du plus proche au plus éloigné du patient ;
– aller du plus haut au plus bas du mobilier.

Rôle de l'AS : respect des règles d'hygiène et de sécurité pour l'entretien de la chambre (dépoussiérage et nettoyage humides)

Il faut veiller à :
- utiliser du matériel en bon état et propre ;
- porter des gants de ménage (prévention des allergies aux produits) ;
- utiliser une (ou deux) lingette par chambre pour dépoussiérer ;
- utiliser une (ou deux) gaze par chambre pour nettoyer ;
- nettoyer toujours avant de désinfecter (ou utiliser des produits à double fonction) ;
- ne pas retremper la lingette ou la gaze dans le seau d'eau pour éviter de contaminer le produit ;
- ne jamais utiliser d'éponge (nid à microbes car humidité + chaleur + nourriture !) ;
- ne jamais faire entrer le chariot de ménage dans la chambre mais le laisser dans le couloir ;
- respecter les règles de base du nettoyage :
  - du moins sale au plus sale ;
  - du plus proche au plus éloigné (du patient) ;
  - du haut vers le bas (du mobilier) ;
- tenir compte de la planification des soins infirmiers pour effectuer le ménage des chambres ;
- tenir compte du degré de contamination des chambres (finir par les chambres à haut risque infectieux) ;
- déconseiller les fleurs coupées dans la chambre (risque de propagation de germes en milieu humide) ou bien renouveler l'eau chaque jour et y ajouter 1 c. à café d'eau de javel (à 9° de chlore). Vider l'eau dans un vidoir et non dans le lavabo de la chambre !

3 ▸ Produits de nettoyage et de bionettoyage

En collectivité ou en milieu hospitalier, l'entretien efficace des locaux et du matériel sous-entend une bonne connaissance des modes d'action des produits de nettoyage, afin de les utiliser à bon escient et avec précautions.

1. Les produits de nettoyage

Dans les produits de nettoyage, il faut distinguer deux catégories : les produits qui décollent ou diluent les souillures (tels les abrasifs, détartrants, solvants et agglutinants) et ceux qui nettoient (tels les détergents). Nous allons les étudier séparément.

a. Les abrasifs

▸ Propriétés

Les abrasifs sont des produits réalisés à partir de substances minérales, destinés ou de décoller les salissures ; ils n'ont pas de pouvoir lavant. Prenons l'exemple des abrasifs tendres. Ils se présentent sous forme de poudres ou de crèmes à récurer. On les utilise pour des surfaces résistantes, par exemple : plan de travail, WC… (*cf.* mémo AS ci-après sur la crème à récurer).

▸ Précautions d'utilisation

- Un abrasif doit s'utiliser :
  - en milieu humide, mais il ne doit pas être dilué dans l'eau car il perd son efficacité ;
  - sur des matériaux durs (par exemple : les carrelages, le marbre, le granit…).
  - Un abrasif ne doit pas s'utiliser sur un revêtement en acier (par exemple, celui d'un évier) ou plastifié (par exemple, certaines baignoires) car il peut rayer ces matériaux.

b. Les détartrants

Ces produits sont utilisés pour le détartrage sanitaire (WC, robinetterie des salles de bains).

▶ Propriétés

Les détartrants enlèvent le tartre, soit les dépôts de sels calcaires qui sont le support idéal de certains micro-organismes. Donc, il est important de détartrer régulièrement. Cependant le détartrant ne désinfecte pas. Aujourd'hui, il existe des produits nettoyants-détartrants-désinfectants[21].

▶ Précautions d'utilisation

Réalisés à partir d'acides (acide sulfamique, acide glycolique, acide chlorhydrique), ce sont des produits dangereux, qu'il ne faut ***jamais utiliser*** associés à ***l'eau de javel*** car il y a un risque de dégagements gazeux de chlore nocifs pour l'appareil respiratoire.

c. Les solvants

Aucun « lavage » ne serait possible sans l'eau ! ***C'est le solvant le plus couramment utilisé.***

▶ Propriétés de l'eau (solvant naturel)

L'eau a des effets multiples. En particulier, elle permet :

- de diminuer la concentration d'un produit. L'eau est un diluant ;
- aux différents produits de mieux entrer en contact avec les supports ;
- d'évacuer les souillures (rinçage).

▶ Les autres solvants

De nombreux solvants industriels sont utilisés dans les produits de nettoyage à sec ou de détachage. Par exemple, le ***trichloréthylène*** et le ***perchloréthylène***.

▶ Précautions d'utilisation

De nombreux solvants s'évaporent lors du séchage en dégageant des odeurs pouvant entraîner des troubles (maux de tête). Il est donc indispensable de les utiliser dans des locaux bien ventilés.

Certains solvants sont très agressifs pour la peau. Le port de gants est donc obligatoire.

D'autres solvants peuvent être inflammables. D'où l'intérêt de prendre des mesures de sécurité lors de leur utilisation en particulier d'éloigner toute flamme du produit (cigarettes…).

d. Les agglutinants

▶ Propriétés

Les agglutinants sont des produits qui ont le pouvoir d'agglutiner, c'est-à-dire de coller entre elles certaines particules, en particulier les poussières, dans le but d'éviter qu'elles ne se dispersent dans l'air. Par exemple, le produit Pliz (dépoussiérant-nettoyant) qui a un effet antistatique et retarde le retour de la poussière sur le support.

▶ Précautions d'utilisation

Ces produits ne doivent pas être inhalés. il est conseillé de bien aérer le local au moment de l'application.

e. Les détergents ou tensioactifs

Ce sont des produits utilisés pour nettoyer divers supports (tissus, vaisselle, sols). Ils détachent les salissures et facilitent leur évacuation. On les appelle aussi des tensioactifs.

Il y a les tensioactifs anioniques, cationiques, non ioniques et amphotères[22]. Un détergent est constitué de molécules de tensioactifs, composées de deux parties (*cf.* Fig. 6.21).

▶ Propriétés

Les propriétés des détergents portent le nom de pouvoirs. Ils en possèdent quatre.

- *Le pouvoir mouillant* : c'est ce qui permet la pénétration de l'eau entre les fibres. Or, l'eau mouille difficilement les objets gras. Le détergent, de par sa structure, permet à l'eau de pénétrer sur un support gras (action de la partie lipophile) (*cf.* Fig. 6.22).
- *Le pouvoir dispersant* : il correspond à la fragmentation des salissures grasses.

21. Par exemple, le spray NDD du laboratoire RIVADIS souvent utilisé dans les services hospitaliers.

22. Leurs différences s'évaluent au niveau des pouvoirs mouillant et moussant.

MODULE 6
Compétences professionnelles

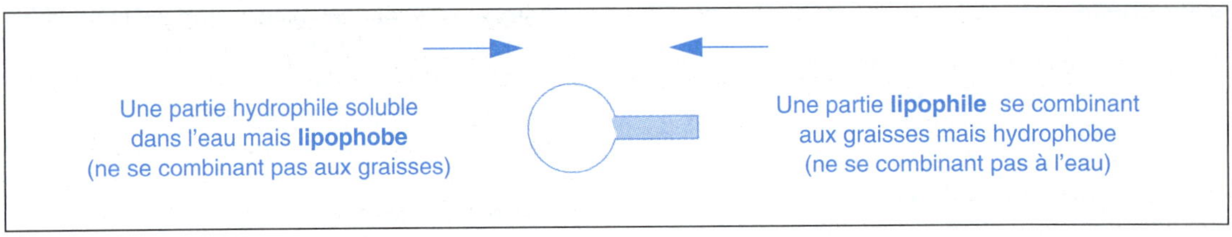

FIG. 6.21 – **Les deux parties du détergent.**

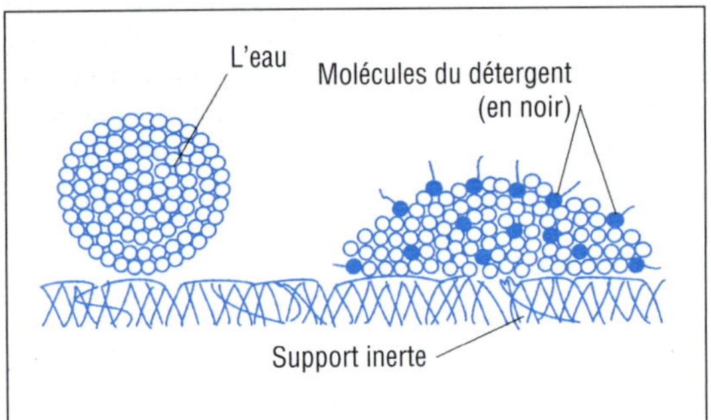

Le détergent réduit la tension superficielle de l'eau, lui permettant ainsi de pénétrer dans le support inerte.

FIG. 6.22 – **Le pouvoir mouillant.**

• *Le pouvoir émulsionnant* (*cf.* Fig. 6.23) : il permet de détacher les salissures grasses de leur support et de les maintenir en suspension.

• *Le pouvoir moussant* : le brassage, en faisant pénétrer de l'air dans la solution, entraîne la formation de mousse qui va favoriser l'évacuation des salissures au rinçage.

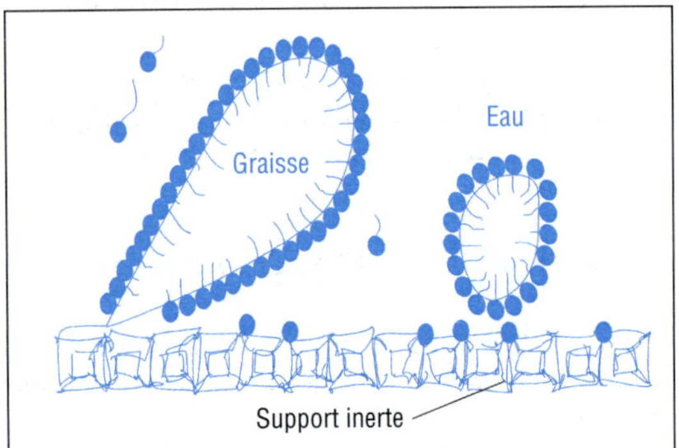

Les parties lipophiles des molécules d'un détergent entourent les particules de graisse. Les têtes hydrophiles tendent à les décrocher et à les disperser.

FIG. 6.23 – **Le pouvoir émulsionnant.**

NB : Les tensioactifs n'ont pas de pouvoir désinfectant[23].

Choix

Le choix du produit est fonction des objectifs du travail à réaliser, du degré de salissure et de la nature du support.

• La présentation se fait sous trois formes : liquide, poudre et gel.

• Les utilisations sont très variées : lavage de la vaisselle, du linge, des matériels, des sols et des parois. A l'hôpital, on utilise de plus en plus les détergents-désinfectants (qui permettent le bionettoyage) : ils nettoient et désinfectent en un seul passage.

Précautions d'utilisation

L'AS doit vérifier si le produit :

• est adapté aux salissures à éliminer et au support (linge ou sol) ;

• est inoffensif pour l'utilisateur ;

• n'altère pas le support ;

• se dissout facilement dans l'eau et se rince aisément ;

• est bien dosé (le dosage dans l'eau est indiqué sur l'emballage).

Études de cas

En crèche, le personnel de ménage procède au nettoyage de tous les lavabos au moyen d'un abrasif tendre et du sol avec un détergent. Le ménage se fait hors de la présence des enfants.

En école maternelle, on profite du mercredi pour procéder à un entretien approfondi des locaux. On utilise des crèmes à récurer dans la cuisine, des agglutinants pour la poussière et des détergents pour le sol. L'eau de

23. Seuls les tensioactifs cationiques ont une activité antibactérienne légère.

javel et les désodorisants parfumés sont également largement utilisés.

A l'hôpital, les agents techniques utilisent chaque jour des détergent-désinfectants pour l'entretien des locaux.

f. *Précautions à prendre*

Au moment de l'entretien d'un local avec des produits de nettoyage, le personnel doit :

- porter des gants de ménage individuels (ou nominatifs), dont la solidité est correcte ;
- ne pas mélanger les produits ;
- utiliser des récipients de stockage s'il y a lieu, ils doivent être spécifiques, identifiables et hors de portée du public ;
- bien lire la notice ;
- respecter le mode d'emploi ;
- respecter les précautions d'utilisation (*cf.* ci-dessous).

Mémo AS, étude d'un produit : la crème à récurer

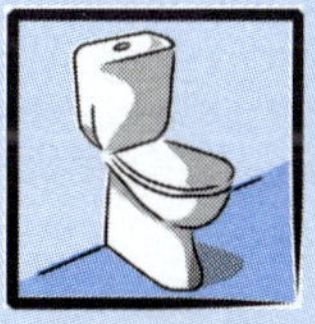
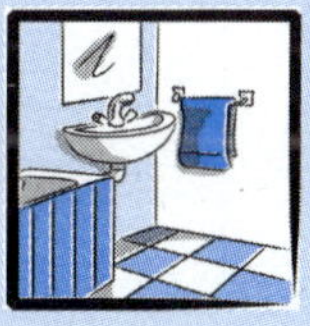
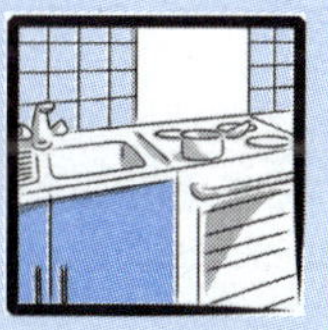

Mode d'emploi
- verser le produit sur une éponge humide ou directement sur la surface à nettoyer ;
- nettoyer ;
- rincer à l'eau potable ;
- refermer le bouchon après usage.

Composition
Contient entre autres composants :
- moins de 5 % : tensioactifs non ioniques ;
- tensioactifs anioniques ;
- tensioactifs biodégradables à plus de 90 % ;
- également des conservateurs.

Conseils d'utilisation
- irritant pour les yeux ;
- conserver hors de la portée des enfants ;
- éviter le contact avec les yeux ;
- en cas de contact avec les yeux, laver immédiatement et abondamment avec de l'eau et consulter un spécialiste ;
- en cas d'ingestion, consulter immédiatement un médecin et lui montrer l'emballage ou l'étiquette Fabricant x (adresse.....)/code barre (------).

2. Bionettoyage des locaux et des équipements

Le bionettoyage est un nettoyage particulier, souvent associé à une désinfection. Il est pratiqué avec des méthodes différentes selon la ***zone à risque*** à laquelle il est destiné. Pour réaliser un bionettoage, on va utiliser des produits ***nettoyants-désinfectants***. Ils réalisent simultanément les deux actions. Très pratiques à utiliser, ils sont de plus en plus nombreux sur le marché. Un bionettoyage est associé à une notion de zones à risques. Aussi doit-il répondre aux exigences de la zone dans laquelle on va travailler.

a. *Les zones à risques*

La classification apparait à la suite des rapports établis par les CLIN :

- ***zone 1*** : secteur n'accueillant pas de malades (pratique d'un nettoyage avec un détergent) ;
- ***zone 2*** : secteur accueillant des malades non infectieux (pratique d'un nettoyage avec un détergent-désinfectant) ;
- ***zone 3*** : secteur accueillant des malades « fragiles » (pratique d'un bionettoyage simple en cinq points) ;
- ***zone 4*** : secteur accueillant des malades dont les défenses naturelles de l'organisme sont diminuées (pratique d'un bionettoyage biquotidien en sept points).

b. *Techniques de bionettoyage. généralités*

Le soignant qui doit effectuer un bionettoyage va agir en plusieurs temps en fonction du degré du risque du local (*cf.* Tableau ci-dessous).

c. *Technique de bionettoyage en zone 2*

Étude de cas : bionettoyage de la chambre de M. X (sortie du patient) en service de long séjour (zone 2)

Tahar, technicien de surface, travaille en service de soins de longue durée. Le patient M. X, 76 ans, est sorti ce matin à 8 h et Tahar est chargé d'effectuer un nettoyage complet du local (chambre et salle de bain). Le responsable lui demande de pratiquer un bionettoyage adapté au service (classé en zone 2).

Tableau 6.9 - Le bionettoyage adapté aux « zônes à risque ».

4 zones à risque	Quelques exemples	Techniques de bionettoyage	Produits utilisés
Zone 1 = faible risque (n'accueille pas de personnes malades)	– Maisons de retraite – Crèches – Haltes-garderies – Bureaux	Agir en 3 temps : – prénettoyage (ôter les souillures visibles) ; – nettoyage ; – rinçage.	– Abrasif ou détartrant – Détergent
Zone 2 = risque moyen (accueille des patients malades ou fragiles)	– Maternités – Services hospitaliers – Soins de longue durée – Psychiatrie – Cures médicales	Agir en 3 temps : – prénettoyage ; – nettoyage ; – rinçage.	– Abrasif ou détartrant – Détergent-désinfectant (DD)
Zone 3 = haut risque (accueille des patients malades ou fragiles)	– Pédiatrie – Urgences – Laboratoires – Radiologie – Cuisine – Toilette…	Agir en 5 temps : – prénettoyage ; – nettoyage ; – rinçage ; – désinfection ; – rinçage éventuel (si contact buccal ou alimentaire).	– Abrasif ou détartrant – Détergent – Détergent-désinfectant (DD)
Zone 4 = très haut risque (accueille les personnes très fragilisées)	– Bloc opératoire – Néonatologie – Brûlés, greffés – Immunodéprimés – Chimiothérapie – Oncologie	Agir en 5 ou 7 temps[a] : Dans cette zone, il s'agit d'augmenter les étapes du nettoyage. – prénettoyage ; – nettoyage ; – rinçage ; – désinfection ; – rinçage éventuel (si contact buccal ou alimentaire).	– Abrasif ou détartrant – Détergent – Détergent-désinfectant (DD)

a. Selon les directives, les 2e et 3e temps peuvent être répétés 3 fois (ce qui portera à 7 le nombre d'étapes).

Dans le cadre du bionettoyage, des zônes à faible risque infectieux, on peut pratiquer un lavage en deux temps.

▸ Matériel

Un chariot de ménage avec presse et balai à franges.

▸ Organisation de la tâche

Elle se décompose en deux temps :

• Le pré-nettoyage

Il s'agit de :

- évacuer les draps + couvertures etc. ;
- éliminer les déchets visibles (vider poubelles dans sacs bien fermés) ;
- nettoyer le petit matériel (sanitaires, poubelle) ;
- mettre l'eau de javel dans le siphon du lavabo et dans le WC ;
- nettoyer le mobilier (lit, table, adaptable) avec un nettoyant désinfectant ;
- faire un dépoussiérage humide pour le mobilier (étagères de la penderie…) et le petit matériel (téléphone, téléviseur…) ;
- faire un balayage humide du local (avec le balai trapèze).

• Le lavage en deux temps

Il s'agit de nettoyer le sol à deux reprises en rinçant bien entre les deux opérations. Le nettoyage du sol se fait avec de l'eau et un produit détergent-désinfectant (dilué aux doses prescrites sur la notice).

NB : la technique pour une zone 2 est illustrée par l'étude de cas ci-après.

d. *Variante : le lavage à plat*

La méthode dite du lavage à plat est pratiquée lors du bionettoyage des zones à haut risque infectieux. (par exemple, les salles d'opération). Le technicien de surface doit effectuer entre 5 et 7 temps de bionettoyage (*cf.* Tableau 6.9). Il doit aussi laver les murs et les plafonds, d'où le terme « lavage à plat », facilité par l'emploi de balais à franges plats, très maniables (appelés moppes).

6 Techniques et moyens de prédésinfection, de désinfection et de stérilisation

1 ▸ La prédésinfection et la désinfection du matériel médico-chirurgical

La prédésinfection et la désinfection du matériel médico-chirurgical sont deux opérations complémentaires, qui ont le même objectif : lutter contre le risque infectieux. Les techniques présentent quelques différences en fonction de la destination du matériel.

1. Principes et objectifs

Partant de l'adage qui dit « qu'on ne désinfecte que ce qui est propre », il est utile de bien connaître les techniques de prédésinfection et de lavage.

a. La prédésinfection du matériel

▸ Principe

La prédésinfection consiste à ***immerger*** le matériel dans un produit prédésinfectant afin de le ***préparer*** à la désinfection.

▸ Objectifs et intérêt

La prédésinfection permet d'éviter rapidement la dissémination des germes infectieux, et, de ce fait, vise à ***protéger*** :

- le personnel de soin chargé des manipulations des matériels médico-chirurgicaux (hautement contaminés) ;
- l'environnement.

Cette mesure participe donc à la prévention des infections nosocomiales (IN) en milieu hospitalier.

La prédésinfection a aussi un intérêt pratique : elle facilite le nettoyage ultérieur du matériel, en décrochant les résidus protéiques qui risquent de s'incruster.

b. La désinfection du matériel

▸ Principe

La désinfection du matériel médico-chirurgical est associée le plus souvent à son nettoyage, au moyen d'un produit nettoyant ou détergent-désinfectant.

▸ Objectif et intérêts

C'est un procédé qui permet de ***tuer les germes*** infectieux ou d'***inactiver*** leur développement et donc d'assurer la sécurité du personnel et des patients (prévention du risque infectieux).

2. Techniques

Les techniques de prédésinfection et de désinfection, et le choix des produits s'adapteront à chaque situation ; voici deux techniques différentes ci-après.

Technique de prédésinfection et désinfection des instruments de chirurgie

Il s'agit ici du protocole utilisé en service de chirurgie pour traiter les instruments souillés.

▶ 1er temps : l'immersion (ou trempage)

Les instruments sont *immergés* dans un bac rempli d'un produit prédésinfectant dès la fin de leur utilisation. Ils sont transportés dans un *bac fermé* à la stérilisation dans la zone dite sale (*cf.* Fig. 6.24).

Pour être efficace la prédésinfection doit respecter quelques règles d'hygiène (H) et de sécurité (S) :

- les instruments doivent tremper 15 minutes dans le produit prédésinfectant (dilué) ;
- les solutions de trempage ne doivent pas être gardées plus de 24 heures ;
- les bacs de trempage sont nettoyés chaque jour.

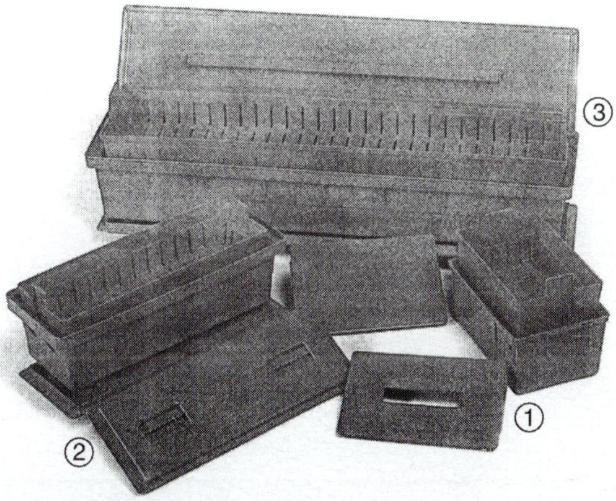

① 90B03 Bac + égouttoir + couvercle (3 L)
② 90B05 Bac + égouttoir + couvercle + plateau (4/5 L)
③ 90B15 Bac + égouttoir + couvercle + plateau (10/15 L)

FIG. 6.24 – **Les bacs de trempage pour la prédésinfection et la désinfection du matériel médico-chirurgical.**

▶ 2e temps : le rinçage

Après le trempage (vu précédemment) les matériels sont rincés à l'eau chaude, de façon à ôter toutes les traces de produit prédésinfectant utilisé, puis il est transporté vers les bacs de lavage.

▶ 3e temps : le lavage-rinçage et séchage

Au cours du lavage, le matériel est soumis à l'action d'un nettoyant-désinfectant spécifique. Il existe deux formes de lavage : manuel et en machine.

Tableau 6.10 – Le lavage manuel.

Moyens	Actions	Règles d'H et S
– Produit nettoyant-désinfectant (ND) – Blouse – Masque, gants ou lunettes protectrices – Compresses	Il faut : – se protéger ; – regrouper le matériel et les produits ; – nettoyer le matériel avec des compresses imbibées du produit ND ; – rincer abondamment à l'eau claire ;	Veiller à : – revêtir une blouse ; – mettre un masque, des gants et lunettes protectrices ; – respecter le protocole du service ; – bien lire les notices ;

Tableau 6.10 – Le lavage manuel. *(Suite)*

Moyens	Actions	Règles d'H et S
– Lingettes non tissées (pour le séchage) ou air pulsé – Papier, crayon	– sécher avec une lingette ou au moyen de l'air pulsé ; – répertorier le matériel avant de l'emmener au conditionnement (économie).	– avoir des gestes lents et précis (sécurité) ; – privilégier le séchage à l'air pulsé : moins de manipulations (sécurité du personnel) et plus hygiénique.

• Le lavage en machine

Il faut :

- installer le matériel dans les paniers ;
- programmer en fonction du type de matériel.

Le petit matériel souillé est immergé dans de grands appareils appelés laveurs (ou laveurs-désinfecteurs) (*cf.* Fig. 6.25) ou dans des appareils à ultrasons.

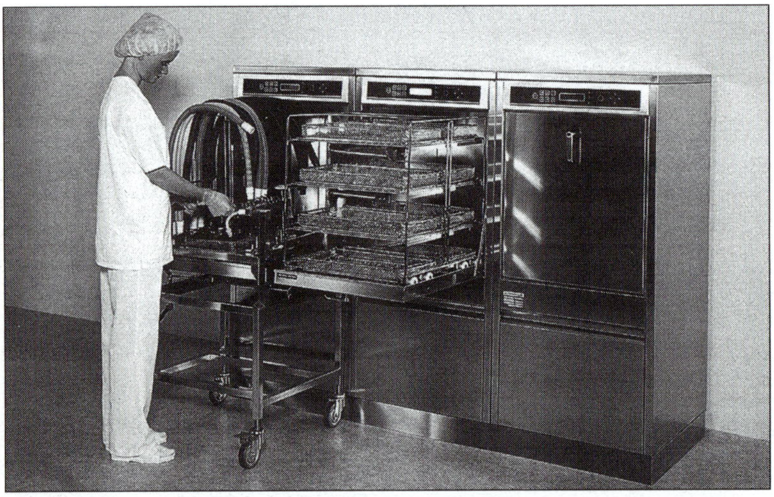

Fig. 6.25 – **Le laveur désinfecteur.**
C'est une grande machine à laver qui lave et désinfecte les instruments.
Certains modèles ont le programme « séchage » intégré (Lequeux).

Lors du nettoyage à ultrasons (c'est le cas pour le matériel d'endoscopie), on met le produit nettoyant prédésinfectant dans la machine. À la fin, on vérifie que les vis ne sont pas détachées des instruments en cours de lavage.

▶ 4e temps : le conditionnement du matériel

Lorsque le matériel est propre, il doit être conditionné en vue de la ***stérilisation*** (*cf.* Chapitre suivant). Le conditionnement est une opération consistant à protéger le matériel au moyen d'un emballage.

• Objectifs et intérêts

Un conditionnement approprié permet :

- le maintien de l'intégralité du matériel (par sa protection) ;
- la conservation après la stérilisation (c'est une barrière efficace contre les germes) ;
- l'étiquetage et un classement facile lors du stockage ;
- l'asepsie de la présentation.

• Moyens

Le conditionnement du matériel se fait dans une zone spéciale. L'emballage le plus utilisé est le papier, car il permet une pénétration facile de l'agent stérilisant (vapeur ou oxyde).

• Procédure

Le conditionnement du matériel est soumis à une procédure stricte. Elle doit s'adapter au matériel à conditionner. Il existe deux sortes d'emballage :

• les sachets en papier pour le matériel souple (linges, compresses). Il faut :
  - respecter la règle de remplissage (aux 2/3 - 1/3) ;
  - chasser l'air du sachet ;
  - faire une soudure efficace ;
  - classer les sachets face papier contre papier ;
  - Poser un *indicateur de stérilisation* qui mentionne la date, le nom du service, les initiales du manipulateur.

• les boites pour le matériel dur, métallique (pinces de chirurgie…). Il faut :
  - désinfecter les boites ;
  - renouveler les coussins de mousse (au fond de la boite) ;
  - placer à l'intérieur des boites (ou des plateaux) des « tests de stérilisation » ;
  - sceller les boites par un ruban « indicateur de passage ».

• Le matériel du conditionnement

Les arceaux muraux et les modules de rangement permettent de ranger le matériel nécessaire au conditionnement (*cf.* Fig. 6.26). Les tables de conditionnement facilitent l'organisation du travail (*cf.* Fig. 6.27).

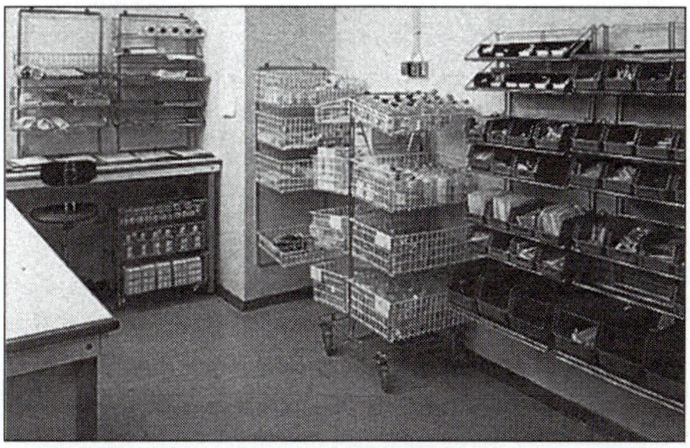

FIG. 6.26 – **Les arceaux muraux et les modules de rangement.**
Ils permettent de ranger le matériel nécessaire au conditionnement (sachets, étiquettes…).

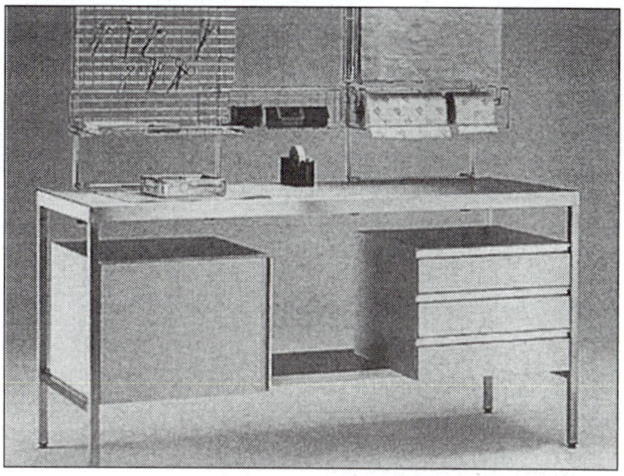

FIG. 6.27 – **La table de conditionnement.**
Elle permet l'emballage des instruments et la préparation des sets (plateaux) à stériliser.

Étude de cas : le lavage manuel des instruments chirurgicaux

Anna, AS en service de chirurgie, est chargée de nettoyer un pack de quinze instruments chirurgicaux (pinces de Kocher, de Péan, bistouris, ciseaux…) qui ont déjà subi une prédésinfection par immersion et un rinçage à l'eau.

Anna va faire un ***lavage manuel*** de ce matériel. Préalablement, elle a pris soin d'enfiler une blouse de protection et de mettre des gants et un masque.

Anna va d'abord ***diluer le produit*** nettoyant-désinfectant dans un bac rempli d'eau (elle respecte le dosage indiqué).

Puis elle ***nettoie*** délicatement le matériel à l'aide d'une compresse et veille à ouvrir les instruments articulés pour éviter les dépôts. Ensuite, elle ***rince*** abondamment la matériel à l'eau courante, puis le ***sèche***.

Anna va enfin ***répertorier le matériel*** en vue du ***transfert vers le conditionnement*** (qui se fera dans un 2e temps).

Rôle de l'AS : règles d'hygiène et de sécurité pour le nettoyage et désinfection des instruments chirurgicaux (AFNOR)

Il faut :
- se protéger pour effectuer les étapes de la procédure (masque, blouse, gants) ;
- manipuler les instruments avec soin (matériel fragile et à risque) ;
- immerger les instruments souillés le plus rapidement possible dans le produit de prédésinfection ;
- respecter la concentration des produits et le temps d'immersion (bien lire le protocole de service) ;

- positionner les instruments correctement dans les paniers, sans les surcharger (de façon à éviter les zones d'ombre) ;
- ouvrir les instruments articulés pour le nettoyage (afin d'éviter les dépôts) ;
- proscrire l'utilisation de brosses métalliques et de tampons à récurer (risque d'éclaboussures et nids à microbes) ;
- rincer minutieusement à l'eau après chaque opération ;
- procéder au contrôle de propreté et de bon fonctionnement des instruments en fin d'opération ;
- retirer du circuit les instruments détériorés ;
- en vue de la stérilisation :
  - ne fermer qu'au premier cran les instruments à encoches et crémaillères ;
  - choisir le conditionnement le mieux adapté aux instruments ;
- retenir une règle : on ne désinfecte et (ou) ne stérilise bien ***que ce qui est propre***.

b. *Technique de désinfection à froid des biberons*

▶ Objectif

Le procédé de désinfection à froid vise à détruire tous les germes microbiens sur le petit matériel destiné à l'alimentation du bébé : biberons + tétines.

▶ Intérêt

C'est une méthode rapide et qui préserve l'intégrité du matériel (les tétines restent fermes). Toutefois, il faut prendre beaucoup de précautions d'hygiène lors des manipulations. Ce qui explique que certaines personnes préfèrent la méthode de stérilisation à chaud pour ce type de matériel.

▶ Technique et moyens

Etape préalable : le matériel aura été nettoyé, puisque « on ne désinfecte que ce qui est propre ».

Tableau 6.11 - Technique de désinfection à froid des biberons et tétines.

Moyens	Technique	Règles d'H et S
– Bac de désinfection à froid – Produit désinfectant 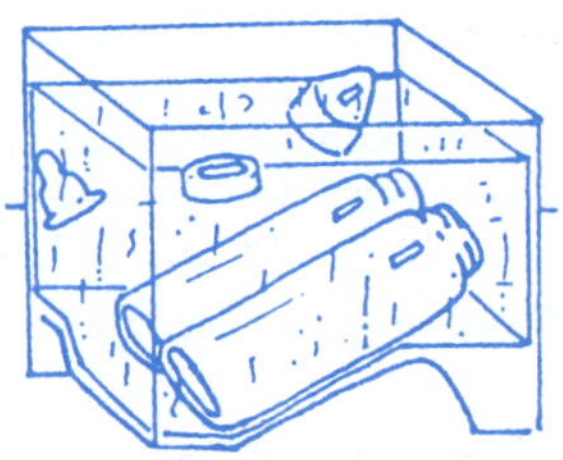 Un bac de désinfection à froid.	– Vérifier la propreté du bac et la propreté des biberons[a] ; – remplir le bac d'eau ; – faire la dilution du produit ; – immerger les biberons dans la solution ; – immerger les tétines et les bagues ; – respecter le temps d'immersion prescrit ; – à la fin, sortir les biberons ; – remonter la tétine sur la bague et fermer le biberon.	– Vérifier la propreté du matériel ; – se laver les mains (hygiène préalable indispensable) ; – respecter le dosage du produit (sécurité) ; – éviter de créer des bulles d'air lors de l'immersion[b] ; – veiller à démonter les tétines des bagues (sécurité) ; – sortir les biberons avec des pinces spécifiques ; – utiliser rapidement le matériel.

a. Le nettoyage est pratiqué à l'eau savonneuse au moyen d'un écouvillon. Il faut bien rincer le matériel avant de le mettre dans le bac pour subir la désinfection.
b. Les bulles d'air créent des zones de non désinfection dans le biberon.

c. *Choix des méthodes de désinfection des dispositifs médicaux en fonction des niveaux de risques*

Le traitement des dispositifs médicaux est fonction de l'évaluation du risque infectieux. On a établi trois niveaux de risques[24] (*cf.* Tableau 6.12).

24. Classement établi par le comité supérieur d'hygiène publique de France et le Comité technique national des infections nosocomiales.

Tableau 6.12 – Choix des méthodes de désinfection des dispositifs médicaux en fonction des niveaux de risques.

Niveaux de risque	Matériels	Classement	Méthodes de désinfection
1. Haut niveau	Matériels destinés à être introduits dans une cavité ou un tissu (quelle que soit la voie d'abord)	Critique	Désinfection de haut niveau ou utilisation d'un matériel à usage unique ou stérilisation à l'autoclave
2. Moyen niveau	Matériels destinés à être en contact avec les muqueuses ou la peau lésée superficiellement	Semi-critique	Désinfection de niveau intermédiaire
3. Bas niveau	Matériels destinés à être en contact avec la peau intacte ou matériels sans contact	Non critique	Désinfection de bas niveau

3. Produits de prédésinfection (P) et de désinfection (D)

De nombreux produits (de P et de D) sont aujourd'hui utilisés dans les milieux hospitaliers. Ils doivent répondre aux normes AFNOR (voir tableau suivant).

a. Les produits de prédésinfection

Ils sont utilisés pour prédésinfecter le matériel médico-chirurgical avant le nettoyage et le passage à l'autoclave. Ils sont surtout utilisés dans les services de stérilisation centrale.

A titre d'information, citons quelques marques de produits utilisés pour l'immersion des instruments chirurgicaux : l'hexanios, le salvanios, le bededex, l'alkazime, etc.

b. Les produits de désinfection

Les produits de désinfection sont classés en fonction des principes actifs qu'ils contiennent et des emplois auxquels ils sont destinés (*cf.* Tableau 6.13 ci-après).

Tableau 6.13 - Les principaux produits désinfectants (liste non exhaustive).

Principe actif	Type d'action	Emplois possibles	Normes AFNOR	Particularités
Dérivés chlorés	Rapide	Surfaces internes (sols, plans de travail, sanitaires…)	Bactéricide Virucide sporicide	L'eau de javel est le plus connu et utilisé.
Aldéhydes	Lente	Instruments et matériels médico-chirurgicaux surfaces inertes	Bactéricide Fongicide Virucide sporicide	Ils ont un fort pouvoir antimicrobien (détruisent la membrane cellulaire de la bactérie).
Phénols	Intermédiaire	Sanitaires pollués (WC, vidoirs, siphons) matériels médico-chirurgicaux	Bactéricide Fongicide virucide	Ils sont très utilisés en tant que nettoyants-désinfectants (spray).
Ammoniums quaternaires	Rapide	Surfaces inertes matériels médico-chirurgicaux	bactériostatique[a]	Ils sont davantage utilisés comme nettoyants que désinfectants (tensioactifs cationiques).

a. Ils sont considérés davantage comme des nettoyants. Toutefois, associés à des aldéhydes ou des phénols, ils peuvent être classés désinfectants.

MODULE 6
Compétences professionnelles

Tableau 6.13 - Les principaux produits désinfectants (liste non exhaustive). *(Suite)*

Principe actif	Type d'action	Emplois possibles	Normes AFNOR	Particularités
Biguanides	Rapide	Surfaces inertes petit matériel médico-chirurgical (lentilles cornéennes)	Bactéricide détergent	Rare produit à la fois antiseptique et désinfectant.

c. Précautions d'utilisation des différents produits

Il faut vérifier sur l'emballage :

- le ***type*** de produit « nettoyant-désinfectant » ou « désinfectant » ;
- le ***mode d'action*** (Agit sur les bactéries : les tue ou les inactive ? Agit sur les virus ? sur les champignons ?...) ;
- les ***dangers*** (risques pour la peau, les yeux, l'appareil respiratoire...) ;
- les ***conditions d'emploi*** (à diluer ou non avec de l'eau, temps d'immersion, dosage...) ;
- les ***domaines d'utilisation*** (par exemple : pour objets ou instruments chirurgicaux ou surfaces inertes...) ;
- les ***précautions particulières*** (par exemple : port de gants, de masque...).

d. Le déstockage des produits

Afin d'assurer une bonne conservation des produits et par mesure de sécurité, il est recommandé de tenir les produits :

- droits ;
- à l'abri de la lumière, de la chaleur et de l'humidité, dans leur conditionnement d'origine ;
- loin des produits alimentaires.

Étude de cas : « Javelliser » la cuisine

Jane, AS en psychiatrie, est chargée, au début de la matinée, de procéder à l'entretien de la cuisine. Après avoir nettoyé le plan de travail en carrelage à l'aide d'une crème à récurer, elle effectue plusieurs rinçages, puis elle procède à la javellisation complète du meuble (surfaces et étagères).

– Elle tient compte des précautions d'utilisation du produit en lisant attentivement la notice. Il est bien spécifié que le mélange détergent-javel est très nocif[25].

– Elle protège ses mains avec des gants de ménage, elle évite les éclaboussures, elle referme aussitôt la bouteille (en veillant au déclic de sécurité) et la replace à sa place habituelle.

– Elle veille à aérer largement la pièce jusqu'à ce que l'odeur du produit ne soit plus perçue. Dans 1 heure, l'animateur et des patients viendront préparer des gâteaux.

25. Le mélange « détergent-javel » doit être évité car il est très nocif pour l'appareil respiratoire. L'utilisateur doit donc procéder à un ou plusieurs rinçage(s) du produit détergent avant de désinfecter le plan de travail à la javel pour éviter ce dégagement.

Mémo AS : étude de deux produits de désinfection

L'eau de javel

a) Mode d'action

L'eau de javel agit par oxydation. Les souillures sont transformées en matières incolores qui sont ensuite éliminées au rinçage. Elle est bactéricide, virucide et sporicide.

b) Composition

Elle est obtenue à partir de l'hypochlorite de sodium. La concentration s'exprime en degrés chlorométriques (Chl). On trouve des eaux de javel à 9° Chl toute prête à être utilisée ou 36° Chl en berlingots ou flacons qu'il faut diluer dans l'eau (extrait de javel).

c) Mode d'utilisation

– Faire une dilution des petits emballages. Par mesure de sécurité, il faut diluer dès que possible les berlingots d'un quart de litre d'extrait de javel à 36°Chl de manière à obtenir de l'eau de javel à 9° Chl[a]. Le produit obtenu se conserve alors environ 3 mois.
– Surtout, ne jemais utiliser des bouteilles alimentaires, par exemple bière, eau minérale,... même bien étiquetées. Les jeunes enfants, qui ne savent pas lire, peuvent se tromper.
– Ouvrir correctement le berlingot.

a. Nouvelles normes européennes.

- Procéder sur l'évier, le bord de l'emballage tourné vers le mur (utiliser des ciseaux).
- Tenir entre le pouce et l'index, couper l'extrême pointe (ou bec), verser doucement le contenu dans un récipient de 1 litre et compléter avec de l'eau froide.

d) Précautions
- Éviter les mélanges de produits.
- L'eau de javel doit être utilisée seule !
- Un dégagement de chlore peut se produire lorsqu'on mélange de l'eau de javel avec un produit détartrant ou détergent. Dans ce cas, il faut aérer le local au maximum et quitter la pièce immédiatement. Ce dégagement est très nocif pour les voies respiratoires.

Un spray de désinfection par pulvérisation

a) Objectifs et intérêts

La charge en particules d'un local dépend de l'équilibre entre la contamination initiale émise par les personnes et les procédures de renouvellement de l'air (ventilation, climatisation, aération) et de désinfection de l'air.

La désinfection des locaux par voie aérienne consiste (toujours après nettoyage) à pulvériser (à l'aide d'un pulvérisateur ou d'une bombe aérosol) un produit désinfectant.

b) Composition

Prenons l'exemple de l'*Aniospray* (Anios) : c'est un produit à la fois bactéricide et virucide, c'est un mélange d'aldéhydes, d'essences parfumées et d'alcool. Il permet la désinfection rapide du matériel et des surfaces, son séchage est rapide et sans traces, son odeur est agréable (voir photo ci-après).

c) Précautions d'utilisation

Ce produit n'est pas toxique, mais il faut aérer car il peut être irritant pour les voies respiratoires et les yeux. Il est indispensable de bien lire l'étiquette et de respecter le mode d'emploi. Il faut :
- protéger le produit des rayons solaires ;
- ne pas exposer le produit à une température supérieure à 50° C ;
- ne pas percer ou brûler même après usage ;
- ne pas vaporiser vers une flamme ;
- Conserver hors de la portée des enfants ;
- ne pas fumer ;
- procéder par de brèves pressions sans pulvérisation prolongée.

NB : Les pollutions liées à la présence des personnes varient selon :
- le nombre de personnes présentes ;
- les activités (dont les mouvements des personnes) ;
- les émissions cutanées (transpiration, desquamation...) ;
- les émissions rhino-pharyngées (parole, respiration, éternuements...).
- les émissions de selles, d'urines...

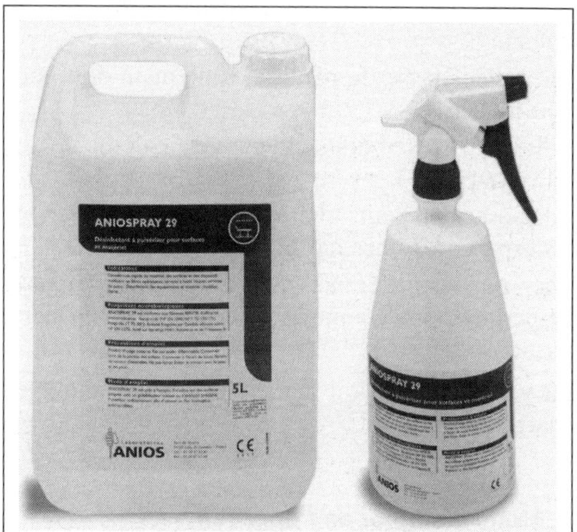

FIG. 6.28 – **L'aniospray.**

2 ▸ LA STÉRILISATION

1. Technique de stérilisation à la vapeur

La stérilisation par la vapeur est la méthode, recommandée à chaque fois que cela est possible. C'est en effet celle qui présente la plus grande marge de sécurité.

Rappel : Il est toujours nécessaire de procéder préalablement à la prédésinfection et au nettoyage de l'objet à stériliser.

a. Intérêt

La chaleur humide est plus pénétrante que la chaleur sèche. Toutefois, l'efficacité de cette technique est due à l'association « température + temps » qui parvient à inactiver les micro-organismes portés par les supports inertes, solides ou liquides.

b. Règles de chargement du matériel

Lors du chargement du matériel dans l'autoclave, il faut veiller à :

- disposer les packs et les sachets sur un champ dans un panier ;
- mettre les faces papier des sachets l'une contre l'autre (et non papier contre plastique) ;
- ne pas trop charger le container (aux 2/3 du volume) ;
- ne jamais tasser le matériel (une main doit pouvoir passer !) ;
- disposer les boites bien verticalement sur un champ ;
- disposer des petits champs entre les boites pour les espacer les unes des autres ;
- déposer les différents « tests » dans les paniers. Ils permettront de contrôler l'efficacité de la stérilisation (voir ci-après).

La vapeur d'eau doit passer facilement entre les charges à stériliser.

c. Mode d'emploi de l'appareil

Il existe deux temps importants dans le processus de stérilisation :

▸ Au début de l'opération

- Vérifier la pression indiquée par le manomètre ;
- ouvrir la porte (si le *voyant* « porte » est allumé) ;
- dès que les charges sont à l'intérieur, fermer la porte (appuyer sur le bouton « porte » jusqu'à ce que le *voyant* « porte » s'allume) ;
- « programmer » le type de cycle (programme 1, 2, 3…) ;
- appuyer sur le bouton « départ de cycle » (si le voyant « départ cycle » est allumé).

▸ A la fin de l'opération

- Vérifier les indicateurs et vérifier le manomètre de pression ;
- appuyer sur l'ouverture de porte (jusqu'à extinction du voyant « porte fermée ») ;
- refermer la porte (en maintenant l'action jusqu'à l'allumage du voyant).

d. Vérification de l'efficacité de la stérilisation

Pour s'assurer de l'efficacité de la stérilisation, il faut utiliser différents tests de contrôle.

▸ Avant toute charge

Il faut pratiquer le ***test Bowie-Dick*** pour s'assurer du bon fonctionnement de l'appareil et noter le résultat.

▸ Avant chaque cycle

Il faut vérifier :

- la bonne disposition de la charge ;
- la sélection correcte du cycle ;
- la présence du (ou des) « tests de stérilisation ».

▸ Pendant le cycle

Vérifier les manomètres et les thermomètres.

▸ À la fin du cycle

La charge sort dans la « zone stérile » de la stérilisation située de l'autre côté de l'autoclave.

- Il faut vérifier à la sortie de la charge, que :
  - les emballages sont intègres ;
  - la charge est sèche ;

- les paramètres requis par l'observation du virage de la couleur des tests (indicateurs de passage) sont obtenus ;

• Il faut étiqueter la charge :
- du n° du stérilisateur ;
- du n° du cycle ;
- de la date ;
- de sa signature.

Ainsi, elle sera validée.

e. *Technique de stérilisation des biberons (procédé domestique)*

Pour la stérilisation à chaud des biberons, on utilise soit le principe de stérilisation à vapeur, soit le procédé par ébullition dans un stérilisateur (type Soxhlet). À l'hôpital, les biberons sont stérilisés à la vapeur (à l'autoclave).

Étape préalable : dans tous les cas, les biberons et les tétines auront été nettoyés, puisque « on ne stérilise que ce qui est propre ».

Tableau 6.14 - Technique de stérilisation à chaud des biberons.

Matériel	Technique	Règles d'H et S
– On utilise un stérilisateur en aluminium, muni d'un panier destiné à recevoir les tétines. – Pour la méthode à la vapeur, le modèle est le même mais il est muni d'un fil électrique.	C'est une stérilisation par ébullition. ***Préparation de la stérilisation*** – Remplir le stérilisateur avec de l'eau du robinet. – Mettre les biberons tête en bas dans le panier. – Mettre les tétines montées sur bague et les capuchons dans un panier conçu à cet effet (pour une stérilisation à la vapeur). ***Après la stérilisation*** – Fermer chaque biberon avec le combiné complet. – Conserver le matériel stérilisé rangé au réfrigérateur.	– Se laver les mains. – Mettre une blouse et un masque. – Vérifier la propreté du matériel (biberons, tétines et appareils). – Respecter le temps d'ébullition (15 minutes).
La méthode Stérilisation à chaud (vapeur ou ébullition) : on utilise un procédé physique Les germes sont détruits sous l'action de la chaleur. Il faut compter : – 15 minutes pour les appareils type Soxhlet qui vont sur le gaz ou sur une plaque électrique ; – quelques minutes seulement pour les stérilisateurs à vapeur. Les modèles à vapeur ont besoin de beaucoup moins d'eau et de temps pour stériliser.	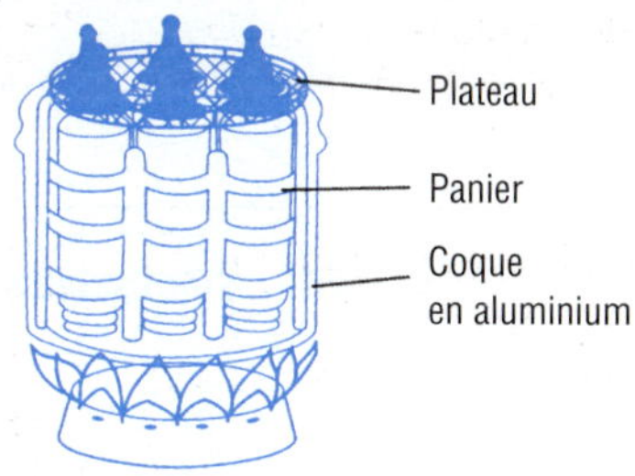 Un stérilisateur (type Soxhlet).	– Se relaver les mains. – Veiller à ne pas toucher les tétines (*cf.* ci-dessous). – Noter la date et l'heure de la stérilisation. – Utiliser rapidement le matériel après la stérilisation.
Règle de base d'H et S Tenir la tétine par le support plastique et la recouvrir de son capuchon protecteur.		

2. Matériels de la stérilisation

La stérilisation met en œuvre du gros matériel (type autoclave) et du petit matériel.

a. *Le gros matériel de stérilisation*

Les matériels de stérilisation sont les autoclaves, les étuves, les stérilisateurs à vapeurs bactéricides ou à radiations non ionisantes (UV). Nous en étudierons quelques-uns.

▸ Le stérilisateur à vapeur sous pression (type autoclave, *cf.* Fig. 6.29).

L'autoclave est un appareil destiné à la stérilisation du matériel thermostable par la vapeur sous pression (dite chaleur humide).

- Matériel stérilisé
  - Le linge : draps, compresses, blouses, bottes en tissus.
  - Le caoutchouc : sondes, tétines, doigtiers, gants…
- Conditions de stérilisation à l'autoclave : elles sont les mêmes pour tous les objets à stériliser, soit de 134 °C durant 18 minutes.

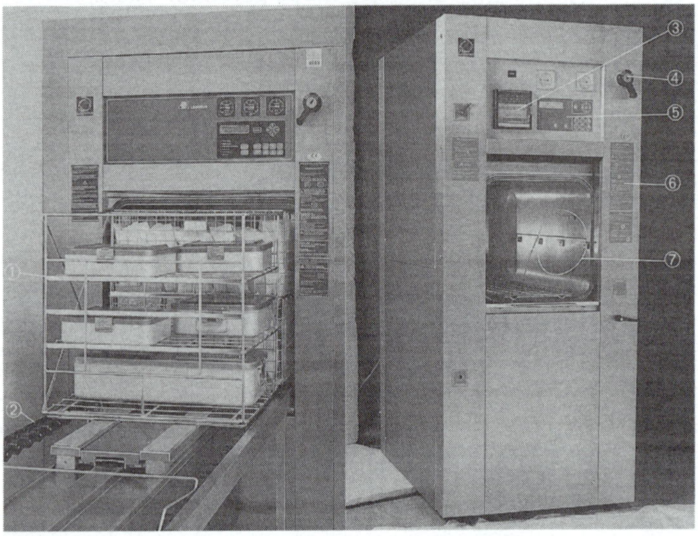

Stérilisateur modèle KH 66 (Lequeux).
Volume de chargement : 324 à 432 litres
① Support containers
② Système de chargement automatique

Stérilisateur modèle Ecosté (Lequeux).
Volume de chargement : 108 à 144 litres
③ Enregistreur
④ Arrêt d'urgence
⑤ Automate (programme les cycles)
⑥ Consignes de sécurité
⑦ Chambre

FIG. 6.29 – **Stérilisateurs à vapeur.**

▸ Caractéristiques

- L'enceinte en acier inoxydable : elle est munie de portes permettant de charge le matériel.
- Le manomètre : il indique la pression dans l'enceinte.
- La soupape de sécurité : elle permet l'évacuation de la vapeur si la pression monte anormalement dans l'enceinte (fonction de sécurité).
- Le robinet de purge : il indique l'évacuation de l'air.
- La chaudière : elle produit de la vapeur d'eau sous pression.
- Un automate programmable : il programme les cycles.
- Une pompe à vide : elle permet d'extraire l'air de l'enceinte.

▸ Principes de fonctionnement (le cycle de stérilisation)

La charge à stériliser doit être introduite par la porte située du côté de la zone de conditionnement. Après la fermeture de cette porte, l'opérateur règle les paramètres du cycle (température, temps…). Pendant ce cycle, la pression atteint 3 bars et la température 134° C. À la fin du cycle, la charge est récupérée du côté de la zone stérile.

▶ Le stérilisateur à vapeurs bactéricides

Par exemple : vapeurs de formol, de peroxyde d'hydrogène, etc. Le principe de fonctionnement est la propulsion de vapeurs bactéricides à froid respectant certains objets thermosensibles.

Tableau 6.15 - Utilisation du stérilisateur à vapeurs bactéricides.

Objets à stériliser	Températures	Durées de stérilisation
Caoutchouc (gants, doigtiers, sondes)	20° C	2 h en contact avec les vapeurs de formol
Instruments de verre et de métal	50° C	48 h en contact avec les vapeurs de formol

▶ Le stérilisateur à gaz d'oxyde d'éthylène

Le principe de fonctionnement est la propulsion d'un gaz qui a le pouvoir de détruire tous les micro-organismes, les virus et les champignons. Il a l'avantage de ne pas soumettre les objets à trop haute température, ce qui est important pour certains matériels thermosensibles.

Tableau 6.16 - Utilisation du stérilisateur à gaz d'oxyde d'éthylène.

Objets à stériliser	Températures	Durées de stérilisation
– Instruments de chirurgie avec sonde – Matériels électriques	40 à 60° C	3 à 5 h (selon les matériels)

▶ Le stérilisateur par radiations ionisantes

Le principe de la stérilisation est l'exposition aux rayons gamma et aux électrons qui ont le pouvoir de détruire tous les micro-organismes sans altérer le matériel. On utilise cette forme de stérilisation en milieu industriel.

b. *Le petit matériel de stérilisation*

Le petit matériel utilisé pour la stérilisation est très varié. On étudiera plus particulièrement les sachets, les tests et les bacs.

▶ Les sachets de stérilisation

Ils sont destinés à emballer les matériels destinés à la stérilisation et ainsi à bien les différencier. Ils doivent être perméables à la chaleur. Il y en a plusieurs.

• Caractéristiques des sachets

• *Les sachets pelables* : ils présentent une face papier et une face transparente (pour indiquer le contenu).

• *Les feuilles de stérilisation* : ces feuilles en papier crêpé souple, de différentes couleurs, sont surtout réservées à la confection des paquets opératoires.

• *Les sachets à soufflets* : ce sont des sachets papier à deux faces. Ils permettent de conditionner des volume plus importants. Ils comportent des témoins de stérilisation qui virent après passage à l'autoclave.

• Précautions à prendre pour l'étiquetage des sachets

Des indications (contenu, service, utilisateur) doivent être inscrites sur le sachet avec un crayon feutre avant d'introduire l'article dans le sachet (n'utiliser ni crayon mine, ni stylo-bille car cela endommagerait les sachets).

c. *Les tests de stérilisation*

Ces matériels sont destinés à vérifier l'efficacité de la stérilisation. Il existe plusieurs tests (*cf.* détails techniques ci-après).

▶ Le test Bowie-Dick

Ce test est utilisé pour contrôler l'étanchéité de l'autoclave. Il est réalisé tous les matins. Il s'utilise avant la première stérilisation (chaque jour) dans

MODULE 6
Compétences professionnelles

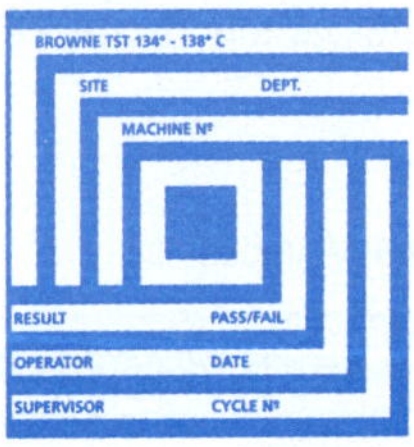

FIG. 6.30 – **Le test Bowie-Dick.**

l'appareil. Il est placé au centre de la charge à stériliser.

Il y a deux sortes de résultats possibles.

- Autoclave non étanche : des fuites à l'intérieur ne permettent pas d'avoir une stérilisation efficace.
- Autoclave étanche : aucune fuite. Les stérilisations peuvent être réalisées ce jour.

Tableau 6.17 – Récapitulatif du mode d'action des produits en fonction du type de salissure.

Nature du produit	Mode d'action (mécanique ou physique ou physico-chimique)	Nature des salissures
Abrasif	Action mécanique (use les salissures)	Salissures très adhérentes
Détergent	Action mécanique (décolle les salissures)	Graisses
Agglutinant	Action mécanique (agglutine les salissures)	Poussières
Détartrant	Action physique (dissocie les salissures)	Tartre, calcaire
Solvant	Action physique (dissout les salissures)	Graisses
Désinfectant ou détergent-désinfectant	Action physico-chimique (réduit la quantité de micro-organismes)	Micro-organismes

Mémo AS : le processus de traitement du matériel

De la prédésinfection à l'utilisation du matériel, le processus de traitement passe par cinq grandes étapes, que le professionnel de santé doit connaître. Chaque étape comprend elle-même plusieurs types d'opérations (*cf.* Fig. 6.31).

- *1re étape* : l'identification du matériel (quel matériel ? dans quel état ? Pour quelle stérilisation ?).
- *2e étape* : la préstérilisation du matériel.
- *3e étape* : le lavage du matériel.
- *4e étape* : le conditionnement du matériel.
- *5e étape* : la stérilisation du matériel.

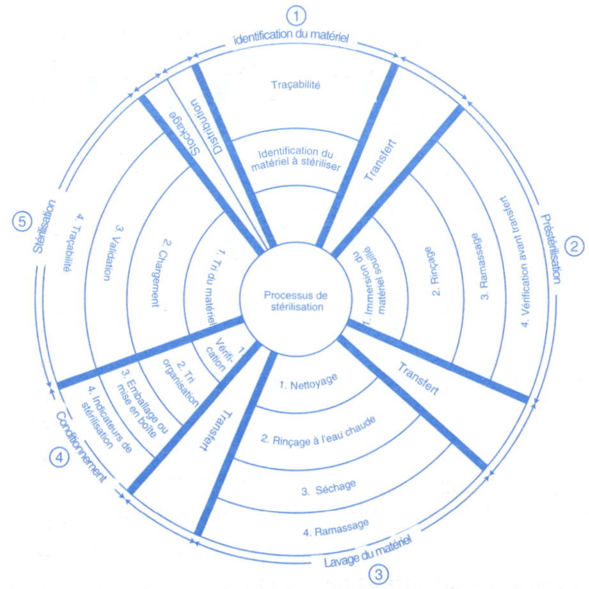
1
Identification du matériel
Traçabilité
Identification du matériel à stériliser
Transfert
2
Préstérilisation
1. Immersion du matériel souillé
2. Rinçage
3. Ramassage
4. Vérification avant transfert
Transfert
3
Lavage du matériel
1. Nettoyage
2. Rinçage à l'eau chaude
3. Séchage
4. Ramassage
Transfert
4
Conditionnement
1. Vérification
2. Tri organisation
3. Emballage ou mise en boîte
4. Indicateurs de stérilisation
5
Stérilisation
1. Tri du matériel
2. Chargement
3. Validation
4. Traçabilité
Stockage
Distribution
Processus de stérilisation

FIG. 6.31 – **De la préstérilisation à l'utilisation du matériel (le découpage est proportionnel à la durée de chaque opération).**

7 Règles d'emballage et de stockage des produits

1 ▸ L'EMBALLAGE ET L'ÉTIQUETAGE DES PRODUITS

Une réglementation s'impose pour l'identification des produits potentiellement dangereux. Cette réglementation doit inciter le personnel de soins à avoir une vigilance préventive lors de l'utilisation des produits.

1. Les mentions obligatoires

a. Règles pour l'emballage

S'il contient un produit potentiellement dangereux, il doit être :

- solide ;
- étanche ;
- inaltérable.

b. Règles pour l'étiquette du produit

Elle doit être :

- apparente (bien en vue) ;
- lisible facilement ;
- en rapport avec la taille de l'emballage.

NB : si le produit est conditionné dans plusieurs emballages, il doit y avoir une étiquette sur chacun d'eux.

L'étiquette du produit doit mentionner :

- le nom du produit ;
- la catégorie ;
- les propriétés ;
- l'utilisation ;
- le mode d'emploi ;
- les précautions d'emploi ;
- les risques particuliers présentés par le produit ;
- les coordonnées du fabricant ;
- les conseils de stockage ;
- les symboles du danger (s'il y a lieu).

Mémo AS, étude de l'étiquette d'un produit nettoyant désinfectant : l'Asphène 381 (RIVADIS)

L'utilisateur peut lire, de haut en bas, les mentions suivantes :

- *le nom du produit* : Asphène 381 (marque déposée) ;
- *la catégorie* : nettoyant-désinfectant ;
- *les propriétés* : bactéricide, fongicide ;
- *l'efficacité du produit* : sur les virus : VIH (Sida), HBV (hépatite), sur le BK (tuberculose) ;
- *le mode d'emploi* et la façon d'ouvrir le flacon : la dilution du produit se fait à l'eau froide, à 0,25 % ;
- *l'utilisation* : le produit s'emploie pour le nettoyage ou le balayage humide selon la méthodes des 2 seaux ;
- *la composition* : ammonium quaternaire et tensioactif non ionique (*cf.* Tableau 6.13) ;
- *les précautions d'emploi* : le produit est corrosif (c) (les mises en garde sont indiquées en caractères gras) ;
- *la quantité* est mentionnée : 1 L ;
- *la norme* européenne (CE) ;
- *la date limite* d'utilisation : 02.10.2008 ;
- *le nom, l'adresse et le téléphone du fabricant* : laboratoire Rivadis à Thouars.

Notons le petit dessin en haut à droite illustrant l'utilisation du produit (nettoyage du sol).

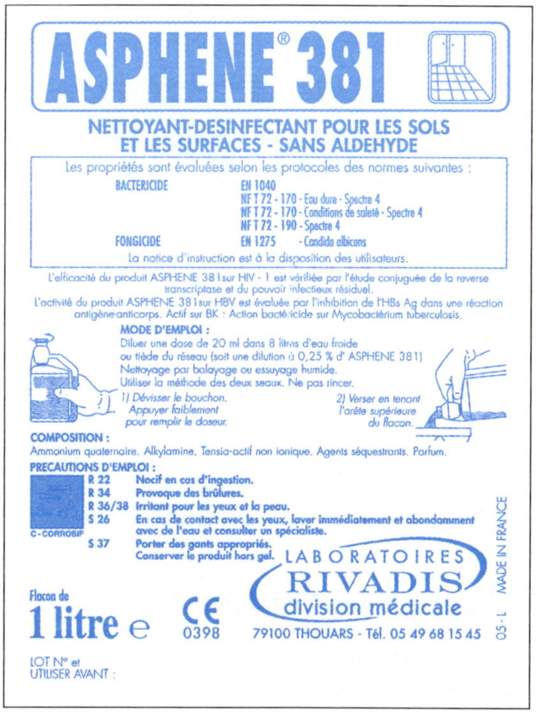
ASPHENE® 381
NETTOYANT-DESINFECTANT POUR LES SOLS
ET LES SURFACES - SANS ALDEHYDE
Les propriétés sont évaluées selon les protocoles des normes suivantes :
BACTERICIDE
EN 1040
NF T 72 - 170 - Eau dure - Spectre 4
NF T 72 - 170 - Conditions de saleté - Spectre 4
NF T 72 - 190 - Spectre 4
FONGICIDE
EN 1275 - Candida albicans
La notice d'instruction est à la disposition des utilisateurs.
L'efficacité du produit ASPHENE 381 sur HIV - 1 est vérifiée par l'étude conjuguée de la reverse transcriptase et du pouvoir infectieux résiduel.
L'activité du produit ASPHENE 381 sur HBV est évaluée par l'inhibition de l'HBs Ag dans une réaction antigène-anticorps. Actif sur BK : Action bactéricide sur Mycobactérium tuberculosis.
MODE D'EMPLOI :
Diluer une dose de 20 ml dans 8 litres d'eau froide
ou tiède du réseau (soit une dilution à 0,25 % d' ASPHENE 381)
Nettoyage par balayage ou essuyage humide.
Utiliser la méthode des deux seaux. Ne pas rincer.
1) Dévisser le bouchon. Appuyer faiblement pour remplir le doseur.
2) Verser en tenant l'arête supérieure du flacon.
COMPOSITION :
Ammonium quaternaire. Alkylamine. Tensio-actif non ionique. Agents séquestrants. Parfum.
PRECAUTIONS D'EMPLOI :
R 22 Nocif en cas d'ingestion.
R 34 Provoque des brûlures.
R 36/38 Irritant pour les yeux et la peau.
S 26 En cas de contact avec les yeux, laver immédiatement et abondamment avec de l'eau et consulter un spécialiste.
S 37 Porter des gants appropriés.
Conserver le produit hors gel.
C - CORROSIF
LABORATOIRES
RIVADIS
division médicale
79100 THOUARS - Tél. 05 49 68 15 45
Flacon de
1 litre e
CE
0398
MADE IN FRANCE
05 - L
LOT N° et
UTILISER AVANT :

FIG. 6.32 – **L'Asphène 381 (RIVADIS).**

2. Le stockage des produits

Certaines règles au niveau du stockage des produits doivent être respectées. Elles concernent à la fois le local et les produits eux-mêmes.

a. Règles pour le local

Le local où sont stockés les produits, doit être :

• *fermé à clé* (mesure de sécurité). La clé doit être placée en lieu sûr ;

• *sec, frais* (à l'abri du soleil) ;

• *équipé d'étagères ou de meubles de rangement.* Les étagères seront :

- en hauteur (hors de portée des enfants) ;
- en nombre suffisant (pour mieux aligner les produits) ;
- assez larges (pour permettre la stabilité et la maniabilité des produits) ;
- étiquetées ou compartimentées (pour permettre un regroupement des produits selon leur catégorie) ;

• *ventilé* : une ventilation mécanique doit être prévue car les produits dégagent parfois des gaz toxiques ou irritants pour les voies respiratoires ;

• *nettoyé régulièrement.* L'hygiène du local de stockage est indispensable pour le confort des utilisateurs. Les étagères et le sol seront régulièrement dépoussiérés et nettoyés ;

• *équipé d'un point d'eau.* L'utilisateur du local aura au minimum besoin de se laver les mains en sortant du local.

b. Règles pour les produits

Les produits doivent :

• *conserver leurs étiquettes d'origine* (c'est une mesure indispensable de sécurité). S'il faut répartir les produits, il ne faut jamais utiliser des bouteilles alimentaires, mais réutiliser des emballages spécifiques et toujours penser à noter le nom du produit sur la bouteille. Toute manipulation doit se faire hors de la présence de l'enfant ;

• *être rangés en hauteur* ;

• *bien refermés* ;

• *listés* (la liste doit être régulièrement mise à jour). Une liste peut être affichée sur le local.

8 Règles de l'isolement des patients

L'isolement des patients consiste à prendre des précautions particulières destinées à prévenir la transmission des agents infectieux dans un service de soins. Ces mesures géographiques et/ou techniques obéissent à des règles strictes.

1 ▸ Type d'isolement

Il existe deux grands types d'isolement.

1. L'isolement septique

a. Objectif

Il a pour objectif d'éviter la transmission d'un agent infectieux (connu ou présumé) à des individus non infectés.

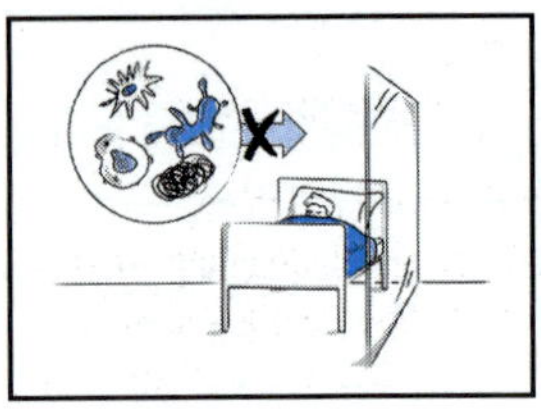

Il s'agit d'empêcher la diffusion d'agents infectieux en provenance du patient et de son environnement (local, mobilier, produits…).

b. Indications

L'isolement septique est indiqué lorsqu'un patient est :

- atteint d'une maladie contagieuse (par exemple : tuberculose, coqueluche…) ;
- porteur d'un agent infectieux résistant aux antibiotiques ;
- infecté par un agent infectieux spontanément non contagieux mais susceptible d'être véhiculé par les mains du personnel (ou le matériel de soins).

c. Règles et précautions à prendre

Cf. page suivante et savoirs pratiques de ce module.

2. L'isolement protecteur

a. Objectif

Il a pour objectif d'éviter la transmission de tout agent potentiellement infectieux à des patients immunodéprimés.

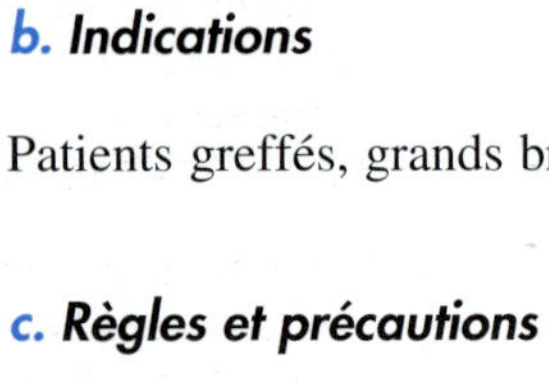

Il s'agit d'empêcher l'entrée d'agents infectieux dans l'environnement du patient.

b. Indications

Patients greffés, grands brûlés, etc.

c. Règles et précautions à prendre

Cf. page suivante et savoirs pratiques de ce module.

2 ▸ Détermination des mesures d'isolement

Les mesures d'isolement à mettre en œuvre sont définies en fonction de deux paramètres.

▸ Le type d'agent infectieux en cause

On peut considérer trois grandes variétés d'agents infectieux :

• *les agents pathogènes* (par exemple : virus de l'hépatite, salmonelles, méningocoque) dont le réservoir est constitué par les patients eux-mêmes ;
• *les agents de la flore commensale* (par exemple : entérobactéries, staphylocoques…) dont le réservoir est l'ensemble des individus (personnel de soins, malades…). ils sont potentiellement transmissibles ;
• *les agents saprophytes* (par exemple : champignons) dont le réservoir est le milieu extérieur. Ils sont potentiellement transmissibles et responsables d'infections nosocomiales.

▸ Le type d'infection ou d'affection

Touchant les patients. Par exemple : personnes atteintes de tuberculose, d'hépatite…

1. Précautions d'isolement (mesures d'hygiène et de sécurité)

On peut considérer deux formes de précautions : les précautions standard et les précautions particulières. Chacune regroupe des mesures d'H et S particulières.

a. *Les précautions standard (ou générales)*

On doit les appliquer quel que soit le type d'agent infectieux en cause, ou le type d'infection touchant les patients. Ce sont des précautions à prendre vis-à-vis des risques de transmission par les liquides biologiques et le sang.

b. *Les précautions particulières*

On doit les appliquer en complément des précautions standard. Elles visent à prévenir les risques de transmission d'agents infectieux à différents niveaux.

2. Procédures d'isolement

Les mesures à prendre pour chaque type d'isolement correspondent à des règles précises. Nous allons étudier les différentes mesures à prendre pour chaque type d'isolement.

a. *L'isolement et les précautions générales*

C'est un isolement septique (*cf.* savoirs de base).

Lavage et/ou désinfection des mains	– Après le retrait des gants, entre deux patients, deux activités. – Des fiches techniques doivent décrire la technique à utiliser dans chaque cas.
Port de gants (Les gants doivent être changés entre deux patients, deux activités)	– Si risque de contact avec du sang, ou tout autre produit d'origine humaine, les muqueuses ou la peau lésée du patient, notamment à l'occasion de soins à risque de piqûre (hémoculture, pose et dépose de voie veineuse, chambres implantables, prélèvements sanguins…) et lors de la manipulation de tubes de prélèvements biologiques, linge et matériels souillés… – Lors de tout soin, lorsque les mains du soignant comportent des lésions.
Port de surblouses, lunettes, masques	– Si les soins ou manipulations exposent à un rique de projection ou d'aérosolisation de sang, ou tout autre produit d'origine humaine (aspiration, endoscopie, actes opératoires, autopsie, manipulation de matériel et linge souillés…).
Matériel souillé	– Matériel piquant/tranchant à usage unique : ne pas recapuchonner les aiguilles, ne pas les désadapter à la main, déposer immédiatement après usage, sans manipulation, ce matériel dans un conteneur adapté, situé au plus près du soin, et dont le niveau maximal de remplissage est vérifié.

▶

	– Matériel réutilisable : manipuler avec précaution le matériel souillé par du sang ou tout autre produit d'origine humaine. – Vérifier que le matériel a subi un procédé d'entertien (stérilisation ou désinfection) approprié avant d'être réutilisé.
Surfaces souillées	– Nettoyer et désinfecter avec désinfectant approprié les surfaces souillées par des projections ou aérosolisation du sang, ou tout autre produit d'origine humaine.
Transport de prélèvements biologiques, de linge et de matériels souillés	– Les prélèvements biologiques, le linge et les instruments souillés par du sang ou tout autre produit d'origine humaine, doivent être transportés dans un emballage étanche, fermé.
Si contact avec du sang ou du liquide biologique	– Après piqûre, blessure : lavage et antisepsie au niveau de la plaie. – Après projection sur muqueuse (conjonctive, par exemple) : rinçage abondant.

b. L'isolement et les précautions particulières

C'est un isolement septique.

Les précautions « air » (A) : transmission « aéroportée » par de fines particules	– Port obligatoire d'un masque adapté avant l'entrée dans la chambre. – Port d'un masque pour le patient lors des déplacements, ceux-ci devant être limités. – Isolement en chambre individuelle, avec renouvellement d'air (6 volumes par heure) – Chambre si possible maintenue en pression négative, porte fermée. En cas d'impossibilité : • regroupement des malades atteints par le même micro-organisme ; • renouvellement de l'air ambiant par ouverture des fenêtres.
Les précautions « gouttelettes » (G) : transmission par des gouttelettes de salive ou de sécrétions des voies aériennes supérieures	– Port d'un masque pour le personnel exécutant des soins rapprochés. – Port d'un masque pour le patient lors des déplacements, ceux-ci devant être limités. – Isolement en chambre individuelle. En cas d'impossibilité : regroupement des malades atteints par le même micro-organisme.
Les précautions « contact » (C) : transmission par contact	– Hygiène des mains et port de gants dès l'entrée dans la chambre. – Hygiène des mains après avoir ôté les gants et avant de sortir de la chambre avec un savon antiseptique ou une solution hydro-alcoolique. – Port de surblouse ou de tablier en cas de contact : • avec le patient ; • avec le mobilier ; • avec le matériel. – Port d'un masque pour le patient lors des déplacements, ceux-ci devant être limités. – Isolement en chambre individuelle. – Utilisation de dispositifs médicaux à usage unique ou réservés exclusivement au patient. – Ne plus toucher l'environnement du malade après avoir ôté ses gants et s'être lavé les mains. En cas d'impossibilité : regroupement des malades atteints par le même micro-organisme.

c. L'isolement protecteur

- ***Objectifs*** : éviter la contamination des patients immuno-déprimés.
- ***Indications*** : brûlés, greffés.
- ***Mesures majeures*** :
  - chambre individuelle (porte fermée) ;
  - lavage des mains avant et après les soins au savon antiseptique ou SHA ;
  - vêtements de protection (bonnet, gants, masque, surblouse) ;
  - matériel stérile pour les grands brûlés[26].
- ***Mesures d'accompagnement*** :
  - petit matériel individuel[27] et autre matériel à usage unique ;
  - transport des patients limité ;
  - visiteurs strictement limités et informés[28] ;
  - port de masque pour les patients qui circulent ;
  - entretien des locaux biquotidien.

Étude de cas : l'isolement gouttelettes de Madame X

Marco est AS dans un service de médecine interne. Il doit s'occuper de Madame X (90 ans) admise le 17 février 2006 pour encombrement bronchique avec toux grasse productive. Après examen et analyses biologiques, le médecin établit le diagnostic de pneumopathie à adénovirus. Madame X a été placée en « isolement gouttelettes ». Marco participe à la mise en place de cette mesure.

Rôle de l'AS : récapitulatif

Dans l'étude de cas ci-dessus : Madame X est en isolement « gouttelettes ».
L'AS doit :
- se laver les mains avec un savon antiseptique, à l'entrée et à la sortie de la chambre de Madame X ;
- revêtir une surblouse, un masque et enfiler des gants, pour tout soin à proximité de la patiente ;
- collecter les DASRI[a] dans des sacs spécifiques[b] ;
- veiller à regrouper les soins ;
- procéder à une désinfection quotidienne de la chambre ;
- informer la patiente et sa famille de l'intérêt des mesures d'hygiène et des conditions d'application ;
- informer les visiteurs sur la nécessité de se laver les mains à la sortie de la chambre ;
- veiller à ce que la patiente porte un masque pour tout déplacement (ceux-ci seront limités) ;
- transmettre l'information lors de tout déplacement et transfert.

a. déchets d'activités de soins à risque infectieux.
b. Sacs pour déchets contaminés.

Tableau 6.18 – Récapitulatif des règles et précautions selon les types d'isolements des patients.

Mesures de précaution	Isolement respiratoire	Isolement protecteur
Lavage des mains strict[a]	X	X
Port des gants	X	X
Port de masque	X	X
Port de surblouse	X	X
Chambre individuelle	X	X
Literie protégée	–	X
Linge à usage unique	–	X

26. Stéthoscope, thermomètre, tensiomètre.
27. Devront être stérilisés : les vêtements, la literie, la vaisselle, l'alimentation.
28. Visiteurs informés des mesures préventives à respecter.

Tableau 6.18 – Récapitulatif des règles et précautions selon les types d'isolements des patients. *(Suite)*

Mesures de précaution	Isolement respiratoire	Isolement protecteur
Matériel à usage unique	–	X
Vaisselle stérile	–	X
Visites limitées	X	X
Visiteurs informés	X	X
Déplacements limités	X	X

a. Lavage des mains avant et après les soins et avant de sortir de la chambre avec un savon antiseptique ou une solution hydro alcoolique (SHA).

9 Règles des circuits en milieu hospitalier

▶ Définition

Les circuits sont des itinéraires prévus pour la circulation des personnes, des objets et des matériels, dans le but de garantir l'hygiène et la sécurité en milieu hospitalier.

1 ▶ Les différents circuits

Dès la construction d'un hôpital, les hygiénistes et les concepteurs prévoient plusieurs circuits :

1. Le circuit des personnes

C'est un circuit organisé à l'intérieur des services hospitaliers. Un grand couloir dessert les différentes chambres. Le bureau du cadre infirmier se situe à l'entrée du service. Dans certains hôpitaux existe un « circuit visiteurs ».

C'est un circuit spécifique organisé à l'extérieur du service hospitalier sous forme de « galerie de circulation ». Cette formule est souvent adoptée par les « services de néonatologie » et de « réanimation ».

Intérêts : cette organisation prévient les risques d'infection nosocomiale, maintient une atmosphère calme autour du malade et facilite le travail du personnel hospitalier.

2. Le circuit des matériels et objets

Il comprend deux types de circuits :

- ***le circuit propre***. C'est un circuit où sont acheminés tous les matériels et objets propres. Parmi eux citons :
  - le matériel neuf ;
  - le linge propre ;
  - la pharmacie ;
  - la stérilisation ;
- ***le circuit sale***. C'est un circuit où sont acheminés tous les produits sales. Parmi eux, citons :
  - le linge sale ;
  - les déchets ;
  - les pansements souillés.

3. Le circuit du linge

Le linge utilisé dans le cadre des soins est contaminé par de multiples micro-organismes. La multiplication bactérienne est favorisée par la présence de débris organiques : sueur, selles, urine, sécrétions. La manipulation de ce linge doit être précautionneuse afin d'empêcher toute transmission microbienne.

a. Catégories de linge

Différentes catégories de linge existent en milieu hospitalier.

- Le linge dit « ***plat*** ». Il comprend :
  - le grand plat : draps, taies, alèses, couvre-lit ;
  - le petit plat : torchons, serviettes.
- Le linge dit « ***en forme*** ». Il comprend :
  - les vêtements pour les patients (pyjamas, casaques pour les opérés…) ;

– les tenues pour le personnel de soins (blouses, pantalons…).

b. Catégories de textiles

• Les ***tissus synthétiques*** sont souvent utilisés, car moins polluants que le coton, solides et faciles d'entretien.

• Le ***non tissé*** (tissu non recyclable), à usage unique, s'est beaucoup développé (surtout dans les services de chirurgie).

Certains fournisseurs proposent, de plus en plus, des matières qui ne s'appuient plus seulement sur le tissu, mais allient des polyester-coton, des cotons enduits (polyuréthane), du Gore. Ces propositions reposent sur la nécessité d'améliorer l'absorption, réduire les particules volatiles et assurer un confort pour l'opéré et l'opérateur.

Une règle impérative à retenir : le sens du circuit va toujours du propre vers le sale.

c. Caractéristiques du circuit du linge

Il comprend plusieurs étapes, dans des lieux différents.

▶ Le ramassage du linge (dans le service) = circuit sale

Le ramassage du linge sale fait obligatoirement l'objet d'un « pré-tri ».

• dans la chambre

Le personnel de soin procède à un premier tri du linge dans la chambre du patient (par exemple : lors de la réfection du lit, du changement d'alèse, de l'habillement du patient). Il regroupe le linge sale selon sa catégorie (*cf.* ci-dessus) dans un sac étanche qu'il referme.

• dans le couloir

Le personnel de soin répartit le linge dans des chariots multi-sacs situés dans le couloir (près de la chambre du patient).

d. Mesures d'hygiène et de sécurité

• Les couleurs différentes des sacs pour chaque catégories de linge permettent de réduire au maximum les manipulations.

• Le système du double emballage accroit les garanties d'hygiène et de sécurité (prévention de l'IN).

Il est à noter que l'AS doit se conformer au protocole de service pour toutes les étapes décrites.

Rôle de l'AS : rappel des gestes de base lors du ramassage du linge

- Ne jamais déposer au sol le linge sale.
- Ne jamais transporter contre soi le linge sale.
- Ne jamais secouer le linge sale.
- Mettre des gants et se laver les mains.

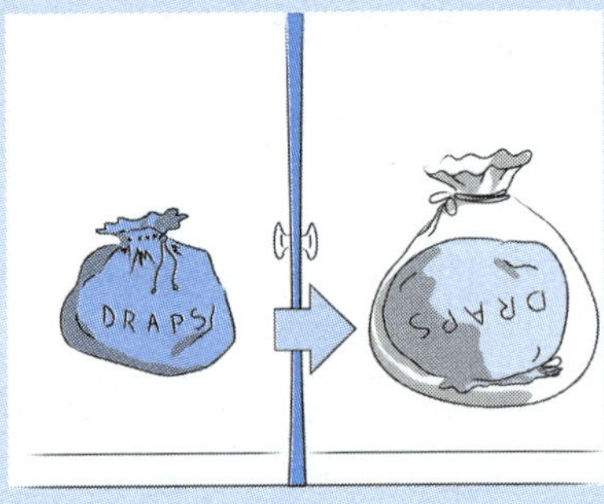

Les sacs se ferment de différentes façons :
- soit par des liens coulissants ;
- soit par des pressions ou un système velcro.

▶ Le transport du linge sale

Le transport vers la blanchisserie doit être rapide.

Il est à noter qu'il existe des hôpitaux qui possèdent une blanchisserie en interne donc qui entretiennent eux-mêmes totalement leur linge. D'autres n'ont que des lingeries. Le linge sale est alors traité en extérieur.

▶ Le traitement du linge (nettoyage-désinfection)

Il existe certains dispositifs, tels des sacs hydrosolubles biodégradables (ils sont solubles dans l'eau chaude de lavage, en machine avec leur contenu !).

• Quel que soit l'appareil utilisé, le traitement du linge est constitué d'une succession d'actions.

- Une action mécanique : le brassage, le battage, le frottage, le foulage.
- Une action physico-chimique : grâce aux détergents-désinfectants spécifiques.

• La durée du lavage et la température de l'eau (très chaude) sont des composantes importantes de la désinfection.

• Certains linges doivent être stériles. Par exemple, le linge opératoire est soit à usage unique, soit stérilisé à l'autoclave.

Notons que les techniques de lavage et de traitement évoluent, et ce domaine de compétences relève de plus en plus d'un personnel spécialisé.

La zone servant au traitement du linge sale est, bien entendu, séparée de manière étanche de la zone post-traitement du linge. Un personnel différent est affecté à chaque zone.

Étude de cas : à l'hôpital la « fonction linge » participe à la qualité des soins

Sarah, 28 ans, a choisi de travailler au service de la lingerie d'un petit hôpital de Province. Elle fait partie d'une équipe de trois lingères, qui sont chacune responsable d'un ***secteur linge*** déterminé (linge de la pédiatrie, de la maternité…). Elles réceptionnent chaque jour plusieurs dizaines de sacs de linge préalablement ***conditionnés***. Le ***pré-tri*** du linge a été effectué par le personnel de soin, d'abord dans les chambres des patients, ensuite dans les couloirs du service ; le linge a été réparti dans des sacs de ***couleurs***.

À 9 h, une camionnette de la blanchisserie inter hospitalière emporte le chargement de sacs de *linge sale* (triés et pesés).

Deux heures plus tard, une camionnette ramène le linge propre. L'équipe de la lingerie le réceptionne, le répartit et réapprovisionne les lingeries des services. Sarah veille à ce que les AS aient respecté le pré-tri (hier elle a trouvé dans les sacs à linge une montre, un dentier et des lunettes). Ces négligences sont néfastes[29] et demandent un réajustement.

Elle rappelle aussi au personnel de respecter la ***régularité de l'approvisionnement*** (la lingerie de l'étage doit répondre aux besoins). Sarah sait que la fonction linge participe à la qualité des soins. Elle est responsable, à son niveau, de *l'hygiène de la sécurité et du confort des patients* ; chaque jour, elle veille à ce que leurs draps puissent être renouvelés et qu'ils soient parfaitement propres, sans plis et non détériorés.

29. Outre le risque d'accident, il y a surcharge de travail pour le personnel, et détérioration des machines de traitement du linge.

Rôle de l'AS

Afin de faciliter le circuit du linge selon les règles d'hygiène et de sécurité, l'AS doit :

– connaître les règles du pré-tri et du conditionnement du linge.
  - Respecter les couleurs des sacs permettant de différencier le linge (grand plat ou petit plat et linge à risque infectieux)
  - dégager du linge les objets indésirables (lavettes, sparadraps, pinces…)
  - dérouler les manches et bas de pantalons des tenues professionnelles
  - bien vider leurs poches : les stylos, feutres et ciseaux ne doivent pas être laissés ;
  - signaler la vétusté des tenues à la blanchisserie (trouées, tâchées…) ;

– respecter quatre gestes de base essentiels lors du ramassage du linge (*cf.* paragraphe précédent) ;

– bien fermer les sacs de linge sale (utiliser les doubles sacs) ;

– ne pas bourrer les sacs et prévoir un nombre suffisant de sacs ;

– ne jamais faire cohabiter le linge propre et le linge sale ;

– entretenir le chariot de linge (faire un nettoyage-désinfection quotidien) ;

– vérifier les étiquettes d'identification du linge ;

– vérifier la rotation journalière en sacs de linge propre du service (pour éviter les « vacuités » de linge très préjudiciables aux patients) ;

– vérifier l'hygiène du local où le linge est stocké (propreté, aération…) ;

– participer à l'amélioration des conditions de travail du personnel de la blanchisserie en ayant un comportement responsable (communication améliorée = qualité optimisée).

Mémo AS : les « 8 règles du pré-tri »[a]

1. La bonne couleur des sacs tu respecteras.
2. La fermeture correcte des sacs tu assureras.
3. Les draps et alèses tu déplieras.
4. A l'endroit ta tenue tu remettras.
5. Objets indésirables tu dégageras.
6. Sparadraps tu décolleras.
7. Manches et bas de pantalon du dérouleras.
8. Vêtements détériorés, à part tu donneras.

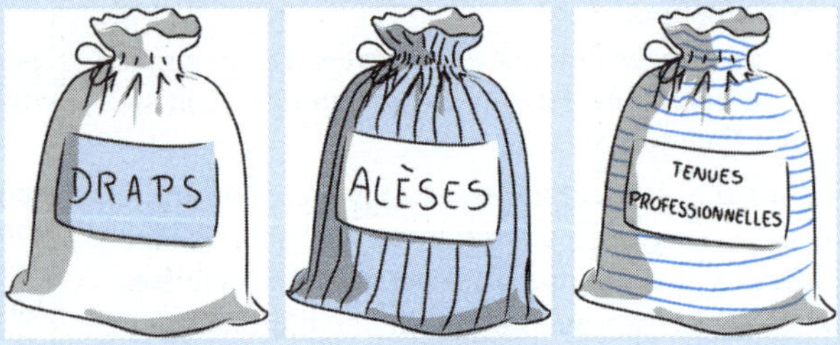

et… ainsi la blanchisserie tu aideras et du linge tu auras.

Trois erreurs à éviter :
- sacs bourrés ;
- sacs mal fermés ;
- objets dangereux laissés ;

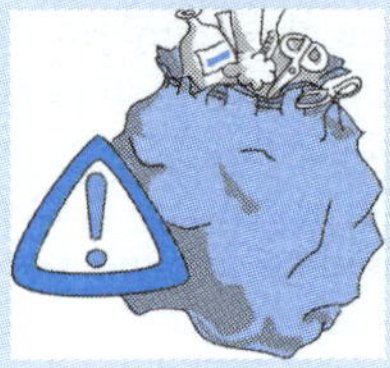

a. Petit mémo rédigé par le personnel de la blanchisserie du CHU Claude HURIEZ de LILLE.

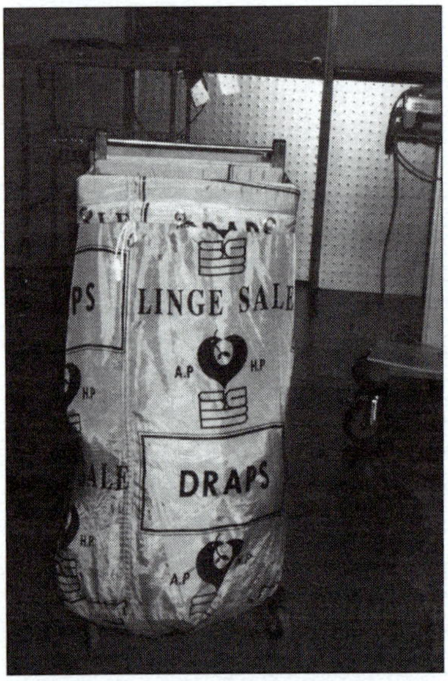

FIG. 6.33 – **Le chariot multisacs.**
À l'hôpital le linge sale est regroupé dans des chariots multisacs sur roulette, situés dans les couloirs. Ici, les draps (le sac est de couleur jaune)[30].

30. Photo prise en 2006 à l'hôpital Européen G. Pompidou à Paris.

4. Le circuit des déchets

Tout soin génère des déchets. Les hôpitaux sont responsables du traitement et de l'évacuation des déchets qu'ils produisent, et doivent respecter une réglementation stricte[31]. Elle concerne le tri et la collecte des déchets (qui concernent les soignants) et leur élimination, en fonction de la catégorie à laquelle ils appartiennent.

a. Classification des déchets

Les ***déchets d'activités de soins*** (D.A.S) sont des déchets issus des soins donnés aux patients. Parmi ces déchets, trois catégories doivent être différenciées :

- les déchets d'activités de soins à ***risques infectieux*** (DASRI) ;
- les déchets assimilables aux ***ordures ménagères*** (DAOM) ;
- les déchets ***spécifiques*** : déchets industriels et radio actifs (DS).

NB : Parmi ces déchets, il y a des déchets solides (par exemple : couches, verre, papier) et des déchets liquides (par exemple : produits chimiques, liquides biologiques, etc.).

31. Décret du 6/11/97 et Arrêté du 7/9/99 (relatifs aux déchets d'activités de soins).

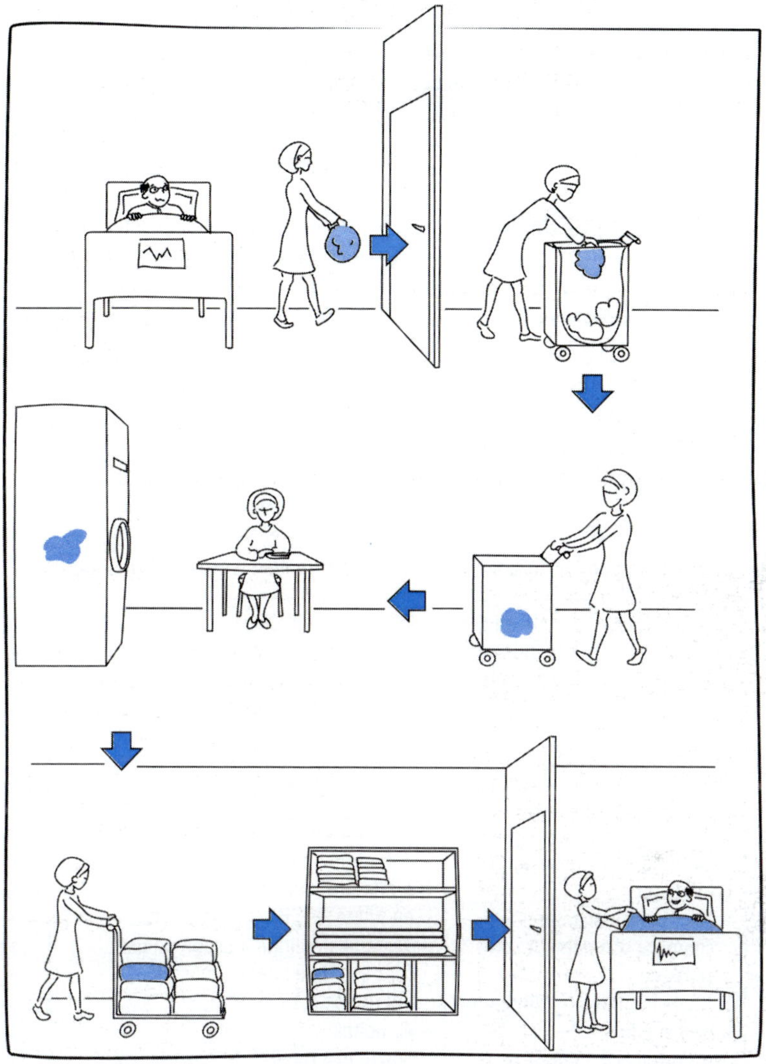

Le personnel doit connaître impérativement les règles de base pour la manipulation et le respect des différents circuits pour prévenir les risques infectieux.
Ce circuit doit être étudié pour éviter que le linge propre ne soit contaminé par les soins, voire les patients.
Le circuit linge propre ne doit jamais croiser le circuit linge sale.

FIG. 6.34 – **Le circuit du linge.**

b. Tri des déchets

Les déchets subissent un tri différent selon la catégorie à laquelle ils appartiennent. L'AS y participe activement (*cf.* plus loin).

Au niveau d'un service de soins, le tri se limite le plus souvent à deux catégories de déchets, correspondant à deux filières d'élimination :

- la filière des déchets assimilables aux ordures ménagères ;
- la filière des déchets à risque infectieux.

c. Transport et stockage

Après avoir été triés et mis dans des emballages spécifiques, les déchets sont transférés dans un local d'entreposage intermédiaire ou un lieu d'entreposage centralisé où ils sont stockés (la durée maximale d'entreposage est fonction de la production du site). Ce local doit être aéré, fermé à clé et nettoyé-désinfecté tous les deux jours.

d. Élimination (ou traitement) des déchets

Les déchets sont éliminés de façon différente selon la catégorie à laquelle ils appartiennent.

- les DASRI subissent une incinération autour de 1 200° C (cela peut atteindre jusqu'à 1 600° C dans certains cas) dans des usines spécifiques ;
- les DAOM subissent une incinération entre 600 et 850° C dans des usines d'incinération des ordures ménagères.

Le coût de ces traitements présente des différences considérables (autour de 700 Euros pour une tonne de DASRI et seulement de 70 Euros pour une tonne de DAOM).

e. Mode d'information des soignants : l'affiche[32]

On ne saurait trop insister sur la nécessité de rappeler régulièrement aux soignants l'importance de leur rôle dans le tri des déchets (car la qualité du traitement passe par la qualité du tri). Divers moyens sont utilisés par les hôpitaux. Prenons l'exemple d'un moyen visuel : l'affiche (*cf.* ci-dessous, Tableau 6.19).

32. Affiche mise au point par les hôpitaux universitaires de Strasbourg en 2004 (in Revue *Soins*, décembre 2004).

Tableau 6.19 – Affiche mise au point par les hôpitaux universitaires de Strasbourg en 2004.

UN DÉCHET, UN RISQUE, UN COÛT Attention : soyons vigilants et responsables Un geste anodin peut avoir de graves conséquences A CHAQUE DÉCHET, SA FILIÈRE			
Catégories	DASRI Déchets d'activité de soins à risques infectieux	DAOM Déchets assimilables aux ordures ménagères	DS Déchets spécifiques
Exemples	– Déchets souillés de sang ou de pus – Déchet provenant d'une chambre d'isolement septique – Déchets piquants-coupants tranchants – Compresses, seringues, crachoirs – Poches, tubes, tubulures – Sondes, drains, canuls, – Cathéters – Liquides biologiques médicaments etc.	– Attention en cas de présence de sang ou de pus, orientation du déchet en filière DASRI – Matériels et linge à usage unique (par exemple : gants, masques, charlottes…) – Couches – Reste des repas – Poubelle bureaux, etc.	– Cartons, papiers – Verres – Piles, pacemakers – Matériels électriques – Matériels électroniques – Déchets radio actifs – Déchets chimiques etc.
Élimination	incinération à 1 200° C en usine spécifique	incinération entre 600 et 850° C en UIOM[a]	filières de : recyclage[b] valorisation[c]
Coût	> ou = 700 Euros/tonne	70 Euros/tonne	–

a. Usine d'incinération des ordures ménagères.

b. Recycler et valoriser les déchets, c'est produire une « énergie » réutilisée pour la collectivité (par exemple : chaleur pour le chauffage, verre, papiers, pour fabriquer d'autres objets, etc.)

c. Recycler et valoriser les déchets, c'est produire une « énergie » réutilisée pour la collectivité (par exemple : chaleur pour le chauffage, verre, papiers, pour fabriquer d'autres objets, etc.)

Objectifs

L'affiche comporte trois niveaux d'information :

- le ***message*** : présenté sous forme d'un titre « alerte », il est destiné à sensibiliser les soignants sur un problème (ici = un déchet = un risque = un coût !) qui les interpelle directement.
- la ***classification*** : le soignant doit savoir différencier les catégories de déchets pour éviter les erreurs de tri dans le service.

l'***élimination*** : le soignant doit connaître la destinée des déchets et savoir que le (ou le traitement) mode d'élimination a un coût pour la collectivité.

Étude de cas : Sonia, AS, maillon de la chaîne de la prévention

Nettoyer les paillasses, les chariots ou les tables roulantes puis en jeter les déchets, c'est un geste quotidien mille fois répété et automatique. Mais savoir comment et où les jeter, c'est aussi savoir les trier pour répondre aux règles élémentaires de leur élimination qu'ils soient contaminés ou non. Cela devient alors un geste réfléchi et responsable.

Sonia, AS, le sait. La qualité de la collecte et du traitement des déchets issus des activités de soins et ceux dits ménagers, a pour but de garantir une hygiène intra et extrahospitalière autant pour la protection de la santé du personnel que pour la préservation de l'environnement.

Sonia sait aussi que le tri des déchets nécessite un comportement citoyen. Elle veille à ne pas jeter des produits ménagers avec les déchets à risque infectieux, car l'élimination de ces derniers, coûte cher à la collectivité. Sonia a bien compris qu'à son niveau de qualification, elle est un maillon important de la « chaîne de la prévention » : Elle utilise donc avec vigilance les différents collecteurs de déchets (les sacs, les containers...).

Elle veille à la régularité du ramassage, à l'entretien du matériel du transfert (supports et chariots métalliques) et à l'hygiène des locaux de stockage. Elle sait qu'elle doit signaler toute anomalie ou toute irrégularité à sa hiérarchie.

Rôle de l'AS : le tri des déchets

L'AS participe activement au tri des déchets dans le service. Ses compétences découlent de ses connaissances. L'AS doit respecter les règles d'hygiène de sécurité et d'économie.

Sécurité

Bien différencier les deux catégories de déchets :

- avec risque infectieux (DASRI) ;
- sans risque infectieux (DAOM et DS).

Économie

Connaître leurs modes d'élimination respectifs.

Hygiène et sécurité

S'informer des dispositifs de tri du service :

- de leur emplacement ;
- de leurs couleurs ;
- de leurs modes de transports vers le lieu de stockage (Quand ? Comment ?).

Sécurité

Utiliser les containers pour les objets piquants-coupants-tranchants (par exemple, aiguilles souillées) Ces boites sont : solides, étanches et stables. Leur utilisation est une mesure élémentaire de prévention des infections.

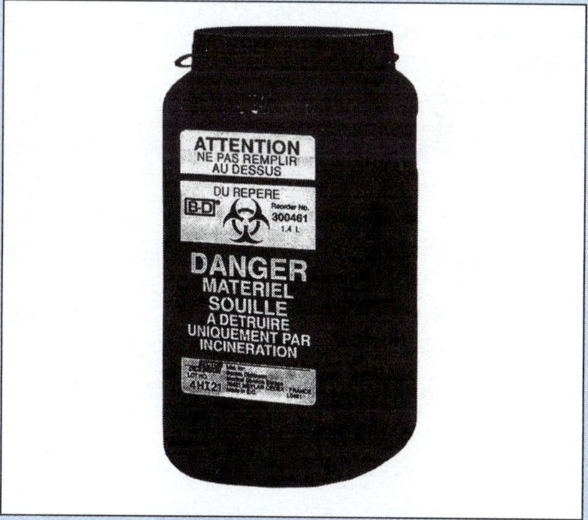

Fig. 6.35 – **La sécurité au premier plan : collecteur d'objets piquants-coupants-tranchants**

Sécurité ergonomie hygiène
Utiliser correctement les sacs collecteurs de déchets.
L'AS doit veiller à : ne pas trainer les sacs (risque de déchirure) :
- ne pas les surcharger ;
- les renouveler régulièrement ;
- nettoyer et désinfecter les supports des sacs et les chariots servant au transport vers le lieu de stockage (en sous-sol).

Hygiène et sécurité
Surveiller la régularité de l'évacuation des déchets :
- les transports doivent se faire 1 à 2 fois par jour (toute irrégularité doit être signalée) ;
- l'étiquetage doit être effectif.

Économie (esprit civique)
- S'informer sur la collecte spécifique des déchets recyclables. Par exemple : des cartons, des verres (non contaminés...) ;
- s'informer sur la remise des médicaments périmés à la pharmacie de l'hôpital.

Hygiène et sécurité
Veiller à l'hygiène et la sécurité du stockage des déchets :
- local aéré, nettoyé et désinfecté tous les deux jours ;
- local fermé à clé (signaler toute anomalie).

Hygiène et sécurité
Lors de l'entretien du matériel, veiller à :
- se laver les mains et mettre des gants à usage unique ;
- mettre une blouse de protection.

Sécurité
Être en règle au niveau des vaccinations et avoir une hygiène personnelle.

Mémo AS : le circuit des déchets hospitaliers[a]

1. Le tri (dans le service) ⇨ **2. Le transport** (du service au lieu de stockage) ⇨ **3. Le stockage** (maximum 48 h)

⇨ **4. Le transfert** (de l'hôpital vers les usines) ⇨ **5. L'élimination** (dans des usines d'incinération spécifiques aux déchets)

a. Schéma très simplifié pour mémoriser les différentes étapes : du tri à l'incinération des déchets.

5. Le circuit de l'alimentation

L'alimentation des patients en milieu hospitalier doit répondre à des normes d'hygiène strictes.

a. Objectif

Éviter les intoxications alimentaires. On sait que le maintien des plats à température ambiante, la manipulation excessive, l'humidité des aliments, les réchauffages répétés sont des causes favorisantes.

Rôle de l'AS dans le respect des règles d'hygiène et de sécurité lors du circuit et de la distribution des plats préparés

L'AS doit :
- se laver les mains et mettre des gants à usage unique ;
- revêtir une tenue adaptée, cheveux attachés ;
- vérifier la propreté du matériel des repas ;
- assurer l'hygiène des manipulations ;
- jeter obligatoirement les restes de repas ;
- prendre des précautions particulières pour chaque type de liaisons.

a) En liaison chaude

Il doit :
- n'ouvrir les récipients que sur le lieu de la consommation ;
- consommer les plats chauds dès leur arrivée (si le patient est en examen, faire retarder la livraison du plateau repas).

b) En liaison froide
- les aliments froids seront conservés au réfrigérateur (utiliser un appareil réservé uniquement à la restauration des patients) ;
- éviter tout transvasements ;
- respecter les « zones » de températures autorisées ;
- vérifier l'étiquetage, l'emballage et la date limite de consommation des aliments destinés au patient.

b. Circuit de la distribution des plats

Le personnel de la cuisine centrale doit respecter les circuits : le principe de « la marche en avant » doit être appliqué, aussi bien pour les denrées que pour le personnel, c'est-à-dire que le circuit va du secteur souillé au secteur propre sans aucune possibilité de retour en arrière, ni de croisement entre le « propre » et le « sale ».

Les plats préparés suivent un circuit organisé depuis la cuisine centrale jusqu'à la table du consommateur. Des contraintes réglementaires sont imposées pour ce principe de distribution.

Tableau 6.20 - Circuit de distribution des plats préparés.

Le circuit illustré	Principe du circuit	Règles d'H et S
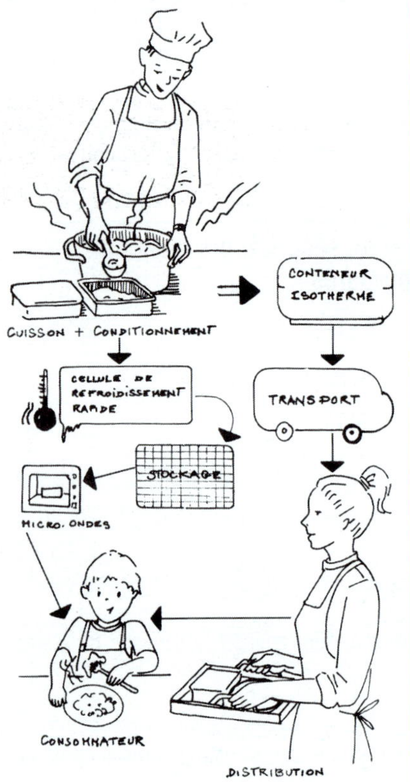	Cuisine centrale = ***Préparation des plats*** Cuisson + Conditionnement	Préparation des plats chauds, froids. – La cuisson à 90 °C se fait le jour même de la consommation. – Le conditionnement à 63 °C est immédiat : les aliments sont mis dans des récipients adaptés (barquettes)
	Refroidissement des plats	À 10° C (durant 2 h).
	Stockage (adapté aux liaisons froides)	Mets froids > 3° C (6 jours maximum).
	Transport (camions spéciaux)	Les plats préparés sont transportés dans des conteneurs isothermes (3° C).
	Distribution des plats au consommateur	Pour les liaisons froides la remise en température se fait à 63 °C (1 h max) dans un four à micro-ondes ou dans un four à convection forcée.

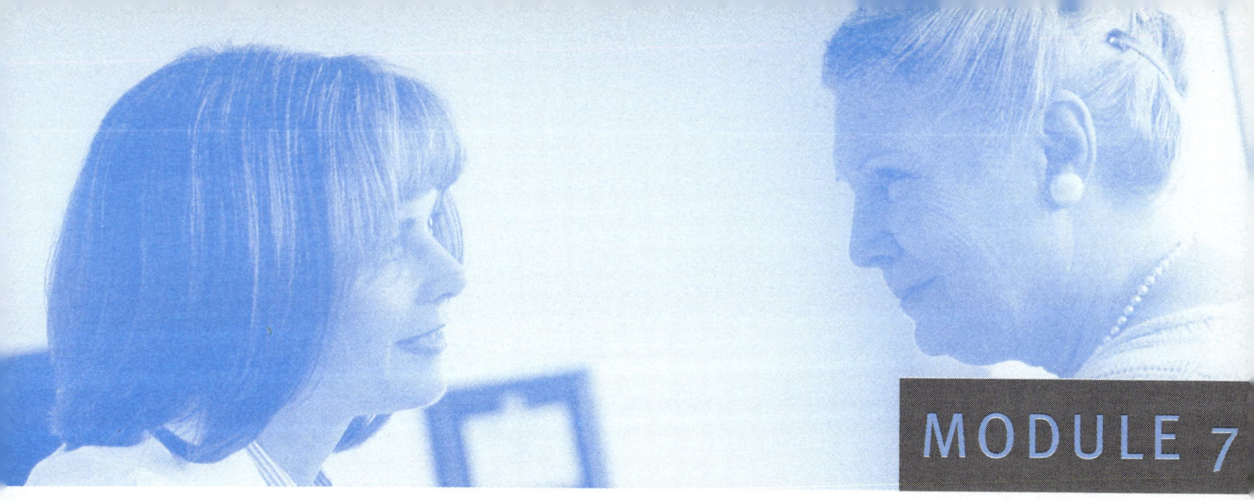

MODULE 7

Transmission des informations

1 Le soignant face à l'écrit

1 ▸ Textes de loi concernant la communication des données de santé

La loi du 4 mars 2002, relative aux droits des malades et à la qualité du système de santé, autorise expressément les professionnels de santé à échanger des informations relatives à un même patient, sauf opposition de sa part, afin d'assurer la continuité des soins ou de déterminer la meilleure prise en charge par une équipe de soins dans un établissement de santé ; les informations sont confiées à l'ensemble de l'équipe.

La loi du 1er juillet 1994, relative au traitement des données nominatives ayant pour fin la recherche dans le domaine de la santé, permet aux professionnels de santé de transmettre des données personnelles de santé qu'ils détiennent dans le cadre de recherches dans le domaine de la santé : études épidémiologiques, observationnelles, essais cliniques, pharmacovigilance.

Les patients, sujets de l'étude, doivent être informés au préalable de leurs droits pour être en mesure de s'opposer, s'ils le souhaitent, à la transmission de données les concernant.

La loi du 27 juillet 1999[1] précise les conditions dans lesquelles peuvent être transmises et exploitées, à des fins d'évaluation dans des pratiques de soins et de prévention, les données de santé indirectement nominatives.

1. Article 41

Le Code de la sécurité sociale[2] prévoit que les professionnels de santé communiquent, sous forme nominative, aux organismes d'assurance maladie obligatoire, le code détaillé des actes, prestations et pathologies diagnostiquées.

Le Code de la santé publique[3] prévoit que les professionnels de santé sont tenus de déclarer aux autorités sanitaires certaines maladies infectieuses qui nécessitent une intervention urgente (légionellose, tuberculose par exemple) ou dont la surveillance est nécessaire à la conduite et à l'évaluation de la politique de santé publique.

2 ▸ L'écrit en service de soins

L'écrit a pris beaucoup d'importance en milieu hospitalier ces dernières années, car il aide le personnel de soin à :

- optimiser la qualité des soins, afin de garantir la sécurité du patient ;
- améliorer la *communication* dans l'équipe ;
- laisser une *trace écrite* de l'activité des soignants (qui prémunit contre les poursuites pénales).

1. Intérêts de l'écrit

L'écrit est un ***acte*** qui présente plusieurs intérêts.

2. Article L.161-29
3. Article L.3113-1

a. L'écrit comme « gain de temps »

Le fait d'écrire augmentait auparavant la charge de travail à court terme, mais avec l'instauration de diagramme de soins (*cf.* Chapitre Transmissions ciblées), c'est plus rapide et plus structuré. Cela facilite le travail des soignants et leur permet de gagner du temps.

b. L'écrit comme « acte de réflexion »

L'écrit n'est pas seulement un moyen d'échanger des informations, c'est aussi un moyen de discipliner sa pensée, de la clarifier, de l'ordonner, de l'approfondir. L'écrit développe la réflexion, car pour écrire on réfléchit trois fois : avant, pendant et après.

c. L'écrit comme « acte responsable »

Le soignant qui écrit s'expose aux yeux de l'équipe : il fait une proposition, il émet un point de vue personnel, il témoigne de sa responsabilité.

d. L'écrit comme « acte de traçabilité des soins »

Le soignant qui écrit laisse une « trace » des soins ou surveillance réalisés auprès du patient. C'est un acte qui permet de transmettre des informations sur son activité d'observateur, d'analyse, d'action et d'évaluation.

e. L'écrit comme « acte culturel »

La première appréhension levée, le soignant apprécie l'acte d'écriture, qui développe chez lui sa capacité de synthèse, sa recherche de mots précis qui ne peuvent pas être interprétables, son organisation des idées et exige de lui-même un effort intellectuel pour structurer ses propos. Proposer à un soignant d'écrire, c'est lui proposer de théoriser sa pratique ; c'est l'inviter à développer son savoir autant que son savoir-faire.

2. Freins à l'écrit

Le passage à l'acte « d'écrire » n'est pas toujours aisé.

a. L'écrit est un engagement donc une prise de risque !

- Écrire, c'est figer les événements. C'est donc s'engager, c'est prendre un risque.
- Écrire, c'est être lu.

Il est important d'avoir à l'esprit que ***la loi du 4 mars 2002*** relative aux droits du patient a instauré une possibilité d'accès direct à son dossier pour celui-ci. Chaque information notée par un soignant est susceptible d'être lue par le patient lui-même. Cela ne signifie pas que l'on doit s'interdire d'écrire des observations. Dès lors qu'elles sont nécessaires aux autres professionnelles, elles doivent apparaître.

Il convient simplement d'être prudent dans leur formulation (marquer les faits uniquement, attention aux tournures de phrases avec des jugements de valeurs, des opinions qui seraient contestables car peu objectives et donc interprétables selon les personnes. Le vocabulaire employé est respectueux du patient).

Pour la justice, en raison de l'obligation de moyens, l'absence d'écrit de la part d'un service de soins est une ***preuve à charge*** contre lui !

b. L'écrit impose un « arrêt momentané »

Écrire, c'est l'aboutissement des activités de soins. Un temps de concentration est nécessaire pour rédiger les transmissions sur les supports spécifiques du dossier de soins.

c. L'écrit renvoie à la maîtrise du français

Écrire, c'est savoir s'exprimer, développer des idées. Or la maîtrise de l'expression française renvoie aux mauvais souvenirs des apprentissages scolaires donc au niveau socioculturel des personnes. C'est utiliser un langage clair, structuré et précis. Dans ce sens, il faut préférer des phrases courtes.

d. L'écrit exige la connaissance des codes

Écrire, c'est s'approprier un vocabulaire et des codes imposés par le service de soins. De ce fait, écrire peut être ressenti comme une mise à l'épreuve, ou une initiation par le groupe auquel on appartient.

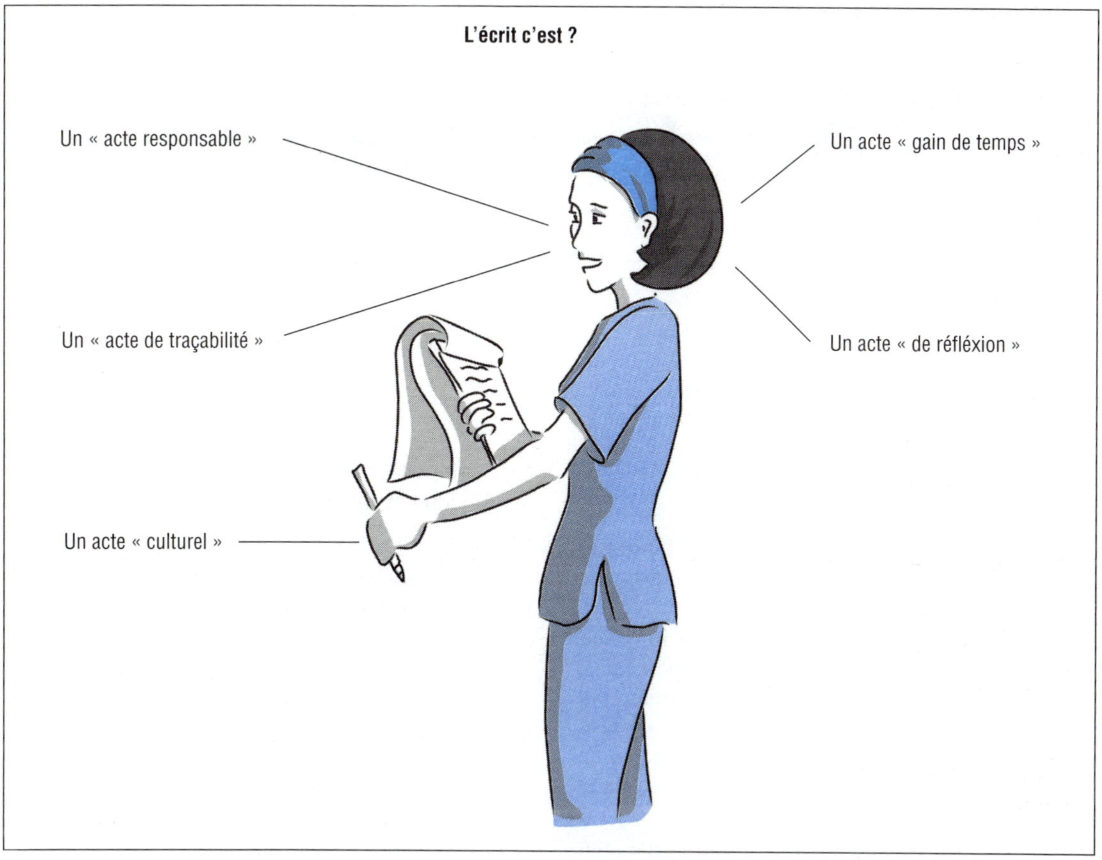

FIG. 7.1 – **Qu'est-ce que l'écrit ?**

2 Le dossier de soins

1 ▸ Aspect législatif

Le dossier du patient a été défini par l'Agence Nationale d'Accréditation et d'Evaluation en Santé (***ANAES***) en 2003 comme :

« le lieu de recueil et de conservation des informations administratives, médicales et paramédicales, formalisées et actualisées, enregistrées pour tout patient accueilli, à quelque titre que ce soit, dans un établissement de santé. Il est la mémoire de l'itinéraire du patient dans le système de soins et le seul document qui en atteste[4]. »

Le terme « dossier du patient » est utilisé par l'ANAES à la place du terme « dossier médical » afin d'éviter de réduire le dossier du patient à la seule partie médicale.

Ce dossier suit le parcours du patient et relate la prise en charge dans toutes les unités, par tous les professionnels.

Le contenu légal minimal du dossier du patient est défini par :

- **la loi du 4 mars 2002** relative aux droits des malades et à la qualité du système de santé ;
- **le décret du 29 avril 2002** relatif à l'accès aux informations personnelles détenues par les professionnels et les établissements de santé.

2 ▸ La composition du dossier de soins

Le dossier de soins est composé de plusieurs fiches de soins identifiées avec des couleurs différentes.

4. *Soins* n° 703, p. 17, Carène Ponte, mars 2006.

Ces fiches décrivent la situation du patient. Chaque document du dossier de soins comporte :

- l'identité du patient (étiquette) ;
- l'identité du soignant ayant recueilli l'information ou ayant réalisé un soin.

1. La fiche « d'accueil et d'identification »

Cette fiche permet d'identifier le patient et comporte :

- le numéro de dossier administratif ;
- l'état civil, la situation socio familiale et professionnelle ;
- les coordonnées du médecin traitant ;
- la date et le mode d'entrée dans le service ;
- le motif de l'hospitalisation ;
- la personne à prévenir en cas d'urgence ;
- le mode d'admission ;
- la notion de problème linguistique.

NB : *cf.* un modèle de fiche d'accueil en annexe de ce chapitre.

2. La fiche de recueil de données[5]

Elle permet de mieux connaître le patient et comporte des informations sur :

- l'aspect physique, l'état de conscience ;
- l'environnement (habitat, entourage social…) ;

5. Il s'agit le plus souvent du modèle conceptuel de V. Henderson recommandé par le ministère de la Santé.

- les réactions de la personne à son problème de santé (inquiétude par rapport à la maladie, connaissance du diagnostique ;
- les habitudes de vie ;
- les antécédents ;
- les besoins perturbés (selon V. Henderson) ;
- les allergies ;
- le traitement en cours ;
- la notion de douleur (évaluation et suivi) ;
- d'autres documents selon la spécificité du service (échelle de Norton : évaluation du risque d'atteinte de l'intégrité de la peau, grille d'évaluation de la douleur par exemple) peuvent s'ajouter à ce recueil.

3. La fiche de prescriptions médicales

Il s'agit de prescriptions thérapeutiques horodatées :

- nom du médecin prescripteur et sa signature ;
- nom du médicament ;
- posologie/24 h ;
- nombre de prises/24 h ;
- voie d'administration (orale, cutanée, ...).

4. La fiche d'examens complémentaires

- Nom du médecin prescripteur et sa signature ;
- nature des examens ;
- nature des soins ;
- date d'exécution prévue, etc.

5. La fiche « projet de soins »

Cette fiche est le témoin du rôle propre et du rôle sur prescription médicale de l'infirmier, ainsi que son travail en collaboration avec d'autres soignants. Elle comporte :

- les problèmes de santé du patient avec formulation de diagnostics infirmiers ;
- les objectifs de soins ;
- les actions de soins retenues par l'équipe ;
- l'évaluation des soins.

6. La fiche « diagramme de soins et de surveillance »

Cette fiche comporte :

- les courbes de température, diurèse, fréquence respiratoire, pouls, pression artérielle, poids, taille, évaluation de la douleur, résultats de la bandelette urinaire à l'entrée... ;
- les soins d'hygiène et de sécurité (toilette, soins de bouche, change, aide au repas, prévention d'escarre, ridelles de sécurité, relation, mobilisation, élimination, alimentation) ;
- des observations diverses (surveillance des selles, urines, vomissements, type et régime alimentaire, risque de fausse route, type de matelas, lever autorisé, degré de dépendance à l'entrée...).

C'est un outil de transmission de ce qui a été fait au patient (cette fiche tend à remplacer la « feuille de température »). Cette fiche permet de contrôler la réalisation des différents soins par le personnel de santé. C'est une garantie de sécurité sur la continuité des soins pour le patient. Sur chaque fiche figurent :

- le soin exécuté (un codage spécifique est déterminé par l'équipe pour spécifier un soin réalisé : par exemple un triangle colorié au regard de chaque colonne réservée à chaque soignant) ;
- la date du soin et l'heure ;
- le nom de l'exécutant (IDE, AS...) et sa signature[6].

NB : *cf.* des modèles de diagrammes de soins en annexe de ce chapitre.

7. La fiche « transmissions »

Cette fiche, établie par l'équipe de soins en fin de fonction, signale les événements significatifs survenus chez le patient (*cf.* chapitre Les transmissions ciblées).

8. La fiche « synthèse et liaison »

Cette fiche résume le séjour à l'hôpital du patient. Elle est établie en vue d'un transfert du patient dans un autre service (bloc opératoire, consulta-

6. Circulaire du 15 mars 1985.

tion), une autre structure de santé, pour des soins à domicile (HAD, IDE libérale) et comprend :

- la présentation du patient à l'accueil dans le service ;
- l'évolution de son état au cours du séjour ;
- son état de santé à la sortie du service et le suivi médical prévu (consultation, examen, hospitalisation) ;
- les soins, les prescriptions médicales réalisés le jour de son transfert ;
- le niveau de dépendance au regard de l'alimentation, l'hygiène, l'élimination, la mobilité, le comportement ;
- l'éducation infirmière réalisée auprès du patient et/ou la famille.

Elle permet la continuité des soins au patient.

3 ▸ Intérêts du dossier de soins

Le dossier de soins est indispensable à la communication des informations entre les membres de l'équipe de soins. C'est un outil permettant une :

- prise en charge globale du patient ;
- synthèse ;
- réflexion individuelle et collective ;
- coordination inter-équipes pluridisciplinaires ;
- planification des soins ;
- organisation pour la continuité des soins ;
- traçabilité des soins ;
- évaluation de l'efficacité des soins ;
- évaluation de l'activité en soins.

4 ▸ Gestion du dossier de soins

La gestion des dossiers doit reposer sur une bonne organisation avec des responsabilités définies pour chaque soignant. En effet, les dysfonctionnements dans la gestion des dossiers de soins peuvent entraîner des conséquences allant de la simple perte de temps à des défauts majeurs de la prise en charge des patients.

5 ▸ Responsabilité de l'AS dans la tenue du dossier de soins

Le dossier de soins permet de recenser notamment l'ensemble des soins réalisés par les soignants. Il est important pour l'aide-soignant, comme pour l'infirmière de savoir qui a la compétence légale de réaliser tel ou tel soin.

1. Rappel législatif

Le décret du 11 février 2002, relatif aux actes professionnels et à l'exercice de la profession d'infirmier, précise que « les soins relevant du rôle propre de l'infirmier peuvent être dispensés avec la collaboration des aides-soignants, auxiliaires de puériculture dans la limite de leur qualification et du fait de leur formation. »

C'est donc sous son contrôle aussi bien dans la réalisation, que sur la compétence de l'aide-soignant à réaliser le soin, que l'infirmière doit évaluer la prestation de soins auprès des patients.

Une circulaire 96-31 du 19.01.1996 liste les actes autorisés dans les établissements hospitaliers :

- collaboration dans les soins d'hygiène (corporelle, alimentaire, aider à l'installation des patients pour les repas…) ;
- collaboration dans la surveillance des patients (changement de comportement, information de l'IDE en vue d'une action de soins à adapter) ;
- collaboration dans l'aide apportée aux personnes ayant perdu leur autonomie (habillement, repas, …) ;
- collaboration dans l'hygiène du patient et son environnement.

La circulaire du 4 juin 1999, relative à la distribution des médicaments, précise qu' : « il apparaît que la prise de médicaments dûment prescrits à des personnes empêchées temporairement ou durablement d'accomplir ce geste, peut être dans ce cas assurée, non seulement par l'IDE, mais par toute personne chargée de ***l'aide aux actes de la vie courante***, suffisamment informée des doses prescrites aux patients concernés, et du moment de leur prise. »

Il convient donc de déterminer les actes de la vie courante des actes qui relèvent de la fonction de soins.

L'aide à la prise de médicaments est un acte de la vie courante, lorsque la prise du médicament est laissée par le médecin prescripteur à l'initiative d'une personne malade capable d'accomplir seule et lorsque le mode de prise, compte tenu de la nature du médicament, ne présente pas de difficultés particulières, ni ne nécessite un apprentissage (par exemple : le traitement antihypertenseur, le traitement du diabète (en comprimés) peuvent être donnés par l'aide-soignant. Mais ***attention*** : si le patient a une poussée d'hypertension artérielle et que le médecin prescrit de l'Adalate® sublinguale, là c'est un acte exclusivement infirmier.

En conséquence, le libellé de la prescription médicale doit préciser s'il s'agit ou non d'un acte de la vie courante, pour l'intervention de l'aide soignant.

2. Responsabilité de l'AS dans la réalisation des soins et leur transcription

Dès le début de sa prise de fonction dans l'équipe de travail, l'aide-soignant a une répartition de soins à réaliser sur son temps de travail. Cette répartition de soins (ou planification des soins) est réalisée par l'infirmière, car elle a la responsabilité de la prise en charge d'un groupe de patients.

Elle se doit de mettre en place une organisation au sein de l'équipe qui permette une continuité des soins, en toute sécurité et de qualité.

Le dossier de soins centralise l'ensemble des soins réalisés en temps réel, c'est-à-dire après la réalisation des soins.

L'aide-soignant transmet oralement et par écrit les soins réalisés ainsi que ses observations.

L'aide-soignant doit connaître l'ensemble des documents constituant le dossier de soins afin d'utiliser les bons documents (feuille de température, d'évaluation de la douleur, diagramme de soins et de surveillances) ce qui évite une perte de temps et de lisibilité si l'information d'un paramètre est inscrit à plusieurs endroits.

Cette transcription écrite par l'aide-soignant responsabilise chacun sur les soins réalisés. L'aide-soignant inscrit comme tous les autres soignants : son nom, son prénom, sa fonction, la date, l'heure, le soin réalisé et son observation.

L'aide-soignant a une part active dans l'élaboration du dossier de soins : il réalise en collaboration avec l'infirmière le recueil de données selon les 14 besoins fondamentaux du patient.

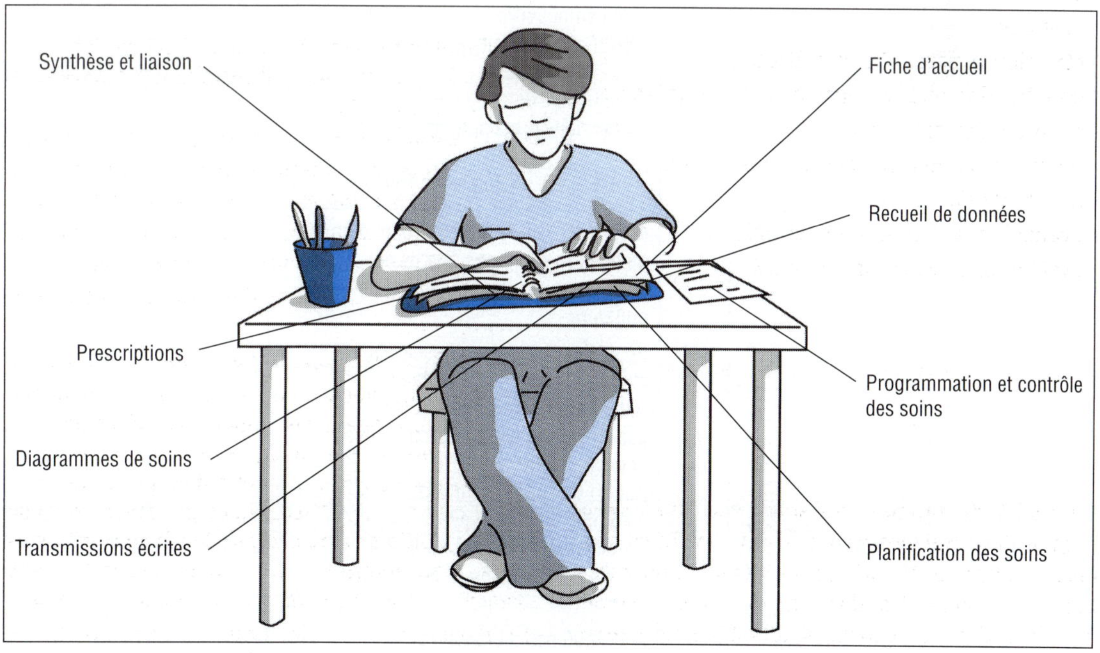

FIG. 7.2 – **Le dossier de soins (DPA) est un élément important du dossier du patient.**

Il participe lors de réunion d'équipe à la réflexion sur les problèmes de santé du patient et le projet de soins à mettre en place. Il transmet selon ses compétences toutes observations cliniques pouvant actualiser, orienter la prise en charge des patients (amélioration sur le plan de l'autonomie, apparition de rougeur cutanée, coopération du patient au soin, refus de manger, de se laver, degré de participation du patient à une animation, risque de chute d'un patient lié à des nouveaux facteurs de risque identifiés par l'aide-soignant...).

3. Les transmissions ciblées

a. *Définition*

La transmission ciblée est une méthode qui sert à organiser la partie narrative du dossier de soins, de manière rationnelle : elle permet de comprendre rapidement les situations du patient et le processus de soins (données (D) → actions (A) → résultats (R) → D.A.R.).

b. *Caractéristiques*

Nous allons réfléchir aux caractéristiques des transmissions ciblées selon la formule mnémotechnique du QQQOCP.

▶ **P – Pourquoi** ? Quels sont les intérêts généraux des transmissions ciblées ?

Les transmissions ciblées ont plusieurs buts.

• Avoir une vision globale et synthétique de l'état de santé du patient, donc éviter les retranscriptions répétitives.

Tableau 7.1 – Les transmissions ciblées.

Date/heure	Cible		Transmissions	Nom et signature de l'IDE
18 avril 14 h 00	Hyperthermie	D A R	39 °C et frissons à 10 h 00 – Interne appelé – Pose d'une vessie de glace – 1re hémoculture faite à 10 h 30 – 2e hémoculture faite à 13 h 00 – ECBC – ECBU faits à 10 h 45 – Traitement antibiotique débuté à 13 h 00 (voir fiche prescriptions médicales) – 39,2 °C à 13 h 30 pas de frissons	Patrice Dupont
18 avril 18 h 00	Rougeur au sacrum	D A R	À 15 h 00, rougeur de 5 cm de diamètre, ne disparaissant pas à la levée de la pression, accompagnée de douleurs Pose d'un matelas anti-escarres et d'un coussin sur le fauteuil Réhydratation orale entreprise par un verre d'eau toute les heures depuis 15 h 00 Apport de supplément protidique à 16 h 00 en accord avec les diététiciennes (*fortimel*) Feuille de changement de position établie À 18 h 00 pas d'extension	Nicole Dupoy

• Connaître les problèmes prioritaires du patient au jour donné. Par exemple :
  - changement de l'état de santé, de comportement ;
  - préoccupation, anxiété ;
  - réaction à la maladie, aux soins, à la douleur ;
  - événements au cours de l'hospitalisation (retour du bloc, 1er lever…).

• Faciliter :
  - la prise en charge personnalisée du patient ;
  - l'organisation des soins ;
  - le suivi et la continuité de soins.

Les transmissions écrites permettent une continuité dans les soins, chacun connaissant les traitements, les examens et les soins reçus ou devant être reçus par le patient.

Les transmissions permettent aussi qu'il n'y ait pas de rupture dans la prise en charge lors d'un transfert au cours d'une hospitalisation.

> De ce fait, les transmissions répondent aux exigences de qualité de soins, qui sont :
> - la lisibilité ;
> - la traçabilité ;
> - la continuité ;
> - la sécurité.

• Pour l'aide soignant, les transmissions ciblées lui permettent d'approfondir sa connaissance du patient, au vu :
  - des résultats des traitements ;
  - des résultats des examens et de soins ;
  - des diagnostics infirmiers.

• Constituer un document légal (en cas de problème juridique). Le dossier du patient est le premier document que l'on étudie en cas d'une recherche de responsabilité, parce qu'il permet de comprendre l'enchaînement des évènements, grâce aux transmissions, chacun a des éléments pour s'exonérer d'une éventuelle mise en cause de sa responsabilité. Par exemple : des incidents auraient pu être évités si les soignants n'avaient pas omis de noter des éléments importants, comme une allergie connue, ou des antécédents.

▶ **Q – Par qui** ? Ou qui rédige les transmissions ciblées ?

Ce sont les soignants au sens large (IDE, AS, AP…) qui rédigent les transmissions ciblées. Toute personne amenée à écrire dans un dossier doit impérativement indiquer son nom (ou éventuellement ses initiales si elles sont clairement identifiées au sein de l'établissement) ainsi que sa fonction.

Une observation sans identité du professionnel n'a aucun intérêt pour le reste de l'équipe. Ce qui fait la valeur d'une information, c'est de pouvoir l'inscrire dans le temps et la relier à un professionnel déterminé.

▶ **Q – Pour qui** ? Quel est l'intérêt pour le patient ? Pour le soignant ?

• Intérêts pour le patient

Les transmissions ciblées offrent au patient :

• des soins personnalisés. Le soignant peut adapter les soins aux besoins particuliers du patient, à ses habitudes de vie, à sa culture, à ses demandes ;

• des soins de qualité. Une meilleure organisation des soins majore leur qualité.

• Intérêts pour les soignants

Les transmissions ciblées permettent :

• de situer chacun dans sa fonction, son rôle, ses responsabilités (par l'indication de son nom et de sa signature) ;

• d'améliorer la communication dans l'équipe ;

• de développer les compétences et le professionnalisme par :
  - l'adoption d'un vocabulaire commun ;
  - la réflexion sur son travail ;

• de gagner du temps en évitant les retranscriptions répétitives.

L'écrit ne doit pas être vécu par les soignants comme une contrainte de type administratif, mais bel et bien comme un outil d'amélioration de la qualité de la prise en charge d'un patient.

▶ **Q – Quoi** ? Que regroupent les transmissions ciblées ?)

Elles regroupent deux documents complémentaires :

• le diagramme de soins (qui constitue une photographie des activités de soins) ;

• les cibles (qui constituent une photographie du patient).

▸ **C – Comment** ? Comment se présentent les 2 documents ?

Afin d'offrir une vision globale et claire de l'état du patient, les soignants doivent présenter ces deux documents ensemble, l'un à côté de l'autre ; chacun ayant une information particulière à donner. Par exemple :

Tableau 7.2 – Objectifs du diagramme de soin.

Diagramme	Cibles
Photographie des soins ↓	Photographie du patient ↓ **D** = Données **A** = Actions **R** = Résultats
= Activités de soins répétitives ↓	= Problèmes inhabituels ↓
Aucune particularité spécifique	Particularités spécifiques

▸ **O – Où** sont conservés les documents ?

Dans le dossier de soins du patient, ces documents sont réservés aux membres de l'équipe de soins soumis au secret professionnel. Aucun document ne doit être laissé dans la chambre du patient.

4. Le diagramme d'activité de soin

Il représente un tableau de bord du suivi de la personne soignée qui permet de consigner les activités de soins.

C'est une planification des soins donnés au patient qui permet d'assurer la continuité des soins et de gagner du temps lors des transmissions des soins répétitifs.

De plus, c'est un outil de validation des soins infirmiers pratiqués par l'IDE et l'AS en collaboration.

a. Élaboration du diagramme

Le diagramme de soins est élaboré par les soignants. Ils listent les soins répétitifs en lien avec les pathologies des malades. Ces soins sont classés en trois catégories :

- soins de base ;
- soins techniques ;
- soins relationnels et éducatifs.

Il est élaboré avec en abscisse le temps et en ordonnée l'activité des soins.

• La lecture ***verticale*** des activités de soins donne une photographie de la personne avec son niveau de dépendance.

• La lecture ***horizontale*** renvoie à l'évolution des soins et donc à celle de la personne dans son entier (les soins montrent-ils une évolution favorable vers la sortie, une stagnation ou une aggravation de l'état de la personne ?).

b. Validation et conditions d'utilisation

Le diagramme est construit par l'équipe de soins. Il comporte les informations nécessaires pour le rendre performant, sécurisé et légal. Tous les soins assurés doivent être validés. Si un soin n'existe pas dans le diagramme, il faut le noter et le valider dans la rubrique « autres soins ».

– Les cases servent uniquement à valider le soin (aucune autre information ne doit être mentionnée).

– La couleur rouge est réservée pour mettre en évidence la lettre T (transmissions) qui renvoie à une transmission ciblée dans le dossier de soins.

– Chaque soin doit être validé par le soignant :

- soit en cochant les cases et signant en bas de la colonne ;
- soit en inscrivant ses initiales dans la case concernée.

Tout soignant doit valider les soins : IDE, AS ou AP, stagiaires AS ou AP, etc.

c. Exemple de diagramme de soins

Voici un diagramme de soins réalisé par un service de gériatrie.

Tableau 7.3 – Le diagramme de soins (service de gériatrie)[7].

Étiquette du patient	Catégories de soins	Soins	2 mars			3 mars			4 mars		
			M	AM	N[a]	M	AM	N	M	AM	N
Soins de base	***Hygiène*** ***Confort***	Toilette au lit, Bain, douche Habillage, déshabillage, Prévention d'escarres									
	Sécurité	Barrières de sécurité Matelas mousse									
	Mobilisation	Aide au lever Aide au coucher Aide à la marche Mise au fauteuil Changements de positions									
	Elimination	Pose bassin Pose urinal Accompagnement WC Diurèse Surveillance transit									
	Alimentation	Installation repas Aide au repas Surveillance hydrique									
	Autres soins	....									
Soins techniques	***Médicaments***	Préparation Distribution Aide à la prise									
	Aérosols	Préparation Pose									
	Autres soins	....									
Soins relationnels et éducatifs	***Accueil***	Informations : – données au patient ; – données à la famille. Démarche éducative									
	Soutien psychologique	Accompagnement du patient en fin de vie Accompagnement de la famille									
	Autres soins	....									

a. M, AM, N = Matin, Après-midi, Nuit.

7. Ce diagramme est donné à titre d'exemple (la liste des soins n'est pas exhaustive).

5. La cible

C'est un énoncé concis qui met en évidence diverses informations concernant le patient. La cible peut indiquer :

- une modification de l'état de santé du patient (un symptôme ou un syndrome). Par exemple :
  - une dyspnée ;
  - une hyperthermie ;
  - une altération cutanée, etc.
- un problème, une préoccupation particulière. Par exemple :
  - une anxiété liée au diagnostic médical ;
  - une insomnie ;
  - un refus de manger, etc.
- une réaction au traitement, aux soins ou à l'alitement. Par exemple :
  - une éruption allergique ;
  - une escarre ;
  - une douleur, etc.
- un événement lié à l'hospitalisation ou inattendu. Par exemple :
  - retour du bloc ;
  - 1er lever ;
  - réaction hostile à un visiteur ;
  - angoisse après un entretien téléphonique, etc.
- l'intervention des autres professionnels de santé. Par exemple :
  - rééducation avec le kinésithérapeute ;
  - entretien avec la diététicienne, la psychologue, etc.
- un diagnostic infirmier. Par exemple :
  - constipation ;
  - escarre, etc.

a. *Mise en garde*

La cible ne doit pas faire état d'un diagnostic médical, ni mentionner un jugement de valeur. Par exemple : pour un patient qui se plaint de sensations de brûlures lorsqu'il urine, le soignant devra noter « Brûlures en urinant ou à la miction » et non « Problème urinaire » (mot trop imprécis) ou « Infection urinaire » (diagnostic médical).

La cible ne doit pas retranscrire des soins infirmiers ou aide soignant (c'est le rôle du diagramme de soins).

b. *Le « DAR »*

Toute cible renvoie à une information classée selon trois rubriques : Données, Actions et Résultat (DAR).

▶ Les données (D)

Ce sont des informations ou des observations émises par les soignants. Elles peuvent être objectives ou subjectives. Elles valident la cible.

▶ Les actions (A)[8]

Ce sont les soins réalisés (ou à réaliser) par les soignants à partir de l'analyse de la situation du patient. Les actions doivent répondre au problème défini par la cible. Elles sont centrées à la fois sur :

- le patient. Il s'agit de soins réalisés par les IDE et les AS, en collaboration. Par exemple :
  - soins d'hygiène et de confort (soins de prévention d'escarre…) ;
  - soins relationnels (maintien de l'autonomie…) ;
  - soins éducatifs (démarche éducative) ;
- la maladie. Il s'agit de soins réalisés par l'infirmier(e) selon son rôle propre, sur prescription médicale. Par exemple :
  - sondage ;
  - pose d'une perfusion ;
  - soins d'escarre.

▶ Le résultat (R)

C'est l'effet des actions sur le patient (physique, psychique, observation de son état, comportement, les dires du patient, son ressenti). On peut constater :

- une amélioration de son état ;
- pas d'amélioration ;
- une aggravation.

En fonction des résultats, la cible peut être fermée, réexaminée ou une nouvelle cible peut être ouverte.

c. *La macro-cible*

Dans la pratique, il existe deux sortes de cibles (*cf.* tableau 7.4).

8. Certains services peuvent les appeler Interventions (I).

Tableau 7.4 – Comparaison de la cible et de la macro-cible.

	Cible	Macro-cible
Définition	Énoncé centré sur le patient (ce qui lui arrive à un jour donné)	Énoncé centré sur une situation (ce qui se passe à un moment donné de l'hospitalisation). C'est un résumé de l'histoire du patient pour comprendre l'arrivée du problème de santé du jour (la cible).
Caractéristiques	Il est : – précis et analytique – narratif et structuré en D, A, R	Il est : – synthétique, concis – informatif
Exemples	Vomissements, malaises, anxiété, escarre, douleur, dysurie, isolement, constipation, hyperthermie, hypotension, agitation, etc.	Admission, période pré et post opératoire, pré et post examens invasifs, inter cure de chimiothérapie, sortie du patient, etc.

6. Analyse critique des transmissions ciblées

Les transmissions ciblées, malgré les nombreux avantages qu'elles présentent, ont aussi leurs lacunes. Certains soignant signalent que :

- *les dossiers de soins ne sont pas toujours « facilement accessibles »*. De ce fait, ils ne peuvent noter les transmissions en « temps réel » ;
- *la pensée « ciblée » leur fait gagner du temps* dans l'organisation des soins mais qu'elle ne répond qu'à des *standards de problèmes ciblés* (avec actions/réactions) et que le principe des « cases à cocher » présente le risque *d'enfermer les soins* dans une grille standard (qui peut être réductrice pour les pratiques).

En conséquence, le soignant doit en permanence se questionner pour améliorer la qualité des soins. Les transmissions ciblées ne doivent, en effet, jamais aboutir à une prise en charge minimaliste du patient (parce que trop ciblée, trop spécifique) car il faut, à l'inverse, toujours garder une vision de l'être humain dans sa « globalité ».

7. Comparaison des transmissions narratives et ciblées

Étude de cas : M. T, méningite (J16)

Monsieur T, 66 ans, de nationalité marocaine, est hospitalisé pour une méningite virale depuis le 11/01/06. Il en est à son 16e jour d'hospitalisation.

Voyons ci-après deux formes de transmissions concernant ce patient : les transmissions narratives (*cf.* tableau 7.5) et les transmissions ciblées (*cf.* tableau 7.6).

Tableau 7.5 – Transmissions narratives le 27/01/06.

8 h	Patient a eu toilette au lit	Mme B (AS)
	– Talon gauche : phlyctène découpé. – Pansement à la bétadine. – Patient mis sur matelas anti escarre.	Mme A (IDE)
10 h	– Hyperthermie 38°5 C : – Flash antibiotique en cours. – Courbe de température toutes les 4 heures.	Mme B (AS)
	– Patient très agité (envoie coups de pied, crie...). – Médecin informé, prescrit TRANXENE 50 mg (donné à 10 h 30).	Mme A (IDE)
	– M. T ne comprend pas, ne répond pas aux questions posées, parle en arabe (un interprète viendra cet après-midi). – Lui parler d'un ton de voix rassurant.	Mme B (AS)

Tableau 7.5 – Transmissions narratives le 27/01/06. *(Suite)*

13 h	– Patient plus calme (ne crie plus). – S'est assoupi après le repas.	Mme B (AS)
16 h	– Visite de l'interprète (dit que ses propos sont incohérents et intraduisibles).	Mme B (AS)

Tableau 7.6 – Transmissions ciblées le 27/01/06.

Heures	Cibles	DAR		Soignants
8 h	***Altération de l'état cutané***	***D***	– Phlyctène talon (G).	Mme A (IDE)
		A	– Pansement à la Bétadine®. – Patient mis sur un matelas anti-escarre (à évaluer/24 h).	
10 h	***Hyperthermie***	***D***	– T° = 38,5 °C.	Mme B (AS)
		A	– Flash antibiotique en cours. – Faire courbe/4 h.	Mme A (IDE)
	Agitation	***D***	– Crie, donne des coups de pied, médecin informé par IDE.	Mme B (AS)
		A	– Prescrit TRANXENE (50 mg), 1 cp donné à 10 h 30.	Mme A (IDE)
	Altération de la communication verbale	***D***	– Ne comprend pas, ne répond pas aux questions posées… – S'exprime en arabe. – Lui parler d'un ton rassurant. – Interprète passera cet après midi.	Mme B (AS)
13 h	***Hyperthermie***	***R***	– T° = 37,8 °C.	Mme B (AS)
	Agitation	***R***	– Patient plus calme, ne crie plus, assoupi, après repas de 12 h 00.	
16 h	***Altération de la communication verbale***	***A***	– Visite de l'interprète (M. D).	Mme B (AS)
		R	– Propos incohérents (selon M. D).	

Rôle de l'AS

L'AS comprend tout l'intérêt des transmissions et participe activement au travail de coordination avec l'équipe.

Il transmet tous les éléments de son observation du patient, en respectant la règle essentielle, être clair précis et concis :

– être *clair*, ce qui se comprend *immédiatement*, ce qui est *lisible* ;

– être *précis*, ce qui cerne le plus *important* de l'information ;

– être *concis*, ce qui dit *l'essentiel* en peu de mots.

6 ▸ Annexe : les documents du dossier de soins

Voici une liste non exhaustive de neuf documents d'un service de maternité.

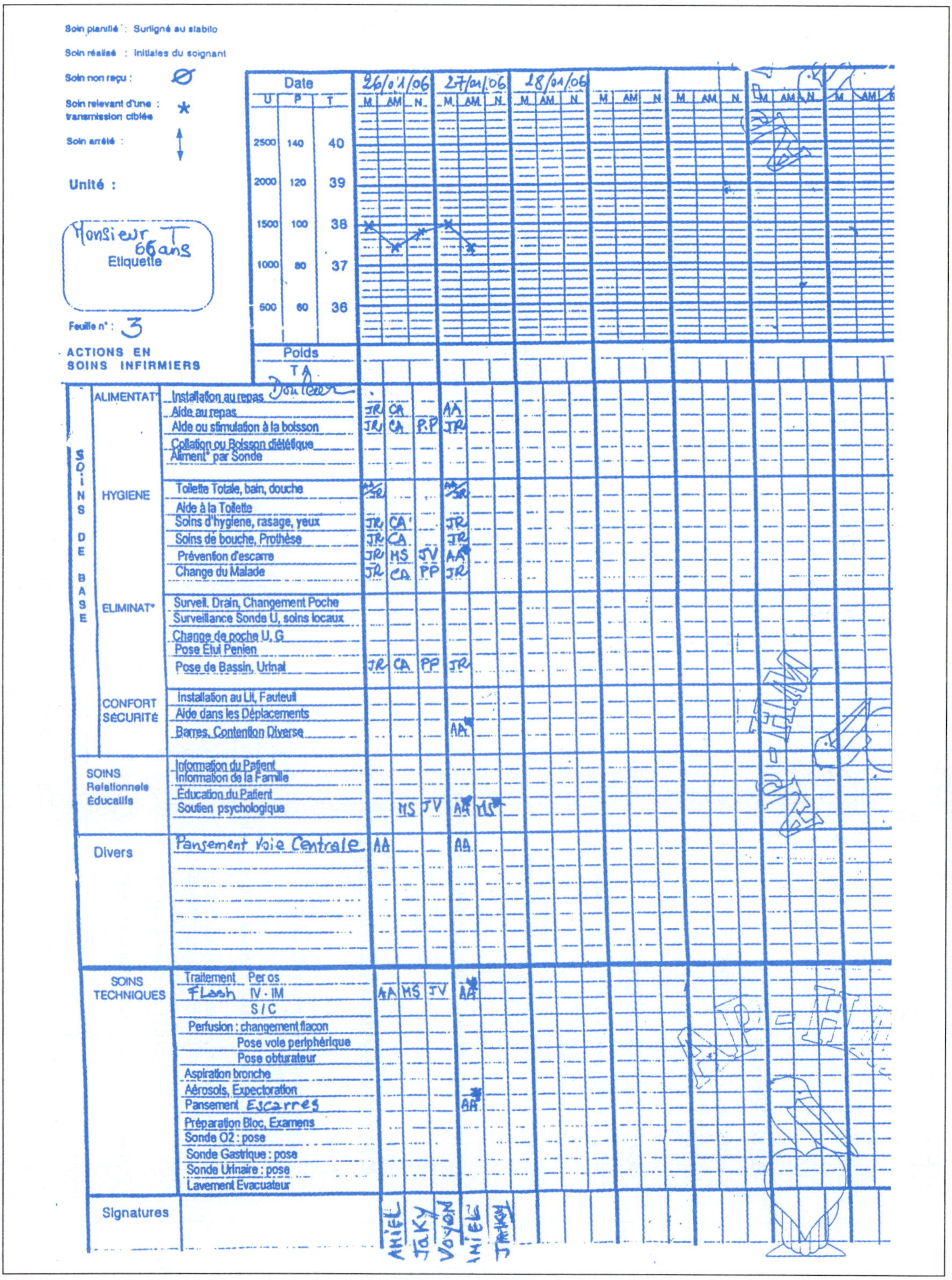

Soin planifié : Surligné au stabilo
Soin réalisé : Initiales du soignant
Soin non reçu : Ø
Soin relevant d'une transmission ciblée : *
Soin arrêté : ↕

Unité :

Monsieur T 66 ans
Etiquette

Feuille n° : 3

ACTIONS EN SOINS INFIRMIERS

Date	26/01/06 M	AM	N	27/01/06 M	AM	N	28/01/06 M	AM	N
U / P / T: 2500 / 140 / 40; 2000 / 120 / 39; 1500 / 100 / 38; 1000 / 80 / 37; 500 / 60 / 36									
Poids									
TA									

SOINS DE BASE	Action	26/01/06 M	AM	N	27/01/06 M	AM	N
ALIMENTAT°	Installation au repas (Douleur)						
	Aide au repas	JR	CA		AA		
	Aide ou stimulation à la boisson	JR	CA	P.P	JR		
	Collation ou Boisson diététique						
	Aliment° par Sonde						
HYGIENE	Toilette Totale, bain, douche	AA/JR			AA/JR		
	Aide à la Toilette						
	Soins d'hygiène, rasage, yeux	JR	CA		JR		
	Soins de bouche, Prothèse	JR	CA		JR		
	Prévention d'escarre	JR	MS	JV	AA*		
	Change du Malade	JR	CA	PP	JR		
ELIMINAT°	Surveil. Drain, Changement Poche						
	Surveillance Sonde U, soins locaux						
	Change de poche U, G						
	Pose Etui Penien						
	Pose de Bassin, Urinal	JR	CA	PP	JR		
CONFORT SÉCURITÉ	Installation au Lit, Fauteuil						
	Aide dans les Déplacements						
	Barres, Contention Diverse				AA*		
SOINS Relationnels Éducatifs	Information du Patient						
	Information de la Famille						
	Éducation du Patient						
	Soutien psychologique		MS	JV	AA*	MS*	
Divers	Pansement Voie Centrale	AA			AA		
SOINS TECHNIQUES	Traitement Per os						
	Flash IV - IM	AA	MS	JV	AA*		
	S/C						
	Perfusion : changement flacon						
	Pose voie periphérique						
	Pose obturateur						
	Aspiration bronche						
	Aérosols, Expectoration						
	Pansement Escarres				AA*		
	Préparation Bloc, Examens						
	Sonde O2 : pose						
	Sonde Gastrique : pose						
	Sonde Urinaire : pose						
	Lavement Evacuateur						
Signatures		AMIEL	JaKy	Voyon	AMIEL	JaKy	

FIG. 7.3 – **La feuille de soin.**

SERVICE DE MATERNITÉ[1]

ENTRETIEN D'ACCUEIL

Étiquette

N° chambre

⌘ Habitudes de vie :

↳ Régime : ✠ Tabac ☐ ✠ Handicap ☐ :

↳ Traitement personnel :

⌘ Vécu de l'accouchement :

↳ Appréciation générale de l'accouchement :

↳ La place du père :

↳ Appréciation de la douleur et/ou de l'analgésie :

↳ Appréciation du travail et de l'accouchement lui-même :

⌘ Problèmes posés par l'hospitalisation :

↳ Familiaux :

- ♦ Garde des autres enfants ☐
- ♦ Autres ☐ :

↳ Désire passage Assistante sociale : oui ☐ non ☐

- ♦ Pour un problème administratif ☐
- ♦ Pour un problème de logement ☐
- ♦ Pour une aide à domicile ☐
- ♦ Pour un autre problème social ☐ :

↳ Désire passage : Psychologue ☐ Autres ☐ :

⌘ Attente par rapport au service :

↳ Pour elle-même :

- ♦ Les soins ☐
- ♦ Aide à l'allaitement ☐
- ♦ Écoute particulière ☐
- ♦ Limitation des visites : oui ☐ non ☐
- ♦ Le confort ☐
- ♦ Autres ☐

↳ Pour le bébé :

- ♦ Encadrement particulier ☐
- ♦ Les soins ☐
- ♦ Régime : biberon ☐ Sein ☐
- ♦ Rythme veille-sommeil ☐
- ♦ Autres ☐

⌘ Le retour à la maison :

↳ La garde de l'enfant :

↳ La reprise du travail :

↳ Le matériel nécessaire :

↳ L'allaitement :

↳ La contraception :

↳ La rééducation post-natale :

↳ Autres :

FIG. 7.4– **L'entretien d'accueil de la maman.**

ÉTIQUETTE PATIENT

SERVICE DE MATERNITÉ[1]

TRANSMISSIONS CIBLÉES

Date - Heure Nom-Fonction Signature	**INFORMATIONS** (cible et données)	**INTERVENTIONS-ACTIONS** (réalisées ou prévues)	**RÉSULTATS**	Date - Heure Nom-Fonction Signature

FIG. 7.5 – **Les transmissions ciblées.**

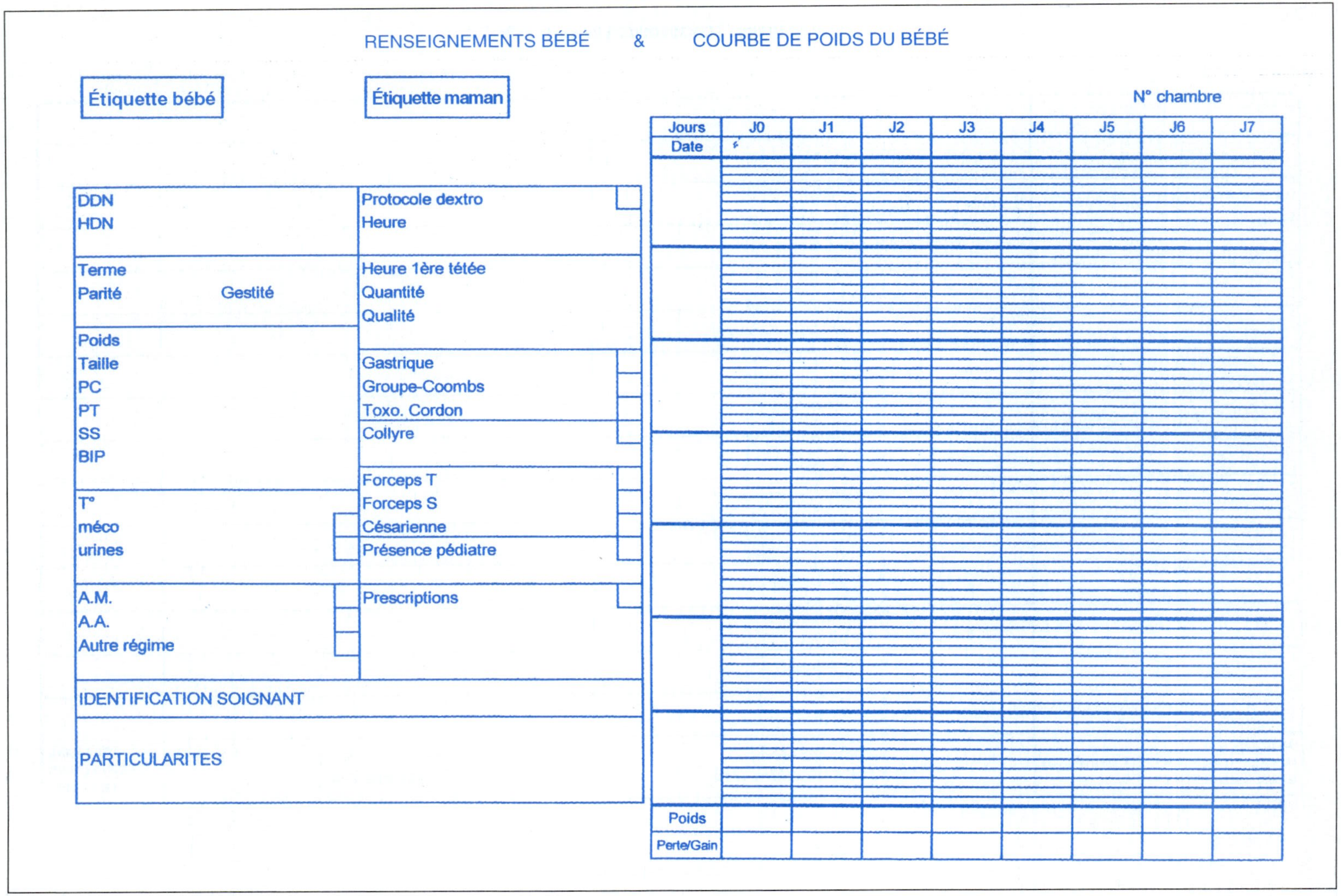

RENSEIGNEMENTS BÉBÉ & COURBE DE POIDS DU BÉBÉ

Étiquette bébé

Étiquette maman

N° chambre

DDN
HDN

Protocole dextro
Heure

Terme
Parité
Gestité

Heure 1ère tétée
Quantité
Qualité

Poids
Taille
PC
PT
SS
BIP

Gastrique
Groupe-Coombs
Toxo. Cordon
Collyre

T°
méco
urines

Forceps T
Forceps S
Césarienne
Présence pédiatre

A.M.
A.A.
Autre régime

Prescriptions

IDENTIFICATION SOIGNANT

PARTICULARITES

Jours	J0	J1	J2	J3	J4	J5	J6	J7
Date								
Poids								
Perte/Gain								

FIG. 7.6 – **Les courbes de poids du bébé et la surveillance du poids.**

SERVICE DE MATERNITÉ

ÉTIQUETTE

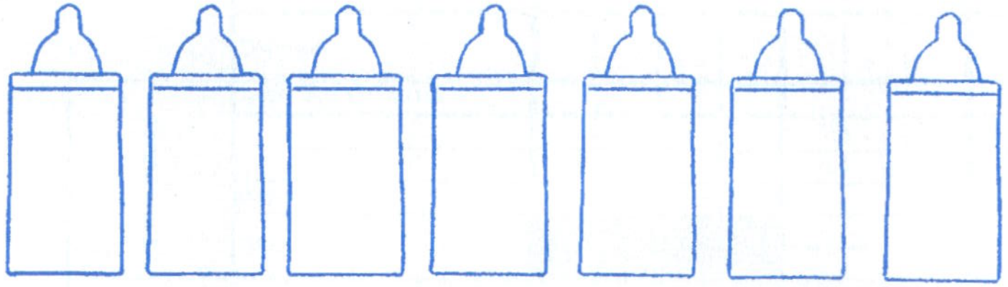

SURVEILLANCE TÊTÉES ET CHANGES

Date	Heure	Alimentation	Selles	Urines	Signature

SURVEILLANCE POIDS BÉBÉ

N° chambre

Jours	J0	J1	J2	J3	J4	J5	J6	J7
Date								
Poids								
Perte/Gain								

FIG. 7.7 – **La surveillance des têtées, changes et poids.**

DIAGRAMME BÉBÉ

	Étiquette																						N° chambre			
	Jours	J0				J1			J2			J3			J4			J5			J6			J7		
	Dates																									
	Equipe	N	M	AM	N	M	AM	N	M	AM	N	M	AM	N	M	AM	N	M	AM	N	M	AM	N	M	AM	N
Hygiène	Bain																									
	Cordon																									
	Change																									
	Soins visage																									
	D.R.P.																									
Alimentation	Mise au sein																									
	Complément																									
	Biberon																									
	Explications bib																									
Elimin°	Méco / Selles																									
	Urines																									
	V / R / G																									
Traitements	Vit. K1																									
	Zyma D2																									
	Photothérapie																									
Examens	Guthrie																									
	C.R.P.																									
	Calcémie																									
	Bilan infectieux																									
Surveillance	Dextro																									
	Ictère																									
	T°																									
	Bébé pris en nurserie																									
	Dotation																									
	Evènements particuliers																									
	Paraphe soignante																									

FIG. 7.8 – **Le diagramme de soins au bébé.**

Étiquette

DIAGRAMME ACCOUCHEE

N° chambre

	Jours	J-1			J0			J1			J2			J3			J4			J5			J6			J7			J8		
	Dates																														
	Moment de la journée	M	AM	N	M	AM	N	M	AM	N	M	AM	N	M	AM	N	M	AM	N	M	AM	N	M	AM	N	M	AM	N	M	AM	N
SOINS RELATIONNELS ET TECHNIQUES	Entretien d'accueil																														
	Relation mère - enfant																														
	Examen clinique obstétrical																														
	Sonde urinaire à demeure																														
	Crins																														
	Pansement																														
	Soins périnée																														
	Ablation fils																														
	Surveillance habituelle de nuit																														
TRAITEMENTS	Bromokin																														
	Dafalgan																														
	Daflon 500																														
	Di-Antalvic																														
	Eductyl																														
	Fer-Foldine																														
	Importal																														
	Méthergin																														
	Proctolog																														
	Perfusion																														
	Antalgiques I.V.																														
	Anticoag.:																														
	Rudivax n°lot :																														
	Anti-D n°lot :																														
BILANS	NFS																														
	CRP																														
	Hémostase																														
	Iono																														
	Hémoc																														
	PV																														
	ECBU																														
	RAI																														
	Autres																														
	Paraphe du soignant																														

Fig. 7.9 – **Le diagramme de soins à l'accouchée.**

Étiquette

FEUILLE DE TEMPERATURE ACCOUCHEE

N° chambre

Jours	J-1			J0			J1			J2			J3			J4			J5			J6			J7			J8		
Dates																														
Moment de la journée	M	AM	N	M	AM	N	M	AM	N	M	AM	N	M	AM	N	M	AM	N	M	AM	N	M	AM	N	M	AM	N	M	AM	N
TA Pouls T°																														
25 140 40																														
20 120 39																														
15 100 38																														
10 80 37																														
5 60 36																														
Régime																														
Urines																														
Transit																														
Toilette																														
Premier lever																														
Paraphe du soignant																														

FIG. 7.10 – **La feuille de température de la maman.**

FEUILLE DE SURVEILLANCE POST-OPERATOIRE DE CESARIENNE

Étiquette

N° chambre

Date et heure	Nom et signature	Pouls-TA-T°	Diurèse	Métrorragies	Utérus	Pansement	Perfusions	Antalgiques	Observations

FIG. 7.11 – **La feuille de surveillance postopératoire de césarienne.**

SERVICE DE MATERNITÉ

SYNTHESE DE SORTIE

Étiquette maman

Résumé d'hospitalisation

- SDC simples ☐ compliquées ☐ par :
- Allaitement maternel ☐ Allaitement artificiel ☐
- Traitements particuliers pendant le séjour ☐
  - ➢ Antibiotiques ☐
  - ➢ Anticoagulant ☐
  - ➢ Autres ☐
- Scanner pendant le séjour ☐
- Anti-D ☐ Rudivax ☐
- Vue par AS ☐ Psy ☐ Autre ☐ :

Mode de sortie

- Retour à domicile ☐
- Contre avis médical ☐
- Transfert ☐
- Autre ☐

Examen de sortie : Normal ☐ Anormal ☐

Traitements de sortie

Ordonnances de sortie

Contraception

- aucune ☐ • locale ☐
- orale ☐ nom :
- envisage la pose d'un stérilet ☐

Sortie le au ème jour
Avec ☐ ou sans ☐ son enfant *motif* :

Rendez-vous prévus :

Paraphe

Coordonnées patiente

Étiquette bébé

N° chambre

Résumé d'hospitalisation

- poids de naissance :
- terme :
- séjour normal ☐
  autre ☐

Examen de sortie
- fait ☐
- non fait ☐ : (motif)

Explications données

- carnet de santé ☐
- explication biberon ☐ • démonstration ☐
- ordonnances standard ☐
- explications diverses ☐
  - ↳ comment coucher bébé ? ☐
  - ↳ objectif langage ☐
  - ↳ Guthrie ☐
  - ↳ autres :
- PMI ☐

Ordonnances particulières

PMI ➢ Adresse :

- Adresse donnée à la maman ☐
- PMI prévenue ☐ le
  par à

Rendez-vous prévus :

Paraphe

FIG. 7.12 – **La synthèse de sortie.**

FICHE DE LIAISON
Maternité C.H.A. – P.M.I.

Étiquette maman

Adresse :

Code : Etage : Bat. : Porte :

☎ : / / / /

S.S. : oui ☐ non ☐

Mariée ☐ Célibataire ☐ Vie maritale ☐

Informations médicales

Parité : Nombre d'enfants :
Age :

Sérologies (si pathologie) :
Anti-D :

Étiquette bébé

N° chambre

Terme : Poids de Naissance :

Accouchement Normal ☐ Césarienne ☐ Forceps ☐

Apgar : Pathologie :

Traitement :

Hospitalisation : Lieu :

Sérologies (si pathologie) :
Vaccins :
Régime : sein ☐ biberon ☐ complément ☐

Date de sortie : Poids de sortie :

OBSERVATIONS PARTICULIERES

P.M.I. connue : oui ☐ non ☐

Action à domicile : à la demande de la mère ☐
à la demande de la maternité ☐
urgente ☐ non urgente ☐

Famille au courant de la liaison : oui ☐ non ☐

Nom du signataire :

Adresse du Centre de P.M.I.

Actions de la P.M.I. : Action à domicile ☐ date :
Suivi en consultation ☐
Refus de la famille ☐
Autre ☐

Observations :

Nom du signataire

FIG. 7.13 – **La fiche de liaison.**

3 Le soignant face à l'informatique

Dans les services de soins, les soignants utilisent aujourd'hui couramment l'informatique. Elle les aide à gérer l'ensemble des informations utiles à la coordination des soins aux patients.

1 ▸ Notions générales d'informatique

On peut comparer l'ordinateur à « une boite crânienne ».

• Comme le cerveau, il possède une ***mémoire*** : c'est-à-dire une capacité à stocker des informations (données) et à traiter des informations.

• Comme le cerveau, il reçoit des ***impulsions***, c'est-à-dire des stimulations électriques. Pour être opérationnel, l'ordinateur doit être activité à l'aide de ***logiciels*** (il s'agit d'un ensemble de procédures adaptées aux besoins de l'utilisateur).

Ajoutons que l'outil informatique, comme l'être humain, doit être « ***convivial*** » si l'on veut qu'il soit utilisable par tous.

2 ▸ Application de l'informatique au monde de la santé

Aujourd'hui, un grand nombre d'activités de soins infirmiers sont informatisées (*cf.* Fig. 7.14).

1. Activités de soins informatisées

De nombreuses activités de soins peuvent être informatisées. Citons, à titre d'exemples :

- les protocoles de soins ;
- les recueils de données ;
- les prescriptions médicales ;
- la planification des soins ;
- les diagrammes de soins ;
- l'évaluation de la charge et de l'activité de soins infirmiers ;
- le dossier de soins. Ce dossier se présente sous la forme d'une procédure de saisie de données :
  - du recueil d'informations ;
  - du diagnostic infirmier (problème de santé et étiologie, facteurs favorisant ou facteurs de risques…) ;
  - du plan de soins infirmiers ;
  - des prescriptions médicales, des transmissions, etc.

2. Intérêt de l'informatique en milieu de soins

Les intérêts de l'informatique peuvent être observés à différents niveaux.

• Pour les soignants (IDE, AS…), l'informatique permet :
  - d'obtenir rapidement des informations (ce qui facilite le recueil de données, les commandes de matériels…) ;
  - d'améliorer le travail d'équipe (outil commun = langage commun = rigueur et efficacité

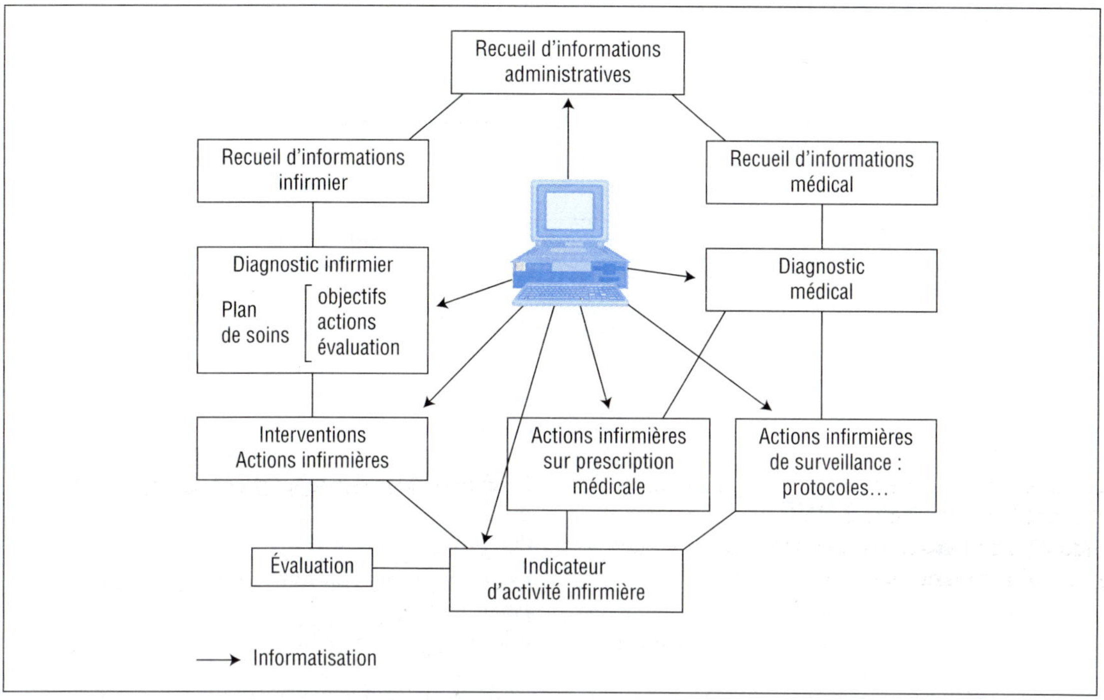

FIG. 7.14 – **Quelques activités de soins informatisées (liste non exhaustive).**

dans les soins). Par exemple, les protocoles de soins sont rédigés après un consensus, la planification des soins est établie.

- Pour le patient, l'informatique permet :
  - d'améliorer la qualité des soins (moins de risques de pertes d'information) ;
  - d'assurer une meilleure continuité des soins (malgré les changements de personnels).
- Pour les services de soins, l'informatique permet de :
  - centraliser les informations (facilitant la gestion des personnels et des activités de soins) ;
  - accélérer les échanges d'informations (internes ou externes) ;
  - établir des statistiques, disposer d'indicateurs d'activités et de coûts favorisant la concertation.

NB : Notons que l'informatisation des soins peut servir de base de données pour évaluer l'activité ou la production de résumés de sortie infirmiers s'intégrant au PMSI.

3. Activités de soins non informatisées

Toutes les activités de soins ne sont pas informatisables. Par exemple, la relation d'aide apportée à une personne en fin de vie, ou en détresse psychologique ou l'accueil d'un patient. On peut cependant enregistrer le résultat de ces activités d'aide sous forme de données informatiques.

3 ▸ RÈGLES EN MATIÈRE D'INFORMATIQUE ET LIBERTÉS

Le dossier de soins informatisé doit être conforme à la ***loi du 6 janvier 1978*** dite « informatique et libertés » qu'a mis en place le CNIL (Conseil national informatique et libertés). Ce dernier veille à ce que les informations relatives à la vie privée des personnes soient protégées.

1. La protection des informations (données)

Selon la loi du 6 janvier 1978 :

- Tout utilisateur doit déclarer au CNIL la création de fichiers avec des données nominatives (qu'il s'agisse de dossiers informatisés ou non). Les soignants n'y échappent pas.
- Le CNIL veille également à ce qu'il n'y ait pas de croisement d'informations entre ces fichiers et l'accès par les réseaux télématiques (*cf.* Fig. 7.15).

La loi prévoit par ailleurs l'accès aux informations par les personnes concernées.

2. Le droit d'accès aux informations

La loi garantit aussi le droit pour chaque personne d'accéder aux informations obtenues par les institutions et les professionnels. Chacun peut consulter les données le concernant.

a. Les données accessibles

Ce droit d'accès aux informations est gratuit. Il concerne les informations nominatives figurant sur des fichiers manuels et informatisés. Seule la personne concernée peut les consulter.

b. Limite du droit d'accès

Certains dossiers ne peuvent être consultés, car les informations qu'ils contiennent sont protégées (c'est le cas pour la filiation).

c. La démarche

La personne qui souhaite consulter des données doit faire la demande auprès de l'administration détentrice du dossier.

- si l'administration refuse l'accès à ce dossier, la personne peut saisir la CADA (Commission d'accès aux documents administratifs) ;
- si la demande à la CADA n'aboutit pas, la personne peut saisir le tribunal administratif.

Mémo AS : récapitulatif de la démarche

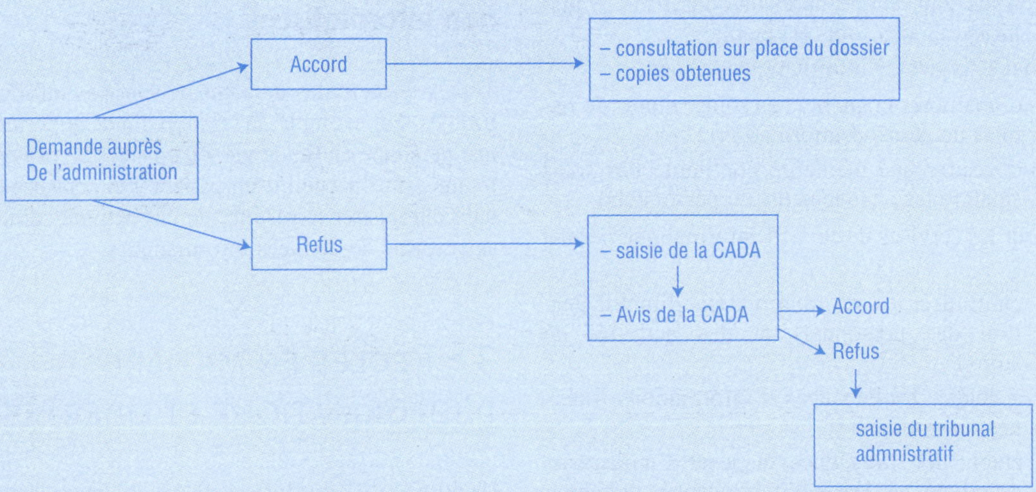

4 ▸ Les réseaux (notions)

Les ordinateurs peuvent être isolés ou reliés à d'autres ordinateurs. C'est ce qu'on appelle un réseau. Il peut être :

- *interne* à l'établissement : il relie les ordinateurs entre eux à l'aide de câbles ;
- *externe* : la liaison se fait par l'intermédiaire du réseau téléphonique (par exemple, réseau Internet, réseau Transpac, etc.)

L'utilisateur doit connaître les éléments matériels, leurs liens et les logiciels (*cf.* Fig. 7.15). Il est nécessaire que chaque poste soit équipé d'un modem branché sur la ligne qui assure la communication (ligne interne ou téléphonique).

Autres utilités de l'informatique :

- télétransmissions d'images, documents ;
- compte-rendu de résultats radiologiques, biologiques ;
- suivi de patient ne pouvant se déplacer (grossesse).

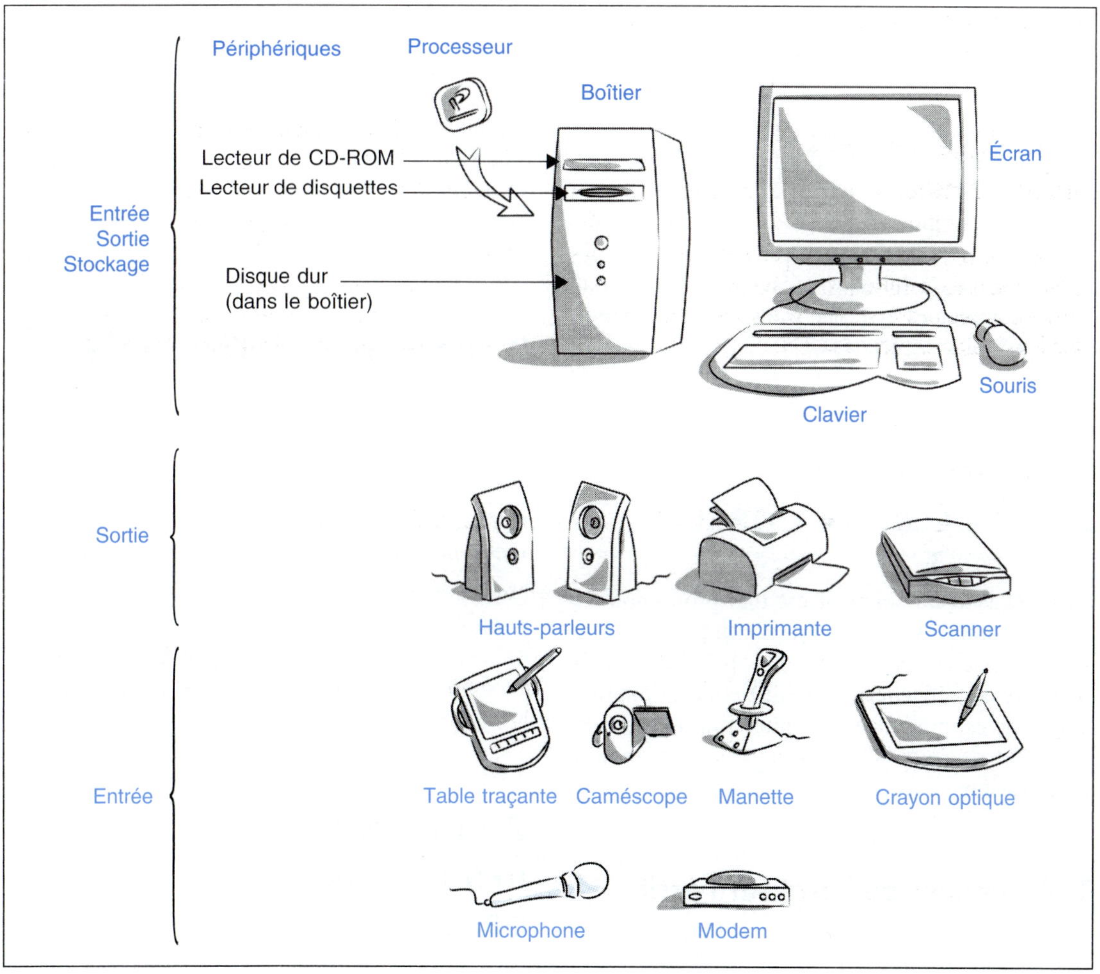

Fig. 7.15 – **Configuration informatique.**

4 Le soignant face à l'oral

Les transmission orales faites par le personnel de soins fournissent des informations claires et concises sur les soins donnés au patient et favorisent la coopération entre les divers membres de l'équipe. Cependant, les transmissions orales, malgré tout l'intérêt qu'elles présentent, ont besoin d'être complétées par les transmissions écrites (vues précédemment).

1 ▸ Comparaison entre l'écrit et l'oral

La profession du soignant est une profession de tradition orale. A l'inverse de l'expression écrite qui (comme nous l'avons dit précédemment) engendre des réticences et des difficultés, l'expression orale est pratiquée avec plus d'aisance par le personnel de soins. Comparons ces deux modes d'expression.

1. Avantages de l'oral sur l'écrit

L'expression orale est plus :

- *valorisante* (beaucoup de soignants s'expriment mieux que ce qu'ils écrivent) ;
- *simple* (le vocabulaire est familier, il peut y avoir des répétitions) ;
- *libre* (l'expression n'est pas perfectible, pré-organisée…) ;
- *discrète* (l'orateur sait qu'il s'expose moins) ;
- *subjective* (le soignant peut exposer ses sentiments personnels) ;
- *rapide* (elle nécessite un temps de réflexion moins long et donne l'impression de perdre moins de temps).

2. Inconvénients de l'oral sur l'écrit

Si elle n'était pas constamment associée à l'expression écrite, l'expression orale présenterait des inconvénients majeurs. Il y a des ***risques*** de :

- *perte de l'information ;*
- *déformations ;*
- *approximation, erreurs ;*
- *oublis ;*
- *limitation de la coopération* (***l'échange est interpersonnel*** : une seule personne est informée et non le groupe).

2 ▸ Intérêts des transmissions orales (TO)

Les transmissions orales sont les échanges d'informations qui se font entre deux équipes de soins, au moment de la ***relève***. Il y a au moins deux relèves par 24 heures, voire trois :

- de l'équipe du matin à l'équipe de l'après midi ;
- de l'équipe de l'après midi à l'équipe du soir ;
- de l'équipe du soir à l'équipe du matin.

1. Intérêts des TO au niveau des soins

Les transmissions permettent de :

- donner des ***informations prioritaires*** au niveau :
  - des soins donnés au patient et des résultats obtenus ;
  - de son comportement, de ses réactions lors des soins ;
  - de ses besoins fondamentaux (alimentation, sommeil, élimination, etc.) ;
  - de ses demandes particulières (habitudes de vie, culture, visites, loisirs…).
- assurer la ***continuité des soins*** et la sécurité du patient ;
- ***échanger ses idées*** sur des stratégies de soins ;
- mettre en place des objectifs de soins, les évaluer et les réajuster ;
- débattre sur certaines situations « à problème ».

2. Intérêts des TO au niveau de l'équipe

Les transmissions orales permettent à l'équipe de :

- réactualiser les pratiques de soins ;
- élaborer des protocoles de soins ;
- renforcer la cohésion et la coopération de tous les professionnels ;
- organiser l'encadrement et l'évaluation des stagiaires.

C'est « un temps qualité » ***d'échange d'informations sécuritaires***, mais aussi un temps de concertation concernant des prises de décisions de soins en fonction de l'évolution des personnes soignées. Dans cette réunion, il est important que tous les acteurs de soins soient présents (infirmières, aides-soignants, le cadre de santé, d'autres professionnels : kinésithérapeute, diététicienne… peuvent y être conviés en fonction de l'état du patient) et qu'ils participent de façon active[9] à cette transmission ***pour assurer la continuité des soins***.

Cette réunion se fait avec le dossier de soins et la planification des soins. Elle se déroule majoritairement dans l'office infirmier (ou poste de soins) porte fermée. Cette réunion est programmée et organisée pour ne pas être interrompue sans arrêt. L'infirmière et l'aide-soignant qui transmettent, se mettent côte à côte, comme ceux qui reçoivent la transmission, de préférence autour d'une table. Il y a utilisation d'un vocabulaire professionnel (sans jugement de valeur des patients).

a. Si le patient n'est pas connu de la relève

Utilisation des transmissions ciblées réalisées dans le dossier de soins avec une présentation de la macro-cible, accueil exposant qui est le patient, la durée d'hospitalisation, le motif d'entrée, les habitudes de vie du patient et ses besoins perturbés non satisfaits. Il faut argumenter sur les cibles identifiées.

b. Si le patient est connu de la relève

L'infirmier situe l'hospitalisation dans le temps (par exemple : « aujourd'hui, on est à J+1 de l'appendicectomie pour Madame A ; le 1er lever a été réalisé sans problème ce matin… »).

Il faut ouvrir le dossier à la page du diagramme des activités de soins : l'aide-soignant prend alors la parole pour commenter les soins qu'il a réalisé, puis c'est le tour de l'IDE. L'évolution du patient est évoquée, la lecture des cibles permet de les réactualiser, les analyser, les préciser.

Les deux équipes réajustent les objectifs de soins, les actions à mener, et l'évaluation des résultats est programmée.

C'est un temps de réadaptation des transmissions écrites. Les équipes font le point sur les prescriptions médicamenteuses, la programmation des examens et leur préparation (à jeun, préparation cutanée préopératoire, régime sans résidu…).

L'utilisation des transmissions ciblées à l'oral induit un questionnement par la possibilité de parler de son vécu des situations de soins sans appréhension. Cela favorise une cohésion et un climat de communication dans les équipes autour d'un projet de soins commun pour un même patient. La continuité des soins est assurée par la relève.

3. Objet des réunions en milieu de soins

La vie d'un service de soins est ponctuée de diverses réunions du personnel dont l'objectif numéro

9. *Les Transmissions ciblées au service de la qualité des soins*, Dancausse, Chaumat, Éd. Masson, 2003.

un est d'améliorer la qualité des soins donnés au patient. Il existe différentes réunions.

a. Pour les soins au patient

▶ La réunion des transmissions inter-équipes

La réunion permet à chaque soignant, de :

- exprimer les difficultés rencontrées au cours des soins ;
- trouver des solutions pertinentes (par des échanges d'idées multidisciplinaires) ;
- entretenir le sentiment d'appartenance à une équipe.

La réunion permet une réflexion sur :

- l'organisation des soins ;
- l'utilisation et la gestion du matériel ;
- l'harmonisation du travail (l'objectif est de trouver la façon la plus consensuelle possible).

Exemple

Dans le cadre des transmissions « ciblées », le personnel soignant peut débattre autour d'un problème particulier du patient (par exemple : l'agressivité, l'angoisse…) et envisager les actions à mener.

Exemple

La réunion peut parfois permettre aux soignants de rédiger ensemble un (ou des) procédures de soins afin de servir de « guide » aux stagiaires, aux nouveaux personnels de soins.

▶ La réunion de synthèse[10]

La réunion permet avant tout de :

- réunir des informations sur un patient, émanant des divers membres de l'équipe[11] ;
- en faire la synthèse pour mettre en place un projet de soins.

La réunion permet aussi de faire exprimer à certains soignants leurs ressentis lors de certaines situations de soins difficiles.

Exemple

La prise en charge en cours de M. X (patient en fin de vie) est analysée dans ses toutes ses dimensions. Chaque professionnel parle du patient au regard de sa fonction. La synthèse des informations permet de cerner au mieux la ***réalité*** vécue par M. X et le projet de soins qui suit est ***individualisé***.

La réunion de synthèse est centrée sur les bénéfices que tirerait M. X de tel soin (ou thérapie) plutôt que de tel autre choix. Elle participe à la démarche éthique et de ce fait s'impose souvent dans la pratique des soins palliatifs. Ceux-ci, en effet, n'existent que dans la pluridisciplinarité et l'interdisciplinarité (*cf.* définition dans le Mémo ci-après).

10. Appelée aussi réunion pluridisciplinaire (ou clinique).
11. Médecins, IDE, AS, kinésithérapeutes, diététiciens, psychologues…

b. Pour le personnel soignant

▶ Le groupe de paroles

Il est souvent animé par un psychologue ou un psychothérapeute et permet essentiellement de :

- soutenir les soignants dans leur travail ;
- améliorer les relations patient soignant.

Exemple

Les soignants des services de cancérologie ou de soins palliatifs peuvent, dans ces réunions, être écoutés et partager leurs émotions. Chacun se questionne, écoute l'autre parler de ses besoins, de ses limites. Jamais les soignants ne règlent de conflits institutionnels dans un tel groupe.

▶ La réunion d'accompagnement, de soutien

Elle permet aux soignants des « services de soins palliatifs » d'évoquer un patient récemment décédé. Ce temps du souvenir est nécessaire pour pouvoir « fermer une page et en ouvrir une autre » (c'est-à-dire ***être disponible*** pour vivre les accompagnements à venir).

Exemple

Il s'agit de parler des « moments forts partagés » avec le patient (et sa famille), parler de ses derniers instants, donner un sens aux « liens qui se font et se défont ».

c. Pour le fonctionnement du service

▶ La réunion d'organisation du service, de gestion d'équipes et de matériel

Cette réunion concerne des projets institutionnels (mise en place de regroupement de services en Pôle, projet d'établissement, mise en place de nouveaux protocoles).

▶ Le conseil de service

Il a pour objet l'information et formation interne du personnel du service par d'autres soignants.

Mémo AS

Les trois types de réunions

Si l'on veut faire une synthèse des objectifs d'une réunion rappelons qu'on peut classer les réunions en trois catégories.

Réunion ***d'information***	→	Transmettre des informations.
Réunion de ***discussion***	→	Échanger des informations, des opinions, des questions.
Réunion de ***décision***	→	Résoudre des problèmes. Rechercher des solutions.

La pluridisciplinarité

« La pluridisciplinarité est une mise en commun d'informations issues de plusieurs sciences ou disciplines. Elle relève d'une ouverture d'esprit, d'une curiosité intellectuelle qui pousse le soignant à évoluer, à sortir de son domaine et de son langage propre[a]. »

L'interdisciplinarité

« L'interdisciplinarité exprime la dynamique entre les personnes qui échangent à partir de leur domaine de connaissance. Il ne s'agit plus d'accoler une série de connaissances, mais (par le lieu du dialogue) de les associer. Le résultat espéré est un enrichissement de la compétence des soignants et de leur compréhension d'une situation[b]. »

a. *Soigner la relation malade-famille-soignants*, M. S. Richard, CREFAV, 2002.

b. *L'interdisciplinarité jusqu'à la Mort*, J. M. Lassaunière, JALMALV. 1995

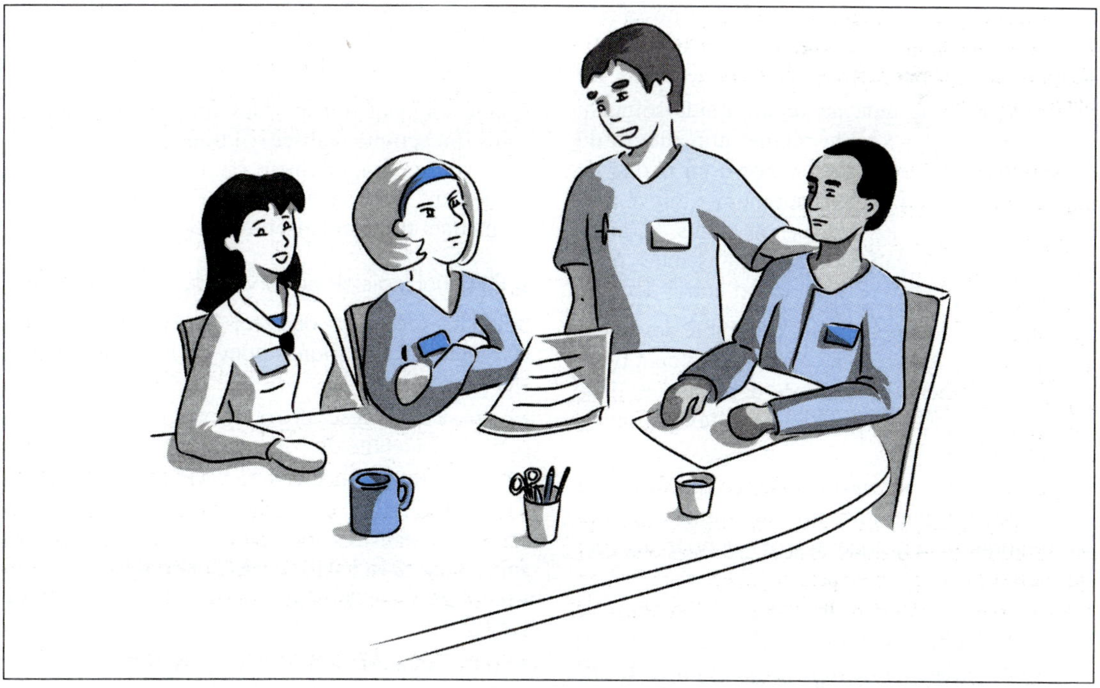

FIG. 7.16 – **La pluridisciplinarité est la mise en commun d'informations issues de plusieurs disciplines.**

5 Savoir utiliser l'information

1 ▸ Utilisation du dossier de soins par l'aide-soignant

L'AS recueille les informations concernant les soins et les patients afin de comprendre l'objectif des soins à réaliser, de préparer le matériel nécessaire, d'organiser le soin. Par exemple :

- si c'est la prise du pouls, de la pression artérielle, l'aide-soignant regardera la prescription médicale (la fréquence des prises par 24 h, l'heure planifiée par l'IDE). Il s'informera des particularités à respecter pour le patient (pas du côté du bras hémiplégique, ni le bras perfusé, avant de le lever…) ;
- s'il s'agit d'une aide au repas, l'aide-soignant s'informera du type et du régime alimentaire du patient. De même que l'existence d'un risque de fausse route, ou du degré d'autonomie relevé précédemment dans le dossier de soins. L'aide-soignant aidera le patient pour certains actes, mais stimulera le patient à réaliser seul d'autres actions.

Pour cela, l'aide-soignant lit l'ensemble des documents du dossier de soins afin d'apprécier l'état clinque du patient, le degré de dépendance, dans quel état d'esprit est le patient, et l'évolution en cours de séjour.

Ce dossier peut être informatisé, ce qui implique pour l'aide-soignant une capacité à utiliser l'outil informatique et un code personnel pour accéder aux données.

D'autre part, l'aide-soignant peut réactualiser le recueil de données de l'arrivée. Il hiérarchisera les besoins perturbés et déterminera les sources de difficulté et les actions de soins à mettre en place, en collaboration avec l'infirmière.

Exemple : Madame A, J+1 d'une appendicectomie.

Le 1er lever s'est déroulé ce matin sans problème particulier.

Mais lorsque l'aide-soignant est venu lui apporter son petit déjeuner : elle lui a fait part de son appréhension pour aller à la selle de peur d'avoir mal à la cicatrice.

Explications : il est attendu de la part de l'aide-soignant, qu'il réalise un recueil de données précis, ciblé sur le besoin d'« apprendre » afin de déterminer les raisons de cette peur selon la patiente, de demander à la patiente : ce qu'elle a compris de son traitement de la douleur. Puis il pourra expliquer à cette patiente de tenir sa paroi abdominale lors du lever, et lorsqu'elle ira aux toilettes.

L'aide-soignant transmettra ses observations et les dires de la patiente auprès de l'infirmier et les transcrira dans le dossier de soins.

L'aide-soignant transmet les informations sur les soins (ou activité réalisée), il transmet les informations sur le comportement du malade et son environnement. Il a à sa disposition l'outil informatique permettant d'informatiser le dossier de soins.

▸ Plusieurs logiciels au service du dossier de soins

Selon les sites intra- ou extra- hospitaliers, il existe des logiciels spécifiques pour informatiser le dossier de soins.

- La base de données des dossiers administratifs des patients, l'identité du patient (à l'APHP : **GILDA**).
- La prescription médicale (à l'APHP : **PHEDRA**).
- La prescription médicale, la planification des soins, les transmissions ciblées et les feuilles de surveillances (à l'APHP : **ACTIPIDOS**).
- Pour les actes de laboratoires (à l'APHP : **NET-LAB**).
- Pour l'imagerie (à l'APHP : **RADOS**).

Il s'agit de disposer d'un dossier partagé par tous les professionnels impliqués dans la prise en charge : médecins, infirmières, aides-soignants, secrétaires médicales, paramédicaux. D'utilisation simple, cet outil permet de répondre aux besoins de ***continuité des soins***.

Pour les infirmières et les aides-soignants, l'intégration à un tel dossier est un enjeu majeur d'***efficacité*** et de ***qualité***. C'est un signe de professionnalisation fort puisqu'il oblige à structurer le langage, à réfléchir aux pratiques de soins et aux besoins des patients.

En saisissant simplement le nom du patient (avec ACTIPIDOS) : tout l'historique des séjours peut être reconstitué, dans tous ses aspects. Le patient pourra dans un proche avenir, grâce aux améliorations de ce logiciel, recevoir les comptes-rendus d'hospitalisation par messagerie sécurisée.

Ce dossier informatisé est conçu selon une charte de fonctionnement qui prévoit, en fonction du métier, un accès aux dossiers des patients d'un service, d'un pôle, ou de tout l'hôpital.

Il permet une ***traçabilité*** et une ***sécurité des informations*** sur les patients qui, placées sous la responsabilité du signataire de la saisie, font du logiciel un outil de prise en charge et une référence réglementaire indispensable.[12]

Les services de soins sont équipés d'un poste central et de tablettes mobiles placées sur les chariots de soins. Les soignants, selon leur fonction, ont accès à certaines données grâce à leurs codes confidentiels et un mot de passe pour la saisie des soins réalisés. Cette saisie permet de visualiser et de valider en temps réel les soins réalisés.

2 ▸ Rédiger les éléments de transmission (courbes, signes, descriptions et observations)[13]

12. *Transmissions N° 28*, octobre – décembre 2003, document APHP.

13. *Les Transmissions ciblées au service de la qualité des soins*, Dancausse, Chaumat, Éd. Masson, 2003.

Tableau 7.7 – Macrocible accueil du patient.

Accueil service		IDE / AS	
	N° entrée : Date entrée : 21 octobre XXXX	NPP : Service : chirurgie vasculaire	Sexe : M
MALADE	Nom/Prénom : XXX/yyy Sit. fam. : marié Né(e) le : 29 juin XXXX Nationalité : Adresse : Accident : Ambulance : Pers. à prévenir : Adresse :	Njf : A : Profess. : retraité agriculteur Date : Tél. P. à prév. : 0565XXXXXX	Dépt. : 12
D			
ASSURÉ	Nom/Prénom : Bénéfic. : Adresse : Employeur : N° de SS : Débiteur 1 : Débiteur 2 :		ALD :

Tableau 7.7 – Macrocible accueil du patient. *(Suite)*

M	**Circonstances/motifs/symptômes** **Nécrose du gros orteil du pied droit** **Douleur et inflammation du pied droit**		**Adressé par : Dr Xyy** **Adressé à : Yxx** **Traitement habituel : *cf.* feuille de température :** Antiparkinsonien Antihypertenseur HBPM (*Lovenox* [énoxaparine sodique]) Vasodilatateurs Protecteur gastrique
	ATCD : Parkinson hypertension artérielle		**Allergie : intolérance au *Ticlid* (ticlopidine)**
	Hospitalisations antérieures : sympathectomie lombaire droite en 1997		**Régime : normal**
E	IDE à domicile		**Tuteur**
	Personnes Ressources Famille - Amis - Autres	Son épouse. Voisine amputée, valide. Est un exemple positif pour lui.	Besoins Perturbés
M – HABITUDES DE VIE	RESPIRER	Normal	
	SE MOUVOIR SE VÊTIR	Utilisation de cannes. Son épouse l'aide. Se déplaçait avec son tracteur pour aller faire ses courses.	Périmètre de marche réduit. Et à présent ne peut plus se déplacer.
	BOIRE ET MANGER	Refus d'aliments mixés bien qu'il n'ait pas de dents.	Appétit perturbé par la douleur.
	ÉLIMINER	Normal	Urinal à portée de main. Être à deux pour l'amener au WC.
	ÊTRE PROPRE	Son épouse l'aidait.	Est complètement dépendant.
	COMMUNIQUER APPRENDRE	Élocution très rapide du fait du Parkinson. A un bon niveau d'information sur l'artérite, le Parkinson et son traitement pris en charge par son épouse.	Traitement à gérer par l'équipe car risque de se tromper sans l'aide de son épouse.
	SE REPOSER DORMIR		Se couche très tard. Dort 5 à 6 heures par nuit, se réveille la nuit en raison de la douleur. Met sa jambe à pendre au bord du lit. Demande à être soulagé pour pouvoir dormir.

Paramètres : heures							
TA							
Pouls							
Température							
Saturation, fréquence respiratoire							

Tableau 7.7 – Macrocible accueil du patient. *(Suite)*

Bilan	☐	Standard		Radiographie
X	NFS	Prétransfusionnel	X	R × P
	CRP	Gazométrie		ASP
X	IONO	BHCG		Autre
	Hépatique	Dosage des toxiques		
	Cardiaque	Labstix		
	Alcoolémie		X	ECG
X	Hémostase			Dextro
X	Groupe Rhésus			

GESTES ET TRAITEMENTS EFFECTUÉS À L'ACCUEIL
Artériographie programmée demain après midi à 15 heures (à jeun à partir de 12 heures seulement).
Pansement orteils nécrosés et pied, avec vaseline plus compresse et pansement complet.

☐ VAT	☐ OXYGÈNE	☐ SONDE URINAIRE N°
☐ GAMMA TS	☐ AÉROSOLS	☐ SONDE GASTRIQUE
CONSIGNES : *LAISSER À JEUN*	☐	☐ VOIE VEINEUSE

AUTORISATION DE SOINS	☐ OUI	☐ NON	☐ BLOC PRÉVENU	☐ OUI	☐ NON
(T) FAMILLE PRÉVENUE	☐ OUI	☐ NON	☐		

	Service	Famille	Coffre		Service	Famille	Coffre
Vêtements				Lunettes, lentilles			
Argent				Prothèses auditives			
Bijoux				Carte de SS			
Dentier				Divers			

Autre :

Confiant. Connaît le service
Espère qu'on va le soulager car depuis quelques jours ne marche plus et souffre.
Sait par son médecin que l'amputation est probable, mais que l'appareillage sera difficile en raison de son handicap dû aux troubles de sa maladie de Parkinson.
(V) Cibles dominantes :
Douleur aiguë qui perturbe ses activités quotidiennes.
Risque d'escarre relié à l'altération de la mobilité physique.

Source : CH de Rodez, DSSI, maquette n° 4

Tableau 7.8 – Exemple de diagramme de soins du CH de Rodez, service chirurgie vasculaire.

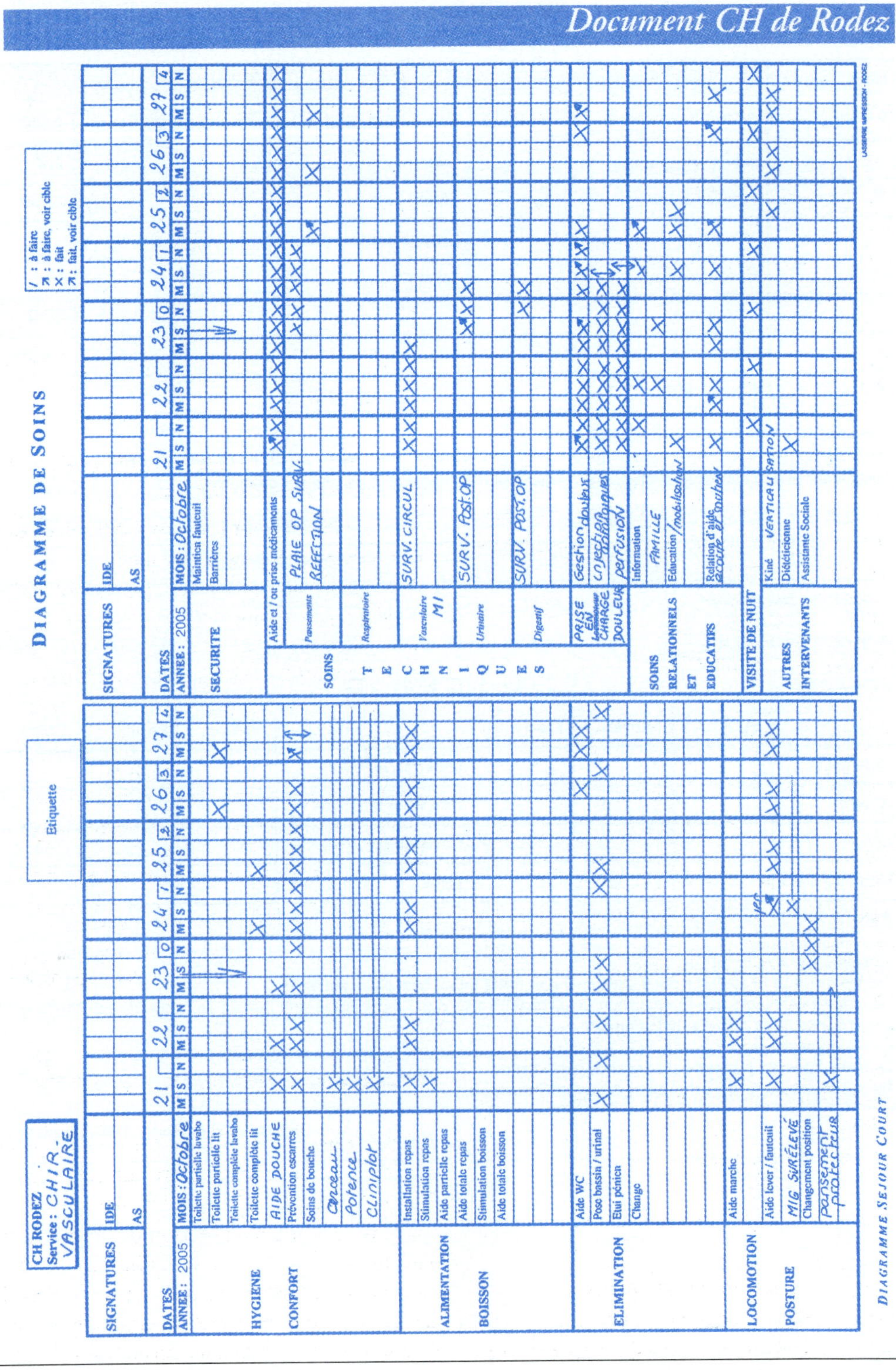

6 Savoir transmettre l'information

1 ▸ Méthodologie d'un exposé

Tout personnel de santé peut être amené à animer un groupe, ou à prendre la parole en groupe lors d'une réunion de travail.

1. Rôle de l'animateur

L'animation permet au groupe d'atteindre les objectifs qui lui sont fixés. Celui qui anime, ou prend la parole en réunion, doit être :

- ***compris***. Il doit pour ce faire :
  - segmenter l'exposé ;
  - utiliser des phrases simples et courtes ;
  - employer un vocabulaire commun (termes connus du groupe) ;
  - varier les supports de communication (vidéo, polycopier, tableau.) ;
  - créer une interaction avec l'auditoire ;
- ***écouté***. Il doit donc :
  - varier le débit (qui ne sera ni trop lent ni trop rapide) ;
  - accepter les silences ;
  - regarder les auditeurs ;
  - se déplacer si besoin dans la pièce ;
- ***entendu***. Il doit :
  - installer correctement les auditeurs ;
  - utiliser un registre de voix immédiat ;
  - parler avec un volume suffisant, mais pas trop fort.

2. Objectifs

L'animateur a un double objectif : celui de ***facilitation*** et celui de ***régulation***.

- Rôle de ***facilitation*** pour permettre une communication efficace dans le groupe.
- Rôle de ***régulation*** pour que la solidarité du groupe se maintienne.

Tableau 7.9 – Les objectifs de l'animateur.

Facilitation	Régulation
Il s'agit de : – écouter les participants ; – solliciter les participants ; – reformuler les questions ; – faire des synthèses ; – relancer les temps de paroles.	Il s'agit de : – motiver le groupe ; – encourager chacun à parler ; – valoriser les participants ; – susciter des prises de paroles ; – fairer respecter les temps de parole.

3. Caractéristiques de l'exposé

On différencie l'exposé de la simple prise de parole dans un groupe de travail pour faire part d'un point de vue, d'une expérience.

L'exposé est une intervention d'une durée variable, qui s'adresse à un auditoire dans le but de transmettre un savoir selon un sujet défini. Il se caractérise par une sorte de compromis entre la langue parlée et la langue écrite. En effet, par la nature de sa préparation, l'exposé s'apparente à la communication écrite, mais, il s'agit bien d'une communication orale : il est dit et non lu.

4. La préparation de l'exposé

Faire un exposé c'est présenter oralement un sujet à un auditoire. L'orateur veillera à :

- réfléchir préalablement au plan de l'exposé ;
- le structurer avec une progression logique selon la méthode du QQQOCP (cf. Tableau ci-après)[14].

Tableau 7.10 – Préparation de l'exposé oral.

Q	***Quoi ?***	Situer le thème de la réunion (ex : problème x du patient)
Q	***Qui ? (dit quoi à qui)***	Préciser le (les) aspect(s) de problème qui sera (seront) abordé (s)
P	***Pourquoi ?***	Donner des informations (données). Décrire, comparer, etc.
Q	***Quand ?***	Exprimer ce que l'on pense
O	***Où ?***	Réflexion : Expliquer pourquoi on pense cela, pourquoi on propose cela.
C	***Comment ?***	Action : Evoquer les modifications à apporter, les actions à entreprendre.

L'orateur doit :

- s'assurer de ***l'aménagement de la salle*** (présence ou non de tableaux, de micros, d'outils de projection. En vérifier le fonctionnement, se familiariser avec leur maniement si nécessaire) ;
- rassembler une ***documentation*** ;
- consulter des personnes ressources, le CDI, etc. (tout dépend du sujet de l'exposé) ;
- faire un ***plan*** très structuré de son exposé ;
- ne rédiger que des ***notes*** (ne pas détailler l'exposé par écrit, seules la présentation et la conclusion peuvent être rédigées totalement) ;
- n'utiliser que le ***recto*** des feuillets ;
- prévoir des couleurs pour ***mettre en évidence le plan*** de l'exposé et les moments où l'on a prévu d'utiliser des documents (graphiques, photos, textes, citations...) ;
- ***classer les documents annexes*** selon l'ordre d'utilisation de l'exposé ;
- s'informer du type d'auditeurs (tout public, collègues de travail, stagiaires) afin d'adapter le contenu et la forme de l'exposé.

14. Méthodologie de Lasswell.

5. La réalisation de l'exposé

- ***Utiliser un tableau et des documents***. Les grands points du plan seront indiqués sur le tableau ou sur un support rétroprojeté ou vidéoprojeté. Des documents peuvent éventuellement être remis aux participants.
- ***Maintenir l'intérêt de l'auditoire*** :
  - au début de l'exposé, où l'introduction doit motiver l'auditoire en soulignant l'importance du thème et quelle valeur ajoutée cela apportera aux auditeurs ;
  - au cours de l'exposé, où l'orateur doit être attentif aux réactions de l'auditoire et adapter en conséquence ses intonations, ses attitudes, ses propos.
  - à la fin de l'exposé, des échanges avec les participants peuvent avoir lieu sous forme de questions, d'informations complémentaires sur une bibliographie, des sites sur internet, des ressources internes à l'établissement pour approfondir le thème de l'exposé.

6. Les critères de réussite d'un exposé

- Soigner l'expression verbale :
  - le niveau de langue familier est à proscrire ;
  - le vocabulaire doit être correct et adapté au public ;
  - la redondance par reformulation sera utilisée pour permettre une meilleure compréhension et faciliter la prise de notes.
- Être attentif à l'expression non verbale : elle doit renforcer le contenu de ce qui est dit. Il faut garder son auditoire et savoir modifier ses attitudes (se lever, se déplacer).
- Utiliser un « vocabulaire commun », un langage professionnel adapté. Un discours s'adresse généralement à un public choisi en fonction de sa

spécificité. Lorsqu'un auditeur écoute un discours qui dépasse ses compétences, il est peu probable qu'il puisse s'y intéresser. L'orateur veillera à faire des ***phrases courtes*, à *n'exposer qu'un sujet à la fois*, à *utiliser un vocabulaire commun***.

• ***Accepter les silences***. Un intervenant, qui fait un exposé d'information face à un auditoire plus ou moins important, est souvent décontenancé par le silence qui suit la traditionnelle interrogation : « avez-vous des ***questions*** ? des ***remarques à faire*** ? » Or, il faut laisser aux gens sollicités le temps d'intégrer les propos entendus, d'y réagir, de formuler leurs questions intérieurement, de briser la réserve ou de la timidité, avant de prendre la parole. Ce silence est quasiment inévitable. Il faut l'accepter. On peut reprendre une idée exposée et demander à l'assemblée son opinion.

• ***Segmenter l'exposé***. Lorsqu'on aborde un sujet, on l'annonce avant de détailler chaque élément d'une argumentation et chaque fois qu'un thème ou une information ont été traités, il est conseillé de le clore par une petite conclusion. Pour simplifier, on peut résumer ainsi :

- *je dis de quoi je vais parler* (j'annonce le thème), par exemple, l'insomnie de M. A ;
- *je parle* (je développe des arguments), par exemple, les causes, les conséquences, etc. ;
- *je dis de quoi j'ai parlé* (je conclus avant d'aborder un autre thème), par exemple, nous avons donc terminé avec le problème de l'insomnie, s'il n'y a plus de remarques, nous passons au problème de l'agressivité permanente de M. B.

• ***Regarder les auditeurs***. À la maîtrise de la parole, il est indispensable d'associer celle du regard. Le regard est le lien entre celui qui parle et celui (ou ceux) au(x)quel(s) il s'adresse. Il garantit l'efficacité de la communication. Regarder l'auditeur :

- *c'est l'assurer qu'on parle pour lui*, donc c'est *solliciter son attention*, faciliter sa prise de parole, le mettre en confiance ;
- *c'est contrôler la façon dont les propos sont reçus*. Une mimique de désapprobation, des sourcils froncés, des manifestations d'ennui sur un visage, des apartés… sont autant de signes qui traduisent la réaction des auditeurs à l'orateur.

Mémo AS : la grille du déroulement d'un exposé[a]

Préparation
- Date
- Sujet
- Documentation
- Aménagement des lieux
- Elaboration des supports

Réalisation
- Attitudes de l'orateur
  • Voix (ton, articulation, débit)
  • Expression verbale (correction, vocabulaire)
  • Expression non verbale (posture, gestes, regard)
  • Attention à l'auditoire
- Contenu
  • Plan (structure, articulation)
  • Utilisation du tableau ou autres supports
  • Utilisation de documents (qualité, diversité)
  • Respect de la durée

Réactions du groupe
- Écoute
- Intérêt
- Questionnement

a. Liste non exhaustive (à titre d'exemples).

2 ▸ Savoir se comporter en réunion

Le seul ***désir*** de comprendre ***ouvre la voie*** de la communication. L'AS se forme en s'informant, sans cesser d'améliorer son savoir et pour cela apprendre à surmonter le manque d'intérêt que l'on a tendance à ressentir au début d'un exposé. Il doit dire que même s'il ne retient que quelques idées, ce sera déjà « ça de pris » !

Lors d'une réunion, certaines personnes manifestent souvent des réactions révélatrices de leur personnalité ou de leur vécu. Ces réactions ne sont pas professionnelles.

1. Attitudes observées en réunion

Parmi les traits de personnalité observés le plus souvent, citons les bavards, les agressifs, les contestataires, les moralisateurs, les sages, les timides, les égocentriques. De façon plus générale, on peut dire que :

- certains participants ont des difficultés à prendre la parole dans un groupe.
  - *Ils n'ont rien à dire* parce qu'ils sont d'accord, parce qu'ils ne sont pas concernés... ;
  - *Ils ne peuvent pas parler* parce qu'ils ne savent pas ou croient ne pas savoir, parce qu'ils n'ont pas le vocabulaire ou croient ne pas l'avoir, parce qu'ils ne sont pas écoutés ou croient ne pas l'être... ;
- un participant peut jouer le rôle de « *leader* ». Il dirige, influence, contrôle le travail du groupe. Il peut être institutionnel par son statut (par exemple : cadre supérieur infirmier) ;
- les affinités et les conflits existent dans un groupe mais ne sont pas durables. Un groupe évolue. Un climat trop conflictuel peut mettre en jeu la cohésion du groupe et nuire à sa production.

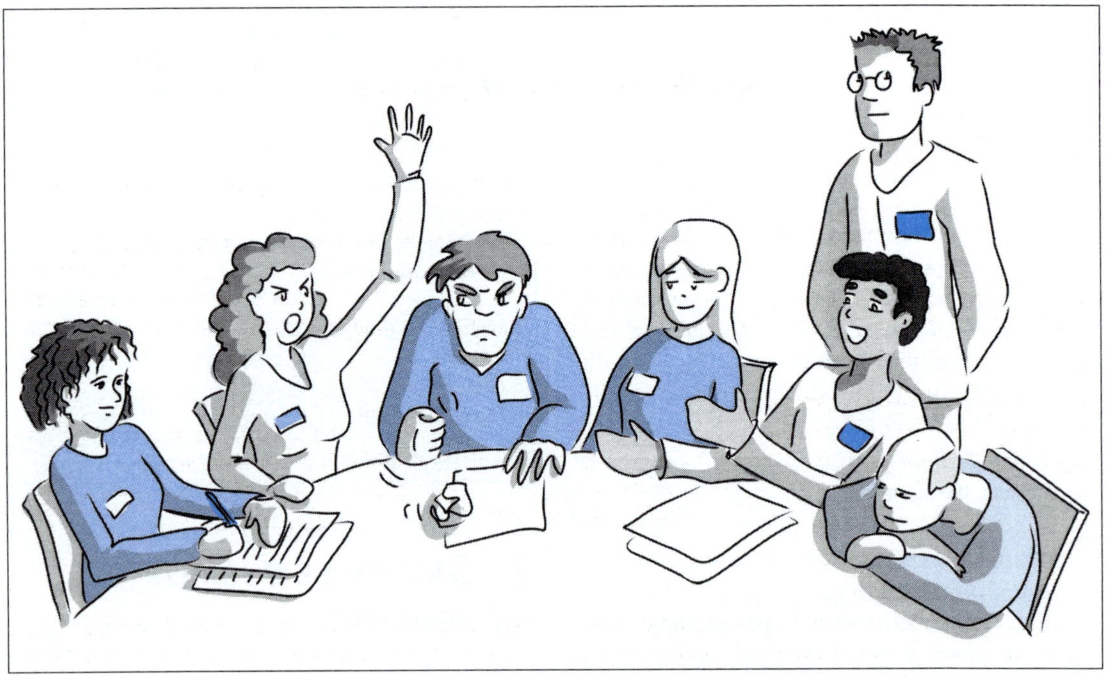

FIG. 7.17 – **Portraits de quelques participants à une réunion de service (dans un groupe, chacun joue un rôle en fonction de sa personnalité et de son vécu).**

2. Interventions positives en réunion

On peut distinguer deux catégories d'interventions (les positives et les négatives). Avoir une attitude positive, c'est avoir la volonté d'aboutir.

Citons quelques attitudes positives. Pour qu'un groupe soit productif, il faut que certaines règles soient respectées par les participants. Il faut :

- manifester de la solidarité ;
- réduire les tensions ;
- être coopératif ;
- écouter ;
- ne pas couper la parole ;
- être concis, bref ;
- parler en son nom, utiliser le « je »,
- éviter la critique, la mise en cause des personnes ;
- éviter les jugements de valeurs.

Lors d'une réunion, le bon fonctionnement d'un groupe dépend de deux facteurs.

- ***Les facteurs opérationnels*** : l'objectif au travail doit être clairement défini ainsi que la méthode de travail. Les rôles de chacun des membres du groupe sont dégagés et articulés entre eux. Les prises de décision impliquent un accord tacite de l'ensemble des participants.

• ***Les facteurs affectifs*** : le maintien d'une activité efficace ne dépend pas seulement des facteurs méthodologiques mais aussi du climat psychologique qui règne au sein du groupe. Celui-ci dépend du degré de motivation et d'intérêt pour la tâche ainsi que des relations qui se tissent entre les différents membres du groupe. Des liens unissent leader et membres du groupe[15].

15. *Les Aides-Mémoires n° 25 Sciences Humaines*, Delannoy, Guilbert, Éd. Vernazobres-Grego.

Étude de cas : Maria, AS, exige l'assiduité

Maria, AS, participe à une réunion dans le service hospitalier où elle travaille. Il est aujourd'hui question de l'observance du règlement intérieur ; Maria dit « Il faudrait ajouter une clause stricte sur l'assiduité pour que cela réveille un peu certains collègues ! ».

Une collègue, Roxane, se lève brusquement dans le groupe et dit « Quelle ânerie ! ». Ce sursaut a surpris tout le monde. Peut-être le radicalisme de Maria a éveillé en elle de mauvais souvenirs ? Peut-être s'est-elle sentie concernée par les propos de Maria ? En tout cas, sa réaction ne s'explique pas logiquement mais affectivement.

Rôle de l'AS en position d'auditeur

L'AS veillera à :

a) se motiver (même si l'orateur n'est pas passionnant)

L'auditeur doit savoir dire : « ce que j'écoute me permettra d'améliorer mes compétences dans tel domaine, je dois donc faire l'effort d'être attentif, de m'intéresser à ce qu'il dit, ainsi je retiendrais mieux ».

La passivité dans l'audition est une défaillance. La perception des sons par le cerveau n'est pas automatique. C'est une aptitude à nous déconnecter de l'environnement pour écouter. Or certains auditeurs peuvent exprimer un désintérêt ou ***écoute passive*** (par exemple : le soignant qui est avachi sur sa chaise, l'air dans le vague, regarde par la fenêtre au cours d'une réunion). Les psychologues disent : « si vous vous concentrez pour écouter attentivement l'autre, vous découvrez que ***vous avez gravi un échelon dans la connaissance*** » ;

b) se responsabiliser, se discipliner

Nous avons vu toutes les attitudes positives à adopter en groupe de travail. Il faudra donc lutter contre toutes les tendances au bavardage, à la mise en cause des personnes. Respecter celui qui parle, c'est ne pas lui couper la parole, c'est savoir parler dans un temps bref et concis afin de respecter le temps de parole des autres collègues. Il faut donc se responsabiliser, se discipliner, c'est un travail de longue haleine pour ceux qui n'y sont pas prêts du fait de leur personnalité ;

c) lutter contre l'égocentrisme

Lors d'une réunion, quelquefois, certains soignants ont la fâcheuse tendance à manifester davantage de motivations à ***parler de soi*** que de ***savoir écouter l'autre***. Or le soignant doit lutter contre toute tendance à l'égocentrisme. Pour cela, il doit :

- ***s'exercer à se concentrer*** lorsqu'il écoute quelqu'un ;
- décider de parler moins et d'écouter plus ;
- veiller à ce que son écoute ***ne soit pas forcée*** (l'ennui se lit sur le visage) mais avoir une écoute ***active***. L'orateur aura ainsi l'impression qu'on l'écoute mieux (il percevra cela à votre attitude et à vos commentaires) et on pourra peut-être faire évoluer le débat vers des échanges plus riches ;
- les questions doivent refléter un effort pour s' introduire sincèrement dans le débat ;

d) se mettre « en situation de réceptivité »

- bien s'installer (apprendre à oublier son corps) ;
- choisir une position droite ;
- diriger le regard vers l'interlocuteur (ou l'orateur). Il faut se rappeler que c'est un grand encouragement pour celui qui parle ;
- intervenir de temps en temps, pour une remarque appropriée qui prouve l'intérêt porté au discours ;
- chercher à s'améliorer avec de la volonté et de la pratique ;
- respecter l'autre, même si les avis sont opposés.

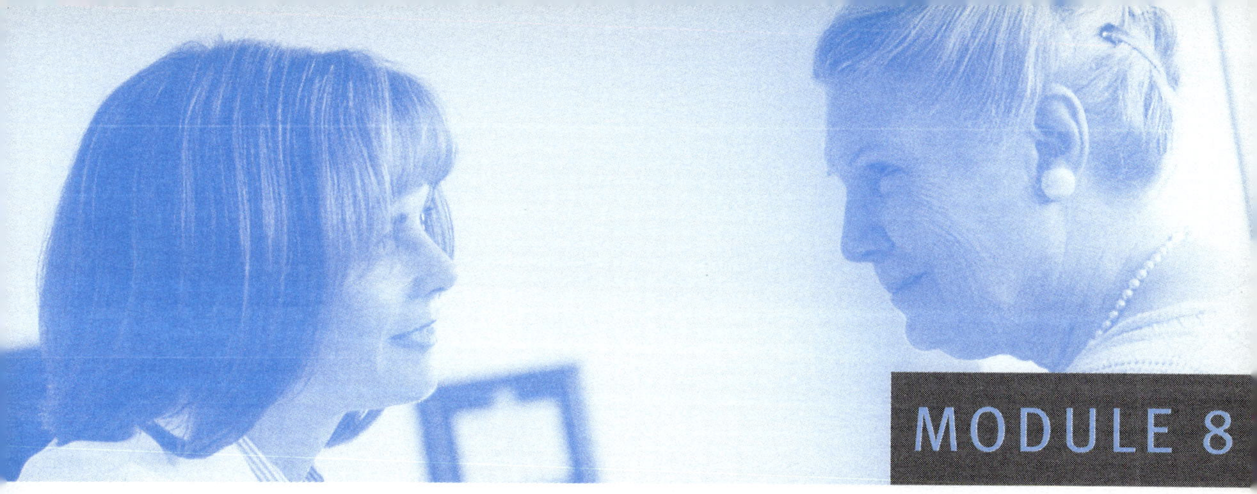

MODULE 8

Organisation du travail

1 Les professionnels de santé : limites des compétences

Le Code de la santé publique regroupe les textes relatifs aux professions de la santé. On appelle professionnels de santé les personnes qui interviennent dans l'administration de soins ou de services liés au maintien, à l'amélioration ou à la restauration de la santé de l'individu, en fonction de compétences définies et déterminant des professions de santé spécifiques. Ainsi :

- ***le livre I*** reprend l'ensemble des textes réglementant la *profession médicale* (profession de médecin, de chirurgien dentiste, de sage femme) ;
- ***le livre II*** concerne les professionnels de la pharmacie ;
- ***le livre III*** intéresse l'ensemble *des auxiliaires médicaux* (professions d'infirmier(ère), de kinésithérapeute et pédicure, d'ergothérapeute et psychomotricien, d'orthophoniste et orthoptiste, de manipulateur en électroradiologie, audioprothésiste, diététicien).

1 ► Les fonctions des professionnels auxiliaires médicaux

1. Le corps des aides-soignants et des auxiliaires de puériculture

Ils collaborent à la dispensation des soins infirmiers dans les conditions définies par le ***Décret n° 2004-802 du 29 juillet 2004*** relatif aux Parties 4 et 5 du Code de la santé publique (Livre III, Titre 1, Chapitre 2, Article R.4311-1 à Article R.4311-5).

La ***Circulaire du 19 janvier 1996***[1], relative au rôle et aux missions des aides-soignants et des auxiliaires de puériculture dans les établissements hospitaliers, précise que les compétences de ces professionnels sont orientées autour de plusieurs grands axes :

- ***collaboration dans les soins d'hygiène*** et de confort auprès de l'enfant et de l'adulte ;
- ***collaboration dans la surveillance des enfants et des adultes*** reposant sur des observations réalisées par l'AS et l'AP, permettant d'identifier les modifications de l'état de santé et du comportement des patients et de les transmettre à l'infirmier(ère) ou à la puéricultrice en vue d'une action de soins adaptée à laquelle ils pourront apporter leur concours ;
- ***collaboration dans l'aide apportée aux personnes ayant perdu leur autonomie de façon temporaire***, définitive ou ne l'ayant pas encore acquise pour l'accomplissement des activités de la vie quotidienne ;
- ***collaboration dans l'hygiène de l'environnement*** de l'enfant ou de l'adulte hospitalisé pendant son séjour et après son départ.

2. La profession infirmière

L'exercice de la profession d'infirmier(ère) comporte l'analyse, l'organisation, la réalisation de

1. DGS/PS3/DH/FH1 n° 96-31

soins infirmiers et leur évaluation, la contribution au recueil de données cliniques et épidémiologiques et la participation à des actions de prévention, de dépistage, de formation et d'éducation à la santé.

L'infirmier peut être spécialisé dans certains domaines d'exercice :

- puériculture ;
- bloc opératoire ;
- anesthésie ;
- hygiénisme.

L'infirmier(ère) progresse dans sa carrière et peut ainsi prétendre, sous réserve de l'obtention du diplôme, à devenir ***cadre infirmier de santé*** et encadrer des équipes de soins, former de futurs professionnels dans une Institution de Formation en Soins Infirmiers.

Les ouvertures sont plus larges encore, avec possibilité d'accéder à la fonction de directeur des soins infirmiers, faisant ainsi partie de l'équipe de direction d'un établissement hospitalier.

2 ▸ Les professions de la rééducation et médico-techniques[2]

1. Diététicienne

Son rôle consiste à veiller à la qualité et à assurer l'équilibre de l'alimentation de l'ensemble des personnes hospitalisées. Il est en outre responsable des régimes prescrits par le médecin. Il assure également une mission d'éducation, de prévention et de formation.

2. Orthophoniste

Il assure sur prescription médicale, la rééducation des troubles du langage oral et écrit, de la parole ou de la voix, chez les enfants et les adultes. Le travail de l'orthophoniste est souvent pluridisciplinaire en collaboration avec des médecins, pédiatres, psychiatres, gériatres, psychologues, infirmiers…

3. Orthoptiste

Il assure, sur prescription médicale, la rééducation de la vue et des troubles de la vision.

4. Ergothérapeute

Il contribue à la prise en charge thérapeutique des déficiences, des dysfonctionnements, des incapacités ou handicaps de nature somatique, psychique ou intellectuelle afin de permettre aux personnes traitées de récupérer ou d'acquérir une autonomie individuelle, sociale ou professionnelle.

5. Psychomotricien

Il assure le traitement des troubles corporels et moteurs d'origine psychologique. Il intervient sur prescription médicale.

6. Masseur-kinésithérapeute

Les actes réalisés par le masseur-kinésithérapeute ont pour but de prévenir l'altération des capacités fonctionnelles, de concourir à leur maintien et de les rétablir lorsqu'elles sont altérées ou d'y suppléer. Ces actes sont réalisés de façon instrumentale ou manuelle.

Dans le cadre d'une prescription médicale, il établit un diagnostic afin de choisir les actes et les techniques qui lui paraissent les plus appropriées.

7. Pédicure et podologue

Ils traitent des affections épidermiques et unguéales du pied visant à apporter confort et soulagement. Sur prescription médicale, il peut traiter de cas pathologiques de son domaine.

2. « Législation, éthique et déontologie, responsabilité, organisation du travail », L. Aubert, R. Eccli et coll., *NCI n° 4*, Masson, 2003.

3 ▸ Les professions d'appareillage[3]

1. Technicien de laboratoire

Il assure les examens biologiques, les prélèvements utiles pour le dépistage, le diagnostic ou le suivi du traitement de maladies.

2. Manipulateur en électroradiologie

Il travaille sous la responsabilité d'un médecin spécialisé dans le domaine des rayonnements ionisants. Il a pour mission d'assurer la manipulation des appareils utilisant le rayonnement ionisant afin de réaliser les examens à visée diagnostique et thérapeutique.

3. Orthoprothésiste

Il réalise sur prescription médicale, des prothèses et orthèses afin de redonner une autonomie à des patients porteurs d'un handicap.

4. Podo-orthésiste

Il conçoit, adapte les différents appareillages du pied (semelles, chaussures). Il intervient sur prescription médicale.

5. Prothésiste dentaire

Il répare et fabrique des prothèses dentaires fixes ou mobiles, selon des indications, et moulages fournit par le dentiste.

6. Audioprothésiste

Il choisit, contrôle et adapte l'appareillage auditif destiné aux personnes malentendantes ou sourdes, selon la prescription réalisée par un médecin spécialisé en oto-rhino-laryngologie.

7. Opticien-lunetier

Il conçoit et délivre des appareils destinés à compenser, corriger les défauts de la vue. Il agit selon la prescription médicale d'un ophtalmologiste.

4 ▸ Les partenaires sociaux[4]

Les travailleurs sociaux exercent leur activité sur le terrain pour apporter une aide ponctuelle ou durable, ou pour préserver l'autonomie des personnes en difficulté.

Ils sont environ 800 000, employés par les collectivités territoriales, l'État, les organismes de protection sociale, mais aussi les associations.

Ils exercent en zone rurale ou en zone urbaine, et notamment dans les centres sociaux et médico-sociaux, les équipes de prévention, les hôpitaux, les services d'accueil de la petite enfance, les établissements pour personnes handicapées, pour personnes âgées ou accueillant des personnes en difficulté sociale.

Les métiers du social regroupent une mosaïque de professions variées : assistant de service social, aide médico-psychologique, aide à domicile etc. ; autant de professionnels riches de leurs spécificités, dont les missions sont complémentaires et qui, le plus souvent, travaillent en étroite collaboration.

1. Aide médico-psychologique (AMP)[5]

« Il participe à l'accompagnement des personnes handicapées (enfant, adolescents et adultes) ou des

3. « Législation, éthique et déontologie, responsabilité, organisation du travail », L. Aubert, R. Eccli et coll., *NCI n° 4*, Masson, 2003.

4. http://www.social.gouv.fr/htm/pointsur/travail_soc
Source Direction générale de l'action sociale, Sous direction de l'animation territoriale et du travail social.

5. *Le Répertoire des métiers du Travail social*, Édition 2004, Ministère de l'emploi, du travail de la cohésion sociale, Ministère de la Santé et de la protection sociale, Ministere de la Famille et de l'Enfance.

personnes âgées dépendantes qu'il assiste dans les gestes de la vie quotidienne tant au niveau des activités que des loisirs. Son intervention auprès des personnes handicapées ou dépendantes doit permettre d'appréhender leurs besoins et leurs désirs afin de leur apporter une réponse adaptée et de lutter contre l'isolement. Il a un rôle d'éveil, d'encouragement et de soutien de la communication et de l'expression verbale ou non. »

2. Animateur[6]

« L'animateur exerce des responsabilités dans l'élaboration et la mise en œuvre de projets d'animation susceptibles de faciliter la communication, l'adaptation au changement social ou l'enrichissement culturel.

Il intervient dans le cadre de groupes, néanmoins sa pratique se fonde sur la prise en compte des potentialités de chacun. Il encourage l'expression, la créativité et l'épanouissement des individus par l'initiation à des techniques variées (expression corporelle, atelier d'écriture, multimédia...), sensibilise à des préoccupations locales (environnement, urbanisme) et, à travers la pratique collective d'activités récréatives, artistiques, culturelles, sociales, etc., il favorise les échanges, la responsabilisation et la socialisation. »

3. Assistant de service social[7]

« L'assistant de service social contribue à créer les conditions pour que les personnes, les familles et les groupes avec lesquels il travaille, aient les moyens d'être acteurs de leur développement et de renforcer les liens sociaux et les solidarités dans leurs lieux de vie.

Dans ce cadre, l'assistant de service social agit avec les personnes, les familles, les groupes par une approche globale pour :

- améliorer leurs conditions de vie sur le plan, social, sanitaire, familial, économique, culturel et professionnel ;
- développer leurs propres capacités à maintenir ou restaurer leur autonomie et faciliter leur place dans la société ;
- mener avec eux toute action susceptible de prévenir ou de surmonter leurs difficultés.

L'assistant de service social est également force de proposition pour la conception des politiques sociales, les orientations générales et les missions développées par l'organisme qui l'emploie. »

4. Auxiliaire de vie sociale[8]

« L'auxiliaire de vie sociale a un rôle de soutien et d'accompagnement social. Il exerce au domicile des personnes fragiles, dépendantes ou en difficultés sociales. Il intervient auprès de types de publics très variés : familles, enfants, personnes âgées, personnes malades ou personnes handicapées. Il épaule et assiste les personnes en leur apportant une aide professionnelle dans l'accomplissement des tâches et activités de la vie quotidienne, y compris les loisirs.

Par son action, il rend possible leur maintien à domicile, contribue à la préservation, la restauration et la stimulation de leur autonomie, favorise leur insertion sociale et ainsi concourt à la lutte contre l'exclusion.

L'auxiliaire de vie sociale établit avec la personne aidée, et son entourage, une relation de confiance et de dialogue. Il assure, en liaison avec les autres professionnels intervenant au domicile, une prestation individualisée en prenant en compte l'ensemble des besoins de la personne aidée dans le respect de ses choix de vie.

Le Diplôme d'État d'auxiliaire de vie sociale (DEAVS) se situe au premier niveau de qualification de la filière des métiers de l'aide à domicile et remplace le CAFAD (Certificat d'aptitude aux fonction d'aide à domicile). »

5. Conseiller en économie sociale et familiale[9]

« C'est par l'information, le conseil technique, l'organisation d'actions de formation que le conseiller en économie sociale et familiale aide les individus, les familles et les groupes à résoudre les problèmes de leur vie quotidienne.

6. *Ibidem* 4.
7. *Ibidem* 4.
8. *Ibidem* 4.
9. *Ibidem* 4.

Il contribue ainsi à la prévention de l'exclusion sociale sous toutes ses formes. Les compétences techniques et pratiques du conseiller en économie sociale et familiale en matière d'habitat, de logement, d'alimentation et de santé, de vie sociale et culturelle, de gestion des ressources et de consommation sont autant de terrains qui lui permettent d'agir concrètement pour favoriser l'insertion sociale et être acteur du développement social en milieu urbain ou rural. »

6. Éducateur de jeune enfant[10]

« L'éducateur de jeunes enfants est parmi les travailleurs sociaux le spécialiste de la petite enfance. Ses fonctions se situent à trois niveaux : éducation, prévention, coordination.

Il exerce une fonction d'accueil et d'accompagnement des jeunes enfants et de leur famille. À cette époque-clé de la petite enfance, il s'attache à favoriser le développement global et harmonieux des enfants, en stimulant leurs potentialités intellectuelles, affectives, artistiques. En créant un environnement riche et stimulant, il contribue à leur éveil, à leur autonomisation et à leur apprentissage à la vie sociale. »

7. Éducateur spécialisé[11]

« L'éducateur spécialisé concourt à l'éducation d'enfants et d'adolescents ou au soutien d'adultes présentant des déficiences physiques, psychiques ou des troubles du comportement ou qui ont des difficultés d'insertion. Par le soutien qu'il apporte et par les projets qu'il élabore, il aide les personnes en difficulté à restaurer ou à préserver leur autonomie, à développer leurs capacités de socialisation, d'intégration et d'insertion. Il favorise également les actions de prévention. Son intervention se situe aussi bien dans le champ de l'éducation spécialisée, dans le champ social que dans le champ scolaire, celui de la santé ou encore de la protection judiciaire de la jeunesse. Il est également de plus en plus appelé à intervenir dans le cadre de projets de développement local. »

10. *Ibidem* 4.
11. *Ibidem* 4.

8. Éducateur technique spécialisé[12]

« L'éducateur technique spécialisé est à la fois éducateur et spécialiste d'une technique professionnelle qu'il transmet aux personnes dont il a la charge. Il est ainsi spécialiste de l'adaptation ou de la réadaptation professionnelle des handicapés jeunes ou adultes, d'une façon générale des personnes qui rencontrent de grandes difficultés d'insertion professionnelle. Son action vise à favoriser l'autonomie, la réinsertion ou l'intégration dans le monde du travail. »

9. Médiateur familial[13]

« Le médiateur familial intervient, à la demande des personnes concernées par des situations de rupture ou de séparation, dans le processus de construction ou de reconstruction du lien familial.

Il favorise l'accompagnement du projet des personnes à travers l'organisation de leur rencontre, la restauration d'un dialogue, la gestion de leurs conflits dans le domaine familial. Il accompagne la recherche de solutions concrètes en amenant les personnes à trouver elles-mêmes les bases d'un accord mutuellement acceptable. »

10. Moniteur-éducateur[14]

« Le moniteur éducateur exerce sa fonction dans un établissement auprès d'enfants, d'adolescents ou d'adultes en difficulté, handicapés ou en situation de dépendance.

À travers un accompagnement particulier, le moniteur éducateur aide quotidiennement à instaurer, restaurer ou préserver l'adaptation sociale et l'autonomie de ces personnes. Il participe ainsi à l'action éducative, à l'animation et à l'organisation de la vie quotidienne des personnes accueillies en liaison avec les autres professionnels de l'éducation spécialisée. »

12. *Ibidem* 4.
13. *Ibidem* 4.
14. *Ibidem* 4.

11. Technicien de l'intervention sociale et familiale[15]

« Le technicien de l'intervention sociale et familiale (TISF) est un travailleur social dont les missions sont en pleine évolution suite à la réforme de la formation des travailleuses familiales. À partir du support des activités de la vie quotidienne, le TISF assure une action socio-éducative auprès des familles, voire d'autres publics.

Son intervention vise à permettre l'intégration sociale, le développement et l'autonomie des personnes aidées. Son rôle est donc à la fois préventif, éducatif, d'accompagnement et de soutien. Professionnel qualifié, le TISF peut être amené à travailler en équipe pour participer ou animer des projets collectifs. »

15. *Ibidem* 4.

2 L'équipe de soins : responsabilités des acteurs

1 ▸ GÉNÉRALITÉS

La notion d'équipe est définie comme étant « ***un groupe de personnes unies dans une tâche commune***[16] ».

L'équipe soignante est donc l'ensemble des soignants, ayant des qualifications et des compétences humaines et professionnelles différentes et complémentaires, qui collaborent à la réalisation et à la mise en œuvre d'un projet de soins commun. On parle aussi ***d'équipe pluridisciplinaire***. Cela sous entend un esprit de ***concertation et de dialogue***.

1. La notion d'équipe

Dans la notion que nous venons d'aborder, à savoir le fait que la prise en charge d'une personne de façon holistique dépende de la coactivité d'un grand nombre de professionnels ayant des approches professionnelles différentes, il n'est pas rare que nous n'ayons pas toujours conscience de travailler ensemble car ces différents professionnels ne font pas partie de notre espace de travail. Et pourtant, c'est grâce à l'activité de tous que le patient peut prétendre à une qualité des soins.

Cela sous-entend qu'il y a une ***organisation fonctionnelle*** de l'unité, du service, du pôle de soins de l'établissement, du réseau, afin de coordonner l'ensemble de l'activité et de donner du sens au projet de prise en charge de la personne en difficulté.

16. *Le Nouveau Petit Robert*, Dictionnaire de la langue Française, Éd. Le Robert/Seuil, 2000.

Une équipe existe parce qu'elle est organisée, structurée afin d'éviter la succession d'activités dénuées de continuité et de sens et bien sur d'éviter les erreurs. Les différents professionnels doivent être conscients qu'ils ne sont pas seuls à agir et que leur activité peut avoir un impact sur celles des autres. La coordination doit donc aussi être naturelle entre les membres d'une équipe et entre les équipes.

2. Le fonctionnement de l'équipe

L'équipe est un groupe d'individus, tous différents, possédant chacun :

- ***une personnalité***, issue des structures psychologiques profondes de la personne et fondée sur son éducation, son expérience, son vécu ;
- ***une motivation personnelle***, moteur de l'individu au travail ; elle est essentielle pour son équilibre, pour sa valorisation professionnelle et fluctue au cours de sa carrière ;
- ***des compétences***, acquises (au cours de son expérience professionnelle, des formations suivies, etc.) qui doivent être maintenues tout au long sa vie professionnelle ;
- ***un statut***, qui représente le positionnement hiérarchique de l'individu dans le groupe et dans l'organisation, mais aussi qui dépend de la considération de sa profession dans l'équipe. Le respect et la conscience de l'importance de tous au sein de l'équipe sont primordiaux.

Ces notions qui sont communes à tous en sont néanmoins très différentes, augurant ainsi des prédispositions à réagir qui peuvent être plus ou moins spontanées ou adaptées au sein de l'équipe et dont il faut être conscient, individuellement.

a. Les règles de fonctionnement de l'équipe

- Adhésion et participation à un projet commun.
- Respect de chacun (collègues et hiérarchie).
- Valeurs connues et partagées par tous.
- Responsabilités assumées.
- Compétences reconnues.
- Collaboration.
- Communication fonctionnelle et utilisation d'un langage professionnel, etc.

b. Les concepts

Dans les textes qui règlementent la profession nous pouvons retrouver des mots clé que nous allons tenter de définir pour repérer le positionnement de l'AS : collaboration, délégation, responsabilité.

▸ Collaboration

Ce terme peut être défini comme la volonté de travailler ensemble, de mettre en commun avec quelqu'un. ***La collaboration de l'aide-soignant(e) et de l'infirmier(ère) signifie une association dans la réalisation d'actes de soins et dans la mise en œuvre de services pour répondre aux besoins de la personne soignée.***

« Une collaboration efficace suppose une reconnaissance mutuelle des compétences respectives et une volonté individuelle et collective de travailler ensemble[17]. »

La collaboration sera optimale si, en plus de la délimitation et de la reconnaissance des compétences de chacun, l'organisation du travail permet à l'AS de se voir confier des tâches lui permettant de développer ses capacités d'initiative. Cela s'entend dans la réalisation des soins mais également dans la participation de l'AS à l'élaboration des projets de soins, des projets de service, etc.

La collaboration nécessite donc que chaque acteur :

- connaisse le champ de ses compétences, sa délimitation exacte et celui de ses collaborateurs ;
- reconnaisse l'utilité des soins dispensés par chaque acteur de soin pour la santé du patient ;
- se positionne et s'implique de telle façon que chacun soit persuadé de l'importance de son rôle pour mettre en œuvre le projet de soins du patient.

▸ Délégation

La définition de la délégation apporte une autre connotation. Dans son sens premier, le dictionnaire définit la délégation comme ***« un acte par lequel on délègue à quelqu'un » de faire quelque chose à sa place.*** Ici la notion forte est ***l'idée de donner le droit à quelqu'un d'agir en son nom. La notion de responsabilité revenant à la personne délégant.***

Dans une équipe, cet aspect n'incite pas à l'action concertée. Ainsi, lorsque les deux termes, collaboration et délégation, sont employés dans une même phrase : « **l'AS collabore, par délégation de l'infirmière**, on se doit de comprendre que la notion de délégation vise à renforcer la notion de responsabilité de l'infirmier(ère)[18]. »

De nos jours, ***la délégation n'est plus : la prise en charge de qualité fait référence à un travail de concertation en équipe, on parle donc de collaboration.***

▸ Responsabilité

La responsabilité au sens général signifie « obligation ou nécessité morale, intellectuelle, de réparer une faute, de remplir un devoir, un engagement. C'est donc le fait, pour certains actes, d'entraîner (suivant certains critères moraux, sociaux) des conséquences et, pour leur auteur, d'accepter de supporter ces conséquences ».

La responsabilité est donc un engagement, elle conduit l'action, prend en charge le résultat et assume les prolongements. Au sens juridique, il y a deux notions de responsabilité :

- ***la responsabilité civile*** qui caractérise celui qui doit, devant la loi, réparer un tort fait à autrui ;
- ***la responsabilité pénale*** qui caractérise celui qui doit être puni pour ses contraventions, ses délits ou ses crimes. L'***intention*** est donc analysée pour évaluer la gravité de l'engagement.

17. *Soins infirmiers : Concept et théories, Démarche de soins et soins généraux* E. Winock, J. Cavignaux, Éd. Vernazobres-Grégo, Collection ifsi Memo n° 20, 2003.

18. *Ibid.*

« ***La responsabilité infirmière est d'ordre professionnel, juridique et moral, c'est l'obligation qui lui est faite de répondre de ses actes et de ceux qui ont été confiés aux auxiliaires et aux étudiants qu'il encadre. Elle découle de son habilitation à dispenser des soins infirmiers***[19]. »

Ainsi, l'infirmier(ère) est responsable des soins qu'il réalise lui-même et ceux confiés aux auxiliaires et aux stagiaires.

En ce sens, l'***infirmier(ère) ne pourra confier à l'aide-soignant(e) que les soins relevant de son rôle propre***, excluant tout acte sur prescription médicale, ***et pour lesquels l'AS aura reçu une formation***.

La responsabilité de l'infirmier(ère) porte alors sur ***son initiative à confier tel acte*** de soin, sur leur ***exécution*** (respect de la qualité des soins) et sur les ***résultats du soin et son évaluation*** par rapport au projet de soins.

Elle doit donc s'assurer de son exécution et veiller à son évaluation en regard des normes de qualité attendu et de sa prise en compte dans le projet de soins.

Mais cette responsabilité de l'infirmier(ère) ***ne retire en rien la responsabilité de l'AS dans la façon dont elle a réalisé le soin qui lui a été confié ainsi que sur la décision de transmettre, après réflexion et analyse de la situation, tel ou tel élément issu de son observation***. Cela relève de la part d'autonomie et d'initiative de l'AS.

Cependant, la transmission d'éléments avec proposition d'actes de soin ou de réajustement d'un soin, permet de planifier le soin et de valider sa pertinence dans le projet de soin de la personne soignée par l'infirmier(ère).

2 ▸ Les normes de qualité pour la pratique des soins

Ainsi, la responsabilité au sens juridique est un engagement apprécié et sanctionné par la loi. A été souligné que le professionnel avait également une ***responsabilité professionnelle et morale***. Trois valeurs fondamentales sont retenues[20] :

- ***Le respect de la dignité et de la liberté de l'être humain***. Ces valeurs contribuent au développement d'un projet de vie et d'un projet de soins librement consentis par chaque personne soignée ;
- ***la compétence professionnelle***. Elle est garantie, par un diplôme d'État, l'obligation d'améliorer et de maintenir ses compétences tout au long de son exercice professionnel ;
- ***la responsabilité professionnelle***. Elle implique un engagement professionnel et personnel permettant d'assurer la qualité des soins dispensés.

Cette dernière est renforcée par l'obligation des établissements de santé à s'engager dans une démarche d'amélioration de la qualité des soins. Cette politique mise en place par la ***Loi du 31 juillet 1991*** et renforcée par ***l'Ordonnance du 24 avril 1996***, relative à la réforme de l'hospitalisation publique et privée, fixe le cadre de l'***évaluation de la qualité des soins dans les établissements de santé : c'est la démarche d'accréditation***. Les normes de qualité élaborées abordent ainsi la prise en charge de la personne dès son arrivée, lors de son séjour et à sa sortie. La responsabilité professionnelle requiert la connaissance et l'application de normes de soins.

L'AS collabore avec l'infirmier(ère) et doit donc mettre en œuvre des soins respectant les normes éditées à chacune de ces étapes ci-dessus.

- ***L'arrivée de la personne*** : l'accueil étant défini comme le premier soin à assurer auprès de la personne entrant dans un établissement de santé. Au-delà des exigences règlementaires, c'est un moment important qui doit permettre à la personne soignée et à ses proches d'être en confiance, informés et écoutés. L'accueil doit être personnalisé favorisant l'adaptation de la personne au lieu de soins ou de vie.
- ***Le séjour de la personne soignée*** : les interventions infirmières auprès de la personne soignée sont relatives aux actes professionnels et à l'exercice de la profession. Elles sont parfois réalisées en collaboration avec les AS, les auxiliaires de puériculture et les aides-médico-psychologiques et sont dispensés dans le respect de la sécurité, de la dignité et du confort de la personne soignée. C'est la compétence technique et relationnelle qui détermine la qualité des interventions de soins.
- ***La sortie de la personne soignée*** : il est fondamental que la continuité des soins soit assurée et organisée avec les différents partenaires et soit adaptée aux différentes modalités de sortie envisageables.

---

19. *Dictionnaire des soins infirmiers*, R Magnon et coll., Éditions Amiec recherche, Lyon, 2000.
20. Guide du service de soins infirmiers, 2e édition, « Normes de qualité pour la pratique des soins infirmiers » Septembre 2001.

3 L'organisation hospitalière

Dans le cadre du ***Plan Hôpital 2007***, l'***Ordonnance du 2 mai 2005*** fixe les nouvelles modalités d'organisation interne de l'hôpital. Les modifications envisagées sont basées sur :

- la création de « pôles d'activités » en remplacement des services ou départements de soins, fondés sur la coordination et mis en cohérence :
  - *du projet médical*, qui élabore une stratégie d'offre de soins répondant aux attentes de la population et aux compétences médicales disponibles ;
  - *du projet de soins*, centré sur les valeurs et l'organisation des soins.
- la tarification à l'activité : la T2A qui signifie que les activités de chaque pôle détermineront les ressources du même pôle ;
- la modification de la composition et des compétences du conseil d'administration ;
- la redéfinition du projet d'établissement ;
- la création au sein de chaque établissement *d'un conseil exécutif médico-administratif*, la réforme de la Commission médicale d'établissement, etc. afin de réduire la bureaucratisation et de rendre les instances décisionnelles et consultatives plus responsables.

Les pôles d'activité sont les suivants :

- pôle médecine ;
- pôle chirurgie-anesthésie ;
- pôle périnatalogie ;
- pôle investigations biocliniques et imagerie.

1 ▸ L'organisation fonctionnelle des services de soins infirmiers

a. L'organigramme

- Le chef d'établissement ou directeur de l'établissement.
- La direction des soins, composée par :
  - le directeur des soins qui participe aux missions de l'hôpital public et à la définition des projets ;
  - le coordonnateur des soins, qui exerce les fonctions de coordination générale des activités de soins infirmiers, de rééducation et médico-technique.
- L'unité de soins, qui regroupe les intervenants auprès des patients composée par :
  - le cadre supérieur de santé qui assure un encadrement au niveau d'un secteur d'activité ou de pole regroupant plusieurs services ;
  - le cadre de santé qui assure l'encadrement de l'équipe de soins, l'organisation du travail des agents, les relations avec les réseaux de soins intra ou extra hospitaliers. Il est responsable de la qualité des soins ;
  - l'infirmier(ère) qui organise et dispense les soins en collaboration avec les aides soignants et les auxiliaires de puériculture et autres professionnels de santé ;
  - l'AS qui collabore avec l'infirmier(ère) à la prise en charge globale du patient ;
  - l'auxiliaire de puériculture qui collabore avec la puéricultrice à la prise en charge globale de l'enfant et de sa famille.

– Les agent de service hospitalier (ASH) qui assurent l'entretien des locaux et participent à l'accueil des personnes.
– Les partenaires du soin infirmier : le médecin, le pharmacien, la sage-femme, les autres professionnels soignants…

• Les autres partenaires, qui interviennent ponctuellement par l'ensemble de l'établissement :

– les psychologues ;
– les assistants sociaux ;
– les agents des filières administratives ;
– les secrétaires médicales, qui assurent la traçabilité médicale et l'enregistrement des données administratives.

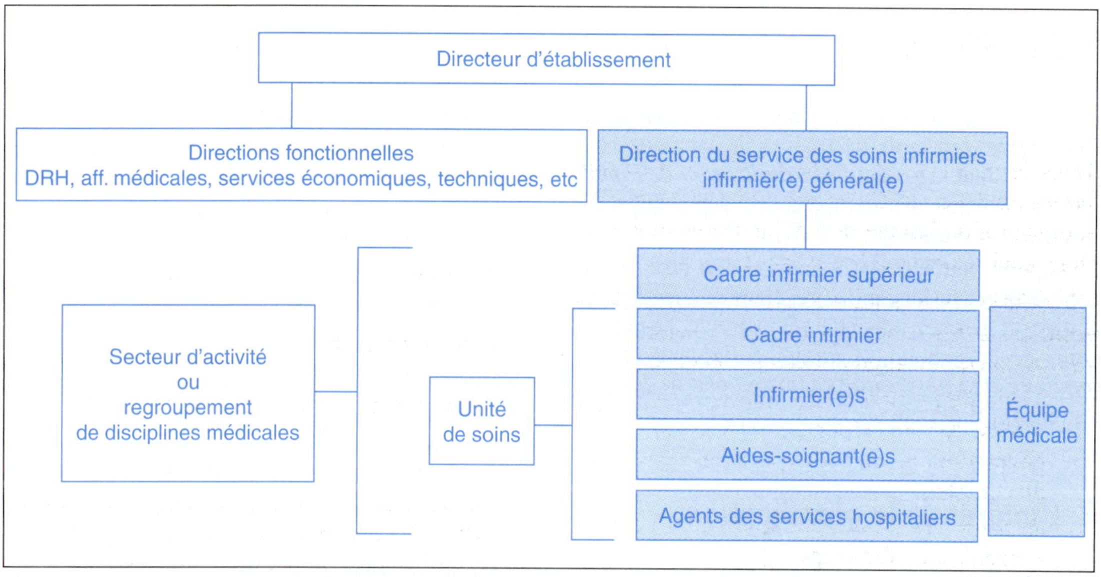

FIG. 8.1 – **Organigramme des services de soins infirmiers.**

2 ▸ L'ORGANISATION DES SOINS

La manière dont les soins sont organisés va être bouleversée du fait de la réforme hospitalière en cours. Les notions fortes évoquées sont :

• la ***mutualisation des moyens humains et matériels*** afin d'impliquer l'ensemble des professionnels dans la réforme ;

• la ***formation professionnelle*** pour accroître la ***compétence des professionnels*** et tendre vers la ***qualité*** ;

• l'***harmonisation et la sécurisation des soins*** par l'élaboration de procédures et protocoles de soins assurant la ***cohérence des soins*** dans l'établissement.

Au-delà des organisations institutionnelles, c'est aussi l'organisation des soins au sein de chaque unité qui est concernée.

• la ***sectorisation***, c'est-à-dire la prise en charge d'un nombre de patients par une infirmier(ère) et un AS facilite l'atteinte et la mise en place de ces objectifs car elle renforce la responsabilisation, la mutualisation des moyens par la collaboration, le développement des compétences professionnelles par le partage d'expérience, la cohérence des soins sur l'ensemble du pôle, voire de l'établissement.

Ce type d'organisation permet une continuité des soins et tend vers la qualité. C'est également la possibilité de planifier des actions répondant avec pertinence au projet de soins et du service, en lien avec le projet d'établissement.

3 ▸ La planification des soins

Les outils de planification des soins sont parallèles à l'organisation des soins. Ainsi dans une organisation sectorisée, centrée sur la personne soignée, les outils utilisables sont le dossier de soins et l'organisation d'une planification murale ou de fiche patient.

1. Définition de la planification

C'est un outil de travail permettant de ***regrouper l'ensemble des soins*** destinés à la personne soignée facilitant la ***gestion*** et la ***répartition de l'activité*** en fonction des compétences des acteurs de soins et des priorités.

Le support peut être varié, mais il ***doit être lisible*** par l'équipe pluridisciplinaire. ***Il est réactualisé*** en équipe et permet ainsi de réajuster le projet de soins de la personne. ***Chaque collaborateur est impliqué et se positionne*** en faisant part des observations qu'il détient.

2. L'intérêt de la planification

- Elle favorise la vision de l'ensemble de l'activité du service sur une période déterminée : donc la ***prévision des soins à faire*** pour une équipe.
- Elle permet de repérer la ***répartition de l'activité*** par catégorie professionnelle : soins infirmier(ère), AS, etc.
- Elle permet de contrôler et réajuster l'activité assurant une évaluation quantitative de la charge de travail donc la ***visualisation des soins effectués*** et de ceux restant à faire.
- Elle permet d'assure la ***continuité des soins*** grâce à une vision globale de l'ensemble des soins programmés par une équipe puis une autre. Elle est effectuée sur 24 h.
- Elle permet d'***ajuster les soins à l'imprévu***.

3. Le contenu

La planification, souvent murale, est lisible par les acteurs de soins mais également par des personnes, n'appartenant pas au corps médical. En regard du respect du secret professionnel, ne doivent donc pas apparaître :

– ni le diagnostic médical ;

– ni la raison d'hospitalisation de la personne.

Enfin, les actes de soin relevant du rôle prescrit à infirmier(ère), et donc émanant d'une prescription, doivent être notés en terme de généralité pour que ***la planification ne se substitue pas à la prescription.***

On retrouve donc sur la planification la ***liste des soins directs*** requis pour une personne et une ***codification*** pour identifier la catégorie professionnelle concernée par la réalisation du soin.

L'organisation de la planification est propre à chaque service. Doivent être facilement repérables les plages horaires, les codes utilisés pour s'assurer que le soin, le contrôle et le réajustement sont faits par la personne responsable.

A titre d'exemple, voici ce que l'on peut mentionner sur une planification.

- L'identité de la personne.
- La chambre (éventuellement).
- La date du jour.
- L'ensemble des soins requis pour la personne :
  - ***soins prescrits*** : distribution de médicaments (famille médicamenteuse et voie d'administration peuvent être précisées), pansement de médiane, perfusion, prélèvement sanguin, etc. ;
  - ***soins d'hygiène*** : toilette au lit, aide au lavabo, pédiluve, etc. ;
  - ***soins de confort*** : aide à l'installation au repas, aide à la mise au fauteuil, etc. ;
  - ***surveillances*** : diurèse, poids, prise de température, etc. ;
  - ***actions éducatives*** : apport de conseil hygiéno-diététique, etc. ;
  - ***actes de la vie courante*** : repas, collation, animation, école, etc. Alors sera précisé s'il y a un régime ou si la personne est à jeun ;
  - ***actes des partenaires de soins*** : examens radiologiques, visite médicale, consultation externe, kinésithérapie, etc. Ici l'importance pour le soignant est de programmer les soins pour ne pas retarder les rendez-vous fixés et ne pas presser la personne ;
  - ***spécificités*** répondant aux besoins du service ou à des particularités de soins : départ et retour de bloc opératoire, mesure d'isolement, radioactivité, etc.

4. La forme

Elle est adaptée aux besoins et aux moyens du service. Elle peut être murale avec un système de fiches en T, sur papier et fixées sur un tableau, ou consister en un système de fiches nominatives, etc. Dans certains services, tels que la réanimation et les soins intensifs, la planification est réalisée sur la pancarte journalière qui est également outil de prescription. Il faut alors veiller à ce que l'ensemble des soins puisse être notés.

Cependant l'informatisation des soins peut laisser croire que le support tende à disparaître et que la planification devienne individuelle (*cf.* savoirs procéduraux, p. 564).

4 La formation des pairs : apprentissage, tutorat, encadrement, évaluation

Les textes officiels relatifs au DPAS et au DPAP ont prévu ***la participation des professionnels AS ou AP à l'évaluation des élèves tant au cours de stages que lors des mises en situation professionnelle, et donc leur participation à la formation de leurs pairs.***

1 ▸ La formation AS

L'ensemble de la formation s'étale sur ***41 semaines, soit 1435 heures*** d'enseignement théorique et clinique réparties comme suit :

- enseignement théorique en institut de formation de 17 semaines = 595 heures ;
- enseignement clinique en milieu professionnel de 24 semaines = 840 heures.

Les stages s'effectuent dans des secteurs d'activité hospitaliers ou extrahospitaliers bénéficiant d'un encadrement par un professionnel diplômé médical, paramédical ou un travailleur social qui prépare l'élève à l'exercice de sa future fonction.

Afin d'assurer pleinement la fonction pédagogique du stage, il est recommandé que le tuteur soit formé au tutorat, et qu'un projet de tutorat soit établi entre la structure d'accueil et l'institut de formation précisant ainsi les ressources d'apprentissage disponibles, fixant les objectifs pédagogiques, les modalités d'encadrement et les critères d'évaluation.

Le référentiel de formation, défini dans l'***Arrêté du 25 janvier 2005*** relatif au diplôme professionnel d'AS, prévoit :

- huit modules d'enseignement correspondant à l'acquisition des huit compétences du diplôme :
  - MODULE 1 : accompagnement d'une personne dans les activités de la vie quotidienne (4 semaines = 140 heures) ;
  - MODULE 2 : l'état clinique d'une personne (2 semaines = 70 heures) ;
  - MODULE 3 : les soins (5 semaines = 175 heures) ;
  - MODULE 4 : ergonomie (1 semaine = 35 heures) ;
  - MODULE 5 : relation et communication (2 semaines = 70 heures) ;
  - MODULE 6 : hygiène des locaux hospitaliers (1 semaine = 35 heures) ;
  - MODULE 7 : transmission des informations (1 semaine = 35 heures) ;
  - MODULE 8 : organisation du travail (1 semaine = 35 heures) ;
- six stages de quatre semaines de 140 heures chacun, réalisés dans des structures sanitaires, sociales ou médico-sociales, et choisis en fonction des objectifs d'acquisition de la compétence attendue en :
  - service de court séjour : médecine et chirurgie ;
  - service de moyen et long séjour : personnes âgées ou handicapées ;
  - service de santé mentale ou service de psychiatrie ;
  - secteur extrahospitalier ;
  - structure optionnelle en fonction du projet professionnel de l'élève et en accord avec l'institut de formation.

2 ▸ L'ÉLÈVE AS

L'élève AS est une « ***personne qui prépare*** le ***Diplôme professionnel d'AS (DPAS) en suivant une formation dans un centre agréé et rattaché soit à un établissement de santé, soit à un institut de formation en soins infirmiers ou à un établissement de l'éducation nationale***[21]. »

La formation est dite en alternance, c'est-à-dire que se succèdent des temps d'apprentissage théorique en école et des temps d'apprentissage clinique en situation de travail : les stages.

1. Le concept d'apprentissage

« L'apprentissage est un processus qui permet d'acquérir les connaissances et les comportements préparant à l'exercice d'une profession. Il suppose une mise en situation professionnelle et s'élabore en interaction entre l'enseigné, l'enseignant et le milieu ou l'environnement[22]. »

Apprendre suppose que l'apprenant aborde une situation nouvelle d'apprentissage avec des connaissances préalables qu'il mobilise et sur la base desquelles il analyse les informations apportées par l'immersion dans le milieu professionnel. L'apprentissage s'effectuera peu à peu en adaptant la complexité des situations à la progression de l'apprenant. Cette progression passe par différents niveaux d'acquisition :

- ***l'application*** = reproduction systématique ;
- ***l'intégration*** = spontanéité non personnalisée ;
- ***la naturalisation*** = spontanéité professionnelle personnalisée ;
- ***la valorisation*** = aptitude à transmettre.

2. La fonction pédagogique du stage

La première fonction du stage est de permettre à l'apprenant une confrontation avec le « réel professionnel ». Il va ainsi percevoir la réalité :

- des problèmes de santé ;
- institutionnelle et organisationnelle ;
- technique ;
- humaine et sociale ;
- économique.

Le stage contribue ainsi à :

- ***l'intégration des connaissances théoriques,*** reçues lors des apprentissages en institut de formation par la participation au recueil des informations, l'observation de la personne soignée, la participation aux transmissions, aux échanges entre professionnels, etc.
- ***l'acquisition de connaissances nouvelles,*** par l'utilisation et l'appropriation de protocoles de soins, de techniques de soins, de modalités d'organisation, de supports de transmissions, etc.
- ***l'acquisition des savoir-faire pratiques***, avec réalisation en situation réelle de soins, participation à l'organisation des soins, planification, gestion des activités afférentes aux soins (gestion du matériel, du linge, les repas, etc.).
- ***le développement des comportements professionnels,*** tels que les attitudes personnelles, professionnelles et relationnelles adaptées à la relation aux personnes soignées, aux familles, aux membres des équipes de travail, à la hiérarchie.
- ***la perception du sens de la responsabilité professionnelle*** et la considération de sa participation au maintien des soins de qualité dispensés dans l'établissement.

3. Le rôle du tuteur

L'élève AS sera formé par un personnel diplômé, qui l'accompagnera, le guidera tout au long de son stage. Le stagiaire sera donc amené à effectuer les mêmes modalités de présence que celles de son référent. Le tuteur référent aura pour rôle de :

- accueillir le stagiaire, présenter l'institution, le service, les modalités de fonctionnement, l'équipe, etc. ;
- recueillir les objectifs de l'élève et lui faire part des objectifs du service au regard des spécificités, des ressources, etc. ;
- permettre à l'élève d'accéder aux activités susceptibles de l'aider dans l'atteinte de ses objectifs ;
- l'orienter vers les personnes ressources et répondre à ses demandes dans la mesure du possible ;
- permettre à l'élève de pratiquer des actes professionnels dans le respect des normes de qualité des

21. *Dictionnaire des soins infirmiers,* R Magnon, AMIEC, Lyon, 2000.
22. *Ibid.*

soins, le respect de la dignité et du confort de la personne soignée ;
• participer à l'évaluation de l'élève en cours de stage pour un bilan et un réajustement éventuel, en fin de stage pour poser une note normative argumentée.

3 ▸ L'ÉVALUATION

1. Modalités d'évaluation clinique

L'évaluation clinique est une évaluation de compétences acquises selon une progression déterminée par le programme de formation et répondant à des critères précis. Les personnes ayant participé à l'encadrement de l'apprenti et son tuteur élaboreront la grille d'évaluation (*cf.* modalités d'évaluation clinique et grille jointe) qu'ils argumenteront au stagiaire.

À l'issue de chaque stage correspondant à l'acquisition de la compétence visée, l'élève sera évalué sur son niveau d'acquisition de la compétence.

C'est au terme des six stages que l'équipe pédagogique de l'institut de formation réalise le bilan des acquisitions en établissant le total obtenu à chaque unité de compétences. Chaque compétence est validée si l'élève AS obtient une note au moins égale à la moyenne pour chacune d'elles.

L'élève peut également être évalué au cours du stage par une Mise en situation professionnelle (MSP) destinée à apprécier les acquisitions professionnelles en situation de soins. Le jury est alors composé d'un enseignant ou formateur de l'institut de formation et d'un pair, un AS du service.

2. Modalités d'évaluation générales définies par le référentiel

Les critères d'évaluation sont définis en fonction des objectifs pédagogiques et répondant aux compétences à atteindre. Plusieurs types d'épreuves sont organisées.

• ***Épreuves écrites*** : comportant des questions, cas cliniques, document descriptif d'une observation en situation de travail.

• ***Épreuves orales*** : entretien avec un jury à partir d'activités réalisées, exposé oral de situation de travail.

• ***Épreuves pratiques*** : préparation et réalisation de gestes techniques en situation réelle ou simulée.

• ***Mise en situation professionnelle*** : participation à la prise en charge d'une personne et réalisation d'activité de la vie quotidienne ou d'un soin, dans une structure de soin. La MSP se décompose en deux temps :
  – analyse de la situation d'une personne dans le cadre de la participation à la démarche de soins ;
  – réalisation d'un ou de plusieurs soins.

• La validation du Module 3 requiert ***l'obtention de l'attestation de formation aux gestes et soins d'urgence*** de niveau 2 ou d'un équivalent reconnu par le ministère de la Santé.

Modules	Épreuves	Modalités Complémentaires	Notation	Conditions de validation du module
1	Une épreuve écrite en deux parties : • une série de questions (QROC et/ou QCM) ; • un cas clinique et une épreuve de MSP avec prise en charge d'une personne et réalisation d'un ou deux soins.	Durée : 2 heures. Épreuve anonyme. Organisée par l'institut. L'infirmier, enseignant permanent, relève de l'institut	Sur 20 points : • questions sur 8 points ; • cas clinique sur 12 points. Sur 20 points : • participation DDS sur 8 points ; • réalisation du ou des soins sur 12 points.	Obtenir une note égale ou supérieure à 20 sur 40 à l'ensemble des deux épreuves sans note inférieure à 8 sur 20 à l'une d'entre elles.

FIG. 8.2 – **Les modalités d'évaluation par module (document extrait du référentiel de formation).**

Modules	Épreuves	Modalités Complémentaires	Notation	Conditions de validation du module
2	Une épreuve écrite : une série de questions (QROC et/ou QCM)	Durée : 1 heure 30. Épreuve anonyme.	Sur 20 points.	Obtenir une note égale ou supérieure à 10 sur 20.
3	Une épreuve de MSP avec prise en charge d'une personne et réalisation de deux soins.	Organisée par la DDASS. Se déroule en fin de formation. L'infirmier, enseignant permanent, relève d'un autre l'institut que celui de l'élève.	Sur 30 points : • participation DDS sur 10 points ; • réalisation du ou des soins sur 20 points.	• Obtenir une note égale ou supérieure à 15 sur 30 sans note inférieure à 8 sur 20 à la réalisation des soins. • Disposer de l'attestation de formation aux gestes et soins d'urgence de niveau 2 ou d'un équivalent reconnu par le Ministère de la santé.
4	Une épreuve pratique.	Organisée à l'institut ou en structure de soins.	Sur 20 points.	Obtenir une note égale ou supérieure à 10 sur 20.
5	Une épreuve écrite et orale : • formation sous forme d'un document écrit d'une situation relationnelle vécue en stage ; • argumentation orale du document.	Travail personnel. Durée de l'oral : 20 mn maximum.	Sur 20 points : • document écrit sur 12 points ; • argumentation orale sur 8 points.	Obtenir une note égale ou supérieure à 10 sur 20.
6	Une épreuve écrite : • une série de questions (QROC et/ou QCM)	Durée : 1 heure. Épreuve anonyme.	Sur 20 points.	Obtenir une note égale ou supérieure à 10 sur 20.
7	Une épreuve écrite ou orale : un cas concret de transmission d'informations à réaliser à partir de la présentation de cas cliniques.	Durée 1 heure.	Sur 20 points.	Obtenir une note égale ou supérieure à 10 sur 20.
8	Une épreuve écrite : un cas concret présentant un contexte de travail	Durée : 1 heure. Épreuve anonyme.	Sur 20 points.	Obtenir une note égale ou supérieure à 10 sur 20.

FIG. 8.2 – **Les modalités d'évaluation par module (document extrait du référentiel de formation).** *(Suite)*

DIPLÔME PROFESSIONNEL D'AIDE-SOIGNANT
ÉVALUATION DES COMPÉTENCES

Nom et adresse de l'institut de formation d'aides-soignants :

Hôpital / Structure d'accueil :

Discipline :

Nom du stagiaire :

Dates : Durée (heures) :

Prénoms :

Durée des absences (heures) :

Compétence 1 : Accompagner une personne dans les actes essentiels de la vie quotidienne en tenant compte de ses besoins et de son degré d'autonomie				
1 – Identification des besoins d'une personne	0	1	2	3
• Le recueil des informations liées à la situation de la personne est pertinent • Les besoins essentiels sont identifiés avec fiabilité et exhaustivité • La culture, les habitudes de vie et les choix de la personne sont pris en compte • L'autonomie et les capacités de la personne sont repérées • Des actions visant à maintenir l'autonomie de la personne sont proposées				
11 – Mise en œuvre des activités d'aide	0	1	2	3
• *Les activités mises en œuvre* prennent en compte les capacités d'autonomie de la personne • L'aide à la personne est efficace • Les règles d'hygiène et de sécurité sont appliquées • Le confort et la pudeur sont respectés • La personne est stimulée				
Total*	– / –			

Compétence 2 : Apprécier l'état clinique d'une personne	0	1	2	3
1 – Évaluation de l'état clinique d'une personne • L'observation de l'état clinique est fiable • Les changements de l'état clinique de la personne sont identifiés • Les situations d'urgence sont repérées et l'alerte est donnée				
II – Mesure des paramètres vitaux	0	1	2	3
• Les outils de mesure des paramètres vitaux sont utilisés correctement • La mesure des paramètres vitaux est exacte • La retranscription des paramètres vitaux est correcte				
Total*	– / –			

Compétence 3 : Réaliser des soins adaptés	0	1	2	3
1 – Respect des règles d'hygiène • La technique de lavage des mains est maîtrisée • Les règles d'hygiène pour la réalisation des soins sont respectées				
II – Réalisation des soins	0	1	2	3
• *Les soins sont réalisés avec efficacité* • Les soins réalisés sont adaptés à l'état de la personne • Les règles de sécurité sont respectées • Les ressources de la personne sont prises en compte				
Total*	– / –			

Compétence 4 : Utiliser des techniques préventives de manutention et les règles de sécurité pour l'installation et la mobilisation des personnes	0	1	2	3
• Les gestes et postures sont adaptés à l'état de santé de la personne • Le matériel est choisi de façon correcte • Les méthodes de manutention pour le transfert ou le transport de la personne sont appliquées • Les règles de confort et de sécurité de la personne sont respectées				
Total*	– / –			

Pour chaque ligne de critère évaluable, mettre une croix dans la colonne appropriée.
0 = non acquis, 1 = en cours d'acquisition, 2 = acquis, 3 = maîtrisé
* Chaque compétence est notée sur la base du nombre de critères évaluables x 3.

FIG. 8.3 – **Les modalités d'évaluation par module (document extrait du référentiel de compétences).**

Compétence 5 : Établir une communication adaptée à la personne et son entourage	0	1	2	3
• La communication est effective • La technique d'écoute est adaptée • Le langage est adapté • L'information donnée est comprise par la personne et/ou son entourage • Les attentes de la personne sont prises en compte • L'élève fait preuve de maîtrise de soi				
Total*		– / –	– / –	

Compétence 6 : Utiliser les techniques d'entretien des locaux et du matériel spécifiques aux établissements sanitaires, sociaux et médico-sociaux	0	1	2	3
• Les techniques de nettoyage ou désinfection ou stérilisation sont appliquées correctement • Les matériels et produits de nettoyage sont correctement utilisés • Les circuits (linge, matériels et déchets) sont respectés				
Total*		– / –	– / –	

Compétence 7 : Rechercher, traiter et transmettre les informations pour assurer la continuité des soins	0	1	2	3
• Les informations communiquées sont fiables et exactes • L'élève fait preuve de discernement pour la transmission des informations • Les règles et modes de transmission de l'unité de travail sont respectées • Le secret professionnel et les règles déontologiques sont respectés				
Total*		– / –	– / –	

Compétence 8 : Organiser son travail dans une équipe pluriprofessionnelle	0	1	2	3
• Les limites de la fonction d'aide-soignant sont connues et respectées • Les outils de planification des activités et des soins de l'unité de travail sont utilisés • Le travail est organisé en fonction des priorités • La collaboration avec l'équipe est effective				
Total*		– / –	– / –	

Appréciation générale

• Implication de l'élève aide-soignant pour l'acquisition de capacités dans les unités de compétence (curiosité intellectuelle, dynamisme et ponctualité) :

____

____

____

____

____

Date : Cachet du lieu de stage

Nom et signature du (des) responsable(s) de l'accueil en stage :

Signature de l'élève :

Pour chaque ligne de critère évaluable, mettre une croix dans la colonne appropriée.
0 = non acquis, 1 = en cours d'acquisition, 2 = acquis, 3 = maîtrisé.
* Chaque compétence est notée sur la base du nombre de critères évaluables x 3.

FIG. 8.3 – **Les modalités d'évaluation par module (document extrait du référentiel de compétences).** *(Suite)*

5 Législation du travail et règles professionnelles

La réglementation du travail dans le secteur public et privé n'est pas régie par les mêmes textes mais les textes de référence sont regroupés dans ***le Code du travail.***

Par ailleurs, chaque employeur signe avec les partenaires sociaux (syndicats) des accords relatifs aux conditions de travail et aux garanties sociales des travailleurs : c'est la ***convention collective.***

Elle a pour but d'améliorer les dispositions du Code du travail et de les adapter à des situations particulières d'un secteur d'activité. Elle institue des dispositions non prévues par le Code du travail.

Chaque salarié doit donc s'enquérir de la convention signée par l'employeur. Cependant, tous les salariés bénéficient des applications de la convention dès lors qu'ils sont liés à l'employeur par la signature d'un contrat de travail.

1 ▸ Le contrat de travail

C'est une convention écrite par laquelle, le salarié, s'engage à effectuer un travail pour le compte et sous la subordination d'un employeur, moyennant une rémunération. Il existe deux sortes de contrat de travail :

- ***le contrat de travail à durée déterminé***. Il est conclu pour une durée limitée, correspondant à un besoin économique de l'entreprise ;
- ***le contrat de travail à durée indéterminée***. Il est proposé pour chaque emploi à durée définitive.

2 ▸ La durée du travail

1. Définition

La durée de travail correspond au temps effectif durant lequel « le salarié est à la disposition de l'employeur et doit se conformer à ses directives sans pouvoir vaquer librement à des occupations personnelles », selon la ***Loi du 13 juin 1998, Article L.212-4***. Il existe la durée de travail dite à ***temps complet*** et celle dite à ***temps partiel*** où il s'agit d'une réduction du temps de travail négociées de façons différentes :

- hebdomadaire : maximum 32 h/semaine de travail ;
- mensuelle : maximum 136 h/mois ;
- annuelle : maximum de 1 415 h/an.

2. L'aménagement du temps de travail

La ***loi du 13 juin 1998*** prévoit des aménagements possibles du temps de travail (Article L212-2 et suivants).

- ***La modulation*** : c'est la fluctuation des horaires de travail, pour les adapter aux variations de l'activité.
- ***Le cycle*** : c'est l'adaptation des horaires de travail à une organisation de l'activité prévisible et programmée du fait de son caractère habituel.

3. La durée de travail dans la fonction publique hospitalière[23]

À la suite du protocole d'accord sur la réduction de travail dans la fonction publique hospitalière signé le ***27 septembre 2001***, le temps de travail dans les établissements publics hospitaliers fait l'objet de règles spécifiques dont l'essentiel figure dans le ***Décret n° 2002-9 du 4 janvier 2002***.

a. Organisation générale

La durée du travail est ***organisée par l'établissement***, selon des cycles de travail fixés par le chef d'établissement après avis du comité technique paritaire.

• Elle comprend les périodes où l'agent est à la disposition de l'employeur, y compris éventuellement les temps de pause et de repas, ainsi que d'habillage et déshabillage si le port d'une tenue spécifique est obligatoire.

• Elle est fixée à ***35 heures par semaine*** dans les établissements publics sanitaires et sociaux relevant de la fonction publique hospitalière. Le décompte du temps de travail est réalisé sur une durée de travail effective de 1 600 heures par an, n'incluant pas les heures supplémentaires susceptibles d'être effectuées.

• Le travail est organisé selon les périodes de référence dénommées ***cycles de travail***, dont la durée ne peut être inférieure à la semaine ni supérieure à douze semaines.

• La durée annuelle est réduite en cas de ***sujétions spécifiques*** :

- 1 575 heures pour les agents en repos variable (travaillant au moins 10 dimanches ou jours fériés par année civile) ;
- 1 560 heures pour les agents travaillant exclusivement de nuit.

En outre, les agents dits en « servitude d'internat » bénéficient de cinq jours ouvrés de repos compensateur supplémentaires par trimestre.

Lorsque la durée de travail effective est supérieure à 35 heures par semaine, des ***jours supplémentaires de repos*** sont accordés, selon différents cas de figure :

- 18 jours ouvrés pour 38 heures ;
- 12 jours pour 37 heures ;
- 6 jours pour 36 heures ;
- 3 jours pour 35 heures 30 ;
- Ils s'élèvent à 20 jours pour une durée comprise entre 38 heures 20 et 39 heures.

b. Limitations

• ***La durée hebdomadaire*** ne peut excéder 48 heures. Vous devez bénéficier d'un ***repos quotidien*** de 12 heures consécutives minimum et d'un ***repos hebdomadaire*** de 36 heures consécutives minimum.

Le nombre de jours de repos doit être de quatre par deux semaines, dont deux au moins doivent être consécutifs, comprenant un dimanche.

• ***La durée quotidienne de travail*** ne peut, sauf contraintes particulières, excéder 9 heures pour les équipes de jours et 10 heures pour les équipes de nuit en travail continu. En cas de travail discontinu, la journée de travail ne peut dépasser 10 heures 30.

Une pause d'une durée minimale de 20 minutes est accordée lorsque la durée quotidienne est supérieure à 6 heures.

c. Travail de nuit

Il se définit comme la période de travail comprise entre 21 heures et 6 heures. Il peut aussi comprendre toute période de 9 heures consécutives de travail entre 21 heures et 7 heures.

3 ▸ Organisation du temps de travail

Lorsque la durée hebdomadaire moyenne est comprise entre 35 et 39 heures, les agents bénéficient d'heures ou de jours de repos supplémentaires au titre de la RTT[24], dans la limite de 20 jours ouvrés par an et en proportion de leur durée hebdomadaire de travail effectif.

Il ne peut être accompli par un agent plus de 44 heures par semaine.

Lorsqu'il y a un dépassement des bornes horaires définies par le cycle de travail, les heures supplé-

23. http://www.service-public.fr/index.html Les sources sont extraites du site du gouvernement « le portail de l'administration française ».

24. Réduction du temps de travail.

mentaires font l'objet soit d'une compensation horaire, soit d'une indemnisation.

a. Le compte épargne temps

Ce compte permet à son titulaire ***d'accumuler les droits à congés rémunérés***. Il peut également être alimenté par le report d'une partie des heures ou jours de réduction du temps de travail ainsi que par des heures supplémentaires n'ayant pas fait l'objet ni d'une compensation horaire, ni d'une indemnisation. Chaque agent peut en bénéficier sur sa demande.

b. Les congés[25]

▸ Droit aux congés annuels

Tout agent en activité a droit, pour une année de service accompli, du 1er janvier au 31 décembre, à un congé annuel rémunéré d'une durée égale à cinq fois ses obligations hebdomadaires de service :

- qu'il soit fonctionnaire titulaire, stagiaire ou agent non titulaire ;
- qu'il travaille à plein temps ou à temps partiel.

Cette durée est appréciée en nombre de jours ouvrés : en général, cinq par semaine pour un agent à temps plein.

- ***Par jour ouvrable***, il faut entendre tous les jours de la semaine, du lundi au samedi, à l'exception :
  - du dimanche ou du jour de repos hebdomadaire qui le remplace dans la semaine ;
  - des jours fériés chômés.
- ***Par jour ouvré***, il faut entendre les jours effectivement travaillés. Par exemple, votre horaire hebdomadaire est réparti sur cinq jours (du lundi au vendredi, le samedi étant chômé).

Lorsqu'une semaine de congés est posée, il faut décompter six jours ouvrables (du lundi au samedi inclus). En revanche, si dans l'entreprise le décompte se fait en jours ouvrés, 5 jours seront posés.

▸ Fêtes légales[26]

Sont classés comme jours de fêtes légales chômés et payés : le 1er janvier, le lundi de Pâques, le 1er mai, le 8 mai, l'Ascension, le lundi de Pentecôte, le 14 juillet, le 15 août, le 1er novembre, le 11 novembre et le 25 décembre.

À noter : le lundi de Pentecôte, s'il est fixé comme « journée de solidarité » pour l'autonomie des personnes âgées et des personnes handicapées, est travaillé.

25. *Ibidem* 23.
26. *Ibidem* 23.

c. Le bulletin de paie [27]

Le bulletin de salaire est obligatoire selon l'***Article R. 143-2 du Code du travail***. Il doit être remis sur le lieu de travail.

La fiche de paie ne vaut plus présomption du paiement du salaire, c'est à l'employeur de prouver le versement du salaire en produisant les pièces comptables.

Sont mentionnées diverses informations relatives à :

- ***l'employeur*** : nom et adresse, références à l'organisme de ses cotisations sociales (URSSAF), n° SRET, etc. ;
- ***au salarié*** : nom et adresse, emploi occupé, position dans l'établissement, n° d'immatriculation à la sécurité sociale ;
- ***au travail effectué*** : période travaillée, nombres d'heures effectuées, taux horaires, valeur du point ;
- ***à la rémunération*** : nature et montant des primes, rémunération mensuelle brute, montant de la cotisation sociale généralisée, des cotisations salariales et patronales, la rémunération nette, la date et paiement de la rémunération ;
- ***aux congés payés*** : date des congés, indemnités correspondantes.

Le bulletin de paie ne doit pas indiquer l'exercice du droit de grève ni des fonctions de représentant du personnel.

4 ▸ Les institutions représentatives du personnel

Les représentants du personnel sont élus par les salariés de l'entreprise. Ils siègent au Comité d'entreprise, Comité d'hygiène et de sécurité et

27. *Ibidem* 23.

des conditions du travail, aux syndicats professionnels.

1. Le comité d'entreprise (CE)[28]

Le CE est informé et consulté sur les questions concernant l'organisation du travail, la formation professionnelle, les projets d'évolution d'effectifs, de qualification, de restructuration de l'entreprise, les procédures de licenciement collectifs, etc.

Il a un rôle social relatif aux activités sociales et culturelles de l'entreprise (bibliothèque, restaurant) et participe à la gestion des associations sportives ou culturelles.

2. Le comité d'hygiène et de sécurité et des conditions du travail (CHSCT)[29]

Il contribue à la protection de la santé, à l'amélioration de la sécurité et des conditions de travail des salariés travaillant dans l'établissement, des travailleurs temporaires et des salariés d'entreprises extérieures compris.

Il veille à l'application des règles relatives à la protection des salariés dans ces domaines. Il analyse les conditions de travail et les risques qui y sont liés. Il doit obligatoirement être consulté avant toute décision importante relative à la sécurité et aux conditions de travail.

3. Les syndicats professionnels[30]

C'est une association de personnes exerçant la même profession, des métiers similaires ou connexes concourant à l'établissement de produits déterminés, ou la même profession libérale. Le lien professionnel est donc déterminant.

Les syndicats professionnels ont exclusivement pour objet l'étude et la défense des droits ainsi que des intérêts matériels et moraux, tant collectifs qu'individuels, des personnes visées par leurs statuts.

Les activités d'ordre religieux, commercial ou politique sont interdites.

28. *Ibidem* 23.
29. *Ibidem* 23.
30. *Ibidem* 23.

5 ▸ Les règles professionnelles

En plus de la législation et du Code du travail, certains devoirs du soignant sont dictés par le ***Décret n 93-221 du 16 février 1993, relatif aux règles professionnelles des infirmiers et des infirmières***. Il s'agit de notions plus collectives, qui doivent être partagées par tous.

Ce décret énumère une série d'articles qui s'imposent à toute personne exerçant la profession d'infirmier(ère), mais cela est également applicable à tout soignant en possession d'informations sur l'état de santé d'une personne.

Dans le ***Titre 1***, il est question des dispositions communes à tous les modes d'exercice. Quelques unes d'entre elles sont primordiales.

▸ Chapitre 1 : les devoirs généraux

- **Article 2**

L'infirmier ou l'infirmière exerce sa profession dans le respect de la vie et de la personne humaine. Il respecte la dignité et l'intimité du patient et de la famille. Ici la législation apporte un aspect normé à la réflexion que chaque soignant doit avoir du soin. La ***dignité*** est un principe éthique à respecter au même titre que celui de l'***autonomie***, de l'***intégrité*** et la ***vulnérabilité***, tel qu'en réfère la Déclaration de Barcelone de 1998.

- **Article 3**

L'infirmier ou l'infirmière n'accomplit que les actes professionnels qui relèvent de sa compétence en vertu du décret pris en application des Articles ***L. 372, L. 473 et L. 761-11 du Code de la santé publique***. La notion de ***collaboration*** sous-entend que l'AS connaisse son champ de compétences.

- **Article 4**

Le ***secret professionnel*** s'impose à tout infirmier ou infirmière et à tout étudiant infirmier dans les conditions établies par la loi. Le secret couvre non seulement ce qui lui a été confié, mais aussi ce qu'il a vu, lu, entendu, constaté ou compris. L'infirmier ou l'infirmière instruit ses collaborateurs de leurs obligations en matière de ***secret professionnel*** et veille à ce qu'ils s'y conforment.

• Article 5

L'infirmier ou l'infirmière doit, sur le lieu de son exercice, veiller à préserver autant qu'il lui est possible la ***confidentialité*** des soins dispensés. Ici, la notion de respect du secret professionnel est applicable à tout soignant car ce dernier détient une information sur l'état de santé de la personne qui concoure à la délivrance des soins. Le secret est ici ***un secret partagé par l'équipe***, il est collectif, et l'application de l'article s'impose à chaque agent. Il est donc nécessaire de ***s'assurer de l'endroit dans lequel les soignants échangent les informations sur un patient***. Sont à proscrire les couloirs, les salles de repos, le self, etc.

Par ailleurs, ***l'information transmissible à son collègue doit être sélectionnée***. Elle doit avoir un intérêt pour comprendre les réactions du patient, pour élaborer un projet de soins, pour dispenser des soins. Parfois, le soignant peut être le confident d'un patient, il devra donc veiller à respecter les informations du domaine personnel relatées et qui n'apportent pas un éclairage sur la prise en charge.

Un autre point important du secret professionnel consiste à ***connaître la personne à qui l'on s'adresse, savoir ce qui est de notre compétence*** et pouvant être divulgué en ***cohérence avec l'information médicale préalablement reçue*** par la personne. ***Aucune information ne peut être donnée par téléphone***.

La ***Circulaire n° 1796 du 20 avril 1973***, précise qu'à l'hôpital les renseignements d'ordre purement administratif ne sont pas couverts par le secret professionnel et notamment ceux dont l'administration doit avoir connaissance pour procéder au recouvrement des frais de séjour.

• Article 10

Pour garantir la qualité des soins qu'il dispense et la sécurité du patient, l'infirmier ou l'infirmière a le ***devoir d'actualiser et de perfectionner ses connaissances professionnelles***. Il a également le devoir de ne pas utiliser des techniques nouvelles de soins infirmiers qui feraient courir au patient un risque injustifié.

L'AS est tenu de réactualiser ses connaissances. Il peut donc participer dans le cadre de la formation continue à des plans de formation, ou par le biais des colloques de soins, se tenir informé des nouvelles technologies.

Cette notion est d'autant plus importante qu'il applique des soins et qu'il participe à l'encadrement de ses pairs.

• Article 11

L'infirmier ou l'infirmière respecte et fait respecter les règles d'hygiène dans l'administration des soins, dans l'utilisation des matériels et dans la tenue des locaux. Il s'assure de la bonne élimination des déchets solides et liquides qui résultent de ses actes professionnels.

L'AS doit veiller à ***connaître les procédures de soins, les protocoles d'hygiène en matière de sécurité et de prévention du risque infectieux*** (*cf.* Module 6) ;

• Article 14

L'infirmier(ère) est personnellement responsable des actes professionnels qu'il est habilité à effectuer. Dans le cadre de son rôle propre, l'infirmier(ère) est également responsable des actes qu'il assure avec la collaboration des aides-soignants et des auxiliaires de puériculture (*cf.* le chapitre sur la collaboration). Cet article est complété par ***l'Article 31*** précisant que dans son rôle de coordination et d'encadrement, l'infirmier(ère) veille à l'exécution des actes accomplis par les auxiliaires et les étudiants.

• Article 22

L'infirmier(ère) auquel une autorité qualifiée fait appel soit pour collaborer à un dispositif de secours mis en place pour répondre à une situation d'urgence, soit en cas de sinistre ou de calamité, doit répondre à cet appel et apporter son concours.

Ici, ***la notion de service et de soins aux personnes en péril implique que l'hôpital peut réquisitionner du personnel pour répondre à un plan d'urgence, de pénurie afin d'assurer ses missions hospitalières.***

Nous pouvons prendre en exemple le ***Plan Canicule*** :

• ***Au niveau 3, l'intervention***. Le comité interministériel de gestion des crises (COGIC), sous la responsabilité du ministre de l'intérieur, centralise les informations et diffuse les instructions. Les préfets actionnent le plan Bleu de mobilisation des maisons de retraite, le plan Blanc de mobilisation des hôpitaux et des services d'urgence, le plan Rouge de mobilisation de la sécurité civile et des pompiers. Parallèlement, ils activent le plan Vermeil à destination des personnes âgées isolées et mobilisent les associations de bénévoles. Enfin, ils s'assurent de la permanence des soins auprès des médecins de ville.

• ***Au niveau 4 , la réquisition.*** Si les ministres de l'intérieur et de la défense estiment que les risques sont susceptibles de porter atteinte à l'ordre public, ils en informent le ministre de la santé et de la protection sociale. Ensemble, ils saisissent le Premier Ministre qui décide, ***le cas échéant, de réquisitionner tous les moyens adaptés à la gestion de la catastrophe*** (humains et matériels) ***Les personnels sont donc rappelés sur leur lieu de travail, par procédure écrite, pour aider à la mise en œuvre de tous les moyens nécessaires.***

▶ Chapitre 2 : les devoirs des soignants envers les patients

Les principaux points à considérer portent sur l'***obligation de dispenser des soins à toute personne avec la même conscience professionnelle, sans discrimination (Article 25), de toujours agir dans l'intérêt du patient (Article 26)***.

6 Les savoirs procéduraux : la planification

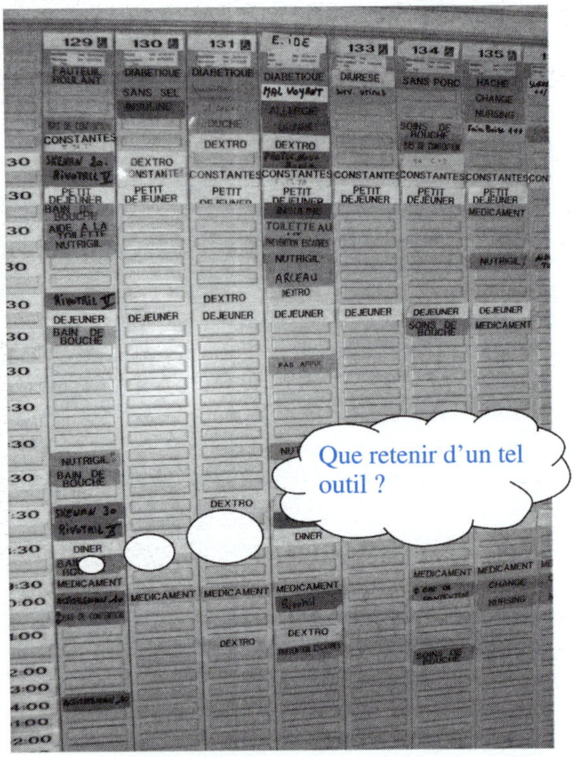

FIG. 8.4 – **Tableau de planification.**

Cet exemple permet de pointer les éléments figurants sur une planification. Ce modèle est tout à fait critiquable mais il répond aux attentes des soignants dans ce service. Il respecte le secret professionnel.

Dans chaque situation et établissement de soins, le soignant sera amené à utiliser un outil établi. Il devra ***faire preuve d'adaptabilité ce qui signifie comprendre l'intérêt et le fonctionnement de l'outil, rester vigilant au respect de la règlementation et du secret professionnel.***

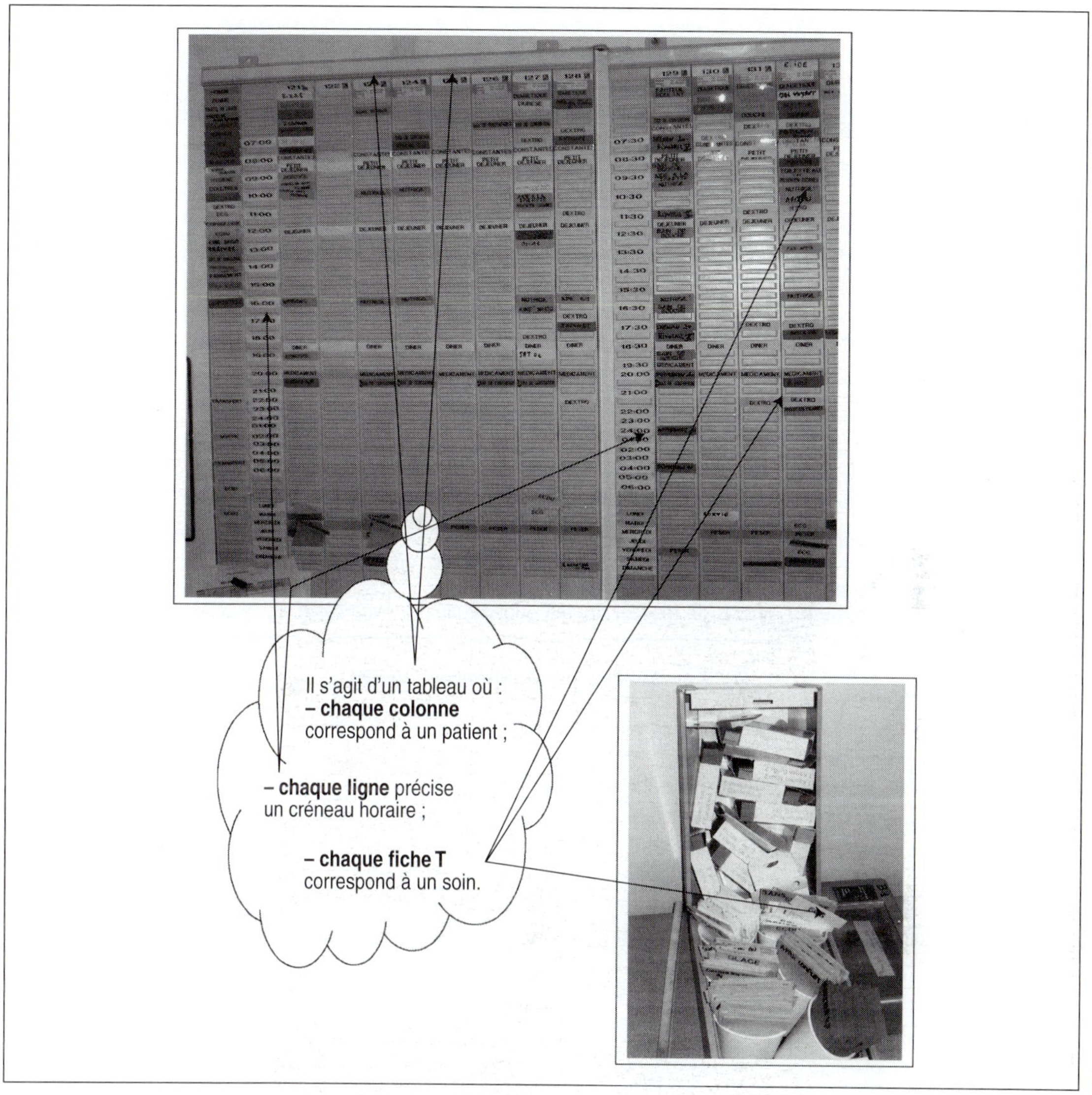

FIG. 8.4 – **Tableau de planification.** *(Suite)*

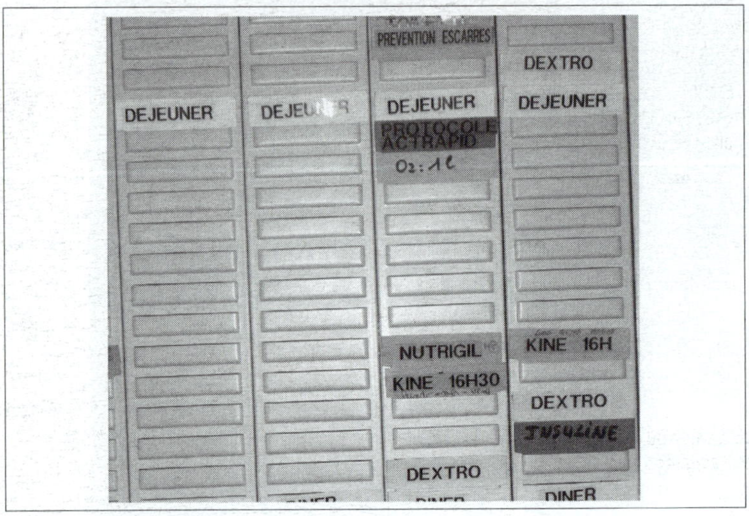

Ici, le service a privilégié l'organisation par couleur de référence à un soin.
Avantage : un code facilement repérable.
Inconvénient : difficile de repérer qui fait quoi au simple coup d'œil.

FIG. 8.4 – **Tableau de planification.** *(Suite)*

On peut noter l'intervention d'un étudiant en SI et, donc, la collaboration avec l'équipe.

Ces notions précisent l'état de santé du patient et rappellent aux soignants les vigilences à avoir.

Nous voyons que des éléments sont **communs** pour tous les patients.

Ce qui n'est pas conforme : **La prescription recopiée.**

Des **éléments de diététique** sont identifiés.

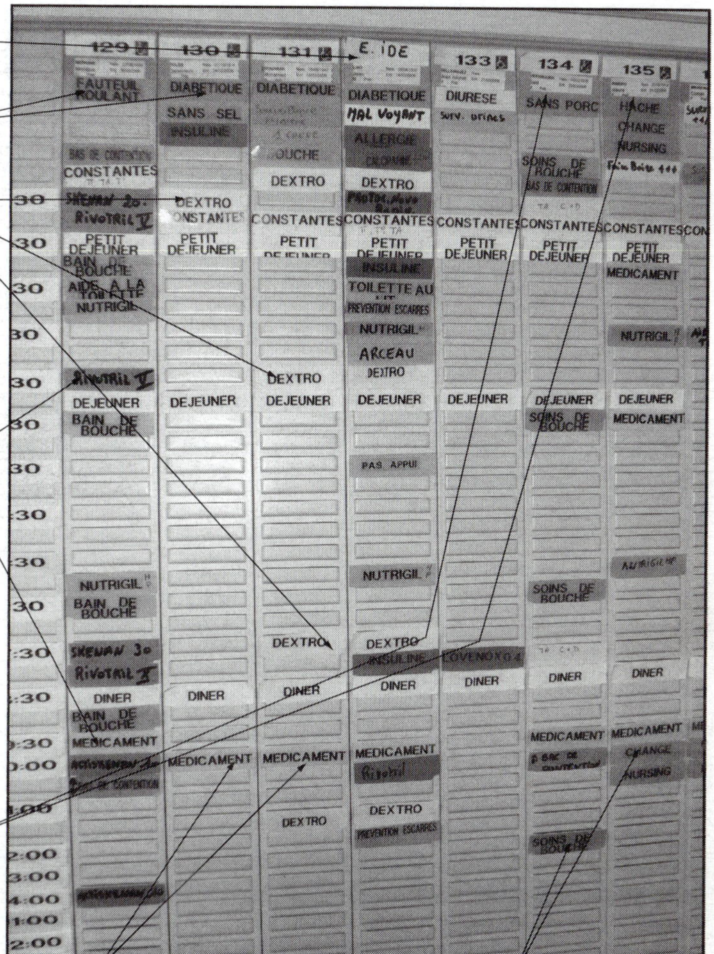

Là, la notion de médicament n'est pas un recopiage de la prescription, ce qui est conformé à la législation.

Nous identifions que ces étiquettes sont réservées aux soins de confort et d'hygiène.

FIG. 8.4 – **Tableau de planification.** *(Suite)*

407258 - (I) - 9 - CSB - G90° - NOR

Photocomposition : Nord Compo
59650 Villeneuve-d'Ascq

ELSEVIER MASSON SAS
62, rue Camille Desmoulins
92442 Issy-les-Moulineaux Cedex
Dépôt légal : septembre 2006

Normandie Roto Impression s.a.s.
61250 Lonrai
N° d'impression : 062159

Imprimé en France